Homöopathisches Arzneibuch

Homöopathisches Arzneibuch

1. Ausgabe 1978

Gesamtausgabe

Diese Gesamtausgabe nach der Neufassung 1985
enthält die Teilbände
HAB 1 1978, 1. Nachtrag 1981, 2. Nachtrag 1983,
3. Nachtrag 1985, 4. Nachtrag 1985

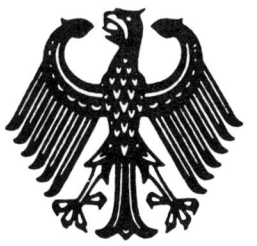

Amtliche Ausgabe

Deutscher Apotheker Verlag Stuttgart
Govi-Verlag GmbH, Frankfurt

Ein Markenzeichen kann warenzeichenrechtlich geschützt sein, auch wenn ein Hinweis auf etwa bestehende Schutzrechte fehlt.

ISBN 3-7692-0932-X
Alle Rechte vorbehalten
Printed in Germany

Bekanntmachung der Neufassung des Homöopathischen Arzneibuches 1. Ausgabe

Vom 25. Oktober 1985

Auf Grund des Artikels 3 der Fünften Verordnung zur Änderung der Verordnung über das Arzneibuch vom 25. Oktober 1985 (BGBl. I S. 2034) wird das Homöopathische Arzneibuch 1. Ausgabe in der ab 1. Januar 1986 geltenden Fassung bekanntgemacht. Die Neufassung berücksichtigt:

1. den am 1. Juli 1979 in Kraft getretenen § 3 der Verordnung über das Arzneibuch vom 25. Juli 1978 (BGBl. I S. 1112).

2. die am 1. November 1981 in Kraft getretene Zweite Verordnung zur Änderung der Verordnung über das Arzneibuch vom 22. Juli 1981 (BGBl I S. 670),

3. den am 1. November 1983 in Kraft getretenen Artikel 1 Nr. 3 der Dritten Verordnung zur Änderung der Verordnung über das Arzneibuch vom 15. Juli 1983 (BGBl. I S. 942),

4. die am 1. Juli 1985 in Kraft getretene Vierte Verordnung zur Änderung der Verordnung über das Arzneibuch vom 20. Februar 1985 (BGBl. I S. 384),

5. die am 1. Januar 1986 in Kraft tretende Fünfte Verordnung zur Änderung der Verordnung über das Arzneibuch vom 25. Oktober 1985 (BGBl. I S. 2034).

Bezugsquelle der Neufassung des Homöopathischen Arzneibuches 1. Ausgabe (HAB 1) ist der Deutsche Apotheker Verlag in Stuttgart.

Bonn, den 25. Oktober 1985

Der Bundesminister
für Jugend, Familie und Gesundheit

Rita Süssmuth

Inhaltsverzeichnis

Bekanntmachung der Neufassung des Homöopathischen Arzneibuches ...	V
Vorwort	VII
Homöopathische Arzneibuch-Kommission	X
Allgemeine Vorschriften	1
Analysenmethoden	1
Reagenzien	3
Allgemeine Bestimmungen zur Herstellung homöopathischer Arzneimittel	11
Übersicht der Herstellungsvorschriften des Homöopathischen Arzneibuches	12
Monographien	83
Sachregister	919

Vorwort

Die inzwischen vorliegenden fünf Teilbände des Homöopathischen Arzneibuches 1. Ausgabe (HAB 1) sind hier in einem Band zusammengefaßt. Alle Änderungen und Ergänzungen sind eingearbeitet. Die 1. Ausgabe ist damit abgeschlossen.

Die intensiven Beratungen Mitte der 70er Jahre über das Arzneimittelgesetz machten die Notwendigkeit deutlich, daß eine moderne Sammlung von Vorschriften über die Herstellung und Analytik von homöopathischen Arzneimitteln als Beurteilungsgrundlage ihrer Qualität für eine Registrierung oder Zulassung vorhanden sein müßte.

Eine Ausgabe des Homöopathischen Arzneibuches (HAB) erschien im Jahre 1934 als Privatausgabe und fand durch eine Vorschrift der Apothekenbetriebsordnung, wonach das HAB als Vorschriftensammlung vorhanden sein muß, Eingang in die Apotheken. Bedingt durch die fortschreitende analytische Entwicklung wurden von verschiedenen Herstellerfirmen homöopathischer Arzneimittel schon frühzeitig Anstrengungen unternommen, das HAB den geänderten Erfordernissen anzupassen. Das Ergebnis dieser Arbeiten wurde unter dem Titel „Vorschläge für das neue Deutsche Homöopathische Arzneibuch" veröffentlicht. Es gelang jedoch nicht, diese revidierte Fassung des HAB in eine Form zu bringen, die eine Veröffentlichung – zumindest als Richtlinie – durch den Bundesminister für Jugend, Familie und Gesundheit gerechtfertigt hätte.

Bei der Konzeption der hier vorliegenden Ausgabe des HAB 1 wurde davon ausgegangen, daß die homöopathisch hergestellten Arzneimittel der besonderen Therapierichtungen den Anforderungen bezüglich der pharmazeutischen Qualität und der Unbedenklichkeit genügen und nach definierten Regeln hergestellt werden müßten.

Diese Überlegungen führten 1976 zur Berufung der Homöopathischen Arzneibuch-Kommission und der Ausschüsse „Herstellungsregeln" und „Analytik" durch den Bundesminister für Jugend, Familie und Gesundheit. Die Amtszeit der Mitglieder beträgt jeweils fünf Jahre, Wiederberufung ist möglich.

Der erste Teil des Homöopathischen Arzneibuches enthält die Allgemeinen Bestimmungen zur Herstellung homöopathischer Arzneimittel. Besonders hervorzuheben ist, daß sämtliche derzeit bekannten und in der Praxis eingesetzten homöopathischen Herstellungsvorschriften aufgenommen sind; dadurch regelt das Homöopathische Arzneibuch verbindlich das Herstellen aller Arzneimittel der verschiedenen gleichberechtigten Richtungen der besonderen Heilweisen, soweit diese Arzneimittel nach homöopathischen Verfahren hergestellt sind. Somit ist in das HAB 1 nicht nur die sogenannte Klassische Homöopathie nach HAHNEMANN aufgenommen worden, sondern alle Verfahren, die sich aufgrund ihrer pharmazeutisch-technologischen Herstellung als homöopathisches Verfahren erwiesen haben, wie z. B. anthroposophische Herstellungsvorschriften, verschiedene Methoden der Spagyrik sowie Nosoden und Organpräparate. Folge dieser Aufnahme ist eine Änderung des Arzneimittelgesetzes (§ 39 Abs. 2 Nr. 7), die dem Vorhandensein aller Herstellungsvorschriften Rechnung trägt.

Bedingt durch die besondere Anwendung homöopathischer Arzneimittel war es erforderlich, Regeln und Vorschriften aufzunehmen, die naturwissenschaftlich nicht begründbar sind; es handelt sich teilweise um Konventionsmethoden bzw. um historisch bedingte Regeln, die im Interesse gleichbleibender Zubereitungen beibehalten wurden. Die Erfahrungen der homöopathischen Behandlung in der Veterinärmedizin wurden ebenfalls berücksichtigt.

Das Homöopathische Arzneibuch kann auch eine Grundlage für die weitere Entwicklung homöopathischer Verfahrenstechniken bilden. Die Übernahme neuer Herstellungsvorschriften ist in Fortsetzung der begonnenen Arbeiten möglich.

Die Allgemeinen Bestimmungen zur Herstellung homöopathischer Arzneimittel gliedern sich in folgende Unterkapitel:
Arzneigrundstoffe,
Arzneiträger und Hilfsstoffe,
Zubereitungen und Darreichungsformen,
Herstellungsvorschriften.

Der Begriff „Potenz" wurde durch „Verdünnungsgrad", wie im Arzneimittelgesetz erwähnt, ersetzt. Der Begriff „Potenzierung", d. h. die Tätigkeit, einen Verdünnungsgrad herzustellen, wurde beibehalten.

Der zweite Teil des Homöopathischen Arzneibuches enthält Monographien. Als Monographietitel (insbesondere Monographie-Untertitel) wurden bewußt die alteingeführten Namen der homöopathischen Zubereitungen beibehalten, um jede Verwirrung zu vermeiden und die Verordnung durch den homöopathischen Arzt nicht zu erschweren. Auf deutsche Untertitel wurde verzichtet. Haupt- und Untertitel können wahlweise zur Bezeichnung verwendet werden, d. h., es können sowohl beide als auch nur einer der Titel zur Verwendung kommen.

Der Aufbau der Monographien erfolgte nach Art des Europäischen Arzneibuches (Ph. Eur.). Die verschiedenartigen Untersuchungen werden größtenteils nach Methoden der Ph. Eur. durchgeführt. Nur wenn dort entsprechende Methoden nicht vorhanden sind, wird nach dem Deutschen Arzneibuch (DAB) geprüft. Auf das jeweils zutreffende Arzneibuch wird verwiesen. Dabei beschränken sich die Beschreibungen und analytischen Untersuchungen grundsätzlich auf das Ausgangsmaterial und auf die Arzneiform des tiefst herstellbaren Verdünnungsgrades. Denn die Qualität jeder homöopathischen Zubereitung wird gesichert durch diese in der Monographie festgelegten Prüfungen sowie durch das exakte Einhalten der vorgeschriebenen Herstellungsvorschrift.

Bei verschreibungspflichtigen Zubereitungen, die von der 4. Dezimalverdünnung an nicht mehr der Verschreibungspflicht unterliegen, wird nach Möglichkeit eine Grenzprüfung der D 4 beschrieben.

Vom Arzneigrundstoff und seinen tiefst herstellbaren Zubereitungen werden Gehaltsbestimmungen durchgeführt, sofern dies möglich ist. Bei Pflanzenmaterial und bei Urtinkturen wurden diese allerdings nur dann aufgenommen, wenn sie vom Standpunkt der Arzneimittelsicherheit erforderlich erscheinen, z. B. wenn die Grenzkonzentration toxischer Stoffe von Bedeutung sein könnte.

Die in den Monographien festgelegten Qualitätsforderungen für Rohstoffe und Arzneiformen wurden entsprechend den Gesichtspunkten der homöopathischen und anthroposophischen Therapierichtung festgelegt und stellen im Hinblick auf die therapeutische Wirksamkeit sicher, daß die Arzneizubereitungen bei Einhaltung des vorgegebenen Herstellungsverfahrens gleichbleibende Qualität haben.

Bei einer Verwendung der gleichen Ausgangsstoffe zur Herstellung von Arzneimitteln anderer Therapierichtungen sind die Qualitätsforderungen unter Umständen dem Therapieprinzip entsprechend zu modifizieren.

Den Mitgliedern der Kommission und ihrer Ausschüsse sowie allen außenstehenden Sachverständigen, die durch zahlreiche Hinweise und die Erarbeitung von Vorschlägen die Herausgabe dieser Ausgabe des Arzneibuches ermöglicht haben, sei hier besonders für ihre Mitarbeit gedankt.

                                            Der Bundesminister
                                für Jugend, Familie und Gesundheit

                                                        Im Auftrag
                                                Dr. Schlottmann

Hömöopathische Arzneibuch-Kommission

Vorsitzender

Prof. Dr. G. Fülgraff	(Berlin)[1]
Prof. Dr. K. Überla	(Berlin)[2]
Prof. Dr. D. Grossklaus	(Berlin)[3]

Ständige Vertreter des Vorsitzenden

Prof. Dr. B. Schnieders	(Berlin)
Dr. E. Boll	(Berlin)

Mitglieder der Kommission

Dr. G. Auterhoff	(Frankfurt/Main)
H. Durban (†)[1]	(Sinsheim)
Dr. W. Fresenius	(Mainz)
Prof. Dr. H. Friebel[4]	(Heidelberg)
Dr. W. Gawlik[4]	(Bad Tölz)
Prof. Dr. E. Graf	(Tübingen)
Dr. K.-H. Kimbel[1]	(Heidelberg)
O. Kirberg[4]	(Solingen-Ohligs)
Prof. Dr. G. Kuschinsky[1]	(Mainz)
Dr. H. Matthiolius	(Stuttgart)
Dr. P. Mössinger[5]	(Heilbronn)
Prof. Dr. E. Reinhard	(Tübingen)
W. Spaich[4]	(Göppingen)
Dr. D. Steinbach[5]	(Frankfurt/Main)
Dr. M. Steinigen[6]	(München)
Dr. Dr. W. Vöhringer[1]	(Oberndorf)
Dr. M. Weckenmann	(Stuttgart)
Dr. M. Wiesenauer[7]	(Stuttgart)
Dr. H. Wolter	(Ottersberg)
Sanitätsrat Dr. G. Wünstel	(Mainz)

Ausschuß Analytik

Prof. Dr. E. GRAF, Vorsitzender	(Tübingen)
Prof. Dr. K.-W. GLOMBITZA, stellv. Vorsitzender	(Bonn)
K. ALBERT[7]	(Eschborn)
E.-O. BEUTNER (†)[12]	(Garbsen)
Dr. W. BRANDENBURGER[6]	(Bonn)
Dr. D. FEHR[5]	(Eschborn)
Dr. L. GRACZA	(Göppingen)
W. HAGEN	(Regensburg)
Dr. G. HALBACH[4]	(Köln)
Dr. W. KLEINERT[8]	(Eschborn)
Dr. M. KRIEG[4]	(Karlsruhe)
D. LAMPRECHT[6]	(Garbsen)
Dr. A. MOOSMAYR[4]	(Inning)
Dr. R. NIEDIEK	(Karlsruhe)
Dr. H.-H. RECKEWEG[8]	(Baden-Baden)
O. ROTH[9]	(Baden-Baden)
Dr. H. SCHINDLER[1]	(Karlsruhe)
Dr. W. STOCK[4]	(Baden-Baden)
Dr. CHR. ULLRICH	(Schwäbisch Gmünd)
Dr. R. VÖCKS[10]	(Karlsruhe)
Dr. B. WILRICH	(Gießen)
Dr. H. WOLTER[4]	(Ottersberg)

Ausschuß Herstellungsregeln

Prof. Dr. E. REINHARD, Vorsitzender	(Tübingen)
Prof. Dr. P.-H. LIST[11], stellv. Vorsitzender	(Marburg)
L. DUBA[6]	(Karlsruhe)
W. FRIE[4]	(Arnsberg)
Dr. P. HAMALCIK[4]	(Bad Herrenalb)
G. JUST[4]	(Kuchen)
Dr. K. KLEINSCHMIDT	(Velbert)
Dr. H. MATTHIOLIUS	(Stuttgart)
Dr. A. L. MÜLLER[12]	(Bielefeld)
R. PLANTENER[4]	(Eckwälden)
Dr. H.-H. RECKEWEG[12]	(Baden-Baden)
Dr. H. SCHINDLER[1]	(Karlsruhe)
W. SPAICH[1]	(Göppingen)
Dr. D. STEINBACH[5]	(Frankfurt/Main)
Dr. CHR. ULLRICH	(Schwäbisch Gmünd)
H. WALTER[11]	(Freiburg)
Dr. M. WARTINI[4]	(Karlsruhe)

Die Arbeiten wurden betreut
im Bundesministerium für Jugend, Familie und Gesundheit von

Dr. U. SCHLOTTMANN

in der Abteilung Pharmazeutische Chemie, Biologie und Technologie des Institutes für Arzneimittel im Bundesgesundheitsamt (Geschäftsstelle der Homöopathischen Arzneibuch-Kommission[13]) von

Dr. H.-U. GLEIM[8]
Dr. K. F. WOHLRABE[14]

An der Ausarbeitung der Monographien waren zahlreiche Sachverständige beteiligt, insbesondere die Damen und Herren: Allgaier, Dr. Bothe, Dr. Brandt, Dr. Butz, Dr. Csupor, Dr. Driehsen, Dr. Elten, Dr. Flachsbarth, Dr. Franck, Dr. Genius, Dr. Khaliefi, Dr. Misselhorn, Nestmann, Stolzenburg, Dr. v. Tiepermann, Dr. Willing.

---

[1] Bis 1980
[2] Von 1981 bis 1985
[3] Seit 1985
[4] Seit 1980
[5] Bis 1982
[6] Seit 1984
[7] Seit 1982
[8] Bis 1978
[9] Bis 1977
[10] Von 1980 bis 1981
[11] Bis 1984
[12] Bis 1979

[13] Geschäftsstelle der Homöopathischen Arzneibuch-Kommission, Bundesgesundheitsamt, Institut für Arzneimittel, Postfach 33 00 13, 1000 Berlin 33
[14] Von 1978 bis 1985

Allgemeine Vorschriften

Analysenmethoden

Reagenzien

Allgemeine Vorschriften

Für den homöopathischen Teil des Arzneibuches, Homöopathisches Arzneibuch 1. Ausgabe (HAB 1), gelten die Allgemeinen Vorschriften, Analysenmethoden und Reagenzien der anderen Teile des Arzneibuches, Europäisches Arzneibuch und Deutsches Arzneibuch.

Die angegebenen Lagerungsbedingungen gelten für die Ausgangssubstanz und deren Zubereitungen bis einschließlich der 3. Dezimalverdünnung, sofern nichts anderes angegeben ist.

ABKÜRZUNGEN
Ph. Eur. Europäisches Arzneibuch in der amtlichen deutschen Fassung
DAB   Deutsches Arzneibuch, amtliche Ausgabe
R   Reagenz des Europäischen Arzneibuches
RV   Urtitersubstanz für volumetrische Lösungen des Europäischen Arzneibuches
RN   Reagenz des Deutschen Arzneibuches
RH   Reagenz des Homöopathischen Arzneibuches
Rst   Ein in der Chromatographie verwendeter Ausdruck; Quotient aus Laufstrecke der Substanz zu Laufstrecke der Vergleichssubstanz

Analysenmethoden

GRENZPRÜFUNGEN

Die Urtinkturen, Lösungen und Dilutionen müssen der Prüfung auf Schwermetalle des Arzneibuches entsprechen; zur Herstellung der Vergleichslösung wird die Blei-Standardlösung (2 ppm Pb) *R* verwendet. Falls erforderlich, ist nach der Prüfung auf Schwermetalle in Tinkturen (DAB) zu verfahren.

Äthanolhaltige Urtinkturen, Lösungen und Dilutionen müssen den Prüfungen auf Methanol und höhere Alkohole des Arzneibuches entsprechen.

Analysenmethoden

CHROMATOGRAPHIE

Abweichend vom Europäischen Arzneibuch werden die Untersuchungslösung und die Vergleichslösung auf eine Startlinie von 20 mm mal 3 mm bandförmig aufgetragen, sofern in der Monographie nichts anderes angegeben ist.

Bei Angabe von Rst-Werten kann die 2. Stelle nach dem Komma um ± 5 variieren.

TROCKNUNGSVERLUST

Bestimmung des Trocknungsverlustes von frischen Pflanzen oder Pflanzenteilen

Der Trocknungsverlust ist der in Prozent (G/G) angegebene Massenverlust beim Trocknen unter den nachfolgend beschriebenen Bedingungen.

Zur Bestimmung des Trocknungsverlustes werden, falls nichts anderes vorgeschrieben ist, 2,00 bis 5,00 g der fein zerkleinerten frischen Pflanzen oder Pflanzenteile, genau gewogen, in einem vorher bei 100 bis 110 °C getrockneten Wägeglas mindestens zwei Stunden lang und anschließend bis zur konstanten Masse bei 100 bis 110 °C getrocknet. Nach jeder Trocknung wird im Exsikkator erkalten gelassen.

Reagenzien

Aesculin

Muß der Monographie AESCULINUM entsprechen.

Ammoniummolybdat-Reagenz

30 ml verdünnte Schwefelsäure R werden mit 10 ml einer 2,5prozentigen Lösung (G/V) von Ammoniummolybdat R und mit 10 ml einer 10prozentigen Lösung (G/V) von Ascorbinsäure R versetzt.
  Bei Bedarf frisch herzustellen.

Blutkörperchensuspension

Eine Weithalsflasche mit Glasstopfen wird zu einem Zehntel ihres Volumens mit einer Lösung von 3,65 g Natriumcitrat R in 100 ml Wasser gefüllt; die Innenseite der Flasche wird durch Umschütteln völlig benetzt. Die Flasche wird mit frisch entnommenem Blut eines gesunden Rindes gefüllt und sofort umgeschüttelt (konzentrierte Blutkörperchensuspension). Diese Suspension ist etwa 8 Tage lang bei einer Temperatur zwischen 2 und 4 °C haltbar.
  Die zur Prüfung erforderliche Blutkörperchensuspension wird hergestellt, indem 1,0 ml der gut durchmischten, konzentrierten Blutkörperchensuspension in einem Meßkolben mit Phosphat-Pufferlösung pH 7,4 R zu 50,0 ml aufgefüllt wird. Diese Suspension kann so lange verwendet werden, wie die überstehende Flüssigkeit klar und farblos bleibt; sie muß kühl aufbewahrt werden.

Blutkörperchen-Sprühlösung

2,0 ml der gut durchmischten, konzentrierten Blutkörperchensuspension (siehe „Blutkörperchensuspension RH") werden in einem Meßkolben mit Phosphat-Pufferlösung pH 7,4 R zu 25,0 ml aufgefüllt. Diese Suspension kann so lange verwendet werden, wie die überstehende Flüssigkeit klar und farblos bleibt; sie muß kühl aufbewahrt werden.

Bromkresolgrün-Lösung

0,10 g Bromkresolgrün R werden in einer Mischung von 12,0 ml Wasser und 2,4 ml 0,1 N-Natriumhydroxid-Lösung gelöst; diese Lösung wird mit Wasser zu 100,0 ml aufgefüllt.

Cantharidin

$C_{10}H_{12}O_4$ MG 196,2

2endo, 3endo-Dimethyl-7-oxa-norbornan-2exo, 3exo-dicarbonsäureanhydrid.

Farblose, glänzende, sublimierbare Plättchen; praktisch unlöslich in kaltem Wasser, sehr schwer löslich in heißem Wasser, Äthanol und Äther, wenig löslich in Äthylacetat, Aceton und Chloroform, unter Erwärmen löslich in fetten Ölen, Wachsen und Harzen.

Schmelzpunkt (Ph.Eur.): etwa 218 °C (Kapillar-Methode)

Die Lösung von 50 mg Substanz in 2 ml Schwefelsäure *R* muß farblos (Ph.Eur., Methode I) sein.

Die unter Erwärmen hergestellte Lösung von 50 mg Substanz in 12 ml verdünnter Natriumhydroxid-Lösung *R* muß klar (Ph.Eur., Methode A) und farblos (Ph.Eur., Methode II) sein.

Die unter Erwärmen hergestellte Lösung von 50 mg Substanz in 4 ml Chloroform *R* muß klar (Ph.Eur., Methode A) und farblos (Ph.Eur., Methode I) sein.

Chromatographie: Die Prüfung erfolgt dünnschichtchromatographisch wie unter „Prüfung auf Identität B" in der Monographie LYTTA VESICATORIA angegeben.

Aufgetragen werden 50 µl einer 0,1prozentigen Lösung (G/V) der Substanz in Methylenchlorid *R*. Nach dem Entwickeln muß das Chromatogramm einen Fleck mit einem Rf-Wert von etwa 0,25 zeigen.

Citrat-Phosphat-Pufferlösung *p*H 5,5

56,9 Volumteile 0,2 M-Natriummonohydrogenphosphat-Lösung und 43,1 Volumteile 0,1 M-Citronensäure-Lösung werden gemischt.

Coffein

Muß der Monographie COFFEINUM (Ph. Eur.) entsprechen.

Colchicin

Muß der Monographie COLCHICIN (DAB) entsprechen.

Cumarin

$C_9H_6O_2$
2-Oxo-2H-chromen
5,6-Benzo-pyron-(2)

MG 146,1

Farblose Kristalle mit charakteristischem Geruch und bitterem Geschmack; sehr schwer löslich in kaltem Wasser, löslich in siedendem Wasser, leicht löslich in Äthanol, Äther und Chloroform. Die Substanz ist mit Wasserdampf flüchtig.

Schmelzpunkt (Ph.Eur.): 68 bis 71 °C (Kapillar-Methode).

Chromatographie: Die Prüfung erfolgt dünnschichtchromatographisch auf einer Schicht von Kieselgel HF_{254} *R*.

Untersuchungslösung: 10 mg Substanz werden in 10 ml Methanol *R* gelöst.

Aufgetragen werden 10 µl Untersuchungslösung. Die Chromatographie erfolgt über eine Laufstrecke von 15 cm mit Methylenchlorid *R*. Nach Verdunsten der mobilen Phase bei Raumtemperatur erscheint im ultravioletten Licht bei 254 nm ein stark fluoreszenzmindernder Fleck im mittleren Drittel des Rf-Bereiches. Nach Besprühen mit methanolischer Kaliumhydroxid-Lösung *RN* fluoresziert dieser Fleck im ultravioletten Licht bei 365 nm intensiv gelb.

Eisen(III)-chlorid-Reagenz

1,2 g Eisen(III)-chlorid *R* werden in 12 ml Salzsäure *R* gelöst; diese Lösung wird mit 120 ml Äther *R* versetzt.

Während des Sprühens ist kräftig zu schütteln.

LAGERUNG

Dicht verschlossen.

Ephedrinhydrochlorid

Muß der Monographie EPHEDRINI HYDROCHLORIDUM (Ph. Eur.) entsprechen.

Fructose

Muß der Monographie LAEVULOSUM (Ph.Eur.) entsprechen.

Hydroxylamin-Lösung

Lösung a: 2,0 g Hydroxylaminhydrochlorid *R* werden in 5 ml Wasser gelöst und mit Äthanol *R* zu 20,0 ml aufgefüllt.

Lösung b: 4,0 g Kaliumhydroxid *R* werden in 5 ml Wasser gelöst und mit Äthanol *R* zu 40,0 ml aufgefüllt.

1 Volumteil Lösung a wird mit 2 Volumteilen Lösung b gemischt; die Mischung wird filtriert.

LAGERUNG

Die Lösung a ist kühl aufzubewahren; die kühl aufbewahrte Mischung ist etwa 2 Wochen lang verwendbar.

Isobutylmethylketon, salzsäuregesättigtes

100 ml frisch destilliertes Isobutylmethylketon R werden 1 Minute lang mit 1 ml Salzsäure R 1 geschüttelt.

Bei Bedarf frisch herzustellen.

Kaliumnatriumtartrat-Lösung, bleifreie

10 g Kaliumnatriumtartrat R werden in 30 ml Wasser gelöst und mit 0,05 ml verdünnter Ammoniaklösung R 1 versetzt. Die Lösung wird in einem Scheidetrichter so oft mit Mischungen von jeweils 0,2 ml Dithizon-Lösung R mit 5 ml Chloroform R ausgeschüttelt, bis sich die Färbung der Dithizon-Lösung nicht mehr ändert. Dann wird die wäßrige Lösung so oft mit jeweils 10 ml Chloroform R ausgeschüttelt, bis die Chloroformschicht farblos bleibt. Die wäßrige Schicht wird mit Wasser zu 100 ml verdünnt.

Kationenaustauscher, stark saurer

Synthetischer, organischer Polyelektrolyt mit fixierten Sulfonsäure-Gruppen und austauschbaren Kationen.

Gelbbraune bis rotbraune, leicht aneinanderhaftende Körnchen von etwa 0,5 mm Durchmesser; praktisch unlöslich in Wasser, verdünnten Laugen, verdünnten Säuren und wasserfreiem Äthanol.

Trocknungsverlust (Ph.Eur.): 45,0 bis 55,0 Prozent, mit 1,00 g Substanz durch Trocknen im Trockenschrank bei 100 bis 105 °C bestimmt.

Austauschkapazität: Mindestens 4,5 Milliäquivalente/Gramm, berechnet auf die getrocknete Substanz. In einem Glasrohr (10 mm lichte Weite und etwa 300 mm Länge), das unten mit einem Hahn verschließbar und darüber mit etwas Glaswolle abgedichtet ist, läßt man auf 1,00 g Substanz 20 ml 1 N-Salzsäure bei einer Durchlaufgeschwindigkeit von 2 bis 3 ml je Minute einwirken. Bei völlig geöffnetem Hahn wird mit kohlendioxidfreiem Wasser R bis zur neutralen Reaktion gegen blaues Lackmuspapier R nachgewaschen. Anschließend läßt man bei einer Durchlaufgeschwindigkeit von 2 bis 3 ml je Minute 20 ml einer 10prozentigen Lösung (G/V) von Natriumchlorid R auf den Austauscher einwirken und wäscht bei völlig geöffnetem Hahn mit 50 ml Wasser nach. Das Eluat wird nach Zugabe von 0,15 ml Methylrot-Mischindikator-Lösung R mit 0,1 N-Natriumhydroxid-Lösung titriert. Berechnet auf die getrocknete Substanz, müssen je Gramm Substanz mindestens 45 ml 0,1 N-Natriumhydroxid-Lösung verbraucht werden.

Kupfer-Standard-Lösung (100 ppm Cu)

3,929 g Kupfer(II)-sulfat R werden in Wasser zu 1000,0 ml gelöst; 100,0 ml dieser Lösung werden zu 1000,0 ml verdünnt.

Lactose

Muß der Monographie LACTOSUM (Ph. Eur.) entsprechen.

Molybdatophosphorsäure-Reagenz

Zu einer Lösung von 0,4 g Molybdatophosphorsäure *R* in 4 ml Wasser werden unter Umschwenken 6 ml konzentrierte Schwefelsäure *R* gegeben.
Bei Bedarf frisch herzustellen.

Natriumsulfat, entwässertes

Muß der Monographie NATRII SULFAS ANHYDRICUS (Ph. Eur.) entsprechen.

Ninhydrin-Lösung

300 mg Ninhydrin *R* werden in 100 ml n-Butanol *R* gelöst; diese Lösung wird mit 3 ml Essigsäure 98 % *R* versetzt.

Phenacetin

Muß der Monographie PHENACETINUM (Ph. Eur.) entsprechen.

Phenoldisulfonsäure-Reagenz

15,0 g Phenol *R* werden mit 100,0 ml Schwefelsäure *R* fünf Stunden lang auf dem Wasserbad unter Rückfluß erhitzt.
Bei Bedarf frisch herzustellen.

Picrotoxin

$C_{15}H_{16}O_6$ Picrotoxinin   Picrotin   MG 292,3
$C_{15}H_{18}O_7$ MG 310,3

Gemisch von Picrotoxinin $C_{15}H_{16}O_6$ und Picrotin $C_{15}H_{18}O_7$.

Farblose Kristalle oder weißes, kristallines Pulver, geruchlos; schwer löslich in Wasser, Äther und Chloroform, wenig löslich in siedendem Wasser, löslich in Äthanol, leicht löslich in siedendem Äthanol.

Schmelzpunkt: 200 bis 204 °C (Kapillarmethode).

Werden etwa 2 mg Substanz mit 0,1 ml konzentrierter Schwefelsäure *R* versetzt, entsteht eine orangegelbe Färbung, die nach einiger Zeit rotbraun wird.

Etwa 1 mg Substanz wird mit etwa 3 mg Kaliumnitrat *R* gemischt und mit 0,05 ml konzentrierter Schwefelsäure *R* befeuchtet. Auf Zusatz von 0,3 ml konzentrierter Natriumhydroxid-Lösung *R* entsteht eine intensiv rote Färbung, die langsam verblaßt.

Prüflösung: 40 mg Substanz werden unter kurzem Erwärmen in kohlendioxidfreiem Wasser *R* zu 4 ml gelöst. Diese Lösung muß klar (Ph. Eur., Methode A) und farblos (Ph. Eur., Methode I) sein.

0,5 ml Prüflösung und 2 ml Fehlingsche Lösung *R* geben beim Erwärmen einen ziegelroten Niederschlag.

pH-Wert (Ph. Eur.): Der *p*H-Wert einer Mischung von 0,5 ml Prüflösung und 1,5 ml kohlendioxidfreiem Wasser *R* muß zwischen 4,6 und 5,4 liegen.

Alkaloide: 0,5 ml Prüflösung werden mit 0,1 ml Mayers Reagenz *R* versetzt; die Lösung muß klar bleiben.

Trocknungsverlust (Ph. Eur.): Höchstens 0,5 Prozent, mit 0,300 g Substanz durch Trocknen im Trockenschrank bei 100 bis 105 °C bestimmt.

Spezifische Drehung (Ph. Eur.): Die bei der Bestimmung des Trocknungsverlustes erhaltene Substanz wird in wasserfreiem Äthanol *R* zu 10,00 ml gelöst. Die spezifische Drehung liegt bei +32,0 bis +36,0°, berechnet auf die getrocknete Substanz.

Vor Licht geschützt zu lagern.

Pikrinsäure-Lösung

76,0 ml Pikrinsäure-Lösung *R* werden mit 6,0 ml Natriumhydroxid-Lösung *R* versetzt; die Mischung wird mit Wasser zu 100,0 ml aufgefüllt.

Bei Bedarf frisch herzustellen.

Pilocarpinhydrochlorid

Muß der Monographie PILOCARPINHYDROCHLORID (DAB) entsprechen.

Pufferlösung *p*H 5,6

10,5 g Citronensäure *R* und 100,0 ml 1 N-Natriumhydroxid-Lösung werden in Wasser zu 500,0 ml gelöst; 345,0 ml dieser Lösung werden mit 155,0 ml 0,1 N-Natriumhydroxid-Lösung gemischt.

Strontiumnitrat $Sr(NO_3)_2$ (MG 211,6)

Mindestens 99,0 und höchstens 100,5 Prozent $Sr(NO_3)_2$.

Farblose Kristalle oder weißes, kristallines Pulver; leicht löslich in Wasser, sehr schwer löslich in Äthanol *R*.

Prüflösung: Etwa 100 mg Substanz werden in Wasser zu 100,0 ml gelöst.

Die Substanz gibt die Identitätsreaktion a), die Prüflösung die Identitätsreaktion b) auf Nitrat (Ph.Eur.).

Die Prüflösung zeigt beim Versprühen in einer Acetylen-Distickstoffmonoxid-Flamme eine Emission bei 460,7 nm, gemessen bei einer spektralen Bandbreite von 0,1 nm, und färbt die Flamme rot.

Gehaltsbestimmung: Etwa 0,200 g Substanz, genau gewogen, werden in 50 ml Wasser gelöst. Dann werden nacheinander unter Umschwenken 10,00 ml 0,1 M-Natrium-ÄDTA-Lösung, 10,00 ml 0,1 M-Zinksulfat-Lösung, 4 ml Pufferlösung pH 10,9 R sowie etwa 30 mg Eriochromschwarz-T-Mischindikator R zugegeben; die Mischung wird mit 0,1 M-Natrium-ÄDTA-Lösung bis zum Farbumschlag nach Grün titriert.

1 ml 0,1 M-Natrium-ÄDTA-Lösung entspricht 21,16 mg $Sr(NO_3)_2$.

Strontium-Standard-Lösung (1000 ppm SR)

2,415 Strontiumnitrat *RH* werden in Wasser zu 1000,0 ml gelöst.

Tarnlösung

2 ml verdünnte Ammoniaklösung R 1 werden nacheinander gemischt mit 1,5 ml einer 5prozentigen Lösung (G/V) von Ammoniumoxalat R, 15 ml einer 5prozentigen Lösung (G/V) von Kaliumcyanid R, 45 ml einer 10prozentigen Lösung (G/V) von Natriumacetat R, 120 ml einer 50prozentigen Lösung (G/V) von Natriumthiosulfat R, 75 ml einer 10prozentigen Lösung (G/V) von Natriumacetat R und 35 ml 1 N-Salzsäure.

Bei Bedarf frisch herzustellen.

Trichloräthylen

Muß der Monographie TRICHLORETHYLENUM (Ph.Eur.) entsprechen; in Abweichung von dieser Monographie darf jedoch kein Thymol und auch kein Farbstoff zugesetzt sein.

Wasserstoffperoxidlösung, konzentrierte, phosphatfreie

Muß der Monographie HYDROGENII PEROXIDUM (Ph. Eur.) entsprechen mit folgender zusätzlicher Anforderung:

Phosphat: 2,5 g Substanz werden auf dem Wasserbad eingeengt. Der Rückstand wird mit einer Mischung von 3 ml verdünnter Salpetersäure R und 6,5 ml Wasser versetzt und 5 Minuten lang erwärmt. Anschließend wird filtriert, das Filtrat mit Wasser zu 10 ml verdünnt und mit 5 ml Molybdat-Vanadat-Reagenz R versetzt (Untersuchungslösung). Zur Herstellung der Vergleichslösung wird eine Mischung von 1 ml Phosphat-Standardlösung (5 ppm PO_4) R und 9 ml Wasser verwendet. Nach 5 Minuten darf die Untersuchungslösung nicht stärker gefärbt sein als die gleichzeitig unter gleichen Bedingungen hergestellte Vergleichslösung (2 ppm).

Wismut-Standardlösung (100 ppm Bi)

1,24 g basisches Wismutcarbonat *R* werden unter Erwärmen in 50 ml verdünnter Salpetersäure *R* gelöst und nach dem Abkühlen mit Wasser zu 100,0 ml verdünnt. 1,0 ml dieser Lösung wird mit Wasser zu 100,0 ml verdünnt.

Allgemeine Bestimmungen zur Herstellung homöopathischer Arzneimittel

Übersicht der Herstellungsvorschriften des Homöopathischen Arzneibuches

Augentropfen (Vorschrift 15)
Flüssige Einreibungen (Externa) (Vorschriften 12)
Flüssige Verdünnungen zur Injektion (Vorschrift 11)
Flüssige weinige Verdünnungen (Vorschrift 46)
Flüssige Zubereitungen aus Verreibungen (Vorschriften 8)
Gemeinsam potenzierte Mischungen (Vorschriften 40)
Gepufferte wäßrige Urtinkturen (Vorschrift 32)
Gl-Urtinkturen (Organpräparate) (Vorschriften 41)
Globuli (Vorschrift 10)
Globuli velati (Vorschriften 39)
LM-Potenzen (Vorschriften 17)
Lösungen (Vorschriften 5)
Mischungen (Vorschrift 16)
Nasentropfen (Vorschrift 45)
Rh-Urtinkturen (Vorschriften 21–22)
Salben (Vorschrift 13)
Spagirische Urtinkturen nach Krauß (Vorschriften 27–30)
Spagyrische Urtinkturen (doppelt destilliert) (Vorschrift 31)
Spagyrische Urtinkturen nach Zimpel (Vorschriften 25–26)
Suppositorien (Vorschrift 14)
Tabletten (Vorschrift 9)
Urtinkturen aus frischem Pflanzenmaterial (Vorschriften 2–3)
Urtinkturen aus getrocknetem Pflanzenmaterial (Vorschrift 4a)
Urtinkturen aus pflanzlichen Preßsäften (Vorschrift 1)
Urtinkturen aus tierischem Material (Vorschrift 4b)
Urtinkturen (Nosoden) (Vorschriften 43–44)
Urtinkturen (Organpräparate) (Vorschrift 42)
Urtinkturen mit Wärmebehandlung (Vorschriften 18–20)
Verreibungen (Vorschriften 6–7)
Wäßrige Urtinkturen mit Kältebehandlung (Vorschrift 38)
Wäßrige Urtinkturen mit Wärmebehandlung (Vorschriften 23–24)
Wäßrige Urtinkturen mit Wärmebehandlung und Fermentation (Vorschriften 33–37)

Übersicht nach aufsteigender Nummer der Herstellungsvorschriften des Homöopathischen Arzneibuches

Vorschrift 1	Urtinkturen aus pflanzlichen Preßsäften
Vorschriften 2–3	Urtinkturen aus frischem Pflanzenmaterial
Vorschrift 4a	Urtinkturen aus getrocknetem Pflanzenmaterial
Vorschrift 4b	Urtinkturen aus tierischem Material
Vorschriften 5	Lösungen
Vorschriften 6–7	Verreibungen
Vorschriften 8	Flüssige Zubereitungen aus Verreibungen
Vorschrift 9	Tabletten
Vorschrift 10	Globuli
Vorschrift 11	Flüssige Verdünnungen zur Injektion
Vorschriften 12	Flüssige Einreibungen (Externa)
Vorschrift 13	Salben
Vorschrift 14	Suppositorien
Vorschrift 15	Augentropfen
Vorschrift 16	Mischungen
Vorschriften 17	LM-Potenzen
Vorschriften 18–20	Urtinkturen mit Wärmebehandlung
Vorschriften 21–22	Rh-Urtinkturen
Vorschriften 23–24	Wäßrige Urtinkturen mit Wärmebehandlung
Vorschriften 25–26	Spagyrische Urtinkturen nach Zimpel
Vorschriften 27–30	Spagirische Urtinkturen nach Krauß
Vorschrift 31	Spagyrische Urtinkturen (doppelt destilliert)
Vorschrift 32	Gepufferte wäßrige Urtinkturen
Vorschriften 33–37	Wäßrige Urtinkturen mit Wärmebehandlung und Fermentation
Vorschrift 38	Wäßrige Urtinkturen mit Kältebehandlung
Vorschriften 39	Globuli velati
Vorschriften 40	Gemeinsam potenzierte Mischungen
Vorschriften 41	Gl-Urtinkturen (Organpräparate)
Vorschrift 42	Urtinkturen (Organpräparate)
Vorschriften 43–44	Urtinkturen (Nosoden)
Vorschrift 45	Nasentropfen
Vorschrift 46	Flüssige weinige Verdünnungen

Allgemeine Bestimmungen zur Herstellung homöopathischer Arzneimittel

ARZNEIGRUNDSTOFFE

Arzneigrundstoffe zur Herstellung homöopathischer Arzneimittel sind Stoffe im Sinne des Arzneimittelgesetzes. Sind Arzneigrundstoffe durch entsprechende Vorbehandlungen in besonderer Weise erhalten worden, so muß dies bei der Kennzeichnung angegeben werden.

Frische Pflanzen sollen bei trockenem Wetter möglichst staub- und schmutzfrei gesammelt oder geerntet werden. Sie müssen frei sein von äußerlich erkennbaren Krankheiten, verwelkten oder abgestorbenen Teilen, größeren Beschädigungen, Fäulnis und anderen Veränderungen, die nicht artbedingt sind. Die für Pflanzenschutzmittel festgelegten Wartezeiten sind zu beachten. Eine Reinigung soll, falls notwendig, mit möglichst wenig Wasser ausgeführt werden. Vor der Weiterverarbeitung müssen die Reste des Wassers entfernt sein.
Die Pflanzen sind sofort zu verarbeiten. Ist die sofortige Verarbeitung nicht möglich, sind die Pflanzen kühl, tiefgefroren oder in Äthanol zu lagern. Tiefgefrorenes Material muß in noch gefrorenem Zustand in Äthanol der vorgeschriebenen Konzentration eingebracht werden. Bei der Weiterverarbeitung von in Äthanol gelagerten Pflanzen ist dieser Äthanol mit zu verwenden und sein Gehalt in die Rechnung mit einzubeziehen.
Sofern nichts anderes angegeben ist, sollen für Pflanzen oder Pflanzenteile folgende Sammel- oder Erntezeiten eingehalten werden:
Ganze Pflanzen mit unterirdischen Teilen: zur Blütezeit
Kräuter ohne unterirdische Teile; Blätter und Triebe: nach voller Entwicklung kurz vor bzw. zu Beginn der Blütezeit
Blüten: kurz nach der Öffnung
Rinden: ganzjährig
Wurzeln und Wurzelstöcke bei einjährigen Pflanzen: zur Samenreife, bei zwei- und mehrjährigen Pflanzen: im Frühjahr
Früchte und Samen: zur Zeit der Reife
Unreife Früchte: vor der Reife
Pilze: nach voller Entwicklung der Fruchtkörper

Tiere müssen gesund und in hygienisch einwandfreiem Zustand sein. Die Wartezeiten nach dem Arzneimittelgesetz für die Anwendung von Arzneimitteln bei Tieren sind vor deren Verwendung einzuhalten. Bei der Verarbeitung lebender Tiere sind die Vorschriften des Tierschutzgesetzes zu beachten. Niedere Tiere sind vor der Verarbeitung in die gleiche Gewichtsmenge Äthanol einzubringen, höhere mit Äther oder Chloroform zu betäuben.

Nosoden sind Zubereitungen aus Krankheitsprodukten von Mensch oder Tier, aus Krankheitserregern oder deren Stoffwechselprodukten oder aus Zersetzungsprodukten tierischer Organe. Als Ausgangsmaterial für Nosoden nach Vorschrift 43 dienen operativ entfernte, pathologisch veränderte Organe beziehungsweise Organteile; Nosoden nach Vorschrift 44 werden aus abgetöteten Kulturen von Mikroorganismen oder aus Zersetzungsprodukten tierischer Organe oder aus Körperflüssigkeiten hergestellt, die Krankheitserreger beziehungsweise Krankheitsprodukte enthalten wie beispielsweise Blut oder Liquor oder Punktionsflüssigkeit. Die Identität des Ausgangsmaterials ist durch fachärztlichen Befund des Operationsmateriales oder durch Laborbefund protokollarisch zu belegen.

Ausgangsmaterial für Nosoden wird zunächst sterilisiert und muß vor dem Verarbeiten der ,,Prüfung auf Sterilität" des Arzneibuches entsprechen. Aus diesem Ausgangsmaterial werden dann Urtinkturen nach den Vorschriften 43 oder 44 oder gegebenenfalls Verreibungen nach Vorschrift 6 hergestellt.

ARZNEITRÄGER UND HILFSSTOFFE

Die nachfolgend aufgeführten Arzneiträger und Hilfsstoffe für homöopathische Zubereitungen sind Stoffe und Zubereitungen im Sinne des Arzneimittelgesetzes. Sie müssen, soweit sie im Arzneibuch aufgeführt sind, den dort genannten Anforderungen entsprechen. Alle Konzentrationsangaben für Äthanol und Äthanol-Wasser-Gemische als Arzneiträger beziehen sich auf Gewichtsprozente (G/G).

Äthanol, absolutes

Mit mindestens 99,7 Prozent (G/G) C_2H_6O (MG 46,07), entsprechend mindestens 99,8 Prozent (V/V) C_2H_6O.

Relative Dichte (Ph. Eur.): 0,7915 bis 0,7905.

Äthanol

Mit mindestens 93,9 Prozent (G/G) C_2H_6O (MG 46,07), entsprechend mindestens 96,0 Prozent (V/V) C_2H_6O.

Relative Dichte (Ph. Eur.): 0,8087 bis 0,8037.

Äthanol 86 Prozent

Grenzkonzentrationen: 85,0 bis 86,5 Prozent (G/G) C_2H_6O (MG 46,07), entsprechend 89,5 bis 90,7 Prozent (V/V).

Relative Dichte (Ph. Eur.): 0,8323 bis 0,8283.

Herstellung: 90,50 g Äthanol werden zu 100,0 g verdünnt.

Äthanol 73 Prozent

Grenzkonzentrationen: 73,2 bis 74,0 Prozent (G/G) C_2H_6O (MG 46,07), entsprechend 79,7 bis 80,5 Prozent (V/V).

Relative Dichte (Ph. Eur.): 0,8614 bis 0,8593.

Herstellung: 77,60 g Äthanol werden zu 100,0 g verdünnt.

Äthanol 62 Prozent

Grenzkonzentrationen: 61,8 bis 62,7 Prozent (G/G) C_2H_6O (MG 46,07), entsprechend 69,4 bis 70,2 Prozent (V/V).

Relative Dichte (Ph. Eur.): 0,8885 bis 0,8864.

Herstellung: 65,90 g Äthanol werden zu 100,0 g verdünnt.

Äthanol 43 Prozent

Grenzkonzentrationen: 41,6 bis 43,5 Prozent (G/G) C_2H_6O (MG 46,07), entsprechend 49,1 bis 51,1 Prozent (V/V).

Relative Dichte (Ph. Eur.): 0,9335 bis 0,9295.

Herstellung: 45,20 g Äthanol werden zu 100,0 g verdünnt.

Äthanol 30 Prozent

Grenzkonzentrationen: 29,4 bis 30,6 Prozent (G/G) C_2H_6O (MG 46,07), entsprechend 35,5 bis 36,9 Prozent (V/V).

Relative Dichte (Ph. Eur.): 0,9565 bis 0,9544.

Herstellung: 31,50 g Äthanol werden zu 100,0 g verdünnt.

Äthanol 15 Prozent

Grenzkonzentrationen: 14,5 bis 15,3 Prozent (G/G) C_2H_6O (MG 46,07), entsprechend 17,9 bis 18,9 Prozent (V/V).

Relative Dichte (Ph. Eur.): 0,9775 bis 0,9764.

Herstellung: 15,80 g Äthanol werden zu 100,0 g verdünnt.

Äther

Argon

Ascorbat-Phosphat-Pufferlösung

41,40 g NATRIUMMONOHYDROGENPHOSPHAT werden in WASSER FÜR INJEKTIONSZWECKE zu 1000,0 ml gelöst. Die Lösung wird in einem geeigneten Gefäß dreimal je 3 Minuten lang unter Wasserstrahlpumpen-Vakuum mit Ultraschall behandelt; nach jeder Ultraschall-Behandlung wird die Lösung mit

Argon begast und umgeschwenkt. Danach werden in dieser Lösung 3,40 g ASCORBINSÄURE gelöst.

pH-Wert (Ph.Eur): Der *p*H-Wert der Lösung muß zwischen 7,2 und 7,4 liegen.

Aussehen der Lösung: Die Lösung muß farblos (Ph. Eur., Methode II) sein.

Die Lösung ist bei Bedarf frisch herzustellen; sie dient ausschließlich zur Herstellung von Zubereitungen nach Vorschrift 32.

Calciumbehenat
Cellulose
Glycerol
Glycerol 85 Prozent

Hämatit
Dient ausschließlich zur Herstellung von Zubereitungen nach Vorschrift 37a.

Hartfett

Hefe
Dient ausschließlich zur Herstellung von Zubereitungen nach den Vorschriften 25 bis 31.

Honig
Dient ausschließlich zur Herstellung von Zubereitungen nach den Vorschriften 14, 33a–e und 35a–b.

Lactose

Likörwein
Der zur Herstellung homöopathischer Arzneimittel zu verwendende Likörwein entspricht der Definition für Likörwein gemäß den Verordnungen (EWG) Nr. 337/79 des Rates über die gemeinsame Marktorganisation für Wein vom 5. Februar 1979, Anhang II, Ziffer 12 und (EWG) Nr. 339/79 des Rates zur Definition bestimmter aus Drittländern stammender Erzeugnisse der Nummern 20.07, 22.04 und 22.05 des gemeinsamen Zolltarifs vom 5. Februar 1979 in ihren jeweils geltenden Fassungen.

Likörwein muß der EG-Weinmarktordnung, dem Weingesetz und den auf Grund des Weingesetzes ergangenen Verordnungen entsprechen.

Likörwein dient ausschließlich zur Herstellung von Mischungen nach Vorschrift 16 und von Flüssigen weinigen Verdünnungen nach Vorschrift 46.

LAGERUNG
In möglichst vollständig gefüllten Behältnissen.

Magnesiumstearat

Molke
Molke wird aus gesäuerter Milch durch Abtrennen der serösen Phase gewonnen. Dazu wird sterilisierte Milch mit *Lactobacillus plantarum* beimpft; nach 3 Tagen

wird abfiltriert. Unter Verwendung von 10 ml Filtrat wird die Molke nach folgendem Verfahren hergestellt:

In einem glasierten Tontopf wird 1 l frische Milch mit 10 ml Molke oder – beim ersten Ansetzen – mit 10 ml des obigen Filtrates versetzt und 3 Tage lang bei einer Temperatur von etwa 25 °C vor Licht geschützt aufbewahrt. Dann wird die gebildete feste Schicht entfernt; dabei muß diese Schicht fest geschlossen sein und darf keine Gasblasen aufweisen. Anschließend wird filtriert, wobei die ersten 100 ml Filtrat verworfen werden.

Der *pH-Wert* (Ph.Eur.) der Molke muß zwischen 4,0 und 4,5 liegen.

Molke darf keinen Geruch nach Hefe oder Buttersäure aufweisen.

Frisch hergestellte Molke darf keine stärkere Opaleszenz aufweisen als eine aus 1,5 ml Chlorid-Verdünnung I, 5,0 ml Salpetersäure R, 2,5 ml Wasser und 1,0 ml Silbernitrat-Lösung R 2 hergestellte Vergleichslösung (Ph.Eur., Methode B).

Die Farbe von frisch hergestellter Molke muß zwischen den Farben der Farbvergleichslösungen GG_2 und GG_5 liegen (Ph.Eur., Methode I).

Molke wird sofort weiterverarbeitet; sie dient ausschließlich zur Herstellung von Zubereitungen nach den Vorschriften 34a–e und 36. Die zur Herstellung eines weiteren Ansatzes erforderliche Molke wird bei 4 °C vor Licht geschützt aufbewahrt.

Natriumchlorid
Natriumchlorid-Lösung, isotonische
9,0 g Natriumchlorid werden in 991,0 g Wasser für Injektionszwecke gelöst. Bei Bedarf frisch herzustellen.

Natriumhydrogencarbonat

Pflanzenöle entsprechend den Monographien des Arzneibuches

Saccharose
Hochdisperses Siliciumdioxid
Stärke entsprechend den Monographien des Arzneibuches
Wasser, gereinigtes
Wasser für Injektionszwecke
Wollwachsalkoholsalbe

Zink

Dient ausschließlich zur Herstellung von Zubereitungen nach Vorschrift 37b.

Zuckersirup wird entsprechend der Monographie des Arzneibuches unter Verwendung von Wasser für Injektionszwecke hergestellt; er darf nicht konserviert werden. Zuckersirup dient ausschließlich zur Herstellung von Darreichungsformen nach den Vorschriften 39a–c und 40b.

Bei Bedarf frisch herzustellen.

ZUBEREITUNGEN UND DARREICHUNGSFORMEN

Flüssige Zubereitungen sind Urtinkturen und Lösungen sowie deren flüssige Verdünnungen (Dilutionen); feste Zubereitungen sind Verreibungen und deren feste Verdünnungen (Triturationen). Die verschiedenen Konzentrationen (Verdünnungsgrade) dieser Zubereitungen werden durch *Potenzierung* erhalten.

Unter *Potenzierung* wird nachfolgend die stufenweise Verdünnung fester oder flüssiger Zubereitungen nach der jeweils angegebenen Vorschrift verstanden.

Die Verdünnungsgrade werden in der Regel durch die Zahl der Verdünnungsstufen im Herstellungsgang entsprechend dem Verdünnungsverhältnis gekennzeichnet.

Das Zeichen D kennzeichnet die im Verhältnis 1 zu 10, das Zeichen C die im Verhältnis 1 zu 100 hergestellten Verdünnungen. Die Angabe „im Verhältnis 1 zu 10" bedeutet das Verarbeiten von 1 Teil mit 9 Teilen; entsprechend bedeutet die Angabe „im Verhältnis 1 zu 100" das Verarbeiten von 1 Teil mit 99 Teilen.

Eine den Zeichen D oder C hinzugefügte Zahl kennzeichnet in der Regel die Anzahl der Verdünnungsschritte.

Flüssige Verdünnungen werden in Gefäßen hergestellt, deren Rauminhalt um mindestens ein Drittel größer ist als die aufzunehmende Flüssigkeitsmenge. Zur *Potenzierung* wird nach der jeweiligen Vorschrift verdünnt und jedesmal mindestens 10mal kräftig geschüttelt. Für jede Verdünnung muß ein eigenes Gefäß benutzt werden (Mehrglasmethode). Feste Verdünnungen werden nach Vorschrift 6 oder 7 hergestellt.

Bei der Herstellung flüssiger oder fester Verdünnungen darf keine Stufe übersprungen werden, sofern nichts anderes angegeben ist.

Wird zur Herstellung einer flüssigen Verdünnung eine andere (Äthanol 30 Prozent bzw. Äthanol 15 Prozent) als die in den einzelnen Vorschriften angegebene Äthanolkonzentration verwendet, muß dies in der Bezeichnung deutlich gemacht werden.

Aus flüssigen und festen Zubereitungen können folgende weitere Darreichungsformen hergestellt werden: Tabletten, Streukügelchen (Globuli), Flüssige Verdünnungen zur Injektion, Flüssige Einreibungen (Externa), Salben, Suppositorien, Augentropfen, Mischungen, LM-Potenzen, Globuli velati, Gemeinsam potenzierte Mischungen, Nasentropfen, Flüssige weinige Verdünnungen.

Wird eine Verreibung zur Einzeldosierung in Kapseln abgefüllt, so sind dafür ungefärbte Hartgelatine-Kapseln zu verwenden; sie müssen den Anforderungen des Arzneibuches entsprechen.

Die Zubereitungen und Darreichungsformen werden, sofern nichts anderes angegeben ist, nach den nachfolgend aufgeführten Vorschriften hergestellt. Unter Teilen in den Vorschriften zur Herstellung sind Gewichtsteile zu verstehen, falls in der Monographie nichts anderes angegeben ist. Der Zerkleinerungsgrad wird durch die Siebnummer in Klammern hinter der Substanz- oder Zerkleinerungsbezeichnung angegeben; die Siebnummer bezeichnet die lichte Maschenweite des

Siebes in μm. Sofern in der Monographie nicht anders vorgeschrieben ist, wird die Droge je nach Art des verwendeten Pflanzenteiles in folgendem Zerkleinerungsgrad extrahiert:

Blätter, Blüten, Kräuter .... zerschnitten (4000)
Hölzer, Rinden, Wurzeln .... zerschnitten (2800)
Früchte, Samen .... zerschnitten (2000)
Alkaloid-Drogen .... pulverisiert (710)

Unter „Wasser" ist bei den Herstellungsverfahren „Gereinigtes Wasser" (Ph. Eur.) zu verstehen.

Sämtliche Herstellungsvorgänge sind in Apparaturen aus indifferentem Material durchzuführen. Verdunstungsverluste, Wärmeeinwirkung und direktes Sonnenlicht sind möglichst zu vermeiden, sofern nichts anderes angegeben ist.

Der Zusatz von Färbe- und Konservierungsmitteln ist grundsätzlich nicht gestattet, es sei denn, daß im Einzelfall etwas anderes vorgeschrieben ist.

Urtinkturen (Kurzzeichen ⌀) sind:
– Mischungen pflanzlicher Preßsäfte mit Äthanol;
– Auszüge aus frischen oder getrockneten Pflanzen sowie deren Absonderungen, Pflanzenteilen, Pflanzenbestandteilen, Tieren, Teilen von Tieren sowie deren Absonderungen mit den genannten flüssigen Arzneiträgern;

Lösungen sind:
– Lösungen von Stoffen in den genannten flüssigen Arzneiträgern.

Urtinkturen und Lösungen werden nach den angegebenen Verfahren hergestellt und, falls in den Monographien vorgeschrieben, auf die geforderten Werte eingestellt.

Urtinkturen aus frischen Pflanzen und Pflanzenteilen, die nicht im Arzneibuch aufgeführt sind, werden in der Regel

nach Vorschrift 1 hergestellt,
wenn die Pflanzen mehr als 70 Prozent Preßsaft und weder ätherische Öle, Harze noch Schleim enthalten;

nach Vorschrift 2a oder 2b hergestellt,
wenn die Pflanzen weniger als 70 Prozent Preßsaft und mehr als 60 Prozent Feuchtigkeit (Trocknungsverlust) und keine ätherischen Öle und Harze enthalten;

nach Vorschrift 3a, 3b oder 3c hergestellt,
wenn die Pflanzen ätherische Öle oder Harze oder weniger als 60 Prozent Feuchtigkeit (Trocknungsverlust) enthalten.

In allen diesen Fällen ist die Art der Herstellung zu deklarieren.

Urtinkturen aus getrockneten Pflanzen oder Pflanzenteilen, Pflanzenbestandteilen, Tieren, Teilen von Tieren sowie deren Absonderungen, die nicht im Arzneibuch aufgeführt sind, werden in der Regel nach Vorschrift 4a oder 4b hergestellt.

Läßt eine Monographie zur Herstellung einer Urtinktur mehrere Stammpflanzen zu, kann die Urtinktur aus den geforderten Teilen jeder einzelnen Stammpflanze oder aus jeder Mischung hergestellt werden.

Urtinkturen und ihre flüssigen Verdünnungen dürfen nicht stärker getrübt sein, als es der Natur des jeweiligen Ausgangsmateriales entspricht.

Lösungen aus Stoffen, die nicht im Arzneibuch aufgeführt sind, werden in der Regel nach Vorschrift 5a mit einem der genannten flüssigen Arzneiträger hergestellt.

Die Deklarationspflicht gilt entsprechend.

HERSTELLUNG

Vorschrift 1: Urtinkturen und flüssige Verdünnungen

Urtinkturen nach Vorschrift 1 sind Mischungen gleicher Teile Preßsaft und Äthanol 86 Prozent.

Die fein zerkleinerten Pflanzen oder Pflanzenteile werden ausgepreßt. Der Preßsaft wird sofort mit der gleichen Gewichtsmenge Äthanol 86 Prozent gemischt. Die Mischung bleibt mindestens 5 Tage lang bei einer 20 °C nicht übersteigenden Temperatur verschlossen stehen und wird dann filtriert.

Einstellung auf einen gegebenenfalls in der Monographie geforderten Wert

In dem oben erhaltenen Filtrat wird der Trockenrückstand bzw. der Gehalt bestimmt. Die zur Einstellung auf den vorgeschriebenen Wert erforderliche Menge Äthanol 43 Prozent (A_1) wird nach Formel (1) errechnet.

$$A_1 = \frac{G(N_x - N_o)}{N_o} \ [kg] \tag{1}$$

G = Gewicht des Filtrats in kg
N_o = in der Monographie geforderter Wert für Trockenrückstand oder Gehalt in Prozent
N_x = Trockenrückstand oder Gehalt des Filtrats in Prozent.

Das Filtrat wird mit der errechneten Menge Äthanol 43 Prozent gemischt. Nach mindestens 5 Tage langem Stehenlassen bei einer 20 °C nicht übersteigenden Temperatur wird, falls erforderlich, filtriert.

Potenzierung

Die 1. Dezimalverdünnung (D 1) wird aus
  2 Teilen Urtinktur und
  8 Teilen Äthanol 43 Prozent,

die 2. Dezimalverdünnung (D 2) aus
  1 Teil der 1. Dezimalverdünnung und
  9 Teilen Äthanol 43 Prozent
hergestellt. Entsprechend wird bei den folgenden Verdünnungen verfahren.

Die 1. Centesimalverdünnung (C 1) wird aus
    2 Teilen Urtinktur und
    98 Teilen Äthanol 43 Prozent,

die 2. Centesimalverdünnung (C 2) aus
    1 Teil der 1. Centesimalverdünnung und
    99 Teilen Äthanol 43 Prozent

hergestellt. Entsprechend wird bei den folgenden Verdünnungen verfahren.

Vorschrift 2a: Urtinkturen und flüssige Verdünnungen

Urtinkturen nach Vorschrift 2a werden durch Mazeration nach dem unten angegebenen Verfahren hergestellt (Äthanolgehalt etwa 43 Prozent).

Die Pflanze oder die Pflanzenteile werden fein zerkleinert. Von einer Probe wird der Trocknungsverlust bestimmt. Die zerkleinerte Pflanzenmasse wird sofort mit mindestens der Hälfte ihres Gewichts Äthanol 86 Prozent versetzt und bei einer 20 °C nicht übersteigenden Temperatur in gut verschlossenen Gefäßen gelagert.

Nach der Formel (2) wird die für die Pflanzenmasse erforderliche Menge Äthanol 86 Prozent (A_2) errechnet, die bereits zugesetzte Menge Äthanol davon abgezogen und der Rest mit dem Ansatz gemischt.

$$A_2 = \frac{M \cdot T}{100} \; [kg] \qquad (2)$$

M = Gewicht der Pflanzenmasse in kg.
T = Trocknungsverlust der Probe in Prozent

Der Ansatz bleibt mindestens 10 Tage lang bei einer 20 °C nicht übersteigenden Temperatur unter wiederholtem Umschütteln stehen. Danach wird abgepreßt und filtriert.

Die Einstellung auf einen in der Monographie gegebenenfalls geforderten Wert wird wie bei Vorschrift 1 beschrieben durchgeführt.

Die Potenzierung erfolgt wie unter Vorschrift 1 beschrieben.

Vorschrift 2b: Urtinkturen und flüssige Verdünnungen

Urtinkturen nach Vorschrift 2b werden entsprechend der Vorschrift 2a mit Äthanol 62 Prozent hergestellt (Äthanolgehalt etwa 30 Prozent).

Zur Einstellung auf einen gegebenenfalls in der Monographie geforderten Wert wird Äthanol 30 Prozent verwendet.

Potenzierung

Die 1. Dezimalverdünnung (D 1) wird aus
    2 Teilen Urtinktur und
    8 Teilen Äthanol 30 Prozent,

die 2. Dezimalverdünnung (D 2) aus
   1 Teil der 1. Dezimalverdünnung und
   9 Teilen Äthanol 15 Prozent
hergestellt. Entsprechend wird bei den folgenden Verdünnungen verfahren.

Vorschrift 3a: Urtinkturen und flüssige Verdünnungen

Urtinkturen nach Vorschrift 3a werden entsprechend der Vorschrift 2a hergestellt (Äthanolgehalt etwa 60 Prozent). Abweichend von der dort angegebenen Vorschrift wird die erforderliche Menge Äthanol 86 Prozent (A_3) nach der Formel (3) errechnet.

$$A_3 = \frac{2 \cdot M \cdot T}{100} \text{ [kg]} \qquad (3)$$

M = Gewicht der Pflanzenmasse in kg
T = Trocknungsverlust der Probe in Prozent.

Zur Einstellung auf einen gegebenenfalls in der Monographie geforderten Wert wird Äthanol 62 Prozent verwendet.

Potenzierung

Die 1. Dezimalverdünnung (D 1) wird aus
   3 Teilen Urtinktur und
   7 Teilen Äthanol 62 Prozent,

die 2. Dezimalverdünnung (D 2) aus
   1 Teil der 1. Dezimalverdünnung und
   9 Teilen Äthanol 62 Prozent
hergestellt. Entsprechend wird bei den folgenden Verdünnungen verfahren. Von der 4. Dezimalverdünnung an wird Äthanol 43 Prozent verwendet.

Die 1. Centesimalverdünnung (C 1) wird aus
   3 Teilen Urtinktur und
   97 Teilen Äthanol 62 Prozent,

die 2. Centesimalverdünnung (C 2) aus
   1 Teil der 1. Centesimalverdünnung und
   99 Teilen Äthanol 43 Prozent
hergestellt. Entsprechend wird bei den folgenden Verdünnungen verfahren.

Vorschrift 3b: Urtinkturen und flüssige Verdünnungen

Urtinkturen nach Vorschrift 3b werden entsprechend der Vorschrift 3a mit Äthanol 73 Prozent hergestellt (Äthanolgehalt etwa 43 Prozent).

Zur Einstellung auf einen gegebenenfalls in der Monographie geforderten Wert wird Äthanol 43 Prozent verwendet.

Potenzierung

Die 1. Dezimalverdünnung (D 1) wird aus
  3 Teilen Urtinktur und
  7 Teilen Äthanol 43 Prozent,
die 2. Dezimalverdünnung (D 2) aus
  1 Teil der 1. Dezimalverdünnung und
  9 Teilen Äthanol 30 Prozent,
die 3. Dezimalverdünnung (D 3) aus
  1 Teil der 2. Dezimalverdünnung und
  9 Teilen Äthanol 15 Prozent
hergestellt. Entsprechend wird bei den folgenden Verdünnungen verfahren.

Vorschrift 3c: Urtinkturen und flüssige Verdünnungen

Urtinkturen nach Vorschrift 3c werden entsprechend der Vorschrift 3a mit Äthanol 43 Prozent hergestellt (Äthanolgehalt etwa 30 Prozent).
  Zur Einstellung auf einen gegebenenfalls in der Monographie geforderten Wert wird Äthanol 30 Prozent verwendet.

Potenzierung

Die 1. Dezimalverdünnung (D 1) wird aus
  3 Teilen Urtinktur und
  7 Teilen Äthanol 30 Prozent,
die 2. Dezimalverdünnung (D 2) aus
  1 Teil der 1. Dezimalverdünnung und
  9 Teilen Äthanol 15 Prozent
hergestellt. Entsprechend wird bei den folgenden Verdünnungen verfahren.

Vorschrift 4a: Urtinkturen und flüssige Verdünnungen

Urtinkturen nach Vorschrift 4a werden nach den in der Monographie TINKTUREN des Arzneibuches beschriebenen Verfahren der Mazeration oder Perkolation aus 1 Teil Droge und 10 Teilen Äthanol geeigneter Konzentration (falls in der Monographie nicht vorgeschrieben) hergestellt. Ist Einstellung auf einen vorgeschriebenen Wert erforderlich, so wird die benötigte Menge Äthanol der zur Herstellung vorgeschriebenen oder verwendeten Konzentration nach Formel (1) errechnet. Die errechnete Menge Äthanol wird mit dem Filtrat gemischt. Nach mindestens 5 Tage langem Stehenlassen bei einer 20 °C nicht übersteigenden Temperatur wird der Ansatz, falls erforderlich, filtriert.

Potenzierung
Die Urtinktur entspricht der 1. Dezimalverdünnung ($\emptyset$ = D 1).

Die 2. Dezimalverdünnung (D 2) wird aus
  1 Teil Urtinktur und
  9 Teilen Äthanol gleicher Konzentration,
die 3. Dezimalverdünnung (D 3) wird aus
  1 Teil der 2. Dezimalverdünnung und
  9 Teilen Äthanol gleicher Konzentration
hergestellt. Von der 4. Dezimalverdünnung an wird Äthanol 43 Prozent verwendet, sofern keine andere Äthanolkonzentration vorgeschrieben ist, und entsprechend verfahren.

Die 1. Centesimalverdünnung (C 1) wird aus
  10 Teilen Urtinktur und
  90 Teilen Äthanol gleicher Konzentration,

die 2. Centesimalverdünnung (C 2) aus
   1 Teil der 1. Centesimalverdünnung und
  99 Teilen Äthanol 43 Prozent
hergestellt, sofern keine andere Äthanolkonzentration vorgeschrieben ist. Entsprechend wird bei den folgenden Verdünnungen verfahren.

Vorschrift 4b: Urtinkturen und flüssige Verdünnungen

Urtinkturen nach Vorschrift 4b werden nach den in der Monographie TINKTUREN des Arzneibuches beschriebenen Verfahren der Mazeration oder Perkolation aus 1 Teil von Tieren, Teilen von Tieren oder deren Absonderungen und 10 Teilen Äthanol geeigneter Konzentration hergestellt. Ist Einstellung auf einen vorgeschriebenen Wert erforderlich, wird die benötigte Menge Äthanol der zur Herstellung vorgeschriebenen oder verwendeten Konzentration nach Formel (1) errechnet. Die errechnete Menge Äthanol wird mit dem Filtrat gemischt. Nach mindestens 5 Tage langem Stehenlassen bei einer 20 °C nicht übersteigenden Temperatur wird der Ansatz falls erforderlich filtriert.

Potenzierung

Die Urtinktur entspricht der 1. Dezimalverdünnung ($\emptyset$ = D 1).
  Die 2. Dezimalverdünnung (D 2) wird aus
  1 Teil Urtinktur und
  9 Teilen Äthanol gleicher Konzentration,
die 3. Dezimalverdünnung (D 3) aus
  1 Teil der 2. Dezimalverdünnung und
  9 Teilen Äthanol gleicher Konzentration
hergestellt. Von der 4. Dezimalverdünnung an wird Äthanol 43 Prozent verwendet und entsprechend verfahren.

Die 1. Centesimalverdünnung (C1) wird aus
10 Teilen Urtinktur und
90 Teilen Äthanol gleicher Konzentration,
die 2. Centesimalverdünnung (C2) aus
1 Teil der 1. Centesimalverdünnung und
99 Teilen Äthanol 43 Prozent
hergestellt. Entsprechend wird bei den folgenden Verdünnungen verfahren.

Vorschrift 5a: Lösungen

Flüssige Zubereitungen nach Vorschrift 5a sind Lösungen, die aus Arzneigrundstoffen und einem flüssigen Arzneiträger hergestellt werden. Sofern in der Monographie nicht anders vorgeschrieben, wird 1 Teil Arzneigrundstoff in 9 Teilen (= D 1) bzw. 99 Teilen (= C 1 resp. D 2) flüssigem Arzneiträger gelöst und verschüttelt. Als Arzneiträger dienen absolutes Äthanol, gereinigtes Wasser, Glycerol 85 Prozent und die im HAB 1 aufgeführten Äthanol-Wasser-Gemische.

Ist zur Herstellung einer Lösung Äthanol 15 Prozent als flüssiger Arzneiträger vorgeschrieben, kann diese Lösung auch auf folgende Art hergestellt werden: 1 Teil Arzneigrundstoff wird zur Herstellung der D1 in 7,58 Teilen Wasser gelöst und diese Lösung mit 1,42 Teilen Äthanol versetzt. Zur Herstellung der C1 resp. D2 wird 1 Teil Arzneigrundstoff in 83,4 Teilen Wasser gelöst und diese Lösung mit 15,6 Teilen Äthanol versetzt.

Potenzierung

Die 2. Dezimalverdünnung (D 2) wird aus
1 Teil Lösung (D 1) und
9 Teilen Äthanol 43 Prozent
hergestellt, sofern kein anderer flüssiger Arzneiträger vorgeschrieben ist. Entsprechend wird bei den folgenden Verdünnungen verfahren.

Die 2. Centesimalverdünnung (C 2) wird aus
1 Teil Lösung (C 1) und
99 Teilen Äthanol 43 Prozent
hergestellt, sofern kein anderer flüssiger Arzneiträger vorgeschrieben ist. Entsprechend wird bei den folgenden Verdünnungen verfahren.

Vorschrift 5b: Wäßrige Lösungen

Flüssige Zubereitungen nach Vorschrift 5b sind Lösungen, die aus Arzneigrundstoffen und WASSER FÜR INJEKTIONSZWECKE hergestellt werden. Dabei wird 1 Teil Arzneigrundstoff in 9 Teilen (= D1) beziehungsweise in 99 Teilen (= D2) WASSER FÜR INJEKTIONSZWECKE gelöst und verschüttelt.

Potenzierung

Die 2. Dezimalverdünnung (D2) wird aus
1 Teil Lösung (D1) und
9 Teilen Wasser für Injektionszwecke
hergestellt. Entsprechend wird bei den folgenden Verdünnungen verfahren.

Wäßrige Lösungen nach Vorschrift 5b werden in der Regel sofort nach ihrer Herstellung weiterverarbeitet; sie dienen ausschließlich zur Herstellung von Darreichungsformen nach den Vorschriften 11, 13, 14, 15, 39a und 39c, auch in Mischungen nach Vorschrift 16 und in gemeinsam potenzierten Mischungen nach Vorschrift 40b.

Werden Lösungen nach Vorschrift 5b und ihre flüssigen Verdünnungen zur Weiterverarbeitung aufbewahrt, müssen sie der ,,Prüfung auf Sterilität" des Arzneibuches entsprechen.

BESCHRIFTUNG

Zubereitungen nach Vorschrift 5b tragen in der Bezeichnung nach der Potenzangabe den Zusatz ,,aquos."; das gleiche gilt für die daraus hergestellten Darreichungsformen.

Vorschrift 6: Verreibungen

Zubereitungen nach Vorschrift 6 sind Verreibungen fester Arzneigrundstoffe mit Lactose als Arzneiträger, sofern nichts anderes angegeben ist. Die Verreibungen werden bis einschließlich der 4. Verdünnung durch Handverreibung oder Maschinenverreibung im Verhältnis 1 zu 10 (Dezimalverdünnung) oder 1 zu 100 (Centesimalverdünnung) hergestellt. Die Arzneigrundstoffe sind, sofern nichts anderes angegeben ist, soweit zu zerkleinern, daß sie dem in der Monographie angegebenen Zerkleinerungsgrad (Siebnummer) entsprechen. Mengen über 1000 g sind durch Maschinenverreibung herzustellen.

Bei der Herstellung einer Verreibung ist die Verreibungszeit und Intensität so zu wählen, daß die Größe der erhaltenen Arzneigrundstoffteilchen der 1. Dezimal- bzw. Centesimalverdünnung zu 80 Prozent unter 10 µm liegt; kein Arzneigrundstoffteilchen sollte größer sein als 50 µm.

Mit derselben Intensität und Zeit müssen die Verreibungen bis einschließlich der 4. Dezimal- bzw. Centesimalverdünnung hergestellt werden.

Handverreibung

Der Arzneiträger wird in drei gleiche Teile geteilt und der erste Teil in einem Porzellanmörser kurze Zeit verrieben. Nach Zugabe des Arzneigrundstoffes wird 6 Minuten lang verrieben, 4 Minuten lang mit einem Porzellanspatel abgeschabt, abermals 6 Minuten lang verrieben, wiederum 4 Minuten lang abgeschabt, dann das zweite Drittel Arzneiträger zugesetzt und weiter verfahren, wie oben angegeben. Schließlich wird der Rest des Arzneiträgers hinzugefügt und wieder in der angegebenen Weise verfahren, so daß zur Herstellung der Verreibung insgesamt mindestens 1 Stunde Arbeitszeit benötigt wird. Entsprechend wird bei den folgenden Verdünnungen verfahren.

Für höhere Verdünnungsgrade als D 4 bzw. C 4 wird 1 Teil der Verdünnung mit 9 Teilen Lactose bzw. mit 99 Teilen Lactose so verdünnt, daß in einem Porzellanmörser ein Drittel der erforderlichen Lactosemenge mit der gesamten Vorverdünnung bis zur Homogenität vermischt wird. Anschließend wird das zweite Drittel der Lactose hinzugefügt, bis zur Homogenität vermischt und mit dem letzten Drittel der Lactose in gleicher Weise verfahren.

Maschinenverreibung

Die Verreibung wird bis einschließlich der 4. Verdünnung in einer Verreibungsmaschine mit Abschabvorrichtung, die eine gleichmäßige Verreibung gewährleistet, hergestellt.

Die Verwendung anderer Maschinen ist zulässig, sofern sichergestellt ist, daß die Größe der Arzneigrundstoffteilchen den Anforderungen entspricht.

Zur Herstellung einer Maschinenverreibung wird zunächst ein Drittel des Arzneiträgers verrieben. Dann wird der Arzneigrundstoff hinzugefügt, verrieben und schließlich der Rest des Arzneiträgers in 2 gleichen Portionen hinzugefügt und verrieben. Die Arbeitszeit für die Herstellung einer Verreibung mit der Maschine beträgt mindestens 1 Stunde.

Für höhere Verdünnungsgrade als D 4 bzw. C 4 wird 1 Teil der Verdünnung mit 9 Teilen Lactose bzw. 99 Teilen Lactose so verdünnt, daß in einem geeigneten Mischer ein Drittel der erforderlichen Lactosemenge mit der gesamten Vorverdünnung bis zur Homogenität vermischt wird. Dann wird das zweite Drittel der Lactose hinzugefügt, bis zur Homogenität vermischt und mit dem letzten Drittel der Lactose in gleicher Weise verfahren.

Die Auswahl eines geeigneten Mischers und der für die Erzielung der Homogenität erforderlichen Mischzeit ist für jede Gerätetype in einem einmaligen Versuch zu treffen und zu dokumentieren. Dabei sind evtl. erforderliche, maschinenbedingte Hilfsmaßnahmen zu ermitteln, im Dokument festzuhalten und in einer Arbeitsvorschrift für die Produktion niederzulegen.

Vorschrift 7: Verreibungen

Zubereitungen nach Vorschrift 7 sind feste Zubereitungen aus Urtinkturen und Lösungen sowie deren Verdünnungen mit Lactose als Arzneiträger.

Der erforderlichen Gesamtmenge der Lactose wird in geeigneten Geräten die vorgeschriebene Gesamtmenge der flüssigen vorherigen Verdünnung nach und nach zugemischt. Die homogene feuchte Mischung wird schonend getrocknet, nach evtl. Vermahlung gesiebt und nochmals gründlich gemischt.

Es muß so viel Lactose verwendet werden, daß das vorgeschriebene Gesamtgewicht der Zubereitung nach Beendigung des Herstellungsvorganges erreicht ist.

Mengen über 1000 g sind durch Maschinenverreibung herzustellen; dafür sind Mischerart, Mischzeit, Trocknungszeit und Nachmischzeit in einem Versuch zu ermitteln, dokumentarisch festzuhalten und in einer Arbeitsvorschrift für die Produktion niederzulegen.

Potenzierung

Urtinkturen, Lösungen und flüssige Verdünnungen sind in dem von ihrer jeweiligen Herstellungsvorschrift vorgeschriebenen Mengenverhältnis zu potenzieren. Als Arzneiträger dient Lactose; es ist stets so viel Lactose zuzusetzen, daß das Gesamtgewicht bei Dezimalpotenzen 10 Teile und bei Centesimalpotenzen 100 Teile beträgt.

Vorschrift 8a: Flüssige Zubereitungen aus Verreibungen

Zubereitungen nach Vorschrift 8a sind flüssige Zubereitungen aus Verreibungen nach Vorschrift 6.

Zur Herstellung der flüssigen Verdünnung D 6 wird 1 Teil der Verreibung D 4 in 9 Teilen Wasser gelöst und verschüttelt. Aus 1 Teil dieser Verdünnung wird mit 9 Teilen Äthanol 30 Prozent die flüssige Verdünnung D 6 durch Verschütteln hergestellt. In gleicher Weise werden die flüssige Verdünnung D 7 aus der Verreibung D 5 und die flüssige Verdünnung D 8 aus der Verreibung D 6 hergestellt. Die flüssigen Dezimalverdünnungen werden von D 9 an im Verhältnis 1 zu 10 mit Äthanol 43 Prozent aus den vorherigen flüssigen Dezimalverdünnungen hergestellt.

Zur Herstellung der flüssigen Verdünnung C 6 wird 1 Teil der Verreibung C 4 in 99 Teilen Wasser gelöst und verschüttelt. Aus 1 Teil dieser Verdünnung wird mit 99 Teilen Äthanol 30 Prozent die flüssige Verdünnung C 6 durch Verschütteln hergestellt. In gleicher Weise werden die flüssige Verdünnung C 7 aus der Verreibung C 5 und die flüssige Verdünnung C 8 aus der Verreibung C 6 hergestellt. Die flüssigen Centesimalverdünnungen werden von C 9 an im Verhältnis 1 zu 100 mit Äthanol 43 Prozent aus den vorherigen flüssigen Centesimalverdünnungen hergestellt.

Die in der oben beschriebenen Weise hergestellten flüssigen Verdünnungen D 6 und D 7 sowie C 6 und C 7 dürfen nicht zur Herstellung von weiteren flüssigen Verdünnungen verwendet werden.

Vorschrift 8b: Wäßrige Zubereitungen aus Verreibungen

Zubereitungen nach Vorschrift 8b sind wäßrige Zubereitungen aus Verreibungen nach Vorschrift 6.

Zur Herstellung der flüssigen Verdünnung D 6 wird 1 Teil der Verreibung D 4 in 9 Teilen WASSER FÜR INJEKTIONSZWECKE gelöst und verschüttelt. Aus 1 Teil dieser Verdünnung wird mit 9 Teilen WASSER FÜR INJEKTIONSZWECKE die flüssige Verdünnung D 6 durch Verschütteln hergestellt. In gleicher Weise werden die flüssige Verdünnung D 7 aus der Verreibung D 5 und die flüssige Verdünnung D 8 aus der Verreibung D 6 hergestellt. Die flüssigen Dezimalverdünnungen werden von D 9 an im Verhältnis 1 zu 10 mit WASSER FÜR INJEKTIONSZWECKE aus der vorherigen flüssigen Dezimalverdünnung hergestellt.

Die in der oben beschriebenen Weise hergestellten flüssigen Verdünnungen D 6 und D 7 dürfen nicht zur Herstellung weiterer flüssiger Verdünnungen verwendet werden.

Wäßrige Zubereitungen nach Vorschrift 8b werden in der Regel sofort nach ihrer Herstellung weiterverarbeitet; sie dienen ausschließlich zur Herstellung von Darreichungsformen nach den Vorschriften 11, 13, 14, 15, 39a und 39c, auch in Mischungen nach Vorschrift 16 und in gemeinsam potenzierten Mischungen nach Vorschrift 40b.

Werden wäßrige Zubereitungen nach Vorschrift 8b zur Weiterverarbeitung aufbewahrt, müssen sie der ,,Prüfung auf Sterilität" des Arzneibuches entsprechen.

BESCHRIFTUNG

Zubereitungen nach Vorschrift 8b tragen in der Bezeichnung nach der Potenzangabe den Zusatz ,,aquos."; das gleiche gilt für die daraus hergestellten Darreichungsformen.

Vorschrift 9: Tabletten

Zubereitungen nach Vorschrift 9 sind Tabletten. Sie werden aus Verreibungen nach Vorschrift 6 oder aus Zubereitungen nach Vorschrift 7 hergestellt und erhalten die Bezeichnung des Verdünnungsgrades, der der verwendeten, nach Vorschrift 6 hergestellten Verreibung bzw. der nach Vorschrift 7 hergestellten Zubereitung entspricht. Zur Herstellung der Tabletten können als Hilfsstoffe Stärke – bis zu einer Konzentration von 10 Prozent – und Calciumbehenat oder Magnesiumstearat – bis zu einer Konzentration von 2 Prozent – zugesetzt werden. Falls eine Granulierung im Herstellungsgang erforderlich ist, dient gesättigte Lactoselösung oder Stärkekleister oder Äthanol geeigneter Konzentration als Granulierflüssigkeit.

Die Tabletten enthalten als Einzeldosis je 100 mg bzw. 250 mg der nach Vorschrift 6 oder 7 hergestellten Zubereitung. Die Zusatzstoffe werden zusätzlich zu diesem Gewicht berechnet.

Die Tabletten müssen den Prüfungen ,,Gleichförmigkeit des Gewichtes" und ,,Zerfallszeit" der Monographie COMPRESSI des Arzneibuches entsprechen.

Vorschrift 10: Streukügelchen (Globuli)

Zubereitungen nach Vorschrift 10 sind Streukügelchen (Globuli). Sie werden durch Übertragen einer Dilution auf Saccharosekügelchen (Größe 3: 110–130 Streukügelchen wiegen 1 Gramm) hergestellt, indem 100 Teile Saccharosekügelchen mit 1 Teil Dilution gleichmäßig befeuchtet werden, Der Äthanolgehalt der verwendeten Dilution muß mindestens 60 Prozent betragen. Ist dies nicht der Fall, muß abweichend von den Vorschriften 1 bis 4b die letzte Potenzierung der zu verwendenden Dezimal- und Centesimalverdünnung mit Äthanol 62 Prozent durchgeführt werden.

Nach der Imprägnierung im geschlossenen Gefäß werden die Streukügelchen (Globuli) an der Luft getrocknet. Sie sind mit dem Verdünnungsgrad zu bezeichnen, der der verwendeten Dilution entspricht.

In Sonderfällen können folgende Streukügelchengrößen verwendet werden:

Größe 1:   470–530 Streukügelchen wiegen 1 Gramm
Größe 2:   220–280 Streukügelchen wiegen 1 Gramm
Größe 3:   110–130 Streukügelchen wiegen 1 Gramm
Größe 4:   70– 90 Streukügelchen wiegen 1 Gramm
Größe 5:   40– 50 Streukügelchen wiegen 1 Gramm
Größe 6:   22– 28 Streukügelchen wiegen 1 Gramm
Größe 7:   10 Streukügelchen wiegen etwa 1 Gramm
Größe 8:   5 Streukügelchen wiegen etwa 1 Gramm
Größe 9:   3 Streukügelchen wiegen etwa 1 Gramm
Größe 10:   2 Streukügelchen wiegen etwa 1 Gramm

Vorschrift 11: Flüssige Verdünnungen zur Injektion

Zubereitungen nach Vorschrift 11 sind sterile, injizierbare Verdünnungen aus Urtinkturen, Dilutionen, Lösungen oder Triturationen, die zur Applikation in menschliches oder tierisches Gewebe oder Blutbahnen bestimmt sind. Sie werden so hergestellt, daß die Sterilität gewährleistet ist und eine Kontamination, die Anwesenheit von Pyrogenen sowie das Wachstum von Mikroorganismen vermieden wird. Das zur Herstellung verwendete Wasser muß den Anforderungen unter ,,Wasser für Injektionszwecke" des Arzneibuches entsprechen.

Als Isotonisierungsmittel dient in der Regel Natriumchlorid; andere Isotonisierungsmittel sind zu deklarieren. Erforderlichenfalls sind Flüssige Verdünnungen zur Injektion in geeigneter Weise zu puffern. Weitere Zusätze, insbesondere Konservierungsmittel, sind nicht zugelassen.

Als Behältnisse für ,,Flüssige Verdünnungen zur Injektion" dienen Ampullen aus Glas; das Glas muß genügend durchsichtig sein, um eine visuelle Prüfung des Inhaltes zu ermöglichen. Die Glasqualität muß der Glasart I des Arzneibuches entsprechen. Die Ampullen werden durch Zuschmelzen verschlossen; sie enthalten eine Einmaldosis, die nach dem Öffnen sofort zu verbrauchen ist. Jede Ampulle muß eine ausreichende Menge Zubereitung enthalten, um bei normaler

Technik die Entnahme und Darreichung der deklarierten Menge zu ermöglichen; der Inhalt jeder Ampulle darf höchstens 115 Prozent der deklarierten Menge betragen.

Als Behältnisse für „Flüssige Verdünnungen zur Injektion", die zur Anwendung bei Tieren bestimmt sind, können auch Mehrdosen-Behältnisse aus Glas verwendet werden; das Glas muß den bei Ampullen genannten Anforderungen entsprechen. Die Mehrdosen-Behältnisse werden mit geeigneten Verschlüssen versehen; die Verschlüsse müssen den in der Monographie PARENTERALIA des Arzneibuches genannten Anforderungen entsprechen.

„Flüssige Verdünnungen zur Injektion", die nicht ausschließlich zur subcutanen oder intramuskulären Applikation bestimmt sind, müssen – unter geeigneten visuellen Bedingungen geprüft – klar und praktisch frei von Schwebeteilchen sein.

„Flüssige Verdünnungen zur Injektion", sofern sie ausschließlich zur subcutanen oder intramuskulären Applikation bestimmt sind, dürfen nicht stärker getrübt sein und keine größeren oder anderen Teilchen enthalten, als durch die Natur des jeweiligen Ausgangsmateriales bedingt ist.

Bei der Herstellung der „Flüssigen Verdünnungen zur Injektion" ist bei Dezimalverdünnungen für die letzten zwei Potenzierungen und bei Centesimalverdünnungen für die letzte Potenzierung „Wasser für Injektionszwecke" oder die mit diesem bereitete Lösung des Isotonisierungsmittels zu verwenden.

PRÜFUNG AUF REINHEIT

Die „Flüssigen Verdünnungen zur Injektion" müssen der „Prüfung auf Sterilität" des Arzneibuches entsprechen; beträgt die Einzeldosis 15 ml oder mehr, so müssen sie der „Prüfung auf Pyrogene" des Arzneibuches entsprechen.

BESCHRIFTUNG

Bei „Flüssigen Verdünnungen zur Injektion" in Mehrdosen-Behältnissen muß das Etikett den Hinweis „Nicht konserviert! Nach Anbruch baldigst aufzubrauchen!" tragen.

Vorschrift 12a: Flüssige Einreibungen (Externa)

Zubereitungen nach Vorschrift 12a sind Tinkturen zum äußerlichen Gebrauch (Externa), die, sofern nichts anderes angegeben ist, nach folgenden Verfahren hergestellt werden:

von Urtinkturen nach Vorschrift 1 oder 2a oder 19a werden
 2 Teile Urtinktur mit
 3 Teilen Äthanol 43 Prozent gemischt,

von Urtinkturen nach Vorschrift 2b oder 19b werden
 2 Teile Urtinktur mit
 3 Teilen Äthanol 30 Prozent gemischt,

von Urtinkturen nach Vorschrift 3a oder 19c werden
3 Teile Urtinktur mit
2 Teilen Äthanol 62 Prozent gemischt,

von Urtinkturen nach Vorschrift 3b oder 19d werden
3 Teile Urtinktur mit
2 Teilen Äthanol 43 Prozent gemischt,

von Urtinkturen nach Vorschrift 3c oder 19e werden
3 Teile Urtinktur mit
2 Teilen Äthanol 30 Prozent gemischt,

von Urtinkturen nach Vorschrift 4a oder 4b oder 19f wird
1 Teil Urtinktur mit
1 Teil Äthanol der zur Herstellung der Urtinktur verwendeten Konzentration gemischt;

durch Auszug getrockneter Pflanzen oder Pflanzenteile mit Äthanol im Verhältnis 1 zu 5 (Verfahren analog Vorschrift 4a oder 19f).

Tinkturen zum äußerlichen Gebrauch können einen Zusatz von bis zu 10 Prozent Glycerin enthalten.

HINWEIS

Tinkturen zum äußerlichen Gebrauch dürfen nicht innerlich verwendet werden. Sie sind entsprechend zu kennzeichnen.

Vorschrift 12b: Flüssige Einreibungen (Externa)

Zubereitungen nach Vorschrift 12b sind Tinkturen zum äußerlichen Gebrauch (Externa). Sie werden entsprechend Vorschrift 2a mit Äthanol 73 Prozent hergestellt.

Abweichend von Vorschrift 2a wird die erforderliche Menge Äthanol 73 Prozent (A) nach folgender Formel errechnet:

$$A = \frac{4 \cdot M \cdot T}{100} \ [kg]$$

M = Gewicht der Pflanzenmasse in kg
T = Trocknungsverlust der Probe in Prozent

BESCHRIFTUNG

Zubereitungen nach Vorschrift 12b tragen in der Bezeichnung den Zusatz ,,ad usum externum".

Vorschrift 12c: Flüssige Einreibungen (Externa)

Zubereitungen nach Vorschrift 12c sind Tinkturen zum äußerlichen Gebrauch (Externa). Sie werden nach dem nachfolgend beschriebenen Verfahren durch Mazeration hergestellt.

Die Pflanzen oder Pflanzenteile werden fein zerkleinert, sofern nicht ausschließlich Blüten verwendet werden. Von einer Probe wird der Trocknungsverlust bestimmt. 1 Teil Pflanzenmasse wird sofort mit 2,88 Teilen Wasser und 1,12 Teilen Äthanol versetzt und bei einer 20 °C nicht übersteigenden Temperatur aufbewahrt. Die darüber hinaus zuzusetzende Menge Wasser (W) wird nach der Formel

$$W = \frac{M \cdot (100 - T)}{100} \, [kg]$$

M = Gewicht der Pflanzenmasse in kg
T = Trocknungsverlust der Probe in Prozent

errechnet und dem Ansatz zugemischt. Der Ansatz bleibt bei einer 20 °C nicht übersteigenden Temperatur mindestens 5 Tage lang stehen; während dieser Zeit wird morgens und abends durchgemischt. Danach wird abgepreßt und filtriert.

BESCHRIFTUNG

Zubereitungen nach Vorschrift 12c tragen in der Bezeichnung den Zusatz ,,LA 20 %".

LAGERUNG

Vor Licht geschützt.

Vorschrift 12d: Flüssige Einreibungen (Externa)

Zubereitungen nach Vorschrift 12d sind Öle zum äußerlichen Gebrauch. Sie werden hergestellt aus 1 Teil getrockneter Pflanzen oder Pflanzenteile und 10 Teilen Pflanzenöl nach dem nachfolgend beschriebenen Verfahren. Als Pflanzenöl wird in der Regel Erdnußöl oder Olivenöl oder Sesamöl verwendet; andere Pflanzenöle sind zu deklarieren.

1 Teil zerkleinerte Droge wird mit 0,25 Teilen Äthanol durchfeuchtet. Der Ansatz wird etwa 12 Stunden lang bedeckt stehengelassen und dann mit 10 Teilen Pflanzenöl vermischt. Die Mischung wird auf 60 bis 70 °C erwärmt und etwa 4 Stunden lang auf dieser Temperatur gehalten. Danach wird abgepreßt und filtriert.

BESCHRIFTUNG

Zubereitungen nach Vorschrift 12d tragen in der Bezeichnung den Zusatz ,,H 10 %".

LAGERUNG

Vor Licht geschützt, dicht verschlossen, in möglichst vollständig gefüllten Behältnissen.

Vorschrift 12e: Flüssige Einreibungen (Externa)

Zubereitungen nach Vorschrift 12e sind Öle zum äußerlichen Gebrauch. Sie werden hergestellt aus 1 Teil getrockneter Pflanzen oder Pflanzenteile und 20 Teilen Pflanzenöl nach dem nachfolgend beschriebenen Verfahren. Als Pflanzenöl wird in der Regel Erdnußöl oder Olivenöl oder Sesamöl verwendet; andere Pflanzenöle sind zu deklarieren.

1 Teil zerkleinerte Droge wird mit 0,25 Teilen Äthanol durchfeuchtet. Der Ansatz wird etwa 12 Stunden lang bedeckt stehengelassen und dann mit 20 Teilen Pflanzenöl vermischt. Die Mischung wird auf 60 bis 70 °C erwärmt und etwa 4 Stunden lang auf dieser Temperatur gehalten. Danach wird abgepreßt und filtriert.

BESCHRIFTUNG

Zubereitungen nach Vorschrift 12e tragen in der Bezeichnung den Zusatz ,,H 5 %".

LAGERUNG

Vor Licht geschützt, dicht verschlossen, in möglichst vollständig gefüllten Behältnissen.

Vorschrift 12f: Flüssige Einreibungen (Externa)

Zubereitungen nach Vorschrift 12f sind Öle zum äußerlichen Gebrauch. Sie werden hergestellt aus 1 Teil getrockneter Pflanzen oder Pflanzenteile und 10 Teilen Pflanzenöl nach dem nachfolgend beschriebenen Verfahren. Als Pflanzenöl wird in der Regel Erdnußöl oder Olivenöl oder Sesamöl verwendet; andere Pflanzenöle sind zu deklarieren.

1 Teil zerkleinerte Droge wird mit 10 Teilen Pflanzenöl vermischt. Der Ansatz wird unter Schutzbegasung mit KOHLENDIOXID auf etwa 37 °C erwärmt und 7 Tage lang auf dieser Temperatur gehalten; dabei wird der Ansatz morgens und abends je etwa 5 Minuten lang im geschlossenen Gefäß durchgerührt. Danach wird abgepreßt und filtriert.

BESCHRIFTUNG

Zubereitungen nach Vorschrift 12f tragen in der Bezeichnung den Zusatz ,,W 10 %".

LAGERUNG

Vor Licht geschützt, dicht verschlossen, in möglichst vollständig gefüllten Behältnissen.

Vorschrift 12g: Flüssige Einreibungen (Externa)

Zubereitungen nach Vorschrift 12g sind Öle zum äußerlichen Gebrauch. Sie werden hergestellt aus 1 Teil getrockneter Pflanzen oder Pflanzenteile und 20 Teilen Pflanzenöl nach dem nachfolgend beschriebenen Verfahren. Als Pflanzenöl wird in der Regel Erdnußöl oder Olivenöl oder Sesamöl verwendet; andere Pflanzenöle sind zu deklarieren.

1 Teil zerkleinerte Droge wird mit 20 Teilen Pflanzenöl vermischt. Der Ansatz wird unter Schutzbegasung mit KOHLENDIOXID auf etwa 37 °C erwärmt und 7 Tage lang auf dieser Temperatur gehalten; dabei wird der Ansatz morgens und abends je etwa 5 Minuten lang im geschlossenen Gefäß durchgerührt. Danach wird abgepreßt und filtriert.

BESCHRIFTUNG

Zubereitungen nach Vorschrift 12g tragen in der Bezeichnung den Zusatz ,,W 5 %".

LAGERUNG

Vor Licht geschützt, dicht verschlossen, in möglichst vollständig gefüllten Behältnissen.

Vorschrift 12h: Flüssige Einreibungen (Externa)

Zubereitungen nach Vorschrift 12h sind Öle zum äußerlichen Gebrauch. Sie werden hergestellt durch Mischen von 1 Teil eines ätherischen Öles mit 9 Teilen Pflanzenöl. Als Pflanzenöl wird in der Regel Erdnußöl oder Olivenöl oder Sesamöl verwendet; andere Pflanzenöle sind zu deklarieren.

BESCHRIFTUNG

Zubereitungen nach Vorschrift 12h tragen in der Bezeichnung den Zusatz ,,10 %".

LAGERUNG

Vor Licht geschützt, dicht verschlossen, in möglichst vollständig gefüllten Behältnissen.

Vorschrift 12i: Flüssige Einreibungen (Externa)

Zubereitungen nach Vorschrift 12i sind Öle zum äußerlichen Gebrauch. Sie werden hergestellt durch Mischen von 1 Teil eines ätherischen Öles mit 19 Teilen Pflanzenöl. Als Pflanzenöl wird in der Regel Erdnußöl oder Olivenöl oder Sesamöl verwendet; andere Pflanzenöle sind zu deklarieren.

BESCHRIFTUNG

Zubereitungen nach Vorschrift 12i tragen in der Bezeichnung den Zusatz „5 %".

LAGERUNG

Vor Licht geschützt, dicht verschlossen, in möglichst vollständig gefüllten Behältnissen.

Vorschrift 13: Salben

Zubereitungen nach Vorschrift 13 sind streichbare Zubereitungen von Urtinkturen, Dilutionen, Lösungen oder Triturationen in Salbengrundlage im Verhältnis 1 zu 10, die zur Anwendung durch Auftragen oder Einreiben auf oder in die Haut oder Schleimhaut bestimmt sind. Sie tragen die Bezeichnung der Urtinktur beziehungsweise des Verdünnungsgrades der eingearbeiteten Zubereitung.

Als Salbengrundlage ist in der Regel „Wollwachsalkoholsalbe" zu verwenden; wird eine andere Salbengrundlage verwendet, so ist sie zu deklarieren. Herstellung und Abfüllung erfolgt bei geeigneten Bedingungen, die einerseits eine thermische Belastung der einzuarbeitenden Zubereitungen gering halten und andererseits eine einwandfreie Herstellung und Abfüllung gewährleisten.

Salben müssen gleichmäßig beschaffen sein und dürfen nicht ranzig riechen.

Bei der Herstellung sind Zusätze wie Antioxidantien oder Stabilisatoren nicht zugelassen.

Vorschrift 14: Suppositorien

Zubereitungen nach Vorschrift 14 sind geformte, einzeldosierte Zubereitungen von Urtinkturen, Dilutionen, Lösungen oder Triturationen in einer Suppositoriengrundmasse im Verhältnis 1 zu 10, die zum Einführen in das Rectum bestimmt sind. Sie tragen die Bezeichnung der Urtinktur beziehungsweise des Verdünnungsgrades der eingearbeiteten Zubereitung.

Als Suppositoriengrundmasse ist in der Regel „Hartfett" zu verwenden; wird eine andere Suppositoriengrundmasse verwendet, so ist sie zu deklarieren. Die einzuarbeitende Zubereitung wird in der Grundmasse gleichmäßig verteilt; die Mischung wird in eine geeignete Form gebracht.

Bei der Herstellung sind Zusätze wie Stabilisatoren oder konsistenzverbessernde Zusätze mit Ausnahme von Cellulose, Honig und hochdispersem Siliciumdioxid nicht zugelassen.

Suppositorien zur Anwendung bei Erwachsenen wiegen etwa 2 g, bei Kindern etwa 1 g.

AUSSEHEN

Suppositorien eines Herstellungsganges müssen eine gleichmäßige Beschaffenheit und eine unbeschädigte Oberfläche besitzen. Die eingearbeitete Zubereitung muß fein und gleichmäßig verteilt sein; Partikel dürfen makroskopisch nicht erkennbar sein.

GLEICHFÖRMIGKEIT DES GEWICHTES

Die Suppositorien müssen den Anforderungen des Arzneibuches entsprechen.

LAGERUNG

Dicht verschlossen, unterhalb 30 °C.

Vorschrift 15: Augentropfen

Zubereitungen nach Vorschrift 15 sind sterile, wäßrige Flüssigkeiten, die zur Anwendung am Auge durch Eintropfen in den Bindehautsack bestimmt sind.

Augentropfen sollen mit der Tränenflüssigkeit annähernd isotonisch sein. Als Isotonisierungsmittel dient in der Regel Natriumchlorid; andere Isotonisierungsmittel sind zu deklarieren. Erforderlichenfalls sind Augentropfen in geeigneter Weise zu puffern. Weitere Hilfsstoffe sind nicht zugelassen.

Augentropfen in Mehrdosenbehältnissen müssen in geeigneter Weise konserviert sein. Augentropfen zur Verwendung bei chirurgischen Eingriffen müssen in Einzeldosenbehältnissen abgefüllt sein und dürfen kein Konservierungsmittel enthalten.

Augentropfen werden durch Potenzieren von Urtinkturen oder Lösungen oder flüssigen Verdünnungen hergestellt. Dabei ist bei Dezimalverdünnungen für die letzten zwei Potenzierungen und bei Centesimalverdünnungen für die letzte Potenzierung WASSER FÜR INJEKTIONSZWECKE oder die mit diesem bereitete Lösung des Isotonisierungsmittels zu verwenden.

PRÜFUNG AUF REINHEIT

Augentropfen müssen den Anforderungen über ,,Prüfung auf Sterilität" der Monographie AUGENTROPFEN des Arzneibuches entsprechen und unter geeigneten Prüfbedingungen praktisch frei von Partikeln sein.

BESCHRIFTUNG

Konservierungsmittel müssen auf den Behältnissen deklariert sein. Auf Mehrdosenbehältnissen muß ein Hinweis angebracht sein, daß die Zubereitung nach Anbruch höchstens einen Monat lang verwendet werden darf.

LAGERUNG

In der Regel vor Licht geschützt. Die Behältnisse dürfen keine Wertminderung durch Abgabe fremder Substanzen in die Zubereitung oder durch Diffusion von Inhaltsstoffen in die Behältniswand ermöglichen. Behältnisse für Augentropfen sollen nicht mehr als 10 ml enthalten und tragen in der Regel eine mit dem Behältnis verbundene Tropfeinrichtung.

Vorschrift 16: Mischungen

Zubereitungen nach Vorschrift 16 sind:

1. Flüssige und/oder feste Zubereitungen, denen der Arzneiträger in einem anderen Verhältnis als 1 zu 10 beziehungsweise 1 zu 100 zugemischt wird,

2. Mischungen flüssiger und/oder fester Zubereitungen,

3. Mischungen flüssiger und/oder fester Zubereitungen, denen Arzneiträger und/oder Hilfsstoffe zugesetzt sind,

Aus diesen Mischungen können alle Darreichungsformen hergestellt werden. Mischungen, die den Arzneiträger LIKÖRWEIN und/oder Zubereitungen nach Vorschrift 46 enthalten, dürfen nicht weiterverarbeitet werden.

Zur Herstellung flüssiger Einreibungen (Externa) werden nach Vorschrift 12a–i bereitete Zubereitungen gemischt.

BESCHRIFTUNG

Die Angabe der Zusammensetzung ist so vorzunehmen, daß Art und Menge der Arzneigrundstoffe und der flüssigen und/oder festen Zubereitungen, die verarbeitet wurden, klar ersichtlich sind. Wird beim Mischen der Arzneiträger LIKÖRWEIN zugemischt, muß er auf dem Behältnis deklariert werden.

Vorschrift 17a: LM-Potenzen

Zur Herstellung der Potenzstufe LM I werden 60 mg einer C3-Verreibung der zu potenzierenden Substanz in 20,0 ml Äthanol 15 Prozent (entsprechend 500 Tropfen) gelöst. 1 Tropfen dieser Lösung wird in einem kleinen Arzneiglas mit 2,5 ml Äthanol 86 Prozent (entsprechend 100 Tropfen) versetzt und 100mal kräftig geschüttelt. Mit dieser Lösung werden 100 g Streukügelchen Größe 1 (etwa 50 000 Stück) gleichmäßig befeuchtet; nach der Imprägnierung in einem geschlossenen Gefäß werden die Streukügelchen an der Luft getrocknet. Diese Streukügelchen entsprechen der Potenzstufe LM I.

Zur Herstellung der Potenzstufe LM II wird 1 Streukügelchen LM I in einem kleinen Arzneiglas in 1 Tropfen Wasser gelöst, mit 2,5 ml Äthanol 86 Prozent (entsprechend 100 Tropfen) versetzt und 100mal kräftig geschüttelt. Mit dieser Lösung werden 100 g Streukügelchen Größe 1 (etwa 50 000 Stück) gleichmäßig befeuchtet; nach der Imprägnierung in einem geschlossenen Gefäß werden die Streukügelchen an der Luft getrocknet.

Die weiteren Potenzstufen werden in gleicher Weise hergestellt.

Vorschrift 17b: Flüssige LM-Potenzen aus LM-Streukügelchen

Zur Herstellung der flüssigen Potenzstufe LM II wird 1 Streukügelchen LM I in einem kleinen Arzneiglas in 1 Tropfen Wasser gelöst, mit 2,5 ml Äthanol 86 Prozent versetzt und 100mal kräftig geschüttelt. 0,1 g dieser Lösung werden mit 25 g Äthanol 43 Prozent vermischt; die Mischung entspricht der Potenzstufe LM II.

Alle weiteren flüssigen Potenzstufen werden entsprechend hergestellt.

Vorschrift 18a: Urtinkturen mit Wärmebehandlung und deren flüssige Verdünnungen

Urtinkturen nach Vorschrift 18a werden hergestellt wie Urtinkturen nach Vorschrift 2a mit zusätzlicher Wärmebehandlung des Ansatzes.

Dazu wird der Ansatz, der die gesamte erforderliche Menge Äthanol 86 Prozent enthält, in einem bedeckten Gefäß auf 37 °C erwärmt und unter gelegentlichem Umrühren eine Stunde lang auf dieser Temperatur gehalten. Nach dem Abkühlen wird der Ansatz nach Vorschrift 2a weiterverarbeitet.

Potenzierung

Die 1. Dezimalverdünnung (D 1) wird aus
    2 Teilen Urtinktur und
    8 Teilen Äthanol 43 Prozent,
die 2. Dezimalverdünnung (D 2) aus
    1 Teil der 1. Dezimalverdünnung und
    9 Teilen Äthanol 30 Prozent,
die 3. Dezimalverdünnung (D 3) aus
    1 Teil der 2. Dezimalverdünnung und
    9 Teilen Äthanol 15 Prozent
hergestellt. Entsprechend wird bei den folgenden Verdünnungen verfahren.

BESCHRIFTUNG

Zubereitungen nach Vorschrift 18a tragen in der Bezeichnung den Zusatz „äthanol. Digestio"; das gleiche gilt für die daraus hergestellten Darreichungsformen.

Vorschrift 18b: Urtinkturen mit Wärmebehandlung und deren flüssige Verdünnungen

Urtinkturen nach Vorschrift 18b werden hergestellt wie Urtinkturen nach Vorschrift 2b mit zusätzlicher Wärmebehandlung des Ansatzes.

Dazu wird der Ansatz, der die gesamte erforderliche Menge Äthanol 62 Prozent enthält, in einem bedeckten Gefäß auf 37 °C erwärmt und unter gelegentlichem Umrühren eine Stunde lang auf dieser Temperatur gehalten. Nach dem Abkühlen wird der Ansatz nach Vorschrift 2a weiterverarbeitet; das Einstellen auf einen gegebenenfalls in der Monographie geforderten Wert erfolgt mit Äthanol 30 Prozent.

Potenzierung

Die 1. Dezimalverdünnung (D 1) wird aus
    2 Teilen Urtinktur und
    8 Teilen Äthanol 30 Prozent,
die 2. Dezimalverdünnung (D 2) aus
    1 Teil der 1. Dezimalverdünnung und
    9 Teilen Äthanol 15 Prozent
hergestellt. Entsprechend wird bei den folgenden Verdünnungen verfahren.

BESCHRIFTUNG

Zubereitungen nach Vorschrift 18b tragen in der Bezeichnung den Zusatz ,,äthanol. Digestio"; das gleiche gilt für die daraus hergestellten Darreichungsformen.

Vorschrift 18c: Urtinkturen mit Wärmebehandlung und deren flüssige Verdünnungen

Urtinkturen nach Vorschrift 18c werden hergestellt wie Urtinkturen nach Vorschrift 3a mit zusätzlicher Wärmebehandlung des Ansatzes.

Dazu wird der Ansatz, der die gesamte erforderliche Menge Äthanol 86 Prozent enthält, in einem bedeckten Gefäß auf 37 °C erwärmt und unter gelegentlichem Umrühren eine Stunde lang auf dieser Temperatur gehalten. Nach dem Abkühlen wird der Ansatz nach Vorschrift 2a weiterverarbeitet; das Einstellen auf einen gegebenenfalls in der Monographie geforderten Wert erfolgt mit Äthanol 62 Prozent.

Potenzierung

Die 1. Dezimalverdünnung (D 1) wird aus
    3 Teilen Urtinktur und
    7 Teilen Äthanol 62 Prozent,

die 2. Dezimalverdünnung (D 2) aus
  1 Teil der 1. Dezimalverdünnung und
  9 Teilen Äthanol 43 Prozent,
die 3. Dezimalverdünnung (D 3) aus
  1 Teil der 2. Dezimalverdünnung und
  9 Teilen Äthanol 30 Prozent,
die 4. Dezimalverdünnung (D 4) aus
  1 Teil der 3. Dezimalverdünnung und
  9 Teilen Äthanol 15 Prozent
hergestellt. Entsprechend wird bei den folgenden Verdünnungen verfahren.

BESCHRIFTUNG

Zubereitungen nach Vorschrift 18c tragen in der Bezeichnung den Zusatz „äthanol. Digestio"; das gleiche gilt für die daraus hergestellten Darreichungsformen.

Vorschrift 18d: Urtinkturen mit Wärmebehandlung und deren flüssige Verdünnungen

Urtinkturen nach Vorschrift 18d werden hergestellt wie Urtinkturen nach Vorschrift 3b mit zusätzlicher Wärmebehandlung des Ansatzes.

Dazu wird der Ansatz, der die gesamte erforderliche Menge Äthanol 73 Prozent enthält, in einem bedeckten Gefäß auf 37 °C erwärmt und unter gelegentlichem Umrühren eine Stunde lang auf dieser Temperatur gehalten. Nach dem Abkühlen wird der Ansatz nach Vorschrift 2a weiterverarbeitet; das Einstellen auf einen gegebenenfalls in der Monographie geforderten Wert erfolgt mit Äthanol 43 Prozent.

Potenzierung

Die 1. Dezimalverdünnung (D 1) wird aus
  3 Teilen Urtinktur und
  7 Teilen Äthanol 43 Prozent,
die 2. Dezimalverdünnung (D 2) aus
  1 Teil der 1. Dezimalverdünnung und
  9 Teilen Äthanol 30 Prozent,
die 3. Dezimalverdünnung (D 3) aus
  1 Teil der 2. Dezimalverdünnung und
  9 Teilen Äthanol 15 Prozent
hergestellt. Entsprechend wird bei den folgenden Verdünnungen verfahren.

BESCHRIFTUNG

Zubereitungen nach Vorschrift 18d tragen in der Bezeichnung den Zusatz „äthanol. Digestio"; das gleiche gilt für die daraus hergestellten Darreichungsformen.

Vorschrift 18e: Urtinkturen mit Wärmebehandlung und deren flüssige Verdünnungen

Urtinkturen nach Vorschrift 18e werden hergestellt wie Urtinkturen nach Vorschrift 3c mit zusätzlicher Wärmebehandlung des Ansatzes.

Dazu wird der Ansatz, der die gesamte erforderliche Menge Äthanol 43 Prozent enthält, in einem bedeckten Gefäß auf 37 °C erwärmt und unter gelegentlichem Umrühren eine Stunde lang auf dieser Temperatur gehalten. Nach dem Abkühlen wird der Ansatz nach Vorschrift 2a weiterverarbeitet; das Einstellen auf einen gegebenenfalls in der Monographie geforderten Wert erfolgt mit Äthanol 30 Prozent.

Potenzierung

Die 1. Dezimalverdünnung (D 1) wird aus
   3 Teilen Urtinktur und
   7 Teilen Äthanol 30 Prozent,
die 2. Dezimalverdünnung (D 2) aus
   1 Teil der 1. Dezimalverdünnung und
   9 Teilen Äthanol 15 Prozent
hergestellt. Entsprechend wird bei den folgenden Verdünnungen verfahren.

BESCHRIFTUNG

Zubereitungen nach Vorschrift 18e tragen in der Bezeichnung den Zusatz „äthanol. Digestio"; das gleiche gilt für die daraus hergestellten Darreichungsformen.

Vorschrift 18f: Urtinkturen mit Wärmebehandlung und deren flüssige Verdünnungen

Urtinkturen nach Vorschrift 18f werden durch Mazeration hergestellt wie Urtinkturen nach Vorschrift 4a mit zusätzlicher Wärmebehandlung des Ansatzes.

Dazu wird der Ansatz, der die gesamte erforderliche Menge Äthanol der vorgeschriebenen Konzentration enthält, in einem bedeckten Gefäß auf 37 °C erwärmt und unter gelegentlichem Umrühren eine Stunde lang auf dieser Temperatur gehalten. Nach dem Abkühlen wird der Ansatz wie in der Monographie TINKTUREN des Arzneibuches beschrieben mazeriert und danach weiterverarbeitet wie in Vorschrift 4a vorgeschrieben.

Potenzierung

Die Urtinktur entspricht der 1. Dezimalverdünnung (∅ = D 1).
Die 2. Dezimalverdünnung (D 2) wird aus
   1 Teil Urtinktur und
   9 Teilen Äthanol gleicher Konzentration

hergestellt. Bei den folgenden Dezimalverdünnungen wird entsprechend verfahren; dabei wird die Äthanolkonzentration mit jedem Verdünnungsschritt entsprechend der Reihenfolge 94 – 86 – 73 – 62 – 43 – 30 – 15 Prozent um eine Stufe verringert, bis die Äthanolkonzentration 15 Prozent erreicht ist.

BESCHRIFTUNG

Zubereitungen nach Vorschrift 18f tragen in der Bezeichnung den Zusatz ,,äthanol. Digestio"; das gleiche gilt für die daraus hergestellten Darreichungsformen.

Vorschrift 19a: Urtinkturen mit Wärmebehandlung und deren flüssige Verdünnungen

Urtinkturen nach Vorschrift 19a werden durch Mazeration nach dem nachfolgend beschriebenen Verfahren hergestellt.

Der nach Vorschrift 2a bereitete Ansatz, der die gesamte erforderliche Menge Äthanol 86 Prozent enthält, wird unter Rückfluß zum Sieden erhitzt und 30 Minuten lang am Sieden gehalten. Nach dem Abkühlen bleibt die Mischung 24 Stunden lang verschlossen stehen; danach wird abgepreßt und filtriert.

Das Einstellen auf einen gegebenenfalls in der Monographie geforderten Wert erfolgt wie in Vorschrift 1 beschrieben.

Potenzierung

Die 1. Dezimalverdünnung (D 1) wird aus
  2 Teilen Urtinktur und
  8 Teilen Äthanol 43 Prozent,
die 2. Dezimalverdünnung (D 2) aus
  1 Teil der 1. Dezimalverdünnung und
  9 Teilen Äthanol 30 Prozent,
die 3. Dezimalverdünnung (D 3) aus
  1 Teil der 2. Dezimalverdünnung und
  9 Teilen Äthanol 15 Prozent
hergestellt. Entsprechend wird bei den folgenden Verdünnungen verfahren.

BESCHRIFTUNG

Zubereitungen nach Vorschrift 19a tragen in der Bezeichnung den Zusatz ,,äthanol. Decoctum"; das gleiche gilt für die daraus hergestellten Darreichungsformen.

Vorschrift 19b: Urtinkturen mit Wärmebehandlung und deren flüssige Verdünnungen

Urtinkturen nach Vorschrift 19b werden durch Mazeration nach dem nachfolgend beschriebenen Verfahren hergestellt.

Der nach Vorschrift 2b mit der gesamten erforderlichen Menge Äthanol 62 Prozent bereitete Ansatz wird unter Rückfluß zum Sieden erhitzt und 30 Minuten lang am Sieden gehalten. Nach dem Abkühlen bleibt die Mischung 24 Stunden lang verschlossen stehen; danach wird abgepreßt und filtriert.

Das Einstellen auf einen gegebenenfalls in der Monographie geforderten Wert erfolgt mit Äthanol 30 Prozent.

Potenzierung

Die 1. Dezimalverdünnung (D 1) wird aus
   2 Teilen Urtinktur und
   8 Teilen Äthanol 30 Prozent,
die 2. Dezimalverdünnung (D 2) aus
   1 Teil der 1. Dezimalverdünnung und
   9 Teilen Äthanol 15 Prozent
hergestellt. Entsprechend wird bei den folgenden Verdünnungen verfahren.

BESCHRIFTUNG

Zubereitungen nach Vorschrift 19b tragen in der Bezeichnung den Zusatz „äthanol. Decoctum"; das gleiche gilt für die daraus hergestellten Darreichungsformen.

Vorschrift 19c: Urtinkturen mit Wärmebehandlung und deren flüssige Verdünnungen

Urtinkturen nach Vorschrift 19c werden durch Mazeration nach dem nachfolgend beschriebenen Verfahren hergestellt.

Der nach Vorschrift 3a bereitete Ansatz, der die gesamte erforderliche Menge Äthanol 86 Prozent enthält, wird unter Rückfluß zum Sieden erhitzt und 30 Minuten lang am Sieden gehalten. Nach dem Abkühlen bleibt die Mischung 24 Stunden lang verschlossen stehen; danach wird abgepreßt und filtriert.

Das Einstellen auf einen gegebenenfalls in der Monographie geforderten Wert erfolgt mit Äthanol 62 Prozent.

Potenzierung

Die 1. Dezimalverdünnung (D 1) wird aus
   3 Teilen Urtinktur und
   7 Teilen Äthanol 62 Prozent,
die 2. Dezimalverdünnung (D 2) aus
   1 Teil der 1. Dezimalverdünnung und

9 Teilen Äthanol 43 Prozent,
die 3. Dezimalverdünnung (D 3) aus
  1 Teil der 2. Dezimalverdünnung und
  9 Teilen Äthanol 30 Prozent,
die 4. Dezimalverdünnung (D 4) aus
  1 Teil der 3. Dezimalverdünnung und
  9 Teilen Äthanol 15 Prozent
hergestellt. Entsprechend wird bei den folgenden Verdünnungen verfahren.

BESCHRIFTUNG

Zubereitungen nach Vorschrift 19c tragen in der Bezeichnung den Zusatz ,,äthanol. Decoctum''; das gleiche gilt für die daraus hergestellten Darreichungsformen.

Vorschrift 19d: Urtinkturen mit Wärmebehandlung und deren flüssige Verdünnungen

Urtinkturen nach Vorschrift 19d werden durch Mazeration nach dem nachfolgend beschriebenen Verfahren hergestellt.

Der nach Vorschrift 3b mit der gesamten erforderlichen Menge Äthanol 73 Prozent bereitete Ansatz wird unter Rückfluß zum Sieden erhitzt und 30 Minuten lang am Sieden gehalten. Nach dem Abkühlen bleibt die Mischung 24 Stunden lang verschlossen stehen; danach wird abgepreßt und filtriert.

Das Einstellen auf einen gegebenenfalls in der Monographie geforderten Wert erfolgt mit Äthanol 43 Prozent.

Potenzierung

Die 1. Dezimalverdünnung (D 1) wird aus
  3 Teilen Urtinktur und
  7 Teilen Äthanol 43 Prozent,
die 2. Dezimalverdünnung (D 2) aus
  1 Teil der 1. Dezimalverdünnung und
  9 Teilen Äthanol 30 Prozent,
die 3. Dezimalverdünnung (D 3) aus
  1 Teil der 2. Dezimalverdünnung und
  9 Teilen Äthanol 15 Prozent
hergestellt. Entsprechend wird bei den folgenden Verdünnungen verfahren.

BESCHRIFTUNG

Zubereitungen nach Vorschrift 19d tragen in der Bezeichnung den Zusatz ,,äthanol. Decoctum''; das gleiche gilt für die daraus hergestellten Darreichungsformen.

Vorschrift 19e: Urtinkturen mit Wärmebehandlung und deren flüssige Verdünnungen

Urtinkturen nach Vorschrift 19e werden durch Mazeration nach dem nachfolgend beschriebenen Verfahren hergestellt.

Der nach Vorschrift 3c mit der gesamten erforderlichen Menge Äthanol 43 Prozent bereitete Ansatz wird unter Rückfluß zum Sieden erhitzt und 30 Minuten lang am Sieden gehalten. Nach dem Abkühlen bleibt die Mischung 24 Stunden lang verschlossen stehen; danach wird abgepreßt und filtriert.

Das Einstellen auf einen gegebenenfalls in der Monographie geforderten Wert erfolgt mit Äthanol 30 Prozent.

Potenzierung

Die 1. Dezimalverdünnung (D 1) wird aus
   3 Teilen Urtinktur und
   7 Teilen Äthanol 30 Prozent,
die 2. Dezimalverdünnung (D 2) aus
   1 Teil der 1. Dezimalverdünnung und
   9 Teilen Äthanol 15 Prozent
hergestellt. Entsprechend wird bei den folgenden Verdünnungen verfahren.

BESCHRIFTUNG

Zubereitungen nach Vorschrift 19e tragen in der Bezeichnung den Zusatz ,,äthanol. Decoctum"; das gleiche gilt für die daraus hergestellten Darreichungsformen.

Vorschrift 19f: Urtinkturen mit Wärmebehandlung und deren flüssige Verdünnungen

Urtinkturen nach Vorschrift 19f werden durch Mazeration nach dem nachfolgend beschriebenen Verfahren hergestellt.

Der nach Vorschrift 4a bereitete Ansatz, der die gesamte erforderliche Menge Äthanol der vorgeschriebenen Konzentration enthält, wird unter Rückfluß zum Sieden erhitzt und 30 Minuten lang am Sieden gehalten. Nach dem Abkühlen bleibt die Mischung 24 Stunden lang verschlossen stehen; danach wird abgepreßt und filtriert.

Das Einstellen auf einen gegebenenfalls in der Monographie geforderten Wert erfolgt wie in Vorschrift 4a beschrieben.

Potenzierung

Die Urtinktur entspricht der 1. Dezimalverdünnung ($\emptyset$ = D 1).
Die 2. Dezimalverdünnung (D 2) wird aus
1 Teil Urtinktur und
9 Teilen Äthanol gleicher Konzentration

hergestellt. Bei den folgenden Dezimalverdünnungen wird entsprechend verfahren; dabei wird die Äthanolkonzentration mit jedem Verdünnungsschritt entsprechend der Reihenfolge 94 – 86 – 73 – 62 – 43 – 30 – 15 Prozent um eine Stufe verringert, bis die Äthanolkonzentration 15 Prozent erreicht ist.

BESCHRIFTUNG

Zubereitungen nach Vorschrift 19f tragen in der Bezeichnung den Zusatz „äthanol. Decoctum"; das gleiche gilt für die daraus hergestellten Darreichungsformen.

Vorschrift 20: Urtinkturen mit Wärmebehandlung und deren flüssige Verdünnungen

Urtinkturen nach Vorschrift 20 werden aus getrockneten Pflanzen oder Pflanzenteilen nach dem nachfolgend beschriebenen Verfahren aus 1 Teil Droge und 10 Teilen Äthanol geeigneter Konzentration hergestellt. Dabei werden die zum Erreichen der vorgeschriebenen Äthanolkonzentration erforderlichen Mengen Äthanol und Wasser getrennt zugesetzt.

Die zerkleinerte Droge (710) wird mit der gesamten Menge Äthanol versetzt und 15 Minuten lang bedeckt stehengelassen. Nach dieser Zeit wird der Ansatz mit dem zum Sieden erhitzten Wasser übergossen und unter Rückfluß 5 Minuten lang am Sieden gehalten. Die Mischung bleibt nach dem Abkühlen 24 Stunden lang verschlossen stehen; danach wird abgepreßt und filtriert.

Potenzierung

Die Urtinktur entspricht der 1. Dezimalverdünnung (∅ = D 1).
Die 2. Dezimalverdünnung (D 2) wird aus
  1 Teil Urtinktur und
  9 Teilen Äthanol gleicher Konzentration
hergestellt. Bei den folgenden Dezimalverdünnungen wird entsprechend verfahren; dabei wird die Äthanolkonzentration mit jedem Verdünnungsschritt entsprechend der Reihenfolge 94 – 86 – 73 – 62 – 43 – 30 – 15 Prozent um eine Stufe verringert, bis die Äthanolkonzentration 15 Prozent erreicht ist.

BESCHRIFTUNG

Zubereitungen nach Vorschrift 20 tragen in der Bezeichnung den Zusatz „äthanol. Infusum"; das gleiche gilt für die daraus hergestellten Darreichungsformen.

Vorschrift 21: Rh-Urtinkturen und ihre flüssigen Verdünnungen

Rh-Urtinkturen nach Vorschrift 21 werden aus frischen Pflanzen, die mindestens 50 Prozent Preßsaft ergeben, ohne Zusatz eines Arzneiträgers hergestellt.

Die Pflanzen werden nach der Ernte sofort zerkleinert und ausgepreßt. Der Preßsaft wird in höchstens zu drei Vierteln gefüllten Gefäßen bis zur vollständigen Vergärung dem nachfolgend beschriebenen tageszeitlichen Warm-Kalt-Rhythmus („Rh") ausgesetzt.

Der Preßsaft wird morgens im Laufe von mindestens 30 Minuten auf etwa 37 °C erwärmt und dann auf dieser Temperatur gehalten. Abends wird im Laufe von mindestens 30 Minuten auf etwa 4 °C abgekühlt und dann auf dieser Temperatur gehalten.

Innerhalb jeder Erwärmungs- und Abkühlungsphase wird das Ansatz-Gefäß mindestens 10 Minuten lang geschüttelt. Sobald die Gärungsvorgänge zum Stillstand gekommen sind, wird filtriert.

Potenzierung

Die 1. Dezimalverdünnung (D 1) wird aus
1 Teil Rh-Urtinktur und
9 Teilen Wasser für Injektionszwecke
hergestellt. Entsprechend wird bei den folgenden Verdünnungen verfahren; für sämtliche Verdünnungen wird als Arzneiträger „Wasser für Injektionszwecke" verwendet.

Die Verdünnungen werden sofort in Behältnisse von höchstens 20 ml Rauminhalt abgefüllt. An 3 aufeinanderfolgenden Tagen werden sie auf 70 °C erwärmt und 1 Stunde lang auf dieser Temperatur gehalten; in der Zwischenzeit werden sie auf Raumtemperatur gehalten.

BESCHRIFTUNG

Zubereitungen nach Vorschrift 21 tragen in der Bezeichnung den Zusatz „Rh"; das gleiche gilt für die daraus hergestellten Darreichungsformen.

LAGERUNG

Rh-Urtinkturen dicht verschlossen und vor Licht geschützt.

Vorschrift 22: Rh-Urtinkturen und ihre flüssigen Verdünnungen

Rh-Urtinkturen nach Vorschrift 22 werden aus frischen Pflanzen, die weniger als 50 Prozent Preßsaft ergeben, hergestellt ohne Zusatz eines Arzneiträgers.

Die Pflanzen werden nach der Ernte sofort zerkleinert. Die zerkleinerte Pflanzenmasse wird etwa 10 Tage lang dem in Vorschrift 21 beschriebenen tageszeitlichen Warm-Kalt-Rhythmus („Rh") ausgesetzt; danach wird abgepreßt.

Der Preßsaft wird bis zur vollständigen Vergärung behandelt wie in Vorschrift 21 beschrieben. Sobald die Gärungsvorgänge zum Stillstand gekommen sind, wird filtriert.

Potenzierung

Die 1. Dezimalverdünnung (D 1) wird aus
1 Teil Rh-Urtinktur und
9 Teilen Wasser für Injektionszwecke
hergestellt. Entsprechend wird bei den folgenden Verdünnungen verfahren; für sämtliche Verdünnungen wird als Arzneiträger „Wasser für Injektionszwecke" verwendet.

Die Verdünnungen werden sofort in Behältnisse von höchstens 20 ml Rauminhalt abgefüllt. An 3 aufeinanderfolgenden Tagen werden sie auf 70 °C erwärmt und 1 Stunde lang auf dieser Temperatur gehalten; in der Zwischenzeit werden sie auf Raumtemperatur gehalten.

BESCHRIFTUNG

Zubereitungen nach Vorschrift 22 tragen in der Bezeichnung den Zusatz „Rh"; das gleiche gilt für die daraus hergestellten Darreichungsformen.

LAGERUNG

Rh-Urtinkturen dicht verschlossen und vor Licht geschützt.

Vorschrift 23: Wäßrige Urtinkturen mit Wärmebehandlung und deren flüssige Verdünnungen

Wäßrige Urtinkturen nach Vorschrift 23 werden aus 1 Teil zerkleinerter Droge und 10 Teilen Wasser nach dem nachfolgend beschriebenen Verfahren hergestellt.

1 Teil zerkleinerte Droge wird in 10 Teile von über 90 °C gegeben, der Ansatz in ein Wasserbad eingehängt und unter wiederholtem Umrühren 30 Minuten lang bei dieser Temperatur gehalten. Danach wird heiß koliert. Ist nach schwachem Auspressen des Drogenrückstandes das Endgewicht der Urtinktur von 10 Teilen nicht erreicht, wird der Drogenrückstand mit einer ausreichenden Menge siedendem Wasser übergossen und schwach ausgepreßt. Mit diesem Auszug wird bis zum Endgewicht aufgefüllt.

Potenzierung

Die Urtinktur entspricht der 1. Dezimalverdünnung ($\varnothing$ = D 1).
Die 2. Dezimalverdünnung (D 2) wird aus
1 Teil Urtinktur und
9 Teilen Wasser für Injektionszwecke
hergestellt. Entsprechend wird bei den folgenden Verdünnungen verfahren.

Wäßrige Urtinkturen nach Vorschrift 23 werden in der Regel sofort nach ihrer Herstellung weiterverarbeitet; sie dienen ausschließlich zur Herstellung von

"Flüssigen Verdünnungen zur Injektion" nach Vorschrift 11 und von "Augentropfen" nach Vorschrift 15, auch in Mischungen nach Vorschrift 16.

Werden wäßrige Urtinkturen nach Vorschrift 23 und ihre flüssigen Verdünnungen zur Weiterverarbeitung aufbewahrt, müssen sie der "Prüfung auf Sterilität" des Arzneibuches entsprechen.

BESCHRIFTUNG

Zubereitungen nach Vorschrift 23 tragen in der Bezeichnung den Zusatz "Decoctum"; das gleiche gilt für die daraus hergestellten Darreichungsformen.

Vorschrift 24: Wäßrige Urtinkturen mit Wärmebehandlung und deren flüssige Verdünnungen

Wäßrige Urtinkturen nach Vorschrift 24 werden aus 1 Teil zerkleinerter Droge und 10 Teilen Wasser nach dem nachfolgend beschriebenen Verfahren hergestellt.

1 Teil zerkleinerte Droge wird in einer Reibschale mit der drei- bis fünffachen Menge Wasser mehrmals durchgeknetet und 15 Minuten lang stehengelassen. Nach dieser Zeit wird der Ansatz mit dem restlichen, zum Sieden erhitzten Wasser übergossen. Das Gemisch wird in ein Wasserbad eingehängt und 5 Minuten lang unter wiederholtem Umrühren bei einer Temperatur von über 90 °C gehalten. Der Ansatz bleibt bedeckt zum Abkühlen stehen. Ist nach schwachem Auspressen des Drogenrückstandes das Endgewicht der Urtinktur von 10 Teilen nicht erreicht, wird der Drogenrückstand mit einer ausreichenden Menge kaltem Wasser übergossen und schwach ausgepreßt. Mit diesem Auszug wird bis zum Endgewicht aufgefüllt.

Potenzierung

Die Urtinktur entspricht der 1. Dezimalverdünnung ($\varnothing$ = D 1).
Die 2. Dezimalverdünnung (D 2) wird aus
   1 Teil Urtinktur und
   9 Teilen Wasser für Injektionszwecke
hergestellt. Entsprechend wird bei den folgenden Verdünnungen verfahren.

Wäßrige Urtinkturen nach Vorschrift 24 werden in der Regel sofort nach ihrer Herstellung weiterverarbeitet; sie dienen ausschließlich zur Herstellung von "Flüssigen Verdünnungen zur Injektion" nach Vorschrift 11 und von "Augentropfen" nach Vorschrift 15, auch in Mischungen nach Vorschrift 16.

Werden wäßrige Urtinkturen nach Vorschrift 24 und ihre flüssigen Verdünnungen zur Weiterverarbeitung aufbewahrt, müssen sie der "Prüfung auf Sterilität" des Arzneibuches entsprechen.

BESCHRIFTUNG

Zubereitungen nach Vorschrift 24 tragen in der Bezeichnung den Zusatz "Infusum"; das gleiche gilt für die daraus hergestellten Darreichungsformen.

Herstellung 53

Vorschrift 25: Spagyrische Urtinkturen nach Zimpel und ihre flüssigen Verdünnungen

Spagyrische Urtinkturen nach Vorschrift 25 werden aus frischen Pflanzen oder Pflanzenteilen nach dem unten beschriebenen Verfahren hergestellt.

Die Pflanzen oder Pflanzenteile werden fein zerkleinert. In einem geeigneten Gefäß wird 1 Teil Pflanzenmasse mit 1 Teil Wasser und 0,005 Teilen Hefe versetzt und unter täglichem Durchmischen bei einer Temperatur zwischen 20 und 25 °C der Gärung überlassen. Sobald die Gärungsvorgänge zum Stillstand gekommen sind, wird der Ansatz der Wasserdampfdestillation unterworfen. Im Auffanggefäß werden für 1 Teil Pflanzenmasse 0,4 Teile Äthanol 86 Prozent vorgelegt; die Destillation wird beendet, sobald auf 1 Teil Pflanzenmasse 2 Teile der Mischung von Destillat und vorgelegtem Äthanol erhalten worden sind.

Der Destillationsrückstand wird abgepreßt, getrocknet und bei etwa 400 °C verascht. Der Veraschungsrückstand wird zum Destillat gegeben; nach 48 Stunden wird filtriert.

Potenzierung

Die 1. Dezimalverdünnung (D 1) wird aus
2 Teilen Urtinktur und
8 Teilen einer Mischung von 2 Teilen Äthanol 30 Prozent und 1 Teil Wasser,
die 2. Dezimalverdünnung (D 2) aus
1 Teil der 1. Dezimalverdünnung und
9 Teilen einer Mischung von 2 Teilen Äthanol 30 Prozent und 1 Teil Wasser
hergestellt. Entsprechend wird bei den folgenden Verdünnungen verfahren.

BESCHRIFTUNG

Zubereitungen nach Vorschrift 25 tragen in der Bezeichnung den Zusatz ,,spag. Zimpel"; das gleiche gilt für die daraus hergestellten Darreichungsformen.

Vorschrift 26: Spagyrische Urtinkturen nach Zimpel und ihre flüssigen Verdünnungen

Spagyrische Urtinkturen nach Vorschrift 26 werden aus getrockneten Pflanzen oder Pflanzenteilen nach dem unten beschriebenen Verfahren hergestellt.

1 Teil zerkleinerte Droge (8000) wird in einem geeigneten Gefäß mit 3 Teilen Wasser und 0,01 Teilen Hefe versetzt und unter täglichem Durchmischen bei einer Temperatur zwischen 20 und 25 °C der Gärung überlassen. Sobald die Gärungsvorgänge zum Stillstand gekommen sind, wird der Ansatz der Wasserdampfdestillation unterworfen. Im Auffanggefäß werden für 1 Teil Droge 2 Teile Äthanol 86 Prozent vorgelegt; die Destillation wird beendet, sobald auf 1 Teil Droge 10 Teile der Mischung von Destillat und vorgelegtem Äthanol erhalten worden sind.

54 Allgemeine Bestimmungen

Der Destillationsrückstand wird abgepreßt, getrocknet und bei etwa 400 °C verascht. Der Veraschungsrückstand wird zum Destillat gegeben; nach 48 Stunden wird filtriert.

Potenzierung

Die Urtinktur entspricht der 1. Dezimalverdünnung ($\emptyset$ = D 1).
Die 2. Dezimalverdünnung (D 2) wird aus
  1 Teil Urtinktur und
  9 Teilen einer Mischung von 2 Teilen Äthanol 30 Prozent und 1 Teil Wasser
hergestellt. Entsprechend wird bei den folgenden Verdünnungen verfahren.

BESCHRIFTUNG

Zubereitungen nach Vorschrift 26 tragen in der Bezeichnung den Zusatz „spag. Zimpel"; das gleiche gilt für die daraus hergestellten Darreichungsformen.

Vorschrift 27: Spagirische Urtinkturen nach Krauß und ihre flüssigen Verdünnungen

Spagirische Urtinkturen nach Vorschrift 27 werden aus frischen Pflanzen oder Pflanzenteilen, die mehr als 70 Prozent Feuchtigkeit (Trocknungsverlust) enthalten, nach dem unten beschriebenen Verfahren hergestellt.

Das Pflanzenmaterial wird fein zerkleinert und kühl gestellt. Von einer Probe wird der Trocknungsverlust bestimmt. In einem geeigneten Ansatzgefäß wird die Pflanzenmasse mit Wasser, Saccharose und Hefe vermischt; dabei werden die erforderliche Menge Wasser (W) nach der Formel

$$W = \frac{M \cdot T}{100} \; [kg]$$

M = Gewicht der Pflanzenmasse in kg
T = Trocknungsverlust der Probe in Prozent,
die erforderliche Menge Saccharose (S) nach der Formel

$$S = 2 \cdot M \cdot T \; [g]$$

M = Gewicht der Pflanzenmasse in kg
T = Trocknungsverlust der Probe in Prozent
und die erforderliche Menge Hefe (H) nach der Formel

$$H = 0{,}1 \cdot M \cdot T \; [g]$$

M = Gewicht der Pflanzenmasse in kg
T = Trocknungsverlust der Probe in Prozent
errechnet.

Das Ansatzgefäß wird mit einem Gäraufsatz verschlossen und der Ansatz bei einer Temperatur von etwa 35 °C der Gärung überlassen. Sobald die Gärungsvorgänge zum Stillstand gekommen sind, wird abgepreßt und der Preßsaft bei einer 20°C nicht übersteigenden Temperatur vor Licht geschützt aufbewahrt.

Der luftgetrocknete Abpreßrückstand wird nach dem in der Monographie EXTRAKTE des Arzneibuches beschriebenen Verfahren mit Äthanol 86 Prozent perkoliert; die zur Perkolation insgesamt erforderliche Menge Äthanol 86 Prozent (Ä) wird nach der Formel

$$\ddot{A} = \frac{M \cdot T}{100} \, [kg]$$

M = Gewicht der frischen Pflanzenmasse in kg
T = Trocknungsverlust der Probe in Prozent

errechnet.

Die Mischung von 2 Teilen Preßsaft, 1 Teil Perkolat und 7 Teilen Äthanol 30 Prozent ist die Urtinktur. Die Urtinktur bleibt mindestens 5 Tage lang bei einer 20°C nicht übersteigenden Temperatur stehen; danach wird filtriert.

Potenzierung

Die Urtinktur entspricht der 1. Dezimalverdünnung ($\emptyset$ = D 1).
Die 2. Dezimalverdünnung (D 2) wird aus
 1 Teil Urtinktur und
 9 Teilen Äthanol 30 Prozent
hergestellt. Entsprechend wird bei den folgenden Verdünnungen verfahren.

BESCHRIFTUNG

Zubereitungen nach Vorschrift 27 tragen in der Bezeichnung den Zusatz „spag. Krauß"; das gleiche gilt für die daraus hergestellten Darreichungsformen.

Vorschrift 28: Spagirische Urtinkturen nach Krauß und ihre flüssigen Verdünnungen

Spagirische Urtinkturen nach Vorschrift 28 werden aus frischen Pflanzen oder Pflanzenteilen, die mehr als 40 und nicht mehr als 70 Prozent Feuchtigkeit (Trocknungsverlust) enthalten, nach dem in Vorschrift 27 beschriebenen Verfahren hergestellt.

Abweichend von Vorschrift 27 werden die erforderliche Menge Wasser (W) nach der Formel

$$W = \frac{2 \cdot M \cdot T}{100} \, [kg]$$

M = Gewicht der Pflanzenmasse in kg
T = Trocknungsverlust der Probe in Prozent,

die erforderliche Menge Saccharose (S) nach der Formel

$$S = 3 \cdot M \cdot T \ [g]$$

M = Gewicht der Pflanzenmasse in kg
T = Trocknungsverlust der Probe in Prozent

und die erforderliche Menge Hefe (H) nach der Formel

$$H = 0{,}15 \cdot M \cdot T \ [g]$$

M = Gewicht der Pflanzenmasse in kg
T = Trocknungsverlust der Probe in Prozent

errechnet.

Die Mischung von 3 Teilen Preßsaft, 1 Teil Perkolat und 6 Teilen Äthanol 30 Prozent ist die Urtinktur. Die Urtinktur bleibt mindestens 5 Tage lang bei einer 20 °C nicht übersteigenden Temperatur stehen; danach wird filtriert.

Potenzierung

Die Urtinktur entspricht der 1. Dezimalverdünnung (∅ = D 1).
Die 2. Dezimalverdünnung (D 2) wird aus
  1 Teil Urtinktur und
  9 Teilen Äthanol 30 Prozent
hergestellt. Entsprechend wird bei den folgenden Verdünnungen verfahren.

BESCHRIFTUNG

Zubereitungen nach Vorschrift 28 tragen in der Bezeichnung den Zusatz ,,spag. Krauß"; das gleiche gilt für die daraus hergestellten Darreichungsformen.

Vorschrift 29: Spagirische Urtinkturen nach Krauß und ihre flüssigen Verdünnungen

Spagirische Urtinkturen nach Vorschrift 29 werden aus frischen Pflanzen oder Pflanzenteilen, die höchstens 40 Prozent Feuchtigkeit (Trocknungsverlust) enthalten, nach dem in Vorschrift 27 beschriebenen Verfahren hergestellt.

Abweichend von Vorschrift 27 werden die erforderliche Menge Wasser (W) nach der Formel

$$W = \frac{3 \cdot M \cdot T}{100} \ [kg]$$

M = Gewicht der Pflanzenmasse in kg
T = Trocknungsverlust der Probe in Prozent,

die erforderliche Menge Saccharose (S) nach der Formel

$$S = 4 \cdot M \cdot T \ [g]$$

M = Gewicht der Pflanzenmasse in kg
T = Trocknungsverlust der Probe in Prozent,

die erforderliche Menge Hefe (H) nach der Formel

$$H = 0{,}2 \cdot M \cdot T \ [g]$$

M = Gewicht der Pflanzenmasse in kg
T = Trocknungsverlust der Probe in Prozent

und die für die Perkolation insgesamt erforderliche Menge Äthanol 86 Prozent (Ä) nach der Formel

$$Ä = \frac{2 \cdot M \cdot T}{100} \ [kg]$$

M = Gewicht der frischen Pflanzenmasse in kg
T = Trocknungsverlust der Probe in Prozent

errechnet.

Die Mischung von 2 Teilen Preßsaft, 1 Teil Perkolat und 2 Teilen Äthanol 30 Prozent ist die Urtinktur. Die Urtinktur bleibt mindestens 5 Tage lang bei einer 20 °C nicht übersteigenden Temperatur stehen; danach wird filtriert.

Potenzierung

Die Urtinktur entspricht der 1. Dezimalverdünnung (Ø = D1).
Die 2. Dezimalverdünnung (D2) wird aus
 1 Teil Urtinktur und
 9 Teilen Äthanol 30 Prozent
hergestellt. Entsprechend wird bei den folgenden Verdünnungen verfahren.

BESCHRIFTUNG

Zubereitungen nach Vorschrift 29 tragen in der Bezeichnung den Zusatz ,,spag. Krauß"; das gleiche gilt für die daraus hergestellten Darreichungsformen.

Vorschrift 30: Spagirische Urtinkturen nach Krauß und ihre flüssigen Verdünnungen

Spagirische Urtinkturen nach Vorschrift 30 werden aus getrockneten Pflanzen oder Pflanzenteilen nach dem in Vorschrift 27 beschriebenen Verfahren hergestellt.

Abweichend von Vorschrift 27 wird der wäßrige Ansatz aus 100 Teilen grob gepulverter Droge (710), 400 Teilen Wasser, 40 Teilen Saccharose und 2 Teilen Hefe bereitet. Zur Perkolation des Abpreßrückstandes werden auf 1 Teil luftgetrockneten Abpreßrückstand insgesamt 4 Teile Äthanol 86 Prozent eingesetzt.

Die Mischung von 1 Teil Preßsaft, 1 Teil Perkolat und 8 Teilen Äthanol 30 Prozent ist die Urtinktur. Die Urtinktur bleibt mindestens 5 Tage lang bei einer 20 °C nicht übersteigenden Temperatur stehen; danach wird filtriert.

Potenzierung

Die Urtinktur entspricht der 2. Dezimalverdünnung ($\emptyset$ = D 2).
Die 3. Dezimalverdünnung (D 3) wird aus
 1 Teil Urtinktur und
 9 Teilen Äthanol 30 Prozent
hergestellt. Entsprechend wird bei den folgenden Verdünnungen verfahren.

BESCHRIFTUNG

Zubereitungen nach Vorschrift 30 tragen in der Bezeichnung den Zusatz „spag. Krauß"; das gleiche gilt für die daraus hergestellten Darreichungsformen.

Vorschrift 31: Spagyrische Urtinkturen und ihre flüssigen Verdünnungen

Spagyrische Urtinkturen nach Vorschrift 31 werden aus frischen Pflanzen oder Pflanzenteilen nach dem unten beschriebenen Verfahren hergestellt.

Die Pflanzen oder Pflanzenteile werden sehr fein zerkleinert. In einem geeigneten Gefäß werden 100 Teile Pflanzenmasse mit 200 Teilen Wasser und 0,05 Teilen Hefe versetzt und unter täglichem Durchmischen bei einer Temperatur von 18 °C der Gärung überlassen. Sobald die Gärungsvorgänge zum Stillstand gekommen sind, wird der Ansatz mit Äthanol 86 Prozent auf einen Äthanolgehalt zwischen 10,0 und 15,0 Prozent eingestellt; der bei der Gärung entstandene Äthanol ist dabei zu berücksichtigen.

In einer geeigneten Druckapparatur wird der Ansatz bei einem Druck von 3,2 bar destilliert. Der Destillationsrückstand wird getrocknet und bei einer Temperatur über 700 °C verascht; die Asche wird auf etwa 150 °C abgekühlt und so mit dem Destillat vermischt.

Diese Mischung wird bei Normaldruck destilliert. Der Destillationsrückstand wird getrocknet und bei einer Temperatur über 850 °C verascht. Die abgekühlte Asche wird mit dem Destillat vermischt. Die Mischung wird 24 Stunden nach Zusatz der Asche gründlich durchgerührt und nach weiteren 60 Stunden filtriert. Das Filtrat ist die Urtinktur.

Herstellung

Potenzierung

Die 1. Dezimalverdünnung (D 1) wird aus
 1 Teil Urtinktur und
 9 Teilen einer Mischung von 1 Teil Äthanol 86 Prozent und 4 Teilen isotonischer Natriumchlorid-Lösung
hergestellt. Entsprechend wird bei den folgenden Verdünnungen verfahren.

BESCHRIFTUNG

Zubereitungen nach Vorschrift 31 tragen in der Bezeichnung den Zusatz ,,spag. bidest."; das gleiche gilt für die daraus hergestellten Darreichungsformen.

Vorschrift 32: Gepufferte wäßrige Urtinkturen und ihre flüssigen Verdünnungen

Gepufferte wäßrige Urtinkturen nach Vorschrift 32 werden durch Mazeration frischer Pflanzen oder Pflanzenteile nach dem nachfolgend beschriebenen Verfahren hergestellt.

Vor Beginn der Verarbeitung wird von einer Probe des Pflanzenmaterials der Trocknungsverlust bestimmt. Dann wird 1 Teil Pflanzenmasse mit 2 Teilen Ascorbat-Phosphat-Pufferlösung versetzt und in dieser Mischung so fein zerkleinert, daß ein homogener Brei entsteht.

Die für die eingesetzte Pflanzenmasse insgesamt erforderliche Menge Ascorbat-Phosphat-Pufferlösung (P) wird nach folgender Formel errechnet, die bereits zugesetzte Menge davon abgezogen und der Rest mit dem Ansatz gemischt.

$$P = \frac{4 \cdot M \cdot T}{100} \ [kg]$$

M = Gewicht der Pflanzenmasse in kg
T = Trocknungsverlust der Probe in Prozent

Nach längstens 60 Minuten wird abgepreßt und filtriert.

Potenzierung

Die 1. Dezimalverdünnung (D 1) wird aus
 1 Teil Urtinktur und
 1 Teil Ascorbat-Phosphat-Pufferlösung,
die 2. Dezimalverdünnung (D 2) aus
 1 Teil der 1. Dezimalverdünnung und
 9 Teilen Ascorbat-Phosphat-Pufferlösung
hergestellt. Entsprechend wird bei den folgenden Verdünnungen verfahren. Dabei ist bis einschließlich der 5. Dezimalverdünnung mit Ascorbat-Phosphat-Pufferlösung und von der 6. Dezimalverdünnung an mit isotonischer Natriumchlorid-Lösung zu potenzieren.

60   Allgemeine Bestimmungen

Stark schäumende gepufferte wäßrige Urtinkturen und flüssige Verdünnungen sind abweichend von den allgemeinen Bestimmungen in blasenfrei gefüllten Gefäßen so zu potenzieren, daß mindestens 1 Minute lang in einer Apparatur gemischt wird, die Dreh-, Kipp- und Schaukelbewegungen durchgeführt, die ständig wechselnd beschleunigt und verzögert werden.

Gepufferte wäßrige Urtinkturen nach Vorschrift 32 werden sofort nach der Herstellung weiterverarbeitet. Sie dienen ausschließlich zur Herstellung von ,,Flüssigen Verdünnungen zur Injektion" nach Vorschrift 11.

Werden flüssige Verdünnungen nach Vorschrift 32 zur Weiterverarbeitung aufbewahrt, müssen sie der ,,Prüfung auf Sterilität" des Arzneibuches entsprechen.

BESCHRIFTUNG

Zubereitungen nach Vorschrift 32 tragen in der Bezeichnung den Zusatz ,,col."; das gleiche gilt für die daraus hergestellten Darreichungsformen.

Vorschrift 33a: Wäßrige Urtinkturen mit Wärmebehandlung und Fermentation und deren flüssige Verdünnungen

Wäßrige Urtinkturen nach Vorschrift 33a werden durch Mazeration und Vergärung frischer Pflanzen oder Pflanzenteile nach dem nachfolgend beschriebenen Verfahren hergestellt.

100 Teile fein zerkleinertes Pflanzenmaterial werden mit 0,75 Teilen Honig, 0,75 Teilen Lactose und 50 Teilen Wasser versetzt; der pH-Wert des Ansatzes wird ermittelt. Der Ansatz wird morgens und abends jeweils zwei Stunden lang in eine Eis-Wasser-Mischung gestellt; direkt davor und danach wird durchgerührt. Die übrige Zeit wird der Ansatz in ein Wasserbad von etwa 37 °C gestellt. Sobald der pH-Wert des Ansatzes abzusinken beginnt, wird der Ansatz – abgesehen von den Kühlphasen – bei Zimmertemperatur aufbewahrt. Sofern in der Monographie nicht anders vorgeschrieben, wird nach dreieinhalb Tagen innerhalb einer Kühlphase abgepreßt. Der Preßsaft wird weitere dreieinhalb Tage lang morgens und abends jeweils zwei Stunden lang in eine Eis-Wasser-Mischung gestellt; direkt davor und danach wird durchgerührt. Die übrige Zeit wird der Preßsaft bei Zimmertemperatur aufbewahrt. Nach dreieinhalb Tagen wird der Preßsaft durch Mull filtriert; das Filtrat ist in der Regel trüb.

Eine ausreichende Menge des luftgetrockneten Abpreßrückstandes wird in einem Porzellantiegel bei Dunkelrotglut verascht. Direkt nach der Filtration werden auf je 100 ml Filtrat etwa 50 mg Asche zugesetzt. Diese Mischung ist die Urtinktur.

Die Weiterverarbeitung der Urtinktur erfolgt frühestens 6 Monate nach Zusatz der Asche. Dabei darf ein eventuell gebildeter Bodensatz nicht mitverarbeitet werden.

Potenzierung

Die 1. Dezimalverdünnung (D 1) wird aus
1 Teil Urtinktur und
9 Teilen Wasser für Injektionszwecke
hergestellt. Entsprechend wird bei den folgenden Verdünnungen verfahren.

Die 1. Centesimalverdünnung (C 1) wird aus
1 Teil Urtinktur und
99 Teilen Wasser für Injektionszwecke
hergestellt. Entsprechend wird bei den folgenden Verdünnungen verfahren.

Werden flüssige Verdünnungen nach Vorschrift 33a zur Weiterverarbeitung aufbewahrt, müssen sie der ,,Prüfung auf Sterilität" des Arzneibuches entsprechen.

BESCHRIFTUNG

Zubereitungen nach Vorschrift 33a tragen in der Bezeichnung den Zusatz ,,ferm 33a"; das gleiche gilt für die daraus hergestellten Darreichungsformen.

LAGERUNG

Vor Licht geschützt, dicht verschlossen; die Urtinktur unterhalb 15 °C.

Vorschrift 33b: Wäßrige Urtinkturen mit Wärmebehandlung und Fermentation und deren flüssige Verdünnungen

Wäßrige Urtinkturen nach Vorschrift 33b werden durch Mazeration und Vergärung frischer Pflanzen oder Pflanzenteile nach dem in Vorschrift 33a beschriebenen Verfahren hergestellt.

Abweichend von Vorschrift 33a wird der Ansatz aus 100 Teilen fein zerkleinertem Pflanzenmaterial, 0,75 Teilen Honig, 0,75 Teilen Lactose und 75 Teilen Wasser bereitet.

Die Weiterverarbeitung der Urtinktur erfolgt frühestens 6 Monate nach Zusatz der Asche. Dabei darf ein eventuell gebildeter Bodensatz nicht mitverarbeitet werden.

Potenzierung

Die 1. Dezimalverdünnung (D 1) wird aus
1 Teil Urtinktur und
9 Teilen Wasser für Injektionszwecke
hergestellt. Entsprechend wird bei den folgenden Verdünnungen verfahren.

Die 1. Centesimalverdünnung (C1) wird aus
1 Teil Urtinktur und
99 Teilen Wasser für Injektionszwecke
hergestellt. Entsprechend wird bei den folgenden Verdünnungen verfahren.

Werden flüssige Verdünnungen nach Vorschrift 33b zur Weiterverarbeitung aufbewahrt, müssen sie der „Prüfung auf Sterilität" des Arzneibuches entsprechen.

BESCHRIFTUNG

Zubereitungen nach Vorschrift 33b tragen in der Bezeichnung den Zusatz „ferm 33b"; das gleiche gilt für die daraus hergestellten Darreichungsformen.

LAGERUNG

Vor Licht geschützt, dicht verschlossen; die Urtinktur unterhalb 15 °C.

Vorschrift 33c: Wäßrige Urtinkturen mit Wärmebehandlungen und Fermentation und deren flüssige Verdünnungen

Wäßrige Urtinkturen nach Vorschrift 33c werden durch Mazeration und Vergärung frischer Pflanzen oder Pflanzenteile nach dem in Vorschrift 33a beschriebenen Verfahren hergestellt.

Abweichend von Vorschrift 33a wird der Ansatz aus 100 Teilen fein zerkleinertem Pflanzenmaterial, 0,75 Teilen Honig, 0,75 Teilen Lactose und 125 Teilen Wasser bereitet.

Die Weiterverarbeitung der Urtinktur erfolgt frühestens 6 Monate nach Zusatz der Asche. Dabei darf ein eventuell gebildeter Bodensatz nicht mitverarbeitet werden.

Potenzierung

Die 1. Dezimalverdünnung (D1) wird aus
1 Teil Urtinktur und
9 Teilen Wasser für Injektionszwecke
hergestellt. Entsprechend wird bei den folgenden Verdünnungen verfahren.

Die 1. Centesimalverdünnung (C1) wird aus
1 Teil Urtinktur und
99 Teilen Wasser für Injektionszwecke
hergestellt. Entsprechend wird bei den folgenden Verdünnungen verfahren.

Werden flüssige Verdünnungen nach Vorschrift 33c zur Weiterverarbeitung aufbewahrt, müssen sie der „Prüfung auf Sterilität" des Arzneibuches entsprechen.

BESCHRIFTUNG

Zubereitungen nach Vorschrift 33c tragen in der Bezeichnung den Zusatz „ferm 33c"; das gleiche gilt für die daraus hergestellten Darreichungsformen.

LAGERUNG

Vor Licht geschützt, dicht verschlossen; die Urtinktur unterhalb 15 °C.

Vorschrift 33d: Wäßrige Urtinkturen mit Wärmebehandlung und Fermentation und deren flüssige Verdünnungen

Wäßrige Urtinkturen nach Vorschrift 33d werden durch Mazeration und Vergärung frischer Pflanzen oder Pflanzenteile nach dem in Vorschrift 33a beschriebenen Verfahren hergestellt.

Abweichend von Vorschrift 33a wird der Ansatz aus 100 Teilen fein zerkleinertem Pflanzenmaterial, 0,75 Teilen Honig, 0,75 Teilen Lactose und 200 Teilen Wasser bereitet.

Die Weiterverarbeitung der Urtinktur erfolgt frühestens 6 Monate nach Zusatz der Asche. Dabei darf ein eventuell gebildeter Bodensatz nicht mitverarbeitet werden.

Potenzierung

Die 1. Dezimalverdünnung (D 1) wird aus
 1 Teil Urtinktur und
 9 Teilen Wasser für Injektionszwecke
hergestellt. Entsprechend wird bei den folgenden Verdünnungen verfahren.

Die 1. Centesimalverdünnung (C 1) wird aus
 1 Teil Urtinktur und
 99 Teilen Wasser für Injektionszwecke
hergestellt. Entsprechend wird bei den folgenden Verdünnungen verfahren.

Die 1. Vicesimalverdünnung (Stärke H) wird aus
 1 Teil Urtinktur und
 19 Teilen Wasser für Injektionszwecke
hergestellt. Entsprechend wird bei den folgenden Verdünnungen verfahren. Die weiteren Vicesimalverdünnungen tragen folgende Bezeichnungen: 2. Verdünnung Stärke G, 3. Verdünnung Stärke F, 4. Verdünnung Stärke E, 5. Verdünnung Stärke D, 6. Verdünnung Stärke C, 8. Verdünnung Stärke B und 10. Verdünnung Stärke A.

Werden flüssige Verdünnungen nach Vorschrift 33d zur Weiterverarbeitung aufbewahrt, müssen sie der „Prüfung auf Sterilität" des Arzneibuches entsprechen.

BESCHRIFTUNG

Zubereitungen nach Vorschrift 33d tragen in der Bezeichnung den Zusatz ,,ferm 33d"; das gleiche gilt für die daraus hergestellten Darreichungsformen.

LAGERUNG

Vor Licht geschützt, dicht verschlossen; die Urtinktur unterhalb 15 °C.

Vorschrift 33e: Wäßrige Urtinkturen mit Wärmebehandlung und Fermentation und deren flüssige Verdünnungen

Wäßrige Urtinkturen nach Vorschrift 33e werden durch Mazeration und Vergärung frischer Pflanzen oder Pflanzenteile nach dem in Vorschrift 33a beschriebenen Verfahren hergestellt.

Abweichend von Vorschrift 33a wird der Ansatz aus 100 Teilen fein zerkleinertem Pflanzenmaterial, 0,75 Teilen Honig, 0,75 Teilen Lactose und 275 Teilen Wasser bereitet.

Die Weiterverarbeitung der Urtinktur erfolgt frühestens 6 Monate nach Zusatz der Asche. Dabei darf ein eventuell gebildeter Bodensatz nicht mitverarbeitet werden.

Potenzierung

Die 1. Dezimalverdünnung (D 1) wird aus
1 Teil Urtinktur und
9 Teilen Wasser für Injektionszwecke
hergestellt. Entsprechend wird bei den folgenden Verdünnungen verfahren.

Die 1. Centesimalverdünnung (C 1) wird aus
1 Teil Urtinktur und
99 Teilen Wasser für Injektionszwecke
hergestellt. Entsprechend wird bei den folgenden Verdünnungen verfahren.

Werden flüssige Verdünnungen nach Vorschrift 33e zur Weiterverarbeitung aufbewahrt, müssen sie der ,,Prüfung auf Sterilität" des Arzneibuches entsprechen.

BESCHRIFTUNG

Zubereitungen nach Vorschrift 33e tragen in der Bezeichnung den Zusatz ,,ferm 33e"; das gleiche gilt für die daraus hergestellten Darreichungsformen.

LAGERUNG

Vor Licht geschützt, dicht verschlossen; die Urtinktur unterhalb 15 °C.

Herstellung

Vorschrift 34a: Wäßrige Urtinkturen mit Wärmebehandlung und Fermentation und deren flüssige Verdünnungen

Wäßrige Urtinkturen nach Vorschrift 34a werden durch Mazeration und Vergärung frischer Pflanzen oder Pflanzenteile nach dem in Vorschrift 33a beschriebenen Verfahren hergestellt.

Abweichend von Vorschrift 33a wird der Ansatz aus 100 Teilen fein zerkleinertem Pflanzenmaterial und 50 Teilen Molke bereitet.

Die Weiterverarbeitung der Urtinktur erfolgt frühestens 6 Monate nach Zusatz der Asche. Dabei darf ein eventuell gebildeter Bodensatz nicht mitverarbeitet werden.

Potenzierung

Die 1. Dezimalverdünnung (D 1) wird aus
1 Teil Urtinktur und
9 Teilen Wasser für Injektionszwecke
hergestellt. Entsprechend wird bei den folgenden Verdünnungen verfahren.

Die 1. Centesimalverdünnung (C 1) wird aus
1 Teil Urtinktur und
99 Teilen Wasser für Injektionszwecke
hergestellt. Entsprechend wird bei den folgenden Verdünnungen verfahren.

Werden flüssige Verdünnungen nach Vorschrift 34a zur Weiterverarbeitung aufbewahrt, müssen sie der „Prüfung auf Sterilität" des Arzneibuches entsprechen.

BESCHRIFTUNG

Zubereitungen nach Vorschrift 34a tragen in der Bezeichnung den Zusatz „ferm 34a"; das gleiche gilt für die daraus hergestellten Darreichungsformen.

LAGERUNG

Vor Licht geschützt, dicht verschlossen; die Urtinktur unterhalb 15 °C.

Vorschrift 34b: Wäßrige Urtinkturen mit Wärmebehandlung und Fermentation und deren flüssige Verdünnungen

Wäßrige Urtinkturen nach Vorschrift 34b werden durch Mazeration und Vergärung frischer Pflanzen oder Pflanzenteile nach dem in Vorschrift 33a beschriebenen Verfahren hergestellt.

Abweichend von Vorschrift 33a wird der Ansatz aus 100 Teilen fein zerkleinertem Pflanzenmaterial, 25 Teilen Wasser und 50 Teilen Molke bereitet.

Die Weiterverarbeitung der Urtinktur erfolgt frühestens 6 Monate nach Zusatz der Asche. Dabei darf ein eventuell gebildeter Bodensatz nicht mitverarbeitet werden.

Potenzierung

Die 1. Dezimalverdünnung (D 1) wird aus
1 Teil Urtinktur und
9 Teilen Wasser für Injektionszwecke
hergestellt. Entsprechend wird bei den folgenden Verdünnungen verfahren.

Die 1. Centesimalverdünnung (C 1) wird aus
1 Teil Urtinktur und
99 Teilen Wasser für Injektionszwecke
hergestellt. Entsprechend wird bei den folgenden Verdünnungen verfahren.

Werden flüssige Verdünnungen nach Vorschrift 34b zur Weiterverarbeitung aufbewahrt, müssen sie der ,,Prüfung auf Sterilität" des Arzneibuches entsprechen.

BESCHRIFTUNG

Zubereitungen nach Vorschrift 34b tragen in der Bezeichnung den Zusatz ,,ferm 34b"; das gleiche gilt für die daraus hergestellten Darreichungsformen.

LAGERUNG

Vor Licht geschützt, dicht verschlossen; die Urtinktur unterhalb 15 °C.

Vorschrift 34c: Wäßrige Urtinkturen mit Wärmebehandlung und Fermentation und deren flüssige Verdünnungen

Wäßrige Urtinkturen nach Vorschrift 34c werden durch Mazeration und Vergärung frischer Pflanzen oder Pflanzenteile nach dem in Vorschrift 33a beschriebenen Verfahren hergestellt.

Abweichend von Vorschrift 33a wird der Ansatz aus 100 Teilen fein zerkleinertem Pflanzenmaterial, 75 Teilen Wasser und 50 Teilen Molke bereitet.

Die Weiterverarbeitung der Urtinktur erfolgt frühestens 6 Monate nach Zusatz der Asche. Dabei darf ein eventuell gebildeter Bodensatz nicht mitverarbeitet werden.

Potenzierung

Die 1. Dezimalverdünnung (D 1) wird aus
1 Teil Urtinktur und
9 Teilen Wasser für Injektionszwecke
hergestellt. Entsprechend wird bei den folgenden Verdünnungen verfahren.

Die 1. Centesimalverdünnung (C1) wird aus
1 Teil Urtinktur und
99 Teilen Wasser für Injektionszwecke
hergestellt. Entsprechend wird bei den folgenden Verdünnungen verfahren.

Werden flüssige Verdünnungen nach Vorschrift 34c zur Weiterverarbeitung aufbewahrt, müssen sie der ,,Prüfung auf Sterilität" des Arzneibuches entsprechen.

BESCHRIFTUNG

Zubereitungen nach Vorschrift 34c tragen in der Bezeichnung den Zusatz ,,ferm 34c"; das gleiche gilt für die daraus hergestellten Darreichungsformen.

LAGERUNG

Vor Licht geschützt, dicht verschlossen; die Urtinktur unterhalb 15 °C.

Vorschrift 34d: Wäßrige Urtinkturen mit Wärmebehandlung und Fermentation und deren flüssige Verdünnungen

Wäßrige Urtinkturen nach Vorschrift 34d werden durch Mazeration und Vergärung frischer Pflanzen oder Pflanzenteile nach dem in Vorschrift 33a beschriebenen Verfahren hergestellt.

Abweichend von Vorschrift 33a wird der Ansatz aus 100 Teilen fein zerkleinertem Pflanzenmaterial, 110 Teilen Wasser und 15 Teilen Molke bereitet.

Die Weiterverarbeitung der Urtinktur erfolgt frühestens 6 Monate nach Zusatz der Asche. Dabei darf ein eventuell gebildeter Bodensatz nicht mitverarbeitet werden.

Potenzierung

Die 1. Dezimalverdünnung (D1) wird aus
1 Teil Urtinktur und
9 Teilen Wasser für Injektionszwecke
hergestellt. Entsprechend wird bei den folgenden Verdünnungen verfahren.

Die 1. Centesimalverdünnung (C1) wird aus
1 Teil Urtinktur und
99 Teilen Wasser für Injektionszwecke
hergestellt. Entsprechend wird bei den folgenden Verdünnungen verfahren.

Werden flüssige Verdünnungen nach Vorschrift 34d zur Weiterverarbeitung aufbewahrt, müssen sie der ,,Prüfung auf Sterilität" des Arzneibuches entsprechen.

BESCHRIFTUNG

Zubereitungen nach Vorschrift 34d tragen in der Bezeichnung den Zusatz ,,ferm 34d"; das gleiche gilt für die daraus hergestellten Darreichungsformen.

LAGERUNG

Vor Licht geschützt, dicht verschlossen; die Urtinktur unterhalb 15 °C.

Vorschrift 34e: Wäßrige Urtinkturen mit Wärmebehandlung und Fermentation und deren flüssige Verdünnungen

Wäßrige Urtinkturen nach Vorschrift 34e werden durch Mazeration und Vergärung frischer Pflanzen oder Pflanzenteile nach dem in Vorschrift 33a beschriebenen Verfahren hergestellt.

Abweichend von Vorschrift 33a wird der Ansatz aus 100 Teilen fein zerkleinertem Pflanzenmaterial, 225 Teilen Wasser und 50 Teilen Molke bereitet.

Die Weiterverarbeitung der Urtinktur erfolgt frühestens 6 Monate nach Zusatz der Asche. Dabei darf ein eventuell gebildeter Bodensatz nicht mitverarbeitet werden.

Potenzierung

Die 1. Dezimalverdünnung (D 1) wird aus
 1 Teil Urtinktur und
 9 Teilen Wasser für Injektionszwecke
hergestellt. Entsprechend wird bei den folgenden Verdünnungen verfahren.

Die 1. Centesimalverdünnung (C 1) wird aus
 1 Teil Urtinktur und
 99 Teilen Wasser für Injektionszwecke
hergestellt. Entsprechend wird bei den folgenden Verdünnungen verfahren.

Werden flüssige Verdünnungen nach Vorschrift 34e zur Weiterverarbeitung aufbewahrt, müssen sie der ,,Prüfung auf Sterilität" des Arzneibuches entsprechen.

BESCHRIFTUNG

Zubereitungen nach Vorschrift 34e tragen in der Bezeichnung den Zusatz ,,ferm 34e"; das gleiche gilt für die daraus hergestellten Darreichungsformen.

LAGERUNG

Vor Licht geschützt, dicht verschlossen; die Urtinktur unterhalb 15 °C.

Vorschrift 35a: Wäßrige Urtinkturen mit Wärmebehandlung und Fermentation und deren flüssige Verdünnungen

Wäßrige Urtinkturen nach Vorschrift 35a werden durch Mazeration und Vergärung frischer Pflanzen oder Pflanzenteile nach dem nachfolgend beschriebenen Verfahren hergestellt.

100 Teile Pflanzenmaterial werden in 7 Teilmengen aufgeteilt. Der erste Ansatz wird morgens aus einer Teilmenge fein zerkleinertem Pflanzenmaterial, 0,75 Teilen Honig und 500 Teilen Wasser bereitet; der pH-Wert des Ansatzes wird ermittelt. Darauf wird der Ansatz in ein Wasserbad von etwa 37 °C gestellt. Abends wird der Ansatz 2 Stunden lang in eine Eis-Wasser-Mischung gestellt; direkt davor und danach wird durchgerührt. Dann wird der Ansatz wieder in ein Wasserbad von etwa 37 °C gestellt. 24 Stunden nach dem Ansetzen wird abgepreßt und der pH-Wert des Preßsaftes ermittelt.

Der Preßsaft wird mit einer weiteren Teilmenge fein zerkleinertem Pflanzenmaterial vermischt. Dieser Ansatz wird abends 2 Stunden lang in eine Eis-Wasser-Mischung gestellt; direkt davor und danach wird durchgerührt. Sofern der pH-Wert des Preßsaftes unverändert geblieben war, wird der Ansatz die übrige Zeit in ein Wasserbad von etwa 37 °C gestellt; ist der pH-Wert jedoch abgesunken, wird der Ansatz die übrige Zeit bei Zimmertemperatur aufbewahrt. 24 Stunden nach dem Ansetzen wird abgepreßt und der pH-Wert des Preßsaftes ermittelt.

Die weiteren fünf Teilmengen werden in gleicher Weise an den folgenden 5 Tagen verarbeitet. Der zuletzt erhaltene Preßsaft bleibt einige Stunden lang stehen und wird dann durch Mull filtriert; das Filtrat ist in der Regel trüb.

Eine ausreichende Menge des luftgetrockneten Abpreßrückstandes wird in einem Porzellantiegel bei Dunkelrotglut verascht. Direkt nach der Filtration werden auf je 100 ml Filtrat etwa 50 mg Asche zugesetzt. Diese Mischung ist die Urtinktur.

Die Weiterverarbeitung der Urtinktur erfolgt frühestens 6 Monate nach Zusatz der Asche. Dabei darf ein eventuell gebildeter Bodensatz nicht mitverarbeitet werden.

Potenzierung

Die 1. Dezimalverdünnung (D1) wird aus
  1 Teil Urtinktur und
  9 Teilen Wasser für Injektionszwecke
hergestellt. Entsprechend wird bei den folgenden Verdünnungen verfahren.

Die 1. Centesimalverdünnung (C1) wird aus
  1 Teil Urtinktur und
  99 Teilen Wasser für Injektionszwecke
hergestellt. Entsprechend wird bei den folgenden Verdünnungen verfahren.

Werden flüssige Verdünnungen nach Vorschrift 35a zur Weiterverarbeitung aufbewahrt, müssen sie der „Prüfung auf Sterilität" des Arzneibuches entsprechen.

BESCHRIFTUNG

Zubereitungen nach Vorschrift 35a tragen in der Bezeichnung den Zusatz „ferm 35a"; das gleiche gilt für die daraus hergestellten Darreichungsformen.

LAGERUNG

Vor Licht geschützt, dicht verschlossen; die Urtinktur unterhalb 15 °C.

Vorschrift 35b: Wäßrige Urtinkturen mit Wärmebehandlung und Fermentation und deren flüssige Verdünnungen

Wäßrige Urtinkturen nach Vorschrift 35b werden durch Mazeration und Vergärung getrockneter Pflanzen oder Pflanzenteile oder pflanzlicher Absonderungen nach dem in Vorschrift 35a beschriebenen Verfahren hergestellt.

Die Weiterverarbeitung der Urtinktur erfolgt frühestens 6 Monate nach Zusatz der Asche. Dabei darf ein eventuell gebildeter Bodensatz nicht mitverarbeitet werden.

Potenzierung

Die 1. Dezimalverdünnung (D 1) wird aus
  1 Teil Urtinktur und
  9 Teilen Wasser für Injektionszwecke
hergestellt. Entsprechend wird bei den folgenden Verdünnungen verfahren.

Die 1. Centesimalverdünnung (C 1) wird aus
  1 Teil Urtinktur und
  99 Teilen Wasser für Injektionszwecke
hergestellt. Entsprechend wird bei den folgenden Verdünnungen verfahren.

Werden flüssige Verdünnungen nach Vorschrift 35b zur Weiterverarbeitung aufbewahrt, müssen sie der „Prüfung auf Sterilität" des Arzneibuches entsprechen.

BESCHRIFTUNG

Zubereitungen nach Vorschrift 35b tragen in der Bezeichnung den Zusatz „ferm 35b"; das gleiche gilt für die daraus hergestellten Darreichungsformen.

LAGERUNG

Vor Licht geschützt, dicht verschlossen; die Urtinktur unterhalb 15 °C.

Vorschrift 36: Wäßrige Urtinkturen mit Wärmebehandlung und Fermentation und deren flüssige Verdünnungen

Wäßrige Urtinkturen nach Vorschrift 36 werden durch Mazeration und Vergärung getrockneter Pflanzen oder Pflanzenteile oder pflanzlicher Absonderungen nach dem in Vorschrift 35a beschriebenen Verfahren hergestellt.

Abweichend von Vorschrift 35a wird der erste Ansatz aus der fein zerkleinerten ersten Teilmenge, 300 Teilen Wasser und 200 Teilen Molke bereitet.

Die Weiterverarbeitung der Urtinktur erfolgt frühestens 6 Monate nach Zusatz der Asche. Dabei darf ein eventuell gebildeter Bodensatz nicht mitverarbeitet werden.

Potenzierung

Die 1. Dezimalverdünnung (D 1) wird aus
1 Teil Urtinktur und
9 Teilen Wasser für Injektionszwecke
hergestellt. Entsprechend wird bei den folgenden Verdünnungen verfahren.

Die 1. Centesimalverdünnung (C 1) wird aus
1 Teil Urtinktur und
99 Teilen Wasser für Injektionszwecke
hergestellt. Entsprechend wird bei den folgenden Verdünnungen verfahren.

Werden flüssige Verdünnungen nach Vorschrift 36 zur Weiterverarbeitung aufbewahrt, müssen sie der „Prüfung auf Sterilität" des Arzneibuches entsprechen.

BESCHRIFTUNG

Zubereitungen nach Vorschrift 36 tragen in der Bezeichnung den Zusatz „ferm 36"; das gleiche gilt für die daraus hergestellten Darreichungsformen.

LAGERUNG

Vor Licht geschützt, dicht verschlossen; die Urtinktur unterhalb 15 °C.

Vorschrift 37a: Wäßrige Urtinkturen mit Wärmebehandlung und Fermentation und deren flüssige Verdünnungen

Wäßrige Urtinkturen nach Vorschrift 37a werden durch Mazeration und Vergärung frischer Pflanzen oder Pflanzenteile nach dem nachfolgend beschriebenen Verfahren hergestellt.

100 Teile Pflanzenmaterial werden in 7 Teilmengen aufgeteilt. Der erste Ansatz wird morgens aus einer Teilmenge fein zerkleinertem Pflanzenmaterial, 0,15 Teilen fein gepulvertem Hämatit und 50 Teilen Wasser bereitet. Der Ansatz wird

in ein Wasserbad von etwa 37 °C gestellt. Abends wird der Ansatz 2 Stunden lang in eine Eis-Wasser-Mischung gestellt; direkt davor und danach wird durchgerührt. Dann wird der Ansatz wieder in ein Wasserbad von etwa 37 °C gestellt. 24 Stunden nach dem Ansetzen wird abgepreßt.

Der nächste Ansatz wird aus dem Preßsaft, einer weiteren Teilmenge fein zerkleinertem Pflanzenmaterial und 0,15 Teilen fein gepulvertem Hämatit bereitet und wie der erste Ansatz behandelt. Die restlichen fünf Teilmengen werden in gleicher Weise an den folgenden fünf Tagen verarbeitet. Der zuletzt erhaltene Preßsaft bleibt einige Stunden lang stehen und wird dann durch Mull filtriert; das Filtrat ist in der Regel trüb.

Eine ausreichende Menge des luftgetrockneten Abpreßrückstandes wird in einem Porzellantiegel bei Dunkelrotglut verascht. Direkt nach dem Filtrieren werden auf je 100 ml Filtrat etwa 50 mg Asche zugesetzt. Diese Mischung ist die Urtinktur.

Die Weiterverarbeitung der Urtinktur erfolgt frühestens 6 Monate nach Zusatz der Asche. Dabei darf ein eventuell gebildeter Bodensatz nicht mitverarbeitet werden.

Potenzierung

Die 1. Dezimalverdünnung (D 1) wird aus
1 Teil Urtinktur und
9 Teilen Wasser für Injektionszwecke
hergestellt. Entsprechend wird bei den folgenden Verdünnungen verfahren.

Die 1. Centesimalverdünnung (C 1) wird aus
1 Teil Urtinktur und
99 Teilen Wasser für Injektionszwecke
hergestellt. Entsprechend wird bei den folgenden Verdünnungen verfahren.

Werden flüssige Verdünnungen nach Vorschrift 37a zur Weiterverarbeitung aufbewahrt, müssen sie der ,,Prüfung auf Sterilität" des Arzneibuches entsprechen.

BESCHRIFTUNG

Zubereitungen nach Vorschrift 37a tragen in der Bezeichnung den Zusatz ,,ferm cum Ferro"; das gleiche gilt für die daraus hergestellten Darreichungsformen.

LAGERUNG

Vor Licht geschützt, dicht verschlossen; die Urtinktur unterhalb 15 °C.

Vorschrift 37b: Wäßrige Urtinkturen mit Wärmebehandlung und Fermentation und deren flüssige Verdünnungen

Wäßrige Urtinkturen nach Vorschrift 37b werden durch Mazeration und Vergärung frischer Pflanzen oder Pflanzenteile nach dem in Vorschrift 37a beschriebenen Verfahren hergestellt.

Abweichend von Vorschrift 37a wird statt fein gepulvertem Hämatit jeweils die gleiche Menge fein gepulvertes Zink eingesetzt.

Die Weiterverarbeitung der Urtinktur erfolgt frühestens 6 Monate nach Zusatz der Asche. Dabei darf ein eventuell gebildeter Bodensatz nicht mitverarbeitet werden.

Potenzierung

Die 1. Dezimalverdünnung (D 1) wird aus
1 Teil Urtinktur und
9 Teilen Wasser für Injektionszwecke
hergestellt. Entsprechend wird bei den folgenden Verdünnungen verfahren.

Die 1. Centesimalverdünnung (C 1) wird aus
1 Teil Urtinktur und
99 Teilen Wasser für Injektionszwecke
hergestellt. Entsprechend wird bei den folgenden Verdünnungen verfahren.

Werden flüssige Verdünnungen nach Vorschrift 37b zur Weiterverarbeitung aufbewahrt, müssen sie der ,,Prüfung auf Sterilität" des Arzneibuches entsprechen.

BESCHRIFTUNG

Zubereitungen nach Vorschrift 37b tragen in der Bezeichnung den Zusatz ,,ferm cum Zinco"; das gleiche gilt für die daraus hergestellten Darreichungsformen.

LAGERUNG

Vor Licht geschützt, dicht verschlossen; die Urtinktur unterhalb 15 °C.

Vorschrift 38: Wäßrige Urtinkturen mit Kältebehandlung und deren flüssige Verdünnungen

Wäßrige Urtinkturen nach Vorschrift 38 werden durch Mazeration getrockneter Pflanzen oder Pflanzenteile in der Kälte (,,K") nach dem nachfolgend beschriebenen Verfahren hergestellt.

Das fein zerkleinerte Pflanzenmaterial wird mit der sechsfachen Menge (G/G) einer Lösung versetzt, die aus 8,8 Teilen Natriumchlorid, 0,2 Teilen Natriumhydrogencarbonat und 991 Teilen Wasser hergestellt wird. Der Ansatz wird 14 Tage lang bei einer Temperatur von etwa 4 °C aufbewahrt; dabei wird morgens und abends durchgerührt. Danach wird abgepreßt. Der Preßsaft wird bis zur vollständigen Klärung bei einer Temperatur von etwa 4 °C vor Licht geschützt aufbewahrt. Die klar überstehende Urtinktur wird dann sofort vollständig weiterverarbeitet.

Potenzierung

Die 1. Vicesimalverdünnung (Stärke H) wird aus
1 Teil Urtinktur und
19 Teilen Wasser für Injektionszwecke
hergestellt. Entsprechend wird bei den folgenden Verdünnungen verfahren. Die weiteren Vicesimalverdünnungen tragen folgende Bezeichnungen: 2. Verdünnung Stärke G, 3. Verdünnung Stärke F, 4. Verdünnung Stärke E, 5. Verdünnung Stärke D, 6. Verdünnung Stärke C, 8. Verdünnung Stärke B und 10. Verdünnung Stärke A.

Urtinkturen nach Vorschrift 38 werden nach der Herstellung sofort weiterverarbeitet. Sie dienen ausschließlich zur Herstellung von ,,Flüssigen Verdünnungen zur Injektion" nach Vorschrift 11.

BESCHRIFTUNG

Zubereitungen nach Vorschrift 38 tragen in der Bezeichnung den Zusatz ,,K"; das gleiche gilt für die daraus hergestellten Darreichungsformen.

Vorschrift 39a: Globuli velati

Zubereitungen nach Vorschrift 39a sind Globuli velati. Sie werden durch gleichmäßiges Aufbringen einer flüssigen Zubereitung auf Saccharose-Kügelchen der Größe 5 (40–50 Kügelchen wiegen 1 Gramm) hergestellt.

Zur Herstellung von 100 Teilen Globuli velati wird 1 Teil einer Zubereitung nach den Vorschriften 33–37 mit 9 Teilen Zuckersirup gemischt und durch Verschütteln potenziert; diese 10 Teile werden auf 100 minus x Teile Saccharose-Kügelchen gleichmäßig aufgebracht. x ist die Menge der im Zuckersirup enthaltenen Saccharose.

BESCHRIFTUNG

Globuli velati nach Vorschrift 39a werden mit dem Verdünnungsgrad der aufgebrachten Zubereitung bezeichnet.

Vorschrift 39b: Globuli velati

Zubereitungen nach Vorschrift 39b sind Globuli velati. Sie werden durch gleichmäßiges Aufbringen einer festen Zubereitung auf Saccharose-Kügelchen der Größe 5 (40–50 Kügelchen wiegen 1 Gramm) hergestellt.

Zur Herstellung von 100 Teilen Globuli velati wird eine Mischung von 10 Teilen einer Verreibung nach Vorschrift 6 mit 20 Teilen Zuckersirup auf 100 minus x minus y Teile Saccharose-Kügelchen gleichmäßig aufgebracht. x ist die Menge der im Zuckersirup enthaltenen Saccharose, y die Menge der in der eingearbeiteten Verreibung enthaltenen Lactose.

BESCHRIFTUNG

Globuli velati nach Vorschrift 39b werden mit dem Verdünnungsgrad der aufgebrachten Verreibung bezeichnet.

Vorschrift 39c: Globuli velati

Zubereitungen nach Vorschrift 39c sind Globuli velati. Sie werden durch gleichmäßiges Aufbringen einer nach Vorschrift 16 Nummer 3 hergestellten Mischung auf Saccharose-Kügelchen der Größe 5 (40–50 Kügelchen wiegen 1 Gramm) hergestellt.

Die aufzubringende Mischung wird hergestellt aus Zubereitungen nach den Vorschriften 6, 23, 24, 33a–e, 34a–e, 35a–b, 36, 37a–b, 40b, 40c und einer ausreichenden Menge Zuckersirup. Zur Herstellung von 100 Teilen Globuli velati wird diese Mischung auf 100 minus x minus y Teile Saccharose-Kügelchen gleichmäßig aufgebracht. x ist die Menge der im Zuckersirup enthaltenen Saccharose, y die Menge der in den eingearbeiteten Verreibungen enthaltenen Lactose.

BESCHRIFTUNG

Die Angabe der Zusammensetzung ist so vorzunehmen, daß Art und Menge der eingearbeiteten flüssigen und/oder festen Zubereitungen klar ersichtlich sind.

Vorschrift 40a: Gemeinsam potenzierte Mischungen

Nach Vorschrift 40a gemeinsam zu potenzierende Mischungen können Arzneigrundstoffe, Lösungen, Verreibungen zusammen mit flüssigen Zubereitungen, flüssige Verdünnungen und diejenigen Urtinkturen enthalten, die gemäß ihrer Herstellungsvorschrift im Verhältnis 1 zu 10 weiterzuverarbeiten sind. Nach Vorschrift 40a dürfen nur diejenigen flüssigen Zubereitungen gemeinsam potenziert werden, deren jeweilige Herstellungsvorschrift ein Potenzieren mit einem Äthanol-Wasser-Gemisch als Arzneiträger vorschreibt.

Potenzierung

Für jeden Potenzierungsschritt wird 1 Teil Mischung mit 9 Teilen Äthanol geeigneter Konzentration gemischt und verschüttelt.

Aus gemeinsam potenzierten Mischungen können alle Darreichungsformen hergestellt werden. Bei ,,Flüssigen Verdünnungen zur Injektion" nach Vorschrift 11 und bei ,,Augentropfen" nach Vorschrift 15 ist für die letzten Potenzierungen jeweils der dort vorgeschriebene Arzneiträger zu verwenden.

BESCHRIFTUNG

Es muß angegeben werden, über wieviele Potenzstufen die Mischung gemeinsam potenziert wurde; das gleiche gilt für die aus gemeinsam potenzierten Mischungen hergestellten Darreichungsformen.

Vorschrift 40b: Gemeinsam potenzierte Mischungen

Nach Vorschrift 40b gemeinsam zu potenzierende Mischungen können flüssige Zubereitungen nach den Vorschriften 5b, 8b, 23, 24, 33a–e, 34a–e, 35a–b, 36, 37a–b, 41a–c sowie Verreibungen nach Vorschrift 6 enthalten.

Potenzierung

Für jeden Potenzierungsschritt wird 1 Teil Mischung mit 9 Teilen Arzneiträger gemischt und verschüttelt. Enthält die Mischung Zubereitungen nach den Vorschriften 41a–c, ist zum Potenzieren der dort genannte Arzneiträger zu verwenden. Werden gemeinsam potenzierte Mischungen nach Vorschrift 40b zur Herstellung von Globuli velati verwendet, ist für den letzten Potenzierungsschritt Zuckersirup als Arzneiträger zu verwenden; in allen anderen Fällen dient Wasser für Injektionszwecke als Arzneiträger.

Werden gemeinsam potenzierte Mischungen nach Vorschrift 40b zur Weiterverarbeitung aufbewahrt, müssen sie der ,,Prüfung auf Sterilität" des Arzneibuches entsprechen.

Aus gemeinsam potenzierten Mischungen können alle Darreichungsformen hergestellt werden. Bei ,,Flüssigen Verdünnungen zur Injektion" nach Vorschrift 11 und bei ,,Augentropfen" nach Vorschrift 15 ist für die letzten Potenzierungen jeweils der dort vorgeschriebene Arzneiträger zu verwenden.

BESCHRIFTUNG

Es muß angegeben werden, über wieviele Potenzstufen die Mischung gemeinsam potenziert wurde; das gleiche gilt für die aus gemeinsam potenzierten Mischungen hergestellten Darreichungsformen.

Vorschrift 40c: Gemeinsam potenzierte Mischungen

Gemeinsam zu potenzierende Mischungen nach Vorschrift 40c enthalten Verreibungen nach den Vorschriften 6 und/oder 7.

Potenzierung

Für jeden Potenzierungsschritt wird 1 Teil Mischung mit 9 Teilen Lactose nach den Angaben von Vorschrift 6 verrieben.

Aus gemeinsam potenzierten Mischungen können alle Darreichungsformen hergestellt werden.

BESCHRIFTUNG

Es muß angegeben werden, über wieviele Potenzstufen die Mischung gemeinsam potenziert wurde; das gleiche gilt für die aus gemeinsam potenzierten Mischungen hergestellten Darreichungsformen.

Vorschrift 41a: Gl-Urtinkturen und ihre flüssigen Verdünnungen

Gl-Urtinkturen nach Vorschrift 41a werden hergestellt durch Mazeration von Tieren, Teilen von Tieren oder deren Absonderungen mit einer natriumchloridhaltigen Glycerol-Lösung (Gl) nach dem nachfolgend beschriebenen Verfahren. Dabei erfolgt das Verarbeiten von Teilen höherer (warmblütiger) Tiere unmittelbar nach dem Schlachten. Niedere Tiere werden in einem abgedeckten Gefäß unmittelbar vor dem Verarbeiten durch Einleiten von KOHLENDIOXID getötet.

1 Teil fein zerkleinertes tierisches Material wird mit 5 Teilen einer 1,5prozentigen Lösung (G/G) von NATRIUMCHLORID versetzt; anschließend werden 95 Teile GLYCEROL zugesetzt. Der Ansatz bleibt mindestens 7 Tage lang vor Licht geschützt stehen. Danach wird dekantiert und die Flüssigkeit erforderlichenfalls durch Mull filtriert. Vor dem Weiterverarbeiten der Gl-Urtinktur ist ein eventueller Bodensatz zu suspendieren.

Potenzierung

Als Arzneiträger zum Potenzieren dient eine Lösung von 0,2 Teilen Natriumhydrogencarbonat und 8,8 Teilen Natriumchlorid in 91 Teilen WASSER FÜR INJEKTIONSZWECKE.

Die Gl-Urtinktur entspricht der 2. Dezimalverdünnung (Ø = D 2) beziehungsweise der 1. Centesimalverdünnung (Ø = C 1).

Die 3. Dezimalverdünnung (D 3) wird aus
  1 Teil Gl-Urtinktur und
  9 Teilen des oben genannten Arzneiträgers
hergestellt. Entsprechend wird bei den folgenden Verdünnungen verfahren.

Die 2. Centesimalverdünnung (C 2) wird aus
  1 Teil Gl-Urtinktur und
  99 Teilen des oben genannten Arzneiträgers
hergestellt. Entsprechend wird bei den folgenden Verdünnungen verfahren.

Gl-Urtinkturen nach Vorschrift 41a dienen ausschließlich zur Herstellung von Zubereitungen nach den Vorschriften 7, 11, 13, 14, 15 und 39a–c, auch in

Mischungen nach Vorschrift 16 und in gemeinsam potenzierten Mischungen nach Vorschrift 40b.

Werden flüssige Verdünnungen nach Vorschrift 41a zur Weiterverarbeitung aufbewahrt, müssen sie der „Prüfung auf Sterilität" des Arzneibuches entsprechen.

BESCHRIFTUNG

Zubereitungen nach Vorschrift 41a tragen in der Bezeichnung den Zusatz „Gl"; das gleiche gilt für die daraus hergestellten Darreichungsformen.

Vorschrift 41b: Gl-Urtinkturen und ihre flüssigen Verdünnungen

Gl-Urtinkturen nach Vorschrift 41b werden hergestellt durch Mazeration von Tieren, Teilen von Tieren oder deren Absonderungen mit einer natriumchloridhaltigen Glycerol-Lösung (Gl) nach dem nachfolgend beschriebenen Verfahren. Dabei erfolgt das Verarbeiten von Teilen höherer (warmblütiger) Tiere unmittelbar nach dem Schlachten. Niedere Tiere werden in einem abgedeckten Gefäß unmittelbar vor dem Verarbeiten durch Einleiten von KOHLENDIOXID getötet.

1 Teil fein zerkleinertes tierisches Material wird mit 5 Teilen einer 4prozentigen Lösung (G/G) von NATRIUMCHLORID versetzt; anschließend werden 95 Teile GLYCEROL zugesetzt. Der Ansatz bleibt mindestens 7 Tage lang vor Licht geschützt stehen. Danach wird dekantiert und die Flüssigkeit erforderlichenfalls durch Mull filtriert. Vor dem Weiterverarbeiten der Gl-Urtinktur ist ein eventueller Bodensatz zu suspendieren.

Potenzierung

Als Arzneiträger zum Potenzieren dient eine Lösung von 0,2 Teilen Natriumhydrogencarbonat und 8,8 Teilen Natriumchlorid in 91 Teilen WASSER FÜR INJEKTIONSZWECKE.

Die Gl-Urtinktur entspricht der 2. Dezimalverdünnung ($\emptyset$ = D 2) beziehungsweise der 1. Centesimalverdünnung ($\emptyset$ = C 1).
Die 3. Dezimalverdünnung (D 3) wird aus
   1 Teil Gl-Urtinktur und
   9 Teilen des oben genannten Arzneiträgers
hergestellt. Entsprechend wird bei den folgenden Verdünnungen verfahren.
Die 2. Centesimalverdünnung (C 2) wird aus
   1 Teil Gl-Urtinktur und
   99 Teilen des oben genannten Arzneiträgers
hergestellt. Entsprechend wird bei den folgenden Verdünnungen verfahren.

Gl-Urtinkturen nach Vorschrift 41b dienen ausschließlich zur Herstellung von Zubereitungen nach den Vorschriften 7, 11, 13, 14, 15 und 39a–c, auch in Mischungen nach Vorschrift 16 und in gemeinsam potenzierten Mischungen nach Vorschrift 40b.

Werden flüssige Verdünnungen nach Vorschrift 41b zur Weiterverarbeitung aufbewahrt, müssen sie der ,,Prüfung auf Sterilität" des Arzneibuches entsprechen.

BESCHRIFTUNG

Zubereitungen nach Vorschrift 41b tragen in der Bezeichnung den Zusatz ,,Gl"; das gleiche gilt für die daraus hergestellten Darreichungsformen.

Vorschrift 41c: Gl-Urtinkturen und ihre flüssigen Verdünnungen

Gl-Urtinkturen nach Vorschrift 41c werden hergestellt durch Mazeration von Tieren, Teilen von Tieren oder deren Absonderungen mit einer natriumchloridhaltigen Glycerol-Lösung (Gl) nach dem nachfolgend beschriebenen Verfahren. Dabei erfolgt das Verarbeiten von Teilen höherer (warmblütiger) Tiere unmittelbar nach dem Schlachten. Niedere Tiere werden in einem abgedeckten Gefäß unmittelbar vor dem Verarbeiten durch Einleiten von KOHLENDIOXID getötet.

1 Teil fein zerkleinertes tierisches Material wird mit 5 Teilen einer 8prozentigen Lösung (G/G) von NATRIUMCHLORID versetzt; anschließend werden 95 Teile GLYCEROL zugesetzt. Der Ansatz bleibt mindestens 7 Tage lang vor Licht geschützt stehen. Danach wird dekantiert und die Flüssigkeit erforderlichenfalls durch Mull filtriert. Vor dem Weiterverarbeiten der Gl-Urtinktur ist ein eventueller Bodensatz zu suspendieren.

Potenzierung

Als Arzneiträger zum Potenzieren dient eine Lösung von 0,2 Teilen Natriumhydrogencarbonat und 8,8 Teilen Natriumchlorid in 91 Teilen WASSER FÜR INJEKTIONSZWECKE.

Die Gl-Urtinktur entspricht der 2. Dezimalverdünnung ($\varnothing$ = D 2) beziehungsweise der 1. Centesimalverdünnung ($\varnothing$ = C 1).
Die 3. Dezimalverdünnung (D 3) wird aus
1 Teil Gl-Urtinktur und
9 Teilen des oben genannten Arzneiträgers
hergestellt. Entsprechend wird bei den folgenden Verdünnungen verfahren.
Die 2. Centesimalverdünnung (C 2) wird aus
1 Teil Gl-Urtinktur und
99 Teilen des oben genannten Arzneiträgers
hergestellt. Entsprechend wird bei den folgenden Verdünnungen verfahren.

Gl-Urtinkturen nach Vorschrift 41c dienen ausschließlich zur Herstellung von Zubereitungen nach den Vorschriften 7, 11, 13, 14, 15 und 39a–c, auch in Mischungen nach Vorschrift 16 und in gemeinsam potenzierten Mischungen nach Vorschrift 40b.

Werden flüssige Verdünnungen nach Vorschrift 41c zur Weiterverarbeitung aufbewahrt, müssen sie der ,,Prüfung auf Sterilität" des Arzneibuches entsprechen.

BESCHRIFTUNG

Zubereitungen nach Vorschrift 41c tragen in der Bezeichnung den Zusatz „Gl"; das gleiche gilt für die daraus hergestellten Darreichungsformen.

Vorschrift 42: Urtinkturen und flüssige Verdünnungen

Urtinkturen nach Vorschrift 42 werden aus frisch geschlachteten Tieren oder deren Teilen und einem flüssigen Arzneiträger hergestellt. Dazu wird 1 Teil fein zerkleinertes tierisches Material in 9 Teilen (= D 1) beziehungsweise in 99 Teilen (= C 1 resp. D 2) Glycerol 85 Prozent verteilt und verschüttelt. Falls erforderlich, wird der Ansatz filtriert.

Potenzierung

Die 2. Dezimalverdünnung (D 2) wird aus
  1 Teil Urtinktur (D 1) und
  9 Teilen Glycerol 85 Prozent,
die 3. Dezimalverdünnung (D 3) wird aus
  1 Teil der 2. Dezimalverdünnung oder 1 Teil Urtinktur (D 2) und
  9 Teilen Äthanol 15 Prozent
hergestellt. Entsprechend wird bei den folgenden Verdünnungen verfahren.

Die 2. Centesimalverdünnung (C 2) wird aus
  1 Teil Urtinktur (C 1) und
  99 Teilen Äthanol 15 Prozent
hergestellt. Entsprechend wird bei den folgenden Verdünnungen verfahren.

Vorschrift 43: Urtinkturen und flüssige Verdünnungen

Urtinkturen nach Vorschrift 43 werden aus pathologisch veränderten Organen oder Organteilen von Mensch oder Tier hergestellt. Dazu wird 1 Teil zerkleinertes Ausgangsmaterial, das der „Prüfung auf Sterilität" des Arzneibuches entsprechen muß, in 10 Teilen Glycerol 85 Prozent verteilt. Nach mindestens 5 Tage langem Stehenlassen wird der Ansatz filtriert.

Potenzierung

Die Urtinktur entspricht der 1. Dezimalverdünnung ($\varnothing$ = D 1).
Die 2. Dezimalverdünnung (D 2) wird aus
  1 Teil Urtinktur und
  9 Teilen Äthanol 30 Prozent,
die 3. Dezimalverdünnung (D 3) wird aus
  1 Teil der 2. Dezimalverdünnung und
  9 Teilen Äthanol 43 Prozent
hergestellt, sofern kein anderer flüssiger Arzneiträger vorgeschrieben ist. Entsprechend wird bei den folgenden Verdünnungen verfahren.

Die 1. Centesimalverdünnung (C 1) wird aus
10 Teilen Urtinktur und
90 Teilen Äthanol 30 Prozent,
die 2. Centesimalverdünnung (C 2) wird aus
1 Teil der 1. Centesimalverdünnung und
99 Teilen Äthanol 43 Prozent
hergestellt, sofern kein anderer flüssiger Arzneiträger vorgeschrieben ist. Entsprechend wird bei den folgenden Verdünnungen verfahren.

Vorschrift 44: Urtinkturen und flüssige Verdünnungen

Urtinkturen nach Vorschrift 44 werden aus abgetöteten Kulturen von Mikroorganismen oder aus Zersetzungsprodukten tierischer Organe oder aus Körperflüssigkeiten hergestellt, die Krankheitserreger beziehungsweise Krankheitsprodukte enthalten. Dazu wird 1 Teil Ausgangsmaterial, das der ,,Prüfung auf Sterilität" des Arzneibuches entsprechen muß, mit 9 Teilen Glycerol 85 Prozent gemischt und verschüttelt. Nach mindestens 5 Tage langem Stehenlassen wird der Ansatz falls erforderlich filtriert.

Kulturen von Mikroorganismen sind, falls in der Monographie nicht anders angegeben, vor dem Sterilisieren auf 10^7 Keime pro Gramm einzustellen.

Potenzierung

Die Urtinktur entspricht der 1. Dezimalverdünnung ($\emptyset$ = D 1).
Die 2. Dezimalverdünnung (D 2) wird aus
1 Teil Urtinktur und
9 Teilen Äthanol 30 Prozent,
die 3. Dezimalverdünnung (D 3) wird aus
1 Teil der 2. Dezimalverdünnung und
9 Teilen Äthanol 43 Prozent
hergestellt, sofern kein anderer flüssiger Arzneiträger vorgeschrieben ist. Entsprechend wird bei den folgenden Verdünnungen verfahren.
Die 1. Centesimalverdünnung (C 1) wird aus
10 Teilen Urtinktur und
90 Teilen Äthanol 30 Prozent,
die 2. Centesimalverdünnung (C 2) wird aus
1 Teil der 1. Centesimalverdünnung und
99 Teilen Äthanol 43 Prozent
hergestellt, sofern kein anderer flüssiger Arzneiträger vorgeschrieben ist. Entsprechend wird bei den folgenden Verdünnungen verfahren.

Vorschrift 45: Nasentropfen

Zubereitungen nach Vorschrift 45 sind wäßrige Flüssigkeiten, die zum Eintropfen oder Versprühen in die Nase bestimmt sind.

Nasentropfen sollen annähernd isotonisch und euhydrisch sein. Als Isotonisierungsmittel dient in der Regel Natriumchlorid; andere Isotonisierungsmittel sind zu deklarieren. Erforderlichenfalls müssen Nasentropfen in geeigneter Weise gepuffert sein. Weitere Zusätze sind mit Ausnahme von viskositätserhöhenden Hilfsstoffen nicht zugelassen.

Nasentropfen in Mehrdosenbehältnissen müssen in geeigneter Weise konserviert sein.

Nasentropfen werden durch Potenzieren von Urtinkturen oder Lösungen oder flüssigen Verdünnungen hergestellt. Dabei ist bei Dezimalverdünnungen für die letzten zwei Potenzierungen und Centesimalverdünnungen für die letzte Potenzierung Wasser oder die mit diesem bereitete Lösung des Isotonisierungsmittels zu verwenden.

BESCHRIFTUNG

Konservierungsmittel und viskositätserhöhende Zusätze müssen auf den Behältnissen deklariert sein.

LAGERUNG

Vor Licht geschützt. Die Behältnisse dürfen keine Wertminderung durch Abgabe fremder Substanzen in die Zubereitung oder durch Diffusion von Inhaltsstoffen in die Behältniswand ermöglichen. Behältnisse für Nasentropfen müssen ein einwandfreies Tropfen oder Versprühen des Inhaltes ermöglichen.

Vorschrift 46: Flüssige weinige Verdünnungen

Zubereitungen nach Vorschrift 46 sind flüssige Dezimalverdünnungen. Sie werden aus flüssigen Verdünnungen nach den Vorschriften 1, 2a, 3a, 4a, 5a oder 8a durch Potenzieren mit Likörwein um zwei Potenzstufen hergestellt. Dabei dürfen flüssige Verdünnungen nach den Vorschriften 1, 2a, 3a und 5a zum Potenzieren mit Likörwein erst von der 2. Dezimalverdünnung (D 2) an eingesetzt werden; dagegen dürfen sämtliche nach Vorschrift 8a hergestellten flüssigen Verdünnungen, also auch die D 6 und die D 7, mit Likörwein nach Vorschrift 46 um zwei Potenzstufen weiterpotenziert werden.

Flüssige weinige Verdünnungen nach Vorschrift 46 werden sofort weiterverarbeitet; sie dienen ausschließlich zur Herstellung von Mischungen nach Vorschrift 16.

BESCHRIFTUNG

Zubereitungen nach Vorschrift 46 tragen in der Bezeichnung nach der Potenzangabe den Zusatz ,,vinos".

Monographien

Übersicht der Monographien des Homöopathischen Arzneibuches

Die Monographie-Haupttitel (halbfett) entsprechen der alphabetischen Reihenfolge der Monographien.
Die Fundstelle der in Schrägschrift eingefügten Monographie-Untertitel kann, falls nicht sofort erkennbar, über das Sachregister am Schluß des Buches ermittelt werden.

Acalypha indica
Abies nigra
Abrotanum
Absinthium
Achillea ex herba ferm 33d
Achillea millefolium
Achillea millefolium ferm 33d
Acidum aceticum
Acidum arsenicosum
Acidum benzoicum e resina
Acidum boricum
Acidum citricum
Acidum formicicum
Acidum hydrochloricum
Acidum nitricum
Acidum oxalicum
Acidum phosphoricum
Acidum picrinicum
Acidum silicicum
Acidum sulfuricum
Aconitum
Aconitum Rh
Aconitum napellus
Aconitum napellus Rh
Acorus calamus
Adlumia fungosa
Adonis ex herba ferm 33d
Adonis vernalis
Adonis vernalis ferm 33d

Aesculinum
Aesculus
Aesculus Cortex, äthanol. Decoctum
Aesculus hippocastanum
Aesculus hippocastanum e cortice, äthanol. Decoctum
Aethusa
Aethusa cynapium
Agaricus phalloides, Agaricus bulbosus
Agnus castus
Alchemilla vulgaris ex herba siccata
Aletris farinosa
Allium cepa ferm 34a
Allium sativum
Allium ursinum
Aloe
Amanita phalloides
Ammi visnaga
Ammonium bromatum
Ammonium carbonicum
Ammonium chloratum
Ammonium jodatum
Anacardium
Anamirta cocculus
Angelica archangelica, äthanol. Decoctum
Antimonit
Antimonum arsenicosum
Antimonum crudum

Apatit
Apis
Apis mellifica
Archangelica, äthanol. Decoctum
Argentit
Argentum metallicum
Argentum nitricum
Arisaema triphyllum
Aristolochia
Aristolochia clematitis
Arnica
Arnica, Flos H 10 %
Arnica montana
Arnica montana e floribus H 10 %
Arnica montana e planta tota
Arnica montana e planta tota Rh
Arnica, Planta tota
Arnica, Planta tota Rh
Arsenicum album
Arsenum jodatum
Artemisia abrotanum
Artemisia absinthium
Arum maculatum
Arum triphyllum
Asa foetida
Asarum europaeum
Asparagus officinalis
Asperula odorata
Asperula odorata spag. Zimpel
Atropa belladonna
Atropa belladonna Rh
Atropinum sulfuricum
Aurum chloratum
Aurum chloratum natronatum
Aurum jodatum
Aurum metallicum
Avena e planta tota ferm 33c
Avena sativa
Avena sativa ferm 33c

Barium carbonicum
Barium chloratum
Basilicum, Herba

Belladonna
Belladonna Rh
Bellis perennis
Berberis
Berberis, Fructus
Berberis vulgaris
Berberis vulgaris e fructibus
Betonica
Betula, Cortex, äthanol. Decoctum
Betula e foliis ferm 34e
Betula, Folium
Betula pendula e cortice, äthanol. Decoctum
Betula pendula e foliis
Betula pendula ferm 34e
Bismutum metallicum
Boldo
Borax
Borsäure
Brassica oleracea e planta non florescente
Bromum
Bryonia
Bryonia cretica
Bryonia cretica ferm 33b
Bryonia e radice ferm 33b
Bryophyllum
Bryophyllum Rh

Cactus
Calamus aromaticus
Calcium carbonicum Hahnemanni
Calcium fluoratum
Calcium jodatum
Calcium phosphoricum
Calcium sulfuricum
Calendula
Calendula officinalis
Calluna vulgaris
Camphora
Cantharis
Capsella, äthanol. Infusum

Capsella bursa-pastoris, äthanol.
　Infusum
Capsicum
Capsicum annuum
Carbo animalis
Carbo vegetabilis
Cardiospermum
Cardiospermum halicacabum
Carduus benedictus
Carduus benedictus, äthanol.
　Decoctum
Carduus marianus
Carduus marianus, äthanol. Decoctum
Carum carvi, äthanol. Decoctum
Caryophyllus
Centella asiatica
Cephaelis ipecacuanha
Chalkosin
Chamomilla
Chamomilla recutita
Chelidonium
Chelidonium, Flos, äthanol. Digestio
Chelidonium Rh
Chelidonium majus
Chelidonium majus Rh
Chelidonium majus e floribus, äthanol.
　Digestio
Chimaphila umbellata
China
Chininum sulfuricum
Chionanthus virginicus
Cholesterinum
Cichorium, äthanol. Decoctum
Cichorium Rh
Cichorium intybus Rh
Cichorium intybus, äthanol. Decoctum
Cimicifuga
Cimicifuga racemosa
Cinchona succirubra
Cinnabaris
Cinnamomum
Cinnamomum zeylanicum
Clematis

Clematis recta
Cnicus benedictus
Cnicus benedictus, äthanol. Decoctum
Cocculus
Cochlearia officinalis
Cochlearia officinalis spag. Krauß
Coffea
Coffea arabica
Colchicum
Colchicum autumnale
Collinsonia canadensis
Conchae
Condurango
Convallaria majalis
Conyza canadensis
Corallium rubrum
Crataegus
Crocus
Crocus sativus
Croton tiglium
Cuprum
Cuprum aceticum
Cuprum metallicum
Cuprum sulfuricum
Cyclamen
Cyclamen europaeum
Cypripedium calceolus var. pubescens
Cypripedium pubescens
Cytisus scoparius

Damiana
Datisca cannabina
Datura stramonium
Digitalis
Digitalis purpurea
Dioscorea villosa
Drosera

Echinacea angustifolia
Echinacea purpurea
Eichhornia
Eichhornia crassipes
Ephedra distachya spag. Zimpel

Ephedra spag. Zimpel
Erica
Erigeron canadensis
Eriodictyon californicum
Eucalyptus
Eucalyptus globulus
Eupatorium perfoliatum
Eupatorium purpureum
Euphorbia cyparissias
Euphorbium
Euphrasia
Euphrasia e planta tota ferm 33c
Euphrasia officinalis
Euphrasia officinalis ferm 33c
Euspongia officinalis

Fagopyrum
Fagopyrum esculentum
Fel tauri
Ferrum metallicum
Ferrum sesquichloratum
Ferrum sesquichloratum solutum
Ferrum sidereum
Filipendula ulmaria
Filipendula ulmaria ferm 34c
Flor de piedra
Fluorit
Foeniculum, äthanol. Decoctum
Foeniculum vulgare, äthanol. Decoctum
Formica
Formica rufa
Frangula
Fumaria officinalis
Fumaria officinalis spag. Krauß

Galenit
Galium odoratum
Galium odoratum spag. Zimpel
Gallae
Gallae turcicae
Galphimia glauca
Gelsemium
Gelsemium, äthanol. Decoctum

Gelsemium sempervirens
Gelsemium sempervirens, äthanol. Decoctum
Genista tinctoria
Gentiana lutea
Geum urbanum
Geum urbanum, äthanol. Decoctum
Ginkgo
Ginkgo biloba
Glonoinum
Granatum
Graphites
Gratiola
Gratiola, Radix, äthanol. Decoctum
Gratiola officinalis
Gratiola officinalis e radice, äthanol. Decoctum
Grindelia robusta
Guaiacum

Hämatit
Hamamelis
Hamamelis, äthanol. Decoctum
Hamamelis, Folium
Hamamelis virginiana
Hamamelis virginiana, äthanol. Decoctum
Hamamelis virginiana e cortice et ex summitatibus
Hamamelis virginiana e foliis
Haplopappus
Haplopappus baylahuen
Haronga
Harungana madagascariensis
Hedera helix
Herniaria glabra
Humulus lupulus
Hydrargyrum bichloratum
Hydrargyrum chloratum
Hydrargyrum metallicum
Hydrargyrum nitricum oxydulatum
Hydrargyrum sulfuratum rubrum

Hydrastis
Hydrastis canadensis
Hydrocotyle asiatica
Hyoscyamus
Hyoscyamus niger
Hypericum
Hypericum Rh
Hypericum perforatum
Hypericum perforatum Rh

Ilex aquifolium e foliis siccatis
Ipecacuanha

Jaborandi
Jodum
Juniperus communis
Juniperus communis e fructibus siccatis
Juniperus communis sicc.
Juniperus sabina

Kalanchoe
Kalanchoe Rh
Kalium bichromicum
Kalium bromatum
Kalium carbonicum
Kalium chloratum
Kalium jodatum
Kalium nitricum
Kalium phosphoricum
Kalium stibyltartaricum
Kalium sulfuricum
Kalmia
Kalmia latifolia
Krameria triandra
Kreosotum

Lamium album
Lamium album, äthanol. Infusum
Lamium album, Flos, äthanol. Infusum

Laurocerasus
Lavandula
Lavandula angustifolia
Lavandula angustifolia e floribus siccatis
Lavandula siccata
Ledum
Ledum palustre
Leonurus cardiaca
Lespedeza sieboldii
Lespedeza thunbergii
Levisticum, äthanol. Decoctum
Levisticum officinale, äthanol. Decoctum
Lilium lancifolium
Lilium tigrinum
Lithium carbonicum
Lobaria pulmonaria
Lobelia inflata
Lophophytum leandri
Luffa operculata
Lupulus
Lycopus virginicus
Lytta vesicatoria

Magnesium carbonicum
Magnesium chloratum
Magnesium phosphoricum
Majorana
Malachit
Malva, äthanol. Infusum
Mandragora, äthanol. Decoctum
Mandragora e radice siccato
Marsdenia cundurango
Marum verum
Melilotus officinalis
Melilotus officinalis spag. Zimpel
Mercurialis ex herba ferm 34c
Mercurius dulcis

Mercurius nitricus oxydulatus
Mercurialis perennis ferm 34c
Mercurius sublimatus corrosivus
Mercurius solubilis Hahnemanni
Mercurius vivus
Millefolium
Myristica fragrans
Myrrhis odorata
Myrtillocactus
Myrtillocactus geometrizans

Natrium carbonicum
Natrium chloratum
Natrium phosphoricum
Natrium sulfuricum
Natrium tetraboracicum
Natrium tetrachloroauratum
Nerium oleander
Nicotiana tabacum
Nicotiana tabacum Rh
Nitroglycerinum
Nux moschata

Ocimum basilicum ex herba
Oleander
Ononis spinosa, äthanol. Decoctum
Origanum majorana
Oxalis, Folium
Oxalis acetosella
Oxalis acetosella e foliis

Papaver rhoeas
Paris quadrifolia
Passiflora incarnata
Perilla frutescens
Perilla ocymoides
Petasites
Petasites hybridus
Peumus boldus
Phosphorus
Phytolacca

Phytolacca americana
Picrasma excelsa, Quassia amara
Pilocarpus
Pimpinella anisum, äthanol. Decoctum
Plumbum aceticum
Plumbum metallicum
Podophyllum
Podophyllum peltatum
Potentilla anserina
Potentilla erecta, äthanol. Decoctum
Prunus laurocerasus
Prunus spinosa
Prunus spinosa e summitatibus
Prunus spinosa, Summitates
Pulmonaria officinalis
Pulmonaria vulgaris
Punica granatum
Pyrit

Quarz
Quercus, äthanol. Decoctum

Ranunculus bulbosus
Ratanhia
Rauwolfia
Rauwolfia serpentina
Resina laricis
Resina piceae
Rhamnus frangula
Rheum
Rhododendron
Rosmarinus officinalis
Rosmarinus officinalis e foliis recentibus
Rosmarinus officinalis spag. Zimpel
Rosmarinus recens
Rumex
Rumex crispus
Ruta
Ruta graveolens

Sabadilla
Sabina
Salvia officinalis
Sanguinaria
Sanguinaria canadensis
Schoenocaulon officinale
Scilla
Scilla alba, äthanol. Digestio
Scrophularia nodosa
Scrophularia nodosa spag. Krauß
Selenicereus grandiflorus
Semecarpus anacardium
Serpyllum
Siderit
Silicea
Silybum marianum
Silybum marianum, äthanol. Decoctum
Solidago virgaurea
Spartium scoparium
Spigelia
Spigelia anthelmia
Spiraea ulmaria
Spiraea ulmaria ex herba ferm 34c
Spongia
Stachys officinalis
Stannum metallicum
Stibium arsenicosum
Stibium metallicum
Stibium sulfuratum nigrum
Sticta
Stramonium
Strophanthus
Strophanthus gratus
Succinum
Sulfur
Sulfur jodatum
Syzygium aromaticum
Syzygium cumini
Syzygium cumini e cortice

Syzygium jambolanum
Syzygium jambolanum e cortice

Tabacum
Tabacum Rh
Taraxacum Rh
Taraxacum officinale Rh
Tartarus stibiatus
Terebinthina laricina
Teucrium marum
Teucrium scorodonia
Thryallis glauca
Thuja
Thuja occidentalis
Thymus serpyllum
Thymus vulgaris
Tormentilla, äthanol. Decoctum
Turnera diffusa

Urginea maritima var. alba, äthanol. Digestio
Urginea maritima var. rubra

Valeriana
Valeriana officinalis
Verbascum
Verbascum thapsiforme
Veronica officinalis, äthanol. Decoctum
Vinca minor
Vincetoxicum
Vincetoxicum hirundinaria
Viola tricolor
Vitex agnus-castus

Witherit

Yerba santa

Zincum metallicum
Zincum phosphoricum
Zincum sulfuricum
Zinnober

Acalypha indica

Verwendet werden die frischen, oberirdischen Teile blühender Pflanzen von *Acalypha indica* L.

BESCHREIBUNG

Das einjährige, 30 bis 60 cm hohe Kraut ist von aufrechtem Wuchs und nesselartigem Habitus. Der runde, schwach geriefte Stengel ist im unteren Teil verholzt und selten verzweigt und unten wenig, oben dicht mit kurzen Haaren besetzt.

Die Blätter sind wechselständig, breit rundlich bis rautenförmig, zugespitzt und 1,5 bis 5 cm breit und 2 bis 6 cm lang. Am Blattgrund stehen zwei pfriemliche Nebenblätter. Der dünne Blattstiel ist bis 2mal so lang wie das Blatt. Der Blattrand ist im hinteren Drittel glatt, vorn gezähnt. An der Basis der Blattspreite treten fünf Blattnerven ein. Einer bildet den Mittelnerv, zwei weitere verlaufen rechts und links unmittelbar am Blattrand, die beiden übrigen durchlaufen die Blattspreite, wobei sie den zwischen Mittel- und Blattrandnerv gebildeten Winkel ungefähr halbieren. Vom letzteren Nervenpaar und dem Mittelnerv gehen Nerven höherer Ordnung ab. Die Nervatur ist geschlossen und fein netznervig. Die Blätter sind oberseits matt, unterseits hellgrün, leicht silbrig glänzend mit stark hervortretender Nervatur. Blattstiel, Blattnerven und Blattrand sind schwach seidig behaart.

Die blattachselständigen, ährenförmigen Blütenstände tragen unten 3 bis 7 weibliche Blüten, die allein oder zu zweit auf einem trichterförmigen, efeublattähnlichen Deckblatt stehen. Sie bestehen aus einem dreikarpelligen, behaarten Fruchtknoten mit 3 zerschlitzten Griffeln. Über den weiblichen Blüten stehen die büschelig angeordneten männlichen Blüten mit 4 behaarten Kelchblättern und 8 Staubblättern mit freiem Filament und 2 hängenden Theken. An der Spitze der jungen Blütentriebe findet sich eine aufrecht T-förmige, unvollständige weibliche Blüte, in der nur im basalen Teil ein Same ausgebildet wird. Die beiden anderen Fruchtblätter sind zu querstehenden, offenen, zylindrischen Gebilden mit zerfranstem Rand umgebildet.

ARZNEIFORMEN

HERSTELLUNG

Urtinktur und flüssige Verdünnungen nach Vorschrift 3a.

EIGENSCHAFTEN

Die Urtinktur ist eine grünlichbraune Flüssigkeit mit schwach brennendem Geschmack.

PRÜFUNG AUF IDENTITÄT

A. Wird 1 ml Urtinktur mit 0,2 ml Phloroglucin-Lösung *R* und danach 0,2 ml Salzsäure *R* 1 versetzt und erwärmt, entsteht eine kirschrote Färbung, die bald in Braun umschlägt.

B. Chromatographie: Die Prüfung erfolgt dünnschichtchromatographisch auf einer Schicht von Kieselgel HF_{254} *R*.

Untersuchungslösung: Urtinktur.

Vergleichslösung: 10 mg Papaverinhydrochlorid *RN*, 50 mg Brucin *R* und 50 mg Benzoesäure *R* werden in 10 ml Methanol *R* gelöst.

Aufgetragen werden getrennt 20 μl Untersuchungslösung und 10 μl Vergleichslösung. Die Chromatographie erfolgt über eine Laufstrecke von 10 cm mit einer Mischung aus 90 Volumteilen Aceton *R*, 7 Volumteilen Wasser und 3 Volumteilen konzentrierter Ammoniaklösung *R*. Nach Verdunsten der mobilen Phase werden die Chromatogramme im ultravioletten Licht bei 254 nm ausgewertet.

Das Chromatogramm der Vergleichslösung zeigt im unteren Drittel des *Rf*-Bereiches den Fleck der Benzoesäure, im mittleren Drittel den Fleck des Brucins und im oberen Drittel den Fleck des Papaverins.

Das Chromatogramm der Untersuchungslösung zeigt unterhalb und wenig oberhalb der Vergleichssubstanz Benzoesäure je einen Fleck, einen weiteren Fleck auf Höhe der Vergleichssubstanz Brucin sowie einen Fleck wenig oberhalb der Vergleichssubstanz Papaverin. Die beiden letztgenannten Flecke fluoreszieren im ultravioletten Licht bei 365 nm schwach blau.

PRÜFUNG AUF REINHEIT

Relative Dichte (Ph. Eur.): 0,895 bis 0,910.

Trockenrückstand (DAB): Mindestens 0,8 Prozent.

LAGERUNG

Vor Licht geschützt.

Achillea millefolium

Millefolium

Verwendet werden die frischen, oberirdischen Teile blühender Pflanzen von *Achillea millefolium* L.

BESCHREIBUNG

Die oberirdischen Teile riechen etwas aromatisch kampferartig und haben schwach bitteren Geschmack. Der 30 bis 120 cm lange, aufsteigende oder aufrechte, etwas kantige, kräftige Stengel ist verstreut bis ziemlich dicht langhaarig, stellenweise rötlich überlaufen und nur oberwärts verzweigt. Er trägt wechselständig angeordnete, wenig behaarte, im unteren Bereich gedrängt stehende 20 bis 40 mm breite, kurz gestielte, lanzettliche, dreifach fiederschnittige Blätter, im oberen Bereich entfernt stehende, etwas geöhrt sitzende, 10 bis 20 mm breite zwei- bis dreifach fiederschnittige Blätter. Die entfernt stehenden Fiedern und Fiederchen sind weißlich stachelspitzig. Die Blütenkörbchen sind in einem reich verzweigten, ziemlich lockeren, oft zusammengesetzt doldenrispigen Köpfchenstand von 4 bis 10 cm Durchmesser vereinigt, dessen untere aus der Achsel der Laubblätter entspringende Teile meist nicht das Niveau des zentralen Köpfchenstandes erreichen. Die etwa 10 mm weiten Köpfchen sind von einer becherförmigen, 4 bis 5 mm langen Hülle mit meist dreireihig angeordneten, zur Spitze hin fein gefransten Hüllblättern mit häutigem, weißlichen oder bräunlichen Rand umgeben. Sie enthalten meist 4 bis 5 weibliche 5 bis 6 mm lange Randblüten mit weißer, rosaroter oder rötlicher Korolle mit 2 bis 3 mm langer rundlich dreilappiger Zunge und 3 bis 20 zwittrige, etwa 4 mm lange röhrenförmige Scheibenblüten mit gelblichweißer, fünfzipfliger Korolle und 5 Staubblättern. Die Blüten stehen in der Achsel gekielter, mehrspitziger Deckblättchen. Der längliche, unterständige Fruchtknoten trägt am oberen Rand einen schmalen gezähnten Wulst.

ARZNEIFORMEN

HERSTELLUNG

Urtinktur und flüssige Verdünnungen nach Vorschrift 3a.

EIGENSCHAFTEN

Die Urtinktur ist eine olivgrüne bis bräunliche Flüssigkeit von schwach bitterem Geschmack.

PRÜFUNG AUF IDENTITÄT

A. Wird 1 ml Urtinktur in einem Reagenzglas mit 0,3 ml verdünnter Natriumhydroxid-Lösung *R* versetzt, so tritt eine gelbe Färbung auf. Ein über das Reagenzglas gehaltenes, angefeuchtetes rotes Lackmuspapier *R* wird gebläut, wenn die Mischung auf dem Wasserbad erhitzt wird.

B. Wird 1 ml Urtinktur mit 0,3 ml Phloroglucin-Lösung *R* und 0,2 ml Salzsäure *R* versetzt, so nimmt die Mischung eine nicht beständige braunrote Färbung an.

C. Chromatographie: Die Prüfung erfolgt dünnschichtchromatographisch auf einer Schicht von Kieselgel HF_{254} *R*.

Untersuchungslösung: Eine Mischung aus 5,0 ml Urtinktur und 10 ml Wasser wird zweimal mit 20 ml Methylenchlorid *R* ausgeschüttelt. Die organische Phase wird abgetrennt, filtriert und bei vermindertem Druck (höchstens 27 mbar) vorsichtig eingeengt. Der Rückstand wird in 0,2 ml Chloroform *R* aufgenommen.

Vergleichslösung: 0,10 g Borneol *R* und 0,10 g Menthol *R* werden in 10 ml Methanol *R* gelöst.

Aufgetragen werden getrennt je 20 µl Untersuchungs- und Vergleichslösung. Die Chromatographie erfolgt über eine Laufstrecke von 15 cm mit einer Mischung aus 96 Volumteilen Chloroform *R* und 4 Volumteilen Äthanol *R*. Nach dem Verdunsten des Fließmittels bei Raumtemperatur wird das Chromatogramm der Untersuchungslösung mit einer Glasplatte abgedeckt, das der Vergleichslösung mit Anisaldehyd-Lösung *R* besprüht und die Platte 5 bis 10 Minuten lang auf 105 bis 110 °C erhitzt.

Im Chromatogramm der Vergleichslösung erscheint im Tageslicht im oberen Rf-Bereich der grüne Fleck des Borneols (Rst 1,0) und dicht darüber der blaue Fleck des Menthols.

Das Chromatogramm der Untersuchungslösung wird im ultravioletten Licht von 365 und 254 nm ausgewertet; danach wird auch dieses Chromatogramm mit Anisaldehyd-Lösung *R* besprüht und die Platte erneut 5 bis 10 Minuten lang auf 105 bis 110 °C erhitzt.

Im Chromatogramm der Untersuchungslösung erscheinen nach dem Besprühen im Tageslicht folgende Flecke: zuoberst ein rotvioletter Fleck, der auch in einen rotvioletten und einen braunrosafarbenen aufgelöst sein kann, ein rotbrauner bei Rst 1,25 bis 1,35, der vor dem Besprühen im ultravioletten Licht von 365 nm gelblich erschien, drei blaß rotviolette zwischen Rst 0,75 bis 1,15 und zwei rotorange bei Rst 0,60 bis 0,70 und 0,40 bis 0,55, die vor dem Besprühen im ultravioletten Licht von 365 nm dunkelviolett waren. Unterhalb Rst 0,5 liegen mehrere Flecke, die vor dem Besprühen im ultravioletten Licht von 254 nm dunkel erschienen und die nach dem Besprühen am Tageslicht rotorange oder gelb werden. Zahl und Färbung der Flecke unterhalb Rst 0,7 können je nach Herkunft des Krautes schwanken.

PRÜFUNG AUF REINHEIT

Relative Dichte (Ph. Eur.): 0,896 bis 0,915.

Trockenrückstand (DAB): Mindestens 1,4 Prozent.

LAGERUNG

Vor Licht geschützt.

Achillea millefolium ferm 33d

Achillea ex herba ferm 33 d

Verwendet werden die frischen, oberirdischen Teile blühender Pflanzen von *Achillea millefolium* L.

BESCHREIBUNG

Die oberirdischen Teile haben etwas aromatisch kampferartigen Geruch und schwach bitteren Geschmack.

Der 30 bis 120 cm lange, aufsteigende oder aufrechte, etwas kantige, kräftige Stengel ist verstreut bis ziemlich dicht langhaarig, stellenweise rötlich überlaufen und nur oberwärts verzweigt. Er trägt wechselständig angeordnete, wenig behaarte, im unteren Bereich gedrängt stehende, 20 bis 40 mm breite, kurz gestielte, lanzettliche, 3fach fiederschnittige Blätter, im oberen Bereich entfernt stehende, etwas geöhrt sitzende, 10 bis 20 mm breite, 2- bis 3fach fiederschnittige Blätter. Die entfernt stehenden Fiedern und Fiederchen sind weißlich stachelspitzig. Die Blütenkörbchen sind in einem reich verzweigten, ziemlich lockeren, oft zusammengesetzt doldenrispigen Köpfchenstand von 4 bis 10 cm Durchmesser vereinigt, dessen untere, aus der Achsel der Laubblätter entspringende Teile meist nicht das Niveau des zentralen Köpfchenstandes erreichen. Die etwa 10 mm weiten Köpfchen sind von einer becherförmigen, 4 bis 5 mm langen Hülle mit meist 3reihig angeordneten, zur Spitze hin fein gefransten Hüllblättern mit häutigem, weißlichem oder bräunlichem Rand umgeben. Sie enthalten meist 4 bis 5 weibliche, 5 bis 6 mm lange Randblüten mit weißer, rosaroter oder rötlicher Korolle mit 2 bis 3 mm langer, rundlich 3lappiger Zunge und 3 bis 20 zwittrige, etwa 4 mm lange, röhrenförmige Scheibenblüten mit gelblichweißer, 5zipfliger Korolle und 5 Staubblättern. Die Blüten stehen in der Achsel gekielter, mehrspitziger Deckblättchen. Der längliche, unterständige Fruchtknoten trägt am oberen Rand einen schmalen, gezähnten Wulst.

ARZNEIFORMEN

HERSTELLUNG

Urtinktur und flüssige Verdünnungen nach Vorschrift 33d.

EIGENSCHAFTEN

Die Urtinktur ist eine gelb-bräunliche Flüssigkeit mit schwach bitterem Geschmack und bitterem, säuerlich-süßem, herbwürzigem Geruch.

PRÜFUNG AUF IDENTITÄT

A. Wird 1 ml Urtinktur in einem Reagenzglas mit 0,3 ml verdünnter Natriumhydroxid-Lösung *R* versetzt, tritt gelbe Färbung auf. Ein über das Reagenzglas gehaltenes, angefeuchtetes rotes Lackmuspapier *R* wird gebläut, wenn die Mischung auf dem Wasserbad erhitzt wird.

B. Wird 1 ml Urtinktur mit 15 ml Wasser verdünnt und geschüttelt, vergeht der entstandene Schaum sehr rasch. Wird nach Zugabe von 0,05 ml Eisen(III)-chlorid-Lösung *R* 1 erneut geschüttelt, entsteht ein mindestens 4 Stunden lang beständiger Schaum.

C. Chromatographie: Die Prüfung erfolgt dünnschichtchromatographisch auf einer Schicht von Kieselgel HF_{254} *R*.

Untersuchungslösung: Eine Mischung aus 5,0 ml Urtinktur und 10 ml Wasser wird zweimal mit je 20 ml Methylenchlorid *R* ausgeschüttelt. Die vereinigten organischen Phasen werden filtriert und unter vermindertem Druck vorsichtig eingeengt. Der Rückstand wird in 0,2 ml Chloroform *R* aufgenommen.

Vergleichslösung: 10 mg Borneol *R* und 10 mg Menthol *R* werden in 10 ml Methanol *R* gelöst.

Aufgetragen werden getrennt je 20 µl Untersuchungs- und Vergleichslösung. Die Chromatographie erfolgt über eine Laufstrecke von 15 cm mit einer Mischung aus 90 Volumteilen Chloroform R und 10 Volumteilen Äthanol R. Nach Verdunsten der mobilen Phase werden im Chromatogramm der Untersuchungslösung die im ultravioletten Licht bei 254 nm und bei 365 nm auftretenden Flecke markiert. Danach werden die Chromatogramme mit Anisaldehyd-Lösung R besprüht, 5 bis 10 Minuten lang auf 105 bis 110 °C erhitzt und innerhalb von 10 Minuten am Tageslicht ausgewertet.

Das Chromatogramm der Vergleichslösung zeigt im oberen Drittel des Rf-Bereiches den grünen Fleck des Borneols (Rst 1,0) und dicht darüber den blauen Fleck des Menthols.

Das Chromatogramm der Untersuchungslösung zeigt bei Rst 0,22 einen gelben und bei Rst 0,31 einen violetten Fleck. Zwischen Rst 0,35 und Rst 0,65 liegen mindestens 3 rötlich-violette Flecke, die alle im ultravioletten Licht bei 254 nm Fluoreszenzlöschung zeigten. Bei Rst 0,89 und Rst 0,94 tritt je ein in der Farbe stark schwankender Fleck auf; diese beiden Flecke zeigen im ultravioletten Licht bei 365 nm hellbläuliche Fluoreszenz.

PRÜFUNG AUF REINHEIT

Relative Dichte (Ph. Eur.): 1,004 bis 1,030.

Trockenrückstand (DAB): Mindestens 1,0 Prozent.

pH-Wert (Ph. Eur.): Der pH-Wert der Urtinktur muß zwischen 3,0 und 4,2 liegen.

LAGERUNG

Vor Licht geschützt.

Acidum aceticum

$C_2H_4O_2$ MG 60,1

Verwendet wird Essigsäure mit einem Gehalt von mindestens 99,0 und höchstens 100,5 Prozent $C_2H_4O_2$.

EIGENSCHAFTEN

Klare, farblose, flüchtige, ätzende Flüssigkeit mit stechendem Geruch und in starker Verdünnung noch saurem Geschmack; bei niedriger Temperatur kristallisierend.

PRÜFUNG AUF IDENTITÄT

A. Eine 10prozentige Lösung (G/V) der Substanz ist stark sauer (Ph. Eur.).
B. Eine 1prozentige Lösung (G/V) der Substanz wird mit so viel verdünnter Ammoniaklösung R 1 versetzt, daß die Mischung schwach nach Ammoniak riecht; diese Mischung gibt die Identitätsreaktion b) auf Acetat (Ph. Eur.).

PRÜFUNG AUF REINHEIT

Aussehen der Substanz: Die Substanz muß klar (Ph. Eur., Methode B) und farblos (Ph. Eur., Methode II) sein.

Siedepunkt (Ph. Eur.): 117 bis 119 °C.

Erstarrungspunkt (Ph. Eur.): Nicht unter 13,2 °C.

Chlorid (Ph. Eur.): 1,2 ml Substanz, mit Wasser zu 15 ml verdünnt, müssen der Grenzprüfung auf Chlorid entsprechen (40 ppm G/V).

Sulfat (Ph. Eur.): 1,5 ml Substanz, mit Wasser zu 15 ml verdünnt, müssen der Grenzprüfung auf Sulfat entsprechen (100 ppm G/V).

Schwermetalle (Ph. Eur.): 1,5 g Substanz werden auf dem Wasserbad eingeengt. Der Rückstand wird durch Erwärmen in 15 ml Wasser gelöst. 12 ml dieser Lösung müssen der Grenzprüfung auf Schwermetalle entsprechen (20 ppm). Zur Herstellung der Vergleichslösung wird die Blei-Standardlösung (2 ppm Pb) R verwendet.

Eisen (Ph. Eur.): 2 g Substanz werden auf dem Wasserbad eingeengt. Der Rückstand muß der Grenzprüfung B auf Eisen entsprechen (5 ppm).

Fremder Geruch: 0,25 ml Substanz werden mit 5 ml verdünnter Natriumhydroxid-Lösung R geschüttelt. Die Lösung muß geruchlos sein.

Reduzierende Verunreinigungen: 5,0 ml Substanz werden mit 10,0 ml Wasser verdünnt. 5,0 ml der Verdünnung werden mit 6 ml Schwefelsäure R gemischt und nach dem Abkühlen auf Raumtemperatur mit 2,0 ml 0,1 N-Kaliumdichromat-Lösung versetzt. Nach einer Minute wird mit 25 ml Wasser verdünnt, 1 ml einer frisch hergestellten 10prozentigen Lösung (G/V) von Kaliumjodid R zugegeben und mit 0,1 N-Natriumthiosulfat-Lösung unter Zusatz von Stärke-Lösung R titriert. Für die Titration muß mindestens 1,0 ml 0,1 N-Natriumthiosulfat-Lösung verbraucht werden.

Nichtflüchtige Verunreinigungen: Höchstens 0,01 Prozent; 20 g Substanz werden auf dem Wasserbad eingeengt; der Rückstand wird bei 100 bis 105 °C getrocknet.

GEHALTSBESTIMMUNG

Etwa 1,20 g Substanz, genau gewogen, werden in einem mit Glasschliffstopfen verschließbaren Erlenmeyerkolben mit 25 ml Wasser versetzt und nach Zusatz von Phenolphthalein-Lösung *R* mit 1 N-Natriumhydroxid-Lösung titriert.
1 ml 1 N-Natriumhydroxid-Lösung entspricht 60,1 mg $C_2H_4O_2$.

ARZNEIFORMEN

Die Lösung (D 1) muß mindestens 9,5 und darf höchstens 10,5 Prozent $C_2H_4O_2$ enthalten.

HERSTELLUNG

Lösung (D 1) nach Vorschrift 5a mit Wasser. Die 2. Dezimalverdünnung wird mit Wasser, die folgenden Verdünnungen werden mit Äthanol 43 Prozent hergestellt.

EIGENSCHAFTEN

Die Lösung (D 1) ist eine klare, farblose Flüssigkeit mit stechendem Geruch.

PRÜFUNG AUF IDENTITÄT

A. Die Lösung (D 1) gibt die Identitätsreaktion A der Substanz.
B. 0,5 ml der Lösung (D 1), mit Wasser zu 10 ml verdünnt, geben die Identitätsreaktion B der Substanz.

PRÜFUNG AUF REINHEIT

Aussehen der Lösung: Die Lösung (D 1) muß klar (Ph. Eur., Methode B) und farblos (Ph. Eur., Methode II) sein.

Relative Dichte (Ph. Eur.): 1,013 bis 1,015.

GEHALTSBESTIMMUNG

10,0 g der Lösung (D 1), genau gewogen, werden in einem mit Glasschliffstopfen verschließbaren Erlenmeyerkolben mit 15 ml Wasser versetzt. Die weitere Bestimmung erfolgt wie bei der Substanz unter „Gehaltsbestimmung" angegeben.

LAGERUNG

Lösung (D 1) in Glasstöpselflaschen oder anderen geeigneten Behältnissen.

Vorsichtig zu lagern!

Acidum arsenicosum

Arsenicum album

As_2O_3 MG 197,8

Verwendet wird Arsen(III)-oxid, das mindestens 99,5 und höchstens 100,5 Prozent As_2O_3 enthält.

EIGENSCHAFTEN

Weißes bis fast weißes, schweres Pulver ohne Geruch; schwer löslich in Wasser, in Alkalilaugen und Alkalicarbonatlösungen unter Salzbildung löslich.

PRÜFUNG AUF IDENTITÄT

A. Die Lösung von 50 mg Substanz in 10 ml verdünnter Salzsäure *R* gibt auf Zusatz von 1,2 ml Thioacetamid-Reagenz *R* einen gelben, in verdünnter Ammoniaklösung *R* 1 löslichen Niederschlag.

B. 20 mg Substanz werden in 1,0 ml Salzsäure *R* 1 gelöst und mit 5 ml Hypophosphit-Reagenz *R* 15 Minuten lang im Wasserbad erhitzt. Es entsteht ein schwarzer Niederschlag.

PRÜFUNG AUF REINHEIT

Aussehen der Lösung: Die Lösung von 0,50 g Substanz in 5,0 ml verdünnter Ammoniaklösung *R* 1 muß klar (Ph. Eur., Methode B) und farblos (Ph. Eur., Methode II) sein.

Sulfid: Die unter Prüfung auf „Aussehen der Lösung" erhaltene Lösung darf nach Zugabe von 8,0 ml Salzsäure *R* 1 keine gelbe Färbung oder Fällung geben.

Glührückstand: Höchstens 0,1 Prozent, bestimmt mit 1,0 g Substanz bei etwa 600 °C.

GEHALTSBESTIMMUNG

Etwa 1,00 g Substanz, genau gewogen, wird nach Zugabe von 1,0 g Kaliumhydrogencarbonat *R* in einem 100-ml-Meßkolben in 5,0 ml Wasser unter Erwärmen gelöst. Nach dem Erkalten wird aufgefüllt. 20,0 ml dieser Lösung werden mit

4,0 g Kaliumhydrogencarbonat R und 40 ml Wasser versetzt und unter Zusatz von Stärke-Lösung R mit 0,1 N-Jod-Lösung titriert.

1 ml 0,1 N-Jod-Lösung entspricht 4,946 mg As_2O_3.

ARZNEIFORMEN

Die Lösung (D 2) muß mindestens 0,95 und darf höchstens 1,05 Prozent Substanz, berechnet als As_2O_3, enthalten.

Die 1. Dezimalverreibung muß mindestens 9,5 und darf höchstens 10,5 Prozent As_2O_3 enthalten.

HERSTELLUNG

Zur Lösung wird mindestens 1 Gewichtsteil Substanz durch Kochen in 90 Gewichtsteilen Wasser gelöst. Das Filtrat wird mit Wasser auf 90 Gewichtsteile ergänzt; nach dem Erkalten der Flüssigkeit werden 10 Gewichtsteile Äthanol 86 Prozent hinzugefügt. Die folgenden Verdünnungen werden mit Äthanol 43 Prozent hergestellt.

Verreibungen ab D 1 nach Vorschrift 6.

EIGENSCHAFTEN

Die Lösung (D 2) ist eine farblose, klare Flüssigkeit. Die 1. Dezimalverreibung ist ein weißes Pulver.

PRÜFUNG AUF IDENTITÄT

A. Werden 2 ml der Lösung (D 2) mit 5 ml Hypophosphit-Reagenz R 5 Minuten lang im siedenden Wasserbad erhitzt, so färbt sich die Mischung braun bis schwarz.

B. 1 g der 1. Dezimalverreibung wird mit 5 ml Wasser erhitzt, dazu werden 0,1 g Zink R als Feile und 3 ml Salzsäure R 1 zugefügt. Nachdem das Reagenzglas mit einem Wattebausch lose verschlossen ist, wird ein darüber gelegtes Quecksilber(II)-bromid-Papier R innerhalb einiger Minuten braun bis gelb gefärbt.

PRÜFUNG AUF REINHEIT

Aussehen der Lösung: Die Lösung (D 2) muß klar (Ph. Eur., Methode B) und farblos (Ph. Eur., Methode II) sein.

Relative Dichte (Ph. Eur.): 0,987 bis 0,995.

GEHALTSBESTIMMUNG

A. Etwa 3,00 g der Lösung (D 2), genau gewogen, werden mit 10 ml Wasser und 5 ml Salzsäure R versetzt und nach Zugabe von 0,2 ml Methylorange-Lösung R bei etwa 50 °C mit 0,1 N-Kaliumbromat-Lösung bis zum Verschwinden der Rotfärbung titriert.
1 ml 0,1 N-Kaliumbromat-Lösung entspricht 4,946 mg As_2O_3.

B. Etwa 0,300 g der 1. Dezimalverreibung, genau gewogen, werden unter Rühren und Erwärmen mit 10 ml Wasser behandelt, bis der Milchzucker gelöst ist. Nach Zugabe von 5 ml Salzsäure R wird unter weiterem Rühren auf höchstens 60 °C erwärmt, bis eine klare Lösung vorliegt. Die Lösung wird nach Zugabe von 0,2 ml Methylorange-Lösung R bei etwa 50 °C mit 0,1 N-Kaliumbromat-Lösung bis zum Verschwinden der Rotfärbung titriert.
1 ml 0,1 N-Kaliumbromat-Lösung entspricht 4,946 mg As_2O_3.

Grenzprüfung der D 4

5 g der 4. Dezimalverdünnung oder 5 g der 4. Dezimalverreibung, gelöst in 30 ml Wasser, werden wie unter Gehaltsbestimmung der Arzneiformen angegeben behandelt. Hierbei dürfen höchstens 0,2 ml 0,1 N-Kaliumbromat-Lösung verbraucht werden.

LAGERUNG

Vor Licht geschützt.

Sehr vorsichtig zu lagern!

Acidum benzoicum e resina

Verwendet wird aus Siambenzoe sublimierte Benzoesäure (Acidum benzoicum e resina), die mindestens 94 Prozent Säuren enthält, berechnet als Benzoesäure ($C_7H_6O_2$; MG 122,1).

EIGENSCHAFTEN

Seidig glänzende Blättchen oder nadelförmige Kristalle, die sich beim Aufbewahren gelblich oder bräunlichgelb färben. Die Substanz besitzt benzoeartigen und zugleich schwach brenzligen, jedoch weder brandigen noch harnartigen Geruch; sie ist flüchtig mit Wasserdampf, leicht löslich in Äthanol, Äther und Chloroform.

PRÜFUNG AUF IDENTITÄT

A. Schmelzpunkt (Ph. Eur.): 115 bis 119 °C.

B. Die Substanz gibt die Reaktion auf Benzoat (Ph. Eur.).

C. Beim Erhitzen in einem Reagenzglas schmilzt die Substanz zuerst zu einer gelblichen bis bräunlichen Flüssigkeit und sublimiert dann vollständig oder unter Hinterlassung eines geringen, braunen Rückstands.

D. 0,10 g Substanz werden in 1,0 ml Äthanol 90% RN gelöst und mit 0,1 ml Phloroglucin-Lösung R versetzt. Nach 1 Minute werden 0,2 ml Salzsäure R 1 zugegeben. Beim Kochen färbt sich die Lösung rot.

E. **Chromatographie** (Ph. Eur.): Die Prüfung erfolgt dünnschichtchromatographisch auf einer Schicht von Kieselgel HF$_{254}$ R.

Untersuchungslösung: 100 mg Substanz werden in 1 ml Äthanol 86 Prozent gelöst.

Vergleichslösung: 100 mg Benzoesäure R und 20 mg Vanillin R werden in 1 ml Äthanol 86 Prozent gelöst.

Aufgetragen werden getrennt je 10 µl beider Lösungen. Die Chromatographie erfolgt über eine Laufstrecke von 15 cm mit einer Mischung aus 95 Volumteilen Methylenchlorid R und 5 Volumteilen Äthanol R. Die Chromatogramme werden an der Luft getrocknet und in einem Behälter den Dämpfen von konzentrierter Ammoniaklösung R ausgesetzt. Im ultravioletten Licht bei 254 nm zeigen sich bei der Untersuchungslösung und der Vergleichslösung dunkelviolette Flecke mit Rst 1,0 (bezogen auf Vanillin als Vergleich: Rst 1,0). Über diesem Fleck kann sich bei der Untersuchungslösung ein bräunlichgelber Fleck befinden. Nach dem Besprühen mit 2,6-Dichlorphenolindophenolnatrium-Lösung R erscheint bei beiden Chromatogrammen ein rosaroter Fleck auf blauem Grund mit Rst 1,0 (bezogen auf Benzoesäure als Vergleich: Rst 1,0).

PRÜFUNG AUF REINHEIT

Zimtsäure: Eine Mischung von 0,2 g Substanz, 0,2 g Kaliumpermanganat R und 10 ml Wasser wird in einem lose verschlossenen Reagenzglas 5 Minuten lang im Wasserbad auf 50 bis 60 °C erwärmt und dann abgekühlt. Beim Öffnen des Reagenzglases darf kein Geruch nach Benzaldehyd auftreten.

Acidum benzoicum e resina

GEHALTSBESTIMMUNG

Etwa 0,20 g Substanz, genau gewogen, werden in 20 ml Äthanol 86 Prozent gelöst und nach Zusatz von 0,25 ml Phenolphthalein-Lösung *R* mit 0,1 N-Natriumhydroxid-Lösung titriert.

1 ml 0,1 N-Natriumhydroxid-Lösung entspricht 12,21 mg $C_7H_6O_2$.

ARZNEIFORMEN

Die Lösung (D 1) und die 1. Dezimalverreibung müssen mindestens 9,0 und dürfen höchstens 10,0 Prozent Säuren, berechnet als Benzoesäure $C_7H_6O_2$, enthalten.

HERSTELLUNG

Lösung (D 1) nach Vorschrift 5 mit Äthanol 86 Prozent. Die 2. und 3. Dezimalverdünnung werden mit Äthanol 62 Prozent, die folgenden Verdünnungen mit Äthanol 43 Prozent hergestellt.

Verreibungen nach Vorschrift 6.

EIGENSCHAFTEN

Die Lösung (D 1) ist eine gelbe Flüssigkeit, die 1. Dezimalverreibung ein gelbliches Pulver.

PRÜFUNG AUF IDENTITÄT

A. 1,0 ml der Lösung (D 1) wird mit 0,1 ml Phloroglucin-Lösung *R* versetzt. Nach 1 Minute werden 0,2 ml Salzsäure *R* 1 zugegeben. Beim Kochen färbt sich die Lösung rot.

0,1 g der 1. Dezimalverreibung werden mit 5,0 ml Äthanol 86 Prozent ausgeschüttelt und filtriert. Das Filtrat wird mit 0,5 ml Phloroglucin-Lösung *R* versetzt. Nach 1 Minute wird 1,0 ml Salzsäure *R* 1 zugegeben. Beim Kochen färbt sich die Lösung rot.

B. 0,4 g der 1. Dezimalverreibung werden in 2,0 ml heißem Wasser gelöst. Es entsteht eine gelbliche Lösung, die einen bräunlichgelb gefärbten Bodensatz haben kann.

C. **Chromatographie:** Die Prüfung erfolgt wie bei der Substanz unter „Prüfung auf Identität", E.

Untersuchungslösung 1: Lösung (D 1).

Untersuchungslösung 2: 1,0 g der 1. Dezimalverreibung wird mit 15 ml Äthanol 86 Prozent ausgeschüttelt, filtriert und mit 5 ml Äthanol 86 Prozent nachgewaschen. Das Filtrat wird auf dem Wasserbad fast zur Trockne eingeengt. Der Rückstand wird in 1 ml Äthanol 86 Prozent gelöst.

PRÜFUNG AUF REINHEIT

Relative Dichte (Ph. Eur.): 0,858 bis 0,862.

GEHALTSBESTIMMUNG

Zur Gehaltsbestimmung der Lösung (D 1) wird etwa 1,00 g, genau gewogen, verwendet.
 Zur Gehaltsbestimmung der 1. Dezimalverreibung wird etwa 1,00 g, genau gewogen, mit 20 ml Äthanol 86 Prozent geschüttelt, filtriert und 2mal mit je 15 ml Äthanol 86 Prozent nachgewaschen. Das Filtrat wird verwendet.
 Die Bestimmung erfolgt wie bei der Substanz unter ,,Gehaltsbestimmung'' angegeben.

LAGERUNG

Dicht verschlossen.

Acidum boricum

Borsäure

H_3BO_3 MG 61,8

Verwendet wird Borsäure, die mindestens 99,0 und höchstens 100,5 Prozent H_3BO_3 enthält.

EIGENSCHAFTEN

Farblose, glänzende, sich fettig anfühlende Schuppen, weiße Kristalle oder weißes, kristallines Pulver, geruchlos, mit leicht saurem und bitterem Geschmack und süßlichem Nachgeschmack; leicht löslich in siedendem Wasser und Glycerin, löslich in Äthanol und kaltem Wasser. Borsäure ist wasserdampfflüchtig.

PRÜFUNG AUF IDENTITÄT

A. 0,1 g Substanz werden unter leichtem Erwärmen in 5 ml Methanol R gelöst und mit 0,1 ml Schwefelsäure R versetzt. Die angezündete Lösung brennt mit grüngesäumter Flamme.

B. Die Prüflösung (siehe „Prüfung auf Reinheit") ist sauer (Ph. Eur.).

PRÜFUNG AUF REINHEIT

Prüflösung: 3,0 g Substanz werden in 80 ml siedendem Wasser gelöst. Nach dem Abkühlen wird mit Wasser zu 90 ml verdünnt.

Aussehen der Lösung: Die Prüflösung muß klar oder höchstens sehr schwach opaleszierend (Ph. Eur., Methode B) und farblos (Ph. Eur., Methode II) sein.

Löslichkeit in Äthanol: 1,0 g Substanz wird in 10 ml siedendem Äthanol R gelöst. Die Lösung muß klar oder höchstens schwach opaleszierend (Ph. Eur., Methode B) und farblos (Ph. Eur., Methode II) sein.

pH-Wert (Ph. Eur.): Der pH-Wert der Prüflösung muß zwischen 3,8 und 4,8 liegen.

Schwermetalle (Ph. Eur.): 12 ml Prüflösung müssen der Grenzprüfung auf Schwermetalle entsprechen (15 ppm). Zur Herstellung der Vergleichslösung wird eine Mischung von 2,5 ml Blei-Standardlösung (2 ppm Pb) R und 7,5 ml Wasser verwendet.

Sulfat (Ph. Eur.): 10 ml Prüflösung, mit Wasser zu 15 ml verdünnt, müssen der Grenzprüfung auf Sulfat entsprechen (450 ppm).

Organische Stoffe: Beim Erhitzen bis zur Rotglut darf sich die Substanz nicht dunkel färben.

GEHALTSBESTIMMUNG

Etwa 0,100 g Substanz, genau gewogen, werden, erforderlichenfalls unter leichtem Erwärmen, in einer Lösung von 4 g Mannit R in 20 ml Wasser gelöst; die Lösung wird schnell abgekühlt. Nach Zusatz von 0,2 ml Phenolphthalein-Lösung R wird mit 0,1 N-Natriumhydroxid-Lösung bis zur Rotfärbung titriert.

1 ml 0,1 N-Natriumhydroxid-Lösung entspricht 6,18 mg H_3BO_3.

ARZNEIFORMEN

Die Lösung (D 2) muß mindestens 0,95 und darf höchstens 1,05 Prozent H_3BO_3 enthalten.

Die 1. Dezimalverreibung muß mindestens 9,5 und darf höchstens 10,5 Prozent H_3BO_3 enthalten.

HERSTELLUNG

Lösung (D 2) nach Vorschrift 5a mit Äthanol 43 Prozent.
Verreibungen nach Vorschrift 6.

EIGENSCHAFTEN

Die Lösung (D 2) ist eine klare, farblose Flüssigkeit.
Die 1. Dezimalverreibung ist ein weißes Pulver.

PRÜFUNG AUF IDENTITÄT

A. 0,5 g der 1. Dezimalverreibung oder der nach dem Einengen von 5 ml der Lösung (D 2) erhaltene Rückstand werden mit 5 ml Methanol *R* und 0,1 ml Schwefelsäure *R* versetzt. Die angezündete Mischung brennt mit grüngesäumter Flamme.

B. 10 ml der Lösung (D 2) oder 10 ml einer 10 prozentigen Lösung (G/G) der 1. Dezimalverreibung in Wasser werden mit 0,1 ml Bromkresolgrün-Lösung *R* versetzt. Ist die Lösung gelb oder grün gefärbt, wird sie mit 0,01 N-Natriumhydroxid-Lösung tropfenweise bis zur Blaufärbung versetzt. Die blaue Lösung wird durch Zugabe von 0,3 g Mannit *R* gelb gefärbt.

PRÜFUNG AUF REINHEIT

Aussehen der Lösung: Die Lösung (D 2) muß klar (Ph. Eur., Methode B) und farblos (Ph. Eur., Methode II) sein.

Relative Dichte (Ph. Eur.): 0,946 bis 0,949.

GEHALTSBESTIMMUNG

Zur Gehaltsbestimmung der Lösung (D 2) werden etwa 10,00 g, genau gewogen, verwendet.

Zur Gehaltsbestimmung der 1. Dezimalverreibung wird etwa 1,00 g, genau gewogen, verwendet.

Die Bestimmung erfolgt nach Zugabe von 4 g Mannit *R* und 20 ml Wasser wie bei der Substanz unter Gehaltsbestimmung angegeben.

Acidum citricum

$C_6H_8O_7$ MG 192,1

Verwendet wird Citronensäure, die mindestens 99,5 und höchstens 101,0 Prozent 2-Hydroxy-1,2,3-propantricarbonsäure $C_6H_8O_7$ enthält, berechnet auf die wasserfreie Substanz.

EIGENSCHAFTEN

Weißes, kristallines Pulver oder farblose Kristalle; sehr leicht löslich in Wasser, leicht löslich in Äthanol, wenig löslich in Äther.

PRÜFUNG AUF IDENTITÄT

Die Substanz gibt die Identitätsreaktionen auf Citrat (Ph. Eur.).

PRÜFUNG AUF REINHEIT

Prüflösung: 5,0 g Substanz werden in 39 ml verdünnter Natriumhydroxid-Lösung *R* gelöst und mit Wasser zu 50 ml verdünnt.

Aussehen der Lösung: 2,0 g Substanz werden in Wasser zu 10,0 ml gelöst. Die Lösung muß klar (Ph. Eur., Methode B) und darf nicht stärker gefärbt sein als die mit dem gleichen Volumen 1prozentiger Salzsäure (G/V) verdünnten Farbvergleichslösungen G_6, BG_6 oder GG_6 (Ph. Eur., Methode II).

Chlorid (Ph. Eur.): 10 ml Prüflösung werden mit Salpetersäure *R* angesäuert und mit Wasser zu 15 ml verdünnt. Die Lösung muß der Grenzprüfung auf Chlorid entsprechen (50 ppm).

Oxalat: 0,40 g Substanz werden in 4 ml Wasser gelöst und mit 3 ml Salzsäure *R* versetzt. Nach Zugabe von 1 g Zink *R* in Plätzchen wird 1 Minute lang zum Sieden erhitzt. Nach 2 Minuten langem Stehenlassen wird die Lösung in ein Reagenzglas dekantiert, das 0,25 ml einer 1prozentigen Lösung (G/V) von Phenylhydrazinhydrochlorid *R* enthält. Die Lösung wird zum Sieden erhitzt, rasch abgekühlt, in einen Meßzylinder überführt und mit der gleichen Menge von Salzsäure *R* sowie 0,25 ml einer 5prozentigen Lösung (G/V) von Kaliumhexacyanoferrat(III) *R* versetzt. Anschließend wird geschüttelt und 30 Minuten lang stehengelassen. Die Lösung darf nicht stärker rosa gefärbt sein als eine gleichzeitig unter gleichen Bedingungen hergestellte Vergleichslösung mit 4 ml einer 0,005prozentigen Lösung (G/V) von Oxalsäure *R* (500 ppm).

Sulfat: 1 ml Prüflösung wird mit Salzsäure *R* angesäuert und mit Wasser zu 10 ml verdünnt. Nach Zusatz von 1 ml Bariumchlorid-Lösung *R* 1 muß die Lösung mindestens 5 Minuten lang klar (Ph. Eur., Methode B) bleiben.

Barium: 5 ml Prüflösung werden mit verdünnter Schwefelsäure *R* angesäuert. Die Lösung muß gegenüber der nicht angesäuerten Prüflösung mindestens 1 Stunde lang klar bleiben.

Calcium (Ph. Eur.): 5 ml Prüflösung, mit Wasser zu 10 ml verdünnt, müssen der Grenzprüfung auf Calcium entsprechen (200 ppm).

Eisen (Ph. Eur.): 2 ml Prüflösung, mit Wasser zu 10 ml verdünnt, müssen der Grenzprüfung B auf Eisen entsprechen (50 ppm).

Schwermetalle (Ph. Eur.): 12 ml Prüflösung müssen der Grenzprüfung auf Schwermetalle entsprechen (10 ppm). Zur Herstellung der Vergleichslösung wird die Blei-Standardlösung (1 ppm Pb) *R* verwendet.

Verhalten gegen Schwefelsäure: 0,75 g Substanz werden mit 10 ml Schwefelsäure *R* im Wasserbad bei 90 °C (± 1) erhitzt. Nach 1 Minute wird schnell umgeschüttelt, insgesamt 60 Minuten lang bei gleicher Temperatur im Wasserbad erhitzt und sofort schnell abgekühlt. Die Lösung darf nicht stärker gefärbt sein als eine Mischung von 9 ml Stamm-Lösung Gelb und 1 ml Stamm-Lösung Rot (Ph. Eur., Methode II).

Wasser (Ph. Eur.): Höchstens 1,0 Prozent, mit 2,000 g Substanz nach der Karl-Fischer-Methode bestimmt.

Sulfatasche (Ph. Eur.): Höchstens 0,1 Prozent, mit 1,0 g Substanz bestimmt.

GEHALTSBESTIMMUNG

Etwa 1,500 g Substanz, genau gewogen, werden in 50 ml Wasser gelöst. Die Lösung wird nach Zusatz von Phenolphthalein-Lösung *R* mit 1 N-Natriumhydroxid-Lösung titriert.
1 ml 1 N-Natriumhydroxid-Lösung entspricht 64,03 mg $C_6H_8O_7$.

ARZNEIFORMEN

Die Lösung (D 1) und die 1. Dezimalverreibung müssen mindestens 9,5 und dürfen höchstens 10,5 Prozent $C_6H_8O_7$ enthalten.

Acidum citricum

HERSTELLUNG

Lösung (D 1) nach Vorschrift 5a mit Äthanol 43 Prozent.
Verreibungen nach Vorschrift 6.

EIGENSCHAFTEN

Die Lösung (D 1) ist eine klare und farblose Flüssigkeit.
Die 1. Dezimalverreibung ist ein weißes Pulver.

PRÜFUNG AUF IDENTITÄT

1 ml der Lösung (D 1), mit Wasser zu 5 ml verdünnt, gibt die Identitätsreaktion b) auf Citrat (Ph. Eur.).
2 g der 1. Dezimalverreibung, in 12 ml Wasser gelöst, geben die Identitätsreaktionen auf Citrat (Ph. Eur.).

PRÜFUNG AUF REINHEIT

Aussehen der Lösung: Die Lösung (D 1) muß klar (Ph. Eur., Methode B) und farblos (Ph. Eur., Methode II) sein.

Relative Dichte (Ph. Eur.): 0,967 bis 0,976.

GEHALTSBESTIMMUNG

10,0 g der Lösung (D 1), genau gewogen, werden mit Wasser zu 50 ml verdünnt. Die Lösung wird mit 30,0 ml 1 N-Natriumhydroxid-Lösung *R* versetzt und im Wasserbad unter Rückflußkühlung 30 Minuten lang erhitzt. Nach dem Abkühlen wird die Lösung nach Zusatz von Phenolphthalein-Lösung *R* mit 1 N-Salzsäure titriert.
Zur Gehaltsbestimmung der 1. Dezimalverreibung werden 10,0 g, genau gewogen, in 150 ml Wasser gelöst.
Die Bestimmung erfolgt wie bei der Substanz unter „Gehaltsbestimmung" angegeben.

Acidum formicicum

Verwendet wird verdünnte Ameisensäure mit 24,0 bis 25,0 Prozent CH_2O_2 (G/G), MG 46,03.

EIGENSCHAFTEN

Klare, farblose, flüchtige Flüssigkeit von stechendem Geruch, in starker Verdünnung noch saure Reaktion; mischbar mit Wasser und Äthanol, nicht mischbar mit Äther und Chloroform.

PRÜFUNG AUF IDENTITÄT

A. 2 ml Substanz geben mit 2 ml Blei(II)-acetat-Lösung *R* einen weißen, kristallinen Niederschlag.

B. 5 ml Prüflösung (siehe „Prüfung auf Reinheit") scheiden beim Erwärmen mit 1 ml Quecksilber(II)-chlorid-Lösung *R* einen weißen Niederschlag ab, der sich nach dem Abfiltrieren und Auswaschen beim Auftropfen von verdünnter Ammoniaklösung *R* 1 schwarz färbt.

PRÜFUNG AUF REINHEIT

Prüflösung: 10,0 ml Substanz werden nach Zusatz von 25,0 ml verdünnter Natriumhydroxid-Lösung *R* zu 50,0 ml verdünnt.

Aussehen der Substanz: Die Substanz muß klar (Ph. Eur., Methode B) und farblos (Ph. Eur., Methode II) sein.

Schwermetalle (Ph. Eur.): 12 ml Prüflösung müssen der Grenzprüfung auf Schwermetalle entsprechen (10 ppm, G/V). Zur Herstellung der Vergleichslösung wird die Blei-Standardlösung (2 ppm Pb) *R* verwendet.

Chlorid (Ph. Eur.): 2,50 g Substanz werden mit Wasser zu 15,0 ml verdünnt. Die Lösung muß der Grenzprüfung auf Chlorid entsprechen (20 ppm, G/V).

Sulfat (Ph. Eur.): 15 ml Prüflösung müssen der Grenzprüfung auf Sulfat entsprechen (50 ppm, G/V).

Sulfit: 10 ml Prüflösung dürfen 0,5 ml 0,01 N-Jod-Lösung nicht entfärben.

Fremde Säuren: Eine Lösung von 2,0 ml Substanz in 10 ml Wasser wird im Wasserbad unter Rückfluß mit 3,0 g Quecksilber(II)-oxid *R* unter häufigem Umschütteln bis zur Beendigung der Gasentwicklung erhitzt. Nach Zugabe von weiteren 2,0 g Quecksilber(II)-oxid und Abspülen des Kühlrohrs mit 5 ml Wasser wird erneut 20 Minuten lang erhitzt. Nach dem Erkalten wird filtriert und das Filtrat unter Nachwaschen von Kolben und Filter auf 40 ml verdünnt. Nach Zugabe von 1 ml Phenolphthalein-Lösung *R* und 1,0 ml 0,1 N-Natriumhydroxid-Lösung muß sich die Lösung rot färben.

Nichtflüchtige Bestandteile: Höchstens 5 mg/100 ml. 20,0 ml Substanz werden auf dem Wasserbad eingedampft; der Rückstand wird bei 100 bis 105 °C getrocknet.

Relative Dichte (Ph. Eur.): 1,057 bis 1,061.

GEHALTSBESTIMMUNG

Etwa 5,0 g Substanz, genau gewogen, werden mit 20 ml Wasser verdünnt und nach Zusatz von 1 ml Phenolphthalein-Lösung *R* mit 1 N-Natriumhydroxid-Lösung titriert.
 1 ml 1 N-Natriumhydroxid-Lösung entspricht 46,03 mg CH_2O_2.

ARZNEIFORMEN

Die Lösung (D 1) muß mindestens 9,5 und darf höchstens 10,5 Prozent CH_2O_2 (G/G) enthalten.

HERSTELLUNG

Lösung (D 1) nach Vorschrift 5, aus 10 Teilen verdünnter Ameisensäure und 15 Teilen Wasser. Die 2. Dezimalverdünnung wird mit Wasser, die folgenden Verdünnungen werden mit Äthanol 43 Prozent hergestellt.

EIGENSCHAFTEN

Die Lösung (D 1) ist eine klare, farblose Flüssigkeit von stechendem Geruch.

PRÜFUNG AUF IDENTITÄT

Die Lösung (D 1) gibt die Reaktionen der Substanz.

PRÜFUNG AUF REINHEIT

Aussehen der Lösung: Die Lösung (D 1) muß klar (Ph. Eur., Methode B) und farblos (Ph. Eur., Methode II) sein.

Relative Dichte (Ph.Eur.): 1,021 bis 1,025.

GEHALTSBESTIMMUNG

Zur Gehaltsbestimmung der Lösung (D 1) werden etwa 10,00 g, genau gewogen, verwendet.

Die Bestimmung erfolgt wie bei der Substanz unter „Gehaltsbestimmung" angegeben.

LAGERUNG

Lösung (D 1) in Glasstöpselflaschen oder anderen geeigneten Behältnissen.

Acidum hydrochloricum

Verwendet wird verdünnte Salzsäure mit 9,5 bis 10,5 Prozent HCl (G/G), MG 36,46.

EIGENSCHAFTEN

Farblose, klare, stechend riechende Flüssigkeit, in starker Verdünnung noch saure Reaktion.

PRÜFUNG AUF IDENTITÄT, PRÜFUNG AUF REINHEIT, GEHALTSBESTIMMUNG

Die Substanz muß der Monographie ACIDUM HYDROCHLORICUM DILUTUM (Ph. Eur.) entsprechen.

ARZNEIFORMEN

HERSTELLUNG

Lösung (D 1) nach Vorschrift 5. Die Lösung (D 1) entspricht der Substanz. Die 2. Dezimalverdünnung wird mit Wasser, die folgenden Verdünnungen werden mit Äthanol 43 Prozent hergestellt.

EIGENSCHAFTEN, PRÜFUNG AUF IDENTITÄT, PRÜFUNG AUF REINHEIT, GEHALTSBESTIMMUNG, LAGERUNG

Die Lösung (D 1) muß der Substanz entsprechen.

Acidum nitricum

Verwendet wird verdünnte Salpetersäure mit mindestens 12,0 und höchstens 13,0 Prozent HNO_3 (G/G), MG 63,0.

EIGENSCHAFTEN

Klare, farblose bis schwach gelbliche Flüssigkeit von charakteristischem Geruch; mischbar mit Wasser.

PRÜFUNG AUF IDENTITÄT

A. Eine 1prozentige Lösung (G/V) ist stark sauer (Ph. Eur.).

B. 1 ml Substanz wird mit 3 ml Schwefelsäure *R* gemischt und vorsichtig mit 1 ml Eisen(II)-sulfat-Lösung *R* überschichtet. An der Grenzschicht der beiden Flüssigkeiten bildet sich eine braune Färbung.

PRÜFUNG AUF REINHEIT

Arsen (Ph. Eur.): 20,0 g Substanz werden nach Zusatz von 0,5 ml Schwefelsäure *R* bis zum Auftreten weißer Dämpfe eingeengt. Der Rückstand wird mit 1 ml einer 10prozentigen Lösung (G/V) von Hydroxylaminhydrochlorid *R* versetzt und mit Wasser zu 2 ml verdünnt. Die Lösung muß der Grenzprüfung A auf Arsen entsprechen (0,1 ppm). Die Vergleichslösung wird mit 2,0 ml Arsen-Standardlösung (1 ppm As) *R* hergestellt.

Sulfatasche (Ph. Eur.): Höchstens 0,001 Prozent; 100 g Substanz werden vorsichtig zur Trockne eingedampft. Der Rückstand wird mit einigen Tropfen Schwefelsäure *R* versetzt und bis zur Rotglut erhitzt.

Schwermetalle (Ph. Eur.): 1,5 g Substanz werden mit Wasser zu 15 ml verdünnt. 12 ml der Lösung müssen der Grenzprüfung auf Schwermetalle entsprechen (20 ppm). Zur Herstellung der Vergleichslösung wird die Blei-Standardlösung (2 ppm Pb) *R* verwendet.

GEHALTSBESTIMMUNG

Etwa 10,00 g Substanz, genau gewogen, werden mit Wasser zu 50 ml verdünnt. Nach Zusatz von 0,1 ml Methylrot-Lösung *R* wird mit 1 N-Natriumhydroxid-Lösung titriert.

1 ml 1 N-Natriumhydroxid-Lösung entspricht 63,0 mg HNO_3.

ARZNEIFORMEN

Die Lösung (D 1) muß mindestens 9,5 und darf höchstens 10,5 Prozent HNO_3 (G/G) enthalten.

HERSTELLUNG

Lösung (D 1) und 2. Dezimalverdünnung nach Vorschrift 5 mit Wasser unter Berücksichtigung des tatsächlichen Gehaltes an Salpetersäure. Die höheren Verdünnungen werden mit Äthanol 43 Prozent hergestellt.

EIGENSCHAFTEN

Die Lösung (D 1) ist eine klare Flüssigkeit.

PRÜFUNG AUF IDENTITÄT

5 ml der 1. Dezimalverdünnung geben die Identitätsreaktionen der Substanz.

PRÜFUNG AUF REINHEIT

Aussehen der Lösung: Die Lösung (D 1) muß klar (Ph. Eur., Methode B) sein.
Relative Dichte (Ph. Eur.): 1,053 bis 1,059.

GEHALTSBESTIMMUNG

Zur Gehaltsbestimmung der Lösung (D 1) werden etwa 10,00 g, genau gewogen, verwendet.

Die Bestimmung erfolgt wie bei der Substanz unter „Gehaltsbestimmung" angegeben.

LAGERUNG

Lösung (D 1) in Glasstöpselflaschen oder anderen geeigneten Behältnissen.

Vorsichtig zu lagern!

Acidum oxalicum

$C_2H_2O_4 \cdot 2\ H_2O$ MG 126,1

Verwendet wird Oxalsäure, die mindestens 99,5 und höchstens 101,0 Prozent $C_2H_2O_4 \cdot 2\ H_2O$ enthält.

EIGENSCHAFTEN

Farblose Kristalle oder weißes, kristallines Pulver; leicht löslich in Wasser und Äthanol, schwer löslich in Äther, praktisch unlöslich in Chloroform.

PRÜFUNG AUF IDENTITÄT

A. Die Prüflösung (siehe „Prüfung auf Reinheit") ist stark sauer (Ph. Eur.).
B. Wird 1 ml Prüflösung (siehe „Prüfung auf Reinheit") mit 2 ml verdünnter Schwefelsäure *R* und 1 ml 0,1 N-Kaliumpermanganat-Lösung versetzt und erhitzt, entfärbt sich die Mischung.
C. Wird 1 ml Prüflösung (siehe „Prüfung auf Reinheit") mit 0,1 ml Calciumchlorid-Lösung *R* versetzt, entsteht ein weißer Niederschlag, der in verdünnter Salzsäure *R* löslich ist.

D. 1 ml Prüflösung (siehe „Prüfung auf Reinheit") wird mit 10 mg Resorcin R versetzt. Wird die Mischung mit 2 ml Schwefelsäure R unterschichtet, entsteht bei vorsichtigem Erhitzen ein blauer bis blaugrüner Ring.

PRÜFUNG AUF REINHEIT

Prüflösung: 3,0 g Substanz werden unter Erwärmen in Wasser zu 30 ml gelöst.

Aussehen der Lösung: Die Prüflösung muß klar (Ph. Eur., Methode B) und farblos (Ph. Eur., Methode II) sein.

Schwermetalle (Ph. Eur.): Der unter „Sulfatasche" erhaltene Rückstand wird mit 2 ml Salzsäure R 1 versetzt und das Gemisch eingeengt. Der Rückstand wird in 2,0 ml 0,1 N-Salzsäure gelöst und mit Wasser zu 20,0 ml verdünnt. 12 ml dieser Lösung müssen der Grenzprüfung auf Schwermetalle entsprechen (10 ppm). Zur Herstellung der Vergleichslösung wird die Blei-Standardlösung (1 ppm Pb) R verwendet.

Chlorid (Ph. Eur.): 2,5 g Substanz werden unter Erwärmen in Wasser zu 15,0 ml gelöst. Die Lösung muß der Grenzprüfung auf Chlorid entsprechen (20 ppm); abweichend von der Vorschrift der Ph. Eur. wird mit 2 ml Salpetersäure R angesäuert.

Sulfat (Ph. Eur.): 15 ml Prüflösung werden mit 0,25 g Natriumcarbonat R versetzt und eingeengt. Der Rückstand wird schwach geglüht und in 10 ml Wasser und 2 ml konzentrierter Wasserstoffperoxid-Lösung R gelöst. Die Lösung wird 2 Minuten lang zum Sieden erhitzt und nach Zugabe von 2,0 ml Salzsäure R eingeengt. Der Rückstand wird in 5 ml heißem Wasser aufgenommen, filtriert und unter Nachwaschen des Filters zu 15,0 ml aufgefüllt. Die Lösung muß der Grenzprüfung auf Sulfat entsprechen (100 ppm).

Sulfatasche (Ph. Eur.): Höchstens 0,05 Prozent, mit 2,00 g Substanz bestimmt.

GEHALTSBESTIMMUNG

Etwa 0,150 g Substanz, genau gewogen, werden in 100 ml kohlendioxidfreiem Wasser R gelöst. Nach Zusatz von 0,5 ml Phenolphthalein-Lösung R wird mit 0,1 N-Natriumhydroxid-Lösung bis zur beginnenden Rotfärbung titriert.

1 ml 0,1 N-Natriumhydroxid-Lösung entspricht 6,303 mg $C_2H_2O_4 \cdot 2\ H_2O$.

ARZNEIFORMEN

Die Lösung (D 1) und die 1. Dezimalverreibung müssen mindestens 9,5 und dürfen höchstens 10,5 Prozent $C_2H_2O_4 \cdot 2\ H_2O$ enthalten.

HERSTELLUNG

Lösung (D 1) nach Vorschrift 5a mit Äthanol 43 Prozent.
Verreibungen nach Vorschrift 6.

EIGENSCHAFTEN

Die Lösung (D 1) ist eine farblose, klare Flüssigkeit ohne Geruch oder mit schwach fruchtigem Geruch.
Die 1. Dezimalverreibung ist ein weißes Pulver.

PRÜFUNG AUF IDENTITÄT

5 ml der Lösung (D 1) werden auf dem Wasserbad eingeengt. Der Rückstand, in 5 ml Wasser aufgenommen, ergibt die Identitätsreaktionen der Substanz. Die Identitätsreaktion A wird mit 1 ml der Lösung durchgeführt.

5 g der 1. Dezimalverreibung werden mit 30 ml Äther *R* geschüttelt und abfiltriert. Das Filtrat wird auf dem Wasserbad eingeengt und der Rückstand in 5 ml Wasser aufgenommen. Die Lösung ergibt die Identitätsreaktionen der Substanz. Die Identitätsreaktion A wird mit 1 ml der Lösung durchgeführt.

PRÜFUNG AUF REINHEIT

Aussehen der Lösung: Die Lösung (D 1) muß klar (Ph. Eur., Methode B) und farblos (Ph. Eur., Methode II) sein.

Relative Dichte (Ph. Eur.): 0,962 bis 0,966.

GEHALTSBESTIMMUNG

Zur Gehaltsbestimmung der Lösung (D 1) werden etwa 1,50 g, genau gewogen, mit 30,0 ml 0,1 N-Natriumhydroxid-Lösung versetzt und 15 Minuten lang unter Rückfluß erhitzt. Auf den Kühler wird ein mit Natriumhydroxid *R* gefülltes Trockenrohr gesetzt. Nach dem Abkühlen wird durch den Kühler mit 70 ml kohlendioxidfreiem Wasser *R* nachgespült. Nach Zusatz von 0,5 ml Phenolphthalein-Lösung *R* wird der Überschuß an Natriumhydroxidlösung mit 0,1 N-Salzsäure bis zur vollständigen Entfärbung zurücktitriert.

Zur Gehaltsbestimmung der 1. Dezimalverreibung werden etwa 1,50 g, genau gewogen, verwendet.

Die Bestimmung erfolgt wie bei der Substanz unter „Gehaltsbestimmung" angegeben.

LAGERUNG

Vor Licht geschützt.

Vorsichtig zu lagern!

Acidum phosphoricum

Verwendet wird verdünnte Phosphorsäure mit 9,5 bis 10,5 Prozent H_3PO_4 (G/G), MG 98,0.

EIGENSCHAFTEN

Klare, farblose Flüssigkeit; mischbar mit Wasser und Äthanol.

PRÜFUNG AUF IDENTITÄT, PRÜFUNG AUF REINHEIT, GEHALTSBESTIMMUNG

Die Substanz muß der Monographie ACIDUM PHOSPHORICUM DILUTUM (Ph. Eur.) entsprechen.

ARZNEIFORMEN

HERSTELLUNG

Lösung (D 1) nach Vorschrift 5. Die Lösung (D 1) entspricht der Substanz. Die folgenden Verdünnungen werden mit Äthanol 43 Prozent hergestellt.
    Verreibungen ab D 3 nach Vorschrift 7.

EIGENSCHAFTEN, PRÜFUNG AUF IDENTITÄT, PRÜFUNG AUF REINHEIT, GEHALTSBESTIMMUNG, LAGERUNG

Die Lösung (D 1) muß der Substanz entsprechen.

Acidum picrinicum

$C_6H_3N_3O_7$ MG 229,1

Verwendet wird 2,4,6-Trinitrophenol, das mindestens 99,5 Prozent und höchstens 100,5 Prozent $C_6H_3N_3O_7$ enthält, berechnet auf die getrocknete Substanz.

Acidum picrinicum

EIGENSCHAFTEN

Hellgelbe Kristalle von stark bitterem Geschmack; wenig löslich in Wasser von 20 °C, löslich in Toluol und siedendem Wasser.

Die Substanz kommt mit Wasser angefeuchtet in den Handel. Trockene Pikrinsäure explodiert bei schnellem Erhitzen, auf Stoß und Schlag.

PRÜFUNG AUF IDENTITÄT

A. Schmelzpunkt (Ph.Eur.): 122 bis 128 °C, bestimmt mit der Prüfsubstanz (siehe ,,Prüfung auf Reinheit").

B. Wird 1,0 ml einer 0,1prozentigen Lösung (G/G) der Prüfsubstanz in Wasser mit 0,5 ml Kaliumcyanid-Lösung R versetzt, so entsteht eine dunkelrote Färbung.

PRÜFUNG AUF REINHEIT

Prüfsubstanz: 10,0 g Substanz werden im Exsikkator bis zum konstanten Gewicht getrocknet.

Aussehen der Lösung: 0,250 g Prüfsubstanz werden auf dem Wasserbad in 10,0 ml Toluol R gelöst. Nach dem Erkalten muß die Lösung klar (Ph. Eur., Methode A) sein.

Sulfat: 2,00 g Prüfsubstanz werden mit 10,0 ml einer Mischung von 5,0 ml Wasser und 5,0 ml Salpetersäure R auf dem Wasserbad eingeengt. Der Rückstand wird nach Zugabe von 1,0 ml Salzsäure R 1 weiter erhitzt und anschließend in 100 ml siedendem Wasser gelöst. Nach dem Erkalten wird filtriert, das Filtrat zum Sieden erhitzt und mit 5,0 ml Bariumchlorid-Lösung R versetzt. Der Niederschlag wird nach 12 Stunden abgesaugt, mit Wasser gewaschen, getrocknet und bei etwa 600 °C geglüht. Der Glührückstand darf höchstens 2 mg betragen (400 ppm).

Trocknungsverlust (Ph. Eur.): Mindestens 20,0 Prozent, mit 0,50 g Substanz durch 24 Stunden langes Trocknen im Exsikkator bestimmt.

GEHALTSBESTIMMUNG

Etwa 1,00 g Substanz, genau gewogen, wird in 100 ml Wasser gelöst. Nach Zusatz von 0,25 ml Phenolphthalein-Lösung RN wird mit 0,5 N-Natriumhydroxid-Lösung bis zum Umschlag nach Rot titriert.

1 ml 0,5 N-Natriumhydroxid-Lösung entspricht 114,6 mg $C_6H_3N_3O_7$.

ARZNEIFORMEN

Die Lösung (D 2) muß mindestens 0,95 und darf höchstens 1,05 Prozent $C_6H_3N_3O_7$ enthalten.

HERSTELLUNG

Lösung (D 2) aus der angefeuchteten Substanz unter Einberechnung des tatsächlichen Gehaltes und Verdünnungen nach Vorschrift 5 mit Äthanol 43 Prozent.

EIGENSCHAFTEN

Die Lösung (D 2) ist eine gelbe bis grüngelbe, klare Flüssigkeit.

PRÜFUNG AUF IDENTITÄT

0,1 ml der Lösung (D 2) zeigen nach Zusatz von 2,0 ml Wasser und 0,5 ml Kaliumcyanid-Lösung R eine rote Färbung.

PRÜFUNG AUF REINHEIT

Aussehen der Lösung: Die Lösung (D 2) muß klar (Ph. Eur., Methode A) sein.
Relative Dichte (Ph. Eur.): 0,931 bis 0,934.

GEHALTSBESTIMMUNG

Etwa 10,00 g der Lösung (D 2), bis zur 2. Dezimale des Grammgewichtes genau gewogen, werden mit 90 ml Wasser versetzt. Nach Zugabe von 0,1 ml Phenolphthalein-Lösung RN wird mit 0,05 N-Natriumhydroxid-Lösung bis zum Umschlag nach Rot titriert.
1 ml 0,05 N-Natriumhydroxid-Lösung entspricht 11,46 mg $C_6H_3N_3O_7$.

LAGERUNG

Dicht verschlossen.
Vorsichtig zu lagern!

Acidum silicicum

Silicea

$SiO_2 \cdot x H_2O$

Verwendet wird reines, gefälltes, wasserhaltiges Kieselsäureanhydrid mit einem Gehalt von mindestens 75 und höchstens 90 Prozent Siliciumdioxid (SiO_2, MG 60,1).

Acidum silicicum

EIGENSCHAFTEN

Weißes, sehr leichtes und lockeres Pulver, das sich in Wasser und organischen Lösungsmitteln sehr schwer löst.

PRÜFUNG AUF IDENTITÄT

A. Beim Glühen in einem Metalltiegel bleibt ein weißer Rückstand, der die Reaktion b) auf Silikat (Ph. Eur.) gibt.

B. 0,5 g Substanz werden in einem Metalltiegel mit 1,5 g wasserfreiem Natriumcarbonat *R* geschmolzen. Der Rückstand wird in heißem Wasser gelöst; das Filtrat gibt mit einem geringen Überschuß Salzsäure *R* beim Kochen einen weißen, gallertartigen Niederschlag.

PRÜFUNG AUF REINHEIT

pH-Wert (Ph. Eur.): 1 g Substanz wird mit 25 ml kohlendioxidfreiem Wasser *R* geschüttelt. Der pH-Wert der Suspension muß 5 bis 9 betragen.

Chlorid (Ph. Eur.): 1 g Substanz wird mit 50 ml Wasser 15 Minuten lang unter häufigem Umschütteln im Wasserbad erhitzt und anschließend abfiltriert. 10 ml des erkalteten Filtrats, mit Wasser zu 15 ml verdünnt, müssen der Grenzprüfung auf Chlorid entsprechen (250 ppm).

Sulfat (Ph. Eur.): 7,5 ml des erkalteten Filtrats der Prüfung unter „Chlorid", mit Wasser zu 15 ml verdünnt, müssen der Grenzprüfung auf Sulfat entsprechen (0,1 Prozent).

Schwermetalle (Ph. Eur.): 2,5 g Substanz werden 30 Minuten lang mit einer Mischung aus 20 ml Wasser und 30 ml verdünnter Salzsäure *R* unter Ersatz verdampfenden Wassers zum Sieden erhitzt. Anschließend wird zur Trockne eingeengt und der Rückstand 1 Stunde lang bei 105 °C getrocknet. Der Rückstand wird mit einer Mischung aus 8 ml verdünnter Salzsäure *R* und 24 ml Wasser zum Sieden erhitzt. Nach dem Abgießen der überstehenden Flüssigkeit durch einen Filter wird mit einer Mischung aus 3 ml verdünnter Salzsäure *R* und 9 ml Wasser erneut zum Sieden erhitzt und durch dasselbe Filter abgegossen. Der Rückstand auf dem Filter wird mit kleinen Mengen Wasser ausgewaschen; die vereinigten Filtrate und Waschflüssigkeiten werden zu 50 ml verdünnt. 20 ml dieser Lösung werden mit 50 mg Ascorbinsäure *R* und tropfenweise mit verdünnter Ammoniaklösung *R* 1 bis zur Neutralisation versetzt und mit Wasser zu 25 ml verdünnt. 12 ml dieser Lösung müssen der Grenzprüfung auf Schwermetalle entsprechen (25 ppm). Zur Herstellung der Vergleichslösung wird die Blei-Standardlösung (1 ppm Pb) *R* verwendet.

Acidum silicicum

Löslichkeit in Natriumhydroxid-Lösung: 2,5 g Substanz werden in 75 ml einer 2,0prozentigen (G/V) Lösung von Natriumhydroxid *R* suspendiert. Bei starkem Rühren und Erhitzen auf 80 bis 90 °C muß sich die Substanz innerhalb von 10 Minuten lösen. Andernfalls ist folgende Prüfung durchzuführen:

Mit Flußsäure nicht flüchtige Bestandteile: Der unter „Glühverlust" erhaltene Rückstand wird mit 0,5 ml Schwefelsäure *R* und 15 ml Flußsäure *R* befeuchtet, vorsichtig auf einem Sandbad erhitzt, bis sich die Säure verflüchtigt hat, nach dem Abkühlen erneut mit 5 ml Flußsäure *R* und 0,1 ml Schwefelsäure *R* versetzt und zunächst bis zur Trockne erhitzt und dann bei etwa 800 °C bis zum konstanten Gewicht geglüht. Nach dem Erkalten wird gewogen. Der Glührückstand darf nicht mehr als 3,5 mg betragen.

Glühverlust: Mindestens 10 und höchstens 25 Prozent, bestimmt mit 0,50 g der bei 105 °C getrockneten Substanz durch Glühen bei etwa 800 °C in einem Platintiegel.

ARZNEIFORMEN

Die 1. Dezimalverreibung muß mindestens 7,2 und darf höchstens 9,5 Prozent Siliciumdioxid (SiO_2), entsprechend mindestens 9,5 und höchstens 10,5 Prozent wasserhaltigem Kieselsäureanhydrid ($SiO_2 \cdot x\, H_2O$), enthalten.

HERSTELLUNG

Verreibungen nach Vorschrift 6.

EIGENSCHAFTEN

Die 1. Dezimalverreibung ist ein weißes Pulver.

PRÜFUNG AUF IDENTITÄT

1 g der 1. Dezimalverreibung wird in einem Metalltiegel mit 2,5 g wasserfreiem Natriumcarbonat *R* geschmolzen. Der Rückstand wird nach Zusatz von 10 ml Wasser kurz zum Sieden erhitzt; das Filtrat gibt mit einem geringen Überschuß Salzsäure *R* beim Kochen einen weißen, gallertartigen Niederschlag.

GEHALTSBESTIMMUNG

2,00 g der 1. Dezimalverreibung werden in einem bei 800 °C bis zur Gewichtskonstanz geglühten Porzellantiegel genau eingewogen und vorsichtig unter langsamer Temperatursteigerung zuerst bis zum Verglimmen und dann bis zur dunklen Rotglut erhitzt, bis der Rückstand farblos ist. Falls kein weißer Rückstand hinterbleibt, werden zu der erkalteten Masse wiederholt einige Tropfen Salpetersäure *R* gegeben; nach vorsichtigem Erhitzen wird der Rückstand erneut geglüht. Nach Erkalten im Exsikkator wird gewogen. Dabei muß der Rückstand mindestens 0,144 g und darf höchstens 0,190 g betragen.

Acidum sulfuricum

H_2SO_4 MG 98,1

Verwendet wird konzentrierte Schwefelsäure mit einem Gehalt von mindestens 95,0 und höchstens 97,0 Prozent (G/G) H_2SO_4.

EIGENSCHAFTEN

Farblose, ätzende Flüssigkeit mit öliger Konsistenz, sehr hygroskopisch; mischbar mit Wasser und Äthanol unter starker Wärmeentwicklung.

PRÜFUNG AUF IDENTITÄT

Eine 1prozentige Lösung (G/V) der Substanz ist stark sauer (Ph. Eur.) und gibt die Identitätsreaktion auf Sulfat (Ph. Eur.).

PRÜFUNG AUF REINHEIT

Prüflösung: 1,0 g Substanz wird mit Wasser zu 100,0 ml gelöst.

Aussehen der Lösung: Die Prüflösung muß klar (Ph. Eur., Methode B) und farblos (Ph. Eur., Methode II) sein.

Oxidierbare Verunreinigungen: 2,0 g Substanz werden vorsichtig unter Kühlung in 4,0 ml Wasser eingebracht und mit 0,05 ml 0,01 N-Kaliumpermanganat-Lösung versetzt. Die Violettfärbung muß mindestens 5 Minuten lang bestehen bleiben.

Arsen: 2,0 g Substanz werden nach Zusatz von 1 ml Salpetersäure *R* vorsichtig auf etwa 2 ml eingeengt. Nach dem Abkühlen wird mit 10 ml Wasser versetzt und die Lösung auf 5 ml eingeengt. Diese Lösung muß der Grenzprüfung A auf Arsen entsprechen (1 ppm). Zur Herstellung der Vergleichslösung werden 2,0 ml Arsen-Standard-Lösung (1 ppm As) *R* verwendet.

Schwermetalle (Ph. Eur.): Der „Glührückstand" wird unter leichtem Erwärmen in 1 ml verdünnter Salzsäure *R* gelöst und die Lösung mit Wasser zu 100,0 ml verdünnt. 12 ml dieser Lösung müssen der Grenzprüfung auf Schwermetalle entsprechen (20 ppm). Zur Herstellung der Vergleichslösung wird die Blei-Standard-Lösung (2 ppm Pb) *R* verwendet.

Glührückstand: Höchstens 0,01 Prozent; 10,0 g Substanz werden vorsichtig in einem Tiegel eingeengt. Der Rückstand wird bis zur Rotglut erhitzt.

GEHALTSBESTIMMUNG

Ein Kolben, der 30 ml Wasser enthält, wird genau gewogen. 1 ml Substanz wird eingefüllt; nach Verschließen und Abkühlen wird erneut genau gewogen. Nach Zusatz von 0,2 ml Methylrot-Lösung *R* wird mit 1 N-Natriumhydroxid-Lösung titriert.
1 ml 1 N-Natriumhydroxid-Lösung entspricht 49,04 mg H_2SO_4.

ARZNEIFORMEN

Die Lösung (D 1) muß mindestens 9,5 und darf höchstens 10,5 Prozent (G/G) H_2SO_4 enthalten.

HERSTELLUNG

Lösung (D 1) nach Vorschrift 5a mit Wasser unter Berücksichtigung des Gehalts an Schwefelsäure. Die 2. Dezimalverdünnung wird mit Wasser, die folgenden Verdünnungen werden mit Äthanol 43 Prozent hergestellt.

EIGENSCHAFTEN

Die Lösung (D 1) ist eine klare, farblose Flüssigkeit.

PRÜFUNG AUF IDENTITÄT

Die Lösung (D 1) als Prüflösung gibt die Identitätsreaktionen der Substanz.

PRÜFUNG AUF REINHEIT

Aussehen der Lösung: Die Lösung (D 1) muß klar (Ph. Eur., Methode B) und farblos (Ph. Eur., Methode II) sein.

Relative Dichte (Ph. Eur.): 1,064 bis 1,075.

Acidum sulfuricum

GEHALTSBESTIMMUNG

Zur Gehaltsbestimmung der Lösung (D 1) werden etwa 10,00 g, genau gewogen, verwendet.

Die Bestimmung erfolgt wie bei der Substanz unter „Gehaltsbestimmung" angegeben.

LAGERUNG

Lösung (D 1) und 2. Dezimalverdünnung in Glasstöpselflaschen oder anderen geeigneten Behältnissen.

Vorsichtig zu lagern!

Aconitum napellus

Aconitum

Verwendet werden die frischen, zu Beginn der Blütezeit gesammelten oberirdischen Teile und Wurzelknollen von *Aconitum napellus* L.

BESCHREIBUNG

Die Wurzelknolle (Wurzelstock) der ausdauernden Pflanze ist rübenförmig, im oberen Teil etwas knollig verdickt, fleischig, außen dunkelbraun bis schwarz, 4 bis 8 cm lang, bis 2 cm oder auch mehr breit; sie geht nach unten in eine längere Wurzel über und trägt Reste meist zahlreicher, brauner, brüchiger Wurzeln.

Der Stengel ist aufrecht, kräftig, 80 bis 150 cm hoch, im oberen Teil ebenso wie die Traubenspindeln und Blütenstiele anliegend kraus oder kurz flaumig behaart und trägt mehr oder weniger zahlreich wechselständige Laubblätter, von denen die unteren lang, die oberen kürzer gestielt bis fast sitzend sind.

Die Laubblätter sind oberseits dunkelgrün, glänzend, unterseits heller und hier mit zum Teil deutlich hervortretender Nervatur, bis zum Grunde fünf- bis siebenteilig. Die breit rhombischen Abschnitte sind zum Grund hin lang keilförmig verschmälert, der mittlere zum Teil stielförmig zusammengezogen, und besitzen schmale, verlängerte, 3 bis 4 mm breite oder mehr lanzettliche, verkürzte, meist 4 bis 7 mm breite Zipfel.

Die zygomorphen violetten oder blauen Blüten sind zu einem meist kegelförmigen, oft ästigen, lockeren, vielblütigen Blütenstand mit vorherrschender Endtraube und meist schwächeren, dünneren, später aufblühenden Seitentrauben vereinigt. Sie stehen in der Achsel linealer, zum Teil eingeschnittener Tragblätter, auf meist aufrecht abstehenden Stielen, von denen die unteren bisweilen deutlich länger als die Blüten sind. Von den fünf kronblattartig ausgebildeten Perigonblättern bildet das oberste, unpaare, kapuzenartige einen großen, aufrechten, in Seitenansicht etwa halbkreisförmigen, meist breiteren als hohen, offenen oder den mittleren Perigonblättern aufliegenden Helm mit meist gerader oder stark gewölbter Grundlinie und einer kurzen oder deutlich vorgezogenen Spitze; in diesem sind die meist zwei lang gestielten, mit einem kopfförmigen, aufwärts gekrümmten, nektarbildenden Sporn versehenen Honigblätter eingeschlossen. Die zahlreichen Staubblätter besitzen behaare Filamente. Die gewöhnlich drei nur im Grunde kurz verbundenen, auseinanderspreizenden Fruchtblätter sind kahl.

ARZNEIFORMEN

Die Urtinktur enthält mindestens 0,055 Prozent und höchstens 0,075 Prozent Alkaloide, berechnet als Aconitin ($C_{34}H_{47}NO_{11}$; MG 646).

HERSTELLUNG

Urtinktur und flüssige Verdünnungen nach Vorschrift 2a.

EIGENSCHAFTEN

Die Urtinktur ist nach der Herstellung eine grünlich-gelbe, später bräunlich-gelbe Flüssigkeit von charakteristischem Geruch.

PRÜFUNG AUF IDENTITÄT

A. 0,05 ml Urtinktur werden auf Filtrierpapier gebracht, getrocknet und mit 0,05 ml Acetanhydrid *R* versetzt. Nach dem Trocknen fluoresziert der Fleck im ultravioletten Licht bei 365 nm intensiv blau bis grünlich blau.

B. **Chromatographie** (Ph. Eur.): Die Prüfung erfolgt dünnschichtchromatographisch auf einer Schicht von Kieselgel HF_{254} *R*.

Untersuchungslösung: 10 g Urtinktur werden auf dem Wasserbad bis zum Verschwinden des Äthanolgeruchs erwärmt, mit 1 ml Ammoniaklösung *R* versetzt und 2mal mit je 10 ml Äther *R* ausgeschüttelt. Die vereinigten Ausschüttelungen werden im Wasserbad eingedampft und der Rückstand in 0,5 ml Methanol R aufgenommen.

Vergleichslösung: 5 mg Chininhydrochlorid *RN* werden in 10 ml Methanol *R* gelöst.

Aufgetragen werden getrennt je 20 µl beider Lösungen. Die Chromatographie erfolgt über eine Laufstrecke von 10 cm mit einer Mischung von 68 Volumteilen n-Butanol *R*, 16 Volumteilen Eisessig *R* und 16 Volumteilen Wasser. Nach Verdunsten der mobilen Phase sind im ultravioletten Licht bei 254 nm Flecke mit den Rst-Werten 0,85 und 2,0 (bezogen auf Chininhydrochlorid als Vergleich: Rst 1,0) sichtbar. Der letztgenannte Fleck erscheint im Tageslicht gelbgrün bis gelblich.

Die Chromatogramme werden mit einer Mischung aus 35 ml Natriumwismutjodid-Lösung *R* (Stammlösung), 25 ml Eisessig *R* und 35 ml Äthylacetat und anschließend mit 0,1 N-Schwefelsäure bis zum Erscheinen von roten oder orangeroten Flecken auf gelbem bis grauem Untergrund besprüht. Das Chromatogramm der Untersuchungslösung zeigt einen starken Fleck mit dem Rst-Wert 0,8 bis 0,9.

PRÜFUNG AUF REINHEIT

Relative Dichte (Ph. Eur.): 0,930 bis 0,942.

Trockenrückstand (DAB): Mindestens 2,0 Prozent.

GEHALTSBESTIMMUNG

Etwa 30,0 g Urtinktur, genau gewogen, werden in einem 100-ml-Weithalskolben im Wasserbad bis zum Verschwinden des Äthanolgeruchs erhitzt. Dann wird verdünnte Ammoniaklösung *R* 1 zugesetzt bis rotes Lackmuspapier *R* blau gefärbt wird. Die Lösung wird mit 60,0 g Chloroform *R* 15 Minuten lang geschüttelt. Nach Zusatz von 1 g gepulvertem Tragant *RN* wird erneut geschüttelt und durch einen kleinen Wattebausch in einen trockenen Kolben filtriert.

40,0 g des Filtrates (entsprechend etwa 20,0 g Urtinktur) werden auf dem Wasserbad bis auf einige Milliliter eingeengt. Der Rückstand wird mit 5,0 ml 0,01 N-Salzsäure und 5 ml Wasser versetzt, der Rest des Chloroforms auf dem Wasserbad abgedampft und mit 0,01 N-Natriumhydroxid-Lösung gegen Methylrot-Mischindikator-Lösung *R* titriert.

1 ml 0,01 N-Salzsäure entspricht 6,46 mg Alkaloiden, berechnet als Aconitin.

Unterscheidung zwischen den Verdünnungen D 3 und D 4
Je 2 ml der Verdünnung D 3 und D 4 werden auf dem Wasserbad zur Trockne eingedampft. Jeder Rückstand wird in 0,2 ml 43prozentigem Äthanol aufgenommen, und je 30 µl dieser Lösungen werden auf ein Filterpapier derart aufgebracht, daß der Durchmesser des Fleckes 15 mm nicht überschreitet. Nach dem Trocknen

werden 15 µl Acetanhydrid *R* aufgetropft. Nach erneutem Trocknen zeigt der Fleck der Verdünnung D 3 im ultravioletten Licht bei 365 nm eine hellbläuliche Fluoreszenz. Bei der Verdünnung D 4 zeigt sich keine Fluoreszenz.

LAGERUNG

Vor Licht geschützt.

Vorsichtig zu lagern!

Aconitum napellus Rh

Aconitum Rh

Verwendet werden die frischen oberirdischen Teile und Wurzelknollen blühender Pflanzen von *Aconitum napellus* L.

BESCHREIBUNG

Die Wurzelknolle (Wurzelstock) der ausdauernden Pflanze ist rübenförmig, im oberen Teil etwas knollig verdickt, fleischig, außen dunkelbraun bis schwarz, 4 bis 8 cm lang, bis 2 cm oder auch mehr breit; sie geht nach unten in eine längere Wurzel über und trägt Reste meist zahlreicher, brauner, brüchiger Wurzeln.

Der Stengel ist aufrecht, kräftig, 80 bis 150 cm hoch, im oberen Teil ebenso wie die Traubenspindeln und Blütenstiele anliegend kraus oder kurz flaumig behaart und trägt mehr oder weniger zahlreich wechselständige Laubblätter, von denen die unteren lang, die oberen kürzer gestielt bis fast sitzend sind.

Die Laubblätter sind oberseits dunkelgrün, glänzend, unterseits heller und hier mit zum Teil deutlich hervortretender Nervatur, bis zum Grunde fünf- bis siebenteilig. Die breit rhombischen Abschnitte sind zum Grund hin lang keilförmig verschmälert, der mittlere zum Teil stielförmig zusammengezogen, und besitzen schmale, verlängerte, 3 bis 4 mm breite oder mehr lanzettliche, verkürzte, meist 4 bis 7 mm breite Zipfel.

Die zygomorphen violetten oder blauen Blüten sind zu einem meist kegelförmigen, oft ästigen, lockeren, vielblütigen Blütenstand mit vorherrschender Endtraube und meist schwächeren, dünneren, später aufblühenden Seitentrauben vereinigt. Sie stehen in der Achsel linealer, zum Teil eingeschnittener Tragblätter, auf meist aufrecht abstehenden Stielen, von denen die unteren bisweilen deutlich länger als die Blüten sind. Von den fünf kronblattartig ausgebildeten Perigonblättern bildet das oberste, unpaare, kapuzenartige einen großen, aufrechten, in Seitenansicht etwa halbkreisförmigen, meist breiteren als hohen, offenen oder den mittleren Perigonblättern aufliegenden Helm mit meist gerader oder stark gewölbter Grundlinie und einer kurzen oder deutlich vorgezogenen Spitze; in diesem sind die meist zwei lang gestielten, mit einem kopfförmigen, aufwärts gekrümmten, nektarbildenden Sporn versehen Honigblätter eingeschlossen. Die zahlreichen Staubblätter besitzen behaarte Filamente. Die gewöhnlich drei nur im Grunde kurz verbundenen, auseinanderspreizenden Fruchtblätter sind kahl.

ARZNEIFORMEN

Die Urtinktur enthält mindestens 0,09 und höchstens 0,18 Prozent Alkaloide, berechnet als Aconitin ($C_{34}H_{47}NO_{11}$; MG 646).

HERSTELLUNG

Urtinktur und flüssige Verdünnungen nach Vorschrift 21.

EIGENSCHAFTEN

Die Urtinktur ist eine braune bis dunkelbraune Flüssigkeit mit schwach säuerlichem Geruch.

PRÜFUNG AUF IDENTITÄT

A. 0,05 ml Urtinktur werden auf Filtrierpapier gebracht, getrocknet und mit 0,05 ml Acetanhydrid *R* versetzt. Nach dem Trocknen fluoresziert der Fleck im ultravioletten Licht bei 365 nm intensiv blau bis grünlich blau.
B. Chromatographie: Die Prüfung erfolgt dünnschichtchromatographisch auf einer Schicht von Kieselgel HF_{254} *R*.

Untersuchungslösung: 10 g Urtinktur werden mit 1 ml Ammoniaklösung *R* versetzt und 2mal mit je 10 ml Äther *R* ausgeschüttelt. Die vereinigten Ätherphasen werden im Wasserbad eingeengt; der Rückstand wird in 0,5 ml Methanol *R* aufgenommen.

Vergleichslösung: 5 mg Chininhydrochlorid *RN*, 10 mg Atropinsulfat *R* und 5 mg Vanillin *R* werden in 10 ml Methanol *R* gelöst.

Aufgetragen werden getrennt je 20 µl Untersuchungs- und Vergleichslösung. Die Chromatographie erfolgt über eine Laufstrecke von 10 cm mit einer Mischung von 68 Volumteilen n-Butanol *R*, 16 Volumteilen Essigsäure 98 % *R* und 16 Volumteilen Wasser. Nach Verdunsten der mobilen Phase werden die Chromatogramme zuerst im ultravioletten Licht bei 254 nm ausgewertet.

Das Chromatogramm der Vergleichslösung zeigt an der Grenze vom unteren zum mittleren Drittel des Rf-Bereiches den bläulichen Fleck des Chinins und im oberen Drittel den dunklen Fleck des Vanillins.

Das Chromatogramm der Untersuchungslösung zeigt unterhalb und oberhalb der Vergleichssubstanz Chinin je einen dunklen Fleck sowie in Höhe der Vergleichssubstanz Vanillin einen dunklen, etwas langgezogenen Fleck.

Anschließend werden die Chromatogramme mit einer Mischung aus 35 ml Natriumwismutjodid-Lösung *R* (Stammlösung), 25 ml Essigsäure 98 % *R* und 35 ml Äthylacetat *R* und danach mit 0,1 N-Schwefelsäure bis zum Erscheinen von roten oder orangeroten Flecken auf gelben bis grauem Untergrund besprüht.

Das Chromatogramm der Vergleichslösung zeigt im Tageslicht im unteren Drittel des Rf-Bereiches den Fleck des Atropins und an der Grenze vom unteren zum mittleren Drittel den Fleck des Chinins.

Das Chromatogramm der Untersuchungslösung zeigt einen Fleck zwischen Atropin und Chinin und einen weiteren Fleck dicht oberhalb des Chinins.

PRÜFUNG AUF REINHEIT

Relative Dichte (Ph. Eur.): 1,015 bis 1,045.

Trockenrückstand (DAB): Mindestens 5,0 Prozent.

GEHALTSBESTIMMUNG

Etwa 30,0 g Urtinktur, genau gewogen, werden mit verdünnter Ammoniaklösung *R* 1 versetzt, bis rotes Lackmuspapier *R* blau gefärbt wird. Die Lösung wird mit 60,0 g Chloroform *R* 15 Minuten lang geschüttelt. Nach Zusatz von 2 g gepulvertem Tragant *RN* wird erneut geschüttelt und durch einen kleinen Wattebausch in einen trockenen Kolben filtriert.

40,0 g des Filtrates (entsprechend etwa 20,0 g Urtinktur) werden auf dem Wasserbad bis auf einige Milliliter eingeengt. Der Rückstand wird mit 10,0 ml 0,01 N-Salzsäure und 5 ml Wasser versetzt und der Rest des Chloroforms auf dem Wasserbad abgedampft. Dann wird mit 0,01 N-Natriumhydroxid-Lösung gegen Methylrot-Mischindikator-Lösung *R* titriert.

1 ml 0,01 N-Salzsäure entspricht 6,46 mg Alkaloiden, berechnet als Aconitin.

Grenzprüfung der D 4

2 ml der 4. Dezimalverdünnung werden auf dem Wasserbad eingeengt. Der Rückstand wird in 0,1 ml Äthanol 50 % *RN* aufgenommen. 10 µl dieser Lösung werden auf ein Filterpapier derart aufgebracht, daß der Durchmesser des Fleckes 15 mm

nicht überschreitet. Nach dem Trocknen werden 15 µl Acetanhydrid *R* aufgetropft. Nach erneutem Trocknen darf der Fleck im ultavioletten Licht bei 365 nm keine Fluoreszenz zeigen.

LAGERUNG

Vor Licht geschützt und dicht verschlossen.

Vorsichtig zu lagern!

Acorus calamus

Calamus aromaticus

Verwendet wird der geschälte, von den Wurzeln und Blattresten befreite, getrocknete Wurzelstock von *Acorus calamus* L. Er enthält mindestens 2,0 Prozent (V/G) ätherisches Öl.

BESCHREIBUNG

Die getrocknete Droge hat eigenartigen, aromatischen Geruch sowie würzigscharfen und zugleich bitteren Geschmack.

Der geschälte Wurzelstock ist meist der Länge nach gespalten, leicht eindrückbar und von weißlichgelber bis rosaroter Farbe. Stellenweise sind an seiner Außenseite in regelmäßigen Zickzacklinien angeordnete, kreisrunde, hellbraune Wurzelnarben erkennbar. Auf dem Querschnitt hebt sich der dunklere, von vielen Leitbündeln punktiert erscheinende Zentralzylinder von der helleren Rinde deutlich ab. Der Bruch ist kurz und feinkörnig.

Mikroskopische Merkmale: Der Wurzelstock besteht überwiegend aus einem interzellularenreichen Parenchym aus rundlich-polygonalen Zellen, die zumeist 2 bis 4 µm, selten bis 8 µm große, einzelne, gelegentlich zu 2 bis 4 zusammengesetzte, rundliche bis unregelmäßig elliptische Stärkekörner enthalten. Durch die in Längsrichtung zylindrisch gestreckten Interzellularräume erscheint das Parenchym im Querschnitt netzartig. Vorzugsweise an den Kreuzungspunkten dieses Netzes liegen Ölzellen mit verkorkter Wand und stark lichtbrechendem Inhalt oder gelegentlich auch gerbstoffhaltige Exkretzellen mit klumpenförmigem, braunem Inhalt. Die außerhalb der einschichtigen, wenig verdickten Endodermis verlaufenden Leitbündel sind im typischen Fall kollateral, haben englumige Schrauben- und Tüpfelgefäße und sind von einem Mantel verdickter Fasern und zuweilen von Kristallzellreihen mit Einzelkristallen begleitet. Die in der Nähe der Endodermis gehäuft auftretenden Leitbündel des Zentralzylinders sind zumeist konzentrisch mit Innenphloem und einem lockeren Ring von Gefäßen mit ring-, treppen- oder netzförmiger Wandverdickung und haben zumeist keinen Faserbelag.

PRÜFUNG AUF IDENTITÄT

Prüflösung: 1 g grob gepulverte Droge (710) wird mit 10 ml Äthanol 70 % *RN* auf dem Wasserbad zum Sieden erhitzt. Nach dem Abkühlen wird abfiltriert.

A. 2 ml Prüflösung färben sich nach Zugabe von 2 ml Äthanol 90 % *RN* und 0,2 ml Eisen(III)-chlorid-Lösung *R* 1 olivgrün.

B. 2 ml Prüflösung werden mit 0,1 g Weinsäure *R* versetzt. Nach dem Unterschichten mit 5 ml Schwefelsäure *R* entsteht an der Phasengrenze Rotbraunfärbung, die nach einigen Minuten violett wird.

C. Chromatographie: Die Prüfung erfolgt dünnschichtchromatographisch auf einer Schicht von Kieselgel H *R*.

Untersuchungslösung: Prüflösung

Vergleichslösung: 10 mg Thymol *R* und 10 mg Anethol *R* werden in 10 ml Methanol *R* gelöst.

Aufgetragen werden getrennt 30 µl Untersuchungslösung und 10 µl Vergleichslösung. Die Chromatographie erfolgt über eine Laufstrecke von 15 cm mit einer Mischung von 90 Volumteilen Hexan *R* und 10 Volumteilen Äthylacetat *R*. Die Chromatogramme werden mit Anisaldehyd-Lösung *R* besprüht, 8 bis 10 Minuten lang auf 110 bis 120 °C erhitzt und innerhalb von 10 Minuten im Tageslicht ausgewertet.

Das Chromatogramm der Vergleichslösung zeigt im mittleren Drittel des Rf-Bereiches den orangefarbenen Fleck des Thymols (Rst 1,0) und im oberen Drittel den violetten Fleck des Anethols.

Das Chromatogramm der Untersuchungslösung zeigt (bezogen auf den Fleck des Thymols: Rst 1,0) Flecke bei Rst 0,19 (grau), bei Rst 0,27 (violett) und bei Rst 0,59 (violett) sowie (bezogen auf den Fleck des Anethols: Rst 1,0) Flecke bei Rst 0,73 (rosa) und bei Rst 0,99 (violett).

PRÜFUNG AUF REINHEIT

cis-Isoasaron: Höchstens 0,5 Prozent; 1,00 g grob gepulverte Droge (710) wird mit 40 ml Hexan *R* 1 Stunde lang unter Rühren extrahiert. Der Extrakt wird durch ein mittelhartes Filter in einen 50-ml-Meßkolben filtriert; der Kolben wird unter Nachspülen des Filters und Drogenrückstandes mit Hexan *R* zur Marke aufgefüllt. 5,0 ml dieser Lösung werden in einem 25-ml-Meßkolben mit Hexan *R* zur Marke aufgefüllt. Die Extinktionen der erhaltenen Lösung werden bei 253 und 303 nm in einer Schichtdicke von 1 cm gegen Hexan *R* als Vergleich gemessen. Die spezifischen Extinktionen von 1 g Droge in 100 ml Extraktlösung in einer Schichtdicke von 1 cm werden berechnet.

$$EE\,_{1cm}^{1\%}\ 253\ nm = \frac{E_{253}}{0,4}$$

$$EE\,_{1cm}^{1\%}\ 303\ nm = \frac{E_{303}}{0,4}$$

EE $_{1cm}^{1\%}$ 303 nm darf höchstens 1,8 betragen, entsprechend höchstens 0,5 Prozent cis-Isoasaron in der Droge.

Das Verhältnis EE $_{1cm}^{1\%}$ 253 nm zu EE $_{1cm}^{1\%}$ 303 nm muß größer sein als 2,0.

Fremde Bestandteile (Ph. Eur.): Höchstens 2 Prozent.

Asche (DAB): Höchstens 6,0 Prozent.

GEHALTSBESTIMMUNG

Ätherisches Öl (Ph. Eur.): Die Bestimmung erfolgt mit 30,0 g der unmittelbar vorher grob gepulverten Droge (710) und 300 ml Wasser als Destillationsflüssigkeit in einem 1000-ml-Rundkolben; Destillation 4 Stunden lang bei 2 bis 3 ml in der Minute; 1,00 ml Xylol *R* als Vorlage.

ARZNEIFORMEN

HERSTELLUNG

Urtinktur aus der grob gepulverten Droge (710) und flüssige Verdünnungen nach Vorschrift 4a mit Äthanol 62 Prozent.

EIGENSCHAFTEN

Die Urtinktur ist eine hellgelbe Flüssigkeit mit scharfem, charakteristischem Geruch und aromatisch-gewürzhaftem, schwach bitterem Geschmack.

PRÜFUNG AUF IDENTITÄT

Die Urtinktur gibt die bei der Droge beschriebenen Identitätsreaktionen A, B und C. Prüflösung ist die Urtinktur.

PRÜFUNG AUF REINHEIT

cis-Isoasaron: Höchstens 0,05 Prozent; 4,00 g Urtinktur werden mit 15 ml Wasser in einen Scheidetrichter überführt. Nach Zugabe von 1 g Natriumchlorid *R* wird viermal mit je 20 ml Hexan *R* ausgeschüttelt. Die organischen Phasen werden in einem 100-ml-Meßkolben vereinigt und mit Hexan *R* zur Marke aufgefüllt. Die Extinktionen der erhaltenen Lösung werden bei 253 und 303 nm in einer Schichtdicke von 1 cm gegen Hexan *R* als Vergleich gemessen. Die spezifischen Extinktionen von 1 g Urtinktur in 100 ml Extraktlösung in einer Schichtdicke von 1 cm werden berechnet.

$$EU_{1cm}^{1\%} \ 253 \text{ nm} = \frac{E_{253}}{4}$$

$$EU_{1cm}^{1\%} \ 303 \text{ nm} = \frac{E_{303}}{4}$$

$EU_{1cm}^{1\%}$ 303 nm darf höchstens 0,18 betragen, entsprechend höchstens 0,05 Prozent cis-Isoasaron in der Urtinktur.

Das Verhältnis $EU_{1cm}^{1\%}$ 253 zu $EU_{1cm}^{1\%}$ 303 nm muß größer sein als 2,0.

Relative Dichte (Ph. Eur.): 0,888 bis 0,905.

Trockenrückstand (DAB): Mindestens 1,5 Prozent.

LAGERUNG

Vor Licht geschützt.

Adlumia fungosa

Verwendet werden die frischen, oberirdischen Teile blühender Pflanzen von *Adlumia fungosa* (Ait.) Greene.

BESCHREIBUNG

Die im zweiten Jahr bis 3 m hoch werdende, kletternde Pflanze besitzt einen zarten Stengel, der wechselständige, gestielte, bis dreifach unpaarig gefiederte Laubblätter trägt. Die Fiederblättchen sind zart, elliptisch bis verkehrt eiförmig, eingeschnitten gelappt, gezähnt, meist 1 bis 2 cm lang und 5 bis 10 mm breit. Bei den untersten Blättern ist nur der obere Teil der Blattspindel, bei den höher stehenden sind allmählich fast alle Fiederblättchen zu Wickelranken reduziert.

Die perl-, rosa- bis purpurfarbenen Blüten stehen in achselständigen, wenigblütigen Rispen; der Kelch besteht aus zwei schuppenförmigen, rasch abfallenden Blättchen. Die vier Kronblätter sind zu einer abgeflachten, schmal krugförmigen, zweiseitig symmetrischen, 10 bis 16 mm langen Krone verwachsen, die am fast herzförmigen Grunde schwach doppelt ausgesackt ist. Die beiden äußeren Kronblätter sind nach dem Scheitel eingeschnürt und bilden so je ein eirundes, zugespitztes Anhängsel, die beiden inneren, schmaleren, sind am Scheitel verbreitert und enden so in je einem querstehenden, ovalen Anhängsel. Die Filamente der sechs Staubblätter sind im unteren Teil zu einer mit den Kronblättern verbundenen Röhre verwachsen und nur im oberen Teil frei. Die zwei Fruchtblätter bilden einen einfächerigen, oberständigen Fruchtknoten, der am Scheitel einen fadenförmigen Griffel mit zweilappiger Narbe trägt. Nach der Blüte bleibt die Krone erhalten; sie wird, ohne wesentliche Farbänderung, schwammig und umschließt die dünne, zylindrische, etwa 10 mm lange, im Durchmesser 2 bis 3 mm große Kapsel mit dem bleibenden Griffel.

ARZNEIFORMEN

Die Urtinktur enthält mindestens 0,03 und höchstens 0,07 Prozent nicht flüchtige Basen, berechnet als Adlumin ($C_{21}H_{21}NO_6$; MG 383,4).

HERSTELLUNG

Urtinktur und flüssige Verdünnungen nach Vorschrift 3a.

EIGENSCHAFTEN

Die Urtinktur ist eine goldgelbe Flüssigkeit mit frischem Geruch und schwach bitterem Geschmack.

PRÜFUNG AUF IDENTITÄT

A. Wird 1 ml Urtinktur mit 0,5 ml Dragendorffs-Reagenz *R* versetzt, entsteht sofort ein orangeroter Niederschlag.
B. 2 ml Urtinktur werden mit 5 ml Wasser und 1 ml verdünnter Ammoniaklösung *R* 1 versetzt und mit 10 ml Äther *R* ausgeschüttelt. Wird die abgetrennte Ätherphase in einem Porzellanschälchen auf dem Wasserbad eingeengt, färbt sich der Rückstand durch Zusatz von 0,2 ml Schwefelsäure *R* braun.

C. Chromatographie: Die Prüfung erfolgt dünnschichtchromatographisch auf einer Schicht von Kieselgel H *R*.

Untersuchungslösung: 10 ml Urtinktur werden auf dem Wasserbad bis zum Verschwinden des Äthanolgeruches erwärmt, mit 1 ml Ammoniaklösung *R* versetzt und zweimal mit je 10 ml peroxidfreiem Äther *R* ausgeschüttelt. Die vereinigten Ätherphasen werden mit entwässertem Natriumsulfat *RH* getrocknet, filtriert und eingeengt. Der Rückstand wird in 1 ml einer Mischung aus gleichen Volumteilen Chloroform *R* und Methanol *R* aufgenommen.

Vergleichslösung: 10 mg Papaverinhydrochlorid *RN* und 5 mg Scopoletin *RN* werden in 10 ml Methanol *R* gelöst.

Aufgetragen werden getrennt 20 µl Untersuchungslösung und 10 µl Vergleichslösung. Die Chromatographie erfolgt über eine Laufstrecke von 15 cm mit einer Mischung von 85 Volumteilen n-Propanol *R*, 14 Volumteilen Wasser und 1 Volumteil wasserfreier Ameisensäure *R*. Die Chromatogramme werden 10 Minuten lang bei 105 bis 110 °C getrocknet und nach dem Abkühlen im ultravioletten Licht bei 365 nm ausgewertet.

Das Chromatogramm der Vergleichslösung zeigt am Übergang vom unteren zum mittleren Drittel des Rf-Bereiches den orange fluoreszierenden Fleck des Papaverinhydrochlorids und am Übergang vom mittleren zum oberen Drittel den blau fluoreszierenden Fleck des Scopoletins.

Das Chromatogramm der Untersuchungslösung zeigt etwas oberhalb des Startes einen weißblau fluoreszierenden und in der Mitte zwischen Start und der Vergleichssubstanz Papaverinhydrochlorid einen orange fluoreszierenden Fleck. Eine Gruppe von zwei oder drei dicht übereinander liegenden blau fluoreszierenden Flecken befindet sich etwa in Höhe der Vergleichssubstanz Papaverinhydrochlorid. Etwa in Höhe der Vergleichssubstanz Scopoletin liegen ein oder zwei blau fluoreszierende Flecke und darüber tritt ein gelborange fluoreszierender Fleck auf.

Die Chromatogramme werden mit Dragendorffs-Reagenz *R* und anschließend mit 0,1 N-Schwefelsäure besprüht und innerhalb von 10 Minuten im Tageslicht betrachtet.

Im Chromatogramm der Vergleichslösung färbt sich der Fleck des Papaverinhydrochlorids orange. Im Chromatogramm der Untersuchungslösung färbt sich je ein Fleck in Höhe und knapp oberhalb der Vergleichssubstanz Papaverinhydrochlorid orange.

PRÜFUNG AUF REINHEIT

Relative Dichte (Ph. Eur.): 0,915 bis 0,935.

Trockenrückstand (DAB): Mindestens 1,4 Prozent.

GEHALTSBESTIMMUNG

Etwa 15,0 g Urtinktur, genau gewogen, werden auf dem Wasserbad auf etwa 3 ml eingeengt, mit 3,5 ml Ammoniaklösung *R* versetzt und nach Zugabe von 60,0 g Äther *R* 3 Minuten lang geschüttelt. Nach Zugabe von 1 g gepulvertem Tragant *RN* wird 1 Minute lang geschüttelt und durch einen kleinen Wattebausch in einen trockenen Erlenmeyerkolben mit Glasstopfen filtriert. Der Trichter ist zum Schutz gegen Verdunstungsverluste zuzudecken. 50,0 g Filtrat (entsprechend etwa 12,5 g Urtinktur) werden auf dem Wasserbad eingeengt und danach noch 15 Minuten lang auf dem Wasserbad belassen. Der Rückstand wird in 5 ml Äthanol *R* aufgenommen. Nach Zusatz von 5 ml Wasser, 5,0 ml 0,01 N-Salzsäure und 0,1 ml Methylrot-Mischindikator-Lösung *R* wird mit 0,01 N-Natriumhydroxid-Lösung titriert.

1 ml 0,01 N-Salzsäure entspricht 3,834 mg nicht flüchtiger Basen, berechnet als Adlumin.

LAGERUNG

Vor Licht geschützt.

Vorsichtig zu lagern!

Adonis vernalis

Verwendet wird die zur Blütezeit geerntete frische Pflanze von *Adonis vernalis* L. ohne die Wurzeln.

BESCHREIBUNG

Diese Pflanze hat einen bis 45 cm langen, 2 bis 5 mm dicken, aufrechten, runden, längs gefurchten, markigen, grünen, einfachen oder verzweigten Stengel, der entweder ganz kahl oder nur im oberen Teil behaart und unten mit schuppenförmigen Blättern besetzt ist. Die Laubblätter sind im oberen Teil des Stengels gedrängt, sitzend, stengelumfassend, 2 bis 4fach fiederschnittig mit linealen, ganzrandigen, nach unten umgebogenen Zipfeln. Die meist einzeln stehenden Blüten sind von einem 5blättrigen, grünlichen, außen behaarten, leicht abfallenden Kelch umgeben. Die Korolle besteht aus 15 bis 20 zitronengelben, 6 bis 10 mm breiten, an der Spitze gezähnten, glänzenden Blumenblättern. Die zahlreichen Staubblätter sind intensiv gelb gefärbt. Die zahlreichen nicht miteinander verwachsenen Fruchtblätter stehen auf einem kegelförmigen Blütenboden und werden zu 4 bis 5 mm langen, bauchig gewölbten, fast kugelig bis verkehrteiförmigen, dicht gedrängt stehenden, runzlig netznervigen, stark behaarten Nüßchen mit kurzem, hakig gekrümmtem Fruchtschnabel.

ARZNEIFORMEN

HERSTELLUNG

Urtinktur und flüssige Verdünnungen nach Vorschrift 2a.

EIGENSCHAFTEN

Die Urtinktur ist eine braune Flüssigkeit von schwach krautartigem Geruch.

PRÜFUNG AUF IDENTITÄT

Prüflösung: 10 ml Urtinktur werden 2 Minuten lang mit 10 ml Äthanol 50 Prozent *RN* und 10 ml Blei(II)-acetat-Lösung *R* gekocht. Nach dem Abkühlen wird vom Niederschlag abzentrifugiert. Die Lösung wird zweimal mit 15 ml Chloroform *R* ausgeschüttelt. Bei Emulsionsbildung wird zentrifugiert. Die vereinigten Chloroformphasen werden über wasserfreies Natriumsulfat *R* filtriert. Die filtrierte Lösung wird zur Trockne eingeengt und der Rückstand in 1,0 ml einer Mischung aus gleichen Volumteilen Chloroform *R* und Methanol *R* gelöst.

A. Wird 1 ml der Urtinktur mit 15 ml Wasser und 0,2 ml verdünnter Ammoniaklösung *R* 1 versetzt, so färbt sich die Flüssigkeit intensiv gelb.

B. Wird 1 ml Urtinktur mit 15 ml Wasser und 0,2 ml Eisen(III)-chlorid-Lösung *R* 1 im Reagenzglas versetzt, so färbt sich die Mischung dunkelgrün. Wird sie kräftig geschüttelt, so entsteht ein über 2 Stunden lang beständiger Schaum.

C. 0,2 ml der Prüflösung werden vorsichtig auf dem Wasserbad eingedampft. Wird der Rückstand in 0,2 ml Dinitrobenzoesäure-Lösung *R* aufgenommen und mit 0,2 ml verdünnter Natriumhydroxid-Lösung *R* versetzt, so färbt sich die Mischung rotviolett.

D. 0,3 ml der Prüflösung werden auf dem Wasserbad vorsichtig zur Trockne eingedampft. Wird der Rückstand mit 0,3 ml einer Mischung aus 2 ml Acetanhydrid *R* und 0,3 ml Schwefelsäure *R* versetzt, so färbt sich die Mischung allmählich schmutzig grün.

E. Chromatographie: Die Chromatographie erfolgt dünnschichtchromatographisch in gleicher Weise wie unter „Prüfung auf Identität" bei ADONISKRAUT (DAB) angegeben mit 50 µl der Prüflösung als Untersuchungslösung.

PRÜFUNG AUF REINHEIT

Relative Dichte (Ph. Eur.): 0,930 bis 0,956.

Trockenrückstand (DAB): mindestens 3,6 und höchstens 4,8 Prozent.

LAGERUNG

Vor Licht geschützt.

Vorsichtig zu lagern!

Adonis vernalis ferm 33d

Adonis ex herba ferm 33d

Verwendet werden die frischen, oberirdischen Teile blühender Pflanzen von *Adonis vernalis* L.

BESCHREIBUNG

Die Pflanze hat einen bis 45 cm langen, 2 bis 5 mm dicken, aufrechten, runden, längsgefurchten, markigen, grünen, einfachen oder verzweigten Stengel, der entweder ganz kahl oder nur im oberen Teil behaart und unten mit schuppenförmigen Blättern besetzt ist. Die Laubblätter sind im oberen Teil des Stengels gedrängt, sitzend, stengelumfassend, 2- bis 4fach fiederschnittig mit linealen, ganzrandigen, nach unten umgebogenen Zipfeln. Die meist einzeln stehenden Blüten sind von einem 5blättrigen, grünlichen, außen behaarten, leicht abfallenden Kelch umgeben. Die Korolle besteht aus 15 bis 20 zitronengelben, 6 bis 10 mm breiten, an der Spitze gezähnten, glänzenden Blumenblättern. Die zahlreichen Staubblätter sind intensiv gelb gefärbt. Die zahlreichen, nicht miteinander verwachsenen Fruchtblätter stehen auf einem kegelförmigen Blütenboden und werden zu 4 bis 5 mm langen, bauchig gewölbten, fast kugelig bis verkehrteiförmigen,

Adonis vernalis ferm 33d

dicht gedrängt stehenden, runzlig netznervigen, stark behaarten Nüßchen mit kurzem, hakig gekrümmtem Fruchtschnabel.

ARZNEIFORMEN

HERSTELLUNG

Urtinktur und flüssige Verdünnungen nach Vorschrift 33d.

EIGENSCHAFTEN

Die Urtinktur ist eine braune Flüssigkeit mit arteigenem Geruch.

PRÜFUNG AUF IDENTITÄT

Prüflösung: 10 ml Urtinktur werden 2 Minuten lang mit 10 ml Äthanol 50 % *RN* und 10 ml Blei(II)-acetat-Lösung *R* erhitzt. Nach dem Abkühlen wird abzentrifugiert. Der Überstand wird zweimal mit je 15 ml Chloroform *R* ausgeschüttelt; bei Emulsionsbildung wird erneut zentrifugiert. Die vereinigten Chloroformphasen werden über wasserfreies Natriumsulfat *R* filtriert. Das Filtrat wird eingeengt und der Rückstand in 1,0 ml einer Mischung aus gleichen Volumteilen Chloroform *R* und Methanol *R* gelöst.

A. Wird 1 ml Urtinktur mit 15 ml Wasser und 0,2 ml verdünnter Ammoniaklösung *R* 1 versetzt, färbt sich die Mischung intensiv gelb.

B. Wird 1 ml Urtinktur mit 15 ml Wasser und 0,2 ml Eisen(III)-chlorid-Lösung *R* 1 im Reagenzglas versetzt, färbt sich die Mischung dunkelgrün. Bei kräftigem Schütteln entsteht ein über 2 Stunden lang beständiger Schaum.

C. 0,2 ml Prüflösung werden vorsichtig auf dem Wasserbad eingeengt. Wird der Rückstand in 0,2 ml Dinitrobenzoesäure-Lösung *R* aufgenommen und mit 0,2 ml verdünnter Natriumhydroxid-Lösung *R* versetzt, färbt sich die Mischung rotviolett.

D. 0,3 ml Prüflösung werden auf dem Wasserbad vorsichtig eingeengt. Wird der Rückstand mit 0,3 ml einer Mischung aus 2 ml Acetanhydrid *R* und 0,3 ml Schwefelsäure *R* versetzt, färbt sich die Mischung allmählich schmutzig grün.

E. Chromatographie: Die Prüfung erfolgt dünnschichtchromatographisch auf einer Schicht von Kieselgel G *R*.

Untersuchungslösung: Prüflösung.

Vergleichslösung: 5 mg Digitoxin *R* und 5 mg Lanatosid C *RN* werden in 1,0 ml Methanol *R* gelöst.

Aufgetragen werden getrennt 50 µl Untersuchungslösung und 10 µl Vergleichslösung. Die Chromatographie erfolgt über eine Laufstrecke von 10 cm mit einer Mischung von 81 Volumteilen Äthylacetat *R*, 11 Volumteilen Methanol *R* und 8 Volumteilen Wasser. Nach Verdunsten der mobilen Phase werden die Chromatogramme mit etwa 10 ml (für eine Schichtfläche von 10 cm mal 20 cm) einer Mischung von 2 Volumteilen einer frisch bereiteten, 3prozentigen Lösung (G/V) von Chloramin T *R* mit 8 Volumteilen einer 25prozentigen Lösung (G/V) von Trichloressigsäure *R* in Äthanol *R* besprüht, 5 bis 10 Minuten lang auf 100 bis 105 °C erhitzt und umgehend im ultravioletten Licht bei 365 nm ausgewertet.

Das Chromatogramm der Vergleichslösung zeigt etwa an der Grenze von unterem und mittlerem Drittel des Rf-Bereiches den blauen Fleck des Lanatosids C und im oberen Teil des mittleren Drittels den gelbgrünen Fleck des Digitoxins.

Das Chromatogramm der Untersuchungslösung zeigt einen bläulichen Fleck etwas oberhalb des Flecks von Lanatosid C, dicht zusammen 3 bläuliche Flecke unterhalb des Digitoxinflecks und 2 hellgelbe Flecke im oberen Drittel des Rf-Bereiches.

PRÜFUNG AUF REINHEIT

Relative Dichte (Ph. Eur.): 1,005 bis 1,030.

Trockenrückstand (DAB): Mindestens 2,0 und höchstens 3,0 Prozent.

*p***H-Wert** (Ph. Eur.): Der *p*H-Wert der Urtinktur muß zwischen 3,0 und 4,1 liegen.

LAGERUNG

Vor Licht geschützt.

Vorsichtig zu lagern!

Aesculinum

$C_{15}H_{19}O_9 \cdot 1{,}5\ H_2O$ MG 367,3

Verwendet wird Aesculin, das mindestens 97,0 und höchstens 102,0 Prozent Cumaringlykoside, berechnet als 6,7-Dihydroxycumarin-6-O-β-D-glucosid-sesquihydrat enthält.

EIGENSCHAFTEN

Weißes oder bräunlichweißes, kristallines Pulver; geruchlos; wenig löslich in Wasser und Äthanol, sehr schwer löslich in Äther und Chloroform.

PRÜFUNG AUF IDENTITÄT

A. 1 ml Prüflösung (siehe „Prüfung auf Reinheit") wird mit Wasser zu 100 ml verdünnt. 1 ml dieser Verdünnung wird nochmals mit Wasser zu 100 ml verdünnt. Diese Verdünnung zeigt im ultravioletten Licht bei 365 nm blaue Fluoreszenz.

B. 5 ml Prüflösung (siehe „Prüfung auf Reinheit") werden mit 2 ml Salpetersäure *R* gemischt. Nach Zugabe von 8 ml verdünnter Ammoniaklösung *R* 1 und Umschütteln tritt Rotfärbung ein.

C. Werden 10 ml Prüflösung (siehe „Prüfung auf Reinheit") mit 4 ml Fehlingscher Lösung *R* gemischt und im Wasserbad erhitzt, entsteht innerhalb von 15 Minuten allmählich ein roter Niederschlag.

PRÜFUNG AUF REINHEIT

Prüflösung: Etwa 1,00 g Substanz, genau gewogen, wird unter Erwärmen auf dem Wasserbad in 100 ml Wasser gelöst. Die noch warme Lösung wird durch einen Glassintertiegel Nr. 16 (Ph. Eur.) in einen 500-ml-Meßkolben filtriert, mit 100 ml Wasser von etwa 50 °C nachgewaschen und nach dem Abkühlen zur Marke aufgefüllt.

Aussehen der Lösung: Die Prüflösung muß klar (Ph. Eur., Methode B) sein und im Tageslicht blau fluoreszieren.

Spezifische Drehung (Ph. Eur.): 1,00 g Substanz wird in einer Mischung gleicher Volumteile Dioxan *R* und Wasser zu 50,0 ml gelöst. Die spezifische Drehung muß zwischen —84° und —87° liegen, berechnet auf die wasserfreie Substanz.

Wasserunlösliche Bestandteile: Höchstens 0,1 Prozent; der unter „Prüflösung" im Glassintertiegel verbliebene Rückstand wird 2 Stunden lang bei 105 bis 110 °C getrocknet. Nach dem Erkalten wird gewogen.

Wasser (Ph. Eur.): Mindestens 7,0 und höchstens 7,7 Prozent, mit 0,40 g Substanz nach Karl-Fischer, Methode B bestimmt. Es werden 10 ml Karl-Fischer-Lösung *R* als Überschuß vorgelegt und 2 Stunden lang gerührt. Der Überschuß an Karl-Fischer-Lösung wird mit wasserfreiem Methanol *R*, das eine bekannte Menge Wasser (etwa 0,25 Prozent G/V) enthält, bis zum elektrometrisch ermittelten Endpunkt titriert (Feinbürette).

Sulfatasche (Ph. Eur.): Höchstens 0,1 Prozent, mit 1,00 g Substanz bestimmt.

Schwermetalle: Die Sulfatasche wird mit 0,8 ml Salzsäure *R* und 0,1 ml Schwefelsäure *R* abgeraucht. Der Rückstand wird unter Erwärmen in 2 ml verdünnter Salzsäure *R* aufgenommen und mit 3 ml Wasser verdünnt. Nach Neutralisation mit verdünnter Ammoniaklösung *R* 1 wird mit Wasser zu 20,0 ml verdünnt. 12 ml dieser Lösung müssen der Grenzprüfung auf Schwermetalle (Ph. Eur.) entsprechen. Zur Herstellung der Vergleichslösung wird die Blei-Standardlösung (2 ppm Pb) *R* verwendet (40 ppm).

Chromatographie: Die Prüfung erfolgt dünnschichtchromatographisch auf einer Schicht von Kieselgel H *R*.

Untersuchungslösung A: Prüflösung.

Untersuchungslösung B: 1,0 ml Prüflösung wird zu 100,0 ml verdünnt.

Aufgetragen werden je 5 µl Untersuchungslösung A und B. Die Chromatographie erfolgt über eine Laufstrecke von 15 cm mit einer Mischung von 60 Volumteilen Äthylmethylketon *R*, 20 Volumteilen Äthylacetat *R*, 10 Volumteilen wasserfreier Ameisensäure *R* und 10 Volumteilen Wasser. Nach Verdunsten der mobilen Phase werden die Chromatogramme im ultravioletten Licht bei 365 nm ausgewertet.

Die Chromatogramme der Untersuchungslösungen A und B zeigen im mittleren Drittel des Rf-Bereiches den hellblauen Fleck des Aesculins. Im Chromatogramm der Untersuchungslösung A dürfen keine Nebenflecke auftreten, deren Fläche größer ist als die des Aesculinflecks der Untersuchungslösung B.

GEHALTSBESTIMMUNG

50,0 ml Prüflösung werden nach Zugabe von 1 ml Phenolphthalein-Lösung *R* mit 0,05 N-Natriumhydroxid-Lösung bis zur Rotfärbung titriert.

1 ml 0,05 N-Natriumhydroxid-Lösung entspricht 18,37 mg Cumaringlykosiden, berechnet als 6,7-Dihydroxycumarin-6-0-β-D-glucosid-sesquihydrat.

ARZNEIFORMEN

Die Lösung (D 2) muß mindestens 0,92 und darf höchstens 1,07 Prozent Cumaringlykoside enthalten, berechnet als 6,7-Dihydroxycumarin-6-0-β-D-glucosid-sesquihydrat.

Die 1. Dezimalverreibung muß mindestens 9,2 und darf höchstens 10,7 Prozent Cumaringlykoside enthalten, berechnet als 6,7-Dihydroxycumarin-6-0-β-D-glucosid-sesquihydrat.

HERSTELLUNG

Zur Lösung (D 2) wird 1 Teil Substanz in 99 Teilen Äthanol 86 Prozent gelöst. Die 3. Dezimalverdünnung wird mit Äthanol 62 Prozent, die folgenden Verdünnungen werden mit Äthanol 43 Prozent bereitet.

Verreibungen nach Vorschrift 6.

EIGENSCHAFTEN

Die Lösung (D 2) ist ein farblose bis leicht gelbliche, am Tageslicht blau fluoreszierende Flüssigkeit mit bitterem Geschmack.

Die 1. Dezimalverreibung ist ein weißes Pulver mit bitterem Geschmack.

PRÜFUNG AUF IDENTITÄT

Prüflösung I: 10 ml der Lösung (D 2) werden mit Wasser zu 50 ml verdünnt.

Prüflösung II: Etwa 5,00 g der 1. Dezimalverreibung, genau gewogen, werden unter Erwärmen auf dem Wasserbad in 100 ml Wasser gelöst. Die noch warme Lösung wird in einen 250-ml-Meßkolben filtriert, mit 100 ml Wasser von etwa 50 °C nachgewaschen und nach dem Abkühlen zur Marke aufgefüllt.

Die Prüflösung I gibt die Identitätsreaktionen A, B und C der Substanz; die Prüflösung II gibt die Identitätsreaktionen A und B.

PRÜFUNG AUF REINHEIT

Aussehen der Lösung: Die Lösung (D 2) muß klar (Ph. Eur., Methode B) sein.

Relative Dichte (Ph. Eur.): 0,830 bis 0,835.

GEHALTSBESTIMMUNG

Zur Gehaltsbestimmung der Lösung (D 2) werden etwa 20,00 g, genau gewogen, mit Wasser zu 100 ml verdünnt.

Zur Gehaltsbestimmung der 1. Dezimalverreibung werden 100,0 ml der Prüflösung II verwendet.

Die Bestimmung erfolgt wie bei der Substanz unter „Gehaltsbestimmung" angegeben.

HINWEIS

Die Lösung (D 2) ist bei Bedarf frisch herzustellen.

LAGERUNG

Vor Licht geschützt.

Aesculus hippocastanum

Aesculus

Verwendet werden die frischen, geschälten Samen von *Aesculus hippocastanum* L.

BESCHREIBUNG

Die schwach gelblichen, etwa 2 bis 4 cm großen, kugelig-ovalen oder abgeflachten Samenkerne sind geruchlos und haben einen zuerst süßlichen, später stark bitteren Geschmack.

ARZNEIFORMEN

HERSTELLUNG

Urtinktur und flüssige Verdünnungen nach Vorschrift 3a.

EIGENSCHAFTEN

Die Urtinktur ist eine gelbe Flüssigkeit von aromatischem Geruch und bitterem Geschmack.

Aesculus hippocastanum

PRÜFUNG AUF IDENTITÄT

A. 1 ml Urtinktur wird mit 5 ml Wasser im Reagenzglas geschüttelt; dabei entsteht ein starker, stundenlang beständiger, 5 bis 10 cm hoher Schaum.

B. 1 ml Urtinktur wird mit 1 ml Aluminiumchlorid-Reagenz *RN* versetzt und mit 8 ml Äthanol 95 Prozent verdünnt. Die Lösung ist gelb gefärbt und zeigt im ultravioletten Licht bei 365 nm gelbe Fluoreszenz.

C. **Chromatographie** (Ph. Eur.): Die Prüfung erfolgt dünnschichtchromatographisch auf einer Schicht von Kieselgel HF_{254} *R*.

Untersuchungslösung: Urtinktur.

Vergleichslösung: 10 mg Aescin *RN* werden in 1 ml Äthanol 95 Prozent gelöst.

Aufgetragen werden getrennt je 10 µl beider Lösungen. Die Chromatographie erfolgt über eine Laufstrecke von 10 cm mit der Oberphase eines Systems aus 50 Volumteilen n-Butanol *R*, 10 Volumteilen Eisessig *R* und 40 Volumteilen Wasser. Nach Verdunsten der mobilen Phase zeigen das Chromatogramm der Vergleichslösung und das der Urtinktur im ultravioletten Licht bei 254 nm auf gleicher Höhe fluoreszenzmindernde Flecke.

Die Chromatogramme werden mit Anisaldehyd-Lösung *R* besprüht und bis zur optimalen Farbentwicklung 5 bis 10 Minuten lang auf 105 bis 110 °C erhitzt. Die Chromatogramme zeigen im Tageslicht blauviolett gefärbte Flecke des Aescins bei Vergleichslösung und Urtinktur.

Im Chromatogramm der Urtinktur kann darüber eine Reihe schmalerer und schwächer braun bis bräunlichrot gefärbter Flecke sichtbar werden; im unteren Rf-Bereich tritt ein braungrau gefärbter Fleck deutlich hervor; etwas darunter liegt ein weiterer braungefärbter Fleck.

PRÜFUNG AUF REINHEIT

Relative Dichte (Ph. Eur.): 0,880 bis 0,920.

Trockenrückstand (DAB): Mindestens 5,0 Prozent.

LAGERUNG

Vor Licht geschützt.

Aesculus hippocastanum e cortice, äthanol. Decoctum
Aesculus Cortex, äthanol. Decoctum

Verwendet wird die getrocknete Zweigrinde Aesculus hippocastanum L.

BESCHREIBUNG

Die Droge schmeckt schwach bitter und zusammenziehend. Sie ist leicht, 1 bis 2 mm dick, außen kupferrot und besitzt einen grauen bis violett spiegelnden Metallglanz. Jüngere Rinden sind ziemlich glatt und mit zerstreuten runden Korkwärzchen besetzt. Ältere Rindenstücke sind mattgrau bis schwärzlich, mehr oder weniger runzelig oder rissig, oft mit Flechten bedeckt und zeigen horizontal stehende breite Lentizellen. Die Innenfläche ist glatt und von gelbbrauner Farbe. Der Bruch ist kurz, außen körnig und innen faserig.

Mikroskopische Merkmale: In der primären Rinde sind reichlich Calciumoxalatdrusen vorhanden. Zwischen den Bündeln stark verdickter schmaler Bastfasern sklerotisiert die Mittelrinde, oft breitere zusammenhängende tangentiale Bänder bildend. Auch unterhalb dieses sklerenchymatischen Ringes sind kleinere tangentiale Gruppen von verschieden großen, mannigfach gestalteten Steinzellen zu finden. In jüngeren Rinden bilden die Bastfasern der sekundären Rinde spärlich Bündel, häufig von Steinzellen umlagert; in älteren Rinden sind Steinzellen nur in den äußeren Lagen zu finden, die Bastfasern sind tangential in Bändern angeordnet, die durch einreihige Markstrahlen unterbrochen werden. Die Fasern sind ungleich breit, stumpfendigend, von kurzen Kammfasern mit großen rhomboedrischen Kristallen, seltener Drusen begleitet.

PRÜFUNG AUF IDENTITÄT

Prüflösung: 0,1 g gepulverte Droge (180) wird mit 10 ml Methanol R 20 Minuten lang am Rückfluß erhitzt. Nach dem Abkühlen wird filtriert.

A. 2 ml Prüflösung zeigen im ultravioletten Licht bei 365 nm eine blaue Fluoreszenz, die nach Zusatz des gleichen Volumens Salzsäure R verschwindet. Nach Zugabe von verdünnter Natriumhydroxidlösung R bis zur schwach alkalischen Reaktion tritt grünblaue Fluoreszenz auf.

B. Werden 2 ml Prüflösung mit 0,1 ml Eisen (III)-chlorid-Lösung R 3 versetzt, so tritt Grünfärbung ein.

C. Chromatographie: Die Prüfung erfolgt dünnschichtchromatographisch auf einer Schicht von Kieselgel H R.

Untersuchungslösung: Prüflösung.

Aufgetragen werden 10 µl Untersuchungslösung. Die Chromatographie erfolgt über eine Laufstrecke von 15 cm mit einer Mischung von 60 Volumteilen Äthylmethylketon R, 20 Volumteilen Äthylacetat R, 10 Volumteilen wasserfreier Ameisensäure R und 10 Volumteilen Wasser. Das Chromatogramm wird an der Luft getrocknet und anschließend im ultravioletten Licht bei 365 nm ausgewertet.

Das Chromatogramm zeigt im mittleren Rf-Bereich einen leuchtend blau fluoreszierenden Fleck. Wenig darunter kann ein violett fluoreszierender Fleck erscheinen. Etwas tiefer tritt ein grünblau fluoreszierender Fleck auf. Ein schwach blau fluoreszierender Fleck liegt im oberen Rf-Bereich.

PRÜFUNG AUF REINHEIT

Fremde Bestandteile (Ph. Eur.): Höchstens 5 Prozent.

Sulfatasche (Ph. Eur.): Höchstens 10 Prozent, bestimmt mit 1,00 g gepulverter Droge (180).

ARZNEIFORMEN

HERSTELLUNG

Urtinktur aus der grob gepulverten Droge (710) und flüssige Verdünnungen nach Vorschrift 19f mit Äthanol 30 Prozent.

EIGENSCHAFTEN

Die Urtinktur ist eine rotbraune Flüssigkeit mit schwachem Geruch und bitterem Geschmack.

PRÜFUNG AUF IDENTITÄT

Die Urtinktur gibt die bei der Droge beschriebenen Identitätsreaktionen A, B und C mit der nachfolgend beschriebenen Prüflösung.

Prüflösung: 1 ml Urtinktur wird mit 9 ml Methanol R verdünnt.

PRÜFUNG AUF REINHEIT

Relative Dichte (Ph. Eur.): 0,958 bis 0,966.

Trockenrückstand (DAB): Mindestens 1,5 Prozent.

LAGERUNG

Vor Licht geschützt.

Aethusa cynapium

Aethusa

Verwendet wird die ganze, frische, blühende Pflanze mit unreifen Früchten von *Aethusa cynapium* L.

BESCHREIBUNG

Die Pflanze entwickelt beim Zerreiben unangenehmen Geruch.

Aus einer dünnen, spindelförmigen, weißlichen Wurzel entspringt in der Regel nur ein 50 bis 200 cm, meist um 60 cm hoher, stielrunder, flachrinniger oder auch etwas kantiger, oft innen hohler Stengel. Er ist nicht selten schmutzig-violett überlaufen, oft bläulich bereift und meist oberwärts abstehend-ästig verzweigt. Die Blätter sitzen auf ziemlich kurzen, breit weißhautrandigen, an der Spitze öhrchenförmig vorgezogenen Scheiden. Sie sind 2- bis 3fach fiederschnittig, oberseits dunkelgrün, unterseits gras- oder mattgrün, frisch stark glänzend, im Umriß dreieckig, fast so lang wie breit. Die unteren Seitenabschnitte erster Ordnung sind meist langgestielt. Die Abschnitte letzter Ordnung sind im Umriß eiförmig bis eiförmig-länglich, nach der Spitze zu allmählicher als nach dem kürzer oder länger keilförmigen Grund verjüngt. Die Zipfel letzter Ordnung sind eiförmig bis lanzettlich, an den oberen Blättern auch linealisch, gekerbt bis ganzrandig. Die ersten Grundblätter sind weniger stark eingeschnitten und ihre Zipfel stumpflicher als bei den oberen Stengelblättern. Die hüllenlosen Dolden sind mittelgroß, langgestielt, oben ziemlich flach und tragen 10 bis 20 ungleich lange, kantige, auf der inneren Seite papillös rauh-flaumige Strahlen. Die Döldchen beginnen oberhalb der, meist 3, einseitig ausgebildeten, auf der Außenseite der Döldchen herabhängenden, linealischen bis fädlichen, krautigen oder unterwärts hautrandigen Hüllchenblätter. Die zwittrigen Blüten zeigen nur einen undeutlichen Kelchsaum, 5 weiße, seltener rötliche, am Grunde zu jeder Seite des Kieles mit einem grünen Grübchen versehene Kronblätter, die ungleich groß, an den Randblüten strahlend, verkehrt herzförmig und an der Spitze mit einem schlanken, eingeschlagenen Läppchen versehen sind. Auf dem flach gewölbten Griffelpolster sitzt ein etwa 0,5 mm langer, weit zurückgebogener Griffel mit schwachkopfig angeschwollener Narbe. Die noch grünen Früchte sind breit eiförmig bis fast kugelig, etwa 2,5 bis 4 mm hoch.

Aethusa cynapium 151

ARZNEIFORMEN

HERSTELLUNG

Urtinktur und flüssige Verdünnungen nach Vorschrift 3a.

EIGENSCHAFTEN

Die Urtinktur ist eine zunächst grasgrüne und später gelbgrüne Flüssigkeit mit charakteristischem Geruch.

PRÜFUNG AUF IDENTITÄT

Prüflösung: 10 ml Urtinktur werden mit 10 ml Wasser versetzt; die trübe Mischung wird 3mal mit je 5 ml Hexan R ausgeschüttelt. Die vereinigten organischen Phasen werden über 0,5 g wasserfreiem Natriumsulfat R getrocknet, filtriert und vorsichtig eingeengt. Der Rückstand wird in 0,5 ml Methanol R gelöst. 40 µl der erhaltenen Lösung werden zur Reinheitsprüfung (Chromatographie) verwendet.

A. Wird der Rest der Prüflösung eingeengt und der Rückstand mit 0,05 ml Schwefelsäure R versetzt, färbt sich die Mischung blauviolett.

B. Werden 0,5 ml Urtinktur mit 0,05 ml Eisen(III)-chlorid-Lösung R 1 versetzt, färbt sich die Mischung grünbraun.

PRÜFUNG AUF REINHEIT

Chromatographie: Die Prüfung erfolgt dünnschichtchromatographisch auf einer Schicht von Kieselgel H R.

Untersuchungslösung: Prüflösung.

Vergleichslösung: 20 mg Piperidin R werden in 10 ml Hexan R gelöst.

Aufgetragen werden getrennt 40 µl Untersuchungslösung und 20 µl Vergleichslösung. Die Chromatographie erfolgt über eine Laufstrecke von 10 cm mit der unteren Phase des Systems aus 82 Volumteilen Chloroform R, 9 Volumteilen Äthanol R und 9 Volumteilen konzentrierter Ammoniaklösung R. Die Chromatogramme werden im Kaltluftstrom getrocknet und mit Bromthymolblau-Lösung R 1 besprüht. Im Chromatogramm der Untersuchungslösung erscheinen im Tageslicht auf hellblauem Grund mehrere hellgelbe Flecke. Die Chromatogramme werden im kalten Luftstrom erneut getrocknet und in eine dichtschließende, mit Joddämpfen gesättigte Chromatographiekammer gestellt. Hierzu wird in einer flachen Kristallisierschale Jod R auf den Boden der Kammer gestellt. Etwa in der Mitte des Chromatogramms der Vergleichslösung erscheint im Tageslicht der braune Fleck des Piperidins (Rst 1,0). Das Chromatogramm der Untersuchungslösung zeigt im Tageslicht folgende bräunlichgelbe Flecke, die auch mit Bromthymolblau eine gelbe Färbung ergeben: bei Rst 0,2, bei Rst 1,1, bei Rst 1,3, bei Rst 1,5 und bei Rst 1,6. Der mit Bromthymolblau gelb gefärbte Fleck bei Rst 0,85 reagiert nicht mit Joddämpfen.

Im Chromatogramm der Untersuchungslösung darf bei der Behandlung mit Joddämpfen kein gelber Fleck bei Rst 1,2 auftreten.

Relative Dichte (Ph. Eur.): 0,900 bis 0,915.

Trockenrückstand (DAB): Mindestens 1,6 und höchstens 2,9 Prozent.

LAGERUNG

Vor Licht geschützt.

Vorsichtig zu lagern!

Alchemilla vulgaris ex herba siccata

Verwendet werden die getrockneten, oberirdischen Teile blühender Pflanzen von *Alchemilla vulgaris* L. (s. l.).

BESCHREIBUNG

Die Droge ist geruchlos und hat leicht bitteren, zusammenziehenden Geschmack.
Die grundständigen Laubblätter sind fahlgrün und gelblich- bis gräulichgrün. Ihr Stiel ist meist lang, kahl bis verschieden stark aufwärts, waagerecht oder rückwärts abstehend oder angedrückt behaart. Ihre Spreite ist kreisrund oder nieren- oder halbkreisnierenförmig, stark gefaltet oder gewellt oder glatt, meist zu $1/4$ bis $1/3$, selten bis zur Hälfte in sieben bis dreizehn lappige Abschnitte geteilt, mit weit offener bis durch die sich deckenden Basallappen geschlossener Grundbucht. Die Lappen sind flach bogenförmig oder halbkreisförmig oder parabolisch bis verschieden zugespitzt dreieckig und besitzen meist ringsum, nur selten erst über einer v-förmigen, glatten Grundbucht, in der Regel mehr als zehn unregelmäßige bis gleichmäßige Zähne. Die Blätter sind beiderseits kahl, wenigstens oberseits in den Falten,

zerstreut, locker oder dicht abstehend, samtig oder wollig, aber bis auf die unterseits häufig hervortretenden fingerförmigen Nerven, niemals seidenglänzend behaart.

Der bis 50 cm hohe, grüne bis bläulichgrüne, bisweilen rötlich oder bräunlich überlaufene Stengel ist völlig kahl oder in verschiedenen Höhen oder gleichmäßig aufwärts, waagerecht oder rückwärts abstehend oder angedrückt behaart. Er trägt meist wenige, kleine bis größere, langgestielte bis sitzende, verschieden tief eingeschnitten gelappte, wie die Grundblätter kahle oder verschieden behaarte Laubblätter sowie bisweilen große, meist gezähnte Nebenblätter.

Die meist zahlreichen, grünen bis gelblichen, 2,5 bis 5 mm großen Blüten stehen in kleinen, von wenigen tief sternförmig eingeschnittenen Hochblättern gestützten Trugdolden, die zu einem größeren, meist reich verzweigten, häufig ausgebreiteten, kahlen oder verschieden behaarten Blütenstand vereinigt sind. Die Blütenstiele sowie die krugförmigen bis halbkugeligen, am Grunde abgerundeten oder verschmälerten Kelchbecher sind kahl bis borstig behaart. Die bleibenden vier Kelchblätter sind kürzer bis ebenso lang wie der Kelchbecher, kahl oder verschieden behaart und werden von einem gleichzähligen Außenkelch gestützt. Kronblätter sind nicht ausgebildet. Die vier Staubblätter sind mit ihren Filamenten am äußeren Rand des Discus zwischen den Kelchblättern inseriert. Das einzige Fruchtblatt ist häufig tief in den Kelchbecher eingesenkt. Es trägt einen grundständigen Griffel mit kopfiger Narbe und entwickelt sich zu einer einsamigen, später von dem knorpeligen Kelchbecher verschieden weit umschlossenen Schließfrucht.

Mikroskopische Merkmale: Die Epidermiszellen der Laubblätter sind in Aufsicht oberseits wellig- bis eckig-buchtig, unterseits stark eckig-buchtig. Ihre Wände sind bisweilen getüpfelt, die Cuticula ist glatt. Deutlich eingesenkte, anomocytische Spaltöffnungen mit vier bis sechs Nebenzellen sind vereinzelt ober-, sehr zahlreich unterseits gebildet. Vorwiegend unterseits finden sich, entsprechend dem Grad der Behaarung, besonders auf den Nerven, einzellige, meist gerade, lang zugespitzte, glatte, derbwandige, englumige, bis 1000 μm lange Haare mit getüpfelter Basis. Sie sind über der Epidermis mehr oder weniger stark zur Blattspitze hin umgebogen. Am Rand sind sie häufig etwas verbogen, derbwandiger und oft kürzer. Die Haare der Blattstiele entsprechen denen der Blattflächen. Das Mesophyll besteht im Querschnitt etwa je zur Hälfte aus einer oder zwei Lagen locker angeordneter Palisadenzellen sowie einer interzellularenreichen Schicht meist flacharmiger Schwammparenchymzellen. Der Kelchbecher läßt in Aufsicht unregelmäßige, dünnwandige Epidermiszellen erkennen. Die Epidermiszellen der Kelchblätter sind in Aufsicht oberseits häufig axial gestreckt, stark eckig-buchtig, unterseits mehr unregelmäßig und welligeckig-buchtig. Spaltöffnungen finden sich nur unterseits. Auf der Oberseite, kurz unterhalb der Spitze, sind häufig einzellige, meist keulenförmige, dünnwandige, bis etwa 180 μm lange und bis 35 μm breite Haare ausgebildet. Kelchbecher und Kelchblätter sind kahl oder mit mehr oder weniger zahlreichen, einzelligen, lang zugespitzten, oft verbogenen, glatten, derbwandigen, englumigen, bis etwa 800 μm langen Haaren besetzt. Das Mesophyll der Laubblätter enthält, besonders in der Nähe der Leitbündel, etwa 15 bis 28 µm große, das der Kelchblätter 3,5 bis 18 µm große, grobspitzige Calciumoxalatdrusen.

Der Fruchtknoten ist kahl. Eine Mesokarpschicht enthält in jeder Zelle einen abgestutzt-rhomboischen, etwa 7 bis 18 µm großen Calciumoxalat-Einzelkristall. Die Narbe des langen Griffels ist mehr oder weniger glatt, nicht papillös.

PRÜFUNG AUF IDENTITÄT

Prüflösung: 0,5 g grob gepulverte Droge (710) werden mit 5 ml Äthanol 50 % *RN* 10 Minuten lang unter Schütteln extrahiert und anschließend abfiltriert.

A. Werden 0,5 ml Prüflösung mit 2 ml Methanol *R*, 0,2 g Zinkstaub *R* und 2 ml Salzsäure *R* 1 versetzt, färbt sich die Mischung rosa bis hell-weinrot.

B. Werden 0,5 ml Prüflösung mit 2 ml Methanol *R* verdünnt, entsteht auf Zusatz von 0,1 ml Eisen(III)-chlorid-Lösung *R* 1 eine intensive, dunkelgrüne Färbung.

C. Chromatographie: Die Prüfung erfolgt dünnschichtchromatographisch auf einer Schicht von Kieselgel HF_{254} *R*.

Untersuchungslösung: Prüflösung.

Vergleichslösung: 5 mg Rutin *R*, 5 mg Hyperosid *RN* und 5 mg Kaffeesäure *R* werden in 10 ml Methanol *R* gelöst.

Aufgetragen werden getrennt 20 µl Untersuchungslösung und 10 µl Vergleichslösung. Die Chromatographie erfolgt über eine Laufstrecke von 10 cm mit einer Mischung von 67 Volumteilen Äthylacetat *R*, 7,5 Volumteilen wasserfreier Ameisensäure *R*, 7,5 Volumteilen Essigsäure 98 % *R* und 18 Volumteilen Wasser. Nach Verdunsten der mobilen Phase werden die Chromatogramme etwa 10 Minuten lang bei 115 bis 120 °C getrocknet, danach mit einer 1prozentigen Lösung (G/V) von Diphenylboryloxyäthylamin *R* in Methanol *R* sowie anschließend mit einer 5prozentigen Lösung (G/V) von Polyäthylenglykol 400 *R* in Methanol *R* besprüht und im ultravioletten Licht bei 365 nm ausgewertet.

Das Chromatogramm der Vergleichslösung zeigt im oberen Teil des unteren Drittels des Rf-Bereiches den gelben Fleck des Rutins, im unteren Teil des mittleren Drittels den gelben Fleck des Hyperosids und im oberen Teil des oberen Drittels den blauen Fleck der Kaffeesäure.

Das Chromatogramm der Untersuchungslösung zeigt folgende fluoreszierende Flecke: etwas unterhalb der Vergleichssubstanz Rutin einen blaß-gelben Fleck, zwischen Rutin und Hyperosid einen oder zwei kräftige, gelbe Flecke und in Höhe des Hyperosids einen grünen Fleck. Zwischen Hyperosid und Kaffeesäure treten zwei blaugrüne Flecke auf.

PRÜFUNG AUF REINHEIT

Fremde Bestandteile (Ph. Eur.): Höchstens 3 Prozent.

Asche (DAB): Höchstens 8,0 Prozent.

ARZNEIFORMEN

HERSTELLUNG

Urtinktur aus der geschnittenen Droge und flüssige Verdünnungen nach Vorschrift 4a mit Äthanol 43 Prozent.

EIGENSCHAFTEN

Die Urtinktur ist eine grünlichbraune Flüssigkeit mit würzig-aromatischem Geruch und süßlich-bitterem, leicht adstringierendem Geschmack.

PRÜFUNG AUF IDENTITÄT

Die Urtinktur gibt die bei der Droge beschriebenen Identitätsreaktionen A, B und C. Prüflösung ist die Urtinktur.

PRÜFUNG AUF REINHEIT

Relative Dichte (Ph. Eur.): 0,930 bis 0,945.

Trockenrückstand (DAB): Mindestens 2,0 Prozent.

LAGERUNG

Vor Licht geschützt.

Aletris farinosa

Verwendet werden die frischen, unterirdischen Teile von *Aletris farinosa* L.

BESCHREIBUNG

Der Wurzelstock hat etwas bitteren und leicht scharfen Geschmack.
    Er ist 3 bis 5 cm lang, etwa 1 cm dick, zum Ende verschmälert, knollig zylindrisch und von hell graubrauner Farbe. An der Oberseite finden sich viele häutige, faserige

Reste von Blättern und Stengelansatzstellen, an der Unterseite zahlreiche hellgraue bis weißliche, etwa 1 mm dicke, mit faserigen Seitenwurzeln versehene Wurzeln. Von diesen ist oft das Abschluß- und Rindengewebe bis auf den rotbraun erscheinenden Zentralzylinder abgerissen. Der Wurzelstock hat eine helle, fleischige Rinde und einen unregelmäßig von weißlichen Leitbündeln durchzogenen, etwa die Hälfte des Durchmessers einnehmenden Zentralzylinder.

ARZNEIFORMEN

HERSTELLUNG

Urtinktur und flüssige Verdünnungen nach Vorschrift 3a.

EIGENSCHAFTEN

Die Urtinktur ist eine braune bis grünbraune Flüssigkeit mit aromatischem Geruch und bitterem Geschmack.

PRÜFUNG AUF IDENTITÄT

A. Wird 1 ml Urtinktur mit 0,5 ml Phloroglucinlösung *R* und nach einer Minute mit 0,2 ml Salzsäure *R* versetzt, bildet sich eine gelbrote Färbung.

B. Wird 1 ml Urtinktur auf dem Wasserbad eingeengt, färbt sich der Rückstand durch Zusatz von 0,2 ml Schwefelsäure *R* violett.

C. Chromatographie: Die Prüfung erfolgt dünnschichtchromatographisch auf einer Schicht von Kieselgel H *R*.

Untersuchungslösung: Urtinktur.

Vergleichslösung: 10 mg Cholesterin *R* und 10 mg Gallussäure *RN* werden in 10 ml Methanol *R* gelöst.

Aufgetragen werden getrennt 20 µl Untersuchungslösung und 10 µl Vergleichslösung. Die Chromatographie erfolgt über eine Laufstrecke von 10 cm mit einer Mischung von 50 Volumteilen Toluol *R*, 40 Volumteilen Äthylacetat *R* und 10 Volumteilen wasserfreier Essigsäure *R*. Nach Verdunsten der mobilen Phase bei Raumtemperatur werden die Chromatogramme mit Anisaldehyd-Lösung *R* besprüht, 10 Minuten lang auf 100 bis 105 °C erhitzt und innerhalb von 10 Minuten im Tageslicht ausgewertet.

Das Chromatogramm der Vergleichslösung zeigt am Übergang vom unteren zum mittleren Drittel des Rf-Bereiches den grauvioletten Fleck der Gallussäure und im oberen Teil des mittleren Drittels den blauvioletten Fleck des Cholesterins.

Das Chromatogramm der Untersuchungslösung zeigt zwischen den beiden Vergleichssubstanzen vier blauviolette Flecke und oberhalb des Cholesterinflecks im oberen Drittel des Rf-Bereiches zwei blauviolette Flecke.

PRÜFUNG AUF REINHEIT

Relative Dichte (Ph. Eur.): 0,890 bis 0,915.

Trockenrückstand (DAB): Mindestens 1,9 Prozent.

LAGERUNG

Vor Licht geschützt.

Allium cepa ferm 34a

Verwendet werden die reifen, frischen Zwiebeln von *Allium cepa* L.

BESCHREIBUNG

Die Zwiebeln haben scharfen, lauchartigen Geruch.

Sie sind rundlich mit scheibenförmiger Achse und etwa 10 bis 12 spiralig daran angeordneten, zusammenschließenden Niederblättern, von denen die äußeren papierdünn, gelb bis rot-gelb und trocken, die inneren weiß und fleischig sind.

An der Basis der Zwiebeln sind viele fadenförmige Wurzeln.

ARZNEIFORMEN

HERSTELLUNG

Urtinktur und flüssige Verdünnungen nach Vorschrift 34a.

EIGENSCHAFTEN

Die Urtinktur ist eine gelbliche Flüssigkeit mit starkem, lauchartigem Geruch.

PRÜFUNG AUF IDENTITÄT

A. Wird 1 ml Urtinktur mit 0,1 ml Silbernitrat-Lösung R 1 erwärmt, entsteht eine rotbraune Fällung.

B. Wird 1 ml Urtinktur mit 0,1 g Zinkstaub R und 1 ml Salzsäure R erhitzt, färben die entstehenden Dämpfe ein mit Wasser angefeuchtetes Blei(II)-acetat-Papier R schwarzbraun.

C. Wird 1 ml Urtinktur mit 0,5 ml Phloroglucin-Lösung R und 0,5 ml Salzsäure R erhitzt, färbt sich die Mischung allmählich rot.

D. Wird 1 ml Urtinktur mit 0,1 ml Quecksilber(II)-chlorid-Lösung R versetzt, tritt eine schwache Trübung auf.

E. Chromatographie: Die Prüfung erfolgt dünnschichtchromatographisch auf einer Schicht von Kieselgel HF_{254} R.

Untersuchungslösung: 5 ml Urtinktur werden dreimal mit je 10 ml Äther R ausgeschüttelt. Die vereinigten Ätherphasen werden über wasserfreiem Natriumsulfat R getrocknet; anschließend wird filtriert. Das Filtrat wird eingeengt und der Rückstand in 0,3 ml einer Mischung aus gleichen Volumteilen Methanol R und Methylenchlorid R gelöst.

Vergleichslösung: 10 mg Anethol R, 10 mg Borneol R und 10 mg Pyrogallol R werden in 10 ml Methanol R gelöst.

Aufgetragen werden getrennt 40 μl Untersuchungslösung und 20 μl Vergleichslösung. Die Chromatographie erfolgt über eine Laufstrecke von 15 cm mit der Unterphase des Systems aus 100 Volumteilen Methylenchlorid R, 42 Volumteilen Methanol R und 30 Volumteilen Wasser. Nach Verdunsten der mobilen Phase werden die Chromatogramme zunächst im ultravioletten Licht bei 254 nm ausgewertet.

Das Chromatogramm der Vergleichslösung zeigt wenig unter der Grenze von unterem und mittlerem Drittel des Rf-Bereiches den dunklen Fleck des Pyrogallols und dicht unter der Laufmittelfront den dunklen Fleck des Anethols.

Das Chromatogramm der Untersuchungslösung zeigt zwischen Startlinie und der Höhe des Pyrogallols drei dunkle Flecke, im mittleren Drittel des Rf-Bereiches fünf dunkle Flecke und auf Höhe des Anethols einen hellblauen Fleck.

Danach werden die Chromatogramme mit Anisaldehyd-Lösung R besprüht, 5 bis 10 Minuten lang auf 105 bis 110 °C erhitzt und innerhalb von 10 Minuten im Tageslicht ausgewertet.

Das Chromatogramm der Vergleichslösung zeigt den roten Fleck des Pyrogallols und den violetten Fleck des Anethols sowie zusätzlich den im oberen Drittel des Rf-Bereiches gelegenen grünen Fleck des Borneols.

Das Chromatogramm der Untersuchungslösung zeigt über der Startlinie die drei im ultravioletten Licht beobachteten Flecke jetzt violett gefärbt und direkt darüber dicht unterhalb des Flecks der Vergleichssubstanz Pyrogallol einen blaugrünen Fleck. Von den im ultravioletten Licht im mittleren Drittel beobachteten fünf Flecken sind die drei unteren jetzt violett gefärbt; der nächste Fleck ist rotbraun und der oberste dieser Flecke jetzt braun gefärbt. Wenig unterhalb der Vergleichssubstanz Borneol liegt ein gelber Fleck, auf Höhe des Borneols ein violetter Fleck und wenig darüber ein ebenfalls violetter Fleck. Dicht unterhalb und auf Höhe des Anethols liegt je ein violetter Fleck.

PRÜFUNG AUF REINHEIT

Relative Dichte (Ph. Eur.): 1,005 bis 1,030.

Trockenrückstand (DAB): Mindestens 7,0 und höchstens 10,0 Prozent.

pH-Wert (Ph. Eur.): Der pH-Wert der Urtinktur muß zwischen 3,0 und 4,5 liegen.

LAGERUNG

Vor Licht geschützt.

Allium sativum

Verwendet werden die frischen Zwiebeln von *Allium sativum* L.

BESCHREIBUNG

Die bis zu faustgroße Zwiebel ist fast kugelig und am abgeflachten Grund mit zahlreichen, kurzen, graubraunen Wurzelresten besetzt. Sie besteht aus 12 oder auch mehr einzelnen, von mehreren trockenen, weißlichen oder rötlichen Hüllen umgebenen Nebenzwiebeln (Zehen), die mehr oder weniger regelmäßig ringförmig um einen zentralen Schaft herum angeordnet sind. Die einzelne Nebenzwiebel ist 1 bis 3 cm lang, seitlich flach zusammengedrückt und an der Rückenseite konvex.

Jede Nebenzwiebel hat eine derbe weiße oder rötliche Haut, die ein fleischig röhriges Niederblatt umgibt, in dem rundliche, langkegelförmig gestreckte Blattanlagen und der Vegetationspunkt liegen.

ARZNEIFORMEN

HERSTELLUNG

Zur Herstellung der Urtinktur werden die frischen Zwiebeln fein zerkleinert und 18 Stunden lang in einem geschlossenen Gefäß stehengelassen. 1 Teil der so vorbehandelten Pflanzenmasse wird mit 1,4 Teilen Äthanol 86 Prozent 10 Tage lang mazeriert. Danach wird abgepreßt und filtriert. Flüssige Verdünnungen nach Vorschrift 3a.

EIGENSCHAFTEN

Die Urtinktur ist eine braungelbe Flüssigkeit von eigenartigem und unangenehm aromatischem Geruch und Geschmack.

PRÜFUNG AUF IDENTITÄT

A. 2 ml Urtinktur werden in einem kleinen Rundkolben mit 10 ml Wasser verdünnt und der Destillation unterworfen. 10 ml Destillat werden mit 0,1 N-Natriumhydroxid-Lösung alkalisiert und mit 0,1 ml einer frisch hergestellten 0,1prozentigen Lösung (G/V) von Natriumpentacyanonitrosylferrat(II) *R* versetzt. Nach 15 Minuten wird 1 ml verdünnte Salzsäure *R* zugegeben, wobei eine rötliche Färbung auftritt.

B. Wird 1 ml Urtinktur mit 0,2 ml ammoniakalischer Silbernitrat-Lösung *R* versetzt und erwärmt, so tritt eine schwarzbraune Färbung auf.

C. Werden 2 ml Urtinktur mit 0,2 ml verdünnter Nariumhydroxid-Lösung *R* versetzt, so entsteht eine gelblichweiße Fällung.

D. Chromatographie: Die Prüfung erfolgt dünnschichtchromatographisch auf einer Schicht von Kieselgel HF_{254} *R*.

Untersuchungslösung: 5 ml Urtinktur werden dreimal mit je 10 ml Äther *R* ausgeschüttelt. Die vereinigten Ätherphasen werden über wasserfreiem Natriumsulfalt *R* getrocknet und filtriert. Das Filtrat wird unter vermindertem Druck im Wasserbad von etwa 30 °C eingeengt. Der Rückstand wird in 0,2 ml einer Mischung aus gleichen Volumteilen Methanol *R* und Methylenchlorid *R* aufgenommen.

Vergleichslösung: 10 mg Anethol *R*, 10 mg Borneol *R* und 10 mg Pyrogallol *R* werden in 10 ml Methanol *R* gelöst.

Aufgetragen werden getrennt 20 µl Untersuchungslösung und 10 µl Vergleichslösung. Die Chromatographie erfolgt über eine Laufstrecke von 15 cm mit der Unterphase des Systems aus 100 Volumenteilen Methylenchlorid *R*, 42 Volumteilen Methanol *R* und 30 Volumteilen Wasser. Nach Verdunsten der mobilen Phase werden die Chromatogramme mit Anisaldehyd-Lösung *R* besprüht, 5 bis 10 Minuten lang auf 105 bis 110 °C erhitzt und innerhalb von 10 Minuten im Tageslicht ausgewertet.

Das Chromatogramm der Vergleichslösung zeigt im unteren Drittel des Rf-Bereichs den roten Fleck des Pyrogallols, im oberen Teil des mittleren Drittels den rotvioletten Fleck des Borneols und im oberen Drittel den violetten Fleck des Anethols.

Im Chromatogramm der Untersuchungslösung kann zwischen Start und der Vergleichssubstanz Pyrogallol ein violetter Fleck vorhanden sein. In Höhe des Pyrogallols ist ein schwacher, violetter Fleck zu sehen, darüber folgen 2 oder 3 verschieden, meist violett, gefärbte Flecke und ein kräftiger violetter Fleck. In Höhe der Vergleichssubstanzen Borneol und Anethol tritt je ein rotvioletter Fleck auf.

PRÜFUNG AUF REINHEIT
Relative Dichte (Ph. Eur.): 0,891 bis 0,906.

Trockenrückstand (DAB 8): Mindestens 4,0 Prozent.

LAGERUNG
Vor Licht geschützt und dicht verschlossen.

Allium ursinum

Verwendet werden die ganzen, frischen, zu Beginn der Blütezeit gesammelten Pflanzen von *Allium ursinum* L.

BESCHREIBUNG

Die Pflanze entwickelt beim Zerreiben starken Lauchgeruch und schmeckt nach Knoblauch.

Die aus den unteren Teilen der Laubblätter gebildete Zwiebel ist fast zylindrisch, 2 bis 4, gelegentlich bis 6 cm lang, etwa 1 cm breit und von durchsichtigen, weißen oder gelblichen Häutchen umgeben, die zuletzt bis auf einige parallele Fasern am Grunde reduziert sind. An der Basis entspringen einfache Wurzeln.

Der Stengel ist aufrecht, 10 bis 50 cm hoch, zweikantig und halbzylindrisch, bisweilen auch dreikantig bis fast stielrund und kompakt. Er ist vom Grunde her von zwei, selten einem oder drei Laubblättern umgeben.

Die Spreite der Laubblätter ist flach, schmal elliptisch oder elliptisch-lanzettlich bis schmal eiförmig, zugespitzt, 6 bis 20 cm lang, 1,5 bis 8 cm breit, dünn, am abgerundeten bis fast herzförmigen Grund plötzlich in den 5 bis 20 cm langen Stiel verschmälert. Ihre dunkelgrüne, mit zahlreichen schiefen Quernerven versehene morphologische Unterseite ist durch Umwendung des Blattes nach oben, die blassere Oberseite dem Boden zugekehrt.

Die Hülle des endständigen Blütenstandes besteht aus zwei oder drei eiförmiglänglichen, zugespitzten, etwa blütenstiellangen, frühzeitig abfallenden Blättchen. Der Blütenstand, eine lockere, 2,5 bis 6 cm breite Trugdolde, ist flach und 6- bis 20- oder mehrblütig. Brutzwiebeln sind nicht ausgebildet.

Die Blüten stehen auf gerade aufsteigenden, 10 bis 15, selten bis 20 mm langen Stielen. Die Blütenhüllblätter sind lineallanzettlich, aufrecht abstehend, zugespitzt oder stumpflich, rein weiß, 7 bis 12 cm lang und 2 bis 2,5 cm breit. Die in zwei dreizähligen Kreisen stehenden Staubblätter sind fast pfriemlich, nur am untersten Ende miteinander verbunden; sie erreichen nur etwa die halbe Länge der Blütenhüllblätter. Der aus drei Fruchtblättern gebildete Fruchtknoten ist oberständig und tief dreifurchig.

ARZNEIFORMEN

HERSTELLUNG

Urtinktur und flüssige Verdünnungen nach Vorschrift 2a.

EIGENSCHAFTEN

Die Urtinktur ist eine goldgelbe Flüssigkeit mit Geruch und Geschmack nach Knoblauch.

PRÜFUNG AUF IDENTITÄT

A. Wird 1 ml Urtinktur mit 0,1 g Zinkstaub *R* und 1 ml Salzsäure *R* versetzt, färben die entstehenden Dämpfe ein angefeuchtetes Blei(II)-acetat-Papier *R* schwarzbraun.

B. Werden 2 ml Urtinktur mit 0,2 ml verdünnter Natriumhydroxid-Lösung *R* versetzt, entsteht eine gelblichweiße Fällung.

C. 5 ml Urtinktur werden in einem kleinen Rundkolben mit 10 ml Wasser verdünnt und der Destillation unterworfen. Werden 10 ml Destillat mit 0,1 ml einer frisch hergestellten 5prozentigen Lösung (G/V) von Natriumpentacyanonitrosylferrat(II) *R* und 0,3 ml Kaliumcyanid-Lösung *R* versetzt, tritt innerhalb von 30 Minuten eine rosa Färbung auf.

D. Chromatographie: Die Prüfung erfolgt dünnschichtchromatographisch auf einer Schicht von Kieselgel HF$_{254}$ *R*.

Untersuchungslösung: 5 ml Urtinktur werden dreimal mit je 10 ml Äther R ausgeschüttelt. Die vereinigten Ätherphasen werden über wasserfreiem Natriumsulfat R getrocknet und filtriert. Das Filtrat wird unter vermindertem Druck bei etwa 30 °C eingeengt. Der Rückstand wird in 0,2 ml einer Mischung aus gleichen Volumteilen Methanol R und Methylenchlorid R aufgenommen.

Vergleichslösung: 10 mg Anethol R, 10 mg Borneol R und 10 mg Pyrogallol R werden in 10 ml Methanol R gelöst.

Aufgetragen werden getrennt 20 µl Untersuchungslösung und 10 µl Vergleichslösung. Die Chromatographie erfolgt über eine Laufstrecke von 15 cm mit der Unterphase des Systems aus 100 Volumteilen Methylenchlorid R, 42 Volumteilen Methanol R und 30 Volumteilen Wasser. Nach Verdunsten der mobilen Phase wird im Chromatogramm der Vergleichslösung im ultravioletten Licht bei 254 nm der im unteren Drittel des Rf-Bereiches liegende Fleck des Pyrogallols markiert.

Das Chromatogramm der Untersuchungslösung zeigt im ultravioletten Licht bei 365 nm knapp unterhalb und knapp oberhalb der Vergleichssubstanz Pyrogallol je einen blauen Fleck.

Die Chromatogramme werden anschließend mit Anisaldehyd-Lösung R besprüht, 5 bis 10 Minuten lang auf 105 bis 110 °C erhitzt und innerhalb von 10 Minuten im Tageslicht ausgewertet.

Das Chromatogramm der Vergleichslösung zeigt im unteren Drittel des Rf-Bereiches den roten Fleck des Pyrogallols, im mittleren Drittel den rotvioletten Fleck des Borneols und im oberen Drittel den violetten Fleck des Anethols.

Das Chromatogramm der Untersuchungslösung zeigt zwischen Start und der Vergleichssubstanz Pyrogallol einen violetten und einen rosafarbenen Fleck und knapp oberhalb derselben einen braungelben Fleck. Unterhalb der Vergleichssubstanz Borneol liegt ein violetter Fleck. Zwischen den Vergleichssubstanzen Borneol und Anethol liegen zwei violette Flecke und knapp oberhalb des Anethols ein weiterer violetter Fleck.

PRÜFUNG AUF REINHEIT

Relative Dichte (Ph. Eur.): 0,935 bis 0,955.

Trockenrückstand (DAB): Mindestens 2,4 Prozent.

LAGERUNG

Vor Licht geschützt.

Aloe

Verwendet wird der zur Trockne eingedickte Saft der Blätter einiger Arten der Gattung *Aloe*, insbesondere von *Aloe ferox* MILLER, der unter der Bezeichnung Kap-Aloe im Handel ist. Barbados-Aloe von *Aloe barbadensis* MILLER darf nicht verwendet werden.

Gehalt mindestens 18,0 Prozent Anthracenderivate, berechnet als wasserfreies Barbaloin ($C_{21}H_{22}O_9$; MG 418,4).

BESCHREIBUNG, PRÜFUNG AUF IDENTITÄT, PRÜFUNG AUF REINHEIT, GEHALTSBESTIMMUNG

Die Substanz muß der Monographie ALOE CAPENSIS (Ph. Eur.) entsprechen.

ARZNEIFORMEN

HERSTELLUNG

Urtinktur und flüssige Verdünnungen nach Vorschrift 4a mit Äthanol 62 Prozent. Verreibungen nach Vorschrift 7.

EIGENSCHAFTEN

Die Urtinktur ist eine dunkelbraune Flüssigkeit von stark bitterem Geschmack, die 1. Dezimalverreibung ein hellgelbes Pulver von stark bitterem Geschmack.

PRÜFUNG AUF IDENTITÄT

Prüflösung: 2 g Urtinktur oder 1. Dezimalverreibung werden in 20 ml Wasser gelöst und erforderlichenfalls filtriert. 10 ml der Prüflösung werden mit 0,25 g Natriumtetraborat *R* versetzt und bis zur Auflösung erwärmt. 1 bis 2 ml der Lösung werden in 20 ml Wasser gegossen. Die Mischung fluoresziert insbesondere im ultravioletten Licht bei 365 nm gelblich grün.

PRÜFUNG AUF REINHEIT

Chromatographie (Ph. Eur.): Die Prüfung erfolgt dünnschichtchromatographisch auf einer Schicht von Kieselgel H *R*.

Untersuchungslösung: 1 g der 1. Dezimalverreibung wird mit 4 ml Äthanol 73 Prozent geschüttelt und die Lösung filtriert oder 1 ml Urtinktur mit 3 ml Äthanol 73 Prozent verdünnt.

Vergleichslösung: 10 mg Chininhydrochlorid *RN* werden in 10 ml Methanol *R* gelöst.

Aufgetragen werden getrennt je 10 µl beider Lösungen. Die Chromatographie erfolgt über eine Laufstrecke von 15 cm mit einer Mischung aus 77 Volumteilen Äthylacetat *R*, 13 Volumteilen Methanol *R* und 10 Volumteilen Wasser. Die an der Luft getrocknete Platte wird mit einer 10prozentigen Lösung (G/V) von Kaliumhydroxid *R* in Äthanol 43 Prozent besprüht und 5 Minuten lang auf 110 °C erhitzt. Im ultravioletten Licht bei 365 nm zeigt das Chromatogramm der Vergleichslösung einen hellblauen Fleck. Die 1. Dezimalverreibung und frisch zubereitete Urtinktur zeigen einen gelben Fleck bei Rst 1,4 (bezogen auf Chininhydrochlorid als Vergleich: Rst 1,0) und gelegentlich zwei ähnlich gefärbte, oft nicht vollständig getrennte Flecke im Rst-Bereich von 1,0 bis 1,1. Im Bereich um Rst 1,0 und zumeist auch etwas oberhalb Rst 1,4 treten gelblich bis bläulich fluoreszierende Flecke auf. Bei Rst 1,3 darf kein im Tageslicht rotviolett erscheinender Fleck auftreten (Barbados-Aloe).

Barbados-Aloe: Werden 5 ml Prüflösung mit 5 ml Bromwasser *R* versetzt, bildet sich ein gelber Niederschlag. Die überstehende Flüssigkeit darf nicht rotviolett gefärbt sein.

Relative Dichte (Ph. Eur.): 0,910 bis 0,926.

Trockenrückstand (DAB): Mindestens 8,8 Prozent.

LAGERUNG

Dicht verschlossen, vor Licht geschützt.

Amanita phalloides

Agaricus phalloides, Agaricus bulbosus

Verwendet werden die frischen Fruchtkörper von *Amanita phalloides* (Vaill. ex. Fr.) Secretan.

BESCHREIBUNG

Das Fleisch des Pilzes ist weiß, bei jungen Exemplaren von angenehmem, bei älteren von widerlichem Geruch. Der Pilz hat einen mittelgroßen Fruchtkörper mit fleischigem Hut, der zuerst ganz rund, später glockenartig, zuletzt ganz flach ist. Bei Trockenheit ist er glatt, bei feuchtem Wetter etwas klebrig. Die Farbe der Oberseite variiert von Weiß bis Blaß- oder Olivgrün. Die Oberfläche des Hutes weist kleine Rillen auf, die strahlenförmig von der Mitte ausgehen und grünlich gefärbt sind. Der Rand ist glatt. Die Lamellen stehen dicht; sie sind etwas ungleich und weiß mit einem leicht gelblichen Schein. Der Stiel ist schlank und massiv. Er trägt einen weißlichen, membranartigen, gestreiften Ring. Das untere Ende des Stieles ist knollenartig verdickt und weist fast immer eine weiße, zähe, hautartige Scheide auf. Nur bei sehr alten Exemplaren ist der Stiel hohl, weißlich, oft mit kleinen, grünlichen Schuppen bedeckt, die gezont um den Ring auftreten. Die Sporen sind farblos und oval bis kugelförmig; sie färben sich mit Jod braun.

ARZNEIFORMEN

HERSTELLUNG

Urtinktur und flüssige Verdünnungen nach Vorschrift 3a.

EIGENSCHAFTEN

Die Urtinktur ist eine gelbliche Flüssigkeit mit schwachem Geruch.

PRÜFUNG AUF IDENTITÄT

Prüflösung: 20 ml Urtinktur werden unter vermindertem Druck auf dem Wasserbad bei etwa 40 °C eingeengt. Der Rückstand wird in 1 ml Wasser aufgenommen und die Lösung nach Zugabe von 1 ml Methanol R filtriert.

A. 1 ml Urtinktur wird in einem Reagenzglas mit 2 ml verdünnter Natriumhydroxid-Lösung R gemischt. Über die Mündung des Glases wird ein Streifen angefeuchtetes rotes Lackmuspapier R gelegt. Wird die Flüssigkeit zum Sieden erhitzt, färbt sich das Papier blau und aminartiger Geruch tritt auf.

B. 10 ml Urtinktur werden unter vermindertem Druck auf dem Wasserbad bei etwa 40 °C auf etwa 0,5 ml eingeengt. 0,2 ml des Rückstandes werden punktförmig auf dem Filtrierpapier aufgetragen. Wird der nach Verdunsten der Flüssigkeit auf dem Filtrierpapier verbliebene Fleck mit 0,1 ml Salzsäure R befeuchtet, färbt sich der rötliche innere Hof des Fleckes sofort blau.

C. 1 ml Prüflösung wird mit 2 ml Phosphat-Pufferlösung pH 7,4 R und 1 ml Blutkörperchensuspension RH versetzt. Nach 1 Stunde muß völlige Hämolyse eingetreten sein.

D. Chromatographie: Die Prüfung erfolgt dünnschichtchromatographisch auf einer Schicht von Kieselgel H R.

Untersuchungslösung: Prüflösung.

Vergleichslösung: 10 mg Leucin *R* und 10 mg Threonin *R* werden in 10 ml Wasser gelöst.

Aufgetragen werden getrennt je 20 µl Untersuchungs- und Vergleichslösung. Die Chromatographie erfolgt über eine Laufstrecke von 15 cm mit einer Mischung von 60 Volumteilen Chloroform *R*, 30 Volumteilen Methanol *R*, 6 Volumteilen Wasser und 4 Volumteilen Essigsäure 98 % *R*. Nach Verdunsten der mobilen Phase wird das Chromatogramm der Untersuchungslösung abgedeckt, das Chromatogramm der Vergleichslösung mit einer 0,1prozentigen Lösung (G/V) von Ninhydrin *R* in Methanol *R* besprüht und 5 Minuten lang auf 105 bis 110 °C erhitzt. Nach dem Abkühlen wird das Chromatogramm der Vergleichslösung abgedeckt und das Chromatogramm der Untersuchungslösung mit folgendem Reagenz besprüht:

5 ml Sulfanilsäure-Lösung *RN* und 5 ml Natriumnitrit-Lösung *R* werden auf 4 °C abgekühlt und gemischt. Die 15 Minuten lang bei 4 °C aufbewahrte Mischung wird mit 10 ml Natriumcarbonat-Lösung *R* versetzt und sofort verwendet.

Nach 30 Minuten werden die Chromatogramme am Tageslicht ausgewertet.

Das Chromatogramm der Vergleichslösung zeigt im unteren Drittel des Rf-Bereiches den violetten Fleck des Threonins und im mittleren Drittel den ebenfalls violetten Fleck des Leucins.

Das Chromatogramm der Untersuchungslösung zeigt in Höhe der Vergleichssubstanz Threonin einen rötlichbraunen, darüber einen braunen Fleck, unterhalb der Vergleichssubstanz Leucin einen oder zwei braune Flecke und oberhalb des Leucins einen weiteren braunen Fleck.

Relative Dichte (Ph. Eur.): 0,895 bis 0,915.

Trockenrückstand (DAB): Mindestens 0,8 und höchstens 1,6 Prozent.

LAGERUNG

Vor Licht geschützt.

Vorsichtig zu lagern!

Ammi visnaga

Verwendet werden die reifen, getrockneten Früchte von *Ammi visnaga* (L.) LAM. Sie enthalten mindestens 1 Prozent γ-Pyrone, berechnet als Khellin ($C_{14}H_{12}O_5$; MG 260,2) und bezogen auf die bei 100 bis 105 °C getrockneten Früchte.

BESCHREIBUNG, PRÜFUNG AUF IDENTITÄT, PRÜFUNG AUF REINHEIT, GEHALTSBESTIMMUNG

Die Substanz muß der Monographie AMMI-VISNAGA-FRÜCHTE (DAB) entsprechen.

ARZNEIFORMEN

Die Urtinktur enthält mindestens 0,10 Prozent γ-Pyrone, berechnet als Khellin.

HERSTELLUNG

Urtinktur und flüssige Verdünnungen aus den unzerkleinerten Früchten nach Vorschrift 4a mit Äthanol 62 Prozent.

EIGENSCHAFTEN

Die Urtinktur ist eine goldgelbe Flüssigkeit von bitterem Geschmack.

PRÜFUNG AUF IDENTITÄT

A. 1 ml Urtinktur wird mit 0,25 ml Schwefelsäure *R* versetzt. Die Lösung färbt sich intensiv gelb.

B. 0,1 ml Urtinktur werden mit 5 ml Wasser verdünnt und mit 0,1 ml 0,5 N-Natriumhydroxid-Lösung versetzt. Die Lösung färbt sich intensiv gelb.

C. **Chromatographie** (Ph. Eur.): Die Prüfung erfolgt dünnschichtchromatographisch in gleicher Weise, wie unter „Prüfung auf Identität" der Früchte angegeben, mit 20 µl Urtinktur.

PRÜFUNG AUF REINHEIT

Relative Dichte (Ph. Eur.): 0,890 bis 0,900.

Trockenrückstand (DAB): Mindestens 1,3 Prozent.

GEHALTSBESTIMMUNG

Etwa 2,00 g Urtinktur, genau gewogen, werden mit 50 ml Wasser verdünnt und viermal mit je 40 ml Chloroform *R* ausgeschüttelt. Die vereinigten Chloroformphasen werden entsprechend der „Gehaltsbestimmung" der Früchte weiterverarbeitet.

Ammonium bromatum

NH_4Br MG 98,0

Verwendet wird Ammoniumbromid, das mindestens 99,5 Prozent Ammoniumbromid NH_4Br enthält, berechnet auf die getrocknete Substanz.

EIGENSCHAFTEN

Farblose Kristalle oder weißes, kristallines Pulver; leicht löslich in Wasser.

PRÜFUNG AUF IDENTITÄT

Die Substanz gibt die Identitätsreaktionen auf Ammonium (Ph. Eur.) und Bromid (Ph. Eur.).

PRÜFUNG AUF REINHEIT

Prüflösung: 10,0 g Substanz werden in Wasser zu 100 ml gelöst.

Aussehen der Lösung: Die Prüflösung muß klar (Ph. Eur., Methode B) und farblos (Ph. Eur., Methode II) sein.

Sauer oder alkalisch reagierende Verunreinigungen: 10 ml Prüflösung werden mit 1 Tropfen Methylrot-Lösung *R* versetzt. Bis zum Farbumschlag dürfen nicht mehr als 0,5 ml 0,01 N-Salzsäure oder 0,01 N-Natriumhydroxid-Lösung verbraucht werden.

Calcium (Ph. Eur.): 5 ml Prüflösung, mit Wasser zu 10 ml verdünnt, müssen der Grenzprüfung auf Calcium entsprechen (200 ppm).

Eisen (Ph. Eur.): 5 ml Prüflösung, mit Wasser zu 10 ml verdünnt, müssen der Grenzprüfung B auf Eisen entsprechen (20 ppm).

Schwermetalle (Ph. Eur.): 12 ml Prüflösung müssen der Grenzprüfung auf Schwermetalle entsprechen (10 ppm). Zur Herstellung der Vergleichslösung wird die Blei-Standardlösung (1 ppm Pb) *R* verwendet.

Bromat: 5 ml Prüflösung werden mit 5 ml Wasser, 1 ml verdünnter Schwefelsäure *R* und 1 ml Chloroform *R* versetzt und kräftig geschüttelt. Die Chloroformschicht muß farblos (Ph. Eur., Methode I) bleiben.

Chlorid: Höchstens 0,3 Prozent, berechnet als NH_4Cl. In einem 100-ml-Erlenmeyerkolben wird die Lösung von 1,00 g Substanz in 30 ml verdünnter Salpetersäure *R* mit 5 ml konzentrierter Wasserstoffperoxid-Lösung *R* versetzt, auf dem Wasserbad bis zur Entfärbung und anschließend noch 15 Minuten lang erhitzt. Nach dem Abkühlen werden 5,0 ml 0,1 N-Silbernitrat-Lösung und 1 ml Nitrobenzol *R* zugesetzt und kräftig umgeschüttelt. Nach Zusatz von 2 ml Ammoniumeisen(III)-sulfat-Lösung *R* 2 wird mit 0,1 N-Ammoniumthiocyanat-Lösung bis zur rötlichgelben Färbung titriert.

1 ml 0,1 N-Silbernitrat-Lösung entspricht 5,349 mg NH_4Cl.

Jodid: 5 ml Prüflösung werden mit 0,15 ml Eisen(III)-chlorid-Lösung *R* 1 versetzt und 1 Minute lang im Wasserbad erwärmt. Nach dem Erkalten wird die Lösung mit 2 ml Chloroform *R* ausgeschüttelt. Die Chloroformschicht muß farblos (Ph. Eur., Methode I) bleiben.

Sulfat (Ph. Eur.): 10 ml Prüflösung, mit Wasser zu 15 ml verdünnt, müssen der Grenzprüfung auf Sulfat entsprechen (150 ppm).

Trocknungsverlust (Ph. Eur.): Höchstens 0,5 Prozent, mit 1,00 g Substanz durch Trocknen im Trockenschrank bei 100 bis 105 °C bestimmt.

Sulfatasche (Ph. Eur.): Höchstens 0,1 Prozent, mit 2,0 g Substanz bestimmt.

GEHALTSBESTIMMUNG

0,25 g Substanz, genau gewogen, werden in 50 ml Wasser gelöst und mit 0,1 N-Silbernitrat-Lösung unter Zusatz von 0,30 ml Kaliumchromat-Lösung *R* titriert.

1 ml 0,1 N-Silbernitrat-Lösung entspricht 9,8 mg NH_4Br.

ARZNEIFORMEN

Die Lösung (D 1) muß mindestens 9,5 und darf höchstens 10,5 Prozent NH_4Br enthalten.

Die 2. Dezimalverreibung muß mindestens 0,95 und darf höchstens 1,05 Prozent NH_4Br enthalten.

HERSTELLUNG

Lösung (D 1) und Verdünnungen nach Vorschrift 5 mit Äthanol 43 Prozent. Verreibungen ab D 2 nach Vorschrift 6.

PRÜFUNG AUF IDENTITÄT

Die Lösung (D 1) gibt die Identitätsreaktionen auf Ammonium (Ph. Eur.) und Bromid (Ph. Eur.).

2 g der 2. Dezimalverreibung werden mit 10 ml Wasser angeschüttelt und filtriert; die entstandene Lösung gibt die Identitätsreaktionen auf Ammonium (Ph. Eur.) und Bromid (Ph. Eur.).

PRÜFUNG AUF REINHEIT

Aussehen der Lösung: Die Lösung (D 1) muß klar (Ph. Eur., Methode B) und farblos (Ph. Eur., Methode II) sein.

Relative Dichte (Ph.Eur.): 0,982 bis 0,986.

Die 2. Dezimalverdünnung ist ein weißes, geruchloses Pulver.

GEHALTSBESTIMMUNG

Zur Gehaltsbestimmung der Lösung (D 1) werden etwa 2,50 g, genau gewogen, verwendet.

Zur Gehaltsbestimmung der 2. Dezimalverreibung werden etwa 10,00 g, genau gewogen, in 100 ml Wasser gelöst und titriert.

Die Bestimmung erfolgt wie bei der Substanz unter „Gehaltsbestimmung" angegeben.

Ammonium carbonicum

Verwendet wird das Gemisch von Ammoniumhydrogencarbonat (NH_4HCO_3, MG 79,1) und Ammoniumcarbamat ($H_2NCOONH_4$, MG 78,1) in verschiedenen Verhältnissen mit einem Gehalt von mindestens 30 Prozent Ammoniak (G/G) (NH_3, MG 17,03).

EIGENSCHAFTEN

Weiße, durchscheinende Masse mit starkem Geruch nach Ammoniak; langsam löslich in etwa 4 Teilen Wasser. Die Substanz wird durch siedendes Wasser zersetzt.

PRÜFUNG AUF IDENTITÄT

Die Substanz gibt die Identitätsreaktionen auf Ammonium (Ph. Eur.) und auf Carbonat (Ph. Eur.).

PRÜFUNG AUF REINHEIT

Prüflösung: 10,0 g Substanz werden in Wasser zu 100 ml gelöst.

Aussehen der Lösung: Die Prüflösung muß klar (Ph. Eur., Methode B) und farblos (Ph. Eur., Methode II) sein.

Calcium (Ph. Eur.): 5,0 ml Prüflösung, mit Wasser zu 10 ml verdünnt, müssen der Grenzprüfung auf Calcium entsprechen (200 ppm).

Schwermetalle (Ph. Eur.): 12 ml Prüflösung müssen der Grenzprüfung auf Schwermetalle entsprechen (10 ppm). Zur Herstellung der Vergleichslösung wird die Blei-Standardlösung (1 ppm Pb) *R* verwendet.

Arsen (Ph. Eur.): 0,25 g Substanz müssen der Grenzprüfung B auf Arsen entsprechen (20 ppm).

Chlorid (Ph. Eur.): 10 ml Prüflösung, mit Wasser zu 15 ml verdünnt, müssen der Grenzprüfung auf Chlorid entsprechen (50 ppm).

Sulfat (Ph. Eur.): 10 ml Prüflösung, mit 3 ml Essigsäure *R* versetzt und mit Wasser zu 15 ml verdünnt, müssen der Grenzprüfung auf Sulfat entsprechen (150 ppm).

GEHALTSBESTIMMUNG

Etwa 1,00 g Substanz, genau gewogen, werden in 25 ml Wasser gelöst und langsam mit 25,0 ml 1 N-Salzsäure versetzt. Nach Zusatz von 0,3 ml Methylorange-Lösung *R* wird der Überschuß an Säure mit 1 N-Natriumhydroxid-Lösung zurücktitriert.

1 ml 1 N-Salzsäure entspricht 17,03 mg NH_3.

ARZNEIFORMEN

Die Lösung (D 1) muß einen mindestens 2,9 und höchstens 3,3 Prozent Ammoniak (NH_3, MG 17,03) entsprechenden Gehalt an Ammonium carbonicum haben.

HERSTELLUNG

Lösung (D 1) nach Vorschrift 5 mit Äthanol 15 Prozent. Die folgenden Verdünnungen werden mit Äthanol 43 Prozent hergestellt.

EIGENSCHAFTEN

Die Lösung (D 1) ist eine farblose, nach Ammoniak riechende Flüssigkeit.

PRÜFUNG AUF IDENTITÄT

Die Lösung (D 1) gibt die Identitätsreaktionen auf Ammonium (Ph. Eur.) und Carbonat (Ph. Eur.).

PRÜFUNG AUF REINHEIT

Aussehen der Lösung: Die Lösung (D 1) muß klar (Ph. Eur., Methode B) und farblos (Ph. Eur., Methode II) sein.

Relative Dichte (Ph. Eur.): 1,014 bis 1,020.

GEHALTSBESTIMMUNG

Zur Gehaltsbestimmung werden etwa 5,00 g der Lösung (D 1), genau gewogen, verwendet.

Die Bestimmung erfolgt wie bei der Substanz unter „Gehaltsbestimmung" angegeben.

LAGERUNG

Arzneiformen dicht verschlossen.

Ammonium chloratum

NH$_4$Cl   MG 53,5

Verwendet wird Ammoniumchlorid, das mindestens 99,5 Prozent Ammoniumchlorid NH$_4$Cl enthält, berechnet auf die getrocknete Substanz.

EIGENSCHAFTEN, PRÜFUNG AUF IDENTITÄT, PRÜFUNG AUF REINHEIT, GEHALTSBESTIMMUNG

Die Substanz muß der Monographie AMMONII CHLORIDUM (Ph. Eur.) entsprechen.

ARZNEIFORMEN

Die Lösung (D 1) und die 1. Dezimalverreibung müssen mindestens 9,5 und dürfen höchstens 10,5 Prozent NH$_4$Cl enthalten.

HERSTELLUNG

Lösung (D 1) nach Vorschrift 5 mit Äthanol 15 Prozent. Die folgenden Verdünnungen werden mit Äthanol 43 Prozent hergestellt.
    Verreibungen nach Vorschrift 6.

EIGENSCHAFTEN

Die Lösung (D 1) ist eine farb- und geruchlose Flüssigkeit, die 1. Dezimalverreibung ein weißes Pulver.

PRÜFUNG AUF IDENTITÄT

Die Lösung (D 1) gibt die Identitätsreaktionen auf Ammonium (Ph. Eur.) und Chlorid (Ph. Eur.).
    1 g der 1. Dezimalverreibung wird mit 5 ml Wasser angeschüttelt und filtriert; die Lösung gibt die Reaktionen auf Ammonium (Ph. Eur.) und Chlorid (Ph. Eur.).

PRÜFUNG AUF REINHEIT

Aussehen
a) Die Lösung (D 1) muß klar (Ph. Eur., Methode B) und farblos (Ph. Eur., Methode II) sein.
b) Die 1. Dezimalverreibung ist ein weißes Pulver.

Relative Dichte (Ph. Eur.): 1,005 bis 1,010.

GEHALTSBESTIMMUNG

Zur Gehaltsbestimmung der Lösung (D 1) wird etwa 1,00 g, genau gewogen, verwendet.

Zur Gehaltsbestimmung der 1. Dezimalverreibung wird etwa 1,00 g, genau gewogen, in 20 ml Wasser unter Erwärmen gelöst und nach dem Abkühlen verwendet.

Die Bestimmung erfolgt wie bei der Substanz unter „Gehaltsbestimmung" angegeben.

Ammonium jodatum

NH_4J MG 144,9

Verwendet wird Ammoniumjodid, das mindestens 99,5 und höchstens 100,5 Prozent NH_4J enthält, berechnet auf die getrocknete Substanz.

EIGENSCHAFTEN

Weißes, kristallines Pulver oder würfelförmige Kristalle, an der Luft zerfließend; leicht löslich in Wasser.

PRÜFUNG AUF IDENTITÄT

Die Substanz gibt die Identitätsreaktionen auf Ammonium (Ph. Eur.) und Jodid (Ph. Eur.).

PRÜFUNG AUF REINHEIT

Prüflösung: 10,0 g Substanz werden in kohlendioxidfreiem Wasser *R* zu 100 ml gelöst.

Aussehen der Lösung: Die Prüflösung muß klar (Ph. Eur., Methode B) und farblos (Ph. Eur., Methode II) sein.

Sauer oder alkalisch reagierende Verunreinigungen: 10 ml Prüflösung werden mit 0,05 ml Methylrot-Lösung *R* versetzt. Bis zum Farbumschlag dürfen höchstens 0,2 ml 0,01 N-Salzsäure oder 0,01 N-Natriumhydroxid-Lösung verbraucht werden.

Eisen (Ph. Eur.): 10 ml Prüflösung müssen der Grenzprüfung Methode A auf Eisen entsprechen (20 ppm).

Schwermetalle (Ph. Eur.): 12 ml Prüflösung müssen der Grenzprüfung auf Schwermetalle entsprechen (10 ppm). Zur Herstellung der Vergleichslösung wird die Blei-Standardlösung (1 ppm Pb) *R* verwendet.

Chlorid, Bromid: 1,0 ml Prüflösung wird mit 3 ml Ammoniaklösung *R* und 5 ml Silbernitrat-Lösung *R* 1 versetzt. Die Mischung wird geschüttelt, bis der Überstand klar ist, und dann filtriert. Das Filtrat wird unter Nachwaschen des Filters mit Wasser zu 18 ml verdünnt und mit 2 ml Salpetersäure *R* versetzt. Nach 2 Minuten darf diese Mischung nicht stärker getrübt sein als eine gleichzeitig hergestellte Vergleichslösung, die durch Mischen von 10 ml Chlorid-Standardlösung (5 ppm Cl) *R*, 3 ml Ammoniaklösung *R*, 5 ml Silbernitrat-Lösung *R* 1 und 2 ml Salpetersäure *R* erhalten wird (500 ppm).

Freies Jod, Jodat: 10 ml Prüflösung werden mit 0,25 ml Stärke-Lösung *R* versetzt. Innerhalb von 2 Minuten darf keine Färbung auftreten (freies Jod). Nach Zusatz von 0,2 ml verdünnter Schwefelsäure *R* darf ebenfalls innerhalb von 2 Minuten keine Färbung auftreten (Jodat).

Sulfat (Ph. Eur.): 10 ml Prüflösung werden mit Wasser zu 15 ml verdünnt; diese Mischung muß der Grenzprüfung auf Sulfat entsprechen (150 ppm).

Thiosulfat: 10 ml Prüflösung werden mit 0,1 ml Stärke-Lösung *R* und 0,1 ml 0,01 N-Jod-Lösung versetzt. Es muß eine Blaufärbung entstehen.

Nichtflüchtige Stoffe: Höchstens 0,1 Prozent; etwa 1,00 g Substanz, genau gewogen, wird in einem Porzellantiegel bei dunkler Rotglut (550 bis 650 °C) geglüht und der Rückstand gewogen.

Trocknungsverlust (Ph. Eur.): Höchstens 1,0 Prozent, bestimmt mit 1,00 g Substanz durch Trocknen im Trockenschrank bei 100 bis 105 °C.

GEHALTSBESTIMMUNG

Etwa 0,300 g Substanz, genau gewogen, werden mit 50 ml Wasser, 5 ml verdünnter Salpetersäure *R* und 25,0 ml 0,1 N-Silbernitrat-Lösung versetzt und umge-

schüttelt. Nach Zusatz von 2,0 ml Ammoniumeisen(III)-sulfat-Lösung R 2 wird mit 0,1 N-Ammoniumthiocyanat-Lösung bis zur eben bleibenden rötlichgelben Färbung titriert.
1 ml 0,1 N-Silbernitrat-Lösung entspricht 14,49 mg NH_4J.

ARZNEIFORMEN

Die Lösung (D 1) muß mindestens 9,5 und darf höchstens 10,5 Prozent NH_4J enthalten.
Die 2. Dezimalverreibung muß mindestens 0,95 und darf höchstens 1,05 Prozent NH_4J enthalten.

HERSTELLUNG

Lösung (D 1) nach Vorschrift 5a mit Äthanol 43 Prozent.
Verreibungen ab D 2 nach Vorschrift 6.

EIGENSCHAFTEN

Die Lösung (D 1) ist eine farblose bis gelbliche Flüssigkeit ohne Geruch; die 2. Dezimalverreibung ist ein gelbweißes Pulver.

PRÜFUNG AUF IDENTITÄT

Die Lösung (D 1) und die Lösung von 2,0 g der 2. Dezimalverreibung in 10 ml Wasser geben die Identitätsreaktionen auf Ammonium (Ph. Eur.) und Jodid (Ph. Eur.). Zum Nachweis des Jodids wird 1 ml der Lösung (D 1) zuvor bis zum Verschwinden des Äthanolgeruches auf dem Wasserbad erhitzt.

PRÜFUNG AUF REINHEIT

Aussehen der Lösung: Die Lösung (D 1) muß klar (Ph. Eur., Methode B) sein. Die Mischung aus 1,0 ml der Lösung (D 1) und 1,0 ml Wasser darf nicht stärker gefärbt sein als die Farbvergleichslösung G_1 (Ph. Eur., Methode I).

Relative Dichte (Ph. Eur.): 0,988 bis 1,008.

GEHALTSBESTIMMUNG

Zur Gehaltsbestimmung der Lösung (D 1) werden etwa 2,0 g, genau gewogen, verwendet. Zur Gehaltsbestimmung der 2. Dezimalverreibung werden etwa 10 g, genau gewogen, verwendet. Die Bestimmung erfolgt wie bei der Substanz unter ,,Gehaltsbestimmung" angegeben.

LAGERUNG

Vor Licht geschützt.

Vorsichtig zu lagern!

Anamirta cocculus

Cocculus

Verwendet werden die reifen, getrockneten Früchte von *Anamirta cocculus* W. et Arn., die mindestens 3,0 und höchstens 5,0 Prozent (G/G) Picrotoxin ($C_{30}H_{34}O_{13}$; MG 603) enthalten.

BESCHREIBUNG

Die großen, roten Steinfrüchte haben einen Durchmesser von 0,5 bis 1 cm. Sie sind getrocknet fast kugelig oder etwa nierenförmig, graubraun bis schwarzbraun, warzigrauh, einsamig, leicht kenntlich an der dünnen, rundlichen, etwa 3 mm großen Narbe des Fruchtstieles. Von der Stielnarbe bis zur seitlich gebogenen, etwas vorspringenden Fruchtspitze verläuft die oft kielartig vortretende Bauchnaht, von der Spitze über die Rückenfläche zur Stielnarbe die oft kaum hervortretende Rückenleiste.

Die Fruchtschale ist ohne Geruch, die hornartigen Samen sind sehr giftig.

Mikroskopische Merkmale: Die Fruchtschale ist kaum 1 mm dick, zerbrechlich, mit faserigem, braungrauem Exokarp und hellgrauem Endokarp. Unter der Epidermis befindet sich eine breite Schicht tangential gestreckter, dünnwandiger, bräunlicher, mit körnigem, braunem Inhalt erfüllter Zellen, die allmählich in rotbraunes Prosenchym mit eingebetteten ansehnlichen Gefäßbündeln übergeht. Die Steinschale besteht aus verholzten, sehr stark verdickten, nach allen Richtungen gelagerten Fasern. Das Endosperm besteht aus großen, kubischen oder vieleckigen, dünnwandigen Zellen mit fettem Öl und großen Proteinkörnern. In zahlreichen Zellen befinden sich kleine nadelförmige Kristalle und in größeren Hohlräumen prismatische Kristalle und Kristallgruppen, löslich in Äther, heißer Kaliumhydroxid-Lösung, unlöslich in Wasser und verdünnten Säuren.

PRÜFUNG AUF IDENTITÄT

Prüflösung: 2,0 g gepulverte Droge (500) werden mit 20,0 g Äthanol 90 % *RN* 2 Stunden lang geschüttelt und filtriert.

A. 1,0 ml Prüflösung wird nach Zusatz von 1,0 ml verdünnter Natriumhydroxid-Lösung *R* kurz zum Sieden erhitzt. Etwa 15 Minuten nach dem Erkalten erstarrt die gelbe Lösung zu einer gelatinösen Masse.

B. Wird 1,0 ml Prüflösung mit 10 ml Wasser versetzt, so entsteht dabei eine milchige Trübung. Nach Zusatz von 0,1 ml verdünnter Natriumhydroxid-Lösung R zu dieser Mischung wird geschüttelt; dabei bildet sich ein mindestens 2 Stunden lang beständiger Schaum.

C. Wird 1,0 ml Prüflösung nach Zusatz von 9 ml 0,1 N-Natriumhydroxid-Lösung R und 0,5 ml Triphenyltetrazoliumchlorid-Lösung R im Wasserbad auf 70 °C erhitzt, so tritt innerhalb von 5 Minuten Rotfärbung ein.

D. Chromatographie: Die Prüfung erfolgt dünnschichtchromatographisch auf einer Kieselgel 60 F_{254}-Fertigplatte.

Untersuchungslösung: Etwa 10,0 g Prüflösung, genau gewogen, werden auf etwa 1 ml eingedampft und mit 4 ml Wasser versetzt. Die Lösung wird 4mal mit je 5 ml Chloroform R ausgeschüttelt; die vereinigten Chloroformphasen werden über wasserfreiem Natriumsulfat R getrocknet und auf dem Wasserbad eingeengt. Der Rückstand wird in Chloroform R zu 5,0 ml gelöst.

Vergleichslösung: Etwa 5,0 mg Picrotoxin RH, genau gewogen, werden in 2,00 ml Chloroform R gelöst.

Aufgetragen werden getrennt 40 µl Untersuchungslösung und 50 µl Vergleichslösung. Die Chromatographie erfolgt über eine Laufstrecke von 15 cm mit einer Mischung von 70 Volumteilen Chloroform R und 30 Volumteilen Aceton R. Nach Verdunsten der mobilen Phase werden die Chromatogramme mit Antimon(III)-chlorid-Lösung R und anschließend mit einer 1prozentigen Lösung (G/V) von Vanillin R in Schwefelsäure R besprüht und 10 Minuten lang auf 115 bis 120 C erhitzt.

Das Chromatogramm der Vergleichslösung zeigt im Tageslicht 2 graugelbe Flecke. Der untere Fleck besitzt, bezogen auf den oberen Fleck, einen Rst-Wert von 0,7.

Im Chromatogramm der Untersuchungslösung sind Flecke mit den Rst-Werten 0,88 (rotblau) und 1,0 (dunkelblau) (bezogen auf den unteren Fleck der Vergleichslösung: Rst 1,0) und Flecke mit den Rst-Werten 1,0 (dunkelblau), 1,07 (rotblau) und 1,48 (dunkelweinrot) (bezogen auf den oberen Fleck der Vergleichslösung: Rst 1,0) vorhanden.

PRÜFUNG AUF REINHEIT

Sulfatasche (Ph. Eur.): Höchstens 6,0 Prozent, bestimmt mit 2,00 g gepulverter Droge (500).

GEHALTSBESTIMMUNG

Die Bestimmung erfolgt wie bei der ,,Identitätsprüfung D" angegeben. Abweichend davon werden 20 µl Untersuchungslösung, 20 µl der mit Chloroform R im

Verhältnis 1:3 verdünnten Untersuchungslösung und 20 µl Vergleichslösung kreisförmig mit einem Durchmesser von 5,0 mm aufgetragen. Die Chromatogramme dürfen nur ausgewertet werden, wenn der untere Fleck im Chromatogramm der Vergleichslösung, bezogen auf den oberen Fleck, einen Rst-Wert von 0,7 hat.

Nach dem Entwickeln und der Detektion der Chromatogramme werden die Flecke des Vergleichschromatogramms und die auf gleicher Höhe befindlichen Flecke des Untersuchungschromatogramms exakt eingezeichnet, auf transparentes Millimeterpapier übertragen und die Flächen der Flecke ausgemessen. Der Prozentgehalt x_{proz} an Picrotoxin wird nach folgender Formel berechnet:

$$x_{proz} = \frac{e_1}{0,4 \cdot e_2} \cdot 0,3333 \frac{\sqrt{A} - \sqrt{A_s}}{\sqrt{A_k} - \sqrt{A}}$$

A = Fleckfläche der Untersuchungslösung in mm^2
A_s = Fleckfläche der Vergleichslösung in mm^2
A_k = Fleckfläche der verdünnten Untersuchungslösung in mm^2
e_1 = Einwaage an Picrotoxin in mg
e_2 = Einwaage an Prüflösung in g

ARZNEIFORMEN

Die Urtinktur enthält mindestens 0,15 und höchstens 0,25 Prozent (G/G) Picrotoxin.

HERSTELLUNG

Urtinktur aus der grob gepulverten Droge (710) und flüssige Verdünnungen nach Vorschrift 4a mit Äthanol 86 Prozent durch Mazeration. Die 4. Dezimalverdünnung wird mit Äthanol 62 Prozent, die folgenden Verdünnungen werden mit Äthanol 43 Prozent hergestellt.

EIGENSCHAFTEN

Die Urtinktur ist eine gelbe bis dunkelgelbe Flüssigkeit ohne Geruch.

PRÜFUNG AUF IDENTITÄT

Die Urtinktur gibt die bei der Droge beschriebenen Identitätsreaktionen A bis D. Prüflösung ist die Urtinktur.

PRÜFUNG AUF REINHEIT

Relative Dichte (Ph. Eur.): 0,826 bis 0,842.

Trockenrückstand (DAB): Mindestens 1,0 Prozent.

GEHALTSBESTIMMUNG

Die Bestimmung erfolgt wie bei der Substanz unter ,,Gehaltsbestimmung" angegeben. Als Prüflösung wird die Urtinktur verwendet. Der Prozentgehalt x_{proz} an Picrotoxin wird nach folgender Formel berechnet:

$$x_{proz} = \frac{e_1}{0,4 \cdot e_2} \cdot 0,3333 \frac{\sqrt{A} - \sqrt{A_s}}{\sqrt{A_k} - \sqrt{A}}$$

A = Fleckfläche der Untersuchungslösung in mm^2
A_s = Fleckfläche der Vergleichslösung in mm^2
A_k = Fleckfläche der verdünnten Untersuchungslösung in mm^2
e_1 = Einwaage an Picrotoxin in mg
e_2 = Einwaage der Prüflösung in g

Grenzprüfung der D 4

Die Bestimmung erfolgt wie bei der ,,Identitätsprüfung D" der Substanz angegeben. Als Untersuchungslösung werden 60 µl der 4. Dezimalverdünnung kreisförmig mit einem Durchmesser von 5,0 mm aufgetragen. Das Chromatogramm der Untersuchungslösung darf im Bereich der Picrotoxin-Flecke der Vergleichslösung keine graublauen Flecke zeigen.

LAGERUNG

Vor Licht geschützt.

Vorsichtig zu lagern!

Angelica archangelica, äthanol. Decoctum

Archangelica, äthanol. Decoctum

Verwendet werden die frischen Wurzeln von *Angelica archangelica* L.

BESCHREIBUNG

Alle Teile der Wurzel haben durchdringenden Geruch und schmecken scharf und bitter. Die Wurzeln bestehen aus einer kurzen, dicken Hauptwurzel mit einem dichten Kranz von 5 bis 10 mm dicken Adventivwurzeln. Die etwa 5 cm dicke, unterwärts wie abgebissene, oft mehrköpfige Hauptwurzel ist fein gerillt, dunkel- bis graubraun und trägt meist Blattreste; die Adventivwurzeln sind längsrunzelig und von rötlichbrauner Färbung. Die Wurzeln besitzen im Rindenparenchym zahlreiche gelbe Exkretgänge, die ein hautreizendes Exkret von gelblicher Farbe enthalten, das sich an der Luft braun verfärbt.

ARZNEIFORMEN

HERSTELLUNG

Urtinktur und flüssige Verdünnungen nach Vorschrift 19e.

EIGENSCHAFTEN

Die Urtinktur ist eine gelbbraune Flüssigkeit mit arteigenem aromatischem Geruch und Geschmack.

PRÜFUNG AUF IDENTITÄT

A. 1 ml Urtinktur zeigt unter dem ultravioletten Licht bei 365 nm eine grünlich- blaue Fluoreszenz, die nach Zugabe von 1 ml einer 5prozentigen Lösung (G/V) von Polyäthylenglycol 400 R verstärkt ist.

B. Wird 1 ml Urtinktur mit 1 ml Fehlingscher Lösung R bis zum Sieden erhitzt, so bildet sich ein gelbroter Niederschlag.

C. Chromatographie: Die Prüfung erfolgt dünnschichtchromatographisch auf einer Schicht von Kieselgel H R.

Untersuchungslösung: Urtinktur.

Vergleichslösung: 10 mg Borneol R, 10 mg Scopoletin RN sowie 10 mg Eugenol R werden in 10 ml Chloroform R gelöst.

Aufgetragen werden getrennt 30 µl Untersuchungslösung und 10 µl Vergleichslösung. Die Chromatographie erfolgt über eine Laufstrecke von 15 cm mit einer Mischung aus 90 Volumteilen Methylenchlorid R und 10 Volumteilen Äthylacetat R. Nach Verdunsten der mobilen Phase wird das Chromatogramm der Vergleichslösung mit Anisaldehyd-Lösung R besprüht und 8 bis 10 Minuten lang auf 110 bis 120 °C erwärmt. Danach werden die Chromatogramme unter dem ultravioletten Licht bei 365 nm ausgewertet.

Das Chromatogramm der Vergleichslösung zeigt im unteren Rf-Bereich den blauen Fleck des Scopoletins, im mittleren Rf-Bereich den braunen Fleck des Borneols und darüber den grauen Fleck des Eugenols. Im Chromatogramm der

Untersuchungslösung treten in Startnähe 2 gelbe Flecke, darüber bis in Höhe der Vergleichssubstanz Scopoletin 5 blaue bis grüne Flecke, knapp unterhalb der Vergleichssubstanz Borneol ein violetter, in Höhe des Borneols ein blauer, bis in Höhe der Vergleichssubstanz Eugenol etwa 5 meist blaue Flecke und über dem Eugenol ein blaugrüner Fleck auf.

PRÜFUNG AUF REINHEIT

Relative Dichte (Ph. Eur.): 0,955 bis 0,970.

Trockenrückstand (DAB): Mindestens 1,3 Prozent.

LAGERUNG

Vor Licht geschützt.

Antimonit

Verwendet wird das natürlich vorkommende Mineral *Antimonit* mit einem Gehalt von mindestens 95 Prozent Sb_2S_3 (MG 339,7).

BESCHREIBUNG

Bleigraue, oft bunt angelaufene, metallisch glänzende Einzelkristalle oder Aggregate. Der Habitus der Kristalle ist längssäulig (spitz oder stumpf pyramidal), spießig, nadelig-faserig. Das Mineral bildet stengelige, radial- oder verworrenstrahlige, büschelige oder stengelig-spätige Aggregate. Die Härte nach Mohs beträgt 2.
Das gepulverte Mineral ist bleigrau.

PRÜFUNG AUF IDENTITÄT

A. Werden 0,10 g gepulverte Substanz (180) in einem Reagenzglas mit 2 ml verdünnter Salzsäure *R* versetzt und auf dem Wasserbad erwärmt, färbt sich ein über die Öffnung des Reagenzglases gelegtes, angefeuchtetes Blei(II)-acetat-Papier *R* schwarzbraun.

B. 0,05 g gepulverte Substanz (180) werden in 2 ml verdünnter Natriumhydroxid-Lösung *R* unter Erwärmen gelöst; falls erforderlich wird filtriert. Beim Ansäuern der Lösung mit verdünnter Salzsäure *R* fällt ein gelbroter Niederschlag aus.

PRÜFUNG AUF REINHEIT

Fremde Minerale: In Habitus, Farbe, Glanz oder Härte abweichende Kristalle oder Aggregate dürfen nicht enthalten sein.

Salzsäureunlösliche Bestandteile: Höchstens 5 Prozent; 0,50 g gepulverte Substanz (180) werden mit 10 ml Salzsäure *R* eine Stunde lang auf dem Wasserbad erwärmt. Danach wird die Lösung durch einen Glassintertiegel Nr. 16 (Ph. Eur.) filtriert. Der Rückstand wird zweimal mit je 3 ml Salzsäure *R* und danach mit Essigsäure 12 % *R* gewaschen, bis das Filtrat nach Zusatz von Natriumsulfid-Lösung *R* keinen gelbroten Niederschlag mehr gibt. Der Tiegel wird bei 100 bis 105 °C bis zur Gewichtskonstanz getrocknet.

GEHALTSBESTIMMUNG

Etwa 0,30 g gepulverte Substanz (180), genau gewogen, werden in einem 500-ml-Erlenmeyerkolben mit 20 ml Schwefelsäure *R* versetzt und unter Erhitzen gelöst. Nach dem Erkalten werden 100 ml Wasser, 40 ml Salzsäure *R* und nochmals 30 ml Wasser zugegeben. Die Lösung wird auf 40 bis 50 °C erwärmt, mit 0,2 ml Methylorange-Lösung *R* versetzt und mit 0,1 N-Ammoniumcer(IV)-sulfat-Lösung bis zur Entfärbung titriert.

1 ml 0,1 N-Ammoniumcer(IV)-sulfat-Lösung entspricht 8,49 mg Sb_2S_3.

ARZNEIFORMEN

Die 1. Dezimalverreibung muß mindestens 9,0 und darf höchstens 10,5 Prozent Sb_2S_3 enthalten.

HERSTELLUNG

Verreibungen nach Vorschrift 6.

EIGENSCHAFTEN

Die 1. Dezimalverreibung ist ein graues Pulver.

PRÜFUNG AUF IDENTITÄT

Die 1. Dezimalverreibung gibt die bei der Substanz beschriebenen Identitätsreaktionen; es werden jeweils 0,50 g eingesetzt.

GEHALTSBESTIMMUNG

Etwa 2,00 g der 1. Dezimalverreibung, genau gewogen, werden in einem Zentrifugenglas in 10 ml einer 5prozentigen Lösung (G/V) von Natriumchlorid R suspendiert und zentrifugiert. Die überstehende Lösung wird verworfen und der Vorgang noch viermal wiederholt. Der Rückstand wird mit 10 ml Schwefelsäure R bis zum völligen Lösen erhitzt. Nach dem Erkalten wird die Lösung vorsichtig unter Umschwenken in einen 250-ml-Erlenmeyerkolben gegossen, der 60 ml Wasser enthält. Das Zentrifugenglas wird zweimal mit je 10 ml Salzsäure R nachgespült; die vereinigten Lösungen werden auf 40 bis 50 °C erwärmt. Nach Zusatz von 0,2 ml Methylorange-Lösung R wird mit 0,1 N-Ammoniumcer(IV)-sulfat-Lösung bis zur Entfärbung titriert.

1 ml 0,1 N-Ammoniumcer(IV)-sulfat-Lösung entspricht 8,49 mg Sb_2S_3.

Apatit

Verwendet wird das natürlich vorkommende Mineral *Apatit* mit einem Gehalt von mindestens 90 Prozent $Ca_5F(PO_4)_3$ (MG 504,3).

BESCHREIBUNG

Farblose, weiße, weißlichgraue, gelbgrüne oder grüne Kristalle von hexagonalem Habitus mit Glas- bis Fettglanz. Die Härte nach Mohs beträgt 5.

Das gepulverte Mineral ist grauweiß bis hellbraun.

PRÜFUNG AUF IDENTITÄT

Prüflösung: Etwa 1,00 g gepulverte Substanz (180), genau gewogen, wird in einem Becherglas mit 10 ml Salpetersäure R 30 Minuten lang auf dem Wasserbad unter Umrühren erhitzt. Nach dem Abkühlen wird mit 10 ml Wasser verdünnt, unter

Nachwaschen mit Wasser durch einen Glassintertiegel Nr. 16 (Ph. Eur.) in einem 100-ml-Meßkolben filtriert und aufgefüllt.

A. 5 ml Prüflösung werden unter Umschütteln mit 2 ml verdünnter Ammoniaklösung R 1 versetzt. Der entstandene Niederschlag wird durch Zugabe von 3 ml Essigsäure R gelöst. Das Filtrat gibt die Identitätsreaktion auf Calcium (Ph. Eur.).

B. 5 ml Prüflösung geben die Identitätsreaktion b) auf Phosphat (Ph. Eur.).

C. 2 ml Essigsäure 12% R werden mit 0,4 ml einer Mischung aus gleichen Volumteilen einer 5prozentigen Lösung (G/V) von Zirkoniumnitrat R in verdünnter Salzsäure R und einer 2prozentigen Lösung (G/V) von Alizarin R 1 Minute lang im Wasserbad erwärmt. Nach Zugabe von 0,1 g gepulverter Substanz (180) und Umschütteln schlägt die Farbe der Mischung von Violett nach Gelb um.

PRÜFUNG AUF REINHEIT

Fremde Minerale: In Habitus, Farbe und Glanz oder Härte abweichende Kristalle oder Aggregate dürfen nicht enthalten sein.

Säureunlösliche Bestandteile: Höchstens 8,0 Prozent; der unter „Prüflösung" im Glassintertiegel verbliebene Rückstand wird 2 Stunden lang bei 105 bis 110 °C getrocknet. Nach dem Erkalten wird gewogen.

GEHALTSBESTIMMUNG

20,0 ml Prüflösung werden mit 25,0 ml 0,1 M-Natrium-ÄDTA-Lösung und 250 ml Wasser versetzt. Die Lösung wird mit konzentrierter Ammoniaklösung R neutralisiert. Nach Zugabe von 20 ml Ammoniumchlorid-Pufferlösung pH 10 R, 10 ml Triäthanolamin R und etwa 30 mg Eriochromschwarz-T-Mischindikator R wird mit 0,1 M-Zinksulfat-Lösung bis zum Farbumschlag nach Rot titriert.

1 ml 0,1 M-Natrium-ÄDTA-Lösung entspricht 10,09 mg $Ca_5F(PO_4)_3$.

ARZNEIFORMEN

Die 1. Dezimalverreibung muß mindestens 8,5 und darf höchstens 10,5 Prozent $Ca_5F(PO_4)_3$ enthalten.

HERSTELLUNG

Verreibungen nach Vorschrift 6.

EIGENSCHAFTEN

Die 1. Dezimalverreibung ist ein weißes Pulver.

PRÜFUNG AUF IDENTITÄT

Prüflösung: Der Rest des unter ,,Gehaltsbestimmung" erhaltenen Glührückstandes wird in einem Porzellantiegel mit 2 ml Salpetersäure *R* versetzt und bedeckt 15 Minuten lang unter gelegentlichem Umschwenken auf dem Wasserbad erhitzt. Nach dem Erkalten werden 2 ml Wasser zugefügt. Anschließend wird filtriert.

A. 2 ml Prüflösung werden unter Umschütteln mit 3 ml verdünnter Ammoniaklösung *R* 1 versetzt und wie bei der Substanz unter Identitätsreaktion A beschrieben geprüft.

B. 2 ml Prüflösung geben die Identitätsreaktion b) auf Phosphat (Ph. Eur.).

C. 0,5 g der 1. Dezimalverreibung geben die Identitätsreaktion C der Substanz.

GEHALTSBESTIMMUNG

Etwa 2,00 g der 1. Dezimalverreibung, genau gewogen, werden in einem Porzellantiegel verascht; der Rückstand wird 30 Minuten lang bei etwa 600 °C geglüht. Nach dem Erkalten wird gewogen.

Etwa 0,150 g dieses Rückstandes, genau gewogen, werden in einem 500-ml-Erlenmeyerkolben nach Zusatz von 5 ml Salzsäure *R* 1 unter häufigem Umschütteln 15 Minuten lang auf dem Wasserbad erhitzt. Nach dem Abkühlen werden 15 ml Wasser und 25,0 ml 0,1 M-Natrium-ÄDTA-Lösung zugegeben. Nach Verdünnen mit 250 ml Wasser erfolgt die Bestimmung wie bei der Substanz unter ,,Gehaltsbestimmung" angegeben.

Apis mellifica

Apis

Verwendet werden die lebenden Honigbienen *Apis mellifica* L.

BESCHREIBUNG

Der Körper der Honigbiene ist 15 mm lang, schwarz, seidenglänzend, mit fuchsroter, ins Graue spielender Behaarung. An den breiten Hinterschienen ist kein Dorn vorhanden. Die Hinterränder der Segmente und Beine sind braun, in gelbrot übergehend. Die Krallen der Füße sind an der Spitze zweigliedrig, die Kiefertaster eingliedrig. An den Hinterbeinen sind borstenartig behaarte Körbchen oder Schaufeln. Die Flügel haben 3 vollständige Cubitalzellen, die Radialzelle ist doppelt so lang wie breit; die 3 Unterrand- und die 3 Mittelzellen sind geschlossen. Der Stachel ist durch einen Kanal mit der Giftblase verbunden und mit Widerhaken besetzt.

ARZNEIFORMEN

HERSTELLUNG

1 Teil lebende Tiere wird in einer geeigneten Flasche durch Zufügen von 1 Teil Äthanol getötet; nach Zugabe von 1 Teil Äthanol 30 Prozent werden die Tiere zerkleinert. Der Ansatz wird mit 8 Teilen Äthanol 62 Prozent versetzt und 14 Tage lang bei täglich 3maligem Umschütteln stehengelassen. Ohne Pressen wird die Urtinktur abfiltriert. Nach Vorschrift 4b werden die 2. und die 3. Dezimalverdünnung mit Äthanol 62 Prozent und die weiteren Verdünnungen mit Äthanol 43 Prozent hergestellt.

EIGENSCHAFTEN

Die Urtinktur ist eine anfangs hellgelbe, später dunkler gefärbte Flüssigkeit mit schwach an Bienenwachs erinnerndem Geruch.

PRÜFUNG AUF IDENTITÄT

A. Wird 1 ml Urtinktur mit 10 ml Wasser versetzt, fluoresziert die Mischung im ultravioletten Licht bei 365 nm hellblau.

B. Chromatographie: Die Prüfung erfolgt dünnschichtchromatographisch auf einer Schicht von Kieselgel GF$_{254}$ R.

   Untersuchungslösung: Urtinktur.

   Vergleichslösung: 10 mg Chininhydrochlorid RN, 10 mg Menthol R und 10 mg Salicylsäure R werden in 10 ml Methanol R gelöst.

   Aufgetragen werden getrennt 50 µl Untersuchungslösung und 10 µl Vergleichslösung. Die Chromatographie erfolgt über eine Laufstrecke von 10 cm mit einer Mischung von 70 Volumteilen n-Propanol und 30 Volumteilen Wasser. Nach Verdunsten der mobilen Phase werden die Chromatogramme im ultravioletten Licht bei 254 nm ausgewertet.

   Das Chromatogramm der Vergleichslösung zeigt im unteren Drittel des Rf-Bereiches den leuchtend blauen Fleck des Chininhydrochlorids und am Übergang vom mittleren zum oberen Drittel den leuchtend blauen Fleck der Salicylsäure.

Das Chromatogramm der Untersuchungslösung zeigt im Bereich zwischen den Flecken der Vergleichslösung einen blaugrauen Fleck.

Anschließend werden die Chromatogramme mit Anisaldehyd-Lösung R besprüht, etwa 10 Minuten lang auf 110 bis 115 °C erhitzt und innerhalb von 10 Minuten im Tageslicht ausgewertet.

Im Chromatogramm der Vergleichslösung erscheint im oberen Drittel des Rf-Bereiches der blaue Fleck des Menthols.

Das Chromatogramm der Untersuchungslösung zeigt dicht oberhalb des Fleckes der Vergleichssubstanz Chininhydrochlorid einen schwach violetten Fleck. Dicht unterhalb des Flecks, der bei der Detektion im ultravioletten Licht erfaßt wird, erscheint ein schwarzer Fleck, dicht darüber ein brauner Fleck. Etwa auf Höhe des Flecks der Vergleichssubstanz Salicylsäure liegt ein violetter Fleck. Auf Höhe des Mentholflecks liegt ein weiterer violetter Fleck.

PRÜFUNG AUF REINHEIT

Relative Dichte (Ph. Eur.): 0,890 bis 0,910.

Trockenrückstand (DAB): Mindestens 1,25 und höchstens 1,60 Prozent.

LAGERUNG

Vor Licht geschützt.

Vorsichtig zu lagern!

Argentit

Verwendet wird das natürlich vorkommende Mineral *Argentit* mit einem Gehalt von mindestens 95 Prozent Ag_2S (MG 247,8).

BESCHREIBUNG

Das Mineral bildet metallisch glänzende, dunkelgraue, manchmal schwarz oder braun angelaufene, kubische Kristalle von hexaedrischem, oktaedrischem, dodekaedrischem oder ikositetraedrischem Habitus oder dendritische, blechartige Aggregate. Die Härte nach Mohs beträgt 2 bis 2½.

Das gepulverte Mineral ist dunkelgrau.

PRÜFUNG AUF IDENTITÄT

Prüflösung: Etwa 0,50 g gepulverte Substanz (180), genau gewogen, werden in einem Porzellantiegel 30 Minuten lang bei etwa 600 °C geglüht. Nach dem Erkalten wird der Rückstand mit 5 ml Wasser und 5 ml Salpetersäure R auf dem Wasserbad bis zum Verschwinden der nitrosen Gase erhitzt. Die abgekühlte Lösung wird über ein aschefreies Papierfilter in einen 100-ml-Meßkolben filtriert, das Filter mit Wasser nachgewaschen und der Meßkolben zur Marke aufgefüllt. Filter mit Rückstand werden für die ,,Prüfung auf Reinheit" aufbewahrt.

A. Die Prüflösung gibt die Identitätsreaktion auf Silber (Ph. Eur.).

B. 0,1 g gepulverte Substanz (180) wird mit 2 ml Salzsäure $R\,1$ erhitzt. Die entweichenden Dämpfe färben angefeuchtetes Blei(II)-acetat-Papier R schwarzbraun.

PRÜFUNG AUF REINHEIT

Fremde Minerale: In Habitus, Farbe, Glanz oder Härte abweichende Kristalle oder Aggregate dürfen nicht enthalten sein.

Säureunlösliche Bestandteile: Höchstens 4,0 Prozent; das bei der Herstellung der Prüflösung erhaltene Filter mit Rückstand wird in einem tarierten Porzellantiegel verascht und anschließend 30 Minuten lang bei etwa 600 °C geglüht. Nach dem Erkalten wird gewogen.

GEHALTSBESTIMMUNG

25,0 ml Prüflösung werden mit 50 ml Wasser und 2 ml Ammoniumeisen(III)-sulfat-Lösung $R\,2$ versetzt und mit 0,1 N-Ammoniumthiocyanat-Lösung titriert, bis eine schwache Orangefärbung auch nach kräftigem Schütteln bestehen bleibt.

1 ml 0,1 N-Ammoniumthiocyanat-Lösung entspricht 12,39 mg Ag_2S.

ARZNEIFORMEN

Die 1. Dezimalverreibung muß mindestens 9,0 und darf höchstens 10,5 Prozent Ag_2S enthalten.

HERSTELLUNG

Verreibungen nach Vorschrift 6.

EIGENSCHAFTEN

Die 1. Dezimalverreibung ist ein hellgraues Pulver.

PRÜFUNG AUF IDENTITÄT

Prüflösung: Etwa 4,00 g der 1. Dezimalverreibung, genau gewogen, werden in einem Porzellantiegel verascht und anschließend 30 Minuten lang bei etwa 600 °C geglüht. Nach dem Erkalten wird der Rückstand mit 4 ml Wasser und 4 ml Salpetersäure *R* bis zum Verschwinden der nitrosen Gase auf dem Wasserbad erhitzt. Die abgekühlte Lösung wird unter Nachwaschen des Tiegels mit Wasser in einen 50-ml-Meßkolben filtriert und zur Marke aufgefüllt.

A. Die Prüflösung gibt die Identitätsreaktion auf Silber (Ph. Eur.).

B. 0,5 g der 1. Dezimalverreibung geben die Identitätsreaktion B der Substanz.

GEHALTSBESTIMMUNG

20,0 ml Prüflösung werden mit 50 ml Wasser und 2 ml Ammoniumeisen(III)-sulfat-Lösung *R* versetzt und wie bei der „Gehaltsbestimmung" der Substanz angegeben titriert.

LAGERUNG

Vor Licht geschützt und dicht verschlossen.

Argentum metallicum

Ag AG 107,9

Verwendet wird metallisches Silber mit einem Gehalt von mindestens 99,0 und höchstens 100,5 Prozent Ag.

EIGENSCHAFTEN

Grauweißes, mattes oder etwas glänzendes, sehr feines Pulver, das beim Reiben in einem Mörser Metallglanz annimmt; unlöslich in Salzsäure und Ammoniaklösung, löslich in Salpetersäure.

Argentum metallicum

PRÜFUNG AUF IDENTITÄT

10 mg Substanz werden unter Erhitzen in 5 ml verdünnter Salpetersäure R gelöst. Die Lösung gibt die Identitätsreaktion auf Silber (Ph. Eur.).

PRÜFUNG AUF REINHEIT

Prüflösung: 1,50 g Substanz werden unter Erhitzen in einer Mischung aus 5 ml Salpetersäure R und 5 ml verdünnter Salpetersäure R gelöst. Nach dem Erkalten wird mit Wasser auf 10 ml aufgefüllt.

Aussehen der Lösung: Die Prüflösung muß klar (Ph. Eur., Methode B) und farblos (Ph. Eur., Methode II) sein.

Sauer oder alkalisch reagierende Verunreinigungen: 1,0 g Substanz wird 5 Minuten lang in 40 ml Wasser gekocht und anschließend abfiltriert. Die ersten 10 ml des Filtrates werden verworfen. 10,0 ml des Filtrates müssen nach Zusatz von 0,25 ml Bromthymolblau-Lösung R 1 und 0,10 ml 0,02 N-Salzsäure gelb und nach anschließendem Zusatz von 0,15 ml 0,02 N-Natriumhydroxid-Lösung blau gefärbt sein.

Fremde Metalle und Salze: Höchstens 0,4 Prozent. 5,0 ml Prüflösung werden mit 20 ml Wasser und 7,5 ml verdünnter Salzsäure R versetzt und kräftig geschüttelt. Die Lösung wird filtriert. 10,0 ml Filtrat werden auf dem Wasserbad eingeengt. Der im Trockenschrank bei 100 bis 105 °C getrocknete Rückstand darf höchstens 1 mg betragen.

Aluminium, Blei, Kupfer, Wismut: 4,0 ml Prüflösung werden mit 6 ml konzentrierter Ammoniaklösung R versetzt. Die Mischung muß klar (Ph. Eur., Methode B) und farblos (Ph. Eur., Methode II) sein.

GEHALTSBESTIMMUNG

Etwa 0,100 g Substanz, genau gewogen, werden in einem 100-ml-Kolben mit 6 ml verdünnter Salpetersäure R so lange auf dem Wasserbad erhitzt, bis die Stickoxid-Entwicklung beendet ist. Nach Zugabe von 25 ml Wasser und 3 ml Ammoniumeisen(III)-sulfat-Lösung R 2 wird mit 0,1 N-Ammoniumthiocyanat-Lösung titriert, bis eine schwache Orangefärbung auch nach kräftigem Schütteln bestehen bleibt.

1 ml 0,1 N-Ammoniumthiocyanat-Lösung entspricht 10,79 mg Ag.

ARZNEIFORMEN

Die 1. Dezimalverreibung muß mindestens 9,5 und darf höchstens 10,5 Prozent Ag enthalten.

HERSTELLUNG

Verreibungen nach Vorschrift 6.

EIGENSCHAFTEN

Die 1. Dezimalverreibung ist ein fast weißes bis hellgraues Pulver.

PRÜFUNG AUF IDENTITÄT

0,1 g der 1. Dezimalverreibung werden bis zur Lösung in 5 ml verdünnter Salpetersäure R erhitzt. Die Lösung gibt die Identitätsreaktion der Substanz.

GEHALTSBESTIMMUNG

Etwa 1,00 g der 1. Dezimalverreibung, genau gewogen, werden in 5 ml Salpetersäure R unter Erhitzen gelöst und nach Zugabe von 10 ml Wasser wie bei der Substanz unter ,,Gehaltsbestimmung" angegeben mit Indikator versetzt und titriert.

Argentum nitricum

$AgNO_3$　　　　　　　　　　　　　　　　　　　　　　　　　MG 169,9

Verwendet wird Silbernitrat, das mindestens 99,5 Prozent Silbernitrat $AgNO_3$ enthält.

EIGENSCHAFTEN, PRÜFUNG AUF IDENTITÄT, PRÜFUNG AUF REINHEIT, GEHALTSBESTIMMUNG

Die Substanz muß der Monographie ARGENTI NITRAS (Ph. Eur.) entsprechen.

ARZNEIFORMEN

Die Lösung (D 1) muß mindestens 9,5 und darf höchstens 10,5 Prozent $AgNO_3$ enthalten.

HERSTELLUNG

Lösung (D 1) nach Vorschrift 5 mit Wasser; die 2. bis 6. Dezimalverdünnung werden mit Wasser, die folgenden Verdünnungen mit Äthanol 43 Prozent hergestellt.

EIGENSCHAFTEN

Die Lösung (D 1) ist eine klare Flüssigkeit von zusammenziehendem, metallischem Geschmack, geruchlos.

PRÜFUNG AUF IDENTITÄT

A. Die Lösung (D 1) gibt die Identitätsreaktion auf Silber (Ph. Eur.).

B. 0,5 ml der Lösung (D 1) werden mit 2 ml Schwefelsäure *R* versetzt und die Mischung vorsichtig mit 1 ml Eisen(II)-sulfat-Lösung *R* überschichtet. An der Grenzschicht der beiden Flüssigkeiten entsteht eine braune Färbung.

PRÜFUNG AUF REINHEIT

Aussehen der Lösung: Die Lösung (D 1) muß klar (Ph. Eur., Methode B) und farblos (Ph. Eur., Methode II) sein.

Relative Dichte (Ph. Eur.): 1,090 bis 1,094.

GEHALTSBESTIMMUNG

Zur Gehaltsbestimmung der Lösung (D 1) werden etwa 4,00 g, genau gewogen, verwendet. Die Bestimmung erfolgt wie bei der Substanz unter „Gehaltsbestimmung" angegeben.

Grenzprüfung der D 4

Werden 20,0 g der 4. Dezimalverdünnung wie unter „Gehaltsbestimmung" bei der Substanz angegeben behandelt, so dürfen höchstens 0,2 ml 0,1 N-Ammoniumthiocyanat-Lösung verbraucht werden.

LAGERUNG

Vor Licht geschützt!

Vorsichtig zu lagern!

Arisaema triphyllum

Arum triphyllum

Verwendet werden die frischen, vor der Entwicklung der Blätter gesammelten unterirdischen Teile von *Arisaema triphyllum* (L.) Torr.

BESCHREIBUNG

Der Wurzelstock hat eigentümlichen Geruch und brennenden Geschmack.
  Er hat etwa die Form einer breiten, abgeflachten Kugel mit einem Durchmesser von 2,5 bis 5 cm, ist außen gelbweiß und zeigt oberseits zahlreiche Ansatzstellen ehemaliger Bulbillen. Um den Stengelansatz sind in konzentrischen Kreisen braune, häutige Reste von Abschlußgewebe zu erkennen. Die kreisförmig angeordneten Wurzeln entspringen um den Stengelansatz. Das Innere ist weiß und saftig.

ARZNEIFORMEN

HERSTELLUNG

Urtinktur und flüssige Verdünnungen nach Vorschrift 3a.

EIGENSCHAFTEN

Die Urtinktur ist eine hellgelbe Flüssigkeit mit schwach brennendem Geschmack.

PRÜFUNG AUF IDENTITÄT

A. Wird 1 ml Urtinktur mit 0,5 ml verdünnter Natriumhydroxid-Lösung *R* versetzt, tritt Farbvertiefung nach dunkelgelb ein.
B. Wird 1 ml Urtinktur mit 2,0 ml einer 10prozentigen Lösung (G/V) von Resorcin *R* in Salzsäure *R* erhitzt, tritt eine kräftige rote Färbung auf.
C. Werden 2 ml Urtinktur mit 0,1 g Zinkstaub *R*, 0,05 g Magnesium *R* als Späne und 1 ml Salzsäure *R* versetzt, färbt sich die Mischung rosa.
D. Chromatographie: Die Prüfung erfolgt dünnschichtchromatographisch auf einer Schicht von Cellulose zur Chromatographie *R* 1.

Untersuchungslösung: Urtinktur.

Vergleichslösung: 10 mg Leucin *R*, 12 mg Phenylalanin *R* und 12 mg Threonin *R* werden in 5 ml Wasser gelöst; die Lösung wird mit Äthanol 70% *RN* zu 50 ml verdünnt.

Aufgetragen werden getrennt je 10 µl Untersuchungs- und Vergleichslösung. Die Chromatographie erfolgt zweimal über eine Laufstrecke von 12 cm mit einer Mischung von 75 Volumteilen n-Propanol *R*, 5 Volumteilen wasserfreier Ameisensäure *R* und 20 Volumteilen Wasser. Die Trocknung erfolgt jeweils durch 15 Minuten lange Einwirkung eines Warmluftstromes. Die Chromatogramme werden mit einer frisch bereiteten Lösung von 0,3 g Ninhydrin *R* in 100 ml Äthanol *R* besprüht, 10 Minuten lang auf 100 bis 105 °C erhitzt und im Tageslicht ausgewertet.

Das Chromatogramm der Vergleichslösung zeigt im mittleren Drittel des Rf-Bereiches den violetten Fleck des Threonins, im oberen Drittel den violetten Fleck des Phenylalanins und dicht unterhalb der Front den violetten Fleck des Leucins.

Das Chromatogramm der Untersuchungslösung zeigt folgende violette bis rotviolette Flecke: je einen in Höhe der drei Vergleichssubstanzen, einen breiten und darüber einen schwächeren oberhalb der Vergleichssubstanz im mittleren Drittel. Unterhalb der letztgenannten Flecke kann im unteren Drittel des Rf-Bereiches eine Gruppe von Flecken sichtbar sein, deren Intensität wesentlich schwächer ist als die Intensität der Flecke im oberen Rf-Bereich des Chromatogrammes.

PRÜFUNG AUF REINHEIT

Relative Dichte (Ph. Eur.): 0,895 bis 0,910.

Trockenrückstand (DAB): Mindestens 0,5 und höchstens 0,9 Prozent.

LAGERUNG

Vor Licht geschützt.

Vorsichtig zu lagern!

Aristolochia clematitis

Aristolochia

Verwendet werden die frischen, oberirdischen Teile von *Aristolochia clematitis* L.

BESCHREIBUNG

Die Pflanze ist etwa 25 bis 100 cm hoch; der Stengel ist aufrecht, krautig, oben hin- und hergebogen, kahl; die Blätter sind wechselständig, lang gestielt, herzeiförmig, gelbgrün, die Blüten blattwinkelständig, meist zu vier, büschelig, schwefelgelb, langröhrig, unten kugelig aufgeblasen, oben in eine schmale Zunge verbreitert und innen mit abwärtsgerichteter Haarreuse.

ARZNEIFORMEN

HERSTELLUNG

Urtinktur und flüssige Verdünnungen nach Vorschrift 2a.

EIGENSCHAFTEN

Die Urtinktur ist eine dunkelbraune Flüssigkeit von bitterem Geschmack.

PRÜFUNG AUF IDENTITÄT

A. 3 ml Urtinktur werden mit 0,5 ml Eisen(III)-chlorid-Lösung *R* 1 versetzt; die Flüssigkeit färbt sich grünlich dunkelbraun.

B. 1 ml Urtinktur wird mit 20 ml Wasser verdünnt; die Flüssigkeit schmeckt noch bitter.

C. **Chromatographie** (Ph. Eur.): Die Prüfung erfolgt dünnschichtchromatographisch auf einer Schicht von Kieselgel H *R*.

Untersuchungslösung: 5 ml Urtinktur werden im Vakuum unterhalb 50 mbar vom Äthanol befreit, der Rückstand mit etwa 10 ml Wasser versetzt und mit 0,1 ml Salzsäure *R* 1 angesäuert. Die Lösung wird dreimal mit je 5 ml Äther *R* ausgeschüttelt, die ätherische Phase mit entwässertem Natriumsulfat *RH* behandelt, filtriert und das Filtrat zur Trockne eingedampft. Der Rückstand wird in 0,5 ml Methanol *R* aufgenommen.

Vergleichslösung: 10 mg Pikrinsäure *R* werden in 10 ml Methanol *R* gelöst.

Aufgetragen werden getrennt 30 µl Untersuchungslösung und 10 µl Vergleichslösung. Die Chromatographie erfolgt über eine Laufstrecke von 10 cm mit einer Mischung von 80 Volumteilen Toluol *R*, 15 Volumteilen Methanol *R* und 5 Volumteilen Eisessig *R*. Das Chromatogramm der Untersuchungslösung zeigt im Tageslicht einen gelben Fleck im Rst-Bereich von 2,7 (bezogen auf Pikrinsäure als Vergleich: Rst 1,0).

PRÜFUNG AUF REINHEIT

Relative Dichte (Ph. Eur.): 0,937 bis 0,952.

Trockenrückstand (DAB): Mindestens 2,9 Prozent.

LAGERUNG

Vor Licht geschützt.

Arnica montana

Arnica

Verwendet werden die getrockneten unterirdischen Teile von *Arnica montana* L. Sie enthalten mindestens 1,5 Prozent (V/G) ätherisches Öl.

BESCHREIBUNG

Die 3 bis 5 mm dicken, rötlichen bis schwarzbraunen Wurzelstöcke sind bogenförmig bis S-förmig gekrümmt, zum Teil mehrköpfig, feinhöckrig und undeutlich geringelt sowie mit zahlreichen etwa 1 mm dicken, braunen, brüchigen Wurzeln besetzt. Das Rhizom zeigt eine schmale, helle Rinde und einen drei Viertel des Durchmessers einnehmenden Zentralzylinder mit einem harten, gelblichen, strahligen Holzkörper und einem weichen, hellen Mark. Die Wurzeln haben eine breite, helle Rinde und einen höchstens ein Viertel des Durchmessers einnehmenden gelblichen Zentralzylinder.

Mikroskopische Merkmale: Das Rhizom wird nach außen von einem wenige Lagen dicken, braunen, kleinzelligen Kork abgeschlossen, unter dem ein bis zwei Schichten hohes, farbloses Phelloderm liegt. Die anschließende primäre Rinde besteht aus vielen Lagen abgerundet-polygonaler, besonders in den äußeren Schichten derbwandiger und auffällig getüpfelter, axial gestreckter Parenchymzellen. In der im mittleren Bereich von zahlreichen Interzellularen durchsetzten Rinde liegen vorwiegend in der Nähe der Endodermis eine größere Zahl unregelmäßig ringförmig angeordneter, 40 bis 300 µm weiter, mit einem deutlichen Epithel ausgekleideter Exkretgänge. Die einschichtige, im Querschnitt nur von den zahlreichen endogen angelegten, nach außen abzweigenden Wurzeln unterbrochene Endodermis, deren Zellen einen deutlichen Casparyschen Streifen zeigen, umgibt einen Zentralzylinder mit einer größeren Zahl von unregelmäßig breiten Markstrahlen getrennter, sehr unterschiedlich großer, auf einem Kranz angeordneter Leitbündel. Die Holzteile werden von zahlreichen 5 bis 30 µm weiten Gefäßen gebildet, die vorwiegend rund um in Gruppen zusammenliegende, verholzte, dickwandige Fasern anzutreffen sind.

Einige der Gefäße bestehen aus lang gestreckten, englumigen Gefäßgliedern mit schraubiger Wandverdickung; der weitaus größere Teil sind Netzgefäße mit kurzen und deutlich voneinander abgesetzten Gefäßgliedern. Das bis über ein Drittel des Durchmessers des Rhizoms einnehmende Mark besteht aus einem interzellularenreichen Gewebe nur schwach verdickter, rundlicher, nicht axial gestreckter Parenchymzellen. In den Parenchymzellen und Interzellularen der Rinde und des Zentralzylinders finden sich häufig dunkle, körnige Massen (Phytomelan). Das Abschlußgewebe der Wurzel besteht aus einer Lage kleiner, brauner Zellen mit einer nach außen schwach papillös gewölbten, stark verdickten Außenwand und einer großzelligen, einlagigen, bräunlich gefärbten Hypodermis. Die primäre Rinde besteht aus axial getreckten, im Querschnitt rundlich-polygonalen Zellen, deren äußerste Lagen fast interzellularenfrei und schwach kollenchymatisch verdickt sind. Die inneren derbwandigen Parenchymzellen mit einer im Längsschnitt bisweilen erkennbaren, gekreuzten Wandtextur und schmalen, schief stehenden Tüpfeln umschließen unterschiedlich große Interzellularen und eine größere Zahl, in unmittelbarer Nähe der Endodermis liegender kleiner Exkretgänge, deren Epithel sich nur wenig von den Parenchymzellen unterscheidet. Das radiale, tetrarche bis hexarche Leitbündel befindet sich noch im primären Stadium. Die schraubig oder netzförmig verdickten Gefäße sind 5 bis 35 µm weit. Sie werden bisweilen von axial gestreckten Zellen begleitet, deren dünne Wände im Längsschnitt feinwellig erscheinen. Das Grundgewebe besteht aus im Querschnitt polygonalen, im Längsschnitt langgestreckten, rechteckigen Zellen, deren Wände verdickt, getüpfelt und verholzt sind. Die Parenchymzellen von Wurzel und Rhizom enthalten Inulin. Stärke und Oxalatkristalle fehlen.

PRÜFUNG AUF IDENTITÄT

Prüflösung: 5 g der gepulverten Droge (180) werden mit 25 ml Äthanol 86 Prozent auf dem Wasserbad zum Sieden erhitzt und abfiltriert.

A. Die sorgfältig getrocknete Droge hat einen charakteristisch würzigen Geruch.

B. 0,5 ml Prüflösung werden mit 5 ml Wasser verdünnt. Die bläulich opalisierende Lösung färbt sich nach Zusatz von 0,1 ml verdünnter Natriumhydroxid-Lösung R deutlich gelb.

C. 1 ml Prüflösung färbt sich nach Zugabe von 1 ml Äthanol 86 Prozent und 0,2 ml Eisen(III)-chlorid-Lösung R 1 grün.

D. 3 ml Prüflösung werden auf dem Wasserbad eingeengt. Nach Zusatz von 0,2 ml Schwefelsäure R entsteht nach einigen Minuten eine Violettfärbung.

E. Chromatographie: Die Prüfung erfolgt dünnschichtchromatographisch auf einer Schicht von Kieselgel H R.

Untersuchungslösung: Prüflösung.

Vergleichslösung: 10 mg Thymol R und 10 mg Anethol R werden in 10 ml Methanol R gelöst.

Aufgetragen werden getrennt 20 µl Untersuchungslösung und 10 µl Vergleichslösung. Die Chromatographie erfolgt über eine Laufstrecke von 15 cm mit einer Mischung von 70 Volumteilen Cyclohexan R, 20 Volumteilen Äther R und 10 Volumteilen Methanol R. Die Chromatogramme werden mit Anisaldehyd-Lösung R besprüht, 8 bis 10 Minuten lang auf 110 bis 120 °C erhitzt und innerhalb von 20 Minuten am Tageslicht ausgewertet.

Bezogen auf den im mittleren Rf-Bereich liegenden, orangefarben erscheinenden Fleck des Thymols (Rst 1,0) muß der violett gefärbte Fleck des Anethols bei Rst 1,5 bis 1,6 liegen.

Im Chromatogramm der Untersuchungslösung treten (bezogen auf Thymol als Vergleich: Rst 1,0) ein rotvioletter Fleck bei Rst 2,0 bis 2,1 und ein rosafarbener bei Rst 1,9 bis 2,0 auf. Zwischen Rst 1,5 und 1,7 liegen mindestens zwei Flecke, deren oberster rotviolett und deren unterer mehr rotorange erscheinen. Bei Rst 0,85 bis 0,9 treten ein violetter und bei Rst 0,5 bis 0,6 ein grauer bis graugrüner Fleck auf.

PRÜFUNG AUF REINHEIT

Fremde Bestandteile (Ph. Eur.): Höchstens 2 Prozent.

Sulfatasche (Ph. Eur.): Höchstens 10 Prozent, bestimmt mit 1,00 g gepulverter Droge (180).

GEHALTSBESTIMMUNG

Ätherisches Öl (Ph. Eur.): Bestimmung mit 50,0 g der unmittelbar vorher gepulverten Droge (710) und 500 ml Wasser als Destillationsflüssigkeit in einem 1000-ml-Rundkolben; Destillation 4 Stunden lang bei 2 bis 3 ml in der Minute; 1,00 ml Xylol *R* als Vorlage.

ARZNEIFORMEN

HERSTELLUNG

Urtinktur und flüssige Verdünnung aus der grob gepulverten Droge (710) nach Vorschrift 4a mit Äthanol 86 Prozent.

EIGENSCHAFTEN

Die Urtinktur ist eine gelbe Flüssigkeit von scharfem, charakteristischem Geruch und aromatisch-gewürzhaftem, schwach brennendem Geschmack.

PRÜFUNG AUF IDENTITÄT

Die Urtinktur gibt die bei der Droge beschriebenen Identitätsreaktionen B, C und D. Für die Prüfung D werden 5 ml Urtinktur genommen.

Chromatographie: Die Prüfung erfolgt dünnschichtchromatographisch in gleicher Weise wie unter „Prüfung auf Identität" bei der Droge angegeben auf einer Schicht von Kieselgel H *R* mit 40 µl Urtinktur als Untersuchungslösung.

PRÜFUNG AUF REINHEIT

Relative Dichte (Ph. Eur.): 0,833 bis 0,839.

Trockenrückstand (DAB): Mindestens 1,0 Prozent.

LAGERUNG

Vor Licht geschützt.

Arnica montana e floribus H 10 %

Arnica, Flos H 10 %

Verwendet werden die getrockneten Blütenstände von *Arnica montana* L.

BESCHREIBUNG

Arnikablüten haben schwach aromatischen Geruch und leicht bitteren, etwas scharfen Geschmack.

Der Blütenstand ist mehr oder weniger flach ausgebreitet, etwa 4 cm breit, oft mit kurzem Stiel (höchstens 2 cm). Der Blütenstandsboden ist flach gewölbt, meist 4 bis 6 mm breit, wabenförmig gefeldert und mit einreihigen Gliederhaaren besetzt. Der Hüllkelch besteht aus etwa 20 bis 40 in 1 oder 2 Reihen angeordneten, lanzettlichen, etwa 8 mm langen Blättchen. Diese sind borstig behaart, außen bräunlich grün, innen glänzend hellgelb.

Die zwittrigen Röhrenblüten sind etwa 10 bis 15 mm lang, ihre Krone hat 5 etwas zurückgekrümmte Zipfel, die 5 Staubgefäße sind zu einer Röhre verwachsen. Die Griffel mit 2spaltiger Narbe ragen aus der Kronröhre heraus. Der Fruchtknoten ist meist 4 bis 6 mm lang, bräunlich, kantig. Er trägt an der Spitze einen Pappus mit 3 bis 6 mm langen, grauweißen Haaren.

Die Zungenblüten sind meist 15 bis 25 mm, seltener bis 35 mm lang, mit flacher, etwa 4 bis 6 mm breiter Krone, am unteren Ende röhrig, am oberen 3zähnig. Griffel, Fruchtknoten und Pappus entsprechen denen der Röhrenblüten. Die Zahl der Zungenblüten darf nicht weniger als 7 betragen.

Mikroskopische Merkmale: Die Epidermiszellen der Röhrenblüten sind in den oberen Teilen wellig-buchtig, sonst polygonal auf den Zipfeln mit langen, stark vorgewölbten Papillen. Auf der Außenseite der Kronröhre finden sich folgende Haarformen: meist gerade, bis 1200 µm lange, am Grunde etwa 30 bis 40 µm breite, derbwandige, bis 8zellige Gliederhaare mit meist lang zugespitzter Endzelle; etwa 60 bis 80 µm, mitunter bis 100 µm lange Drüsenhaare.

Die Staubblätter zeigen ein Endothecium mit bündelförmigen Wandverdickungen, etwa rechteckige, gerad- und derbwandige, getüpfelte Zellen des Konnektivs oberhalb und unterhalb der Antheren und wenige Drüsenhaare. Die etwa 35 bis 40 µm großen Pollenkörner haben eine stachelige Exine mit 3 Keimporen. Der Fruchtknoten zeigt außer einfachen Gliederhaaren zahlreiche Drüsenhaare und Zwillingshaare mit getüpfelter Zwischenwand und 2 freien Enden. Die Pappusborsten bestehen aus mehreren, an der Spitze nur aus 2 oder 3 Reihen von

Haarzellen mit abstehenden, spitzen Enden. Die obere Epidermis der Narbenzipfel besteht aus langen Papillen.

Die Zungenblüten zeigen ähnliche Merkmale wie die Röhrenblüten, die Epidermiszellen sind beiderseits leicht papillös. Längs der Nerven und auf der Basis der Kronröhre finden sich zahlreiche Glieder- und Drüsenhaare. Die Epidermis der Hüllkelchblätter besteht aus welligen Zellen, innen ohne, außen mit Spaltöffnungen vom anomocytischen Typ, die von 4 bis 6 Nebenzellen umgeben sind. Es finden sich auf der Außenseite zahlreiche einreihige, mehrzellige, gerade, bis 1600 μm lange Haare und Drüsenhaare. Der Blütenstandsboden besteht aus Sternparenchym, seine Oberfläche ist mit etwa 340 bis 850 μm langen, 2- bis 5zelligen Gliederhaaren besetzt.

PRÜFUNG AUF REINHEIT

Chromatographie: Die Prüfung erfolgt dünnschichtchromatographisch auf einer Schicht von Kieselgel G R.

Untersuchungslösung: 1 g grob gepulverte Droge (710) wird unter Rückfluß 5 Minuten lang mit 20 ml Methanol R auf dem Wasserbad extrahiert. Anschließend wird abfiltriert und das Filtrat schonend auf etwa 2 ml eingeengt.

Vergleichslösung: 5 mg Scopoletin RN, 5 mg Kaffeesäure R und 5 mg Rutin R werden in 10 ml Methanol R gelöst.

Aufgetragen werden getrennt je 10 μl Untersuchungs- und Vergleichslösung. Die Chromatographie erfolgt über eine Laufstrecke von 15 cm mit einer Mischung aus 50 Volumteilen Chloroform R, 42 Volumteilen Essigsäure 98% R und 8 Volumteilen Wasser. Nach Verdunsten der mobilen Phase werden im ultravioletten Licht bei 365 nm die fluoreszierenden Flecke gekennzeichnet. Anschließend wird mit einer 1prozentigen Lösung (G/V) von Diphenylboryloxyäthylamin R in Methanol R, danach mit einer 5prozentigen Lösung (G/V) von Polyäthylenglykol 400 R in Methanol R besprüht und im ultravioletten Licht bei 365 nm ausgewertet.

Das Chromatogramm der Vergleichslösung zeigt nach dem Besprühen im oberen Drittel des Rf-Bereiches den blauen Fleck des Scopoletins, im mittleren Drittel den grünblauen Fleck der Kaffeesäure und im unteren Drittel den gelbroten Fleck des Rutins. Im unbehandelten Chromatogramm der Untersuchungslösung ist unterhalb der Vergleichssubstanz Kaffeesäure ein blaugrün fluoreszierender Fleck erkennbar, der auch nach dem Besprühen eine helle, blaugrüne Fluoreszenz zeigt. Nach dem Besprühen sind außerdem ein orange fluoreszierender Fleck in Höhe der Vergleichssubstanz Rutin und ein graugrüner Fleck sowie ein oder zwei gelborange Flecke knapp darüber zu sehen. In Höhe der Vergleichssubstanz Scopoletin liegt ein graublauer Fleck.

Asche (DAB): Höchstens 9,0 Prozent.

Fremde Bestandteile (Ph. Eur.): Höchstens 3 Prozent.

Sulfatasche (Ph. Eur.): Höchstens 12,0 Prozent, mit 1,000 g grob gepulverter Droge (710) bestimmt.

ARZNEIFORMEN

HERSTELLUNG

Öl aus der zerschnittenen Droge nach Vorschrift 12d mit Olivenöl.

EIGENSCHAFTEN

Das klare, gelbe bis grünlichgelbe fette Öl hat schwachen Arnika-Geruch.

PRÜFUNG AUF IDENTITÄT

Chromatographie: Die Prüfung erfolgt dünnschichtchromatographisch auf einer Schicht von Kieselgel H *R*.

Untersuchungslösung: 25 ml Öl werden 3mal mit je 15 ml Wasser ausgeschüttelt. Die vereinigten wäßrigen Extrakte werden zuerst 2mal mit je 20 ml Pentan *R* ausgeschüttelt, das jeweils verworfen wird. Danach wird 3mal mit je 20 ml Äthylacetat *R* ausgeschüttelt. Die vereinigten Äthylacetatphasen werden über wasserfreiem Natriumsulfat *R* getrocknet und bei etwa 40 °C unter vermindertem Druck eingeengt. Der Rückstand wird in 0,5 ml Methanol *R* aufgenommen.

Vergleichslösung: 5 mg Scopoletin *RN*, 5 mg Kaffeesäure *R* und 5 mg Rutin *R* werden in 10 ml Methanol *R* gelöst.

Aufgetragen werden getrennt 30 µl Untersuchungslösung und 10 µl Vergleichslösung. Die Chromatographie erfolgt über eine Laufstrecke von 15 cm mit einer Mischung aus 50 Volumteilen Chloroform *R*, 42 Volumteilen Essigsäure 98 % *R* und 8 Volumteilen Wasser. Nach Verdunsten der mobilen Phase werden die Chromatogramme zuerst mit einer 1prozentigen Lösung (G/V) von Diphenylboryloxyäthylamin *R* in Methanol *R*, danach mit einer 5prozentigen Lösung (G/V) von Polyäthylenglykol 400 *R* in Methanol *R* besprüht und im ultravioletten Licht bei 365 nm ausgewertet.

Das Chromatogramm der Vergleichslösung zeigt im oberen Drittel des Rf-Bereiches den blauen Fleck des Scopoletins, im mittleren Drittel den grünblauen Fleck der Kaffeesäure und im unteren Drittel den gelbroten Fleck des Rutins.

Das Chromatogramm der Untersuchungslösung zeigt je einen gelblichen Fleck in Höhe der Vergleichssubstanz Rutin und knapp darüber, einen grünblauen Fleck unterhalb der Vergleichssubstanz Kaffeesäure und je einen blauen Fleck in Höhe des Scopoletins und knapp darunter.

PRÜFUNG AUF REINHEIT

Relative Dichte (Ph. Eur.): 0,911 bis 0,917.

Brechungsindex (Ph. Eur.): 1,468 bis 1,471.

Peroxidzahl (Ph. Eur.): Höchstens 30.

LAGERUNG

Vor Licht geschützt, dicht verschlossen in möglichst vollständig gefüllten Behältnissen.

Arnica montana e planta tota

Arnica, Planta tota

Verwendet wird die ganze, frische, blühende Pflanze von *Arnica montana* L.

BESCHREIBUNG

Alle Teile der Pflanze haben angenehm aromatischen Geruch.

Die bis 10 cm langen und bis 1 cm dicken, gelblichgrauen bis hellbraunen Wurzelstöcke sind oft bogenförmig gekrümmt, zum Teil gegabelt oder mehrköpfig, fein höckrig, geringelt und an den Wülsten mit schwärzlich braunen Niederblattresten besetzt. Sie tragen zahlreiche, bis zu 3 mm dicke, langgestreckte, nur im unteren Teil mit dünnen Seitenwurzeln versehene Wurzeln. Der Wurzelstock zeigt im Querschnitt eine schmale, helle Rinde und einen etwa zwei Drittel des Durchmessers einnehmenden Zentralzylinder mit einem gelblichen, strahligen Holzkörper und einem weichen, hellen Mark. Die im Querschnitt hellen Wurzeln haben eine breite Rinde und einen höchstens die Hälfte des Durchmessers einnehmenden Zentralzylinder.

Die grundständigen, rosettenartig gedrängt sitzenden Blätter sind länglich, verkehrt eiförmig und in den zum Teil sehr lang stielartig ausgezogen erscheinenden Blattgrund verschmälert. Sie sind bis 10 cm lang und bis 4 cm breit, ganzrandig, am Rande leicht gewellt mit stumpfer oder zugespitzter Blattspitze.

Sie werden von einem deutlich erkennbaren, auf der Unterseite hervortretenden hellen Hauptnerven und 2 bis 4 längsverlaufenden, wenig hervortretenden zarten Seitennerven durchzogen und sind mehr oder weniger zottig drüsig behaart und am Rande bewimpert.

Der 20 bis 60 cm hohe, runde, hohle Stengel ist einfach oder wenig ästig und besonders im oberen Bereich ebenfalls drüsig behaart. Er trägt 1 oder 2 Paare gegenständig oder entfernt paarig angeordneter Laubblätter, die kleiner als die Rosettenblätter sind.

Der Stengel trägt ein, selten einige weitere in den Achseln der oberen Stengelblätter entspringende, 6 bis 8 cm breite, gold- bis orangegelbe Blütenköpfchen. Jedes Köpfchen wird von einem glockigen Hüllkelch aus 20 bis 40 in 2 Reihen angeordneten, schmal lanzettlichen, bis 1,5 cm langen, zugespitzten, kurz zottig behaarten, grünen, manchmal rötlich überlaufenen Hüllblättern umgeben. Auf dem 0,6 bis 1 cm breiten flach gewölbten, mit weißen, kurzen, steifen Haaren besetzten Blütenstandsboden stehen am Rande 14 bis 20 zungenförmige, 15 bis 25 mm lange, meist nur weibliche, gelbe Randblüten mit im unteren Teil röhriger, außen behaarter Korolle, die in eine dreizipflige, mehr oder weniger unregelmäßig zurückgebogene Zunge ausläuft. Griffel, Fruchtknoten und Pappus entsprechen denen der Röhrenblüte. Die 50 oder mehr röhrenförmigen, von außen nach innen aufblühenden Scheibenblüten sind zwittrig, bis 1,5 cm lang, mit im unteren Teil hellgelber, keulig röhriger, außen behaarter Korolle, die sich in halber Höhe erweitert und in einen fünfspaltigen, orangegelben Saum mit mehr oder weniger zurückgebogenen dreieckigen Zipfeln ausläuft. Die 5 etwa 6 mm langen Staubblätter sind mit ihrer Cuticula an den Antheren zu einer Röhre verklebt und mit ihren freien Filamenten etwa in der Mitte der Kronröhre inseriert. Die Konnektive sind am oberen Ende in einen kurzen dreieckigen Zipfel ausgezogen. Die Äste des fadenförmigen Griffels sind anfangs zusammengelegt, später nach außen umgebogen. Der bräunliche, am Grunde etwas verschmälerte Fruchtknoten ist 4 bis 6 cm lang, im Querschnitt elliptisch bis schwach vier- bis fünfeckig, an der Basis kahl, sonst, besonders am oberen Ende, mit dicht stehenden nach oben gerichteten Haaren besetzt. An der Spitze trägt er einen einreihigen, aus gelblichweißen, sehr brüchigen Borsten bestehenden Pappus, der mit 8 mm Länge etwa so lang ist wie die Kronröhre.

ARZNEIFORMEN

HERSTELLUNG

Urtinktur und flüssige Verdünnungen nach Vorschrift 3c.

EIGENSCHAFTEN

Die Urtinktur ist eine gelbe Flüssigkeit mit charakteristischem Geruch und bitterem Geschmack.

PRÜFUNG AUF IDENTITÄT

A. 0,5 ml Urtinktur werden mit 5 ml Wasser verdünnt. Die opalisierende Lösung färbt sich nach Zusatz von 0,1 ml verdünnter Natriumhydroxid-Lösung R gelb.

B. Wird 1 ml Urtinktur mit 1 ml Äthanol 30 Prozent verdünnt und mit 0,2 ml Eisen(III)-chlorid-Lösung R 1 versetzt, so färbt sich die Mischung gelbgrün.

C. Chromatographie: Die Prüfung erfolgt dünnschichtchromatographisch auf einer Schicht von Kieselgel H R.

Untersuchungslösung: 25 ml Urtinktur werden auf dem Wasserbad vom Äthanol befreit. Der Rückstand wird mit Wasser zu 10 ml verdünnt und in einen kleinen Schütteltrichter gegeben. Nach Zugabe von 20 ml Äthylacetat R wird 2 Minuten lang geschüttelt. Die organische Phase wird nach Zusatz von 0,5 g gepulvertem Tragant RN filtriert und eingeengt. Der Rückstand wird in 1 ml Äthylacetat R aufgenommen.

Vergleichslösung: 10 mg Kaffeesäure R und 10 mg Rutin R werden in 10 ml Methanol R gelöst.

Aufgetragen werden getrennt 20 µl Untersuchungslösung und 10 µl Vergleichslösung. Die Chromatographie erfolgt über eine Laufstrecke von 15 cm mit einer Mischung von 50 Volumteilen Chloroform R, 42 Volumteilen Essigsäure 98 Prozent R und 8 Volumteilen Wasser. Die Chromatogramme werden nach vollständigem Verdunsten der mobilen Phase zuerst mit einer 1prozentigen Lösung (G/V) von Diphenylboryloxyäthylamin R in Methanol R, danach mit einer 5prozentigen Lösung (G/V) von Polyäthylenglycol 400 R besprüht. Die Chromatogramme werden im ultravioletten Licht bei 365 nm ausgewertet.

Das Chromatogramm der Vergleichslösung zeigt im unteren Rf-Bereich den orangefarbenen Fleck des Rutins und im mittleren Rf-Bereich den grünblauen der Kaffeesäure.

Das Chromatogramm der Untersuchungslösung zeigt im Bereich der beiden Vergleichssubstanzen nach steigendem Rf-Wert geordnet einen bis drei grünblaue Flecke, einen blauen und einen orangefarbenen Fleck. Knapp über der Vergleichssubstanz Kaffeesäure tritt ein grünblauer Fleck auf. Im oberen Rf-Bereich sind zwei bis drei ebenfalls grünblaue Flecke zu sehen.

PRÜFUNG AUF REINHEIT

Relative Dichte (Ph. Eur.): 0,955 bis 0,969.

Trockenrückstand (DAB): Mindestens 1,0 Prozent.

LAGERUNG

Vor Licht geschützt.

Arnica montana e planta tota Rh

Arnica, Planta tota Rh

Verwendet wird die ganze, frische, blühende Pflanze von *Arnica montana* L.

BESCHREIBUNG

Alle Teile der Pflanze haben angenehm aromatischen Geruch.

Die bis 10 cm langen, bis zu 1 cm dicken, gelblich grauen bis hellbraunen Wurzelstöcke sind oft bogenförmig gekrümmt, zum Teil gegabelt oder mehrköpfig, fein höckrig, geringelt und an den Wülsten mit schwärzlich braunen Niederblattresten besetzt. Sie tragen zahlreiche, bis zu 3 mm dicke, langgestreckte, nur im unteren Teil mit dünnen Seitenwurzeln versehene Wurzeln. Der Wurzelstock zeigt im Querschnitt eine schmale, helle Rinde und einen etwa zwei Drittel des Durchmessers einnehmenden Zentralzylinder mit gelblichem, strahligem Holzkörper und weichem, hellem Mark. Die im Querschnitt hellen Wurzeln haben eine breite Rinde und einen höchstens die Hälfte des Durchmessers einnehmenden Zentralzylinder.

Die grundständigen, rosettenartig gedrängt sitzenden Blätter sind länglich, verkehrt eiförmig und in den zum Teil sehr lang stielartig ausgezogen erscheinenden Blattgrund verschmälert. Sie sind bis 10 cm lang und bis 4 cm breit, ganzrandig, am Rande leicht gewellt mit stumpfer oder zugespitzter Blattspitze. Sie werden von einem deutlich erkennbaren, auf der Unterseite hervortretenden, hellen Hauptnerven und 2 bis 4 längsverlaufenden, wenig hervortretenden, zarten Seitennerven durchzogen und sind mehr oder weniger zottig drüsig behaart und am Rande bewimpert.

Der 20 bis 60 cm hohe, runde, hohle Stengel ist einfach oder wenig ästig und besonders im oberen Bereich ebenfalls drüsig behaart. Er trägt 1 oder 2 Paare gegenständig oder entfernt paarig angeordneter Laubblätter, die kleiner als die Rosettenblätter sind.

Der Stengel trägt ein, selten einige weitere in den Achseln der oberen Stengelblätter entspringende, 6 bis 8 cm breite, gold- bis orangegelbe Blütenköpfchen. Jedes Köpfchen wird von einem glockigen Hüllkelch aus 20 bis 40 in 2 Reihen angeordneten, schmal lanzettlichen, bis 1,5 cm langen, zugespitzten, kurz zottig behaarten, grünen, manchmal rötlich überlaufenen Hüllblättern umgeben. Auf dem 0,6 bis 1 cm breiten, flach gewölbten, mit weißen, kurzen, steifen Haaren besetzten Blütenstandsboden stehen am Rande 14 bis 20 zungenförmige, 15 bis 25 mm lange, meist nur weibliche, gelbe Randblüten mit im unteren Teil röhriger, außen behaarter Korolle, die in eine dreizipflige, mehr oder weniger unregelmäßig zurückgebogene Zunge ausläuft. Griffel, Fruchtknoten und Pappus entsprechen denen der Röhrenblüte. Die 50 oder mehr röhrenförmigen, von außen nach innen aufblühenden Scheibenblüten sind zwittrig, bis 1,5 cm lang, mit im unteren Teil hell gelber, keulig röhriger, außen behaarter Korolle, die sich in halber Höhe erweitert und in einen fünfspaltigen, orangegelben Saum mit mehr oder weniger zurückgebogenen, dreieckigen Zipfeln ausläuft. Die 5 etwa 6 mm langen Staubblätter sind mit ihrer Cuticula an den Antheren zu einer Röhre verklebt und mit ihren freien Filamenten etwa in der Mitte der Kronröhre inseriert. Die Konnektive sind am oberen Ende in einen kurzen, dreieckigen Zipfel ausgezogen. Die Äste des fadenförmigen Griffels sind anfangs zusammengelegt, später nach außen umgebogen. Der bräunliche, am Grunde etwas verschmälerte Fruchtknoten ist 4 bis 6 cm lang, im Querschnitt elliptisch bis schwach vier- bis fünfeckig, an der Basis kahl, sonst, besonders am oberen Ende, mit dicht stehenden, nach oben gerichteten Haaren besetzt. An der Spitze trägt er einen einreihigen, aus gelblich weißen, sehr brüchigen Borsten bestehenden Pappus, der mit 8 mm Länge etwa so lang ist wie die Kronröhre.

ARZNEIFORMEN

HERSTELLUNG

Urtinktur und flüssige Verdünnungen nach Vorschrift 21.

EIGENSCHAFTEN

Die Urtinktur ist eine gelbe bis gelbbraune Flüssigkeit mit charakteristischem Geruch.

PRÜFUNG AUF IDENTITÄT

A. 2 ml Urtinktur werden in einem Reagenzglas mit 5 ml Äthylacetat *R* geschüttelt. Nach Phasentrennung fluoresziert die organische Phase im ultravioletten Licht bei 365 nm blau.
B. Werden 2 ml der organischen Phase der Identitätsprüfung A mit 0,5 ml einer 1prozentigen Lösung (G/V) von Diphenylboryloxyäthylamin *R* in Methanol *R* und mit 0,5 ml einer 5prozentigen Lösung (G/V) von Polyäthylenglykol 400 *R* in Methanol *R* versetzt, ändert sich die Fluoreszenz von blau nach blaugrün.
C. Chromatographie: Die Prüfung erfolgt dünnschichtchromatographisch auf einer Schicht von Kieselgel H *R*.

Untersuchungslösung: 20 ml Urtinktur werden zweimal mit je 20 ml Äthylacetat *R* ausgeschüttelt. Die vereinigten organischen Phasen werden über wasserfreiem Natriumsulfat *R* getrocknet, filtriert und eingeengt. Der Rückstand wird in 1 ml Äthylacetat *R* aufgenommen.

Vergleichslösung: 10 mg Kaffeesäure *R* und 10 mg Scopoletin *RN* werden in 10 ml Methanol *R* gelöst.

Aufgetragen werden getrennt 20 µl Untersuchungslösung und 10 µl Vergleichslösung. Die Chromatographie erfolgt über eine Laufstrecke von 15 cm mit einer Mischung von 50 Volumteilen Chloroform *R*, 42 Volumteilen Essigsäure 98 % *R* und 8 Volumteilen Wasser. Die Chromatogramme werden nach Verdunsten der mobilen Phase zuerst mit einer 1prozentigen Lösung (G/V) von Diphenylboryloxyäthylamin *R* in Methanol *R*, danach mit einer 5prozentigen Lösung (G/V) von Polyäthylenglykol 400 *R* in Methanol *R* besprüht und im ultravioletten Licht bei 365 nm ausgewertet.

Das Chromatogramm der Vergleichslösung zeigt im mittleren Drittel des Rf-Bereichs den grünblauen Fleck der Kaffeesäure und im oberen Drittel den leuchtend blauen Fleck des Scopoletins.

Das Chromatogramm der Untersuchungslösung zeigt knapp unterhalb und in Höhe der Vergleichssubstanz Kaffeesäure je einen grünblauen Fleck. Zwischen den Vergleichssubstanzen sowie in Höhe der Vergleichssubstanz Scopoletin ist je ein blauer Fleck zu sehen.

PRÜFUNG AUF REINHEIT

Relative Dichte (Ph. Eur.): 1,005 bis 1,035.

Trockenrückstand (DAB): Mindestens 2,5 Prozent.

LAGERUNG

Vor Licht geschützt und dicht verschlossen.

Arsenum jodatum

AsJ_3 MG 455,6

Verwendet wird Arsen (III)-jodid mit einem Gehalt von mindestens 97,0 und höchstens 101,0 Prozent AsJ_3, berechnet auf die getrocknete Substanz.

EIGENSCHAFTEN

Scharlachrote oder granatrote, glänzende Kristalle oder Blättchen; löslich in Äthanol, Äther, Chloroform und Wasser.

PRÜFUNG AUF IDENTITÄT

A. Die Substanz gibt die Identitätsreaktionen auf Arsen (Ph. Eur.) und auf Jodid (Ph. Eur.).

B. Schmelzpunkt: 140 bis 144 °C (Ph. Eur., Kapillar-Methode).

PRÜFUNG AUF REINHEIT

Prüflösung: 0,6 g Substanz werden in Wasser zu 15 ml gelöst.

Aussehen der Lösung: Die Prüflösung muß klar (Ph. Eur., Methode A) sein. Die frisch hergestellte Prüflösung darf nicht stärker gefärbt sein als die Farbvergleichslösung G 4 (Ph. Eur., Methode I).

Kalium: Höchstens 300 ppm; 0,250 g Substanz wird in Wasser zu 25,0 ml gelöst. Der Gehalt dieser Lösung an Kalium wird flammenphotometrisch (Ph. Eur.) bei 768 nm bestimmt. Als Vergleichslösung wird eine Lösung verwendet, die in 1 000,0 ml 0,953 g Kaliumchlorid R (0,500 g K^+) enthält, das zuvor bei 130 °C getrocknet wurde; diese Lösung ist entsprechend zu verdünnen.

Chlorid, Bromid: 2,5 ml Prüflösung werden mit 3 ml Ammoniaklösung R und 5 ml Silbernitrat-Lösung R 1 versetzt. Die Mischung wird geschüttelt, bis der Überstand klar ist, und dann filtriert. Das Filtrat wird unter Nachwaschen des Filters mit Wasser zu 18 ml verdünnt und mit 2 ml Salpetersäure R versetzt. Nach 2 Minuten darf diese Mischung nicht stärker getrübt sein als eine gleichzeitig hergestellte Vergleichslösung, die durch Mischen von 10 ml Chlorid-Standardlösung (5 ppm Cl) R, 3 ml Ammoniaklösung R, 5 ml Silbernitrat-Lösung R 1 und 2 ml Salpetersäure R erhalten wird (500 ppm).

Freies Jod, Jodat: 10 ml Prüflösung werden mit 2 ml Chloroform R ausgeschüttelt. Die Chloroformschicht muß farblos (Ph. Eur., Methode I) bleiben (freies Jod). Nach Zusatz von 0,2 ml verdünnter Schwefelsäure R und erneutem Schütteln muß die Chloroformschicht ebenfalls farblos (Ph. Eur., Methode I) bleiben (Jodat).

Trocknungsverlust (Ph. Eur.): Höchstens 3,0 Prozent, bestimmt mit 1,000 g Substanz durch Trocknen im Trockenschrank bei 105 bis 110 °C.

GEHALTSBESTIMMUNG

Etwa 0,300 g Substanz, genau gewogen, werden in 50 ml Wasser gelöst. Nach Zusatz von 0,2 ml Methylorange-Mischindikator-Lösung R wird mit 0,1 N-Kaliumhydroxid-Lösung bis zum Farbumschlag von rotorange über grün nach blau titriert.

1 ml 0,1 N-Kaliumhydroxid-Lösung entspricht 15,19 mg AsJ_3.

ARZNEIFORMEN

Die Lösung (D 2) muß mindestens 0,95 und darf höchstens 1,05 Prozent AsJ_3 enthalten.

Die 1. Dezimalverreibung muß mindestens 9,5 und darf höchstens 10,5 Prozent AsJ_3 enthalten.

HERSTELLUNG

Lösung (D 2) nach Vorschrift 5a mit Äthanol 43 Prozent.
Verreibungen nach Vorschrift 6.

EIGENSCHAFTEN

Die Lösung (D 2) ist eine schwach hellgelbe, klare Flüssigkeit.
Die 1. Dezimalverreibung ist ein gelbrötliches Pulver.

PRÜFUNG AUF IDENTITÄT

A. Die Lösung (D 2) und die 1. Dezimalverreibung geben die Identitätsreaktion auf Arsen (Ph. Eur.).

B. Die Lösung (D 2) und die 1. Dezimalverreibung geben die Identitätsreaktion a) auf Jodid (Ph. Eur.).

PRÜFUNG AUF REINHEIT

Aussehen der Lösung: Die Lösung (D 2) muß klar (Ph. Eur., Methode B) und darf nicht stärker gefärbt sein als die Farbvergleichslösung G_6 (Ph. Eur., Methode I).

Relative Dichte (Ph. Eur.): 0,936 bis 0,942.

GEHALTSBESTIMMUNG

Zur Gehaltsbestimmung der Lösung (D 2) werden etwa 10,0 g, genau gewogen, verwendet.

Zur Gehaltsbestimmung der 1. Dezimalverreibung wird etwa 1,0 g, genau gewogen, verwendet.

Die Bestimmung erfolgt wie bei der Substanz unter „Gehaltsbestimmung" angegeben.

Grenzprüfung der D 4

10 g der 4. Dezimalverdünnung oder 10 g der 4. Dezimalverreibung werden mit 50 ml Wasser und 5 ml Salzsäure *R* versetzt und nach Zugabe von 0,2 ml

Methylorange-Lösung *R* bei einer Temperatur von 50 °C mit 0,1 N-Kaliumbromat-Lösung bis zum Verschwinden der Rotfärbung titriert. Hierbei dürfen höchstens 0,2 ml 0,1 N-Kaliumbromat-Lösung verbraucht werden.

LAGERUNG

Vor Licht geschützt.

Sehr vorsichtig zu lagern!

Artemisia abrotanum

Abrotanum

Verwendet werden die frischen jungen Triebe und Blätter von *Artemisia abrotanum* L.

BESCHREIBUNG

Die jungen Triebe haben gestielte Blätter, die auf der Unterseite etwas flaumhaarig sind; die unteren Blätter sind doppelt gefiedert, die mittleren einfach, die oberen dreispaltig bis einfach; die Blattabschnitte sind schmal linealisch, fast fadenartig; die Blütenköpfe sitzen in endständigen, rispigen Trauben, kugelig, nickend, graugelb. Die Pflanze riecht angenehm erfrischend.

ARZNEIFORMEN

HERSTELLUNG

Urtinktur und flüssige Verdünnungen nach Vorschrift 3a.

EIGENSCHAFTEN

Die Urtinktur ist eine olivgrüne bis olivbräunliche Flüssigkeit von aromatischem Geruch und bitterem Geschmack.

PRÜFUNG AUF IDENTITÄT

A. 1 ml Urtinktur wird mit 10 ml Wasser verdünnt. Die Hälfte dieser Lösung wird mit 0,15 ml konzentrierter Ammoniaklösung *R* versetzt. Dabei entsteht eine stark gelbe Färbung. Im ultravioletten Licht bei 365 nm fluoresziert die Lösung gelbgrün. Zu der anderen Hälfte werden 0,15 ml Salzsäure *R* 1 gegeben. Diese Lösung fluoresziert im ultravioletten Licht bei 365 nm graublau bis hellblau.

B. 1 ml Urtinktur wird in einer Porzellanschale zur Trockne eingedampft. Nach Zugabe von einigen Kristallen Resorcin *R* und 0,1 ml Schwefelsäure *R* färbt sich der Rückstand dunkelkarminrot.

C. **Chromatographie** (Ph. Eur.): Die Prüfung erfolgt dünnschichtchromatographisch auf einer Schicht von Kieselgel HF_{254} *R*.

Untersuchungslösung: Urtinktur.

Vergleichslösung: 5 mg Scopoletin *RN* werden in 10 ml Methanol *R* gelöst.

Aufgetragen werden getrennt 30 µl Urtinktur und 5 µl Vergleichslösung. Die Chromatographie erfolgt über eine Laufstrecke von 15 cm mit einer Mischung von 68 Volumteilen n-Butanol *R*, 16 Volumteilen Eisessig *R* und 16 Volumteilen Wasser. Nach Verdunsten der mobilen Phase werden die Chromatogramme in eine mit Ammoniaklösung *R* beschickte Kammer gestellt. Das Chromatogramm der Untersuchungslösung zeigt im ultravioletten Licht bei 365 nm folgende Flecke (bezogen auf Scopoletin als Vergleich: Rst 1,0): Rst 0,5 (türkis), Rst 0,6 (violett), Rst 1,0 (leuchtend blau) und Rst 1,1 (rot bis ziegelrot).

PRÜFUNG AUF REINHEIT

Relative Dichte (Ph. Eur.): 0,896 bis 0,912.

Trockenrückstand (DAB): Mindestens 2,3 Prozent.

LAGERUNG

Vor Licht geschützt.

Artemisia absinthium

Absinthium

Verwendet werden die frischen, oberen Sproßteile, Blätter und Blüten von *Artemisia absinthium* L.

BESCHREIBUNG

Alle Teile haben einen aromatischen Geruch und stark bitteren Geschmack.
Die basalen Laubblätter haben einen 4 bis 12 cm langen, am Grunde scheidig verbreiterten Stiel; die etwa ebenso langen Spreiten sind dreifach fiederteilig. Die Stengelblätter sind gestielt oder sitzend, an Größe und Teilungsgrad nach oben hin abnehmend, die obersten dreispaltig oder ungeteilt. Die Blattzipfel sind lanzettlich bis lineal-lanzettlich, stumpflich bis spitz, meist 2 bis 3, selten nur 1 oder bis 5 mm breit. Die Stengel der blühenden Sproßspitzen sind kantig, markig mit wechselständigen Blättern. Blätter und Stengel sind durch seidige Behaarung silbergrau. Die zahlreichen, annähernd kugeligen, etwa 3 bis 4 mm großen, nickenden Köpfchen sind in einer aufrechten, reichästigen Rispe angeordnet; sie sitzen meist einzeln in den Achseln lanzettlicher bis spatelförmiger Tragblättchen. Auf dem von einem Hüllkelch umgebenen, langrauhaarigen, flachen Blütenstandsboden stehen wenige weibliche Randblüten und zahlreiche zwittrige Scheibenblüten. Die 3 äußeren Blätter des Hüllkelches sind lineal-länglich, beiderseits filzig mit schmalhäutiger abgerundeter Spitze, die inneren eiförmig stumpf, breit häutig gesäumt, auf der Innenseite kahl, auf der Außenseite mehr oder weniger behaart. Die Randblüten sind gelb, mit röhrenförmiger, unten erweiterter Korolle, welche in 2 kleineren und 2 oder 3 größeren Zähnen endet, mit 2 herausragenden Griffelästen. Die Scheibenblüten sind gelb, mit unten röhrenförmiger, oben glockig erweiterter Korolle mit 5 zurückgeschlagenen gleichen Zipfeln. Die Filamente der Staubgefäße sind an der Kronröhre angewachsen, die Antheren zu einer Röhre verbunden. Beide Arten von Blüten besitzen keinen Pappus.

ARZNEIFORMEN

Die Urtinktur hat einen Bitterwert von mindestens 1500.

HERSTELLUNG

Urtinktur und flüssige Verdünnungen nach Vorschrift 3a.

EIGENSCHAFTEN

Die Urtinktur ist eine gelbliche bis grünlichbraune Flüssigkeit mit aromatischem Geruch und stark bitterem Geschmack.

PRÜFUNG AUF IDENTITÄT

A. Die Mischung aus 1 ml Urtinktur und 5 ml Wasser wird mit 10 ml Methylenchlorid *R* ausgeschüttelt. Die Methylenchloridphase wird auf dem Wasserbad bis auf etwa 1 ml eingeengt und nach Zusatz von 1 ml Dimethylaminobenzaldehyd-Reagenz *RN* 10 Minuten lang im Wasserbad erhitzt. Es entsteht eine schmutzig blaugrüne Färbung.

B. 0,1 ml Urtinktur werden auf dem Wasserbad eingeengt. Wird der Rückstand mit 0,5 ml Schwefelsäure *R* versetzt, entsteht eine braune Färbung, die beim Erwärmen nach braunviolett übergeht. Nach Zusatz von 3 ml Wasser wird filtriert; das Filtrat ist gelborange bis orange gefärbt.

C. Chromatographie: Die Prüfung erfolgt dünnschichtchromatographisch auf einer Schicht von Kieselgel H *R*.

Untersuchungslösung: 10 ml Urtinktur werden unter vermindertem Druck bei einer Wasserbadtemperatur von höchstens 35 °C auf etwa 5 ml eingeengt. Der trübe Rückstand wird dreimal mit 5 ml eines Gemisches aus gleichen Volumteilen Hexan *R* und Methylenchlorid *R* ausgeschüttelt. Die organischen Phasen werden vereinigt und unter vermindertem Druck eingeengt. Der Rückstand wird in 0,2 ml Äthanol *R* aufgenommen.

Vergleichslösung: 50 mg Thujon *RN* und 10 mg Thymol *R* werden in 10 ml Methanol *R* gelöst.

Aufgetragen werden getrennt 50 µl Untersuchungslösung und 10 µl Vergleichslösung. Die Chromatographie erfolgt über eine Laufstrecke von 15 cm mit einer Mischung aus 75 Volumteilen Chloroform *R* und 25 Volumteilen Toluol *R*. Nach Verdunsten der mobilen Phase bei Raumtemperatur werden die Chromatogramme mit äthanolischer Molybdatophosphorsäure-Lösung *RN* besprüht und 5 bis 10 Minuten lang bei 105 bis 110 °C erhitzt.

Das Chromatogramm der Vergleichslösung zeigt als oberen Fleck den rotvioletten Fleck des Thujons (Rst 1,0) und bei Rst 0,7 bis 0,8 den blauen Fleck des Thymols. Im Chromatogramm der Untersuchungslösung treten 3 intensive, blaue Flecke oberhalb des Thujons sowie ein schwach rosafarbener Fleck auf der Höhe des Thujons auf. Etwas oberhalb sowie auf der Höhe und etwas unterhalb des Thymols liegt je 1 schwach graublauer Fleck; es folgen 2 intensiv graublaue Flecke bei Rst 0,55 bis 0,65 und Rst 0,43 bis 0,51.

PRÜFUNG AUF REINHEIT

Relative Dichte (Ph. Eur.: 0,902 bis 0,920.

Trockenrückstand (DAB): Mindestens 1,8 Prozent.

GEHALTSBESTIMMUNG

Bitterwert (DAB): Mindestens 1500 unter Verwendung einer Verdünnung der Urtinktur.

LAGERUNG

Vor Licht geschützt.

Arum maculatum

Verwendet werden die frischen, vor der Entwicklung der Blätter gesammelten unterirdischen Teile von *Arum maculatum* L.

BESCHREIBUNG

Der Wurzelstock hat eigentümlichen Geruch und stark brennenden Geschmack.
 Er ist länglich, mit rundlichem bis ovalem Querschnitt und einem Durchmesser von etwa 2,5 cm. Die braune Oberfläche ist gefurcht und höckerig. Besonders die eingeschnürte Übergangsstelle zwischen jüngstem und älterem Rhizomabschnitt ist mit zahlreichen Bulbillen besetzt. Die weißen, etwa 1 mm dicken, wenig verzweigten Wurzeln entspringen dem jüngsten, knollig rundlichen Rhizomteil. Das Innere ist weiß und saftig.

ARZNEIFORMEN

HERSTELLUNG

Urtinktur und flüssige Verdünnungen nach Vorschrift 3a.

EIGENSCHAFTEN

Die Urtinktur ist eine hellgelbe Flüssigkeit mit brennendem Geschmack.

Arum maculatum

PRÜFUNG AUF IDENTITÄT

A. Wird 1 ml Urtinktur mit 0,5 ml verdünnter Natriumhydroxid-Lösung *R* versetzt, tritt Farbvertiefung nach dunkelgelb ein.

B. Wird 1 ml Urtinktur mit 2 ml einer 10prozentigen Lösung (G/V) von Resorcin *R* in Salzsäure *R* erhitzt, tritt eine kräftige, rote Färbung auf.

C. Chromatographie: Die Prüfung erfolgt dünnschichtchromatographisch auf einer Schicht von Cellulose zur Chromatographie *R* 1.

Untersuchungslösung: Urtinktur.

Vergleichslösung: 10 mg Leucin *R*, 12 mg Phenylalanin *R* und 12 mg Threonin *R* werden in 5 ml Wasser gelöst; die Lösung wird mit Äthanol 70 % *RN* zu 50 ml verdünnt.

Aufgetragen werden getrennt je 10 µl Untersuchungs- und Vergleichslösung. Die Chromatographie erfolgt zweimal über eine Laufstrecke von jeweils 12 cm mit einer Mischung von 75 Volumteilen n-Propanol *R*, 5 Volumteilen wasserfreier Ameisensäure *R* und 20 Volumteilen Wasser. Die Trocknung erfolgt jeweils durch 15 Minuten lange Einwirkung eines Warmluftstromes. Die Chromatogramme werden mit einer frisch bereiteten Lösung von 0,3 g Ninhydrin *R* in 100 ml Äthanol *R* besprüht, 10 Minuten lang auf 100 bis 105 °C erhitzt und im Tageslicht ausgewertet.

Das Chromatogramm der Vergleichslösung zeigt im oberen Teil des mittleren Rf-Bereich-Drittels den violetten Fleck des Threonins, im oberen Teil des oberen Rf-Bereich-Drittels den violetten Fleck des Phenylalanins und unterhalb der Front den violetten Fleck des Leucins.

Das Chromatogramm der Untersuchungslösung zeigt folgende violette bis rotviolette Flecke: je einen in Höhe der drei Vergleichssubstanzen, einen breiten und darüber einen schwächeren in etwa gleichmäßigem Abstand zwischen den beiden Vergleichssubstanzen Threonin und Phenylalanin sowie zwei mitunter nicht vollständig getrennte unterhalb der Vergleichssubstanz Threonin. Unterhalb der letztgenannten Flecke ist in der Mitte des unteren Rf-Bereich-Drittels eine Gruppe von mindestens drei Flecken sichtbar, deren Intensität derjenigen im oberen Rf-Bereich des Chromatogramms vergleichbar ist.

PRÜFUNG AUF REINHEIT

Relative Dichte (Ph. Eur.): 0,898 bis 0,913.

Trockenrückstand (DAB): Mindestens 1,0 und höchstens 2,0 Prozent.

LAGERUNG

Vor Licht geschützt.

Vorsichtig zu lagern!

Asa foetida

Verwendet wird das getrocknete Gummiharz verschiedener Ferula-Arten wie *Ferula assa-foetida* L. und *Ferula foetida* (Bunge) Regel.

BESCHREIBUNG

Die Droge besitzt durchdringenden, knoblauchartigen Geruch und scharfen, bitteren Geschmack. Sie besteht aus losen oder verklebten Körnern oder größeren Klumpen mit gelbbrauner bis rötlicher Oberfläche und weißgrauer, am Rande mitunter brauner Bruchfläche.

PRÜFUNG AUF IDENTITÄT

Prüflösung: 1 g im Mörser durch Zerstoßen und Anreiben grob zerkleinerte Droge wird mit 10 ml Äthanol 90% *RN* 20 Minuten lang unter Rückfluß erhitzt und danach abfiltriert.

A. Wird 1 ml Prüflösung mit 5 ml Wasser verdünnt, entsteht eine milchigweiße Trübung. Die Mischung färbt sich auf Zusatz von 0,5 ml konzentrierter Ammoniaklösung *R* gelbbraun.

B. Wird 1 ml Prüflösung mit 0,05 ml Phloroglucin-Lösung *R* und nach 1 Minute mit 0,1 ml Salzsäure *R* 1 versetzt, tritt in der Kälte nach einigen Minuten eine karminrote Färbung auf.

C. Chromatographie: Die Prüfung erfolgt dünnschichtchromatographisch auf einer Schicht von Kieselgel HF_{254} *R*.

Untersuchungslösung: Prüflösung.

Vergleichslösung: 50 mg Vanillin *R*, 10 mg Thymol *R* und 10 mg Papaverinhydrochlorid *RN* werden in 10 ml Methanol *R* gelöst.

Aufgetragen werden getrennt je 10 μl Untersuchungs- und Vergleichslösung. Die Chromatographie erfolgt über eine Laufstrecke von 10 cm mit einer Mischung von 40 Volumteilen Toluol *R*, 35 Volumteilen Aceton *R* und 25 Volumteilen Chloroform *R*. Nach Verdunsten der mobilen Phase werden die Flecke im Chromatogramm der Vergleichslösung im ultravioletten Licht bei 254 nm markiert.

Das Chromatogramm der Vergleichslösung zeigt am Übergang vom unteren zum mittleren Drittel des Rf-Bereiches den Fleck des Papaverinhydrochlorids, im oberen Teil des mittleren Drittels den Fleck des Vanillins und im oberen Drittel den Fleck des Thymols.

Danach werden die Chromatogramme mit Echtblausalz-B-Lösung *RN* besprüht und im Tageslicht ausgewertet. Im Chromatogramm der Vergleichslösung sind die Flecke des Vanillins und des Thymols orange gefärbt. Das Chromatogramm der Untersuchungslösung zeigt folgende orangerote Flecke: auf Höhe der Vergleichssubstanz Vanillin zwei nicht immer gut getrennte Flecke und auf Höhe des Thymols einen Fleck. Über dem Papaverinhydrochlorid kann ein weiterer Fleck auftreten.

PRÜFUNG AUF REINHEIT

Unlösliche Bestandteile (DAB): Höchstens 60 Prozent; 1,00 g grob zerkleinerte Droge, genau gewogen, wird mit 100 ml Äthanol *R* drei Stunden lang geschüttelt und danach abfiltriert.

Asche (DAB): Höchstens 10,0 Prozent.

Salzsäureunlösliche Asche (Ph. Eur.): Höchstens 2,0 Prozent.

ARZNEIFORMEN

HERSTELLUNG

Urtinktur aus der durch Zerstoßen und Anreiben grob zerkleinerten Droge nach Vorschrift 4a mit Äthanol 86 Prozent. Die zweite und dritte Dezimalverdünnung werden mit Äthanol 86 Prozent, die vierte Dezimalverdünnung wird mit Äthanol 62 Prozent und die folgenden Verdünnungen werden mit Äthanol 43 Prozent hergestellt.

EIGENSCHAFTEN

Die Urtinktur ist eine dunkelgelbe bis rötlichbraune Flüssigkeit mit knoblauchartigem Geruch und bitterem, harzigem Geschmack.

PRÜFUNG AUF IDENTITÄT

Die Urtinktur gibt die bei der Droge beschriebenen Identitätsreaktionen A, B und C. Prüflösung ist die Urtinktur.

PRÜFUNG AUF REINHEIT

Relative Dichte (Ph. Eur.): 0,840 bis 0,855.

Trockenrückstand (DAB): Mindestens 4,0 Prozent.

LAGERUNG

Vor Licht geschützt, dicht verschlossen.

Asarum europaeum

Verwendet werden die frischen, unterirdischen Teile phenylpropanhaltiger Rassen von *Asarum europaeum* L.

BESCHREIBUNG

Der Wurzelstock hat aromatischen Geruch und scharfen, die Zunge vorübergehend anästhesierenden Geschmack.

Er ist mehrere Dezimeter lang und 2 bis 4 mm dick, abgerundet vierkantig, außen braun, innen weißlich. An der Unterseite entspringen die häufig abgebrochenen, verzweigten, 0,5 bis 2 mm dicken Wurzeln. Die Internodien sind ungleich lang. An den Knoten sind die Narben der Blätter erkennbar.

PRÜFUNG AUF IDENTITÄT

Chromatographie: Die Prüfung erfolgt dünnschichtchromatographisch auf einer Schicht von Kieselgel H *R*.

Untersuchungslösung: 0,5 g zerkleinerter Wurzelstock werden mit 5 ml Äthanol *R* im Wasserbad unter Rückfluß zum Sieden erhitzt; nach dem Abkühlen wird abfiltriert.

Vergleichslösung: 10 mg Eugenol *R* und 10 mg Anethol *R* werden in 10 ml Methanol *R* gelöst.

Aufgetragen werden getrennt 30 µl Untersuchungslösung und 10 µl Vergleichslösung. Die Chromatographie erfolgt über eine Laufstrecke von 15 cm mit einer Mischung von 75 Volumteilen Trichloräthylen *RH* und 25 Volumteilen Chloroform *R*. Nach Verdunsten der mobilen Phase werden die Chromatogramme mit einer 1prozentigen Lösung (G/G) von Vanillin *R* in Schwefelsäure *R* besprüht, 5 Minuten lang auf 105 bis 110 °C erhitzt und innerhalb von 10 Minuten im Tageslicht ausgewertet.

Das Chromatogramm der Vergleichslösung zeigt im unteren Drittel des Rf-Bereiches den bräunlich-orangefarbenen Fleck des Eugenols und im oberen Drittel den rosafarbenen Fleck des Anethols.

Das Chromatogramm der Untersuchungslösung zeigt folgende Flecke: oberhalb und deutlich unterhalb der Vergleichssubstanz Anethol je einen lilafarbenen Fleck sowie unterhalb der Vergleichssubstanz Eugenol einen intensiv dunkelvioletten Fleck; knapp über und unter diesem Fleck kann je ein rosafarbener Fleck erscheinen. Darunter treten mit fallenden Rf-Werten ein blauer, ein gelber und ein blauvioletter Fleck auf. Zwischen dem dunkelvioletten und dem blauen Fleck kann ein bräunlich-rosafarbener Fleck erscheinen.

ARZNEIFORMEN

HERSTELLUNG

Urtinktur und flüssige Verdünnungen nach Vorschrift 3a.

EIGENSCHAFTEN

Die Urtinktur ist eine braune bis bräunlich-grüne Flüssigkeit mit kampferartigem Geruch und scharfem, fast pfefferartigem Geschmack.

PRÜFUNG AUF IDENTITÄT

A. Wird 1 ml Urtinktur mit 2 ml 3 N-Schwefelsäure versetzt, entsteht eine Trübung.

B. Werden 2 ml Urtinktur mit 1 ml ammoniakalischer Silbernitrat-Lösung *R* versetzt, entsteht ein orangebrauner Niederschlag, der innerhalb von 4 Minuten in Schwarz übergeht.

C. Chromatographie: Die Prüfung erfolgt dünnschichtchromatographisch wie unter „Prüfung auf Identität" bei dem Wurzelstock beschrieben mit 30 µl Urtinktur als Untersuchungslösung.

PRÜFUNG AUF REINHEIT

Relative Dichte (Ph. Eur.): 0,895 bis 0,915.

Trockenrückstand (DAB): Mindestens 1,0 Prozent.

LAGERUNG

Vor Licht geschützt.

Asparagus officinalis

Verwendet werden die frischen, jungen, unterirdischen Sprosse von *Asparagus officinalis* L.

BESCHREIBUNG

Die frischen Sprosse sind etwa 2,5 cm dick, bis etwa 25 cm lang und von weißer Farbe, die oft bläulichrot überhaucht ist. Die saftigen, fleischigen Sprosse sind mit anliegenden, spiralig gestellten, nach oben zunehmend enger stehenden, bis etwa 2 cm langen, fleischigen Schuppenblättern besetzt.

ARZNEIFORMEN

HERSTELLUNG

Urtinktur und flüssige Verdünnungen nach Vorschrift 1.

EIGENSCHAFTEN

Die Urtinktur ist eine hellgelbe Flüssigkeit mit arteigenem Geruch und Geschmack.

PRÜFUNG AUF IDENTITÄT

A. Wird 1 ml Urtinktur mit 5 ml Wasser kräftig geschüttelt, entsteht ein mindestens 30 Minuten lang beständiger Schaum.

B. 1 ml Urtinktur zeigt im ultravioletten Licht bei 365 nm hellblaue Fluoreszenz, die nach Zugabe von 0,2 ml konzentrierter Natriumhydroxid-Lösung R in grünlichgelbe Fluoreszenz umschlägt.

C. Chromatographie: Die Prüfung erfolgt dünnschichtchromatographisch auf einer Schicht von Kieselgel HF_{254} R.

Untersuchungslösung: Urtinktur.

Vergleichslösung: 5 mg Aescin *RN* werden in 1 ml Methanol R gelöst.

Aufgetragen werden getrennt je 20 µl Untersuchungs- und Vergleichslösung. Die Chromatographie erfolgt über eine Laufstrecke von 10 cm mit einer Mischung von 68 Volumteilen n-Butanol R, 16 Volumteilen Essigsäure 98 % R und 16 Volumteilen Wasser. Nach Verdunsten der mobilen Phase werden die Chromatogramme zunächst im ultravioletten Licht bei 254 nm ausgewertet.

Das Chromatogramm der Vergleichslösung zeigt den fluoreszenzmindernden Fleck des Aescins (Rst 1,0).

Das Chromatogramm der Untersuchungslösung zeigt je einen fluoreszenzmindernden Fleck bei Rst 0,4, bei Rst 1,0 und bei Rst 1,3 sowie einen hellblau fluoreszierenden Fleck bei Rst 1,5. Dieser Fleck fluoresziert im ultravioletten Licht bei 365 nm leuchtend hellblau.

Danach werden die Chromatogramme mit Anisaldehyd-Lösung R besprüht, 5 bis 10 Minuten lang auf 105 bis 110 °C erhitzt und innerhalb von 10 Minuten im Tageslicht ausgewertet.

Das Chromatogramm der Vergleichslösung zeigt den kräftigen, blauvioletten Fleck des Aescins (Rst 1,0); daneben treten noch mehrere schwache, blauviolette Flecke auf.

Das Chromatogramm der Untersuchungslösung zeigt einen gelblichen bis hellolivgrünen Fleck am Start und einen grünlichgelben Fleck bei Rst 0,85. Darüber können weitere, sehr schwache, grünlichgelbe Flecke auftreten.

PRÜFUNG AUF REINHEIT

Relative Dichte (Ph. Eur.): 0,926 bis 0,946.

Trockenrückstand (DAB): Mindestens 1,4 Prozent.

LAGERUNG

Vor Licht geschützt.

Atropa belladonna

Belladonna

Verwendet wird die am Ende der Blütezeit gesammelte, ganze, frische Pflanze von *Atropa belladonna* L. ohne die verholzten unteren Stengelteile.

BESCHREIBUNG

Aus einem kurzen, dick walzlichen, ein- bis mehrköpfigen Wurzelstock erwachsen mehrere, etwas verästelte, kräftige, zylindrische, selten gedrehte, graue bis graubraune Wurzeln. Der bis zu 2 m hohe aufrechte Stengel ist verzweigt, mehr oder weniger hohl, stumpfkantig, an den dünneren Teilen fein behaart. Verholzte Teile dürfen nicht vorhanden sein. Die bis zu 20 cm langen und bis zu 10 cm breiten Laubblätter sind eiförmig bis breit elliptisch, zugespitzt, ganzrandig, fiedernervig, in den kurzen Blattstiel hineinverschmälert, fast kahl, satt- bis trübgrün. Sie stehen an den starken Zweigen wechselständig und an den blütentragenden so gepaart, daß ein kleines Blatt jeweils neben einem größeren steht. Die einzeln stehenden, überhängenden Blüten sind gestielt. Sie haben einen verwachsenen, breitglockigen, bei der Fruchtreife tellerförmig ausgebreiteten, fünfzipfligen Kelch, eine bis zu 3,5 cm lange trichterförmige, schmutziggrüne bis braunviolette oder gelbe Korolle mit fünf abgerundeten, etwas zurückgerollten Lappen. Die 5 Staubblätter sind mit dem Grund der Kronröhre verwachsen, ihre Staubfäden gekrümmt, oben kahl und unten behaart. Der im unteren Teil oft violett überlaufende Griffel überragt mit der grünen zweilappigen Narbe die Staubblätter. Der eiförmige, zweifächrige Fruchtknoten sitzt auf einem ringförmigen Wulst und wird bei der Reife zu einer vielsamigen, kugeligen, etwa kirschgroßen, anfangs grünen, später glänzend schwarzen, saftigen Beere.

ARZNEIFORMEN

Die Urtinktur enthält mindestens 0,030 und höchstens 0,035 Prozent nicht flüchtige Basen, berechnet als Hyoscyamin ($C_{17}H_{23}NO_3$; MG 289,4).

HERSTELLUNG

Urtinktur und flüssige Verdünnung nach Vorschrift 2a.

EIGENSCHAFTEN

Die Urtinktur ist eine braune Flüssigkeit von eigenartigem Geruch.

PRÜFUNG AUF IDENTITÄT

A. 5 ml Urtinktur werden mit 5 ml Wasser und 1 ml konzentrierter Ammoniaklösung R versetzt und mit 10 ml Äther R ausgeschüttelt. Die Ätherphase wird auf dem Wasserbad abgedampft, der Rückstand mit 0,5 ml rauchender Salpetersäure R versetzt und die Mischung über einer kleinen Flamme zur Trockne eingedampft. Wird der Rückstand mit 10 ml Aceton R und tropfenweise mit 0,2 ml äthanolischer Kaliumhydroxid-Lösung R versetzt, so färbt sich die Flüssigkeit violett.

B. 10 ml Urtinktur werden auf dem Wasserbad auf die Hälfte eingedampft, mit 10 ml Wasser verdünnt und filtriert. Das Filtrat wird mit 5 ml Chloroform R ausgeschüttelt. Die filtrierte Chloroform-Lösung wird auf dem Wasserbad zur Trockne eingedampft. Der Rückstand wird mit 10 ml heißem Wasser aufgenommen und filtriert. Wird das Filtrat mit 0,1 ml verdünnter Ammoniaklösung R 1 versetzt, so entsteht eine blaugrüne Fluoreszenz.

PRÜFUNG AUF REINHEIT

Chromatographie: Die Prüfung erfolgt dünnschichtchromatographisch auf einer Schicht von Kieselgel H R.

Untersuchungslösung: 10 g Urtinktur werden auf dem Wasserbad bis zum Verschwinden des Äthanolgeruches erwärmt, mit 1 ml Ammoniaklösung R versetzt und zweimal mit je 10 ml peroxidfreiem Äther R ausgeschüttelt. Die Ätherphasen werden mit entwässertem Natriumsulfat RH getrocknet und filtriert. Das Filter wird mit 10 ml peroxidfreiem Äther ausgewaschen, der Äther auf dem Wasserbad eingedampft und der Rückstand in 0,30 ml Methanol R gelöst.

Vergleichslösung: 7,5 mg Scopolaminhydrobromid R werden in 10 ml Methanol R gelöst. In 1 ml dieser Lösung werden 12 mg Atropinsulfat R gelöst.

Aufgetragen werden getrennt je 20 µl der Untersuchungslösung und der Vergleichslösung. Die Chromatographie erfolgt über eine Laufstrecke von 10 cm mit einer Mischung von 90 Volumteilen Aceton R, 7 Volumteilen Wasser und 3 Volumteilen konzentrierter Ammoniaklösung R. Die Chromatogramme werden 15 Minuten lang bei 100 bis 105 °C getrocknet. Im ultravioletten Licht bei 365 nm treten im Chromatogramm der Untersuchungslösung mehrere hell fluoreszierende Flecke auf. Einer davon liegt bei Rst 2,0 (bezogen auf Atropin als Vergleich: Rst 1,0). Der Atropinfleck im Chromatogramm der Vergleichslösung wird jedoch erst nach dem Besprühen mit Natriumwismutjodid-Lösung (Sprühlösung) R und 0,1 N-Schwefelsäure als orangeroter Fleck im unteren Rf-Bereich sichtbar. Im Chromatogramm der Untersuchungslösung muß auf gleicher Höhe ein in Farbintensität und Größe ähnlicher Fleck sichtbar werden. Im oberen Rf-Bereich des Chromatogramms der Vergleichslösung wird das Scopolamin als schwach orangeroter Fleck sichtbar. Ein eventuell im Chromatogramm der Untersuchungslösung bei gleichem Rf-Wert auftretender Fleck darf nicht intensiver gefärbt und größer sein als der Scopolaminfleck im Chromatogramm der Vergleichslösung. Weitere, nach dem Besprühen rot oder orangerot werdende Flecke dürfen nicht auftreten.

Relative Dichte (Ph. Eur.): 0,932 bis 0,947.

Trockenrückstand (DAB): Mindestens 1,4 Prozent.

GEHALTSBESTIMMUNG

Etwa 15,0 g Tinktur, genau gewogen, werden auf dem Wasserbad auf etwa 3 ml eingeengt, mit 3,5 ml Ammoniaklösung *R* versetzt und nach Zugabe von 60,0 g Äther *R* 3 Minuten lang geschüttelt. Nach Zugabe von 1,0 g gepulvertem Tragant *RN* wird erneut 1 Minute lang geschüttelt und anschließend durch einen kleinen Wattebausch in einen trockenen Kolben filtriert. 50,0 g des Filtrates (entsprechend etwa 12,5 g Urtinktur) werden auf dem Wasserbad zur Trockne eingedampft und noch 15 Minuten lang auf dem Wasserbad belassen. Der Rückstand wird in 5 ml Äthanol *R* aufgenommen und abermals auf dem Wasserbad zur Trockne eingedampft. Der Rückstand wird unter Erwärmen in 5,0 ml Äthanol *R* gelöst. Nach Zusetzen von 5,0 ml Wasser, 5,0 ml 0,01 N-Salzsäure und 0,1 ml Methylrot-Mischindikator-Lösung *R* wird mit 0,01 N-Natriumhydroxid-Lösung titriert.

1 ml 0,01 N-Salzsäure entspricht 2,894 mg nicht flüchtigen Basen, berechnet als Hyoscyamin.

Grenzprüfung der D 4

10,0 ml der vierten Dezimalverdünnung werden auf dem Wasserbad bis zum Verschwinden des Äthanolgeruches erwärmt. Die verbliebene wäßrige Lösung wird in einen Scheidetrichter überführt und nach Zusatz von 3 ml Acetat-Pufferlösung pH 4,4 *R* und 0,5 ml Tropäolin-00-Lösung *R*, die zuvor 3mal mit einem Drittel ihres Volumens an Chloroform *R* ausgeschüttelt worden ist, mit 6 ml Chloroform *R* ausgeschüttelt. Die abgetrennte Chloroformphase wird mit 0,5 ml eines Gemisches aus 1 Volumteil Schwefelsäure *R* und 99 Volumteilen Methanol *R* versetzt. Die Lösung darf nicht stärker violett gefärbt sein als eine gleich behandelte Blindprobe von 10,0 ml Äthanol 43 Prozent.

LAGERUNG

Vor Licht geschützt.

Vorsichtig zu lagern!

Atropa belladonna Rh

Belladonna Rh

Verwendet wird die am Ende der Blütezeit gesammelte ganze, frische Pflanze von *Atropa belladonna* L. ohne die verholzten unteren Stengelteile.

BESCHREIBUNG

Aus einem kurzen, dick walzlichen, ein- bis mehrköpfigen Wurzelstock erwachsen mehrere, etwas verästelte, kräftige, zylindrische, selten gedrehte, graue bis graubraune Wurzeln. Der bis zu 2 m hohe, aufrechte Stengel ist verzweigt, mehr oder weniger hohl, stumpfkantig, an den dünneren Teilen fein behaart. Verholzte Teile dürfen nicht vorhanden sein. Die bis zu 20 cm langen und bis zu 10 cm breiten Laubblätter sind eiförmig bis breit elliptisch, zugespitzt, ganzrandig, fiedernervig, in den kurzen Blattstiel hineinverschmälert, fast kahl, satt- bis trübgrün. Sie stehen an den starken Zweigen wechselständig und an den blütentragenden so gepaart, daß ein kleines Blatt jeweils neben einem größeren steht. Die einzeln stehenden, überhängenden Blüten sind gestielt. Sie haben einen verwachsenen, breitglockigen, bei der Fruchtreife tellerförmig ausgebreiteten, fünfzipfligen Kelch und eine bis zu 3,5 cm lange, trichterförmige, schmutziggrüne bis braunviolette oder gelbe Korolle mit fünf abgerundeten, etwas zurückgerollten Lappen. Die 5 Staubblätter sind mit dem Grund der Kronröhre verwachsen, ihre Staubfäden gekrümmt, oben kahl und unten behaart. Der im unteren Teil oft violett überlaufende Griffel überragt mit der grünen, zweilappigen Narbe die Staubblätter. Der eiförmige, zweifächrige Fruchtknoten sitzt auf einem ringförmigen Wulst und wird bei der Reife zu einer vielsamigen, kugeligen, etwa kirschgroßen, anfangs grünen, später glänzend schwarzen, saftigen Beere.

ARZNEIFORMEN

Die Urtinktur enthält mindestens 0,055 und höchstens 0,10 Prozent nicht flüchtige Basen, berechnet als Hyoscyamin ($C_{17}H_{23}NO_3$; MG 289,4).

HERSTELLUNG

Urtinktur und flüssige Verdünnungen nach Vorschrift 21.

EIGENSCHAFTEN

Die Urtinktur ist eine hellbraune bis braune Flüssigkeit mit schwach würzigem Geruch.

PRÜFUNG AUF IDENTITÄT

A. 2 ml Urtinktur werden mit 5 ml Wasser und 1 ml konzentrierter Ammoniaklösung *R* versetzt und mit 10 ml Äther *R* ausgeschüttelt. Die Ätherphase wird auf dem Wasserbad eingeengt, der Rückstand mit 0,5 ml rauchender Salpetersäure *R* versetzt und die Mischung über einer kleinen Flamme eingeengt. Wird der Rückstand mit 10 ml Aceton *R* und tropfenweise mit 0,2 ml äthanolischer Kaliumhydroxid-Lösung *R* versetzt, färbt sich die Flüssigkeit violett.

B. 5 ml Urtinktur werden mit 5 ml Chloroform *R* ausgeschüttelt. Die filtrierte Chloroformphase wird auf dem Wasserbad eingeengt. Der Rückstand wird mit 10 ml heißem Wasser aufgenommen und abfiltriert. Wird das Filtrat mit 0,1 ml verdünnter Ammoniaklösung *R* 1 versetzt, entsteht blaugrüne Fluoreszenz.

PRÜFUNG AUF REINHEIT

Chromatographie: Die Prüfung erfolgt dünnschichtchromatographisch auf einer Schicht von Kieselgel H *R*.

Untersuchungslösung: 10 g Urtinktur werden mit 1 ml Ammoniaklösung *R* versetzt und zweimal mit je 10 ml peroxidfreiem Äther *R* ausgeschüttelt. Die vereinigten Ätherphasen werden mit entwässertem Natriumsulfat *RH* getrocknet und filtriert. Das Filter wird mit 10 ml peroxidfreiem Äther nachgewaschen. Die vereinigten Ätherphasen werden auf dem Wasserbad eingeengt. Der Rückstand wird in 0,30 ml Methanol *R* aufgenommen.

Vergleichslösung: 7,5 mg Scopolaminhydrobromid *R* und 5 mg Scopoletin *RN* werden in 10 ml Methanol *R* gelöst. In 1 ml dieser Lösung werden 12 mg Atropinsulfat *R* gelöst.

Aufgetragen werden getrennt je 20 µl Untersuchungs- und Vergleichslösung. Die Chromatographie erfolgt über eine Laufstrecke von 10 cm mit einer Mischung von 90 Volumteilen Aceton *R*, 7 Volumteilen Wasser und 3 Volumteilen konzentrierter Ammoniaklösung *R*. Die Chromatogramme werden 15 Minuten lang bei 100 bis 105 °C getrocknet und im ultravioletten Licht bei 365 nm ausgewertet.

Das Chromatogramm der Vergleichslösung zeigt im mittleren Drittel des Rf-Bereiches den blauen Fleck des Scopoletins.

Das Chromatogramm der Untersuchungslösung zeigt einen blauen Fleck in Höhe der Vergleichssubstanz Scopoletin und einen weiteren blauen Fleck im oberen Drittel des Rf-Bereiches.

Anschließend werden die Chromatogramme mit Natriumwismutjodid-Lösung (Sprühlösung) R und danach mit 0,1 N-Schwefelsäure besprüht und im Tageslicht ausgewertet.

Das Chromatogramm der Vergleichslösung zeigt danach im oberen Teil des unteren Drittels des Rf-Bereiches den orangeroten Fleck des Atropins und im unteren Teil des oberen Drittels den orangeroten Fleck des Scopolamins.

Das Chromatogramm der Untersuchungslösung zeigt einen orangeroten Fleck in Höhe des Atropins. In Höhe des Scopolamins kann ein weiterer orangeroter Fleck auftreten, der jedoch nicht intensiver gefärbt und größer sein darf als der Vergleichsfleck. Weitere, nach dem Besprühen rot oder orangerot werdende Flecke dürfen nicht auftreten.

Relative Dichte (Ph. Eur.): 1,005 bis 1,035.

Trockenrückstand (DAB): Mindestens 2,5 Prozent.

GEHALTSBESTIMMUNG

Etwa 15,0 g Urtinktur, genau gewogen, werden mit 3,5 ml Ammoniaklösung R versetzt und nach Zugabe von 60,0 g Äther R 3 Minuten lang geschüttelt. Nach Zugabe von 1,0 g gepulvertem Tragant RN wird erneut 1 Minute lang geschüttelt und anschließend durch einen kleinen Wattebausch in einen trockenen Kolben filtriert. 50,0 g des Filtrates (entsprechend etwa 12,5 g Urtinktur) werden auf dem Wasserbad eingeengt; das Gefäß wird noch 15 Minuten lang auf dem Wasserbad belassen. Der Rückstand wird in 5 ml Äthanol R aufgenommen und abermals auf dem Wasserbad eingeengt. Dieser Rückstand wird unter Erwärmen in 5,0 ml Äthanol R gelöst. Nach Zusetzen von 5,0 ml Wasser, 10,0 ml 0,01 N-Salzsäure und 0,1 ml Methylrot-Mischindikator-Lösung R wird mit 0,01 N-Natriumhydroxid-Lösung titriert.

1 ml 0,01 N-Salzsäure entspricht 2,894 mg nicht flüchtiger Basen, berechnet als Hyoscyamin.

Grenzprüfung der D 4

10,0 ml der 4. Dezimalverdünnung werden in einem Scheidetrichter nach Zusatz von 3 ml Acetat-Pufferlösung *p*H 4,4 R und 0,5 ml Tropäolin-00-Lösung R, die zuvor 3mal mit einem Drittel ihres Volumens an Chloroform R ausgeschüttelt worden sind, mit 6 ml Chloroform R ausgeschüttelt. Die abgetrennte Chloroformphase wird mit 0,5 ml eines Gemisches aus 1 Volumteil Schwefelsäure R und 99 Volumteilen Methanol R versetzt. Die Mischung darf nicht stärker violett gefärbt sein als eine gleich behandelte Blindprobe von 10,0 ml Wasser.

LAGERUNG

Vor Licht geschützt und dicht verschlossen.

Vorsichtig zu lagern!

Atropinum sulfuricum

$C_{34}H_{48}N_2O_{10}S \cdot H_2O$ MG 695

Verwendet wird Atropinsulfat, das mindestens 98,5 Prozent 3α-D,L-Tropoyloxy-tropanium-sulfat enthält, berechnet auf die getrocknete Substanz.

EIGENSCHAFTEN, PRÜFUNG AUF IDENTITÄT, PRÜFUNG AUF REINHEIT, GEHALTSBESTIMMUNG

Die Substanz muß der Monographie ATROPINI SULFAS (Ph. Eur.) entsprechen.

ARZNEIFORMEN

Die Lösung (D 1) und die 1. Dezimalverreibung müssen mindestens 9,5 und dürfen höchstens 10,5 Prozent $C_{34}H_{48}N_2O_{10}S \cdot H_2O$ enthalten.

HERSTELLUNG

Lösung (D 1) nach Vorschrift 5 mit Äthanol 86 Prozent. Die 2. Dezimalverdünnung wird mit Äthanol 62 Prozent, die folgenden Verdünnungen werden mit Äthanol 43 Prozent hergestellt.
    Verreibungen nach Vorschrift 6.

EIGENSCHAFTEN

Die Lösung (D 1) ist eine klare, farb- und geruchlose Flüssigkeit, die 1. Dezimalverreibung ein weißes Pulver.

PRÜFUNG AUF IDENTITÄT

Die Lösung (D 1) gibt die Identitätsreaktionen auf Alkaloide (Ph. Eur.) und Sulfat (Ph. Eur.).
    1 g der 1. Dezimalverreibung wird mit 5 ml Wasser angeschüttelt und filtriert; die Lösung gibt die Identitätsreaktionen auf Alkaloide (Ph. Eur.) und Sulfat (Ph. Eur.).

PRÜFUNG AUF REINHEIT

Chromatographie (Ph. Eur.): Die Prüfung erfolgt dünnschichtchromatographisch auf einer Schicht von Kieselgel HF_{254} R.

Untersuchungslösung: 0,5 ml der Lösung (D 1) werden mit 10 ml Methanol R versetzt.

0,5 g der 1. Dezimalverreibung werden mit 7 ml Methanol R und 3 ml Wasser 2 Minuten lang geschüttelt und filtriert.

Vergleichslösung: 10 mg Atropinsulfat R werden in 10 ml Methanol R gelöst.

Aufgetragen werden getrennt 10 µl Untersuchungslösung und 20 µl Vergleichslösung. Die Chromatographie erfolgt über eine Laufstrecke von 10 cm mit einer Mischung von 90 Volumteilen Aceton R, 7 Teilen Wasser und 3 Teilen konzentrierter Ammoniaklösung R. Das Chromatogramm wird 15 Minuten lang bei 100 bis 105 °C getrocknet. Nach dem Abkühlen werden nacheinander Natriumwismutjodid-Lösung R (Stammlösung) und 0,1 N-Schwefelsäure aufgesprüht. Atropin erscheint auf dem Chromatogramm als orange bis rote Flecke. Weitere Flecke dürfen nicht vorhanden sein.

Relative Dichte (Ph. Eur.): 0,859 bis 0,863.

GEHALTSBESTIMMUNG

Etwa 3,0 g der Lösung (D 1), genau gewogen, werden mit 40 ml einer zuvor gegen Phenolphthalein neutralisierten Mischung aus 3 Volumteilen Äthanol 86 Prozent und 1 Volumteil Chloroform R gemischt und nach Zusatz von 1 ml Phenolphthalein-Lösung RN mit 0,1 N-Natriumhydroxid-Lösung unter kräftigem Schütteln bis zur Rosafärbung titriert (Feinbürette).

Etwa 3,0 g der 1. Dezimalverreibung, genau gewogen, werden mit 40 ml der zuvor neutralisierten Mischung aus 3 Volumteilen Äthanol 90 Prozent und 1 Volumteil Chloroform R versetzt und 5 Minuten lang geschüttelt. Die Titration erfolgt wie unter Gehaltsbestimmung der 1. Dezimalverdünnung angegeben.

1 ml 0,1 N-Natriumhydroxid-Lösung entspricht 34,75 mg $C_{34}H_{48}N_2O_{10}S \cdot H_2O$.

Unterscheidung zwischen den Verdünnungen D 3 und D 4

Die Extinktionen der Verdünnungen D 3 und D 4 werden bei 258 nm in einer Schichtdicke von 1 cm gegen Äthanol 43 Prozent gemessen.

Die Extinktion der Verdünnung D 4 darf höchstens 0,1 betragen.

Sehr vorsichtig zu lagern!

Aurum chloratum

H[AuCl$_4$] · 3 H$_2$O　　　　　　　　　　　　　　　　　　MG 393,8

Verwendet wird Tetrachlorogold(III)-säure, die mindestens 49,0 Prozent Au enthält.

EIGENSCHAFTEN

Rötlichgelbe, kristalline Masse, leicht löslich in Wasser, Äthanol und Äther.

PRÜFUNG AUF IDENTITÄT

A. Wird 1 ml Prüflösung (siehe „Prüfung auf Reinheit") nach Zusatz von 0,5 g Glucose kurz erhitzt und dann mit 0,3 ml 0,1 N-Natriumhydroxid-Lösung versetzt, so entsteht eine kurze Zeit bestehenbleibende bräunliche bis violette Färbung.

B. 1 ml der Prüflösung (siehe „Prüfung auf Reinheit") gibt die Identitätsreaktion a) auf Chlorid (Ph. Eur.).

PRÜFUNG AUF REINHEIT

Prüflösung: 50 mg Substanz werden in 2 ml Wasser gelöst. Die Prüflösung ist gelb und reagiert sauer.

Freie Salzsäure: Die Substanz darf beim Annähern eines mit konzentrierter Ammoniaklösung *R* benetzten Glasstabes keine Nebel bilden.

Ätherunlösliche Bestandteile: Die Lösung von 50 mg Substanz in 2,0 ml Äther *R* muß klar (Ph. Eur., Methode B) sein.

Schwermetalle (Ph. Eur.): Die Lösung von 0,15 g Substanz in 10 ml Wasser wird mit 0,2 g Oxalsäure *R* erhitzt und filtriert. Das Filtrat wird unter Nachwaschen des Filters mit Wasser zu 18 ml verdünnt. 12 ml der Lösung müssen der Grenzprüfung auf Schwermetalle entsprechen (100 ppm). Zur Herstellung der Vergleichslösung wird die Blei-Standardlösung (1 ppm Pb) *R* verwendet.

Nitrat: Die restlichen bei der „Prüfung auf Schwermetalle" erhaltenen 3 ml Filtrat werden mit 0,5 ml Eisen(II)-sulfat-Lösung *R* versetzt und die Mischung mit 1 ml

Schwefelsäure R unterschichtet. An der Grenzschicht der beiden Flüssigkeiten darf keine braune Färbung auftreten.

GEHALTSBESTIMMUNG

Etwa 0,200 g Substanz, genau gewogen, werden in einem bedeckten Porzellantiegel bis zur Gewichtskonstanz geglüht.

ARZNEIFORMEN

Die Lösung (D 1) muß mindestens 9,5 und darf höchstens 10,5 Prozent $H[AuCl_4] \cdot 3\ H_2O$ enthalten.
 Die 2. Dezimalverreibung muß mindestens 0,95 und darf höchstens 1,15 Prozent $H[AuCl_4] \cdot 3\ H_2O$ enthalten.

HERSTELLUNG

Lösung nach Vorschrift 5a. Die 1. bis 6. Dezimalverdünnung wird mit Wasser, die folgenden Verdünnungen werden mit Äthanol 43 Prozent bereitet.
 Verreibungen ab D 2 nach Vorschrift 6.

EIGENSCHAFTEN

Die Lösung (D 1) ist eine klare, gelbe Flüssigkeit. Die 2. Dezimalverreibung ist ein blaßgelbes bis gelbes Pulver.

PRÜFUNG AUF IDENTITÄT

A. 0,1 ml der Lösung (D 1) oder 0,1 g der 2. Dezimalverreibung werden jeweils mit 5 ml Wasser und 1 g Glucose R versetzt. Nach kurzem Erhitzen und Zusatz von 0,3 ml 0,1 N-Natriumhydroxid-Lösung erscheinen folgende Färbungen: Die 1. Dezimalverdünnung wird braun bis violett, die 2. Dezimalverreibung violett bis violettrot.

B. 0,1 ml Lösung (D 1) oder 0,1 g der 2. Dezimalverreibung geben nach dem Versetzen mit jeweils 5 ml Wasser die Identitätsreaktion a) auf Chlorid (Ph. Eur.).

PRÜFUNG AUF REINHEIT

Aussehen der Lösung: Die Lösung (D 1) muß klar (Ph. Eur., Methode B) sein.
Relative Dichte (Ph. Eur.): 1,045 bis 1,065.

GEHALTSBESTIMMUNG

Zur Gehaltsbestimmung der Lösung (D 1) werden etwa 2,00 g, genau gewogen, verwendet.

Zur Gehaltsbestimmung der 2. Dezimalverreibung werden etwa 5,00 g, genau gewogen, verwendet.

Die Bestimmung erfolgt wie bei der Substanz unter „Gehaltsbestimmung" angegeben.

1 g Rückstand entspricht 1,999 g H[AuCl$_4$] · 3 H$_2$O.

LAGERUNG

Lösung (D 1) in Glasstöpselflaschen oder anderen geeigneten Behältnissen!

Vorsichtig zu lagern!

Aurum jodatum

Verwendet wird ein Gemisch von Gold(I)-jodid und Gold(III)-jodid, das mindestens 34,0 und höchstens 39,5 Prozent Au (AG 197,0) enthält.

EIGENSCHAFTEN

Olivgrüne, kristalline Masse, praktisch unlöslich in kaltem Wasser, zersetzt sich in heißem Wasser und organischen Lösungsmitteln.

PRÜFUNG AUF IDENTITÄT

A. 10 mg Substanz werden unter leichtem Erwärmen in 0,5 ml einer Mischung aus 1 ml Salpetersäure *R* und 3 ml Salzsäure *R* gelöst. Werden 0,1 ml dieser Lösung mit Wasser zu 20 ml verdünnt und mit 0,5 ml Zinn(II)-chlorid-Lösung *R* versetzt, entsteht sofort eine braunrote bis violette Färbung.

B. Werden 10 mg Substanz in einem Porzellantiegel, der mit einem Uhrglas bedeckt ist, das auf der Unterseite ein mit Wasser befeuchtetes Kaliumjodid-Stärke-

Papier *R* trägt, auf dem Bunsenbrenner bei leuchtender Flamme erhitzt, entstehen violette Dämpfe, die das Kaliumjodid-Stärke-Papier blau färben.

PRÜFUNG AUF REINHEIT

Schwermetalle: Der bei der Gehaltsbestimmung erhaltene Glührückstand wird mit 0,1 ml Salzsäure *R* 5 Minuten lang gerührt und abfiltriert. Das Filterpapier wird mit 5 ml Wasser nachgespült. Das Filtrat wird eingeengt und der Rückstand in 0,2 ml verdünnter Essigsäure *R* und 4,0 ml Wasser aufgenommen und erneut abfiltriert. Dieses Filtrat wird mit Wasser zu 15 ml verdünnt. 12 ml dieser Lösung müssen der Grenzprüfung auf Schwermetalle (Ph. Eur.) entsprechen (100 ppm). Zur Herstellung der Vergleichslösung wird die Blei-Standardlösung (1 ppm Pb) *R* verwendet.

Kalium: 0,1 g Substanz werden 5 Minuten lang mit 10 ml Wasser gerührt und abfiltriert. Das Filtrat wird mit Wasser zu 10 ml verdünnt. Die Lösung wird mit 0,1 N-Natriumthiosulfat-Lösung bis zum Verschwinden der violetten Farbe versetzt, danach mit Essigsäure *R* gegen blaues Lackmuspapier *R* angesäuert und mit 0,5 ml Äthanol *R* gut gemischt. Nach Zugabe von 0,2 ml Natriumhexanitrocobaltat(III)-Lösung *R* darf sich die Lösung innerhalb von 5 Minuten nicht trüben.

GEHALTSBESTIMMUNG

0,150 g Substanz, genau gewogen, werden in einem Porzellantiegel bei etwa 800 °C bis zur Gewichtskonstanz geglüht.

ARZNEIFORMEN

Die 2. Dezimalverreibung muß mindestens 0,32 und darf höchstens 0,42 Prozent Au enthalten.

HERSTELLUNG

Verreibungen nach Vorschrift 6.

EIGENSCHAFTEN

Die 2. Dezimalverreibung ist ein schwach gelb bis rosa gefärbtes Pulver.

PRÜFUNG AUF IDENTITÄT

A. 50 mg der 2. Dezimalverreibung werden unter leichtem Erwärmen in 0,5 ml einer Mischung von 1 ml Salpetersäure *R* und 3 ml Salzsäure *R* gelöst und mit Wasser zu 10 ml verdünnt. Diese Lösung gibt die Identitätsreaktion A der Substanz.

B. 0,5 g der 2. Dezimalverreibung geben die Identitätsreaktion B der Substanz.

GEHALTSBESTIMMUNG

Etwa 10,00 g der 2. Dezimalverreibung, genau gewogen, werden in einem Porzellantiegel bei etwa 800 °C bis zur Gewichtskonstanz geglüht.

LAGERUNG

Vor Licht geschützt, in dicht verschlossenen Gläsern.

Vorsichtig zu lagern!

Aurum metallicum

Au AG 197,0

Verwendet wird Goldpulver.

HERSTELLUNG

1 Teil Tetrachlorogold(III)-säure wird in 10 Teilen Wasser gelöst und mit mindestens 75 Teilen Eisen(II)-sulfat-Lösung *R* versetzt. Das entstandene Goldpulver wird gut ausgewaschen und getrocknet.

EIGENSCHAFTEN

Feines, mattes, braunes Pulver, das im Mörser unter dem Druck des Pistills lebhaften Glanz annimmt.

PRÜFUNG AUF IDENTITÄT

A. 0,10 g Substanz lösen sich beim Erwärmen in dem Gemisch aus 1,0 ml Salpetersäure *R* und 3,0 ml Salzsäure *R* auf.

B. Die bei der Identitätsprüfung A erhaltene Lösung wird auf dem Wasserbad eingedampft, mit 0,2 ml Formaldehyd-Lösung R versetzt, nochmals eingedampft und schließlich 10 Minuten lang auf dunkle Rotglut erhitzt. Der verbleibende Rückstand ist rotbraun.

PRÜFUNG AUF REINHEIT

Eisen (Ph. Eur.): 0,10 g Substanz werden mit 5 ml verdünnter Schwefelsäure R erhitzt. 2,5 ml des Filtrats werden mit Wasser zu 10 ml verdünnt und müssen der Grenzprüfung B auf Eisen entsprechen (200 ppm).

Schwermetalle: 0,10 g Substanz werden mit 5 ml Salpetersäure R erhitzt. Das Filtrat darf bei vorsichtiger Zugabe von 10 ml Wasser und danach 10 ml konzentrierter Ammoniaklösung R nicht anders aussehen als eine Blindprobe aus den verwendeten Reagenzien.

ARZNEIFORMEN

Die Verreibung (D 1) muß mindestens 9,5 und darf höchstens 10,5 Prozent Au enthalten.

HERSTELLUNG

Verreibung nach Vorschrift 6.

EIGENSCHAFTEN

Die 1. Dezimalverreibung ist ein schmutzig rosafarbenes bis rötlichbraunes Pulver.

PRÜFUNG AUF IDENTITÄT

Der Rückstand der Gehaltsbestimmung wird unter kurzem Erwärmen in dem Gemisch aus 2 ml Salpetersäure R und 6 ml Salzsäure R aufgelöst, auf dem Wasserbad eingedampft, mit 0,4 ml Formaldehyd-Lösung R versetzt, nochmals eingedampft und schließlich 10 Minuten lang auf dunkle Rotglut erhitzt. Der verbleibende Rückstand ist sandfarben bis rosarot.

GEHALTSBESTIMMUNG

Etwa 1,00 g der 1. Dezimalverreibung, genau gewogen, werden im Porzellantiegel verascht. Die Masse des Glührückstandes muß mindestens 9,5 und darf höchstens 10,5 Prozent betragen.

Avena sativa

Verwendet werden die frischen, zur Blütezeit geernteten oberirdischen Teile von *Avena sativa* L.

BESCHREIBUNG

Die Pflanze ist am Grunde büschelig verzweigt. Jeder Stengel ist einfach, 0,6 bis 1,5 m hoch, trägt grüne, beiderseits besonders am Rande rauhe, bis 1,5 cm breite, lineal-lanzettliche Blätter und eine 15 bis 20 cm lange, lockere, ausgebreitete Blütenrispe. Die Rispenäste stehen in Halbquirlen zu 4 bis 6, mehr oder weniger waagerecht ab. Die Ährchen sind meist zweiblütig, anfangs zylindrisch, später etwas zusammengedrückt, grannenlos oder kurz begrannt.

ARZNEIFORMEN

HERSTELLUNG

Urtinktur und flüssige Verdünnungen nach Vorschrift 1.

EIGENSCHAFTEN

Die Urtinktur ist eine gelbbraune Flüssigkeit mit schwach malzigem Geruch.

PRÜFUNG AUF IDENTITÄT

A. Werden 0,5 ml Urtinktur mit 100 ml Wasser und 1 ml Kaliumhydroxid-Lösung *RN* versetzt, tritt Gelbfärbung ein.

B. Wird 1 ml Urtinktur mit 10 ml Wasser und 0,1 ml Eisen(III)chlorid-Lösung *R* 1 versetzt und kräftig geschüttelt, entsteht ein mehrere Stunden beständiger Schaum.

C. Chromatographie: Die Prüfung erfolgt dünnschichtchromatographisch auf einer Schicht von Kieselgel G *R*.

   Untersuchungslösung: 5 ml Urtinktur werden mit 1 ml verdünnter Schwefelsäure *R* versetzt und 90 Minuten lang unter Rückfluß auf dem Wasserbad erhitzt. Danach wird mit 1 g Bariumcarbonat R versetzt, geschüttelt und abzentrifugiert.

Vergleichslösung: 10 mg Fructose RH und 10 mg Rhamnose R werden in 10 ml Methanol R gelöst.

Aufgetragen werden getrennt 20 µl Untersuchungslösung und 10 µl Vergleichslösung. Die Chromatographie erfolgt über eine Laufstrecke von 10 cm mit einer Mischung von 50 Volumteilen Aceton R, 40 Volumteilen n-Butanol R und 10 Volumteilen Wasser. Nach zehnminütigem Trocknen im Warmluftstrom wird noch einmal mit der gleichen Mischung über eine Laufstrecke von 15 cm entwickelt. Die Chromatogramme werden etwa 10 Minuten lang bei 105 bis 110 °C getrocknet, nach dem Erkalten mit einer Mischung aus 0,5 g Thymol R, 95 ml Äthanol R und 5 ml Schwefelsäure R besprüht und etwa 10 bis 15 Minuten lang auf 115 bis 120 °C erhitzt. Nach dem Erkalten wird im Tageslicht ausgewertet.

Das Chromatogramm der Vergleichslösung zeigt im oberen Drittel des Rf-Bereiches die rosafarbenen Flecke der Fructose und Rhamnose. Fructose besitzt, bezogen auf Rhamnose (Rst 1,0), einen Rst-Wert von 0,8.

Das Chromatogramm der Untersuchungslösung zeigt folgende Flecke: Rst 1,0 (rotbraun) (bezogen auf Fructose als Vergleich: Rst 1,0) sowie Rst 1,0 (rosa) und Rst 1,1 (rosa) (bezogen auf Rhamnose als Vergleich: Rst 1,0).

PRÜFUNG AUF REINHEIT

Relative Dichte (Ph. Eur.): 0,930 bis 0,950.

Trockenrückstand (DAB): Mindestens 2,0 Prozent.

LAGERUNG

Vor Licht geschützt.

Avena sativa ferm 33c

Avena e planta tota ferm 33c

Verwendet wird die ganze, frische Pflanze von *Avena sativa* L. zur Zeit der Milchreife der Früchte.

BESCHREIBUNG

Die einjährige, bläulichgrüne bis graugrüne Pflanze besitzt zahlreiche, büschelig angeordnete Wurzeln. Ihr Stengel ist am Grunde büschelig in aufsteigende oder aufrechte, 40 bis 150 cm lange, glatte, kahle Halme verzweigt.

Die Laubblätter sind am Halm zweireihig angeordnet. Ihre Blattscheiden sind glatt und kahl. Das Blatthäutchen ist etwa eiförmig, 3 bis 5 mm lang und läßt am oberen Ende feine, schmal dreieckige, spitze Zähnchen erkennen. Die Blattspreite ist beiderseits, besonders am Rande, fein rauh, bis 45 cm lang, 3 bis 15, gelegentlich bis 20 mm breit.

Die endständige Rispe ist 15 bis 30, selten bis 40 cm lang, locker, allseitswendig ausgebreitet oder zusammengezogen und einseitswendig, mit waagerecht oder aufrecht abstehenden Rispenästen. Die einzelnen Ährchen sind meist zwei-, seltener dreiblütig, 17 bis 30 mm lang. Die beiden die Blüten umschließenden Hüllspelzen sind sieben- bis elfnervig. Die Ährchenachse ist gewöhnlich unterhalb der untersten Blüte behaart, sonst kahl. Die 12 bis 15 mm lange Deckspelze ist ungefärbt oder grün oder gelblichweiß bis braun, rot oder schwarz, am Scheitel zugespitzt, zuweilen zahnlos oder nach der Spitze zu an den Nerven mit zwei oder mehreren Zähnchen versehen. Sie ist im unteren Teil glatt, glänzend, unbegrannt oder trägt, gewöhnlich an der unteren Blüte, eine von der Mitte des Rückens ausgehende, gekniete, rauhe, 15 bis 40 mm lange Granne. Die meist gerade Vorspelze ist kürzer als die Deckspelze und läßt an den beiden Kielen je eine dichte Haarleiste erkennen. Aus dem aus drei Fruchtblättern gebildeten, oberständigen, einfächerigen Fruchtknoten geht die länglich eiförmige, gewölbte, an der flachen Seite mit einer schmalen, tiefen Längsfurche versehene, 5 bis 11 mm lange, 2 bis 4 mm breite und dicke Frucht hervor; sie ist ringsum mit anliegenden, feinen Haaren besetzt und trägt an der Spitze einen hellen oder dunklen, langen und spitzen Bart.

ARZNEIFORMEN

HERSTELLUNG

Urtinktur und flüssige Verdünnungen nach Vorschrift 33c.

EIGENSCHAFTEN

Die Urtinktur ist eine gelbe Flüssigkeit mit säuerlichem Geruch und schwach bitterem Geschmack.

PRÜFUNG AUF IDENTITÄT

A. Werden 0,5 ml Urtinktur mit 10 ml Wasser und 1 ml Kaliumhydroxid-Lösung *RN* versetzt, tritt Gelbfärbung ein.
B. Wird 1 ml Urtinktur mit 10 ml Wasser und 0,1 ml Eisen(III)-chlorid-Lösung *R 1* versetzt und kräftig geschüttelt, entsteht ein mehrere Stunden lang beständiger Schaum.
C. Chromatographie: Die Prüfung erfolgt dünnschichtchromatographisch auf einer Schicht von Kieselgel G *R*.

Untersuchungslösung: Urtinktur

Vergleichslösung: 10 mg Fructose *RH*, 10 mg Rhamnose *R* und 10 mg Lactose *RH* werden in 10 ml Methanol *R* gelöst.

Aufgetragen werden getrennt 20 μl Untersuchungslösung und 10 μl Vergleichslösung. Die Chromatographie erfolgt über eine Laufstrecke von 10 cm mit einer Mischung von 50 Volumteilen Aceton *R,* 40 Volumteilen n-Butanol R und 10 Volumteilen Wasser. Nach zehnminütigem Trocknen im Warmluftstrom wird mit der gleichen Mischung noch einmal über eine Laufstrecke von 15 cm entwickelt. Die Chromatogramme werden etwa 10 Minuten lang bei 105 bis 110 °C getrocknet, nach dem Erkalten mit einer Mischung aus 0,5 g Thymol *R*, 95 ml Äthanol *R* und 5 ml Schwefelsäure *R* besprüht und etwa 10 bis 15 Minuten lang auf 115 bis 120 °C erhitzt. Nach dem Erkalten wird im Tageslicht ausgewertet.

Das Chromatogramm der Vergleichslösung zeigt in der Mitte des mittleren Drittels des Rf-Bereiches den rosafarbenen Fleck der Lactose, am Übergang zum oberen Drittel den rosavioletten Fleck der Fructose und im oberen Drittel den orangeroten bis rosafarbenen Fleck der Rhamnose.

Das Chromatogramm der Untersuchungslösung zeigt in Höhe der Vergleichssubstanzen Lactose und Fructose je einen rosafarbenen Fleck, einen violetten Fleck zwischen den Vergleichssubstanzen Fructose und Rhamnose und einen orangeroten bis rosafarbenen Fleck in Höhe der Vergleichssubstanz Rhamnose.

PRÜFUNG AUF REINHEIT

Relative Dichte (Ph. Eur.): 1,001 bis 1,022.

Trockenrückstand (DAB): Mindestens 2,0 und höchstens 3,0 Prozent.

pH-Wert (Ph. Eur.): Der pH-Wert der Urtinktur muß zwischen 3,0 und 4,0 liegen.

LAGERUNG

Vor Licht geschützt.

Barium carbonicum

$BaCO_3$ MG 197,3

Verwendet wird Bariumcarbonat, das mindestens 98,0 und höchstens 100,5 Prozent $BaCO_3$ enthält.

EIGENSCHAFTEN

Schweres, weißes, geruchloses Pulver; in Wasser praktisch unlöslich, löslich ohne Rückstand unter Aufbrausen in verdünnter Salzsäure.

PRÜFUNG AUF IDENTITÄT

A. Die Substanz gibt die Identitätsreaktion auf Carbonat (Ph. Eur.).

B. 0,2 g Substanz werden in 5 ml verdünnter Salzsäure R gelöst. Nach Zusatz von 0,3 ml verdünnter Schwefelsäure R entsteht ein weißer, in verdünnter Salzsäure R unlöslicher Niederschlag.

PRÜFUNG AUF REINHEIT

Strontium: Die Prüfung erfolgt flammenphotometrisch (Ph. Eur.).

Prüflösung: 0,10 g Substanz werden in 1 ml verdünnter Salzsäure *R* gelöst. Nach Zusatz von 4 ml einer 10prozentigen Lösung (G/V) von Kaliumchlorid *R* wird auf 100 ml aufgefüllt.

Vergleichslösung: 1 ml Strontium-Standardlösung (1000 ppm Sr) *RH* wird zu 10 ml verdünnt. 8 ml dieser Verdünnung werden mit 1 ml verdünnter Salzsäure *R*, 4 ml einer 10prozentigen Lösung (G/V) von Kaliumchlorid *R* und 87 ml Wasser gemischt.

Nach Versprühen in eine Acetylen-Distickstoffmonoxid-Flamme darf die Prüflösung bei 460,7 nm, gemessen mit einer spektralen Bandbreite von 0,1 nm, keine stärkere Emission aufweisen als die Vergleichslösung (0,8 Prozent).

Schwermetalle (Ph. Eur.): 0,20 g Substanz werden in 5 ml verdünnter Salzsäure *R* gelöst und mit 15 ml Wasser verdünnt. 12 ml der Lösung müssen der Grenzprüfung auf Schwermetalle entsprechen (200 ppm). Zur Herstellung der Vergleichslösung wird die Blei-Standardlösung (2 ppm Pb) *R* verwendet.

Chlorid (Ph. Eur.): Die Lösung von 0,10 g Substanz in 5 ml verdünnter Salpetersäure *R* und 10 ml Wasser muß der Grenzprüfung auf Chlorid entsprechen (500 ppm).

GEHALTSBESTIMMUNG

Etwa 0,400 g Substanz, genau gewogen, werden mit 10,0 ml 1 N-Salzsäure und 10 ml Wasser 1 Minute lang geschüttelt. Nach Zusatz von 0,2 ml Methylorange-Lösung *R* wird mit 1 N-Natriumhydroxid-Lösung zurücktitriert.

1 ml 1 N-Salzsäure entspricht 98,7 mg $BaCO_3$.

ARZNEIFORMEN

Die 1. Dezimalverreibung muß mindestens 9,5 und darf höchstens 10,5 Prozent $BaCO_3$ enthalten.

HERSTELLUNG

Verreibung nach Vorschrift 6.

EIGENSCHAFTEN

Die 1. Dezimalverreibung ist ein weißes, geruchloses Pulver.

PRÜFUNG AUF IDENTITÄT

A. Eine Suspension aus 1 g der 1. Dezimalverreibung und 5 ml Wasser gibt die Identitätsreaktion auf Carbonat (Ph. Eur.).

B. Das Filtrat der Identitätsprüfung A wird mit 1 ml verdünnter Schwefelsäure R versetzt. Es tritt eine weiße Fällung beziehungsweise Trübung ein.

GEHALTSBESTIMMUNG

Zur Bestimmung werden etwa 0,500 g der 1. Dezimalverreibung, genau gewogen, verwendet.

Die Bestimmung erfolgt wie bei der Substanz unter „Gehaltsbestimmung" angegeben, aber mit 0,1 N-Salzsäure und 0,1 N-Natriumhydroxid-Lösung.

1 ml 0,1 N-Salzsäure entspricht 9,87 mg $BaCO_3$.

Vorsichtig zu lagern!

Barium chloratum

$BaCl_2 \cdot 2 H_2O$ MG 244,3

Verwendet wird Bariumchlorid, das mindestens 99,0 und höchstens 101,0 Prozent $BaCl_2 \cdot 2 H_2O$ enthält.

EIGENSCHAFTEN

Farblose Kristalle oder weißes, kristallines Pulver; leicht löslich in Wasser, schwer löslich in Äthanol.

PRÜFUNG AUF IDENTITÄT

A. Die Lösung von 0,1 g Substanz in 1 ml Wasser gibt mit 0,3 ml verdünnter Schwefelsäure R einen weißen, in verdünnter Salzsäure R unlöslichen Niederschlag.

B. Die Substanz gibt die Identitätsreaktionen auf Chlorid (Ph. Eur.).

Barium chloratum

PRÜFUNG AUF REINHEIT

Prüflösung: 10,0 g Substanz werden zu 50,0 ml gelöst.

Aussehen der Lösung: 10 ml Prüflösung müssen klar (Ph. Eur., Methode B) und farblos (Ph. Eur., Methode II) sein.

Mit Schwefelsäure nicht fällbare Verunreinigungen: Höchstens 0,05 Prozent. 20,0 g Substanz werden unter Erwärmen in 200 ml Wasser gelöst und nach Zugabe von 3,0 ml Salzsäure R 1 mit 115 ml verdünnter Schwefelsäure R versetzt. Nach dem Abkühlen wird auf 400 ml verdünnt und filtriert. 200 ml Filtrat werden auf dem Wasserbad eingedampft, der Rückstand wird in einen vorher bis zum konstanten Gewicht geglühten Tiegel gebracht, abgeraucht und bis zum konstanten Gewicht geglüht.

GEHALTSBESTIMMUNG

1,22 g Substanz, genau gewogen, werden in Wasser zu 100,0 ml gelöst. 5,0 ml 0,1 N-Schwefelsäure werden mit 5 ml Wasser, 50 ml Pufferlösung pH 3,7 R und 0,5 ml Alizarin-Lösung R versetzt. Die Lösung wird mit der Bariumchlorid-Lösung bis zur orangegelben Färbung titriert.

1 ml 0,1 N-Schwefelsäure entspricht 12,21 mg $BaCl_2 \cdot 2 H_2O$.

ARZNEIFORMEN

Die Lösung (D 1) und die 1. Dezimalverreibung müssen mindestens 9,5 und dürfen höchstens 10,5 Prozent $BaCl_2 \cdot 2 H_2O$ enthalten.

HERSTELLUNG

Lösung (D 1) nach Vorschrift 5 mit Äthanol 15 Prozent. Die 2. Dezimalverdünnung wird mit Äthanol 15 Prozent, die folgenden Verdünnungen werden mit Äthanol 43 Prozent hergestellt.

Verreibung nach Vorschrift 6.

EIGENSCHAFTEN

Die Lösung (D 1) ist eine klare, farblose Flüssigkeit. Die 1. Dezimalverreibung ist ein weißes Pulver.

PRÜFUNG AUF IDENTITÄT

5 ml der Lösung (D 1) oder eine Lösung von 2 g der 1. Dezimalverreibung in 20 ml Wasser geben die Identitätsreaktionen der Substanz.

PRÜFUNG AUF REINHEIT

Aussehen der Lösung: Die Lösung (D 1) muß klar (Ph. Eur., Methode B) und farblos (Ph. Eur., Methode II) sein.

Relative Dichte (Ph. Eur.): 1,051 bis 1,060.

GEHALTSBESTIMMUNG

12,2 g der Lösung (D 1) bzw. der 1. Dezimalverreibung, genau gewogen, werden in Wasser zu 100,0 ml gelöst.

Die Bestimmung erfolgt, wie bei der Substanz unter „Gehaltsbestimmung" angegeben.

Vorsichtig zu lagern!

Bellis perennis

Verwendet wird die ganze, frische, blühende Pflanze von *Bellis perennis* L.

BESCHREIBUNG

Die Pflanze ist geruchlos und hat schwach bitterlichen Geschmack.

Die ausdauernde Pflanze besitzt einen meist kurzen, kriechenden, außen weißlichen, kurze Ausläufer treibenden Wurzelstock, der mit zahlreichen dünnen, weißlichen Wurzeln besetzt ist. Die in einer lockeren, grundständigen Rosette angeordneten Laubblätter sind spatelförmig bis länglich verkehrt-eiförmig, 10 bis 60 mm lang, 4 bis 25 mm breit, stumpf, fast ganzrandig bis häufig fein unregelmäßig gesägt-gezähnt, kahl oder wenigstens die jüngeren abstehend kurz flaumig behaart. Ihre oberseits dunkelgrüne, unterseits etwas hellere, einnervige Spreite ist gewöhnlich plötzlich in den breiten, etwa gleichlangen Blattstiel verschmälert. Die schaftartigen, einfachen, blattlosen, einköpfigen Blütenstandsstiele sind 5 bis 15, selten bis 20 cm lang, dünn, nur unterhalb des Blütenstandes etwas verbreitert, im unteren Teil abstehend, im oberen angedrückt behaart. Die Blütenstände sind 10 bis 30, häufig etwa 20 mm breit. Der halbkugelige bis flach schüsselförmige, unregelmäßig zwei- oder einreihige Hüllkelch ist aus schmal-elliptischen oder länglichen, meist stumpfen, häufig dunkelgrünen, 3 bis 5, selten bis 7 mm langen, außen behaarten Blättchen zusammengesetzt. Der kegelförmige, innen hohle Blütenstandsboden ist 3 bis 5 mm breit. Die randständigen, 5 bis 8, selten bis 15 mm langen, weiblichen Blüten besitzen über einem etwa 1 mm langen, röhrigen, grünlichen, außen behaarten Teil eine zungenförmig ausgezogene, abgerundet zugespitzte oder schwach ausgerandete, 0,5 bis 1,5 mm breite, weiße, häufig an der Spitze oder oft auch unterseits rötlich bis purpurn gefärbte Spreite. Der unterständige, einfächerige, etwa 1 mm lange Fruchtknoten ist etwas zusammengedrückt, verkehrt-eiförmig bis fast verkehrt-herzförmig und fein behaart. Er trägt einen fadenförmigen, den röhrigen Teil der Krone weit überragenden Griffel mit zwei schmalen, auseinander spreizenden Griffelästen. Die scheibenständigen, zwittrigen, etwa 2 mm langen Blüten besitzen über einem kurzen, röhrenförmigen, grünlichen Teil eine schmal glockenförmige, im unteren Teil außen behaarte, grünliche bis gelbliche Krone mit fünf breit dreieckigen, etwas nach außen gebogenen, goldgelben Zipfeln. Die fünf Staubblätter sind mit ihren Filamenten am oberen Ende des röhrigen Teiles der Krone angeheftet. Ihre am Grunde stumpfen, durch die Pollen goldgelb erscheinenden Antheren sind zu einer Röhre verklebt. Der Fruchtknoten entspricht dem der Randblüten. Der die Krone überragende Griffel trägt zwei kurze, halb spitz-eiförmige, kaum auseinander spreizende Griffeläste.

ARZNEIFORMEN

HERSTELLUNG

Urtinktur und flüssige Verdünnungen nach Vorschrift 2a.

EIGENSCHAFTEN

Die Urtinktur ist eine gelbgrüne bis gelblichbraune Flüssigkeit mit etwas scharfem Geschmack und angenehmem Geruch.

PRÜFUNG AUF IDENTITÄT

A. Die Mischung von 1 ml Urtinktur und 1 ml Wasser gibt eine deutliche Opaleszenz.
B. Wird 1 ml Urtinktur mit 10 ml Wasser und mit 0,1 ml verdünnter Natriumhydroxid-Lösung *R* versetzt, färbt sich die Mischung gelb und gibt bei kräftigem, eine Minute langem Schütteln einen mindestens 5 Minuten lang beständigen Schaum.

C. Wird 1 ml Blutkörperchensuspension *RH* mit 5 ml Urtinktur versetzt, entsteht eine klare, rote Lösung ohne Bodensatz.
D. Chromatographie: Die Prüfung erfolgt dünnschichtchromatographisch auf einer Schicht von Kieselgel H *R*.

Untersuchungslösung: Urtinktur.

Vergleichslösung: 20 mg Aescin *RN* und 30 mg Gallussäure *RN* werden in 10 ml Methanol gelöst.

Aufgetragen werden getrennt je 10 µl Untersuchungs- und Vergleichslösung. Die Chromatographie erfolgt über eine Laufstrecke von 10 cm mit der Oberphase des Systems aus 50 Volumteilen Wasser, 40 Volumteilen n-Butanol *R* und 10 Volumteilen Essigsäure 98 % *R*. Nach Verdunsten der mobilen Phase werden die Chromatogramme mit Anisaldehyd-Lösung *R* besprüht, 10 Minuten lang auf 105 bis 110 °C erhitzt und innerhalb von 10 Minuten im Tageslicht ausgewertet.

Das Chromatogramm der Vergleichslösung zeigt im unteren Teil des mittleren Drittels des Rf-Bereichs den blauen Fleck des Aescins und im oberen Drittel den rotvioletten Fleck der Gallussäure.

Das Chromatogramm der Untersuchungslösung zeigt etwa auf Höhe der Vergleichssubstanz Aescin einen braunen Fleck und knapp darüber einen breiten grünen Fleck. In Höhe des Flecks der Gallussäure erscheint ein rötlichvioletter Fleck.

PRÜFUNG AUF REINHEIT

Relative Dichte (Ph. Eur.): 0,930 bis 0,950.

Trockenrückstand (DAB): Mindestens 1,5 Prozent.

LAGERUNG

Vor Licht geschützt.

Berberis vulgaris

Berberis

Verwendet wird die getrocknete Rinde ober- und unterirdischer Teile von *Berberis vulgaris* L. Sie enthält mindestens 2,0 Prozent Alkaloide, berechnet als Berberin ($C_{20}H_{19}NO_5$; MG 353,4).

BESCHREIBUNG

Die Rinde hat eigenartig herben Geruch.

Die Wurzelrinde ist außen graubraun, glatt oder runzelig, innen braungelb bis grünlichgelb, längsgestreift, nicht sehr hart und oft blättrig zerfallen. Die Rinde junger Äste ist außen rinnig, hellgraubraun, oft schwarz punktiert, innen gelbgrün. Die Rinde älterer Stämme ist außen unregelmäßig wulstig längsstreifig, graubraun bis schwarzbraun, innen braungelb und oft in Borke und Innenrinde zerfallen.

Mikroskopische Merkmale: Die Wurzelrinde hat einen braunen, lockeren, unregelmäßig gebauten, dünnwandigen, vielreihigen Kork und ein primäres Rindenparenchymgewebe aus meist tangential gestrecktem, dünnwandigem, von Interzellularen durchsetztem Parenchym. In der sekundären Rinde wechseln tangential angeordnete Bänder von dünnwandigen, zylindrischen Parenchymzellen mit wandartig angeordneten, oft kollabierten, keratenchymatischen Siebröhrengruppen ab. Zuweilen liegen im Rindengewebe einzeln oder in kleinen Gruppen vorkommende, stark verdickte und getüpfelte, knorrige, relativ kurze Fasern mit gelben Wänden. Gelegentlich finden sich tangential angeordnete einfache Reihen längerer Fasern. Alle Fasern sind verholzt. Die nach außen hin sich leicht erweiternden Markstrahlen sind an der breitesten Stelle meist 10 bis 15 Zellen breit und etwa doppelt so hoch. Die Markstrahlzellen sind mehr oder weniger radial gestreckt, in der Regel dünnwandig, zuweilen stellenweise aber auch verdickt und verholzt. Sie enthalten häufig rhomboedrische Einzelkristalle von Calciumoxalat.

Das Abschlußgewebe der Rinde junger Zweige besteht aus einer dickwandigen Epidermis, unter der einige Lagen zum Teil deutlich knotig verdickten Parenchyms und große Bündel von langgestreckten, verholzten, wenig verdickten und gekammerten Fasern liegen. Innerhalb eines mehrere Lagen hohen Korkgewebes liegt das interzellularenreiche, aus rundlichen Zellen bestehende Gewebe der primären Rinde. Ältere Stammrinde wird von einer vielschichtigen Borke bedeckt, die aus einem vielreihigen äußeren Kork und nach außen abgedrängtem, von wenigen Zellagen hohen Kork durchsetztem Rindengewebe besteht. In der sekundären Rinde wechseln regelmäßig tangential angeordnete Bänder von zylindrischen Parenchymzellen, oft kollabierten, keratenchymatischen Siebröhrengruppen und 1 bis 2 Lagen dicken Schichten kurzer, derber Fasern mit gelblicher, verholzter, stark verdickter und deutlich getüpfelter Wand miteinander ab. Die Markstrahlen sind meist 5 bis 8, gelegentlich über 10 Zellen breit und 50 bis über 100 Zellagen hoch. Die vielfach rhomboedrische Einzelkristalle von Calciumoxalat enthaltenden Markstrahlzellen sind wenig radial gestreckt und meist dünnwandig. Stellenweise sind einzelne Zellen oder größere Gruppen von Markstrahlzellen verdickt und verholzt. Auf und in den äußeren Teilen der Abschlußgewebe finden sich häufig Ketten oder Haufen von rundlichen bis länglichen braunen Pilzzellen.

In ober- und unterirdischen Rindenteilen können 2 bis 7 μm große, runde Stärkekörner und gelbbrauner Zellinhalt vorkommen.

PRÜFUNG AUF IDENTITÄT

Prüflösung: 1,0 g gepulverte Droge (180) wird mit 10 ml Äthanol 60 % *RN* 20 Minuten lang unter häufigem Umschütteln stehen gelassen und danach abfiltriert.

A. Etwas gepulverte Droge (180) wird auf einem Objektträger mit 1prozentiger Salpetersäure (V/V) befeuchtet. Nach dem Eintrocknen zeigen sich zahlreiche, teilweise in Büscheln angeordnete Kristallnadeln von Berberinnitrat.
B. Werden 0,5 ml Prüflösung mit 1 ml verdünnter Natriumhydroxid-Lösung *R* versetzt, färbt sich die Mischung rotbraun bis blaßbraun und fluoresziert im ultravioletten Licht bei 365 nm blaugrau. Nach Zusatz von 2 ml verdünnter Salzsäure *R* fluoresziert die Mischung im ultravioletten Licht bei 365 nm olivgrün bis gelbgrün.
C. Werden 0,5 ml Prüflösung mit 5 ml Wasser, 1 ml Salzsäure *R* und 1 ml Chloramin-T-Lösung *R* versetzt, färbt sich die Mischung rot.
D. Chromatographie: Die Prüfung erfolgt dünnschichtchromatographisch auf einer Schicht von Kieselgel G *R*.

   Untersuchungslösung: Prüflösung.

   Vergleichslösung: 10 mg Chininhydrochlorid *RN* und 20 mg Noscapinhydrochlorid *RN* werden in 10 ml Chloroform *R* gelöst.

   Aufgetragen werden getrennt je 20 μl Untersuchungs- und Vergleichslösung. Die Chromatographie erfolgt über eine Laufstrecke von 15 cm mit einer Mischung von 80 Volumteilen Äthylacetat *R*, 10 Volumteilen wasserfreier Ameisensäure *R* und 10 Volumteilen Wasser. Die Chromatogramme werden in noch feuchtem Zustand im ultravioletten Licht bei 254 nm ausgewertet.

   Das Chromatogramm der Vergleichslösung zeigt im unteren Drittel des Rf-Bereiches den leuchtend hellblauen Fleck des Chininhydrochlorids und im unteren Teil des mittleren Drittels den schwach blauen Fleck des Noscapinhydrochlorids. Der Noscapinhydrochloridfleck ist bei der nachfolgenden Detektion mit Dragendorffs-Reagenz *R* besser zu erkennen.

Das Chromatogramm der Untersuchungslösung zeigt in der Nähe der Startlinie einen gelbgrünen Fleck. Etwa in der Höhe des Chininhydrochloridflecks der Vergleichslösung erscheint ein blauer Fleck. Im Bereich, der von den Flecken der Vergleichslösung begrenzt wird, liegt ein blaugrüner Fleck. Etwa in der Höhe des Noscapinhydrochloridflecks liegt ein gelbbrauner Fleck, wenig darüber folgen, eben voneinander getrennt, ein brauner und ein intensiv gelber Fleck. Im oberen Drittel des Rf-Bereiches liegen zwei schwache, blauviolette Flecke.

Die Chromatogramme werden anschließend mit einer Mischung von 1 Volumteil Dragendorffs-Reagenz *R*, 2 Volumteilen Essigsäure 98 % *R* und 10 Volumteilen Wasser besprüht und sofort ausgewertet.

Das Chromatogramm der Untersuchungslösung zeigt im Tageslicht folgende orangegelbe Flecke: In der Nähe der Startlinie einen Fleck, etwa in der Höhe des Chininhydrochlorids einen Fleck, etwa in der Höhe des Noscapinhydrochlorids einen Fleck und wenig darüber ein eben getrenntes Paar.

PRÜFUNG AUF REINHEIT

Fremde Bestandteile (Ph. Eur.): Höchstens 2 Prozent.

Asche (DAB): Höchstens 8,0 Prozent.

GEHALTSBESTIMMUNG

Etwa 2,00 g gepulverte Droge (180), genau gewogen, werden mit 50,0 ml Äthanol 60 % *R N* 30 Minuten lang geschüttelt und danach abfiltriert. 1,0 ml des Filtrats wird mit methanolischer 0,1 N-Schwefelsäure zu 100,0 ml aufgefüllt. Die Extinktion (E) dieser Lösung wird bei 425 nm in einer Schichtdicke von 1 cm gegen methanolische 0,1 N-Schwefelsäure gemessen.

Der Berechnung des Gehalts an Alkaloiden, berechnet als Berberin, wird eine spezifische Extinktion $E_{1cm}^{1\%} = 163$ zugrunde gelegt. Der Prozentgehalt x_{proz} wird nach folgender Formel berechnet:

$$x_{proz} = \frac{E \cdot 30,6}{e}$$

e = Einwaage an Droge in Gramm

ARZNEIFORMEN

Die Urtinktur enthält mindestens 0,18 und höchstens 0,60 Prozent Alkaloide, berechnet als Berberin ($C_{20}H_{19}NO_5$; MG 353,4).

HERSTELLUNG

Urtinktur aus der grob gepulverten Droge (710) und flüssige Verdünnungen nach Vorschrift 4a mit Äthanol 62 Prozent.

EIGENSCHAFTEN

Die Urtinktur ist eine dunkelgelbe bis rötlichbraune Flüssigkeit mit herbwürzigem Geruch.

PRÜFUNG AUF IDENTITÄT

Die Urtinktur gibt die bei der Droge beschriebenen Identitätsreaktionen B, C und D. Prüflösung ist die Urtinktur.

PRÜFUNG AUF REINHEIT

Relative Dichte (Ph. Eur.): 0,890 bis 0,910.

Trockenrückstand (DAB): Mindestens 1,8 Prozent.

GEHALTSBESTIMMUNG

Etwa 2,00 g Urtinktur, genau gewogen, werden mit methanolischer 0,1 N-Schwefelsäure zu 100,0 ml aufgefüllt. 5,0 ml dieser Lösung werden mit methanolischer 0,1 N-Schwefelsäure zu 25,0 ml aufgefüllt. Die Extinktion (E) dieser Lösung wird bei 425 nm in einer Schichtdicke von 1 cm gegen methanolische 0,1 N-Schwefelsäure gemessen.

Der Berechnung des Gehalts an Alkaloiden, berechnet als Berberin, wird eine spezifische Extinktion $E_{1cm}^{1\%} = 163$ zugrunde gelegt. Der Prozentgehalt x_{proz} wird nach folgender Formel berechnet:

$$x_{proz} = \frac{E \cdot 3{,}06}{e}$$

e = Einwaage an Urtinktur in Gramm

LAGERUNG

Vor Licht geschützt.

Vorsichtig zu lagern!

Berberis vulgaris e fructibus

Berberis, Fructus

Verwendet werden die von den Fruchtstielen gerebelten frischen, voll ausgereiften Beeren von *Berberis vulgaris* L.

BESCHREIBUNG

Die leuchtend scharlachroten Beeren sind von länglicher, walzenartiger Form, die etwa 10 bis 12 mm lang und etwa 6 mm dick sind. Sie tragen noch die vertrockneten, schwärzlichen Reste der Narben an ihrer Spitze. Das Exokarp ist häutig bis ledrig, das übrige Perikarp dagegen saftig, fleischig und von säuerlichem Geschmack.

Jede Frucht enthält in der Regel zwei (selten drei) Samen, die fast am Grunde der Frucht, an der Bauchnaht des Karpells, inseriert sind. Sie sind etwa 4 bis 6 mm lang, etwa 1,5 bis 2,5 mm breit, eikeilförmig, etwas abgeflacht mit einem Nabel am spitzen Ende.

Die Samen füllen die Frucht zum weitaus größten Teil aus. Die an ihren Berührungsflächen abgeplatteten Samen haben eine mehr oder weniger dunkelrotbraune, stumpfe, von feinen Wärzchen rauhe Samenschale. Die Samenschale ist um den Embryo nicht gefaltet. Ein Längsschnitt durch den Samen zeigt den langen, geraden Embryo, der von eiweißreichem Nährgewebe umgeben ist.

ARZNEIFORMEN

HERSTELLUNG

Urtinktur und flüssige Verdünnungen nach Vorschrift 2b.

EIGENSCHAFTEN

Die Urtinktur ist eine tiefrote Flüssigkeit mit fruchtigem Geruch und sauerherbem Geschmack.

PRÜFUNG AUF IDENTITÄT

A. Werden 0,5 ml Urtinktur mit 5 ml Wasser, 1 ml Salzsäure *R* und 1 ml Chloramin-T-Lösung *R* versetzt, so tritt Gelbfärbung auf.

B. Werden 0,5 ml Urtinktur mit 5 ml Wasser und 0,1 ml Eisen(III)-chlorid-Lösung R 1 versetzt, so tritt Grünfärbung auf.

C. Chromatographie: Die Prüfung erfolgt dünnschichtchromatographisch auf einer Schicht von Kieselgel H R.

Untersuchungslösung: 20 ml Urtinktur werden im Wasserbad auf etwa 14 ml eingeengt. Die verbleibende Lösung wird in einem Scheidetrichter mit 5 ml konzentrierter Ammoniaklösung R versetzt und zweimal mit je 20 ml Äther R ausgeschüttelt. Die vereinigten Ätherphasen werden über wasserfreiem Natriumsulfat R getrocknet und anschließend zur Trockne eingeengt. Der Rückstand wird in 1 ml Methanol R aufgenommmen.

Vergleichslösung: 5 mg Papaverinhydrochlorid R und 10 mg Atropinsulfat R werden in 10 ml Methanol R gelöst.

Aufgetragen werden getrennt je 10 µl Untersuchungs- und Vergleichslösung. Die Chromatographie erfolgt über eine Laufstrecke von 15 cm mit einer Mischung von 9 Volumteilen Chloroform R und 1 Volumteil Diäthylamin R. Nach dem vollständigen Verdunsten der mobilen Phase werden die Chromatogramme mit verdünntem Dragendorffs-Reagenz R besprüht.

Das Chromatogramm der Vergleichslösung zeigt im unteren Rf-Bereich den orangefarbenen Fleck des Atropins (Rst 1,0) und bei Rst 2,6 den Fleck des Papaverins.

Ebenfalls orangefarbene Flecke treten im Chromatogramm der Untersuchungslösung auf im Bereich Rst 0,1 bis 0,5 (2 bis 4 schwache Flecke), knapp über der Vergleichssubstanz Atropin bei Rst 1,1, ferner bei Rst 1,3, Rst 2,2 und knapp unter der Vergleichssubstanz Papaverin bei Rst 2,4.

PRÜFUNG AUF REINHEIT

Relative Dichte (Ph. Eur.): 0,980 bis 0,993.

Trockenrückstand (DAB): Mindestens 7,0 Prozent.

LAGERUNG

Vor Licht geschützt.

Betula pendula e cortice, äthanol. Decoctum
Betula, Cortex, äthanol. Decoctum

Verwendet wird die getrocknete Rinde nur der weißen Ast- und Stammteile von *Betula pendula* ROTH.

BESCHREIBUNG

Birkenrinde ist fast geruchlos und schmeckt herb zusammenziehend. Die Rindenstücke zeigen außen eine blendendweiße, sich leicht in horizontalen Streifen ablösende Korkschicht mit höchstens kleinen schwarzbraunen Borkenschuppen, jedoch stets mit braunen, als feine Querstreifen erscheinenden Lentizellen. Die innere, hellbraune, ebenfalls glatte Rindenschicht bricht mit körniger Oberfläche.

Mikroskopische Merkmale: Die junge Rinde zeigt im Periderm wechselnde Lagen von derb- und dünnwandigen Korkzellen, die dicht mit Betulinkörnern gefüllt sind. Dem Korkkambium folgen nach innen einige Schichten kollenchymatisch ausgebildeten Rindenparenchyms, die in größere, dünnwandige Zellen übergehen, zwischen denen große Interzellularen erscheinen. Innerhalb des Phellogens finden sich Kristalldrusen; in der benachbarten inneren Schicht auch Einzelkristalle. In der sekundären Rinde wechseln Weichbastlagen mit konzentrisch angeordneten Sklerenchymzellgruppen ab, die aus rundlichen oder knorrigen Steinzellen bestehen. Gerbstoffhaltige, teilweise sklerenchymatische Markstrahlen durchsetzen die sekundäre Rinde.

PRÜFUNG AUF IDENTITÄT

Prüflösung: 1,0 g gepulverte Droge (710) wird mit 10 ml Äthanol 50% *RN* 30 Minuten lang unter Rückfluß erhitzt. Nach dem Abkühlen wird filtriert.

A. Werden 0,1 ml Prüflösung mit 10 ml Äthanol *R* verdünnt und mit 0,1 ml einer 10prozentigen Lösung (G/V) von Eisen(III)-chlorid *R* in Äthanol *R* versetzt, so schlägt nach Umschütteln die Farbe der Mischung nach Grün um.

B. Werden 2 ml Prüflösung mit 2 ml einer 1prozentigen Lösung (G/V) von Vanillin *R* in Salzsäure *R* versetzt, so färbt sich die Mischung rot.

C. Werden 2 ml Prüflösung mit 2 ml verdünnter Natriumhydroxid-Lösung *R* versetzt, so wird die Mischung trüb und färbt sich braun.

D. Chromatographie: Die Prüfung erfolgt dünnschichtchromatographisch auf einer Schicht von Kieselgel H R.

Untersuchungslösung: 1,0 g gepulverte Droge (710) wird mit 10 ml Cyclohexan R 30 Minuten lang im Wasserbad bei 70 °C am Rückfluß erhitzt. Nach dem Abkühlen wird filtriert.

Vergleichslösung: 10 mg Cholesterin R werden in 10 ml Cyclohexan R gelöst.

Aufgetragen werden getrennt 30 µl Untersuchungslösung und 15 µl Vergleichslösung. Die Chromatographie erfolgt über eine Laufstrecke von 15 cm mit einer Mischung aus 95 Volumteilen Chloroform R und 5 Volumteilen Methanol R. Die Chromatogramme werden mit einer 20prozentigen Lösung (G/V) von Toluolsulfonsäure R in wasserfreiem Äthanol R besprüht, 15 Minuten lang auf 105 bis 110 °C erhitzt und innerhalb von 20 Minuten am Tageslicht ausgewertet.

Das Chromatogramm der Vergleichslösung zeigt im mittleren Rf-Bereich den rötlich grauen Fleck des Cholesterins. Im Chromatogramm der Untersuchungslösung treten ein grauer Fleck knapp unterhalb der Vergleichssubstanz und drei weitere graue Flecke im oberen Rf-Bereich auf.

PRÜFUNG AUF REINHEIT

Fremde Bestandteile: (Ph. Eur.): Höchstens 5 Prozent.

Sulfatasche (Ph. Eur.): Höchstens 6,0 Prozent, bestimmt mit 2,00 g gepulverter Droge (710).

ARZNEIFORMEN

HERSTELLUNG

Urtinktur aus der grob gepulverten Droge (710) und flüssige Verdünnungen nach Vorschrift 19f mit Äthanol 43 Prozent.

EIGENSCHAFTEN

Die Urtinktur ist eine gelbbraune bis rotbraune Flüssigkeit von schwach aromatischem Geruch und bitterem, adstringierendem Geschmack.

PRÜFUNG AUF IDENTITÄT

Die Urtinktur gibt die bei der Droge beschriebenen Identitätsreaktionen A, B und C. Prüflösung ist die Urtinktur.

D. Chromatographie: Die Prüfung erfolgt dünnschichtchromatographisch auf einer Schicht von Kieselgel H R.

Untersuchungslösung: 20 ml Urtinktur werden im Wasserbad bei 70 °C unter vermindertem Druck (höchstens 27 mbar) von Äthanol befreit. Nach Zugabe von 20 ml Wasser werden 4 g Natriumchlorid R in der Flüssigkeit gelöst und diese 2mal mit je 10 ml Äthylacetat R ausgeschüttelt. Die vereinigten organischen Phasen werden über wasserfreiem Natriumsulfat R getrocknet und anschließend auf dem Wasserbad bei 70 °C unter vermindertem Druck (höchstens 27 mbar) eingeengt. Der Rückstand wird in 1 ml Methanol R aufgenommen.

Vergleichslösung: 10 mg Bromkresolgrün R und 20 mg Gallussäure RN werden in 10 ml Methanol R gelöst.

Aufgetragen werden getrennt 20 µl Untersuchungslösung und 10 µl Vergleichslösung. Die Chromatographie erfolgt über eine Laufstrecke von 15 cm mit einer Mischung von 80 Volumteilen Äthylacetat R, 10 Volumteilen wasserfreier Ameisensäure R und 10 Volumteilen Wasser. Nach dem Verdunsten der mobilen Phase werden die Chromatogramme mit Echtblausalz-B-Lösung RN und danach mit 0,1 N-äthanolischer Natriumhydroxid-Lösung besprüht. Nach 2 Stunden werden die Chromatogramme im Tageslicht ausgewertet.

Im Chromatogramm der Vergleichslösung tritt im mittleren Rf-Bereich der gelbe Fleck des Bromkresolgrüns und im oberen Rf-Bereich der bräunlichrote Fleck der Gallussäure auf.

Im Chromatogramm der Untersuchungslösung sind folgende bräunlichroten Flecke zu sehen: Ein Fleck unterhalb der Vergleichssubstanz Bromkresolgrün, ein Fleck knapp darüber, ein Fleck in Höhe der Vergleichssubstanz Gallussäure und ein weiterer Fleck zwischen den beiden Vergleichssubstanzen.

PRÜFUNG AUF REINHEIT

Relative Dichte (Ph. Eur.): 0,925 bis 0,940.

Trockenrückstand (DAB): Mindestens 0,6 Prozent.

LAGERUNG

Vor Licht geschützt.

Betula pendula e foliis

Betula, Folium

Verwendet werden die frischen, jungen Blätter von *Betula pendula* ROTH.

BESCHREIBUNG

Die Blätter haben einen 2 bis 3 cm langen, kahlen Stiel und eine rautenförmig-dreieckige Spreite mit lang ausgezogener Spitze. Die Spreite ist 4 bis 7 cm lang und 2,5 bis 4 cm breit. Sie wird durch den Mittelnerv geteilt und hat in jeder Hälfte 5 bis 7 Seitennerven. Der Blattrand ist scharf doppelt gesägt, der keilförmige Blattgrund ganzrandig. Junge Blätter sind dünn und klebrig, oberseits lebhaft grün und leicht glänzend, unterseits graugrün.

ARZNEIFORMEN

HERSTELLUNG

Urtinktur und flüssige Verdünnungen nach Vorschrift 3c.

EIGENSCHAFTEN

Die Urtinktur ist eine gelb- bis rötlichbraune Flüssigkeit mit fruchtigem Geruch und schwachem, arteigenem Geschmack.

PRÜFUNG AUF IDENTITÄT

A. 0,1 ml Urtinktur werden mit 10 ml Äthanol *R* verdünnt und mit 0,1 ml einer 10prozentigen Lösung (G/V) von Eisen(III)-chlorid *R* in Äthanol *R* versetzt. Nach Umschütteln tritt Grünfärbung auf.

B. Werden 2 ml Urtinktur mit 2 ml Methanol *R* und 1 ml Aluminiumchlorid-Reagenz *RN* versetzt, tritt im Tageslicht gelbe Färbung und im ultravioletten Licht bei 365 nm blaugrüne Fluoreszenz auf.

C. Chromatographie: Die Prüfung erfolgt dünnschichtchromatographisch auf einer Schicht von Kieselgel H *R*.

Untersuchungslösung: Urtinktur.

Vergleichslösung: 10 mg Gallussäure *RN* und 10 mg Hyperosid *RN* werden in 10 ml Aceton *R* gelöst.

Aufgetragen werden getrennt je 20 µl Untersuchungs- und Vergleichslösung. Die Chromatographie erfolgt über eine Laufstrecke von 15 cm mit einer Mischung von 80 Volumteilen Äthylacetat *R*, 10 Volumteilen wasserfreier Ameisensäure *R* und 10 Volumteilen Wasser. Nach Verdunsten der mobilen Phase werden die Chromatogramme zuerst mit einer 1prozentigen Lösung (G/V) von Diphenylboryloxyäthylamin *R* in Methanol *R* und danach mit einer 5prozentigen Lösung (G/V) von Polyäthylenglykol 400 *R* in Methanol *R* besprüht. Anschließend werden die Chromatogramme im ultravioletten Licht bei 365 nm ausgewertet.

Das Chromatogramm der Vergleichslösung zeigt im mittleren Drittel des Rf-Bereiches den gelbroten Fleck des Hyperosids und im oberen Drittel den leuchtend blauen Fleck der Gallussäure.

Das Chromatogramm der Untersuchungslösung zeigt in Höhe der Vergleichssubstanz Hyperosid zwei oder drei gelbrote Flecke und darüber einen hellblauen Fleck. Im Bereich zwischen den beiden Vergleichssubstanzen sind ein, zwei oder drei gelbrote Flecke vorhanden; in Höhe der Vergleichssubstanz Gallussäure tritt ein blauer Fleck auf, im Bereich bis zur Frontlinie können weitere hellblaue und gelbrote Flecke vorhanden sein.

PRÜFUNG AUF REINHEIT

Relative Dichte (Ph. Eur.): 0,957 bis 0,977.

Trockenrückstand (DAB): Mindestens 2,8 Prozent.

LAGERUNG

Vor Licht geschützt.

Betula pendula ferm 34e

Betula e foliis ferm 34e

Verwendet werden die frischen, jungen Blätter von *Betula pendula* ROTH.

BESCHREIBUNG

Die Blätter haben einen 2 bis 3 cm langen, kahlen Stiel und eine rautenförmig dreieckige Spreite mit lang ausgezogener Spitze. Die Spreite ist bis 7 cm lang und 2,5 bis 4 cm breit. Sie wird durch den Mittelnerv geteilt und hat in jeder Hälfte 5 bis 7 Seitennerven. Der Blattrand ist scharf doppelt gesägt, der keilförmige Blattgrund ganzrandig. Junge Blätter sind dünn behaart und klebrig. Die Blätter sind oberseits lebhaft grün und leicht glänzend, unterseits graugrün.

ARZNEIFORMEN

HERSTELLUNG

Urtinktur und flüssige Verdünnungen nach Vorschrift 34e.

EIGENSCHAFTEN

Die Urtinktur ist eine gelb-bräunliche Flüssigkeit mit säuerlich herbem, leicht stechendem Geruch.

PRÜFUNG AUF IDENTITÄT

A. Wird 1 ml Urtinktur mit 0,1 ml Eisen(III)-chlorid-Lösung *R* 1 versetzt, entsteht eine hell-olivgrüne Farbe.
B. Werden 2 ml Urtinktur mit 1 ml Aluminiumchlorid-Reagenz *RN* versetzt, tritt gelbe Färbung auf.
C. Chromatographie: Die Prüfung erfolgt dünnschichtchromatographisch auf einer Schicht von Kieselgel H *R*.

Untersuchungslösung: Urtinktur.

Vergleichslösung: 10 mg Rutin *R*, 10 mg Quercetin *R* und 10 mg Scopoletin *RN* werden in 10 ml Methanol *R* gelöst.

Aufgetragen werden getrennt 60 µl Untersuchungslösung und 10 µl Vergleichslösung. Die Chromatographie erfolgt über eine Laufstrecke von 15 cm mit einer Mischung aus 50 Volumteilen Chloroform R, 42 Volumteilen Essigsäure 98 % R und 8 Volumteilen Wasser. Nach Verdunsten der mobilen Phase werden die Chromatogramme mit einer 1prozentigen Lösung (G/V) von Diphenylboryloxyäthylamin R in Methanol R und danach mit einer 5prozentigen Lösung (G/V) von Polyäthylenglykol 400 R in Methanol R besprüht und im ultravioletten Licht bei 365 nm ausgewertet.

Das Chromatogramm der Vergleichslösung zeigt im unteren Drittel des Rf-Bereiches den orangeroten Fleck des Rutins, im mittleren Drittel den orangeroten Fleck des Quercetins und im oberen Drittel den blauen Fleck des Scopoletins.

Das Chromatogramm der Untersuchungslösung zeigt zwischen dem Start und der Vergleichssubstanz Rutin 1 oder 2 orangegelbe Flecke. Wenig über dem Rutin liegt ein gelber Fleck; darüber können 1 oder 2 weitere, schwach gelbe Flecke auftreten. Wenig über der Vergleichssubstanz Quercetin liegen dicht übereinander zwei blaue Flecke.

PRÜFUNG AUF REINHEIT

Relative Dichte (Ph. Eur.): 1,005 bis 1,026.

Trockenrückstand (DAB): Mindestens 2,0 und höchstens 4,5 Prozent.

pH-Wert (Ph. Eur.): Der pH-Wert der Urtinktur muß zwischen 3,0 und 4,0 liegen.

LAGERUNG

Vor Licht geschützt.

Bismutum metallicum

Bi AG 209,0

Verwendet wird metallisches Wismut mit einem Gehalt von mindestens 99,0 und höchstens 101,0 Prozent Bi.

EIGENSCHAFTEN

Graues, metallisch glänzendes, geruchloses Pulver oder kristalline Stücke.

Bismutum metallicum

PRÜFUNG AUF IDENTITÄT

A. 1 ml Prüflösung (siehe ,,Prüfung auf Reinheit"), mit Wasser zu 10 ml verdünnt, gibt die Identitätsreaktion b) auf Wismut (Ph. Eur.).

B. 1 ml Prüflösung (siehe ,,Prüfung auf Reinheit") wird mit Wasser zu 10 ml verdünnt. Nach Zugabe von 0,3 ml Kaliumjodid-Lösung R entsteht ein schwarzer Niederschlag, der sich in überschüssiger Kaliumjodid-Lösung R unter Orangefärbung löst.

PRÜFUNG AUF REINHEIT

Prüflösung: Etwa 2,00 g gepulverte Substanz (90), genau gewogen, werden in 40 ml verdünnter Salpetersäure R unter Erwärmen gelöst. Die Lösung wird vorsichtig bis zum Verschwinden der braunen Dämpfe erhitzt. Nach dem Erkalten wird unter Nachwaschen mit 40 ml verdünnter Salpetersäure R durch einen Glassintertiegel Nr. 16 (Ph. Eur.) in einen 100-ml-Meßkolben filtriert und mit Wasser aufgefüllt.

Aussehen der Prüflösung: Die Prüflösung muß farblos (Ph. Eur., Methode I) sein.

Säureunlösliche Bestandteile: Höchstens 0,1 Prozent; der unter ,,Prüflösung" im Glassintertiegel verbliebene Rückstand wird bei 100 bis 105 °C bis zur Gewichtskonstanz getrocknet. Nach dem Erkalten wird gewogen.

Eisen: 1,0 ml Prüflösung wird mit 8 ml Wasser, 3 ml verdünnter Salzsäure R und 3 ml Kaliumthiocyanat-Lösung R versetzt.

Die Vergleichslösung wird aus 10 ml Eisen-Standardlösung (2 ppm Fe) R, 1 ml verdünnter Salzsäure R, 1 ml Wasser und 0,05 ml Bromwasser R hergestellt. Nach 5 Minuten wird der Bromüberschuß durch Einleiten eines Luftstromes entfernt und die Mischung mit 3 ml Kaliumthiocyanat-Lösung R versetzt.

5 Minuten nach Zugabe der Kaliumthiocyanat-Lösung werden beide Lösungen jeweils mit 5 ml Amylalkohol R ausgeschüttelt. Die organische Phase der zu untersuchenden Lösung darf nicht stärker rot gefärbt sein als die der Vergleichslösung (0,1 Prozent).

Kupfer: 10 ml Prüflösung werden mit 5 ml Ammoniaklösung R versetzt und geschüttelt. Danach wird abfiltriert. Das Filtrat darf bei Betrachtung gleicher Volumina nicht stärker blau gefärbt sein als ein Vergleich aus 2,0 ml Kupfer-Standardlösung (100 ppm Cu) RH, 8,0 ml Wasser und 5,0 ml Ammoniak-Lösung R (0,1 Prozent).

Blei: 5,0 ml Prüflösung werden auf dem Wasserbad eingeengt und vorsichtig bis zur Entwicklung brauner Dämpfe erhitzt. Nach dem Erkalten wird der Rückstand mit 9 ml siedendem Wasser angerieben. Die Suspension wird abgekühlt, mit 1 ml konzentrierter Natriumhydroxid-Lösung R versetzt und filtriert. In einem Scheidetrichter werden 2 ml bleifreie Hydroxylaminhydrochlorid-Lösung R und 5 ml einer 0,1prozentigen Lösung (G/V) von Natriumdiäthyldithiocarbamat *R* mit 0,5 ml Filtrat 2 Minuten lang geschüttelt. Die Mischung wird 15 Minuten lang stehengelassen und dann zweimal mit je 5 ml einer Mischung aus gleichen Volumteilen Isoamylalkohol *R* und Toluol *R* 2 Minuten lang geschüttelt. Die vereinigten organischen Phasen werden zweimal 2 Minuten lang mit je 2,5 ml 0,1 N-Salzsäure ausgeschüttelt. Zu den vereinigten Säureauszügen wird nach Zugabe von 0,05 ml Phenolrot-Lösung *R* Ammoniaklösung *R* bis zur Rosafärbung hinzugefügt. Die so neutralisierte Lösung wird mit weiteren 2 ml Ammoniaklösung *R*, 2 ml bleifreier Ammoniumcitrat-Lösung *R*, 2 ml bleifreier Hydroxylaminhydrochlorid-Lösung *R* und 10 ml bleifreier, ammoniakalischer Kaliumcyanid-Lösung *R* versetzt. Nach 1 Minute wird die Mischung mit 0,5 ml Dithizon-Lösung *R* und 9 ml Chloroform ausgeschüttelt. Die Chloroformphase wird in einen anderen Scheidetrichter überführt und zweimal je 1 Minute lang mit je 10 ml bleifreier, ammoniakalischer Kaliumcyanid-Lösung *R* ausgeschüttelt. Die mit 0,5 g wasserfreiem Natriumsulfat *R* geschüttelte Chloroformphase darf nicht stärker gefärbt sein als die einer Vergleichslösung, die mit 1,0 ml Blei-Standard-Lösung (10 ppm Pb) *R* und 4 ml Wasser anstelle von 5 ml der vereinigten Säureauszüge hergestellt ist (0,2 Prozent).

Arsen: 2,0 ml Prüflösung werden mit Wasser zu 10,0 ml verdünnt. 1,0 ml dieser Lösung wird mit 0,5 ml Schwefelsäure *R* versetzt und bis zum Auftreten weißer Dämpfe erhitzt. Nach Zugabe von 1 ml einer 10prozentigen Lösung (G/V) von Hydroxylaminhydrochlorid *R* wird der Rückstand mit Wasser auf 2,0 ml verdünnt. Die Lösung muß der Grenzprüfung A auf Arsen (Ph. Eur.) entsprechen. Die Vergleichslösung wird mit 2,0 ml Arsen-Standard-Lösung (1 ppm As) *R* hergestellt (0,05 Prozent).

GEHALTSBESTIMMUNG

10,0 ml Prüflösung werden mit 50 ml Wasser verdünnt und nach Zusatz von 0,1 g Xylenolorange-Indikator *R* mit 0,1 M-Natrium-ÄDTA-Lösung bis zum Farbumschlag von Rot nach Gelb titriert.

1 ml 0,1 M-Natrium-ÄDTA-Lösung entspricht 20,90 mg Bi.

ARZNEIFORMEN

Die 1. Dezimalverreibung muß mindestens 9,5 und darf höchstens 10,5 Prozent Bi enthalten.

HERSTELLUNG

Verreibungen nach Vorschrift 6.

EIGENSCHAFTEN

Die 1. Dezimalverreibung ist ein graues Pulver.

PRÜFUNG AUF IDENTITÄT

A. 0,2 g der 1. Dezimalverreibung werden unter Erwärmen in 1 ml verdünnter Salpetersäure *R* gelöst. Die Lösung wird erhitzt, bis keine braunen Dämpfe mehr auftreten, und mit Wasser zu 10 ml verdünnt. Die Lösung gibt die Identitätsreaktion b) auf Wismut (Ph. Eur.).

B. 0,2 g der 1. Dezimalverreibung werden unter Erwärmen in 1 ml verdünnter Salpetersäure *R* gelöst. Die Lösung wird erhitzt, bis keine braunen Dämpfe mehr auftreten, und dann mit Wasser zu 10 ml verdünnt. Die Lösung gibt die Identitätsreaktion B der Substanz.

GEHALTSBESTIMMUNG

Etwa 2,0 g der 1. Dezimalverreibung, genau gewogen, werden in 7 ml verdünnter Salpetersäure *R* unter Erwärmen gelöst. Die Lösung wird erhitzt, bis keine braunen Dämpfe mehr auftreten, und danach mit 50 ml Wasser verdünnt. Nach Zugabe von 0,1 g Xylenolorange-Indikator *R* wird mit 0,1 M-Natrium-ÄDTA-Lösung bis zum Farbumschlag von Rot nach Gelb titriert.

1 ml 0,1 M-Natrium-ÄDTA-Lösung entspricht 20,90 mg Bi.

Brassica oleracea e planta non florescente

Verwendet werden die frischen Kohlköpfe von *Brassica oleracea* L. *convar. capitata* (L.) Alef. *var. capitata.*

BESCHREIBUNG

Der frisch ovale bis runde Kohlkopf mißt etwa 15 bis 25 cm im Durchmesser. Er entspricht einer sehr großen Knospe, die aus einer gestauchten Sproßachse besteht, deren — durch die kurzen Internodien — sehr dicht stehende, schraubig angeordnete Blätter sich mit ihren stark entwickelten Spreiten — von außen nach innen fortschreitend — weit überdecken. Die fleischigen Blätter sind außen grünlichweiß oder rötlichweiß, innen gelblich. Ihre fiederartigen Nerven treten weiß hervor.

ARZNEIFORMEN

HERSTELLUNG

Urtinktur und flüssige Verdünnungen nach Vorschrift 1.

EIGENSCHAFTEN

Die Urtinktur ist eine bräunlich-gelbe Flüssigkeit mit aromatischem, typischem Kohlgeruch und -geschmack.

PRÜFUNG AUF IDENTITÄT

A. Wird die Mischung aus 1 ml Urtinktur, 0,1 ml Natriumnitrit-Lösung *R* und 0,1 ml verdünnter Salzsäure *R* mit 0,1 ml 2-Naphthol-Lösung *R* versetzt, tritt intensive Rotbraunfärbung auf.
B. Werden 0,5 ml Urtinktur mit 0,1 ml Ninhydrin-Lösung *RH* gemischt und auf dem Wasserbad etwa 1 bis 2 Minuten lang erhitzt, tritt Violettfärbung auf.
C. Werden 0,5 ml Urtinktur mit 0,2 ml Eisen(III)-chlorid-Lösung *R* 3 versetzt, tritt Ockerfärbung auf.
D. Chromatographie: Die Prüfung erfolgt dünnschichtchromatographisch auf einer Schicht von Kieselgel GF$_{254}$ *R*.

Untersuchungslösung: Urtinktur

Vergleichslösung: 5 mg L-Serin *R* und 5 mg L-Tyrosin *R* werden in einer Mischung aus 10 ml Wasser und 0,2 ml verdünnter Salpetersäure *R* gelöst; die Lösung wird mit Methanol *R* auf 25 ml ergänzt.

Aufgetragen werden getrennt je 10 µl Untersuchungs- und Vergleichslösung. Die Chromatographie erfolgt über eine Laufstrecke von 10 cm mit einer Mischung von 35 Volumteilen n-Butanol *R*, 35 Volumteilen Aceton *R*, 10 Volumteilen Essigsäure 98 % *R* und 20 Volumteilen Wasser. Nach Verdunsten der mobilen Phase werden die Chromatogramme mit Ninhydrin-Lösung *RH* besprüht, 10 Minuten lang auf 110 bis 120 °C erhitzt und innerhalb von 10 Minuten im Tageslicht ausgewertet.

Das Chromatogramm der Vergleichslösung zeigt im oberen Teil des unteren Drittels des Rf-Bereiches den rotvioletten Fleck des L-Serins und im oberen Teil des mittleren Drittels den hellroten Fleck des L-Tyrosins.

Das Chromatogramm der Untersuchungslösung zeigt folgende Flecke: Dicht über dem Start einen orangefarbenen Fleck, wenig unterhalb der Vergleichssubstanz L-Serin einen orangebraunen und auf Höhe des L-Serins einen rotvioletten Fleck, zwischen den Vergleichssubstanzen L-Serin und L-Tyrosin etwas näher bei L-Serin zwei nahe beieinanderliegende rotviolette Flecke sowie etwa auf Höhe des L-Tyrosins einen hellroten Fleck. Im Rf-Bereich über dem L-Tyrosin treten keine weiteren Flecke auf.

PRÜFUNG AUF REINHEIT

Relative Dichte (Ph. Eur.): 0,930 bis 0,950.

Trockenrückstand (DAB): Mindestens 2,0 Prozent.

LAGERUNG

Vor Licht geschützt.

Bromum

Br_2 MG 159,8

Verwendet wird Brom, das mindestens 99,2 und höchstens 100,5 Prozent Br enthält.

EIGENSCHAFTEN

Braunrote, rauchende Flüssigkeit mit reizendem Geruch; schwer löslich in Wasser, löslich in Äthanol, Äther und Chloroform; diese Lösungen zersetzen sich allmählich; relative Dichte etwa 3,1.

PRÜFUNG AUF IDENTITÄT

Prüflösung: 0,5 ml Substanz werden mit 2 ml verdünnter Natriumhydroxid-Lösung *R* versetzt. Die Mischung wird mit Wasser auf 20 ml aufgefüllt und bis zur Lösung geschüttelt.

A. Wird 1 ml Prüflösung mit 0,2 ml Salpetersäure *R* und 0,5 ml Silbernitrat-Lösung *R* 1 versetzt, entsteht ein weißlichgelber, sich zusammenballender Niederschlag.

B. Wird 1 ml Prüflösung mit 0,5 ml Äthanol R versetzt und erwärmt, tritt der charakteristische Geruch nach Bromoform auf.
C. Wird 0,1 ml Prüflösung mit 2 ml Kaliumjodid-Lösung R und 2 ml Chloroform R versetzt, färbt sich die organische Phase violett.

PRÜFUNG AUF REINHEIT

Verdampfungsrückstand: Höchstens 0,07 Prozent (G/V); 5,0 ml Substanz werden auf dem Wasserbad eingeengt. Der Rückstand wird bei 100 bis 105 °C getrocknet.

Organische Bromverbindungen: 1,0 ml Substanz muß sich in 30,0 ml verdünnter Natriumhydroxid-Lösung R klar lösen. Innerhalb von 6 Stunden dürfen sich keine öligen Tropfen abscheiden.

Chlorid (Ph. Eur.): 0,20 ml Substanz werden mit 10,0 ml verdünnter Salpetersäure R und 5,0 ml konzentrierter Wasserstoffperoxid-Lösung R versetzt und auf dem Wasserbad bis auf etwa 5 ml eingeengt. Nach Abspülen der Kolbenwand mit wenig Wasser und erneutem Zusatz von 3 ml konzentrierter Wasserstoffperoxid-Lösung R wird bis zur Entfärbung auf dem Wasserbad erhitzt. Die erkaltete Lösung wird auf 25,0 ml aufgefüllt. Eine Mischung aus 1,0 ml dieser Lösung und 14,0 ml Wasser muß der Grenzprüfung auf Chlorid entsprechen (0,2 Prozent).

Jod: 1,0 ml Substanz wird mit 50 ml Wasser und 3,0 g Zinkstaub R so lange geschüttelt, bis die überstehende Lösung völlig farblos ist. Nach dem Filtrieren werden 1,0 ml Eisen(III)-chlorid-Lösung R 1 und 5,0 ml Chloroform R zugesetzt. Nach Schütteln darf die Chloroformschicht nicht violett gefärbt sein.

Arsen (Ph. Eur.): Eine Mischung von 0,40 ml Substanz, 50 mg wasserfreiem Natriumcarbonat R und 1,0 ml Wasser wird auf dem Wasserbad eingeengt. Der Rückstand wird in 25 ml Wasser aufgenommen und zu 250 ml verdünnt. 20 ml dieser Lösung müssen der Grenzprüfung A auf Arsen entsprechen (10 ppm), wobei solange Zinn(II)-chlorid-Lösung R zugegeben wird, bis die Mischung entfärbt ist.

Sulfat (Ph. Eur.): 0,50 ml Substanz werden vorsichtig tropfenweise mit 20 ml Ammoniaklösung R 1 versetzt und danach auf dem Wasserbad eingeengt. Der Rückstand wird in 15 ml Wasser aufgenommen. Die Lösung muß der Grenzprüfung auf Sulfat entsprechen (100 ppm).

Schwermetalle (Ph. Eur.): 0,50 ml Substanz werden auf dem Wasserbad eingeengt. Der bei 105 °C getrocknete Rückstand wird in 3,0 ml verdünnter Salpetersäure R aufgenommen und erneut auf dem Wasserbad eingeengt. Der Rückstand wird unter Erwärmen in 15 ml Wasser gelöst. 12 ml dieser Lösung müssen der Grenzprüfung auf Schwermetalle entsprechen (20 ppm). Zur Herstellung der Vergleichslösung wird die Blei-Standard-Lösung (2 ppm Pb) R verwendet.

GEHALTSBESTIMMUNG

In einem 25-ml-Meßkolben mit Glasstopfen werden etwa 10 ml einer 12,5prozentigen Lösung (G/V) von Kaliumbromid R vorgelegt; das Gesamtgewicht wird genau ermittelt. Nach Zugabe von etwa 0,20 ml Substanz wird erneut genau gewogen und anschließend auf 25,0 ml aufgefüllt. 10,0 ml dieser Lösung werden zu einer Lösung von 1 g Kaliumjodid R in 10 ml Wasser gegeben. Die Mischung wird mit 0,1 N-Natriumthiosulfat-Lösung titriert, bis die Gelbfärbung fast verschwunden ist. Gegen Ende der Titration wird 1 ml Stärke-Lösung R zugesetzt und die Titration bis zum Verschwinden der Blaufärbung fortgesetzt.

1 ml 0,1 N-Natriumthiosulfat-Lösung entspricht 7,99 mg Br.

ARZNEIFORMEN

HERSTELLUNG

0,40 Volumteile Substanz werden in 100 Teilen Wasser gelöst. Etwa 20,0 g dieser Lösung, genau gewogen, werden mit 1 g Kaliumjodid R versetzt; das ausgeschiedene Jod wird wie unter „Gehaltsbestimmung" der Substanz angegeben mit 0,1 N-Natriumthiosulfat-Lösung titriert. Die für die Titration nicht verwendete Lösung wird so weit mit Wasser verdünnt, daß in 100 Teilen der Lösung 1,0 Teil Substanz enthalten ist. Diese Lösung stellt die 2. Dezimalverdünnung dar. Die 3. und 4. Dezimalverdünnung werden mit Wasser, die folgenden Verdünnungen mit Äthanol 43 Prozent entsprechend Vorschrift 5a hergestellt.

PRÜFUNG AUF IDENTITÄT

A. 1 ml Lösung (D 2) wird mit 0,5 ml verdünnter Natriumhydroxid-Lösung R versetzt. Nach Zugabe von 0,2 ml konzentrierter Salpetersäure R und 0,5 ml Silbernitrat-Lösung R 1 entsteht ein weißlichgelber, sich zusammenballender Niederschlag.

B. Wird 1 ml Lösung (D 2) mit 0,5 ml verdünnter Natriumhydroxid-Lösung R und 0,5 ml Äthanol R versetzt und erwärmt, tritt der charakteristische Geruch nach Bromoform auf.

C. Wird 1 ml Lösung (D 2) mit 1 ml Kaliumjodid-Lösung R und 2 ml Chloroform R versetzt, färbt sich die Chloroformphase violett.

PRÜFUNG AUF REINHEIT

Aussehen der Lösung: Die Lösung (D 2) muß klar (Ph. Eur., Methode B) sein.

Relative Dichte (Ph. Eur.): 0,999 bis 1,005.

Trockenrückstand (DAB): Höchstens 0,02 Prozent, bestimmt mit 5,0 g der Lösung (D 2).

LAGERUNG

Die Lösung (D 2) und die 3. Dezimalverdünnung in Glasstöpselflaschen oder anderen geeigneten Behältnissen.

Vorsichtig zu lagern!

Bryonia cretica

Bryonia

Verwendet wird die frische, vor der Blütezeit geerntete Wurzel von *Bryonia cretica* L. *ssp. dioica* (Jacq.) Tutin.

BESCHREIBUNG

Die Wurzel ist dick, rübenförmig, oft verzweigt, fleischig und bis zu mehreren Kilogramm schwer. Sie ist außen glatt, innen gelblichweiß, riecht unangenehm und schmeckt bitter und kratzend. Im frischen Zustand scheidet sie etwas Milchsaft aus. Die Rinde ist dünn, das Innere frei von Mark; Parenchymstrahlen (mit Stärke) verlaufen sternförmig nach der Peripherie; die Gefäße sind dünnwandig.

ARZNEIFORMEN

HERSTELLUNG

Urtinktur und flüssige Verdünnungen nach Vorschrift 2a.

EIGENSCHAFTEN

Die Urtinktur ist eine goldgelbe Flüssigkeit von kratzendem, bitterem Geschmack.

PRÜFUNG AUF IDENTITÄT

A. 5 ml Urtinktur werden mit 5 ml Äther R ausgeschüttelt. Die ätherische Phase wird zur Trockne eingedampft und der Rückstand mit 1 ml einer Lösung von 2 g Dimethylaminobenzaldehyd R in 6 g Schwefelsäure R versetzt. Innerhalb von 5 bis 10 Minuten tritt eine Rotfärbung auf.

B. Chromatographie: Die Prüfung erfolgt dünnschichtchromatographisch auf einer Schicht von Kieselgel $HF_{254}R$.

Untersuchungslösung: 5 ml Urtinktur werden mit 5 ml Wasser verdünnt und 2mal mit je 10 ml Chloroform R ausgeschüttelt. Die organische Phase wird unter vermindertem Druck (höchstens 27 mbar) zur Trockne eingedampft und der Rückstand in 1 ml einer Mischung aus gleichen Teilen Chloroform R und Methanol R aufgenommen.

Vergleichslösung: 10 mg Vanillin R und 10 mg Cholesterin R werden in 10 ml Chloroform R gelöst.

Aufgetragen werden getrennt 20 µl Untersuchungslösung und 10 µl Vergleichslösung. Die Chromatographie erfolgt über eine Laufstrecke von 15 cm mit einer Mischung von 90 Volumteilen Chloroform R und 10 Volumteilen Äthanol R. Nach Verdunsten der mobilen Phase wird der Vanillin-Fleck unter ultraviolettem Licht bei 254 nm markiert. Die Chromatogramme werden anschließend mit Vanillin-Phosphorsäure RN besprüht und 10 bis 15 Minuten lang auf 120 °C erhitzt.

Das Chromatogramm der Untersuchungslösung zeigt im Tageslicht folgende Flecke (bezogen auf den dunkelvioletten Fleck des Cholesterins: Rst 1,0): Rst 0,12 (graublau), 0,4 (violett), 0,5 (violett), 0,6 (violett), 0,65 (gelbbraun), 0,75 (gelbbraun), 0,9 (grau), 1,0 (graubraun), 1,3 (grau).

Die Flecke der Vergleichslösung sollen scharf getrennt sein, wobei Vanillin bezogen auf Cholesterin einen Rst-Wert von 0,95 hat.

PRÜFUNG AUF REINHEIT

Relative Dichte (Ph. Eur.): 0,930 bis 0,950.

Trockenrückstand (DAB): Mindestens 2,9 und höchstens 3,9 Prozent.

LAGERUNG

Vor Licht geschützt.

Vorsichtig zu lagern!

Bryonia cretica ferm 33b

Bryonia e radice ferm 33d

Verwendet wird die frische, vor dem Austreiben geerntete Wurzeln von *Bryonia cretica* L. ssp. *dioica* (Jacq) Tutin.

BESCHREIBUNG

Die Wurzel hat unangenehmen Geruch und stark bitteren, kratzenden Geschmack.

Sie ist rübenförmig, fleischig, oft sehr groß und dick und meist nur in den unteren Teilen mehr oder weniger stark verzweigt. Sie trägt am oberen Ende wenige bis zahlreiche, knotenförmige, verschieden lange, bis 1 cm breite Reste der abgestorbenen oberirdischen Triebe. Sie ist außen gelblichweiß bis hell gräulichbraun und durch hellere, fast schmutzig-weißliche Querrunzeln, besonders im oberen Teil, dicht geringelt.

Der Querschnitt ist gelblichweiß und zeigt eine sehr schmale, durch eine glasige, nach außen gezähnt erscheinende Linie begrenzte Rinde und einen sehr breiten, unterbrochen konzentrisch zonierten Holzkörper.

ARZNEIFORMEN

HERSTELLUNG

Urtinktur und flüssige Verdünnungen nach Vorschrift 33b.

EIGENSCHAFTEN

Die Urtinktur ist eine schwach gelbliche Flüssigkeit mit arteigenem, dumpfem und säuerlichem Geruch und nachhaltig bitterem Geschmack.

PRÜFUNG AUF IDENTITÄT

A. 5 ml Urtinktur werden mit 5 ml Äther *R* ausgeschüttelt. Wird die ätherische Phase eingeengt und der Rückstand mit 1 ml einer Lösung von 2 g Dimethylaminobenzaldehyd *R* in 6 g Schwefelsäure *R* versetzt, tritt innerhalb von 5 bis 10 Minuten Rotfärbung auf.

B. Chromatographie: Die Prüfung erfolgt dünnschichtchromatographisch auf einer Schicht von Kieselgel HF$_{254}$ R.

Untersuchungslösung: 5 ml Urtinktur werden mit 5 ml Wasser verdünnt und 2mal mit je 10 ml Chloroform R ausgeschüttelt. Die vereinigten organischen Phasen werden unter vermindertem Druck eingeengt; der Rückstand wird in 1 ml einer Mischung aus gleichen Volumteilen Chloroform R und Methanol R aufgenommen.

Vergleichslösung: 10 mg Resorcin R, 10 mg Pyrogallol R und 10 mg Scopoletin RN werden in 10 ml Methanol gelöst.

Aufgetragen werden getrennt 20 μl Untersuchungslösung und 10 μl Vergleichslösung. Die Chromatographie erfolgt über eine Laufstrecke von 15 cm mit einer Mischung von 90 Volumteilen Chloroform R und 10 Volumteilen Äthanol R. Nach Verdunsten der mobilen Phase werden die Chromatogramme im ultravioletten Licht bei 254 nm ausgewertet.

Das Chromatogramm der Vergleichslösung zeigt im obersten Teil des unteren Drittels des Rf-Bereiches den dunklen Fleck des Pyrogallols und am Übergang vom mittleren zum oberen Drittel den blau fluoreszierenden Fleck des Scopoletins.

Das Chromatogramm der Untersuchungslösung zeigt wenig über der Vergleichssubstanz Pyrogallol, etwa in der Mitte zwischen den beiden Vergleichssubstanzen und wenig unterhalb des Scopoletins je einen dunklen Fleck.

Anschließend werden die Chromatogramme mit Vanillin-Phosphorsäure RN besprüht, 10 bis 15 Minuten lang auf 105 bis 110 °C erhitzt und sofort im Tageslicht ausgewertet.

Das Chromatogramm der Vergleichslösung zeigt den jetzt rotviolett gefärbten Fleck des Pyrogallols und wenig darüber den roten Fleck des Resorcins.

Das Chromatogramm der Untersuchungslösung zeigt kurz über dem Start einen violetten Fleck, etwa auf der Höhe des Pyrogallols einen violetten Fleck, etwa auf der Höhe des Resorcins zwei violette Flecke, zwischen Resorcin und Scopoletin einen violetten und einen braunen Fleck sowie etwa in Höhe des Scopoletins einen oder zwei braune Flecke.

PRÜFUNG AUF REINHEIT

Relative Dichte (Ph. Eur.): 1,005 bis 1,025.

Trockenrückstand (DAB): Mindestens 1,8 und höchstens 4,5 Prozent.

***p*H-Wert** (Ph. Eur.): Der *p*H-Wert der Urtinktur muß zwischen 3,0 und 4,2 liegen.

LAGERUNG

Vor Licht geschützt.

Vorsichtig zu lagern!

Calcium carbonicum Hahnemanni

Conchae

Verwendet werden die inneren Teile zerbrochener Schalen der Auster *Ostrea edulis* LINNAEUS.

Sie enthalten mindestens 90,0 Prozent $CaCO_3$, berechnet auf die getrocknete Substanz.

HERSTELLUNG

Die Schalen werden mit Wasser ausgekocht, gereinigt, getrocknet, von der äußeren dunklen Schicht befreit und zu einem feinen Pulver gemahlen.

EIGENSCHAFTEN

Weiße bis hellgraue, 100 µm bis 500 µm große Schüppchen mit scharfen, eckigen Rändern; praktisch unlöslich in kohlensäurefreiem Wasser, teilweise löslich in verdünnten Säuren.

PRÜFUNG AUF IDENTITÄT

A. Die Substanz gibt die Identitätsreaktion auf Carbonat (Ph. Eur.).

B. Die Prüflösung (siehe „Prüfung auf Reinheit") gibt die Identitätsreaktion auf Calcium (Ph. Eur.).

C. 0,5 g Substanz, in 5 ml verdünnter Säure gelöst, geben die Identitätsreaktion c) auf Eisen (Ph. Eur.).

D. 0,5 g Substanz, in 5 ml verdünnter Salpetersäure unter schwachem Erwärmen gelöst, geben die Identitätsreaktion b) auf Phosphat (Ph. Eur.).

PRÜFUNG AUF REINHEIT

Prüflösung: 3,0 g Substanz werden in 50 ml verdünnter Essigsäure *R* gelöst. Nach Aufhören der Gasentwicklung wird die Lösung 2 Minuten lang zum Sieden erhitzt. Nach dem Erkalten wird mit verdünnter Essigsäure *R* zu 60 ml verdünnt und, falls erforderlich, durch einen Glassintertiegel filtriert.

In Essigsäure unlösliche Stoffe: Höchstens 10 Prozent; ein bei der Herstellung der Prüflösung verbleibender Rückstand wird viermal mit je 5 ml heißem Wasser ausgewaschen und anschließend 1 Stunde lang bei 100 bis 105 °C getrocknet.

Arsen: 5 ml Prüflösung müssen der Grenzprüfung auf Arsen entsprechen (4 ppm) (Methode A, Ph. Eur.).

Barium: 10 ml Prüflösung werden mit 10 ml Calciumsulfat-Lösung *R* versetzt. Die Mischung muß mindestens 15 Minuten lang klar bleiben (Methode B, Ph. Eur.).

Magnesium, Alkali-Metalle: Höchstens 6 Prozent; 1,0 g Substanz wird in 10 ml verdünnter Salzsäure *R* gelöst und die Lösung mit verdünnter Ammoniaklösung *R* 1 neutralisiert. Nach Zusatz von 2 ml Essigsäure *R* wird die Mischung bis zum Sieden erhitzt und mit 50 ml heißer Ammoniumoxalat-Lösung *R* versetzt. Nach dem Abkühlen wird mit Wasser zu 100 ml verdünnt und anschließend filtriert. 50 ml Filtrat werden nach Zusatz von 1,5 ml verdünnter Schwefelsäure *R* auf dem Wasserbad zur Trockne eingedampft.

Der Rückstand wird geglüht und darf nach dem Erkalten höchstens 6 Prozent betragen.

Schwermetalle (Ph. Eur.): 12 ml Prüflösung müssen der Grenzprüfung auf Schwermetalle entsprechen (20 ppm). Zur Herstellung der Vergleichslösung wird die Bleistandardlösung (1 ppm Pb) *R* verwendet.

Trocknungsverlust (Ph. Eur.): Höchstens 2 Prozent; mit 1,00 g Substanz durch Trocknen im Trockenschrank bei 100 bis 105 °C bestimmt.

GEHALTSBESTIMMUNG

Etwa 0,100 g Substanz, genau gewogen, werden in einer Mischung von 3 ml verdünnter Salzsäure *R* und 10 ml Wasser gelöst. Die Lösung wird 2 Minuten lang gekocht und nach dem Abkühlen mit Wasser zu 50 ml verdünnt. In der Lösung wird das Calcium nach „Komplexometrische Titrationen" bestimmt (Ph. Eur.).

1 ml 0,05 M-Natrium-ÄDTA-Lösung entspricht 5,005 mg $CaCO_3$.

ARZNEIFORMEN

Die 1. Dezimalverreibung muß mindestens 9 Prozent und darf höchstens 10 Prozent $CaCO_3$ enthalten.

Calcium carbonicum Hahnemanni

HERSTELLUNG

Verreibungen nach Vorschrift 6.

PRÜFUNG AUF IDENTITÄT

3,0 g der 1. Dezimalverreibung werden 3mal mit je 10 ml kohlensäurefreiem Wasser gut ausgewaschen. Der Rückstand gibt die Identitätsreaktionen A bis D der Substanz.

PRÜFUNG AUF REINHEIT

Aussehen: Die 1. Dezimalverreibung ist ein weißes Pulver.

GEHALTSBESTIMMUNG

Die Gehaltsbestimmung wird mit etwa 1,00 g der 1. Dezimalverreibung, genau gewogen, entsprechend der Gehaltsbestimmung der Substanz durchgeführt.

Calcium fluoratum

CaF_2 MG 78,1

Verwendet wird Calciumfluorid, das mindestens 97,0 und höchstens 100,5 Prozent CaF_2 enthält.

EIGENSCHAFTEN

Weißes Pulver; praktisch unlöslich in Wasser, schwer löslich in verdünnten Säuren.

PRÜFUNG AUF IDENTITÄT

A. 0,1 g Substanz werden in 0,5 ml Essigsäure 12 % *R* aufgeschwemmt und mit 0,2 ml der Mischung aus gleichen Teilen einer 5prozentigen Lösung (G/V) von

Zirkoniumnitrat *R* in verdünnter Salzsäure *R* und einer 2prozentigen Lösung (G/V) von Alizarin *R* versetzt. Die zunächst violett gefärbte Lösung wird beim Erwärmen braungelb.

B. Die Substanz färbt die nichtleuchtende Flamme ziegelrot.

PRÜFUNG AUF REINHEIT

Prüflösung: 1,5 g Substanz werden mit 45 ml Essigsäure 12% *R* zum Sieden erhitzt. Nach dem Abkühlen wird filtriert.

Carbonat: 0,5 g Substanz werden in 5,0 ml frisch ausgekochtem Wasser verteilt und danach mit 4 ml verdünnter Salzsäure *R* versetzt. Dabei darf sich kein Gas entwickeln.

Sulfat (Ph. Eur.): 15 ml Prüflösung müssen der Grenzprüfung auf Sulfat entsprechen (300 ppm).

Phosphat: 10 ml Prüflösung werden mit 5 ml Molybdat-Vanadat-Reagenz *R* gemischt. Zur Herstellung der Vergleichslösung wird eine Mischung von 5 ml Phosphat-Standardlösung (5 ppm PO_4) *R* und 5 ml Wasser verwendet. Nach 5 Minuten darf die Untersuchungslösung nicht stärker gelb gefärbt sein als die gleichzeitig und unter gleichen Bedingungen behandelte Vergleichslösung.

Glühverlust: Höchstens 1,5 Prozent, bestimmt mit 1,00 g Substanz durch Glühen bei 800 °C.

Schwermetalle (Ph. Eur.): 12 ml Prüflösung werden mit Wasser zu 20 ml verdünnt. Davon müssen 12 ml der Grenzprüfung auf Schwermetalle entsprechen (100 ppm). Zur Herstellung der Vergleichslösung wird die Blei-Standardlösung (2 ppm Pb) *R* verwendet.

Wasserlösliche Bestandteile: Höchstens 0,6 Prozent; 2,00 g Substanz werden mit 100 ml Wasser 5 Minuten lang zum Sieden erhitzt. Die noch heiße Lösung wird zentrifugiert und nach dem Abkühlen der Überstand mit Wasser zu 100 ml verdünnt. Davon werden 50 ml in einer Abdampfschale zur Trockne eingedampft. Der Rückstand wird bei 100 bis 105 °C getrocknet.

GEHALTSBESTIMMUNG

Etwa 0,150 g Substanz, genau gewogen, werden in einem 500-ml-Erlenmeyerkolben unter starkem Erwärmen und Umschwenken in 8 ml Salzsäure *R* 1 gelöst. Nach dem Abkühlen werden 300 ml Wasser zugesetzt. Die Lösung wird mit konzentrierter Natriumhydroxid-Lösung *R* auf *p*H 12 bis 13 gebracht und nach Zusatz von 100 mg Calcon-Indikator *R* mit 0,1 M-Natrium-ÄDTA-Lösung bis zum Farbumschlag nach Blau titriert.

1 ml 0,1 M-Natrium-ÄDTA-Lösung entspricht 7,81 mg CaF_2.

Calcium fluoratum

ARZNEIFORMEN

Die 1. Dezimalverreibung muß mindestens 9,5 und darf höchstens 10,5 Prozent CaF_2 enthalten.

HERSTELLUNG

Verreibungen nach Vorschrift 6.

EIGENSCHAFTEN

Die 1. Dezimalverreibung ist ein weißes, geruchloses Pulver.

PRÜFUNG AUF IDENTITÄT

Eine Aufschlämmung von 0,3 g der 1. Dezimalverreibung in 0,5 ml Essigsäure 30 % R gibt die Identitätsreaktionen der Substanz.

GEHALTSBESTIMMUNG

Etwa 1,00 g der 1. Dezimalverreibung, genau gewogen, wird bei 600 °C in einem Porzellantiegel verascht. Der Rückstand wird mit insgesamt 10 ml Salzsäure R 1 unter vorsichtigem Erwärmen in einen 500-ml-Erlenmeyerkolben quantitativ überführt und weiterbehandelt wie bei der Substanz unter „Gehaltsbestimmung" angegeben.

Vorsichtig zu lagern!

Calcium jodatum

$CaJ_2 \cdot 4 H_2O$ MG 366,0

Verwendet wird Calciumjodid, das mindestens 97,0 und höchstens 102,0 Prozent $CaJ_2 \cdot 4 H_2O$ enthält.

EIGENSCHAFTEN

Weißes oder gelblich weißes, sehr hygroskopisches Pulver; leicht löslich in Wasser und Äthanol.

PRÜFUNG AUF IDENTITÄT

Die Prüflösung (siehe „Prüfung auf Reinheit") gibt die Identitätsreaktionen auf Calcium (Ph. Eur.) und Jodid (Ph. Eur.).

PRÜFUNG AUF REINHEIT

Prüflösung: 5,0 g Substanz werden in kohlendioxidfreiem Wasser R zu 50 ml gelöst.

Aussehen der Lösung: Die Prüflösung muß klar (Ph. Eur., Methode B) sein.

Sulfat (Ph. Eur.): 10 ml Prüflösung, mit Wasser zu 15 ml verdünnt, müssen der Grenzprüfung auf Sulfat entsprechen (150 ppm).

Thiosulfat: Werden 10 ml Prüflösung mit 0,1 ml Stärke-Lösung R und 0,1 ml 0,01 N-Jod-Lösung versetzt, so entsteht Blaufärbung.

Schwermetalle (Ph. Eur.): 12 ml Prüflösung müssen der Grenzprüfung auf Schwermetalle entsprechen (10 ppm). Zur Herstellung der Vergleichslösung wird die Blei-Standardlösung (1 ppm Pb) R verwendet.

Chlorid, Bromid (Ph. Eur.): 5 ml Prüflösung werden in Wasser zu 45 ml verdünnt. Davon werden 15 ml mit 1 ml verdünnter Salpetersäure R angesäuert und unter Umschwenken tropfenweise mit 10 ml Silbernitrat-Lösung R 1 versetzt. Die Mischung wird zum Sieden erhitzt und unter Lichtausschluß erkalten gelassen. Der entstandene Niederschlag wird abzentrifugiert, mit 5 ml konzentrierter Ammoniaklösung R versetzt und kräftig geschüttelt. Dann wird erneut zentrifugiert. Der abgetrennte Überstand wird mit 10 ml Wasser versetzt und bis zum Verschwinden des Ammoniakgeruches erwärmt. Nach dem Erkalten wird mit Wasser auf 15 ml aufgefüllt. Diese Lösung muß der Grenzprüfung auf Chlorid entsprechen (300 ppm).

Freies Jod, Jodat: 5 ml Prüflösung werden mit 2 ml Chloroform R ausgeschüttelt. Die Chloroformschicht muß farblos (Ph. Eur., Methode I) bleiben (freies Jod). Nach Zusatz von 0,2 ml verdünnter Schwefelsäure R und erneutem Schütteln muß die Chloroformschicht ebenfalls farblos (Ph. Eur., Methode I) bleiben (Jodat).

Wasser (Ph. Eur.): Mindestens 18,0 und höchstens 22,0 Prozent, mit 0,100 g Substanz nach der Karl-Fischer-Methode bestimmt.

GEHALTSBESTIMMUNG

Etwa 0,300 g Substanz, genau gewogen, werden mit 50 ml Wasser, 5 ml verdünnter Salpetersäure R und 25 ml 0,1 N-Silbernitrat-Lösung versetzt und umgeschüttelt. Nach Zusatz von 2 ml Ammoniumeisen(III)-sulfat-Lösung R 2 wird mit 0,1 N-Ammoniumthiocyanat-Lösung bis zur rötlichgelben Färbung titriert.

1 ml 0,1 N-Silbernitrat-Lösung entspricht 18,30 mg $CaJ_2 \cdot 4\ H_2O$.

ARZNEIFORMEN

Die Lösung (D 1) muß mindestens 9,5 und darf höchstens 10,5 Prozent $CaJ_2 \cdot 4\ H_2O$ enthalten.

Die 2. Dezimalverreibung muß mindestens 0,95 und darf höchstens 1,05 Prozent $CaJ_2 \cdot 4\ H_2O$ enthalten.

HERSTELLUNG

Lösung (D 1) nach Vorschrift 5 mit Äthanol 43 Prozent. Verreibungen ab D 2 nach Vorschrift 6.

EIGENSCHAFTEN

Die Lösung (D 1) ist eine klare Flüssigkeit. Die 2. Dezimalverreibung ist ein weißliches Pulver.

PRÜFUNG AUF IDENTITÄT

1 ml der Lösung (D 1) gibt die Identitätsreaktion auf Calcium (Ph. Eur.). 1 ml der Lösung wird bis zum Verschwinden des Äthanolgeruches auf dem Wasserbad erhitzt. Der Rückstand gibt die Identitätsreaktionen auf Jodid (Ph. Eur.).

2 g der 2. Dezimalverreibung werden in 10 ml Wasser aufgeschlemmt und filtriert. Das Filtrat gibt die Identitätsreaktionen der Substanz.

PRÜFUNG AUF REINHEIT

Aussehen der Lösung: Die Lösung (D 1) muß klar (Ph. Eur., Methode B) sein. 2,0 ml Lösung (D 1) dürfen nicht stärker gefärbt sein als die Farbvergleichslösung G_5 (Ph. Eur., Methode I).

Relative Dichte (Ph. Eur.): 0,993 bis 1,003.

GEHALTSBESTIMMUNG

Zur Gehaltsbestimmung der Lösung (D 1) werden etwa 2,00 g, genau gewogen, verwendet.
  Zur Gehaltsbestimmung der 2. Dezimalverreibung werden etwa 10,00 g, genau gewogen, verwendet.
  Die Bestimmung erfolgt wie bei der Substanz unter „Gehaltsbestimmung" angegeben.

LAGERUNG

Vor Licht geschützt, D 1 und D 2 in Glasstöpselflaschen oder anderen geeigneten Behältnissen.

Vorsichtig zu lagern!

Calcium phosphoricum

$CaHPO_4 \cdot 2\ H_2O$ MG 172,1

Verwendet wird Calciumhydrogenphosphat, das mindestens 98,0 und höchstens 105,0 Prozent Calciumhydrogenphosphat $CaHPO_4 \cdot 2\ H_2O$ enthält.

EIGENSCHAFTEN, PRÜFUNG AUF IDENTITÄT, PRÜFUNG AUF REINHEIT, GEHALTSBESTIMMUNG, LAGERUNG

Die Substanz muß der Monographie CALCII HYDROGENOPHOSPHAS (Ph. Eur.) entsprechen.

ARZNEIFORMEN

Die 1. Dezimalverreibung muß mindestens 9,5 und darf höchstens 10,5 Prozent $CaHPO_4 \cdot 2\ H_2O$ enthalten.

Calcium phosphoricum

HERSTELLUNG

Verreibungen nach Vorschrift 6.

EIGENSCHAFTEN

Die 1. Dezimalverreibung ist ein weißes Pulver.

PRÜFUNG AUF IDENTITÄT

5,0 g der 1. Dezimalverreibung werden 3mal mit je 10 ml Wasser gut ausgewaschen. Der verbleibende Rückstand gibt die Identitätsreaktionen der Substanz.

GEHALTSBESTIMMUNG

Zur Gehaltsbestimmung der 1. Dezimalverreibung werden etwa 3,00 g, genau gewogen, in 30 ml Wasser und 1 ml Salzsäure *R* 1, evtl. unter leichtem Erwärmen auf dem Wasserbad, gelöst. Die Bestimmung erfolgt wie bei der Substanz unter „Gehaltsbestimmung" angegeben.

Calcium sulfuricum

$CaSO_4 \cdot 2\,H_2O$ MG 172,2

Verwendet wird gefälltes Calciumsulfat, das mindestens 98,0 und höchstens 101,0 Prozent $CaSO_4 \cdot 2\,H_2O$ enthält.

EIGENSCHAFTEN

Weißes, fein kristallines, geruchloses Pulver; schwer löslich in Wasser.

PRÜFUNG AUF IDENTITÄT

Die Prüflösung (siehe „Prüfung auf Reinheit") gibt die Identitätsreaktionen auf Calcium (Ph. Eur.) und Sulfat (Ph. Eur.).

PRÜFUNG AUF REINHEIT

Prüflösung: 5 g Substanz werden mit 40 ml frisch ausgekochtem Wasser 5 Minuten lang geschüttelt. Das Gemisch wird durch einen Glassintertiegel Nr. 40 (Ph. Eur.) filtriert und der Rückstand 2mal mit je 5 ml Wasser gewaschen.

Sauer oder alkalisch reagierende Verunreinigungen: 10 ml Prüflösung müssen sich nach Zusatz von 0,10 ml Methylrot-Lösung *R* gelb färben und dürfen höchstens 0,15 ml 0,01 N-Salzsäure bis zum Umschlag ins Rötliche verbrauchen.

Glühverlust: 13,5 bis 24,0 Prozent, bestimmt mit 1,000 g Substanz bei 500 ± 50 °C.

GEHALTSBESTIMMUNG

In etwa 0,200 g Substanz, genau gewogen, wird das Calcium nach „Komplexometrische Titrationen" (Ph. Eur.) bestimmt.
 1 ml 0,05 M-Natrium-ÄDTA-Lösung entspricht 8,61 mg $CaSO_4 \cdot 2\,H_2O$.

ARZNEIFORMEN

Die Lösung (D 3) muß mindestens 0,095 und darf höchstens 0,105 Prozent $CaSO_4 \cdot 2\,H_2O$ enthalten.
 Die 1. Dezimalverreibung muß mindestens 9,5 und darf höchstens 10,5 Prozent $CaSO_4 \cdot 2\,H_2O$ enthalten.

HERSTELLUNG

Lösung ab D 3 nach Vorschrift 5 mit Äthanol 10 Prozent.
 1 Teil Substanz wird zunächst in 895 Teilen Wasser gelöst und dann mit 105 Teilen Äthanol versetzt. Die 4. Dezimalverdünnung wird mit Äthanol 15 Prozent, die folgenden Verdünnungen werden mit Äthanol 43 Prozent hergestellt.
 Verreibungen nach Vorschrift 6.

EIGENSCHAFTEN

Die Lösung (D 3) ist eine klare, farblose Flüssigkeit. Die 1. Dezimalverreibung ist ein weißes Pulver.

PRÜFUNG AUF IDENTITÄT

0,5 g der 1. Dezimalverreibung werden unter Erwärmen in 10 ml Wasser gelöst. Diese Lösung beziehungsweise 5 ml der Lösung (D 3) geben die Identitätsreaktionen b) auf Calcium (Ph. Eur.) und auf Sulfat (Ph. Eur.).

Calcium sulfuricum

PRÜFUNG AUF REINHEIT

Aussehen der Lösung: Die Lösung (D 3) muß klar (Ph. Eur., Methode B) und farblos (Ph. Eur., Methode II) sein.

Relative Dichte (Ph. Eur.): 0,979 bis 0,989.

GEHALTSBESTIMMUNG

Zur Gehaltsbestimmung werden etwa 50,0 g der Lösung (D 3) beziehungsweise 1,00 g der 1. Dezimalverreibung, genau gewogen, verwendet. Die Bestimmung erfolgt, wie bei der Substanz unter „Gehaltsbestimmung" angegeben.

Calendula officinalis

Calendula

Verwendet werden die frischen, zur Blütezeit gesammelten oberirdischen Teile von *Calendula officinalis* L.

BESCHREIBUNG

Die Pflanze hat balsamisch-harzigen Geruch.
Sie hat einen kantigen, aufrechten und meist 30 bis 40 cm langen, schwach behaarten Stengel. Die Blätter sind wechselständig, sitzend, etwas fleischig, ganzrandig oder schwach gezähnt und ebenfalls schwach behaart. Die unteren Blätter sind länglich-spatelig, die oberen länglich-lanzettlich und mit ihrem abgerundeten Grund stengelumfassend. Die Blütenköpfchen stehen einzeln am Ende des Stengels und haben meist einen Durchmesser von 3 bis 5 cm. Die Hülle ist halbkugelig, die Hüllblättchen sind zweireihig und dreizähnig, zungenförmig mit vier Hauptnerven und etwa 2,5 cm lang; die röhrenförmigen Scheibenblüten sind dunkelgelb bis bräunlich.

Calendula officinalis

ARZNEIFORMEN

HERSTELLUNG

Urtinktur und flüssige Verdünnungen nach Vorschrift 3a.

EIGENSCHAFTEN

Die Urtinktur ist eine gelbgrüne bis braungrüne Flüssigkeit mit leicht aromatischem Geruch und mild würzigem Geschmack.

PRÜFUNG AUF IDENTITÄT

A. 1 ml Urtinktur gibt nach Zusatz von 1 ml Fehlingscher Lösung R beim Erhitzen einen ziegelroten Niederschlag.
B. Wird 1 ml Urtinktur mit 10 ml Wasser im Reagenzglas kräftig geschüttelt, entsteht ein starker, etwa eine Stunde lang beständiger Schaum.
C. Chromatographie: Die Prüfung erfolgt dünnschichtchromatographisch auf einer Schicht von Kieselgel HF_{254} R.

Untersuchungslösung: Urtinktur.

Vergleichslösung: 10 mg Aescin *RN* und 2 mg Gallussäure *RN* werden in 2 ml Methanol R gelöst.

Aufgetragen werden getrennt je 20 μl Untersuchungs- und Vergleichslösung. Die Chromatographie erfolgt über eine Laufstrecke von 10 cm mit der Oberphase des Systems aus 50 Volumteilen n-Butanol R, 10 Volumteilen Essigsäure 98 % R und 40 Volumteilen Wasser. Nach Verdunsten der mobilen Phase werden die Chromatogramme im ultravioletten Licht bei 254 nm ausgewertet.

Das Chromatogramm der Vergleichslösung zeigt im unteren Teil des mittleren Drittels des Rf-Bereiches den Fleck des Aescins und im oberen Drittel den Fleck der Gallussäure.

Das Chromatogramm der Untersuchungslösung zeigt über der Vergleichssubstanz Aescin und etwa auf Höhe der Gallussäure je einen Fleck. Wenig über dem Start und etwa in der Mitte zwischen den Vergleichssubstanzen kann je ein Fleck auftreten.

Die Chromatogramme werden anschließend mit Anisaldehyd-Lösung R besprüht, 10 Minuten lang auf 105 bis 110 °C erhitzt und innerhalb von 10 Minuten im Tageslicht ausgewertet.

Das Chromatogramm der Untersuchungslösung zeigt knapp unterhalb der Vergleichssubstanz Aescin einen orangefarbenen Fleck sowie in der Mitte zwischen den beiden Vergleichssubstanzen, etwas unterhalb und etwas oberhalb der Vergleichssubstanz Gallussäure je einen blauvioletten Fleck.

PRÜFUNG AUF REINHEIT

Relative Dichte (Ph. Eur.): 0,895 bis 0,915.

Trockenrückstand (DAB): Mindestens 1,0 Prozent.

LAGERUNG

Vor Licht geschützt.

Calluna vulgaris

Erica

Verwendet werden die frischen, oberirdischen Teile blühender Pflanzen von *Calluna vulgaris* (L.) Hull.

BESCHREIBUNG

Der 20 bis 100 cm hohe Zwergstrauch trägt auf einem dünnen, niederliegenden Stämmchen zahlreiche aufrechte, dichtstehende Zweige. Die 1,0 bis 3,5 mm langen, lineal-lanzettlichen, immergrünen, dreikantigen Laubblätter sitzen vierzeilig angeordnet, sich dachziegelartig deckend an den Zweigen. Die Blattränder sind zur Oberseite hin eingerollt, das untere Blattende läuft in zwei langen Spitzen aus.

Die nickenden, gestielten Blüten stehen in dichtblütigen, einseitswendigen Trauben. Die Blüte ist von vier braunen, häutigen Hochblättern umgeben. Ihre rosafarbenen oder rot- bis lilafarbenen, stumpf-eiförmigen, 4 mm großen Kelchblätter überragen die vier 2 bis 3 mm langen, spitzen, verwachsenen, gleichfarbigen Blumenblätter. Der aus der Blüte herausragende Griffel mit der dicken, kopfigen, vierhöckerigen Narbe ist von acht Staubblättern umgeben, von denen jedes am Grunde eine dunkle, rundliche Drüse trägt. An der Basis jedes Staubbeutels sitzen zwei hornartige Anhängsel. Der oberständige Fruchtknoten ist vierfächerig.

ARZNEIFORMEN

HERSTELLUNG

Urtinktur und flüssige Verdünnungen nach Vorschrift 3a.

EIGENSCHAFTEN

Die Urtinktur ist eine rotbraune bis braune Flüssigkeit ohne besonderen Geruch und mit adstringierendem Geschmack.

PRÜFUNG AUF IDENTITÄT

A. Wird 1 ml Urtinktur mit 10 ml Wasser und 0,1 ml Eisen(III)-chlorid-Lösung R 1 versetzt, entsteht eine schmutzig-grüne Färbung.

B. Wird 1 ml Urtinktur mit 1 ml Salzsäure R 1 und 50 mg Resorcin R im Wasserbad 5 Minuten lang erhitzt, entsteht eine dunkelrote Färbung.

C. Chromatographie: Die Prüfung erfolgt dünnschichtchromatographisch auf einer Schicht von Kieselgel H R.

Untersuchungslösung: Urtinktur.

Vergleichslösung: 10 mg Arbutin RN, 10 mg Hydrochinon R und 10 mg Chlorogensäure RN werden in 10 ml Methanol R gelöst.

Aufgetragen werden getrennt 40 µl Untersuchungslösung und 20 µl Vergleichslösung. Die Chromatographie erfolgt über eine Laufstrecke von 15 cm mit einer Mischung von 64 Volumteilen Äthylacetat R, 20 Volumteilen Methanol R und 16 Volumteilen Wasser. Die Chromatogramme werden 10 Minuten lang bei 105 bis 110 °C getrocknet, nach dem Abkühlen mit einer 1prozentigen Lösung (G/V) von Dichlorchinonchlorimid R in Methanol R besprüht und kurze Zeit in eine Chromatographie-Kammer gestellt, in der sich eine Schale mit Ammoniaklösung R befindet. Die Auswertung erfolgt sofort anschließend im Tageslicht.

Das Chromatogramm der Vergleichslösung zeigt im oberen Teil des unteren Drittels des Rf-Bereiches den braunen Fleck der Chlorogensäure, im mittleren Drittel den blauen Fleck des Arbutins und im oberen Drittel den graubraunen Fleck des Hydrochinons.

Das Chromatogramm der Untersuchungslösung zeigt unterhalb und etwa auf der Höhe der Vergleichssubstanz Chlorogensäure je einen braungrünen Fleck. Etwa auf der Höhe der Vergleichssubstanz Arbutin liegt ein graublauer Fleck, knapp darüber liegen ein blauer und ein blauvioletter Fleck. Zwischen den Vergleichssubstanzen Arbutin und Hydrochinon befinden sich ein braungrüner und ein oder zwei blaue bis blaugraue Flecke. Knapp oberhalb der Vergleichssubstanz Hydrochinon tritt ein braungrüner Fleck auf.

PRÜFUNG AUF REINHEIT

Relative Dichte (Ph. Eur.): 0,895 bis 0,915.

Trockenrückstand (DAB): Mindestens 2,8 Prozent.

LAGERUNG

Vor Licht geschützt.

Camphora

$C_{10}H_{16}O$ \hfill MG 152,2

Verwendet wird der aus *Cinnamomum camphora* (L.) SIEBOLD gewonnene D-Campher. Campher enthält mindestens 96 Prozent $C_{10}H_{16}O$, berechnet auf die im Exsikkator getrocknete Substanz.

EIGENSCHAFTEN, PRÜFUNG AUF IDENTITÄT, PRÜFUNG AUF REINHEIT, GEHALTSBESTIMMUNG, HINWEIS

Die Substanz muß der Monographie CAMPHER (DAB) entsprechen.

ARZNEIFORMEN

Die Lösung (D 1) muß mindestens 9,5 und darf höchstens 10,5 Prozent D-Campher enthalten.

HERSTELLUNG

Lösung (D 1) nach Vorschrift 5 mit Äthanol 62 Prozent; die 2. Dezimalverdünnung wird mit Äthanol 62 Prozent, die folgenden Verdünnungen werden mit Äthanol 43 Prozent hergestellt.

EIGENSCHAFTEN

Die Lösung (D 1) ist eine klare, farblose Flüssigkeit, die stark nach Campher schmeckt und riecht.

PRÜFUNG AUF IDENTITÄT

Brechungsindex (Ph. Eur.): 1,372 bis 1,373.

PRÜFUNG AUF REINHEIT

Die Lösung (D 1) muß den Reinheitsanforderungen der Monographie CAMPHERSPIRITUS (DAB) entsprechen.

Relative Dichte (Ph. Eur.): 0,889 bis 0,894.

GEHALTSBESTIMMUNG

Die optische Drehung (Ph. Eur.) der Lösung (D 1), gemessen in einer Schichtdicke von 1 dm, muß mindestens +3,1° und darf höchstens +3,5° betragen.

LAGERUNG

Kühl und vor Licht geschützt, dicht verschlossen.

Capsella bursa-pastoris, äthanol. Infusum

Capsella, äthanol. Infusum

Verwendet werden die zur Blütezeit gesammelten, getrockneten, oberirdischen Teile von *Capsella bursa-pastoris* (L.) Medik.

BESCHREIBUNG

Die Droge besteht aus den Stengeln mit Blättern, Blüten und Früchten. Der aufrechte Stengel trägt am Grunde eine Rosette länglich-lanzettlicher, gestielter, meist fast fiederspaltiger, seltener buchtig gezähnter oder ungeteilter Blätter; die wenigen Stengelblätter sind kleiner, sitzend und stark runzelig eingerollt. Die Blätter sind unbehaart oder mehr oder weniger behaart. Der Stengel ist hellgrau, rund oder kantig oder fein längsgerillt.

Den kopfig gehäuften Blütenknospen an der Spitze des Stengels folgen nach rückwärts die offenen, kleinen, gestielten weißen Blüten und anschließend langgestielte, flachgedrückte, verkehrt-eiförmige, unbehaarte, ausgewachsen 4 bis 6 mm große Schötchen mit zahlreichen kleinen, rotbraunen Samen. Der bleibende, kurze Griffel überragt die Ausrandung des Schötchens nicht.

Mikroskopische Merkmale: Die obere Blattepidermis ist aus schwachen, die untere aus stärker wellig-buchtigen Zellen gebildet, beide mit Spaltöffnungen, die von meist 3 oft etwas kleineren Epidermiszellen umgeben sind. Auf beiden Epidermen finden sich in wechselnder Menge einzellige, konische, spitze, dickwandige, bis über 500 µm lange, glatte Haare, fein gekörnt; unterseits treten neben den unverzweigten auch verzweigte, einzellige, dickwandige, drei- bis fünfstrahlige Sternhaare auf mit der Epidermis angedrückten Sternstrahlen und warziger Kutikula. Das Mesophyll ist bifazial mit 1- oder 2lagigem Palisadenparenchym und einem aus rundlichen Zellen zusammengesetzten Schwammparenchym, das an der unteren Epidermis in kurz- und flacharmige Zellen übergeht.

PRÜFUNG AUF IDENTITÄT

Prüflösung: 3,0 g zerkleinerte Droge (1000) werden 30 Minuten lang mit 15 ml Äthanol 70 % *RN* und 15 ml Wasser im Wasserbad unter Rückfluß erhitzt. Nach dem Abkühlen wird abfiltriert.

A. Wird 1 ml Prüflösung mit 2 ml Äthanol *R* und 1 ml Eisen(III)-chlorid-Lösung *R* 1 versetzt, ist die Mischung graublau gefärbt.

B. 5 ml Prüflösung werden mit 1 ml verdünnter Natriumhydroxid-Lösung *R* im Reagenzglas gemischt. Über die Mündung des Glases wird ein Streifen feuchtes, rotes Lackmuspapier *R* gelegt. Wird die Flüssigkeit zum Sieden erhitzt, färbt sich das Papier blau, und es tritt aminartiger Geruch auf.

C. Chromatographie: Die Prüfung erfolgt dünnschichtchromatographisch auf einer Schicht von Kieselgel H *R*:

Untersuchungslösung: 20 ml Prüflösung werden auf dem Wasserbad auf etwa die Hälfte eingeengt. Der Rückstand wird 5 Minuten lang mit 20 ml Äthylacetat *R* geschüttelt. Nach Zugabe von 1 g gepulvertem Tragant *RN* wird nochmals 1 Minute lang geschüttelt. Nach Filtration wird auf dem Wasserbad bei etwa 40 °C unter vermindertem Druck eingeengt. Der Rückstand wird in 1 ml Methanol *R* aufgenommen.

Vergleichslösung: 10 mg Rutin *R*, 5 mg Kaffeesäure *R* und 5 mg Scopoletin *RN* werden in 10 ml Methanol *R* gelöst.

Aufgetragen werden getrennt je 10 µl Untersuchungs- und Vergleichslösung. Die Chromatographie erfolgt über eine Laufstrecke von 10 cm mit einer Mischung aus 50 Volumteilen Chloroform *R*, 42 Volumteilen Essigsäure 98 % *R* und 8 Volumteilen Wasser. Nach Verdunsten der mobilen Phase werden die Chromatogramme zuerst mit einer 1prozentigen Lösung (G/V) von Diphenylboryloxyäthylamin *R* in Methanol *R* und danach mit einer 5prozentigen Lösung (G/V) von Polyäthylenglykol 400 *R* in Methanol *R* besprüht und anschließend im ultravioletten Licht bei 365 nm ausgewertet.

Das Chromatogramm der Vergleichslösung zeigt im unteren Drittel des Rf-Bereiches den gelbroten Fleck des Rutins, im mittleren Drittel den blaugrünen Fleck der Kaffeesäure und im oberen Drittel den blauen Fleck des Scopoletins.

Im Chromatogramm der Untersuchungslösung sind vier gelbrote Flecke im Bereich zwischen den Vergleichssubstanzen Rutin und Kaffeesäure vorhanden. Wenig unterhalb der Vergleichssubstanz Scopoletin kann ein weiterer gelbroter Fleck auftreten.

PRÜFUNG AUF REINHEIT

Fremde Bestandteile (Ph. Eur.): Höchstens 5 Prozent fremde Pflanzenteile und höchstens 1 Prozent andere fremde Bestandteile.

Asche (DAB): Höchstens 12,0 Prozent.

ARZNEIFORMEN

HERSTELLUNG

Urtinktur und flüssige Verdünnungen nach Vorschrift 20 mit Äthanol 30 Prozent.

EIGENSCHAFTEN

Die Urtinktur ist eine gelb- bis rotbraune Flüssigkeit mit aromatischem, arteigenem Geruch und würzigem Geschmack.

PRÜFUNG AUF IDENTITÄT

Die Urtinktur gibt die bei der Droge beschriebenen Identitätsreaktionen A bis C. Prüflösung ist die Urtinktur.

PRÜFUNG AUF REINHEIT

Relative Dichte (Ph. Eur.): 0,955 bis 0,970.

Trockenrückstand (DAB): Mindestens 1,5 Prozent.

LAGERUNG

Vor Licht geschützt.

Capsicum annuum

Capsicum

Verwendet werden die reifen, getrockneten Früchte von *Capsicum annuum* L.

BESCHREIBUNG

Die Droge hat schwach würzigen Geruch und brennend scharfen Geschmack.

Die kegelförmige, orange- bis braunrote Frucht ist etwa 6 bis 12 cm lang und am Grunde bis 4 cm breit, wo sie einem flach ausgebreiteten, graugrünen Kelch mit meist 5 Zähnen aufsitzt. Häufig ist noch ein Rest des gebogenen, hohlen Fruchtstieles vorhanden. Die etwa 0,3 mm dicke, brüchige Fruchtwand ist außen glänzend, glatt oder zart querstreifig, innen heller und mit kleinen, punktförmigen oder axial gestreckten, blasigen Aufwölbungen versehen. Die aus meist 3, seltener 2 Fruchtblättern gebildete Frucht ist im oberen Teil ungefächert, im unteren Teil 2- oder 3fächerig. Die Samen sitzen im unteren Teil der Frucht zentralwinkelständig, im oberen Teil an den leistenförmig angeordneten Plazenten. Die Samen sind hellgelb, scheibenförmig, fast kreisrund, haben einen Durchmesser von 3 bis 5 mm und sind etwa 0,6 mm dick. Ihre Oberfläche ist feingrubig. In das Endosperm ist der gebogene Embryo eingebettet.

Mikroskopische Merkmale: Die in Aufsicht polygonalen, dickwandigen, getüpfelten Epidermiszellen der Frucht sind im Querschnitt schmal, tangential gestreckt; ihre helle Außenwand ist stark verdickt und von einer Kutikula bedeckt, die häufig parallel verlaufende Streifen aufweist. Die äußeren Zellagen des Mesokarps sind stark kollenchymatisch verdickt; sie enthalten zahlreiche, rotgelbe Öltröpfchen und rote Körnchen; nach innen zu gehen sie allmählich in dünnwandige, große, dicht gelagerte, die gleichen Einlagerungen führende Parenchymzellen über, in deren inneren Schichten sich zarte Leitbündel finden; die innerste Lage bilden Großzellen, die von dünnwandigen, teils kollabierten Zellreihen gestützt werden, und denen die Endokarpzellen aufliegen. Über den Großzellen haben diese perlschnurartig verdickte und verholzte Wände, im Querschnitt sind sie quadratisch oder flach rechteckig, in Aufsicht meist axial gestreckt, wellig bis buchtig. Die Zellen über den Stützzellreihen sind meist schwach gewellt, dünnwandig und wenig auffallend.

Die Epidermiszellen des Samens sind im Querschnitt quadratisch bis tangential gestreckt, an den Kanten mehr radial verlängert. Ihre Außenwände und die oberen Teile der Seitenwände sind relativ dünn; die unteren Teile der Seitenwände und die

Innenwand zeigen gelbliche, unregelmäßige, dicke, geschichtete, gelegentlich mit kleinen Warzen versehene, verholzte Auflagerungen; in Aufsicht erscheinen die Zellwände daher unregelmäßig wulstig („Gekrösezellen"). Es folgen mehrere Lagen dünnwandiger, teilweise zusammengedrückter Zellen. Die derbwandigen Zellen des Endosperms und die zartwandigen Gewebe des Embryos führen fettes Öl und Aleuronkörner. Die obere Epidermis des Kelches besteht aus polygonalen Zellen, die häufig etwa 100 µm lange Drüsenhaare mit ein- bis dreizelligem Stiel und vielzelligem, schmalem Köpfchen tragen; das interzellularenreiche Mesophyll besitzt rundliche Parenchymzellen, die teilweise Calciumoxalatsand enthalten. Die Zellen der unbehaarten, unteren Epidermis sind meist langgestreckt und geradwandig. Die in der Epidermisebene liegenden, rundlichen bis ovalen, anomocytischen Spaltöffnungen sind etwa 45 µm lang und 35 µm breit. Der Stiel zeigt unregelmäßig isodiametrische oder gestreckte Epidermiszellen, häufig Spaltöffnungen, spärlich Drüsenhaare, zartwandiges Grundgewebe mit vereinzelten Calciumoxalatsandzellen, einen Ring bikollateraler Leitbündel mit schraubig oder netzförmig verdickten Gefäßen, behöft-getüpfelten, verholzten Markstrahlzellen und dünnwandige Zellen des Markes.

PRÜFUNG AUF IDENTITÄT

Prüflösung: 2,5 g grob gepulverte Droge (710) werden mit 25 ml Äthanol 90 % *RN* 2 Stunden lang geschüttelt und danach abfiltriert.

A. 2 ml Prüflösung werden in einer Porzellanschale auf dem Wasserbad eingeengt. Der Rückstand wird in 3 ml Aceton *R* aufgenommen und mit 0,05 g Ammoniumvanadat *R* und 0,3 ml Salzsäure *R* versetzt. Dabei färbt sich die Lösung intensiv grün und das ungelöste Ammoniumvanadat wird rotbraun.
B. Wird 1 ml Prüflösung mit 0,1 ml verdünnter Natriumhydroxid-Lösung *R* versetzt, entsteht eine gelbe Fällung.
C. Werden 2 ml Prüflösung mit 2 ml Wasser versetzt und mit 5 ml Äther *R* ausgeschüttelt, färbt sich die Ätherschicht dunkelgelb.
D. Der bei Identitätsprüfung C erhaltene Ätherauszug wird eingeengt. Wird der Rückstand mit 0,5 ml Schwefelsäure *R* versetzt, färbt er sich dunkelblau bis schwarz; nach etwa 1 Minute beginnt die Farbe nach Dunkelviolett umzuschlagen.
E. Chromatographie: Die Prüfung erfolgt dünnschichtchromatographisch auf einer Schicht von Kieselgel GF$_{254}$ *R*.

Untersuchungslösung: 5 ml Prüflösung werden in einem Schütteltrichter mit 5,0 ml Chloroform *R* und 5 ml Wasser versetzt und geschüttelt. Die Chloroformphase wird abgetrennt und eingeengt und der Rückstand in 0,5 ml Chloroform *R* aufgenommen.

Vergleichslösung: 10 mg Capsaicin *RN* werden in 10 ml Chloroform *R* gelöst.

Aufgetragen werden getrennt 20 µl Untersuchungslösung und 10 µl Vergleichslösung. Die Chromatographie erfolgt über eine Laufstrecke von 10 cm mit Äther R. Nach Verdunsten der mobilen Phase werden die Chromatogramme mit einer 0,5prozentigen Lösung (G/V) von Dichlorchinonchlorimid R in Methanol R besprüht und nach Verdunsten des Methanols bis zur deutlichen Färbung der Flecke in eine Chromatographiekammer gestellt, die eine Schale mit Ammoniaklösung R enthält. Danach werden die Chromatogramme im Tageslicht ausgewertet.

Das Chromatogramm der Vergleichslösung zeigt am Übergang vom unteren zum mittleren Drittel des Rf-Bereiches den blauen Fleck des Capsaicins.

Das Chromatogramm der Untersuchungslösung zeigt auf gleicher Höhe einen sehr deutlich ausgeprägten blauen Fleck und im oberen Drittel des Rf-Bereiches eine große, schwach gelbe, diffuse Zone. Der Startfleck ist grün.

PRÜFUNG AUF REINHEIT

Fremde Bestandteile (Ph. Eur.): Höchstens 2 Prozent. Früchte von *Capsicum frutescens* L. sind 0,5 bis 2 cm lang; ihre Epidermiszellen sind kleiner, annähernd quadratisch, reihenförmig angeordnet und zart getüpfelt; die übrigen Zellelemente von Frucht und Samen sind bei etwa gleicher Form ebenfalls kleiner als bei der Droge.

Sulfatasche (Ph. Eur.): Höchstens 10,0 Prozent, mit 1,00 g grob gepulverter Droge (710) bestimmt.

Asche (DAB): Höchstens 7,0 Prozent.

ARZNEIFORMEN

HERSTELLUNG

Urtinktur aus der grob gepulverten Droge (710) und flüssige Verdünnungen nach Vorschrift 4a mit Äthanol 86 Prozent.

EIGENSCHAFTEN

Die Urtinktur ist ein orangefarbene Flüssigkeit mit eigenartigem Geruch und brennend scharfem Geschmack.

PRÜFUNG AUF IDENTITÄT

Die Urtinktur gibt die bei der Droge beschriebenen Identitätsreaktionen A bis E. Prüflösung ist die Urtinktur.

PRÜFUNG AUF REINHEIT

Relative Dichte (Ph. Eur.): 0,830 bis 0,845.

Trockenrückstand (DAB): Mindestens 1,2 Prozent.

LAGERUNG

Vor Licht geschützt.

Carbo animalis

Verwendet wird Tierkohle aus lohgarem Rindskernleder, das im Kohlenfeuer zum Glühen gebracht und dann rasch erstickt worden ist. Nach dem Erkalten wird die Masse im Mörser fein verrieben. Andere Tierkohle (Knochenkohle) darf nicht verwendet werden.

EIGENSCHAFTEN

Schwarzbraunes bis tiefdunkelrotbraunes Pulver, frei von körnigen Teilchen, ohne Geruch und Geschmack; in allen gebräuchlichen Lösungsmitteln nur teilweise löslich.

PRÜFUNG AUF IDENTITÄT

A. Wird etwas Substanz auf einem Metallspatel bei kleiner Flamme erhitzt, so verbrennt sie unter Entwicklung weißer, brenzlig riechender Dämpfe, die einen mit Salzsäure *R* getränkten Fichtenspan rot färben.

B. 50 bis 100 mg Substanz werden in einem kleinen Reagenzglas von etwa 6 bis 8 mm Durchmesser mit einem linsen- bis erbsengroßen Stück blanken Natriums *R* 1 versetzt und vorsichtig zur Rotglut erhitzt. Das heiße Reagenzglas wird durch Eintauchen in eine Porzellanschale mit 5 ml Wasser zum Zerspringen gebracht. Die Mischung wird filtriert, das Filtrat mit 0,05 ml Eisen(II)-sulfat-Lösung *R* versetzt und 1 bis 2 Minuten lang aufgekocht. Nach dem Erkalten werden 0,05 bis 0,1 ml Eisen(III)-chlorid-Lösung *R* 1 zugegeben und mit verdünnter Salzsäure *R* angesäuert. Es entsteht ein tiefblau gefärbter Niederschlag oder eine Trübung, die nach dem Abfiltrieren und Auswaschen als blauer Belag im Filterpapier erkennbar wird.

PRÜFUNG AUF REINHEIT

Sauer oder alkalisch reagierende Verunreinigungen: 2,0 g Substanz werden 5 Minuten lang in 40 ml Wasser gekocht. Nach dem Abkühlen wird mit kohlendioxidfreiem Wasser *R* auf das ursprüngliche Volumen ergänzt und filtriert. Die ersten 20 ml des Filtrates werden verworfen. 10 ml Filtrat werden nach Zusatz von 0,25 ml Bromthymolblau-Lösung *R* 1 und 0,25 ml 0,02 N-Natriumhydroxid-Lösung blau. Nach Zusatz von 0,75 ml 0,02 N-Salzsäure schlägt die Lösung nach Gelb um.

Säurelösliche Substanzen: Mindestens 15 und höchstens 25 Prozent; 1,0 g Substanz wird 5 Minuten lang in 25 ml verdünnter Salpetersäure *R* gekocht, heiß durch einen Glassintertiegel Nr. 16 abfiltriert und mit 10 ml heißem Wasser nachgewaschen. Waschwasser und Filtrat werden vereinigt und auf dem Wasserbad eingeengt. Nach dem Befeuchten des Rückstandes mit 1 ml Salzsäure *R* wird erneut zur Trockne eingeengt und bei 100 bis 105 °C bis zur Massenkonstanz getrocknet.

Überhitzte Kohle: 1,0 g Substanz wird mit 9 ml Wasser geschüttelt und abfiltriert. Unter ultraviolettem Licht von 365 nm fluoresziert das Filtrat milchig hellblau bis grünlichblau. Die Lösung darf nicht klar sein oder violett fluoreszieren.

Cyanid: 5,0 g Substanz werden mit 50 ml Wasser und 2 g Weinsäure *R* vorsichtig in einer Destillationsapparatur so lange erhitzt, bis etwa 25 ml Destillat in 10 ml Wasser, welchem 2 ml 1 N-Natriumhydroxid-Lösung zugefügt wurden, aufgefangen sind. Nach dem Auffüllen mit Wasser zu 50 ml werden 25 ml dieser Lösung nach Zusatz von 50 mg Eisen(II)-sulfat *R* bis eben zum Sieden erhitzt. Nach dem Abkühlen im Wasserbad auf 70 °C und Ansäuern mit 10 ml Salzsäure *R* 1 darf sich die Lösung weder grün noch blau färben.

Sulfid: 1,0 g Substanz wird in einem 100-ml-Erlenmeyerkolben mit 20 ml Wasser und 5 ml Salzsäure *R* 1 zum Sieden erhitzt. Die entweichenden Dämpfe dürfen Blei(II)-acetat-Papier *R* nicht bräunen.

Schwermetalle: 2,0 g Substanz werden mit 4 ml einer 25prozentigen Lösung (G/V) von Magnesiumsulfat *R* in verdünnter Schwefelsäure *R* mit einem Glasstab gut vermischt. Die Mischung wird in einem Quarztiegel bis zur Trockne zunächst auf dem Wasserbad und dann auf der offenen Flamme eingeengt; danach wird so lange bei höchstens 600 °C geglüht, bis ein gräulicher Rückstand im Tiegel verbleibt. Nach dem Erkalten wird der Rückstand mit einigen Tropfen verdünnter Schwefelsäure *R* versetzt. Es wird eingedampft und wieder geglüht. Im ganzen soll der Rückstand höchstens 2 Stunden lang geglüht werden. Der abgekühlte Rückstand wird mit 2mal 5 ml verdünnter Salzsäure R aufgenommen und mit 0,1 ml Phenolphthalein-Lösung R versetzt. Dann wird konzentrierte Ammoniaklösung R bis zur Rosafärbung zugegeben, abgekühlt und Essigsäure 98 % R bis zur Entfärbung zugesetzt. Nach Zusatz von weiteren 0,5 ml Essigsäure 98 % R wird nötigenfalls filtriert und unter Nachwaschen des Filters mit Wasser zu 20 ml aufgefüllt. 12 ml dieser Lösung werden mit 2 ml Pufferlösung pH 3,5 R versetzt und gemischt. Nach Zugabe von 1,2 ml Thioacetamid-Reagenz R wird sofort gemischt.

Die zu untersuchende Lösung darf nach 2 Minuten nicht stärker braun gefärbt sein als folgende Vergleichslösung (10 ppm).

Zur Herstellung der Vergleichslösung wird eine Mischung aus 4 ml 25prozentiger Lösung (G/V) von Magnesiumsulfat R in verdünnter Schwefelsäure R und 2 ml Blei-Standardlösung (10 ppm Pb) R, wie oben für die Lösung der Substanz in der 25prozentigen Lösung (G/V) von Magnesiumsulfat R in verdünnter Schwefelsäure R beschrieben, behandelt. Zu 10 ml des mit Wasser zu 20 ml verdünnten Filtrates werden 2 ml der zu untersuchenden Lösung und 2 ml Pufferlösung pH 3,5 R hinzugefügt. Nach Zugabe von 1,2 ml Thioacetamid-Reagenz R wird sofort gemischt.

Sulfatasche (Ph. Eur.): Höchstens 3,0 Prozent, mit 1,00 g Substanz bestimmt.

Trocknungsverlust (Ph. Eur.): Höchstens 10,0 Prozent, mit 1,00 g Substanz durch 4 Stunden langes Trocknen bei 110 bis 120 °C bestimmt.

ARZNEIFORMEN

HERSTELLUNG

Verreibungen nach Vorschrift 6.

EIGENSCHAFTEN

Die 1. Dezimalverreibung ist ein schwarzgraues Pulver.

PRÜFUNG AUF IDENTITÄT

3,0 g der 1. Dezimalverreibung werden 3mal mit je 10 ml Wasser gut ausgewaschen. Der Rückstand gibt die Identitätsreaktionen A und B der Substanz.

Carbo vegetabilis

Verwendet wird die gut ausgeglühte Kohle von Rotbuchen- oder Birkenholz.

EIGENSCHAFTEN

Schwarzes, leichtes Pulver ohne Geruch und Geschmack, frei von körnigen Teilchen; praktisch unlöslich in allen gebräuchlichen Lösungsmitteln.

PRÜFUNG AUF IDENTITÄT

Zur Rotglut erhitzt, verbrennt die Substanz langsam ohne Flamme.

PRÜFUNG AUF REINHEIT

Sauer oder alkalisch reagierende Verunreinigungen: 2,0 g Substanz werden 5 Minuten lang in 40 ml Wasser gekocht. Nach dem Abkühlen wird mit frisch ausgekochtem und wieder abgekühltem Wasser auf das ursprüngliche Volumen ergänzt und filtriert. Die ersten 20 ml des Filtrats werden verworfen. 10 ml Filtrat werden nach Zusatz von 0,25 ml Bromthymolblau-Lösung $R\,1$ und 0,25 ml 0,02 N-Natriumhydroxid-Lösung blau. Nach Zusatz von 0,75 ml 0,02 N-Salzsäure schlägt die Farbe nach Gelb um.

Säurelösliche Substanzen: 1,0 g Substanz wird 5 Minuten lang in 25 ml verdünnter Salpetersäure R gekocht, heiß durch einen Glassintertiegel Nr. 10 abfiltriert und mit 10 ml heißem Wasser nachgewaschen. Waschwasser und Filtrat werden vereinigt und auf dem Wasserbad eingedampft. Der Rückstand wird mit 1 ml Salzsäure R befeuchtet und erneut zur Trockne eingedampft. Die Masse des bei 100 bis 105 °C bis zur Massenkonstanz getrockneten Rückstandes darf 30 mg nicht übersteigen (höchstens 3 Prozent).

Alkalilösliche, farbige Substanzen: 0,25 g Substanz werden 1 Minute lang in 10 ml verdünnter Natriumhydroxid-Lösung R gekocht. Nach dem Abkühlen wird filtriert und das Filtrat mit Wasser zu 10 ml ergänzt. Die Lösung darf nicht stärker gefärbt sein als die Farbvergleichslösung GG_4 (Ph. Eur., Methode II).

Äthanollösliche Substanzen: 2,0 g Substanz werden am Rückflußkühler in 50 ml Äthanol R 10 Minuten lang gekocht. Danach wird sofort filtriert, abgekühlt und mit Äthanol R auf 50 ml ergänzt. Das Filtrat darf nicht stärker gefärbt sein als die Farbvergleichslösung BG_6 oder G_6 (Ph. Eur., Methode II). 40 ml des Filtrats werden eingedampft, der Rückstand bei 100 bis 105 °C getrocknet und gewogen. Sein Gewicht darf 8 mg nicht übersteigen (höchstens 0,5 Prozent).

Fluoreszierende Substanzen: 10,0 g Substanz werden 2 Stunden lang in einem Extraktionsapparat nach Soxhlet mit 100 ml Cyclohexan R 1 extrahiert. Der Auszug darf nach dem Auffüllen zu 100 ml mit demselben Lösungsmittel im ultravioletten Licht bei 365 nm keine stärkere Fluoreszenz zeigen als diejenige einer Lösung von 0,083 mg Chinin R in 1000 ml 0,01 N-Schwefelsäure.

Cyanid: 5 g Substanz werden mit 50 ml Wasser und 2 g Weinsäure R vorsichtig in einer Destillationsapparatur so lange erhitzt, bis etwa 25 ml Destillat in 10 ml Wasser, welchem 2 ml 1 N-Natriumhydroxid-Lösung zugefügt wurden, aufgefangen sind. Nach dem Auffüllen mit Wasser zu 50 ml werden 25 ml dieser Lösung nach Zusatz von 50 mg Eisen(II)-sulfat R bis eben zum Sieden erhitzt. Nach dem Abkühlen im Wasserbad auf 70 °C und Ansäuern mit 10 ml Salzsäure R 1 darf sich die Lösung weder grün noch blau färben.

Sulfide: 1,0 g Substanz wird in einem Erlenmeyerkolben mit 20 ml Wasser und 5 ml Salzsäure R 1 zum Sieden erhitzt. Die entweichenden Dämpfe dürfen Blei(II)-acetat-Papier R nicht bräunen.

Schwermetalle (Ph. Eur.): Der aus der Prüfung auf „Säurelösliche Substanzen" erhaltene Rückstand wird in 0,5 ml verdünnter Salzsäure R und 20 ml Wasser gelöst. Wenn die Lösung gelb gefärbt ist, wird sie durch einige Tropfen bleifreier Hydroxylaminhydrochlorid-Lösung R unter leichtem Erwärmen entfärbt. Nach dem Auffüllen mit Wasser zu 100 ml müssen 12 ml dieser Lösung der Grenzprüfung auf Schwermetalle entsprechen (100 ppm). Zur Herstellung der Vergleichslösung wird die Blei-Standardlösung (1 ppm PB) R verwendet.

Zink: 10,0 ml der bei der Prüfung auf „Schwermetalle" hergestellten Lösung werden nacheinander mit 3 ml Wasser, 3 ml einer 10prozentigen Lösung (G/V) von Natriumacetat R und 5,0 ml Tarnlösung RH versetzt. Diese Lösung wird mit 5,0 ml einer frisch bereiteten 0,003prozentigen Lösung (G/V) von Dithizon R in Tetrachlorkohlenstoff R 2 bis 3 Minuten lang kräftig geschüttelt. Die abgetrennte Dithizonlösung muß in der Aufsicht einen stärker violetten Farbton haben und darf in der Durchsicht nicht stärker rot gefärbt sein als die aus einer in gleicher Weise behandelten Mischung von 0,5 ml Zink-Standardlösung (10 ppm Zn) R und 9,5 ml Wasser erhaltene Vergleichslösung (50 ppm).

Sulfatasche (Ph. Eur.): Höchstens 6,0 Prozent, mit 1,0 g Substanz bestimmt.

Trocknungsverlust (Ph. Eur.): Höchstens 15 Prozent, mit 1,00 g Substanz durch 4 Stunden langes Trocknen im Trockenschrank bei 120 °C bestimmt.

Carbo vegetabilis

ARZNEIFORMEN

Die 1. Dezimalverreibung muß mindestens 9,5 und darf höchstens 10,5 Prozent Kohle enthalten.

HERSTELLUNG

Verreibungen nach Vorschrift 6.

EIGENSCHAFTEN

Die 1. Dezimalverreibung ist grau.

BESCHRIFTUNG

Wird zur Herstellung der Arzneiformen ausschließlich Kohle aus Birkenholz verwendet, kann auch die Bezeichnung ,,Carbo Betulae" benutzt werden.

Cardiospermum halicacabum

Cardiospermum

Verwendet werden die frischen, oberirdischen Teile blühender Pflanzen von *Cardiospermum halicacabum* L.

BESCHREIBUNG

Der Stengel der einjährigen, kletternden Pflanze ist einfach oder vom Grunde her geteilt durch fünf oder sechs strohfarbene, kraus behaarte Rippen mit dazwischen liegenden grünen, fast kahlen Furchen. Er ist 50 bis 100, gelegentlich bis 200 cm lang, am Grunde 2 bis 3 mm dick, mit meist bis zu 5, selten bis 10 cm langen Internodien.

Die wechselständigen Laubblätter sind doppelt dreizählig, kahl oder flaumig behaart. Der Blattstiel ist 2 bis 5 cm, die Blattspindel 1 bis 2 cm lang. Die seitlichen Spindeln sind deutlich kürzer. Die 1 bis 2 mm lang gestielten Teilblättchen sind oval-rhomboidisch, fiederteilig mit spitzen Lappen. Die Endblättchen sind rhomboidisch-lanzettlich, am Grunde mehr oder weniger keilförmig verschmälert, am Ende meist stark zugespitzt, etwa 3 bis 5 cm lang und 1,5 bis 2,5 cm breit. Die seitlichen Blättchen sind kleiner. Die Nebenblätter sind pfriemlich und rasch abfallend.

Die Blüten stehen in seitlichen, einfachen, wenigblütigen Trugdolden oder in einem endständigen, aus Trugdolden zusammengesetzten Blütenstand. Die Trugdolden haben einen dünnen, 5 bis 10 cm langen Stiel, an dem 1 cm unterhalb der Blütenstiele meist paarweise ungefähr 2 cm lange Ranken ausgebildet sind. Die weißen, eingeschlechtigen, zygomorphen Blüten der monözischen Pflanze stehen auf einem feinen, etwa 5 mm langen Stiel. Die vier Kelchblätter sind mehr oder weniger oval und sehr ungleich. Das größte ist etwa 3,5 mm lang, kahl oder besonders am Rand locker behaart. Die vier weißen Kronblätter sind verkehrt eiförmig und genagelt, etwa 4 mm lang und besitzen am Grunde eine kapuzenförmige, kronblattartige Schuppe. Diese ist an den oberen Kronblättern jeweils mit einem zurückgebogenen, kurzen Anhängsel und einem kleinen, dorsalen, oft behaarten Kamm versehen. Die Schuppen der unteren Kronblätter überragen diese und tragen jeweils einen längeren, fast flügelartigen Kamm. Der Diskus ist einseitig und besitzt drüsige Ausstülpungen, aber keine kronförmigen Anhängsel. Die sieben oder acht Staubblätter der männlichen Blüten sind etwa 3 mm lang; ihre Filamente sind behaart. Der etwa 2,5 mm lange Fruchtknoten der weiblichen Blüten ist dreifächrig, mit je einer Samenanlage und kurz behaart. Er trägt einen 1 mm langen Griffel mit dreiteiliger Narbe.

ARZNEIFORMEN

HERSTELLUNG

Urtinktur und flüssige Verdünnungen nach Vorschrift 3a.

EIGENSCHAFTEN

Die Urtinktur ist eine grünbraune Flüssigkeit mit frischem Geruch und ohne besonderen Geschmack.

PRÜFUNG AUF IDENTITÄT

A. Wird 1 ml Urtinktur mit 10 ml Wasser und 0,5 ml Eisen(III)-chlorid-Lösung *R* 1 versetzt, färbt sich die Mischung dunkelolivgrün.
B. Werden 2 ml Urtinktur mit 50 mg Magnesium *R* als Späne und 1 ml Salzsäure *R* 1 versetzt, färbt sich die Flüssigkeit kräftig dunkelrot.
C. Chromatographie: Die Prüfung erfolgt dünnschichtchromatographisch auf einer Schicht von Kieselgel H *R*.

Untersuchungslösung: Urtinktur.

Vergleichslösung: 5 mg Chlorogensäure *RN*, 5 mg Kaffeesäure *R* und 5 mg Rutin *RN* werden in 10 ml Methanol *R* gelöst.

Aufgetragen werden getrennt 20 μl Untersuchungslösung und 10 μl Vergleichslösung. Die Chromatographie erfolgt über eine Laufstrecke von 15 cm mit einer Mischung von 80 Volumteilen Äthylacetat R, 10 Volumteilen wasserfreier Ameisensäure R und 10 Volumteilen Wasser. Die Chromatogramme werden 30 Minuten lang bei 105 bis 110 °C getrocknet, nach dem Abkühlen zuerst mit einer 1prozentigen Lösung (G/V) von Diphenylboryloxyäthylamin R in Methanol R, danach mit einer 5prozentigen Lösung (G/V) von Polyäthylenglykol 400 R in Methanol R besprüht und nach 15 Minuten im ultravioletten Licht bei 365 nm ausgewertet.

Das Chromatogramm der Vergleichslösung zeigt im unteren Drittel des Rf-Bereiches den orange fluoreszierenden Fleck des Rutins, im unteren Teil des mittleren Drittels den blaugrün fluoreszierenden Fleck der Chlorogensäure und im oberen Drittel den blaugrün fluoreszierenden Fleck der Kaffeesäure.

Das Chromatogramm der Untersuchungslösung zeigt unterhalb der Vergleichssubstanz Rutin einen gelben Fleck. Knapp unterhalb der Vergleichssubstanz Chlorogensäure liegt ein blauer und über dieser ein gelber Fleck. Etwa in der Mitte zwischen den Vergleichssubstanzen Chlorogensäure und Kaffeesäure liegt ein orangefarbener Fleck. Knapp unterhalb der Vergleichssubstanz Kaffeesäure liegt ein violetter Fleck; die beiden gelben bis orangefarbenen Flecke knapp oberhalb der Kaffeesäure sind nicht immer klar getrennt.

PRÜFUNG AUF REINHEIT

Relative Dichte (Ph. Eur.): 0,900 bis 0,915.

Trockenrückstand (DAB): Mindestens 1,8 Prozent.

LAGERUNG

Vor Licht geschützt.

Carum carvi, äthanol. Decoctum

Verwendet werden die getrockneten, reifen Früchte von *Carum carvi* L. Sie enthalten mindestens 4,0 Prozent (V/G) ätherisches Öl.

BESCHREIBUNG

Die Droge hat aromatischen Geruch und würzigen Geschmack.

Die Früchte sind fast stets in ihre Teilfrüchte zerfallen. Diese sind graubraun, kahl, meist sichelförmig gekrümmt, beiderseits zugespitzt, etwa 3 bis 6 mm, meist etwa 5 mm lang, in der Mitte etwa 1 mm dick; sie zeigen auf der wenig gewölbten Rückenfläche je 3, am Rande der schwach vorgewölbten Fugenseite je 2 gerade, schmale, hervortretende, heller gefärbte Rippen; am oberen Ende sind die Griffel auf dem rundlichen Polster häufig noch erhalten. Der Querschnitt hat etwa die Form eines regelmäßigen Fünfecks. Er läßt die 5 gleichstarken Rippen, die breiten, in der Mitte etwas vorgewölbten, braunen Tälchen sowie das graue Endosperm erkennen.

Mikroskopische Merkmale: Das Exokarp besteht aus derbwandigen, polygonalen bis gestreckten Zellen und wird von einer dicken, längsstreifigen Kutikula bedeckt. Selten kommen rundlich-ovale Spaltöffnungen vor. Jedes Tälchen enthält 1 Ölgang, die Fugenseite 2 Ölgänge. Diese sind dunkelbraun gefärbt, im Querschnitt tangential gestreckt, meist etwa 170 bis 200 µm, zuweilen bis etwa 300 µm breit.

Ein kleiner, etwa 18 µm weiter Ölgang findet sich in der Spitze jeder Rippe. Die Rippen führen Leitbündel mit wenigen Spiralgefäßen, die von derbwandigen, getüpfelten, verholzten Sklerenchymfasern begleitet werden. Das Endokarp besteht aus dünnwandigen, schmal rechteckigen, etwa 10 bis 19 µm breiten, quer zur Längsausdehnung der Frucht gestreckten Zellen (Querzellen). Diese sind im Längsschnitt parallel angeordnet und verlaufen etwa rechtwinklig zu den Ölgängen. Die dünne, aus wenigen Lagen gelbbrauner, meist zusammengedrückter Zellen bestehende Samenschale ist mit dem Endokarp verwachsen. Nur an der Fugenfläche sind beide Schichten durch die Raphe getrennt.

Das Endosperm besteht aus farblosen, derbwandigen, gerundet-polygonalen Zellen, die zahlreiche, winzige Calciumoxalatdrusen enthalten und, ebenso wie die zartwandigen Gewebe des Embryos, reichlich fettes Öl und Aleuronkörner führen.

PRÜFUNG AUF IDENTITÄT

Chromatographie: Die Prüfung erfolgt dünnschichtchromatographisch auf einer Schicht von Kieselgel GF_{254} R.

Untersuchungslösung: Die unter ,,Gehaltsbestimmung" erhaltene Lösung des ätherischen Öls in Xylol wird wasserfrei abgelassen; 0,5 ml dieser Lösung werden mit 5 ml Toluol R versetzt.

Vergleichslösung: 10 µl Carvon RN werden in 1 ml Methanol R gelöst.

Aufgetragen werden getrennt je 10 µl Untersuchungs- und Vergleichslösung. Die Chromatographie erfolgt über eine Laufstrecke von 10 cm mit Methylenchlorid R. Nach Verdunsten der mobilen Phase werden im ultravioletten Licht bei 254 nm die fluoreszenzmindernden Flecke gekennzeichnet. Anschließend werden die Chromatogramme mit Anisaldehyd-Lösung R besprüht, etwa 5 bis 10 Minuten lang unter Beobachtung auf 100 bis 105 °C erhitzt und innerhalb von 10 Minuten im Tageslicht ausgewertet.

Im ultravioletten Licht bei 254 nm ist in den Chromatogrammen der Untersuchungslösung und der Vergleichslösung im unteren Drittel des Rf-Bereiches der fluoreszenzmindernde Fleck des Carvons sichtbar; er färbt sich nach dem Besprühen und Erhitzen orange bis rotbraun. Außerdem treten im Chromatogramm der Untersuchungslösung noch zwei weitere rötlich-violettgefärbte Flecke in Startnähe auf. Im mittleren Drittel des Rf-Bereiches können ein oder zwei rötlich-violettgefärbte Flecke auftreten.

PRÜFUNG AUF REINHEIT.

Fremde Bestandteile (Ph. Eur.): Höchstens 1,5 Prozent.

Sulfatasche (Ph. Eur.): Höchstens 10,0 Prozent, mit 1,000 g grob gepulverter Droge (710) bestimmt.

GEHALTSBESTIMMUNG

Ätherisches Öl (Ph. Eur.): Die Bestimmung erfolgt mit 10,0 g der unmittelbar vorher grob gepulverten Droge (710) und 200 ml Wasser als Destillationsflüssigkeit in einem 500-ml-Rundkolben; Destillation 90 Minuten lang bei 2 bis 3 ml in der Minute; 1,0 ml Xylol R als Vorlage.

ARZNEIFORMEN

HERSTELLUNG

Urtinktur aus der frisch zerquetschten Droge und flüssige Verdünnungen nach Vorschrift 19f mit Äthanol 62 Prozent.

EIGENSCHAFTEN

Die Urtinktur ist eine hellgelbe bis gelbbraune Flüssigkeit mit arteigenem Geruch und Geschmack.

PRÜFUNG AUF IDENTITÄT

Prüflösung: 10 ml Urtinktur werden 3mal mit je 10 ml Pentan R ausgeschüttelt. Die vereinigten organischen Phasen werden filtriert und unter vermindertem Druck eingeengt. Der Rückstand wird in 2,0 ml Chloroform R aufgenommen.

A. Werden 0,5 ml Prüflösung mit 1 ml Acetanhydrid *R* und danach mit 0,1 ml Schwefelsäure *R* versetzt, verfärbt sich die Mischung von hellgelb über rötlichbraun nach schmutzig braun.

B. Chromatographie: Die Prüfung erfolgt dünnschichtchromatographisch wie unter ,,Prüfung auf Identität" bei der Droge beschrieben mit der Prüflösung als Untersuchungslösung.

PRÜFUNG AUF REINHEIT

Relative Dichte (Ph. Eur.): 0,886 bis 0,900.

Trockenrückstand (DAB): Mindestens 0,8 Prozent.

LAGERUNG

Vor Licht geschützt.

Centella asiatica

Hydrocotyle asiatica

Verwendet werden die getrockneten, oberirdischen Teile von *Centella asiatica* (L.) Urb.

BESCHREIBUNG

Das braungrüne bis graugrüne Kraut hat einen etwas an Tabakblätter erinnernden Geruch und leicht bitteren Geschmack.

Es besteht aus den lang gestielten, an der Basis rosettig verbundenen Blättern und den schnurartig dünnen, oberirdischen Ausläufern, welche die Blattrosetten miteinander verbinden. Gelegentlich befinden sich an der Unterseite der Rosetten noch Büschel von faserförmigen Wurzeln. Die Blattspreite ist dünn und weich, handnervig, kahl oder zerstreut behaart und hat einen Durchmesser von etwa 2 bis 5 cm. Der Blattgrund ist weit und stumpf ausgeschnitten, der Blattrand ist seicht und entfernt gekerbt bis kerbig gezähnt. Die Blattstiele sind 5 bis 15 cm lang, dünn und weich, oberseits flachrinnig, voll bis enghohl, kahl oder mit einigen zerstreuten Haaren besetzt. Die einfache Dolde mit 2 bis 5 Früchtchen entspringt blattachselständig.

Ihr Stiel ist mit 0,5 bis 2,5 cm Länge um ein Vielfaches kürzer als der Blattstiel. Die Hülle besteht aus zwei etwa 1 bis 2 mm großen, elliptischen Blättchen. Die beiden Teilfrüchtchen haften mit schmaler Fugenfläche fest aneinander. Ihre Oberfläche ist deutlich netzaderig.

Mikroskopische Merkmale: Die Epidermiszellen der Blattoberseite sind unregelmäßig länglich, mit geraden oder wenig gebogenen Wänden; die der Unterseite sind wesentlich unregelmäßiger, mit wellig ineinander verzahnten Wänden. Die Cuticula ist fein und dicht gestreift. Spaltöffnungen sind auf der Unterseite des Blattes zahlreicher zu finden als auf der Oberseite. Sie sind etwa 25 bis 28 μm lang und 17 bis 21 μm breit und werden von 3 Nebenzellen begleitet. Das Palisadenparenchym ist nur in einer Reihe typisch ausgebildet. Seine Zellen sind breit und kurz, höchstens zweimal so lang wie breit. Die Länge der daran anschließenden Zellreihe nimmt weiter ab, so daß ein gleitender Übergang zu den 3 bis 4 Zellreihen des Schwammparenchyms stattfindet. Dessen Zellen sind unregelmäßig rundlich, länglich bis gestreckt und gebogen bis länglich geformt. Größere Leitbündel führen ober- und unterhalb des Leitbündels je eine Kollenchymleiste. Einzelne Mesophyllzellen enthalten große Drusen und Einzelkristalle aus Calciumoxalat. Auf der Blattoberseite finden sich verstreut, bisweilen fast fehlend, auf der Unterseite, insbesondere auf den Adern, etwas häufiger einfache, mehrgliedrige, farblose Haare. Diese sind schlaff, schlangenartig gewunden, an den Querwänden gelenkartig verdickt und englumig; die allmählich zugespitzte Endzelle ist fast ohne Lumen.

Der Blattstiel führt 7 bis 9 Leitbündel, von denen 5 bis 7 im Querschnitt einen Kreis bilden; zwei weitere, in der Zahl der Zellelemente stark reduzierte, liegen in den Kanten beiderseits der Stielrinne. Der Siebteil wird von etwa zwei Reihen Sklerenchymfasern sichelförmig eingefaßt. Diese sind zunächst dünnwandig und unverholzt, beim älteren Blattstiel mehr oder weniger verholzt. Sie fehlen in der Blattspreite oder treten nur noch mit wenigen, unverholzten Fasern in die Blattadern ein. Unter der Epidermis liegen ein oder zwei Reihen von Kollenchymzellen. Das innerhalb des Leitbündelringes liegende farblose Markparenchym ist reich an kleinen Interzellularen. Die Zellen sind großlumig und kurz zylindrisch, oft kollabiert. Die Haare des Blattstiels entsprechen denen auf der Blattspreite. Der Blütenstiel zeigt einen ähnlichen Bau. 6 bis 10 Leitbündel liegen kreisförmig angeordnet. Die mechanischen Elemente sind gegenüber dem Blattstiel vermehrt. Das Markparenchym kollabiert nicht oder nur kleinflächig.

Das Endokarp der ölstriemenfreien Früchte ist stark entwickelt und verholzt. Es umschließt als Steinzellmantel den kleinen, linsenförmigen Samen.

PRÜFUNG AUF IDENTITÄT

Prüflösung: 0,5 g grob gepulverte Droge (710) werden mit 5 ml Äthanol 70% *RN* 2 Stunden lang gerührt und danach abfiltriert.

A. Die Mischung von 1 ml Prüflösung und 9 ml Wasser ist trüb und ergibt nach kräftigem Schütteln einen mindestens 30 Minuten lang anhaltenden Schaum.
B. Wird 1 ml Prüflösung mit 10 ml Wasser und 0,5 ml Eisen(III)-chlorid-Lösung *R* 1 versetzt, entsteht braungrüne Färbung.
C. Chromatographie: Die Prüfung erfolgt dünnschichtchromatographisch auf einer Schicht von Kieselgel HF$_{254}$ *R*.

Untersuchungslösung: Prüflösung.

Vergleichslösung: 10 mg Aescin *RN*, 10 mg Phenazon *R* und 10 mg Sennosid B *R* werden in 10 ml Methanol *R* gelöst.

Aufgetragen werden getrennt 20 µl Untersuchungslösung und 10 µl Vergleichslösung. Die Chromatographie erfolgt über eine Laufstrecke von 10 cm mit einer Mischung von 52 Volumteilen Chloroform *R*, 40 Volumteilen Methanol *R* und 8 Volumteilen Wasser. Nach Verdunsten der mobilen Phase werden die Chromatogramme im ultravioletten Licht bei 254 nm betrachtet. Der im oberen Drittel des Rf-Bereiches im Chromatogramm der Vergleichslösung liegende fluoreszenzmindernde Fleck des Phenazons wird markiert. Die Chromatogramme werden mit Acetanhydrid-Schwefelsäure-Reagenz *RN* besprüht, 5 bis 10 Minuten lang auf 105 bis 110 °C erhitzt und im Tageslicht ausgewertet.

Das Chromatogramm der Vergleichslösung zeigt im unteren Teil des unteren Drittels des Rf-Bereiches den braunen Fleck des Sennosids B und am Übergang vom unteren zum mittleren Drittel den braunvioletten Fleck des Aescins.

Das Chromatogramm der Untersuchungslösung zeigt zwischen Start und der Vergleichssubstanz Sennosid B einen grünbraunen und oberhalb derselben einen oder zwei grünbraune Flecke. Etwa in Höhe der Vergleichssubstanz Aescin befindet sich ein violettbrauner und knapp darüber ein grünbrauner Fleck. Unterhalb der Vergleichssubstanz Phenazon liegt ein violetter Fleck.

PRÜFUNG AUF REINHEIT

Fremde Bestandteile (Ph. Eur.): Höchstens 2 Prozent.

Asche (DAB): Höchstens 20,0 Prozent.

ARZNEIFORMEN

HERSTELLUNG

Urtinktur aus der grob gepulverten Droge (710) und flüssige Verdünnungen nach Vorschrift 4a mit Äthanol 62 Prozent.

EIGENSCHAFTEN

Die Urtinktur ist ein gelbgrüne bis braungrüne Flüssigkeit mit schwach bitterem Geschmack.

PRÜFUNG AUF IDENTITÄT

Die Urtinktur gibt die bei der Droge beschriebenen Identitätsreaktionen A, B und C. Prüflösung ist die Urtinktur.

PRÜFUNG AUF REINHEIT

Relative Dichte (Ph. Eur.): 0,890 bis 0,910.

Trockenrückstand (DAB): Mindestens 2,3 Prozent.

LAGERUNG

Vor Licht geschützt.

Cephaelis ipecacuanha

Ipecacuanha

Verwendet werden die getrockneten unterirdischen Organe von *Cephaelis ipecacuanha* (Brot.) A. Rich. Sie enthalten mindestens 1,8 Prozent Gesamtalkaloide, berechnet als Emetin ($C_{29}H_{40}N_2O_4$, MG 480,7), bezogen auf die bei 100 bis 105 °C getrocknete Droge. Der Anteil an phenolischen Alkaloiden, ausgedrückt durch den bei der Gehaltsbestimmung zu ermittelnden Quotienten $Q_{C/E}$, darf nicht größer als 0,30 sein.

BESCHREIBUNG, PRÜFUNG AUF IDENTITÄT, PRÜFUNG AUF REINHEIT

Die Droge muß den in der Monographie IPECACUANHAE RADIX (Ph. Eur.) gemachten Angaben entsprechen, soweit sich diese auf *Cephaelis ipecacuanha* beziehen.

GEHALTSBESTIMMUNG

Etwa 0,200 g gepulverte Droge (180), genau gewogen, werden zuerst mit 50 ml Chloroform R und dann mit 0,15 ml konzentrierter Ammoniaklösung R versetzt. Die Mischung wird unter gelegentlichem kräftigem Rühren 1 Stunde stehengelassen, in einen 100-ml-Meßkolben filtriert und unter Nachwaschen des benutzten Gefäßes und des Filters auf 100,0 ml mit Chloroform R aufgefüllt.

Der Inhalt des Meßkolbens wird quantitativ in einen Scheidetrichter übergeführt und der Meßkolben mit 10 ml Chloroform R nachgewaschen. Die chloroformische Lösung wird mit 50 ml Wasser ausgeschüttelt. Wenn sich die Phasen klar getrennt haben, werden 50,0 ml der Chloroformphase abgenommen und mit 40,0 ml 0,02 N-Salzsäure zwei bis drei Minuten lang ausgeschüttelt. Die Chloroformphase wird weitgehend abgelassen. Von dem wäßrigen Überstand werden 10,0 ml mit der Pipette abgenommen und mit 1,0 ml Äthanol 90 Prozent RN versetzt (saure Mischung). Weitere 10,0 ml der wäßrigen Phase werden mit 1,0 ml äthanolischer Kaliumhydroxid-Lösung R versetzt (alkalische Mischung). Die Absorption der sauren Mischung wird gegen eine Mischung aus 10 ml 0,02 N-Salzsäure und 1,0 ml Äthanol 90 Prozent RN bei 283 nm (A_{s283}) und 303 nm (A_{s303}) und die der alkalischen Mischung möglichst bald nach Zugabe der Kaliumhydroxid-Lösung gegen eine Mischung aus 10 ml 0,02 N-Salzsäure und 1,0 ml äthanolischer Kaliumhydroxid-Lösung R bei 303 nm (A_{a303}) jeweils in einer Schichtdicke von 1 cm gemessen. Eventuell vor der Messung auftretende Trübungen der zunächst klaren Mischungen verschwinden beim Erwärmen im Wasserbad bei 40 bis 50 °C.

Der Alkaloidgehalt ($x_{proz.}$), berechnet als Emetin, wird wie folgt ermittelt:

$$x_{proz.} = \frac{(A_{s283} - A_{s303}) \cdot 0{,}7256}{a}$$

a = Einwaage an Droge in Gramm.

Das Verhältnis

$$Q_{C/E} = \frac{A_{a303} - A_{s303}}{A_{s283} - A_{s303}}$$

darf nicht größer als 0,30 sein.

ARZNEIFORMEN

Die Urtinktur enthält mindestens 0,14 und höchstens 0,18 Prozent Alkaloide, berechnet als Emetin ($C_{29}H_{40}N_2O_4$, MG 480,7). Der Anteil der phenolischen

Cephaelis ipecacuanha

Alkaloide, ausgedrückt durch den bei der Gehaltsbestimmung zu ermittelnden Quotienten $Q_{C/E}$, darf nicht größer als 0,30 sein.

HERSTELLUNG

Urtinktur und flüssige Verdünnungen aus der grob gepulverten Droge (710) nach Vorschrift 4a mit Äthanol 62 Prozent.

EIGENSCHAFTEN

Die Urtinktur ist eine gelbbraune Flüssigkeit von schwach bitterem Geschmack.

PRÜFUNG AUF IDENTITÄT

A. Die Mischung von 0,25 ml Urtinktur mit 0,75 ml verdünnter Salzsäure *R* gibt nach Zusatz von 50 mg Chloramin T *R* eine orangegelbe Färbung.

B. 1 ml Urtinktur gibt mit 0,2 ml verdünnter Salzsäure *R* und 0,15 ml Mayers Reagenz *R* sofort eine Trübung, die sich rasch verstärkt.

C. Chromatographie: Die Prüfung erfolgt dünnschichtchromatographisch auf einer Schicht von Kieselgel H *R*.

Untersuchungslösung: Urtinktur.

Vergleichslösung: 10 mg Emetindihydrochlorid *R* und 10 mg Chininhydrochlorid *RN* werden in Methanol *R* zu 10,0 ml gelöst.

Aufgetragen werden getrennt 10 µl der Untersuchungslösung und 10 µl der Vergleichslösung. Die Chromatographie erfolgt mit einer Mischung von 85 Volumteilen Chloroform *R* und 15 Volumteilen Methanol *R* zweimal nacheinander über eine Laufstrecke von 10 cm. Die Platte wird mit etwa 10 ml Jod-Chloroform *R* besprüht und 10 Minuten lang auf 60 °C erhitzt.

Das Chromatogramm der Vergleichslösung zeigt im ultravioletten Licht bei 365 nm im mittleren Rf-Bereich den intensiv hellblauen Fleck des Chininhydrochlorids (Rst: 1,0); der intensiv gelbe Fleck des Emetindihydrochlorids liegt bei Rst 0,60.

Im Chromatogramm der Untersuchungslösung finden sich (bezogen auf Chininhydrochlorid als Vergleich: Rst 1,0) bei Rst 0,60 der intensiv gelbe Fleck des Emetindihydrochlorids und bei Rst 0,35 ein hellblau bis braun fluoreszierender Fleck, der am Tageslicht braun erscheint.

PRÜFUNG AUF REINHEIT

Relative Dichte (Ph. Eur.): 0,892 bis 0,907.

Trockenrückstand (DAB): Mindestens 1,4 Prozent.

GEHALTSBESTIMMUNG

Etwa 2,0 g Urtinktur, genau gewogen, werden mit 0,15 ml konzentrierter Ammoniaklösung *R* und 100 ml Chloroform *R* versetzt und in einen Scheidetrichter übergeführt. Die Gefäße werden mit 10 ml Chloroform *R* nachgewaschen. Die Mischung wird 5 Minuten lang geschüttelt und nach dem Waschen mit 50 ml Wasser der Alkaloidgehalt, wie bei der Substanz unter „Gehaltsbestimmung" beschrieben, bestimmt.

Grenzprüfung der D 4

Die Extinktion der 4. Dezimalverdünnung wird bei 283 nm in einer Schichtdicke von 1 cm gegen Äthanol 43 Prozent gemessen. Sie darf höchstens 0,15 betragen.

LAGERUNG

Vor Licht geschützt.

Vorsichtig zu lagern!

Chalkosin

Verwendet wird das natürlich vorkommende Mineral *Chalkosin* mit einem Gehalt von mindestens 85 Prozent Cu_2S (MG 159,2).

BESCHREIBUNG

Dunkelgraue, metallisch glänzende Kristalle von rhombisch-dipyramidalem, pseudohexagonalem Habitus oder derbe, massige Aggregate. Die Härte nach Mohs beträgt 2½ bis 3.

Das gepulverte Mineral ist dunkelgrau.

PRÜFUNG AUF IDENTITÄT

Prüflösung: Etwa 1,00 g gepulverte Substanz (180), genau gewogen, wird in einem mit einem Uhrglas bedeckten Becherglas mit einer Mischung von 2 ml Brom *R* und 3 ml Tetrachlorkohlenstoff *R* versetzt. Unter gelegentlichem Umschwenken wird 15 Minuten lang stehengelassen. Danach werden vorsichtig durch den Ausguß des Becherglases 10 ml Salpetersäure *R* hinzugegeben; die Mischung wird weitere 15 Minuten lang unter gelegentlichem Umschwenken stehengelassen. Das bedeckte Becherglas wird auf dem Wasserbad erhitzt, bis die Hauptmenge des Broms verdampft ist. Darauf wird das Uhrglas abgenommen, die Mischung eingeengt und noch 30 Minuten lang auf dem Wasserbad belassen.

Zum Rückstand werden 2 ml Salzsäure *R* gegeben. Nach 5 Minuten wird mit 100 ml Wasser versetzt. Die Probe wird zum Sieden erhitzt und nach dem Abkühlen durch einen Glassintertiegel Nr. 16 (Ph. Eur.) in einen 250-ml-Meßkolben filtriert. Unter Nachwaschen der Glasgeräte wird aufgefüllt.

A. 5 ml Prüflösung werden mit 2 ml verdünnter Ammoniaklösung *R* 1 versetzt und nach Umschütteln filtriert. Werden zum tiefblauen Filtrat nacheinander 3 ml Essigsäure 30 % *R* und 2 ml Kaliumhexacyanoferrat(II)-Lösung *R* gegeben, entsteht ein brauner Niederschlag.

B. 0,1 g gepulverte Substanz (180) werden mit 2 ml Salzsäure *R* 1 im Wasserbad erwärmt. Die entweichenden Dämpfe färben angefeuchtetes Blei(II)-acetat-Papier *R* schwarzbraun.

PRÜFUNG AUF REINHEIT

Fremde Minerale: In Habitus, Farbe, Glanz oder Härte abweichende Kristalle oder Aggregate dürfen nicht enthalten sein.

Säureunlösliche Bestandteile: Höchstens 10 Prozent; der unter ,,Prüflösung" im Glassintertiegel verbliebene Rückstand wird 2 Stunden lang bei 105 bis 110 °C getrocknet. Nach dem Erkalten wird gewogen.

Eisen: 0,5 ml Prüflösung werden mit Salzsäure *R* 1 zu 10 ml verdünnt und zweimal mit je 5 ml salzsäuregesättigtem Isobutylmethylketon *RH* ausgeschüttelt. Die vereinigten organischen Phasen werden im Wasserbad eingeengt. Der Rückstand wird unter Erwärmen in 4 ml verdünnter Salzsäure *R* aufgenommen und nach dem Erkalten mit Wasser zu 10 ml verdünnt. 5 ml der Lösung werden mit 7 ml Wasser verdünnt und mit 3 ml Kaliumthiocyanat-Lösung *R* gemischt. Nach 5 Minuten darf eine entstandene Rotfärbung nicht stärker sein als die einer Vergleichslösung aus 2 ml Eisen-Standardlösung (20 ppm Fe) *R*, 8 ml Wasser, 2 ml verdünnter Salzsäure *R* und 3 ml Kaliumthiocyanat-Lösung *R* (4 Prozent).

GEHALTSBESTIMMUNG

50,0 ml Prüflösung werden unter Umschwenken mit 2 g Natriumfluorid *R* versetzt. Nach Zugabe von 3 g Kaliumjodid *R* wird durchgemischt und danach mit

0,1 N-Natriumthiosulfat-Lösung zunächst bis zum Verblassen der Braunfärbung, nach Zusatz von 3 ml Stärke-Lösung R bis zum Verschwinden der Blaufärbung titriert, wobei kurz zuvor noch 2 g Kaliumthiocyanat R zugesetzt werden.
1 ml 0,1 N-Natriumthiosulfat-Lösung entspricht 7,96 mg Cu_2S.

ARZNEIFORMEN

Die 1. Dezimalverreibung muß mindestens 8,1 und darf höchstens 10,5 Prozent Cu_2S enthalten.

HERSTELLUNG

Verreibungen nach Vorschrift 6.

EIGENSCHAFTEN

Die 1. Dezimalverreibung ist ein graues Pulver.

PRÜFUNG AUF IDENTITÄT

A. 0,5 g der 1. Dezimalverreibung werden mit 2 ml verdünnter Salpetersäure R 15 Minuten lang im Wasserbad erhitzt. Nach dem Abkühlen wird mit Wasser auf 5 ml verdünnt und filtriert. Das Filtrat gibt die Identitätsreaktion A der Substanz.

B. 0,5 g der 1. Dezimalverreibung geben die Identitätsreaktion B der Substanz.

GEHALTSBESTIMMUNG

Etwa 2,00 g der 1. Dezimalverreibung, genau gewogen, werden in einem Porzellantiegel verascht und 1 Stunde lang bei etwa 600 °C geglüht. Nach dem Abkühlen wird der Rückstand mit 2 ml Salzsäure R auf dem Wasserbad erwärmt und die Probe nach dem Lösen eingeengt. Dieser Rückstand wird mit 1 ml verdünnter Salzsäure R angefeuchtet und in 5 ml Wasser gelöst. Die Lösung wird quantitativ in einen Erlenmeyerkolben überführt und mit Wasser zu etwa 100 ml verdünnt. Nach Zugabe von 2 g Natriumfluorid R erfolgt die Bestimmung wie bei der Substanz unter „Gehaltsbestimmung" angegeben.

Chamomilla recutita

Chamomilla

Verwendet werden die ganzen, frischen, zur Blütezeit gesammelten Pflanzen von *Chamomilla recutita* (L.) Rauschert.

BESCHREIBUNG

Die oberirdischen Pflanzenteile, insbesondere die Blüten, entwickeln beim Zerreiben einen starken, angenehm aromatischen, arttypischen Geruch.

Die Pflanze hat dünne, wenig verzweigte, spindelförmige Wurzeln, auf denen sich ein 10 bis 60 cm hoher, runder, kahler, aufrechter, mehrfach verzweigter Stengel erhebt. Die sitzenden, wechselständig angeordneten Laubblätter sind 2- bis 3fach fiederspaltig mit schmal-linealen, kaum 0,5 mm breiten, stachelspitzigen Abschnitten. Die einzeln stehenden Blütenköpfchen messen 10 bis 25 mm im Durchmesser. Sie werden von einer halbkugeligen Hülle mit 20 bis 30 in 1 bis 3 Reihen angeordneten, länglichen, stumpfen, grünen Hüllblättern mit schmalem, trockenhäutigem Rand umgeben. Der anfangs flachere, später spitz kegelförmig gewölbte, innen hohle Blütenstandsboden trägt 12 bis 20 randständige, weiße, weibliche Zungenblüten. Die dreizähnige, 6 bis 9 mm lange, 3 mm breite Zunge überragt die Hülle, ist oft zurückgebogen und geht basal in eine kurze Röhre über. Die scheibenständigen, goldgelben, zwittrigen Röhrenblüten haben eine 5zipflige, nach oben trichterförmig erweiterte Blumenkrone, in deren unterem Teil die Filamente der 5 Staubgefäße inseriert sind. Die länglichen Antheren sind verklebt und bilden eine Röhre, durch die der von 2 später nach außen gekrümmten Narbenschenkeln gekrönte Griffel wächst. Der unterständige Fruchtknoten beider Blütenarten ist leicht hornartig gekrümmt und entwickelt sich zu einer 0,8 bis 2 mm langen, rundlichen, an den Seiten zusammengedrückten Frucht. Die Frucht ist am Grunde verschmälert, oben schief abgestutzt und auf der konkaven Seite 4- bis 5streifig, auf der Außenseite abgerundet, rippenlos und spärlich drüsig punktiert.

Fremde Beimengungen: Nicht verwendet werden dürfen Pflanzen mit flachkegelförmigem, mit lockerem Gewebe gefülltem Blütenstandsboden *(Matricaria perforata* Mérat), Pflanzen mit Blütenköpfchen ohne Zungenblüten und mit vierzähnigen Röhrenblüten *(Chamomilla suaveolens* [Pursh] Rydb.) und Pflanzen mit lineallanzettlichen, spitzen oder stachelspitzigen Spreublättern auf dem Blütenstandsboden *(Anthemis-*Arten).

ARZNEIFORMEN

HERSTELLUNG

Urtinktur und flüssige Verdünnungen nach Vorschrift 3a.

EIGENSCHAFTEN

Die Urtinktur ist eine goldgelbe bis gelbgrüne Flüssigkeit mit arteigenem, aromatischem Geruch und Geschmack.

PRÜFUNG AUF IDENTITÄT

A. 5 ml Urtinktur werden mit 10 ml Petroläther *R* ausgeschüttelt. Der Petroläther-Auszug wird auf dem Wasserbad vorsichtig eingeengt. Wird der Rückstand mit 0,1 ml konzentrierter Salzsäure *R* versetzt, färbt sich die Mischung intensiver grün.

B. Werden 0,5 ml Urtinktur mit 8 ml Wasser und 1 ml Ammoniaklösung *R* versetzt, fluoresziert die Mischung im ultravioletten Licht bei 365 nm leuchtend hellblau.

C. Chromatographie: Die Prüfung erfolgt dünnschichtchromatographisch auf einer Schicht von Kieselgel HF_{254} *R*.

Untersuchungslösung: 30 g Urtinktur werden unter vermindertem Druck auf etwa 5 ml eingeengt. Der Rückstand wird mit 400 ml Wasser in einen 1-l-Kolben überführt und in der Apparatur zur Bestimmung des ätherischen Ölgehaltes in Drogen (Ph. Eur.) 2 Stunden lang bei 2 bis 3 ml in der Minute destilliert. Als Vorlage dient 1 ml Toluol *R*. Nach 2 Stunden wird die Kühlwasserzufuhr so lange unterbrochen, bis die Kondensation erst in der unteren Kugel des Kühlers erfolgt. Darauf wird die Heizung abgestellt und wieder Kühlwasser zugeführt. Nach mindestens 10 Minuten wird die Toluolphase vorsichtig in ein Reagenzglas mit 0,5 g wasserfreiem Natriumsulfat *R* überführt und die Apparatur über den Ansatzstutzen dreimal mit je 1 ml Hexan *R* nachgewaschen. Die organische Phase wird filtriert; die Gerätschaften werden mit wenig Hexan *R* nachgewaschen. Die vereinigten organischen Phasen werden vorsichtig auf dem Wasserbad eingeengt. Der Rückstand wird 2 Stunden lang im Exsikkator über Blaugel *R* getrocknet und danach in 0,5 ml Hexan *R* aufgenommen.

Vergleichslösung: 10 mg Guajazulen *R*, 10 mg Menthylacetat *R*, 10 mg Anisaldehyd *R* und 10 mg Borneol *R* werden in 10 ml Methanol *R* gelöst.

Aufgetragen werden getrennt 50 µl Untersuchungslösung und 10 µl Vergleichslösung. Die Chromatographie erfolgt über eine Laufstrecke von 10 cm mit einer Mischung aus 98 Volumteilen Methylenchlorid *R* und 2 Volumteilen Äthylacetat *R*. Nach Verdunsten der mobilen Phase wird mit Hexan nochmals über eine Laufstrecke von 15 cm entwickelt. Die Chromatogramme werden zunächst im ultravioletten Licht bei 365 und 254 nm ausgewertet und danach mit Anisaldehyd-

Lösung *R* besprüht, 5 Minuten lang auf 100 bis 105 °C erhitzt und innerhalb von 10 Minuten im Tageslicht ausgewertet.

Das Chromatogramm der Vergleichslösung zeigt im Tageslicht im unteren Drittel des Rf-Bereiches den grünlichen Fleck des Borneols, im unteren Teil des mittleren Drittels den vor dem Besprühen im ultravioletten Licht bei 254 nm fluoreszenzmindernden Fleck des Anisaldehyds und darüber den nach dem Besprühen blauen Fleck des Menthylacetats sowie wenig über der Grenze vom mittleren zum oberen Drittel den roten Fleck des Guajazulens.

Das Chromatogramm der Untersuchungslösung zeigt auf Höhe des Borneols einen grünlichen und darunter einen violetten Fleck. Kurz oberhalb des Borneols liegt ein schmaler violetter Fleck, deutlich davon abgesetzt ein kräftig violetter Fleck, der zum Teil von einem im ultravioletten Licht bei 365 nm violettblau fluoreszierenden Fleck überdeckt wird. Kurz unterhalb, auf der Höhe und kurz oberhalb des Anisaldehyds liegen ein braunvioletter, zwei oder drei rotviolette und ein oder zwei blauviolette Flecke. Kurz unterhalb des Menthylacetats befindet sich ein intensiv gelbbrauner und oberhalb ein violettbrauner, allmählich in blaugrün übergehender Fleck. Zwischen Guajazulen und Mitte des oberen Drittels des Rf-Bereiches liegen ein oder zwei, selten drei rosaviolette Flecke.

PRÜFUNG AUF REINHEIT

Relative Dichte (Ph. Eur.): 0,890 bis 0,910.

Trockenrückstand (DAB): Mindestens 1,3 Prozent.

LAGERUNG

Vor Licht geschützt.

Chelidonium majus

Chelidonium

Verwendet wird der frische Wurzelstock mit anhängenden Wurzeln von *Chelidonium majus* L.

BESCHREIBUNG

Der etwa fingerdicke, sich rasch verjüngende Wurzelstock ist häufig ästig bis zerklüftet, von schwammig-faseriger Konsistenz, außen rotbraun, dicht mit helleren Fasernwurzeln besetzt, im Querschnitt zylindrisch, gelblichweiß bis orange. Er enthält dunkelgelben bis ziegelroten, scharf schmeckenden Milchsaft.

ARZNEIFORMEN

Die Urtinktur enthält mindestens 0,06 und höchstens 0,12 Prozent Alkaloide, berechnet als Chelidonin.

HERSTELLUNG

Urtinktur und flüssige Verdünnungen nach Vorschrift 3a.

EIGENSCHAFTEN

Die Urtinktur ist eine braungelbe Flüssigkeit von leicht bitterem Geschmack und ohne besonderen Geruch.

PRÜFUNG AUF IDENTITÄT

A. Werden 0,2 ml Urtinktur mit 1 ml Wasser verdünnt, zeigt die Mischung im ultravioletten Licht bei 365 nm eine rötlichblaue Fluoreszenz, die nach Zugabe von 1 ml verdünnter Natriumhydroxid-Lösung *R* in reines Blau umschlägt. Nach weiterer Verdünnung mit 10 ml Wasser und vorsichtiger Extraktion unter Vermeidung von Schütteln mit 3 ml Äther *R* fluoresziert die Ätherschicht tiefblau.

B. Chromatographie: Die Prüfung erfolgt dünnschichtchromatographisch auf einer Schicht von Kieselgel H *R*.

Untersuchungslösung: Der zurückbleibende Anteil der unter „Gehaltsbestimmung" beschriebenen Chloroformphase wird unter vermindertem Druck (höchstens 27 mbar) eingeengt; der Rückstand wird in 1 ml Methanol *R* gelöst.

Vergleichslösung: 5 mg Papaverinhydrochlorid *RN* und 10 mg Colchicin *RH* werden in 10 ml Methanol *R* gelöst.

Aufgetragen werden getrennt 40 µl Untersuchungslösung und 20 µl Vergleichslösung. Die Chromatographie erfolgt über eine Laufstrecke von 15 cm mit einer Mischung von 90 Volumteilen n-Propanol *R*, 1 Volumteil wasserfreier Ameisensäure *R* und 9 Volumteilen Wasser. Nach Verdunsten der mobilen Phase werden die Chromatogramme im ultravioletten Licht bei 365 nm ausgewertet und die Flecke markiert. Dann werden die Chromatogramme mit verdünntem Dragendorffs Reagenz *R* besprüht, wobei gelbrote Flecke auf gelbem Grund auftreten.

Das Chromatogramm der Vergleichslösung zeigt im unteren Rf-Bereich den Fleck des Papaverins und im mittleren Rf-Bereich den Fleck des Colchicins. Das Chromatogramm der Untersuchungslösung zeigt im ultravioletten Licht im oberen Rf-Bereich mehrere blau und rötlich fluoreszierende Flecke, zwischen Startlinie und Papaverinfleck treten ein bis zwei gelbrot und gelb fluoreszierende Flecke auf. Nach dem Besprühen sind folgende Flecke zu sehen: In Höhe der Vergleichssubstanz Papaverin zwei Flecke, darunter bis in Startnähe ein bis zwei weitere Flecke, knapp unterhalb der Vergleichssubstanz Colchicin ein Fleck.

PRÜFUNG AUF REINHEIT

Relative Dichte (Ph. Eur.): 0,895 bis 0,915.

Trockenrückstand (DAB): Mindestens 1,2 Prozent.

GEHALTSBESTIMMUNG

Etwa 3,0 g Urtinktur, genau gewogen, werden 30 Minuten lang mit 80 ml Essigsäure 12 % R unter Umschwenken im Wasserbad erwärmt. Nach dem Abkühlen wird mit Essigsäure 12 % R zu 100,0 ml verdünnt. 30,0 ml dieser Lösung werden in einem Scheidetrichter mit 6 ml konzentrierter Ammoniaklösung R und 100,0 ml Chloroform R versetzt und 15 Minuten lang kräftig geschüttelt. 50,0 ml der organischen Phase werden in einem zweiten Scheidetrichter mit 25 ml verdünnter Schwefelsäure R weitere 15 Minuten lang kräftig geschüttelt. Die wäßrige Phase ist die Probelösung.

5,0 ml Probelösung werden in einem 25-ml-Meßkolben vorsichtig mit 5,0 ml Chromotropsäure-Reagenz RN gemischt und mit Schwefelsäure R zur Marke aufgefüllt (Untersuchungslösung).

5,0 ml verdünnte Schwefelsäure R werden in einem zweiten 25-ml-Meßkolben vorsichtig mit 5,0 ml Chromotropsäure-Reagenz RN gemischt und mit Schwefelsäure R zur Marke aufgefüllt (Vergleichslösung A).

5,0 ml Probelösung werden mit Schwefelsäure R zu 25,0 ml verdünnt (Vergleichslösung B).

Die drei Meßkolben werden 10 Minuten lang im Wasserbad erhitzt und anschließend rasch auf 20 °C abgekühlt. In einer Schichtdicke von 1 cm wird die Extinktion E_1 der Untersuchungslösung gegen die Vergleichslösung A und die Extinktion E_2 der Vergleichslösung B gegen Wasser bei 570 nm gemessen.

Unter Zugrundelegung einer spezifischen Extinktion $E_{1cm}^{1\%} = 933$ für Chelidonin wird der Gehalt an Alkaloiden (x_{Proz}) berechnet nach:

$$x_{Proz} = \frac{(E_1 - E_2) \cdot 0{,}893}{e}$$

e = Einwaage der Urtinktur in g

LAGERUNG

Vor Licht geschützt.

Vorsichtig zu lagern!

Chelidonium majus Rh

Chelidonium Rh

Verwendet wird der frische Wurzelstock mit anhängenden Wurzeln von *Chelidonium majus* L.

BESCHREIBUNG

Der etwa fingerdicke, sich rasch verjüngende Wurzelstock ist häufig ästig bis zerklüftet, von schwammig-faseriger Konsistenz, außen rotbraun, dicht mit helleren Fasernwurzeln besetzt, im Querschnitt zylindrisch, gelblichweiß bis orange. Er enthält dunkelgelben bis ziegelroten, scharf schmeckenden Milchsaft.

ARZNEIFORMEN

Die Urtinktur enthält mindestens 0,09 und höchstens 0,25 Prozent Alkaloide, berechnet als Chelidonin.

HERSTELLUNG

Urtinktur und flüssige Verdünnungen nach Vorschrift 21.

EIGENSCHAFTEN

Die Urtinktur ist eine braune Flüssigkeit von aminartigem Geruch.

PRÜFUNG AUF IDENTITÄT

A. Werden 0,2 ml Urtinktur mit 1 ml Wasser verdünnt, so zeigt die Mischung im ultravioletten Licht bei 365 nm eine gelbrote Fluoreszenz, die nach Zugabe von 1 ml verdünnter Natriumhydroxid-Lösung *R* in Blaugrün umschlägt. Nach weiterer Verdünnung mit 10 ml Wasser und vorsichtiger Extraktion unter Vermeidung von Schütteln mit 3 ml Äther *R* fluoresziert die Ätherschicht tiefblau.

B. Chromatographie: Die Prüfung erfolgt dünnschichtchromatographisch auf einer Schicht von Kieselgel H *R*.

Untersuchungslösung: Der zurückbleibende Anteil der unter „Gehaltsbestimmung" beschriebenen Chloroformphase wird unter vermindertem Druck (höchstens 27 mbar) eingeengt; der Rückstand wird in 1 ml Methanol *R* gelöst.

Vergleichslösung: 5 mg Papaverinhydrochlorid *RN* und 10 mg Colchicin *RH* werden in 10 ml Methanol *R* gelöst.

Aufgetragen werden getrennt je 20 µl Untersuchungs- und Vergleichslösung. Die Chromatographie erfolgt über eine Laufstrecke von 15 cm mit einer Mischung von 90 Volumteilen n-Propanol *R*, 1 Volumteil wasserfreier Ameisensäure *R* und 9 Volumteilen Wasser. Nach Verdunsten der mobilen Phase werden die Chromatogramme im ultravioletten Licht bei 365 nm ausgewertet und die Flecke markiert. Dann werden die Chromatogramme mit verdünntem Dragendorffs Reagenz *R* besprüht, wobei gelbrote Flecke auf gelbem Grund auftreten.

Das Chromatogramm der Vergleichslösung zeigt im unteren Rf-Bereich den Fleck des Papaverins und im mittleren Rf-Bereich den Fleck des Colchicins.

Das Chromatogramm der Untersuchungslösung zeigt im ultravioletten Licht im oberen Rf-Bereich mehrere blau und rötlich fluoreszierende Flecke; zwischen Startlinie und Papaverinfleck treten ein bis zwei gelbrot und gelb fluoreszierende Flecke auf. Nach dem Besprühen sind folgende Flecke zu sehen: In Höhe der Vergleichssubstanz Papaverin zwei Flecke, darunter bis in Startnähe ein bis zwei weitere Flecke; knapp unterhalb der Vergleichssubstanz Colchicin ein Fleck.

PRÜFUNG AUF REINHEIT

Relative Dichte (Ph. Eur.): 1,015 bis 1,055.

Trockenrückstand (DAB): Mindestens 3,0 Prozent.

GEHALTSBESTIMMUNG

Etwa 3,0 g Urtinktur, genau gewogen, werden 30 Minuten lang mit 80 ml Essigsäure 12 % *R* unter Umschwenken im Wasserbad erwärmt. Nach dem Abkühlen wird mit Essigsäure 12 % *R* zu 100,0 ml verdünnt. 30,0 ml dieser Lösung werden in einem Scheidetrichter mit 6 ml konzentrierter Ammoniaklösung *R* und 100,0 ml Chloroform *R* versetzt und 15 Minuten lang kräftig geschüttelt. 50,0 ml der organischen Phase werden in einem zweiten Scheidetrichter mit 25 ml verdünnter Schwefelsäure *R* weitere 15 Minuten lang kräftig geschüttelt. Die wäßrige Phase ist die Probelösung.

5,0 ml Probelösung werden in einem 25-ml-Meßkolben vorsichtig mit 5,0 ml Chromotropsäure-Reagenz *RN* gemischt und mit Schwefelsäure *R* zur Marke aufgefüllt (Untersuchungslösung).

5,0 ml verdünnte Schwefelsäure *R* werden in einem zweiten 25-ml-Meßkolben vorsichtig mit 5,0 ml Chromotropsäure-Reagenz *RN* gemischt und mit Schwefelsäure *R* zur Marke aufgefüllt (Vergleichslösung A).

5,0 ml Probelösung werden mit Schwefelsäure *R* zu 25,0 ml verdünnt (Vergleichslösung B).

Die drei Meßkolben werden 10 Minuten lang im Wasserbad erhitzt und anschließend rasch auf 20 °C abgekühlt. In einer Schichtdicke von 1 cm wird die Extinktion E_1 der Untersuchungslösung gegen die Vergleichslösung A und die Extinktion E_2 der Vergleichslösung B gegen Wasser bei 570 nm gemessen.

Unter Zugrundelegung einer spezifischen Extinktion $E_{1cm}^{1\%} = 933$ für Chelidonin wird der Gehalt an Alkaloiden (x_{Proz}) berechnet nach:

$$x_{Proz} = \frac{(E_1 - E_2) \cdot 0{,}893}{e}$$

e = Einwaage der Urtinktur in g

LAGERUNG

Vor Licht geschützt und dicht verschlossen.

Vorsichtig zu lagern!

Chelidonium majus e floribus, äthanol. Digestio
Chelidonium, Flos, äthanol. Digestio

Verwendet werden die frischen Blüten von *Chelidonium majus* L.

BESCHREIBUNG

Die gelben, radiären Blüten stehen in wenigblütigen, langgestielten, lockeren Dolden. Sie haben 2 blaßgelbe, zerstreut behaarte, hinfällige Kelchblätter, 4 breit eiförmige Kronblätter und zahlreiche gelbe Staubblätter. Der kurze, dicke Griffel hat eine zweilappige Narbe. Der längliche, aus 2 Fruchtblättern gebildete Fruchtknoten ist einfächerig und hat zahlreiche, zweireihig angeordnete Samenanlagen.

ARZNEIFORMEN

HERSTELLUNG

Urtinktur und flüssige Verdünnungen nach Vorschrift 18c.

EIGENSCHAFTEN

Die Urtinktur ist eine braungelbe Flüssigkeit mit bitterem Geschmack und würzigem Geruch.

PRÜFUNG AUF IDENTITÄT

A. Werden 0,2 ml Urtinktur mit 1 ml Wasser verdünnt, zeigt die Mischung im ultravioletten Licht bei 365 nm rötlichgelbe Fluoreszenz, die nach Zugabe von 1 ml verdünnter Natriumhydroxid-Lösung *R* in reines Blau umschlägt. Nach weiterem Verdünnen mit 10 ml Wasser und Zugabe von 3 ml Äther *R* fluoresziert die Ätherschicht nach vorsichtigem Schwenken unter Vermeidung von Schütteln blau.

B. Chromatographie: Die Prüfung erfolgt dünnschichtchromatographisch auf einer Schicht von Kieselgel H *R*.

Untersuchungslösung: 10 ml Urtinktur werden auf dem Wasserbad auf etwa 5 ml eingeengt. Der Rückstand wird mit 3 ml verdünnter Ammoniaklösung *R* versetzt und mit 10 ml Äther *R* ausgeschüttelt. Die Ätherphase wird eingeengt und der Rückstand in 1 ml Methanol *R* aufgenommen.

Vergleichslösung: 5 mg Papaverinhydrochlorid *RN* und 10 mg Colchicin *RH* werden in 10 ml Methanol *R* gelöst.

Aufgetragen werden getrennt 40 µl Untersuchungslösung und 20 µl Vergleichslösung. Die Chromatographie erfolgt über eine Laufstrecke von 15 cm mit einer Mischung von 90 Volumteilen n-Propanol *R*, 9 Volumteilen Wasser und 1 Volumteil wasserfreier Ameisensäure *R*. Nach Verdunsten der mobilen Phase werden die Chromatogramme im ultravioletten Licht bei 365 nm ausgewertet und die Flecke markiert.

Das Chromatogramm der Vergleichslösung zeigt im unteren Drittel des Rf-Bereiches den Fleck des Papaverins und im mittleren Drittel den Fleck des Colchicins.

Das Chromatogramm der Untersuchungslösung zeigt im ultravioletten Licht im oberen Drittel des Rf-Bereiches einen rötlichbraunen und einen blauen Fleck, zwischen Startlinie und Papaverinfleck treten ein blaugrüner und zwei gelbe Flecke auf. Nach dem Besprühen mit verdünntem Dragendorffs Reagenz *R* sind folgende gelbrote Flecke zu sehen: In Höhe der Vergleichssubstanz Papaverin ein Fleck, darunter bis in Startnähe zwei oder drei Flecke und knapp unterhalb der Vergleichssubstanz Colchicin ein Fleck.

PRÜFUNG AUF REINHEIT

Relative Dichte (Ph. Eur.): 0,888 bis 0,908.

Trockenrückstand (DAB): Mindestens 1,4 Prozent.

LAGERUNG

Vor Licht geschützt.

Chimaphila umbellata

Verwendet werden die frischen, oberirdischen Teile blühender Pflanzen von *Chimaphila umbellata* (L.) NUTT.

BESCHREIBUNG

Auf einem kriechenden, holzigen Wurzelstock erhebt sich ein bis 25 cm hoher Halbstrauch mit aufrechtem oder aufsteigendem 4kantigem einfachem oder gabelig verzweigtem holzigem Stengel, der an der Spitze rosettenähnlich büschelig gehäufte, immergrüne, lederige, am Rande umgerollte Blätter trägt. Die Blattstellung ist kreuzgegenständig. Die Blätter sind umgekehrt eiförmigspatelig bis fast lineal, 2 bis 4,5 cm lang und 1 bis 1,5 cm breit, kurzgestielt, am Grunde keilförmig in einen 2 bis 5 cm langen Stiel verschmälert, ganzrandig, von der Mitte zur Spitze hin mit wenigen, scharfen Zähnen versehen. Die Oberseite ist stark glänzend, dunkelgrün, die Unterseite etwas heller, weniger glänzend. Die ganze Pflanze ist völlig unbehaart.

Die Blüten stehen in 2- bis 7blütigen Trugdolden auf 8 bis 20 mm langen, meist von einem aufgerichteten Tragblatt begleiteten Stielen. Die Kelchblätter sind verkehrt eiförmig, gezähnelt, etwa so lang wie die Kronblätter. Die glockenförmige Korolle ist 5zählig. Die hellrosaroten Kronblätter sind 5 bis 6 mm lang und kugelig gewölbt. Die purpurroten bis violetten Staubgefäße sind kürzer als die Kronblätter, am Grunde mehr oder weniger dick-3eckig, mit etwas geflügelten oder gewimperten Seitenkanten und 2 etwas spreizenden Staubbeuteln.

ARZNEIFORMEN

HERSTELLUNG

Urtinktur und flüssige Verdünnungen nach Vorschrift 3a.

EIGENSCHAFTEN

Die Urtinktur ist eine dunkelbraune Flüssigkeit mit aromatischem Geruch und bitterem, leicht adstringierendem Geschmack.

PRÜFUNG AUF IDENTITÄT

A. Wird 1 ml Urtinktur mit 4 ml Äthanol 70 % *RN* und 0,1 ml Eisen(III)-chlorid-Lösung *R* 1 versetzt, färbt sich die Mischung schmutzig grün.

B. Werden 0,5 ml Urtinktur mit 1 ml Äthanol *R*, 1 ml Vanillin-Lösung *RN* und 1 ml Salzsäure *R* versetzt und im Wasserbad bei etwa 80 °C erhitzt, färbt sich die Mischung kräftig weinrot.

C. 1,0 ml Urtinktur wird mit Wasser zu 100 ml verdünnt. Wird 1 ml dieser Verdünnung mit 1 ml Natriumcarbonat-Lösung *R* und 0,2 ml Folin-Reagenz *RN* versetzt, wird die Mischung grünblau und danach blau.

D. 0,1 ml Eisen(III)-chlorid-Lösung *R* 1 und 0,2 ml Kaliumhexacyanoferrat(III)-Lösung *R* werden mit Wasser zu 25 ml verdünnt. Werden 3 ml dieser Mischung mit etwa 0,05 ml Urtinktur versetzt, erfolgt Farbumschlag von hell-olivgrün nach kräftig blau unter Bildung eines flockigen, voluminösen, blauen Niederschlages.

E. Chromatographie: Die Prüfung erfolgt dünnschichtchromatographisch auf einer Schicht von Kieselgel $HF_{254}R$.

Untersuchungslösung: 2 ml Urtinktur werden mit 0,25 g Blei(II)-acetat *R* versetzt und unter Umschütteln 10 Minuten lang auf dem Wasserbad erhitzt. Anschließend wird vom Niederschlag abzentrifugiert.

Vergleichslösung: 25 mg Hydrochinon *R* und 25 mg Arbutin *RN* werden in 10 ml Methanol *R* gelöst.

Aufgetragen werden getrennt je 10 µl Untersuchungs- und Vergleichslösung. Die Chromatographie erfolgt über eine Laufstrecke von 10 cm mit einer Mischung von 77 Volumteilen Äthylacetat *R*, 13 Volumteilen Methanol *R* und 10 Volumteilen Wasser. Nach Verdunsten der mobilen Phase werden die Chromatogramme zunächst im ultravioletten Licht bei 254 nm betrachtet und dann mit einer frisch hergestellten Lösung von 1,0 g Eisen(III)-chlorid *R* und 0,06 g Kaliumhexacyanoferrat(III) *R* in 10 ml Wasser besprüht.

Das Chromatogramm der Vergleichslösung zeigt im ultravioletten Licht bei 254 nm im mittleren Drittel des Rf-Bereiches den Fleck des Arbutins (Rst 1,0) und bei Rst um 2,1 den Fleck des Hydrochinons.

Das Chromatogramm der Untersuchungslösung zeigt einen kräftigen Fleck bei etwa Rst 1,2, bis zu drei sehr schwache Flecke darüber und einen weiteren schwachen Fleck über dem Fleck des Hydrochinons. Nach dem Besprühen erscheinen im Tageslicht diese Flecke sowie der Start der Untersuchungslösung kräftig blau auf blaßblauem Untergrund.

PRÜFUNG AUF REINHEIT

Relative Dichte (Ph. Eur.): 0,900 bis 0,915.

Trockenrückstand (DAB): Mindestens 2,0 Prozent.

LAGERUNG

Vor Licht geschützt.

Chininum sulfuricum

$C_{40}H_{50}N_4O_8S \cdot 2\ H_2O$ MG 783

Verwendet wird Chininsulfat, das mindestens 99,0 und höchstens 101,0 Prozent (8S, 9R)-6′-Methoxy-9-cinchonanol-sulfat, berechnet als $C_{40}H_{50}N_4O_8S$ und bezogen auf die getrocknete Substanz, enthält.

EIGENSCHAFTEN

Feine, farblose, nadelförmige Kristalle oder weißes, kristallines Pulver; geruchlos, mit stark bitterem Geschmack; schwer löslich in Wasser, wenig löslich in siedendem Wasser, schwer löslich in Äthanol, sehr schwer löslich in Chloroform, praktisch unlöslich in Aceton und Äther.

PRÜFUNG AUF IDENTITÄT

A. 5 mg Substanz werden in 5 ml Wasser gelöst. Die Lösung färbt sich nach Zusatz von 0,2 ml Bromwasser R und 1 ml verdünnter Ammoniaklösung R 2 smaragdgrün.

B. 50 mg Substanz werden unter Erwärmen in 50 ml Wasser gelöst. Die abgekühlte Lösung fluoresziert im Tageslicht nicht. Nach Zusatz von 50 ml Wasser und 1 ml verdünnter Schwefelsäure R tritt eine intensive, blaue Fluoreszenz auf.

C. 0,5 g Substanz werden in 100 ml siedendem Wasser gelöst. Beim Erkalten der Lösung bildet sich ein weißer Niederschlag.

D. 50 mg Substanz werden in 5 ml verdünnter Salzsäure R gelöst. Die Lösung gibt die Identitätsreaktion auf Sulfat (Ph. Eur.).

PRÜFUNG AUF REINHEIT

Aussehen der Lösung: 0,500 g Substanz, genau gewogen, werden mit 0,1 N-Salzsäure zu 25,0 ml gelöst. Die Lösung muß klar (Ph. Eur., Methode B) und darf nicht stärker gefärbt sein als die Farbvergleichslösung GG$_6$ (Ph. Eur., Methode II).

Spezifische Drehung (Ph. Eur.): —233° bis —245°, an der unter „Aussehen der Lösung" hergestellten Lösung bestimmt und berechnet auf die getrocknete Substanz.

Sauer oder alkalisch reagierende Verunreinigungen: 0,1 g Substanz werden 1 Minute lang mit 5,0 ml kohlendioxidfreiem Wasser R geschüttelt. Das Filtrat darf nach Zusatz von 0,05 ml Methylrot-Lösung R nicht rot gefärbt sein und höchstens 0,10 ml 0,02 N-Salzsäure bis zum Umschlag nach Rot verbrauchen.

Chlorid (Ph. Eur.): 0,25 g Substanz werden in einer Mischung aus 10 ml Wasser und 2 ml verdünnter Schwefelsäure R unter Erwärmen gelöst. Die abgekühlte Lösung, mit Wasser zu 15 ml verdünnt, muß der Grenzprüfung auf Chlorid entsprechen (200 ppm).

Andere Cinchona-Alkaloide: 0,50 g Substanz werden unter Erwärmen in 20 ml Wasser gelöst. Die Lösung wird unter Schütteln rasch auf 20 °C abgekühlt und nach Zusatz von 2,5 g Kaliumsulfat R 30 Minuten lang unter häufigem Schütteln bei 19 bis 21 °C gehalten. Anschließend wird filtriert. 10 ml des klaren Filtrats müssen nach Zusatz von 8 ml Wasser und 0,15 ml 1 N-Natriumhydroxid-Lösung mindestens 10 Minuten lang unverändert bleiben.

Hydrochininsulfat: Höchstens 10,0 Prozent $C_{40}H_{54}N_4O_8S$ (MG 751), berechnet auf die getrocknete Substanz. Etwa 0,500 g Substanz, genau gewogen, werden in einem 250-ml-Jodzahlkolben in 5 ml 1 N-Salzsäure gelöst, mit 10 ml Methanol R und 30,0 ml 0,1 N-Brom-Lösung R versetzt und gut verschlossen unter Lichtausschluß und gelegentlichem leichtem Schütteln 10 Minuten lang aufbewahrt.

Nach schnellem Zusatz von 20 ml Methanol R, 6 ml Kaliumjodid-Lösung R und 3 ml Stärke-Lösung R wird die Mischung rasch mit 0,1 N-Natriumthiosulfat-Lösung titriert. Unter gleichen Bedingungen wird ein Blindversuch durchgeführt und der Gehalt an Hydrochininsulfat (x_{proz}) nach folgender Formel berechnet:

$$x_{proz.} = 100 - \frac{1{,}867\ (a_2 - a_1)}{e}$$

a_1 = Anzahl Milliliter 0,1 N-Natriumthiosulfat-Lösung im Hauptversuch
a_2 = Anzahl Milliliter 0,1 N-Natriumthiosulfat-Lösung im Blindversuch
e = Einwaage in Gramm, berechnet auf die getrocknete Substanz.

Anorganische Verbindungen: 1 g Substanz muß sich in 10 ml einer Mischung aus 2 Volumteilen Chloroform R und 1 Volumteil wasserfreiem Äthanol R beim Erwärmen auf 50 °C vollständig lösen. Auch nach dem Abkühlen muß die Lösung klar sein.

Verhalten gegen Schwefelsäure: 0,1 g Substanz werden in 2 ml Schwefelsäure R gelöst. Nach 5 Minuten darf die Lösung nicht stärker gefärbt sein als die Vergleichslösung GG_1 (Ph. Eur., Methode II).

Trocknungsverlust (Ph. Eur.): 3,0 bis 5,0 Prozent, mit 1,000 g Substanz durch Trocknen im Trockenschrank bei 100 bis 105 °C bestimmt.

Sulfatasche (Ph. Eur.): Höchstens 0,1 Prozent, mit 1,00 g Substanz bestimmt.

GEHALTSBESTIMMUNG

Eine Mischung aus 30 ml wasserfreier Essigsäure R und 20 ml Acetanhydrid R wird nach Zusatz von 0,2 ml Naphtholbenzein-Lösung R so lange mit 0,1 N-Perchlorsäure versetzt, bis die Farbe des Indikators nach Blaugrün umschlägt. In dieser Mischung werden etwa 0,400 g Substanz, genau gewogen, gelöst und mit 0,1 N-Perchlorsäure bis zum erneuten Farbumschlag nach Blaugrün titriert.

1 ml 0,1 N-Perchlorsäure entspricht 24,90 mg $C_{40}H_{50}N_4O_8S$.

ARZNEIFORMEN

Die Lösung (D 2) muß mindestens 0,95 und darf höchstens 1,05 Prozent $C_{40}H_{50}N_4O_8S \cdot 2\ H_2O$ enthalten.

Die 1. Dezimalverreibung muß mindestens 9,5 und darf höchstens 10,5 Prozent $C_{40}H_{50}N_4O_8S \cdot 2\ H_2O$ enthalten.

HERSTELLUNG

Lösung (D 2) nach Vorschrift 5a mit Äthanol 86 Prozent durch Erhitzen unter Rückfluß. Die 3. und 4. Dezimalverdünnung werden mit Äthanol 62 Prozent, die folgenden Verdünnungen mit Äthanol 43 Prozent hergestellt.

Verreibungen nach Vorschrift 6.

EIGENSCHAFTEN

Die Lösung (D 2) ist eine klare und farblose Flüssigkeit.

Die 1. Dezimalverreibung ist ein weißes Pulver.

PRÜFUNG AUF IDENTITÄT

Prüflösung: 5 g der 1. Dezimalverreibung werden 5 Minuten lang mit 50 ml Äthanol R auf dem Wasserbad unter Rückfluß erhitzt. Die noch heiße Mischung wird filtriert.

A. 1 ml der Lösung (D 2) oder 1 ml Prüflösung werden mit 5 ml Wasser verdünnt. Die Mischung färbt sich nach Zusatz von 0,2 ml Bromwasser R und 1 ml verdünnter Ammoniaklösung R 2 smaragdgrün.

B. 5 ml der Lösung (D 2) oder 5 ml Prüflösung werden mit 50 ml Wasser verdünnt. Die Mischung fluoresziert im Tageslicht nicht. Nach Zusatz von 50 ml Wasser und 1 ml verdünnter Schwefelsäure R tritt eine intensive, blaue Fluoreszenz auf.

C. 5 ml der Lösung (D 2) oder 5 ml Prüflösung werden mit 5 ml Wasser und 1 ml verdünnter Salzsäure R versetzt. Die Mischung gibt die Identitätsreaktion auf Sulfat (Ph. Eur.).

PRÜFUNG AUF REINHEIT

Aussehen der Lösung: Die Lösung (D 2) muß klar (Ph. Eur., Methode B) und farblos (Ph. Eur., Methode II) sein.

Relative Dichte (Ph. Eur.): 0,832 bis 0,836.

GEHALTSBESTIMMUNG

Etwa 20,0 g der Lösung (D 2), genau gewogen, werden mit 10 ml Chloroform R versetzt und 5 Minuten lang auf dem Wasserbad unter Rückfluß erhitzt. Die abgekühlte

Mischung wird nach Zugabe von 1,0 ml Phenolphthalein-Lösung *R* mit 0,1 N-Natriumhydroxid-Lösung bis zum Farbumschlag nach Rot titriert (Feinbürette).

Etwa 2,00 g der 1. Dezimalverreibung, genau gewogen, werden mit 20 ml Äthanol 90 % *RN* und 10 ml Chloroform *R* versetzt und 5 Minuten lang auf dem Wasserbad unter Rückfluß erhitzt. Die abgekühlte Mischung wird nach Zusatz von 1,0 ml Phenolphthalein-Lösung *R* mit 0,1 N-Natriumhydroxid-Lösung bis zum Farbumschlag nach Rot titriert (Feinbürette).

1 ml 0,1 N-Natriumhydroxid-Lösung entspricht 39,15 mg $C_{40}H_{50}N_4O_8S \cdot 2\,H_2O$.

LAGERUNG

Vor Licht geschützt.

Chionanthus virginicus

Verwendet wird die frische Wurzelrinde mit anhängenden Seitenwurzeln von *Chionanthus virginicus* L.

BESCHREIBUNG

Die Wurzel hat stark bitteren Geschmack.

Die 2 bis 7 mm dicke Rinde ist außen hell- bis gelbbraun und zeigt vereinzelt Korkwarzen. Unter einem dünnen Korkgewebe liegt ein dickes, weißes Rindenparenchym. An der Wurzelrinde hängen Seitenwurzeln. Sie sind bis etwa 15 cm lang, etwa 1 mm dick, etwas heller gelbbraun und ihrerseits stark verzweigt.

ARZNEIFORMEN

HERSTELLUNG

Urtinktur und flüssige Verdünnungen nach Vorschrift 3a.

EIGENSCHAFTEN

Die Urtinktur ist eine rotbraune Flüssigkeit mit würzigem Geruch und bitterem Geschmack.

PRÜFUNG AUF IDENTITÄT

A. 5 ml Urtinktur werden mit 5 ml Wasser versetzt und mit 10 ml Petroläther *R* ausgeschüttelt. Wird die abgetrennte Petrolätherphase mit 2 ml Schwefelsäure *R* unterschichtet, entsteht an der Grenzfläche ein brauner Ring. Nach leichtem Schütteln färbt sich die Schwefelsäure rot.

B. Wird 1 ml Urtinktur mit 10 ml Wasser 1 Minute lang kräftig geschüttelt, entsteht ein Schaum, der mindestens 15 Minuten lang bestehen bleibt.

C. Chromatographie: Die Prüfung erfolgt dünnschichtchromatographisch auf einer Schicht von Kieselgel H *R*.

Untersuchungslösung: Urtinktur.

Vergleichslösung: 5 mg Aesculin *RH* und 5 mg Cholesterin *R* werden in 10 ml Methanol *R* gelöst.

Aufgetragen werden getrennt je 10 μl Untersuchungs- und Vergleichslösung. Die Chromatographie erfolgt über eine Laufstrecke von 15 cm mit einer Mischung von 75 Volumteilen Äthylacetat *R*, 24 Volumteilen Dioxan *R* und 1 Volumteil Wasser. Nach Verdunsten der mobilen Phase werden die Chromatogramme mit einer 10prozentigen Lösung (G/V) von Schwefelsäure *R* in Äthanol *R* besprüht, 10 Minuten lang auf 105 bis 110 °C erhitzt und innerhalb von 10 Minuten im ultravioletten Licht bei 365 nm ausgewertet.

Das Chromatogramm der Vergleichslösung zeigt im unteren Drittel des Rf-Bereiches den blauen Fleck des Aesculins und im oberen Drittel den rosafarbenen Fleck des Cholesterins.

Das Chromatogramm der Untersuchungslösung zeigt am Start und etwa in Höhe der Vergleichssubstanz Aesculin je einen braunen Fleck. Dicht darüber bis etwa zur Grenze des unteren Drittels des Rf-Bereiches liegen ein grauer und ein braungelber Fleck. Unterhalb der Vergleichssubstanz Cholesterin liegen am oberen Ende des mittleren Drittels ein braungelber Fleck und am Übergang vom mittleren zum oberen Drittel ein brauner Fleck. Etwa auf Höhe des Cholesterins ist ein weißer Fleck zu sehen.

PRÜFUNG AUF REINHEIT

Relative Dichte (Ph. Eur.): 0,895 bis 0,915.

Trockenrückstand (DAB): Mindestens 6,5 Prozent.

LAGERUNG

Vor Licht geschützt.

Cholesterinum

$C_{27}H_{46}O$ \hfill MG 386,6

Verwendet wird Cholesterin, das mindestens 97,0 und höchstens 103,0 Prozent Cholestenole, berechnet als 3β-Hydroxy-5-cholesten enthält.

EIGENSCHAFTEN

Weißes, sich fettig anfühlendes Pulver oder Plättchen; sehr schwer löslich in Wasser, wenig löslich in Äthanol, löslich in Chloroform.

PRÜFUNG AUF IDENTITÄT

Prüflösung: 10 mg Substanz werden in Chloroform *R* zu 10 ml gelöst.
A. Schmelzpunkt (Ph. Eur., Kapillar-Methode): 146 bis 150 °C.
B. Werden 3 ml Prüflösung mit 3 ml Schwefelsäure *R* versetzt, färbt sich die Chloroformschicht nach leichtem Schütteln rot und die Schwefelsäure zeigt eine grüne Fluoreszenz.
C. Wird die Mischung aus 3 ml Prüflösung und 0,5 ml Acetanhydrid *R* vorsichtig mit Schwefelsäure *R* unterschichtet, entsteht an der Phasengrenze ein blauer bis grüner Ring.

PRÜFUNG AUF REINHEIT

Äthanolunlösliche Stoffe: Eine unter Erwärmen bereitete Lösung von 0,10 g Substanz in 10 ml Äthanol *R* muß klar (Ph. Eur., Methode B) und farblos (Ph. Eur., Methode II) sein und darf sich nach dem Abkühlen innerhalb von 2 Stunden nicht trüben.

Freie Säure: Eine Mischung von je 10 ml Äthanol *R* und Chloroform *R* wird nach Zusatz von 0,1 ml Phenolphthalein-Lösung *RN* mit 0,1 N-Natriumhydroxid-Lösung neutralisiert. Wird die Lösung von 1,0 g Substanz in dieser Mischung mit 0,1 N-Natriumhydroxid-Lösung titriert, dürfen bis zum Farbumschlag nicht mehr als 0,2 ml 0,1 N-Natriumhydroxid-Lösung verbraucht werden.

Spezifische Drehung (Ph. Eur.): 0,500 g getrocknete Substanz werden in Chloroform *R* zu 25,0 ml gelöst. Die spezifische Drehung muß zwischen $-35°$ und $-39°$ liegen.

Trocknungsverlust (Ph. Eur.): Höchstens 0,3 Prozent, mit 1,000 g Substanz durch 3 Stunden langes Trocknen im Trockenschrank bei 100 bis 105 °C bestimmt.

Sulfatasche (Ph. Eur.): Höchstens 0,3 Prozent, mit 0,50 g Substanz bestimmt.

Chromatographie: Die Prüfung erfolgt dünnschichtchromatographisch auf einer Schicht von Kieselgel H R.

Untersuchungslösung A: 0,250 g Substanz werden in Chloroform R zu 50,0 ml gelöst.

Untersuchungslösung B: 1,0 ml Untersuchungslösung A wird mit Chloroform R zu 100,0 ml verdünnt.

Aufgetragen werden getrennt je 20 µl Untersuchungslösung A und B. Die Chromatographie erfolgt über eine Laufstrecke von 10 cm mit einer Mischung von 60 Volumteilen Cyclohexan R und 40 Volumteilen Äthylacetat R. Nach Verdunsten der mobilen Phase werden die Chromatogramme mit einer Mischung von 50 ml Methanol R und 10 ml Schwefelsäure R besprüht, 5 Minuten lang im Trockenschrank auf etwa 140 °C erhitzt und innerhalb von 10 Minuten im Tageslicht ausgewertet.

Die Chromatogramme zeigen im mittleren Drittel des Rf-Bereiches den grauvioletten Fleck des Cholesterins. Im Chromatogramm der Untersuchungslösung A dürfen keine Nebenflecke auftreten, deren Färbung und Intensität stärker ist als diejenige des Cholesterinfleckes im Chromatogramm der Untersuchungslösung B.

GEHALTSBESTIMMUNG

Etwa 10,0 mg Substanz, genau gewogen, werden in Essigsäure 98 % R zu 25,0 ml gelöst. 1,0 ml der Lösung wird mit 2,0 ml einer im Eisbad frisch bereiteten Mischung von 1,9 ml eiskaltem Acetanhydrid R und 0,1 ml Schwefelsäure R versetzt und umgeschüttelt. Die Extinktion wird nach 15 Minuten langem Stehen bei 30 °C unter Lichtausschluß bei 619 nm in einer Schichtdicke von 1 cm gegen eine gleichbehandelte Mischung aus den Reagenzien gemessen.

Der Berechnung des Gehaltes wird eine spezifische Extinktion $E_{1\,cm}^{1\,\%} = 46$ zugrundegelegt.

Die Berechnung des Prozentgehaltes (x_{proz}) erfolgt nach der Formel

$$x_{proz} = \frac{E_{619}}{e} \times 1630{,}4$$

e = Einwaage an Substanz in mg.

ARZNEIFORMEN

Die Lösung (D 2) enthält mindestens 0,92 und höchstens 1,08 Prozent Cholestenole, berechnet als 3β-Hydroxy-5-cholesten. Die 1. Dezimalverreibung enthält mindestens 9,2 und höchstens 10,8 Prozent Cholestenole, berechnet als 3β-Hydroxy-5-cholesten.

HERSTELLUNG

Lösung (D 2) nach Vorschrift 5a mit absolutem Äthanol. Die 3. Dezimalverdünnung wird mit Äthanol, die 4. Dezimalverdünnung mit Äthanol 62 Prozent, die folgenden Verdünnungen werden mit Äthanol 43 Prozent hergestellt.

Verreibungen nach Vorschrift 6.

EIGENSCHAFTEN

Die Lösung (D 2) ist ein klare, farblose Flüssigkeit.
Die 1. Dezimalverreibung ist ein weißes Pulver.

PRÜFUNG AUF IDENTITÄT

1 ml Lösung (D 2) wird auf dem Wasserbad eingeengt. Der Rückstand wird mit 10 ml Chloroform *R* aufgenommen. 0,1 g der 1. Dezimalverreibung werden mit 10 ml Chloroform *R* ausgeschüttelt und abfiltriert. 3 ml Chloroformlösung geben die Identitätsreaktionen A und B der Substanz.

PRÜFUNG AUF REINHEIT

Aussehen der Lösung: Die Lösung (D 2) muß klar (Ph. Eur., Methode B) und farblos (Ph. Eur., Methode II) sein.

Relative Dichte (Ph. Eur.): 0,791 bis 0,795.

GEHALTSBESTIMMUNG

Etwa 1,0 g der Lösung (D 2), genau gewogen, wird mit Essigsäure 98 % *R* zu 25,0 ml verdünnt.

Etwa 0,10 g der 1. Dezimalverreibung, genau gewogen, werden mit Hilfe von 10 ml Wasser in einen 50-ml-Scheidetrichter überführt und dreimal mit je 10 ml Chloroform *R* ausgeschüttelt. Die vereinigten Chloroformphasen werden unter vermindertem Druck im Wasserbad bei etwa 40 °C eingeengt. Der Rückstand wird mit Essigsäure 98 % *R* in einen 25-ml-Meßkolben überführt und damit zu 25,0 ml verdünnt.

Die Bestimmung und Berechnung erfolgt wie bei der Substanz unter „Gehaltsbestimmung" angegeben mit je 1,0 ml der erhaltenen Lösung.

LAGERUNG

Dicht verschlossen, vor Licht geschützt.

Cichorium intybus Rh

Cichorium Rh

Verwendet werden die ganzen, zur Blütezeit gesammelten Pflanzen von *Cichorium intybus* L. subsp. *sativum* (DC) JANCHEN.

BESCHREIBUNG

Die Pflanzen sind geruchlos und haben leicht bitteren Geschmack.

Sie haben eine milchsaftführende, einfach oder gegabelte, zylindrische oder spindelförmige, 10 bis 30 cm lange, dicke, meist mehrköpfige Wurzel, die bis 400, selten mehr als 500 g wiegt. Eine helle, von ausgetretenem Milchsaft an Bruchstellen weißlich überlaufene Rinde umgibt einen mehr als die Hälfte des Durchmessers einnehmenden, hellen Holzkörper. Der aus der Wurzel entspringende, steifaufrechte, längsrinnige, innerhalb des weißlichen Markes hohle Stengel ist 150 bis 200 cm hoch, unten relativ wenig, oben jedoch stärker sparrig verzweigt, kahl oder häufiger, bisweilen drüsigborstig, behaart. Die Laubblätter sind verkehrt-eiförmig, länglich, bis 15 cm breit und bis 40 cm lang, kahl oder vielfach unterseits steifhaarig und schrotsägeförmig bis zerschlitzt und ausgebreitet oder fast ganzrandig und aufwärts gerichtet. Die untersten sind allmählich in den kurzen Stiel verschmälert. Die unteren Stengelblätter sind den grundständigen Blättern fast gleichgestaltet, jedoch mit abgesetztem oder schwach pfeilförmigem Grund sitzend. Die oberen sowie die Blätter im Bereich des Blütenstandes sind länglich bis lanzettlich mit gestutztem oder herzförmigem Grund sitzend. Die zahlreichen Blütenköpfchen treten einzeln oder zu mehreren auf, sind sitzend oder kurz wechselständig, seitenständig oder auf einem bis zu 7 cm langen, keulenförmig verdickten Stiel endständig. Sie haben einen Durchmesser von 3 bis 4 cm und werden von einem borstig-bewimperten, häufig drüsig behaarten Hüllkelch aus einem äußeren Kranz von 5 oder 8 eiförmigen, zurückgebogen abstehenden und einem bis doppelt so langen, inneren Kranz von etwa 8 länglichen, aufrechten Hüllblättern umgeben. Die hellblauen, selten rosaroten oder weißen Blüten sind bis dreimal länger als der Hüllkelch. Die zungenförmige, in 5 kurze Zähne auslaufende und nur an der Basis röhrige Blumenkrone ist unterseits drüsenhaarig. Jede Blüte enthält 5 an den Antheren zu einer Röhre verklebte, meist blaue Staubblätter und einen durch diese Röhre wachsenden, ebenfalls blauen, zweiklappig nach außen gebogenen, an der Unterseite mit Fegehaaren besetzten Griffel. Der Fruchtknoten ist unterständig, weißlich und 1 bis 2 mm lang. Die Früchte sind verkehrt-eiförmige, undeutlich 2- bis 5kantige, 2 bis 3 mm lange, strohgelbe oder hellbraune bis fast schwärzliche Achänen, die einen kleinen, ein unscheinbares Krönchen bildenden Pappus tragen.

ARZNEIFORMEN

HERSTELLUNG

Urtinktur und flüssige Verdünnungen nach Vorschrift 21.

EIGENSCHAFTEN

Die Urtinktur ist eine braune Flüssigkeit von schwach würzigem Geruch.

PRÜFUNG AUF IDENTITÄT

Prüflösung: 10 ml Urtinktur werden mit 5 ml Äthylacetat *R* ausgeschüttelt. Die organische Phase wird unter vermindertem Druck (höchstens 27 mbar) eingeengt und der Rückstand in 5 ml einer Mischung gleicher Volumteile Wasser und Methanol *R* gelöst.

A. Wird 1 ml Prüflösung mit 0,3 ml Phloroglucin-Lösung *R* und 1 ml Salzsäure *R* versetzt, entsteht eine hellrote Färbung.

B. Wird 1 ml Prüflösung mit 0,3 ml verdünnter Natriumhydroxid-Lösung *R* versetzt, tritt Gelbfärbung auf.

C. 1 ml Prüflösung wird mit 0,5 ml einer 0,5prozentigen Lösung (G/V) von Thymol *R* in Äthanol *R* gemischt. Wird zu dieser Mischung vorsichtig 1 ml Schwefelsäure *R* zugegeben, so färbt sich die Mischung rot.

D. Chromatographie: Die Prüfung erfolgt dünnschichtchromatographisch auf einer Schicht von Kieselgel H *R*.

Untersuchungslösung: Prüflösung.

Vergleichslösung: 10 mg Kaffeesäure *RN* und 10 mg Chlorogensäure *RN* werden in 10 ml Methanol *R* gelöst.

Aufgetragen werden getrennt 20 µl Untersuchungslösung und 10 µl Vergleichslösung. Die Chromatographie erfolgt über eine Laufstrecke von 15 cm mit einer Mischung von 50 Volumteilen Chloroform *R*, 42 Volumteilen Essigsäure 98 % *R* und 8 Volumteilen Wasser. Nach Verdunsten der mobilen Phase werden die Chromatogramme mit einer 1prozentigen Lösung (G/V) von Diphenylboryloxyäthylamin *R* in Methanol *R* besprüht und im ultravioletten Licht bei 365 nm ausgewertet.

Das Chromatogramm der Vergleichslösung zeigt im unteren Rf-Bereich den grünen Fleck der Chlorogensäure und im mittleren Rf-Bereich den ebenfalls grünen Fleck der Kaffeesäure.

Im Chromatogramm der Untersuchungslösung treten folgende Flecke auf: In Höhe des Chlorogensäureflecks der Vergleichslösung und knapp darunter zwei grüne Flecke, darüber ein weiterer grüner Fleck, in Höhe der Vergleichssubstanz Kaffeesäure und knapp darunter zwei bis drei blaue bis grüne Flecke sowie im oberen Rf-Bereich ein blauer Fleck.

PRÜFUNG AUF REINHEIT

Relative Dichte (Ph. Eur.): 1,010 bis 1,040.

Trockenrückstand (DAB): Mindestens 4,5 Prozent.

LAGERUNG

Vor Licht geschützt und dicht verschlossen.

Cichorium intybus, äthanol. Decoctum

Cichorium, äthanol. Decoctum

Verwendet wird die ganze, zur Blütezeit gesammelte, getrocknete Pflanze von *Cichorium intybus* L. subsp. *intybus* und *Cichorium intybus* L. subsp. *sativum* (DC) JANCHEN ohne die derben, mittleren Stengelteile.

BESCHREIBUNG

Die Droge ist geruchlos und hat leicht bitteren Geschmack.

Unterart intybus: Die Wurzel ist bis zu 2 cm dick, spindelförmig bis fast stielrund, einfach oder wenig gegabelt, ein- oder mehrköpfig, hornartig hart, außen hellbraun und längsfurchig. Eine schmale, weißliche, braun punktierte oder von ausgetretenem, eingetrocknetem Milchsaft im ganzen bräunlich gefärbte Rinde umgibt einen etwa ⅕ des Durchmessers einnehmenden, hellen Holzkörper. Der aus der Wurzel entspringende, steif-aufrechte, längsrinnige, innerhalb des weißlichen Markes hohle Stengel ist 15 bis 100 cm hoch, unten relativ wenig, oben jedoch stärker sparrig verzweigt, kahl oder häufiger behaart, bisweilen drüsigborstig. Die Laubblätter sind verkehrteiförmig länglich, 1 bis 5 cm breit, 7 bis 30 cm lang, kahl oder vielfach unterseits steifhaarig und schrotsägeförmig oder fast ganzrandig. Die untersten sind allmählich in den kurzen Stiel verschmälert. Die unteren Stengelblätter sind den grundständigen Blättern fast gleichgestaltet, jedoch mit abgesetztem oder schwach pfeilförmigem Grund sitzend. Die oberen sowie die Blätter im Bereich des Blütenstandes sind länglich bis lanzettlich mit gestutztem oder herzförmigem Grund sitzend. Die zahlreichen Blütenköpfchen treten einzeln oder zu mehreren auf, sind sitzend oder kurz wechselständig, seitenständig oder auf einem bis zu 7 cm langen, keulenförmig verdickten Stiel endständig. Sie haben einen Durchmesser von 3 bis 4 cm und werden von einem borstig bewimperten, häufig drüsig behaarten Hüllkelch aus einem äußeren Kranz von 5 oder 8 eiförmigen, zurückgebogen abstehenden und einem bis doppelt so langen, inneren Kranz aus bis 8 länglichen, aufrechten Hüllblättern umgeben. Die hellblauen, selten rosaroten oder weißen Blüten sind bis dreimal länger als der Hüllkelch. Die zungenförmige, in 5 kurze Zähne auslaufende und nur an der Basis röhrige Blumenkrone ist unterseits drüsenhaarig. Jede Blüte enthält 5 an den Antheren zu einer Röhre verklebte, meist blaue Staubblätter und einen durch diese Röhre wachsenden, ebenfalls blauen, zweiklappig nach außen gebogenen, an der Unterseite mit Fegehaaren besetzten Griffel. Der Fruchtknoten ist unterständig, weißlich und 1 bis 2 mm lang. Die Früchte sind verkehrt-eiförmige, undeutlich 2- bis 5kantige, 2 bis 3 mm lange, strohgelbe oder hellbraune bis fast schwärzliche Achänen, die einen kleinen, ein unscheinbares Krönchen bildenden Pappus tragen.

Unterart sativum: Sie entspricht der Unterart intybus, hat jedoch eine dicke, rübenförmige, nach dem Trocknen stark geschrumpfte, 100 bis 200 g schwere Wurzel und bis über 40 cm lange und 15 cm breite, oft steifhaarige, zerschlitzte und ausgebreitete oder ganzrandige und aufwärts gerichtete Blätter und einen bis zu 200 cm hohen Stengel, der selten dicker als 2,5 cm ist.

Mikroskopische Merkmale: In der Wurzel folgt auf einen wenige Lagen hohen, hellbraunen, großzelligen, dünnwandigen Kork ein interzellularenreiches Rindenparenchym aus großen, dünnwandigen, rundlichen bis tangential gestreckten Parenchymzellen. Die nach innen anschließenden Parenchymzellen sind kleiner, leicht radial gestreckt und in mehr oder weniger deutlichen radialen Reihen angeordnet. Dazwischen liegen Gruppen kleinzelliger, derbwandiger Phloemelemente. In der Rinde kommen zahlreiche, 7 bis 10 µm weite Milchröhren mit querverlaufenden Anastomosen vor (vernetzte Milchröhren), die einen tropfenförmigen bis grobkörnigen Inhalt führen. Der Holzkörper ist locker gebaut.

Die teils einzeln, teils aber auch in kleineren oder größeren Gruppen vorkommenden, 10 bis 60 µm weiten Gefäße werden von Parenchymzellen umgeben oder sind in Bündel aus 10 bis 35 µm weiten Holzfasern eingebettet. Die weiter innen vorkommenden Gefäße haben netzartige Wandverdickungen und sind englumiger als die weiter außen vorkommenden, von sehr vielen, breit spaltenförmigen, quergestellten, nur undeutlich behöften Tüpfeln durchsetzten Gefäße. Die 2 bis 4 µm dicken Wände der Fasern sind von wenigen, schmalen, schräggestellten Tüpfeln durchbrochen. Gefäße und Fasern sind verholzt. Die nur undeutlich abgesetzten Parenchymstrahlen sind 1- bis 3reihig. In den dicken, fleischigen Wurzeln der *Unterart sativum* kann das Xylemparenchym verdickt, verholzt und spaltenförmig bis fensterartig getüpfelt sein. Unregelmäßige, alle Übergänge von Parenchymzellen bis zu Gefäßen zeigende Elemente sind häufig. Auch das Strahlenparenchym kann dickwandig, deutlich getüpfelt und verholzt sein.

Die dünnen Laubblätter sind von einer ober- wie unterseits fast gradwandigen bis stark wellig buchtigen, dünnwandigen Epidermis bedeckt, die beiderseits zahlreiche, 22 bis 35 µm lange, breit elliptische, in der Epidermis liegende Spaltöffnungsapparate mit meist 4, gelegentlich auch 5 Nebenzellen trägt. Die Epidermen sind von einer besonders in der Nähe der Spaltöffnungsapparate leicht wellig gestreiften Kutikula bedeckt. Das relativ interzellularenreiche, 1-, nur stellenweise 2reihige Palisadenparenchym besteht aus weiten Zellen, die höchstens dreimal länger als breit sind. Das lockere, mehrere Lagen hohe Schwammparenchym wird aus unregelmäßig rundlichen, breit buchtigen Zellen gebildet. Die mehr oder weniger zahlreichen, beiderseits vorkommenden Gliederhaare mit körnig rauher bis streifiger Oberfläche sind 5 bis 12, nur selten mehr Glieder hoch und bestehen im unteren Teil häufig aus 2 bis 5 parallelen Reihen derbwandiger Zellen. Die obere Endzelle ist zugespitzt bis abgerundet. Häufig tragen die Haare ein ein- bis mehrzelliges, rundes Drüsenköpfchen. Ähnliche, stark körnig rauhe, im unteren Teil meist aus mehr parallelen Reihen bestehende Haare mit vielzelligen Drüsenköpfchen finden sich auch auf den Stengeln und den Hüllblättern. Die Epidermis der Hüllblätter besteht aus fast gradwandigen, polygonalen Zellen und führt breit elliptische bis rundliche, ansonsten denen des Blattes ähnliche Spaltöffnungsapparate. Die Epidermis der Kronblätter wird aus länglichen, im unteren Teil fast gradwandigen, sonst scharf wellig buchtigen, an der Kronblattspitze in Papillen auslaufenden Epidermiszellen gebildet. Die Haare der Blüte entsprechen denen der Blätter, sind jedoch kleiner, meist nur einreihig und haben kleinere Drüsenköpfchen. Die grob stacheligen Pollenkörner sind fenestrat und liegen in einem Pollensack, dessen Endothecium langgestreckt bügelförmige oder unregelmäßig querverlaufende, bügel- bis netzförmige Verdickungsleisten aufweist.

Das Gewebe des Stengels besteht überwiegend aus langgestreckten Fasern, Gefäßen und nach innen an Größe zunehmenden, in der Längsrichtung gestreckten, zylindrischen Markzellen. Gefäße, Fasern und Mark sind verholzt.

In den Parenchymzellen besonders der Wurzel und des Blattes kommen unregelmäßige Inulinschollen vor.

PRÜFUNG AUF IDENTITÄT

Prüflösung: 1 g grob gepulverte Droge (710) wird mit 10 ml Äthanol 70% *RN* 30 Minuten lang im Wasserbad unter Rückfluß erhitzt. Nach dem Abkühlen wird abfiltriert.

A. Wird 1 ml Prüflösung mit 0,3 ml Phloroglucin-Lösung *R* und 1 ml Salzsäure *R* versetzt, entsteht eine hellrote Färbung, die in Braunrot übergeht.

B. 1 ml Prüflösung wird mit 0,5 ml einer 0,5prozentigen Lösung (G/V) von Thymol *R* in Äthanol *R* gemischt. Wird zu dieser Mischung vorsichtig 1 ml Schwefelsäure *R* zugegeben, tritt Rotfärbung auf.

C. Chromatographie: Die Prüfung erfolgt dünnschichtchromatographisch auf einer Schicht von Kieselgel H *R*.

Untersuchungslösung: Prüflösung.

Vergleichslösung: 10 mg Kaffeesäure *RN* und 10 mg Chlorogensäure *RN* werden in 10 ml Methanol *R* gelöst.

Aufgetragen werden getrennt 20 µl Untersuchungslösung und 10 µl Vergleichslösung. Die Chromatographie erfolgt über eine Laufstrecke von 15 cm mit einer Mischung von 50 Volumteilen Chloroform *R*, 42 Volumteilen Essigsäure 98 % *R* und 8 Volumteilen Wasser. Nach Verdunsten der mobilen Phase werden die Chromatogramme mit einer 1prozentigen Lösung (G/V) von Diphenylboryloxyäthylamin *R* in Methanol *R* und danach mit einer 5prozentigen Lösung (G/V) von Polyäthylenglykol 400 *R* in Methanol *R* besprüht und im ultravioletten Licht bei 365 nm ausgewertet.

Das Chromatogramm der Vergleichslösung zeigt im unteren Drittel des Rf-Bereiches den grünen Fleck der Chlorogensäure und im mittleren Drittel den ebenfalls grünen Fleck der Kaffeesäure.

Das Chromatogramm der Untersuchungslösung zeigt folgende Flecke: in Höhe des Chlorogensäureflecks der Vergleichslösung und knapp darunter je einen grünen Fleck, darüber einen weiteren grünen Fleck, in Höhe der Vergleichssubstanz Kaffeesäure und knapp darunter zwei oder drei blaue bis grüne Flecke sowie im oberen Drittel des Rf-Bereiches einen blauen Fleck.

PRÜFUNG AUF REINHEIT

Fremde Bestandteile (Ph. Eur.): Höchstens 5 Prozent Stengelteile von mehr als 6 mm Dicke.

Asche (DAB): Höchstens 13 Prozent.

Salzsäureunlösliche Asche (Ph. Eur.): Höchstens 4,0 Prozent.

ARZNEIFORMEN

HERSTELLUNG

Urtinktur aus der zerschnittenen Droge (2800) und flüssige Verdünnungen nach Vorschrift 19f mit Äthanol 62 Prozent.

EIGENSCHAFTEN

Die Urtinktur ist eine bräunlichgelbe Flüssigkeit mit schwach aromatischem Geruch und bitterem Geschmack.

PRÜFUNG AUF IDENTITÄT

Die Urtinktur gibt die bei der Droge beschriebenen Identitätsreaktionen A, B und C. Prüflösung ist die Urtinktur.

PRÜFUNG AUF REINHEIT

Relative Dichte (Ph. Eur.): 0,885 bis 0,905.

Trockenrückstand (DAB): Mindestens 1,0 und höchstens 3,0 Prozent.

LAGERUNG

Vor Licht geschützt.

Cimicifuga racemosa

Cimicifuga

Verwendet wird der frische Wurzelstock mit den anhängenden Wurzeln von *Cimicifuga racemosa* L.

BESCHREIBUNG

Der Wurzelstock ist von unangenehmem Geruch. Er ist 1 bis 3 cm dick, außen braun und geringelt, innen weiß mit einem Ring radial verlaufender, sehr schmaler Gefäßbündel. An den Seiten und der Unterfläche entspringen braune, an der Luft bald fast schwarz werdende, 1 bis 5 mm dicke und etwa 20 bis 30 cm lange Wurzeln, die zahlreiche, kräuselig gebogene, rasch schwarz werdende Nebenwurzeln tragen.

Besonders bei den älteren Wurzeln sind auf dem Querschnitt kreuzförmig angelegte Gefäßbündel erkennbar.

ARZNEIFORMEN

HERSTELLUNG

Urtinktur und flüssige Verdünnungen nach Vorschrift 3a.

EIGENSCHAFTEN

Die Urtinktur ist braungelb bis goldgelb, von erdigem Geruch und etwas bitterem, später brennendem Geschmack.

PRÜFUNG AUF IDENTITÄT

A. Werden 0,5 ml Urtinktur mit 0,05 ml Eisen(III)-chlorid-Lösung *R* 1 versetzt, so tritt Dunkelolivgrünfärbung ein.

B. Werden 0,5 ml Urtinktur nach Zusatz von 0,1 ml Phloroglucin-Lösung *R* und 0,1 ml Salzsäure *R* zum Sieden erhitzt, so färbt sich die Lösung rot.

C. Die Urtinktur gibt die Identitätsreaktion b) auf primäre aromatische Amine (Ph. Eur.).

D. Werden 0,5 ml Urtinktur nach Zusatz von 0,1 ml Salzsäure *R* in einer Porzellanschale auf dem Wasserbad eingedampft und der Rückstand mit 0,1 ml einer 0,1prozentigen Lösung (G/V) von Dimethylaminobenzaldehyd *R* in Schwefelsäure *R* versetzt, so tritt Violettfärbung ein.

E. Chromatographie: Die Prüfung erfolgt dünnschichtchromatographisch auf einer Schicht von Kieselgel GF$_{254}$ *R*.

Untersuchungslösung: 5 ml Urtinktur werden auf dem Wasserbad bis zum Verschwinden des Äthanolgeruchs erwärmt, mit 1,0 ml Ammoniaklösung *R* versetzt und 2mal mit je 10 ml Äther *R* ausgeschüttelt. Die vereinigten Ätherausschüttelungen werden im Wasserbad eingedampft und der Rückstand in 0,5 ml Methanol *R* aufgenommen.

Vergleichslösung: 10 mg Phenacetin und 10 mg Procainhydrochlorid *R* werden in 10 ml Chloroform *R* gelöst.

Aufgetragen werden getrennt 20 µl Untersuchungslösung und 10 µl Vergleichslösung. Die Chromatographie erfolgt über eine Laufstrecke von 10 cm mit einer Mischung von 90 Volumteilen Chloroform *R* und 10 Volumteilen Diäthylamin *R*. Nach Verdunsten der mobilen Phase werden alle Flecke im ultravioletten Licht bei 254 nm eingezeichnet. Phenacetin (unterer Fleck des Vergleichschromatogramms) besitzt bezogen auf Procainhydrochlorid (oberer Fleck) einen Rst-Wert von 0,8.

Im Chromatogramm der Untersuchungslösung sind Flecke mit den Rst-Werten 0,32 (blau), 0,47 (schwach blau), 0,76 (blau) (bezogen auf Phenacetin als Vergleich: Rst 1,0) und mit dem Rst-Wert 0,94 (blau) (bezogen auf Procainhydrochlorid als Vergleich: Rst 1,0) sichtbar.

Im ultravioletten Licht bei 365 nm sind im Chromatogramm der Untersuchungslösung Flecke mit den Rst-Werten 0,32 (blau), 0,47 (blau), 0,76 (weißlich) (bezogen auf Phenacetin als Vergleich: Rst 1,0) und mit dem Rst-Wert 0,94 (weißlich) (bezogen auf Procainhydrochlorid als Vergleich: Rst 1,0) vorhanden.

PRÜFUNG AUF REINHEIT

Relative Dichte (Ph. Eur.): 0,898 bis 0,915.

Trockenrückstand (DAB): Mindestens 2,0 und höchstens 3,1 Prozent.

LAGERUNG

Vor Licht geschützt.

Vorsichtig zu lagern!

Cinchona succirubra

China

Verwendet wird die getrocknete Rinde jüngerer Stämme und älterer Zweige von *Cinchona succirubra* PAVON, ihren Varietäten oder Hybriden. Sie enthält mindestens 6,5 Prozent Gesamtalkaloide, von denen mindestens 30 und höchstens 60 Prozent aus Alkaloiden vom Typ des Chinins bestehen.

BESCHREIBUNG, PRÜFUNG AUF IDENTITÄT, PRÜFUNG AUF REINHEIT, GEHALTSBESTIMMUNG

Die Droge muß der in der Monographie CINCHONAE SUCCIRUBRAE CORTEX (Ph. Eur.) beschriebenen Stammrinde entsprechen.

ARZNEIFORMEN

Die Urtinktur enthält mindestens 0,45 und höchstens 0,50 Prozent Gesamtalkaloide, von denen mindestens 30 und höchstens 60 Prozent aus Alkaloiden vom Typ des Chinins bestehen.

HERSTELLUNG

Urtinktur und flüssige Verdünnungen aus der grob gepulverten Droge (710) nach Vorschrift 4a mit Äthanol 62 Prozent.

EIGENSCHAFTEN

Die Urtinktur ist eine rotbraune Flüssigkeit von angenehm bitterem Geschmack.

PRÜFUNG AUF IDENTITÄT

A. Wird 1 ml Urtinktur mit 1 ml verdünnter Natriumhydroxidlösung *R* versetzt, so bildet sich ein tiefbrauner Niederschlag.

B. Eine Mischung aus 1 ml Urtinktur und 1 ml verdünnter Ammoniak-Lösung *R* 1 ist rot gefärbt.

C. Wird ein Tropfen der Urtinktur auf einem Stück Filtrierpapier mit einem Tropfen verdünnter Schwefelsäure *R* benetzt, so zeigt der Fleck im ultravioletten Licht bei 365 nm eine intensiv hellblaue Fluoreszenz.

D. Chromatographie: Die Prüfung erfolgt dünnschichtchromatographisch auf einer Schicht von Kieselgel H *R*.

Untersuchungslösung: Urtinktur.

Vergleichslösung: 17,5 mg Chinin *R*, 0,5 mg Chinidin *R*, 10 mg Cinchonin *R* und 10 mg Cinchonidin *R* werden in 10 ml wasserfreiem Äthanol *R* gelöst.

Aufgetragen werden getrennt je 10 µl Untersuchungs- und Vergleichslösung. Die Chromatographie erfolgt über eine Laufstrecke von 15 cm mit einer Mischung von 90 Volumteilen Chloroform *R* und 10 Volumteilen Diäthylamin *R*. Die Platte wird anschließend 10 Minuten lang im Kaltluftstrom getrocknet. Mit der gleichen Mischung wird noch einmal über eine Laufstrecke von 15 cm entwickelt und bis zum Verschwinden des Geruches von Diäthylamin bei 100 bis 105 °C getrocknet (etwa 10 Minuten). Die erkaltete Platte wird mit wasserfreier Ameisensäure *R* besprüht. Im ultravioletten Licht bei 365 nm erscheinen in der Reihenfolge ansteigender Rst-Werte (bezogen auf Cinchonin, Rst 1,0) folgende fluoreszierende Flecke: bei Rst 0,36 bis 0,41 Chinin (hellblau), darüber Cinchonidin (blauviolett), Chinidin (hellblau) und Cinchonin (blauviolett).

Nach dem Besprühen mit Jodplatin-Reagenz *R* ergeben Chinin, Chinidin und Cinchonin violette, später nach Grauviolett übergehende Flecke. Das Cinchonidin erscheint als dunkelblauer Fleck unmittelbar unter dem Chinidin. Das Chromatogramm der Untersuchungslösung muß die dem Chinin, Cinchonin und Cinchonidin entsprechenden Flecke bei gleichen Rf-Werten zeigen, wobei die Färbung mindestens ebenso kräftig wie die der Flecke im Chromatogramm der Vergleichslösung sein muß. Der dem Chinidin entsprechende Fleck kann im Chromatogramm der Untersuchungslösung fehlen.

PRÜFUNG AUF REINHEIT

Relative Dichte (Ph. Eur.): 0,895 bis 0,908.

Trockenrückstand (DAB): Mindestens 2,4 Prozent.

GEHALTSBESTIMMUNG

Etwa 10,0 g Urtinktur, genau gewogen, werden in einem 250-ml-Kolben im Wasserbad etwa auf die Hälfte eingedampft und mit 5 ml einer 10prozentigen Lösung (G/V) von Natriumhydroxid *R* versetzt. Der Gehalt an Chinin- und Cinchonin-Alkaloiden wird nach dem in der Monographie CINCHONAE SUCCIRUBRAE CORTEX (Ph. Eur.) beschriebenen Verfahren unter Verwendung von 100 g Toluol *R* anstelle von Benzol *R* bestimmt.

LAGERUNG

Vor Licht geschützt.

Cinnamomum zeylanicum

Cinnamomum

Verwendet wird die von den äußeren Teilen befreite Rinde junger Schößlinge von *Cinnamomum zeylanicum* Blume. Sie enthält mindestens 1,3 Prozent (V/G) ätherisches Öl.

BESCHREIBUNG

Die Rinde hat würzigen, arttypischen Geruch und aromatischen, etwas bitterlich adstringierenden Geschmack.

Sie besteht aus etwa 15 cm langen, bis 0,7 mm dicken, ineinander geschobenen und zu Röhren oder Doppelröhren eingerollten Stücken; diese sind außen hellbraun, durch mehr oder weniger glänzende, helle Linien fein gestreift, innen etwas dunkler und matt. Der Bruch ist kurzfaserig.

Mikroskopische Merkmale: Die Droge wird außen begrenzt von wenigen Schichten dünnwandiger, tangential gestreckter, meist durch das Schälen zerrissener, braunwandiger Parenchymzellen der primären Rinde. Die Grenze zur sekundären Rinde bildet ein geschlossener Steinzellring, dem außen in unregelmäßigen Abständen Bündel primärer Fasern anliegen; diese sind bis 250 µm lang, beiderseits zugespitzt, im Querschnitt rundlich-polygonal mit verholzten und getüpfelten Wänden. Der mehrere Schichten breite Steinzellenring ist zusammengesetzt aus meist tangential gestreckten, 40 bis 150 µm langen und etwa 35 µm breiten Zellen mit deutlich geschichteten, getüpfelten und in der Regel allseitig gleichmäßig verdickten Wänden. Die sekundäre Rinde wird von meist zweireihigen, bis 20 Zellen hohen Markstrahlen durchzogen, die sich nach außen etwas erweitern. In den dazwischen liegenden Teilen wechseln breite Schichten braunwandigen Parenchyms mit meist kollabierten und nur schwer erkennbaren Siebelementen ab. Im Parenchym finden sich außerdem 30 bis 60 µm weite Schleimzellen, große Ölzellen, vereinzelte Steinzellen und ziemlich zahlreiche, schwach verholzte, bis auf ein enges tangential gestrecktes, strichförmiges Lumen verdickte und undeutlich getüpfelte Fasern; diese sind etwa 30 µm breit, bis 70 µm lang, im Querschnitt meist deutlich tangential verbreitert; sie stehen einzeln oder sind zu kurzen, tangentialen Reihen gruppiert. In den Parenchym- und Markstrahlzellen finden sich bis 12 µm große, einfache oder bis 20 µm große, zusammengesetzte Stärkekörner, in den Markstrahlen außerdem zahlreiche, kleine, etwa 7 µm lange Calciumoxalatnadeln.

PRÜFUNG AUF IDENTITÄT

Prüflösung: 1,0 g grob gepulverte Droge (710) wird mit 10 ml Äthanol 70 % *RN* eine Stunde lang unter häufigem Schütteln extrahiert und danach abfiltriert.

A. Wird 1 ml Prüflösung mit 0,5 ml Dinitrophenylhydrazin-Reagenz *R* versetzt und 1 Minute lang kräftig geschüttelt, entsteht ein orangeroter Niederschlag.

B. Werden 2 ml Prüflösung mit 1 ml ammoniakalischer Silbernitrat-Lösung *R* versetzt, entsteht ein grau-schwarzer Niederschlag.

PRÜFUNG AUF REINHEIT

Chromatographie: Die Prüfung erfolgt dünnschichtchromatographisch auf einer Schicht von Kieselgel H *R*.

Untersuchungslösung: Prüflösung.

Vergleichslösung: 20 mg Cumarin *RH* werden in 100,0 ml Methanol *R* gelöst (Stammlösung). 2,0 ml Cumarin-Stammlösung und 10 mg Eugenol *R* werden gemischt und mit Methanol *R* zu 10,0 ml aufgefüllt.

Auf der linken und der rechten Hälfte der Dünnschichtplatte werden jeweils getrennt je 10 µl Untersuchungs- und Vergleichslösung aufgetragen. Die Chromatographie erfolgt zweimal über eine Laufstrecke von 15 cm mit Methylenchlorid *R*. Nach dem Verdunsten der mobilen Phase bei Raumtemperatur werden die linken Chromatogramme der Untersuchungs- und Vergleichslösung mit einer Glasplatte abgedeckt und die rechten mit methanolischer Kaliumhydroxid-Lösung *RN* besprüht. Die Platte wird im ultravioletten Licht bei 365 nm ausgewertet. Im Chromatogramm der Vergleichslösung erscheint im mittleren Drittel des Rf-Bereiches der gelb fluoreszierende Fleck des Cumarins.

Auf gleicher Höhe kann ein schwacher, gelbgrüner Fleck im Chromatogramm der Untersuchungslösung auftreten.

Danach werden die rechten Chromatogramme der Untersuchungs- und Vergleichslösung mit einer Glasplatte abgedeckt, die linken mit Anisaldehyd-Reagenz *R* besprüht, 5 bis 10 Minuten lang auf 105 bis 110 °C erhitzt und innerhalb von 10 Minuten im Tageslicht ausgewertet.

Das Chromatogramm der Vergleichslösung zeigt im oberen Drittel des Rf-Bereiches den blaugrauen Fleck des Eugenols (Rst 1,0). Im Chromatogramm der Untersuchungslösung tritt auf gleicher Höhe ein gleichartiger Fleck auf. Darunter liegen bei Rst 0,85 bis 0,95 ein blau- bis rosafarbener, bei Rst 0,70 bis 0,80 ein hellvioletter und bei Rst 0,50 bis 0,60 ein oder zwei unvollständig getrennte, hellviolette Flecke sowie bei Rst 0,30 bis 0,45 ein hellvioletter und bei Rst 0,15 bis 0,25 ein weiterer violetter Fleck.

Fremde Beimengungen: Rinden anderer Zimtarten dürfen nicht vorhanden sein. Die Rinde von *Cinnamomum aromaticum* Nees besteht aus dickeren, nicht ineinandergeschobenen, gewöhnlich zum Teil noch mit graubraunem Kork bedeckten Röhren und schmeckt stärker schleimig und adstringierend. Im mikroskopischen Präparat treten reichlich Elemente der primären Rinde mit Korkgewebe auf; die Stärkekörner sind etwas größer (zusammengesetzte bis 30 µm) und reichlicher vorhanden. Die Steinzellen sind kleiner und meist hufeisenförmig verdickt. Die Fasern der sekundären Rinde haben nur mehr ein im Querschnitt punktförmiges Lumen. Die Oxalatnadeln sind mit 7 bis 9 µm etwas größer. Im Chromatogramm fehlt der Fleck des Eugenols. Der dem Cumarin im Chromatogramm der Vergleichslösung entsprechende Fleck ist bei Cinnamomum aromaticum größer und intensiver als der im Chromatogramm der Vergleichslösung.

Die Rinde von *Cinnamomum burmanni* Blume ist zumeist von den äußeren Teilen befreit. Der gemischte Sklerenchymring ist nicht unterbrochen. Steinzellen, Markstrahl- und Parenchymzellen enthalten zum Teil 6 bis 15 µm große, würfel-, platten- oder säulenförmige Oxalatkristalle. Die Bastfasern der sekundären Rinde sind 250 bis 650 µm lang und knorrig, von veränderlicher Breite (16 bis 33 µm) und im Verlauf der Faser unterschiedlich weitem Lumen. Die Steinzellen sind zum Teil hufeisenförmig verdickt. Bei der Rinde älterer Stämme von *Cinnamomum zeylanicum* Blume (Seychellen-Zimt) ist der gemischte Sklerenchymring häufig unterbrochen und nicht mehr eindeutig erkennbar. An seiner Stelle befinden sich im äußeren Teil der sekundären Rinde auffallend große, tangential gestreckte, gleichmäßig verdickte Steinzellen in radialen Reihen. Statt feiner Oxalatrhaphiden finden sich große Nadeln oder flache, rhombenförmige 12 bis 24 µm lange Plättchen. Die sekundären Bastfasern sind länger, breiter, stärker knorrig verdickt als bei der Rinde jüngerer Sprosse.

Sulfatasche (Ph. Eur.): Höchstens 6,5 Prozent, bestimmt mit 1,00 g grob gepulverter Droge (710).

GEHALTSBESTIMMUNG

Ätherisches Öl (Ph. Eur.): Die Bestimmung erfolgt mit 20,0 g der unmittelbar vorher grob gepulverten Droge (710) und 250 ml Wasser als Destillationsflüssigkeit in einem 500-ml-Rundkolben; Destillation 2 Stunden lang bei 2 bis 3 ml in der Minute; 0,5 ml Xylol *R* als Vorlage.

ARZNEIFORMEN

HERSTELLUNG

Urtinktur aus der grob gepulverten Droge (710) und flüssige Verdünnungen nach Vorschrift 4a mit Äthanol 62 Prozent.

EIGENSCHAFTEN

Die Urtinktur ist eine tiefrotbraune Flüssigkeit mit arttypischem Geruch und aromatisch bitterlichem, leicht adstringierendem Geschmack.

PRÜFUNG AUF IDENTITÄT

Die Urtinktur gibt die bei der Droge beschriebenen Identitätsreaktionen A und B. Prüflösung ist die Urtinktur.

PRÜFUNG AUF REINHEIT

Die Urtinktur muß der bei der Prüfung auf Reinheit unter ,,Chromatographie" gegebenen Beschreibung genügen. Prüflösung ist die Urtinktur.

Relative Dichte (Ph. Eur.): 0,890 bis 0,905.

Trockenrückstand (DAB): Mindestens 1,0 Prozent.

LAGERUNG

Vor Licht geschützt.

Clematis recta

Clematis

Verwendet werden die frischen, oberirdischen Teile blühender Pflanzen von *Clematis recta* L.

BESCHREIBUNG

Der aufrechte, nicht kletternde, meist krautige Stengel hat eine Höhe von etwa 1 m und ist schwach gefurcht. Die gegenständigen Blätter sind unpaarig gefiedert. Die einzelnen Fiederblättchen sind gestielt, ganzrandig und lederartig. Sie sind eiförmig zugespitzt und auf der Unterseite blaugrün. Die Blüten stehen in Rispen, die zu Trugdolden vereinigt sind. Sie sind end- oder achselständig. Die vier weißen Perigonblätter sind etwa 1 cm lang und mit Ausnahme des Randes kahl. Die zahlreichen Staubblätter sind gelb und fast so lang wie die Perigonblätter. Die ebenfalls zahlreichen Fruchtblätter besitzen einen langen, federartig behaarten Griffel.

ARZNEIFORMEN

HERSTELLUNG

Urtinktur und flüssige Verdünnungen nach Vorschrift 3a.

EIGENSCHAFTEN

Die Urtinktur ist eine braungrüne Flüssigkeit ohne besonderen Geruch und Geschmack.

PRÜFUNG AUF IDENTITÄT

A. 2 ml Urtinktur werden auf dem Wasserbad bis zum Verschwinden des Äthanolgeruchs erwärmt. Nach dem Abkühlen wird mit 5 ml Wasser verdünnt und mit 10 ml Äther *R* ausgeschüttelt. Die Ätherphase wird in einer Porzellanschale auf dem Wasserbad eingeengt. Wird der Rückstand mit 0,5 ml Salzsäure *R* 1 versetzt, entsteht eine grasgrüne Färbung.

B. 10 ml Urtinktur werden bis fast zur Trockne destilliert. Werden 2 ml des wasserklaren Destillates mit 0,1 ml einer 10prozentigen Lösung (G/V) von Natriumpentacyanonitrosylferrat(II) *R* und 0,1 ml Kaliumhydroxid-Lösung *RN* versetzt, entsteht eine rotorange Färbung, die nach Überschichten mit 1 ml Essigsäure 98 % *R* in violett umschlägt.

C. Chromatographie: Die Prüfung erfolgt dünnschichtchromatographisch auf einer Schicht von Kieselgel HF_{254} *R*.

Untersuchungslösung: Urtinktur.

Vergleichslösung: 10 mg Kaffeesäure *R* und 10 mg Chlorogensäure *RN* werden in 10 ml Methanol gelöst.

Aufgetragen werden getrennt 40 µl Untersuchungslösung und 20 µl Vergleichslösung. Die Chromatographie erfolgt über eine Laufstrecke von 15 cm mit einer Mischung aus 90 Volumteilen Äthylacetat *R*, 5 Volumteilen wasserfreier Ameisensäure *R* und 5 Volumteilen Wasser. Die Chromatogramme werden 5 Minuten lang bei 105 bis 110 °C getrocknet und anschließend im ultravioletten Licht bei 254 nm ausgewertet.

Das Chromatogramm der Vergleichslösung zeigt im unteren Drittel des Rf-Bereiches den fluoreszenzmindernden Fleck der Chlorogensäure und im oberen Drittel den der Kaffeesäure. Das Chromatogramm der Untersuchungslösung zeigt unterhalb der Vergleichssubstanz Chlorogensäure zwei fluoreszenzmindernde Flecke und in gleicher Höhe einen Fleck. Unterhalb der Vergleichssubstanz Kaffeesäure liegen zwei oder drei Flecke und darüber ein kräftig fluoreszenzmindernder Fleck.

Die Chromatogramme werden mit Vanillin-Lösung *RN* und danach mit einer 5prozentigen Lösung (V/V) von Schwefelsäure *R* in Äthanol *R* besprüht, 15 Minuten lang auf 105 bis 110 °C erhitzt und im Tageslicht ausgewertet.

Im Chromatogramm der Untersuchungslösung erscheinen oberhalb der Vergleichssubstanz Chlorogensäure ein leuchtend hellblauer und ein violettbrauner Fleck. Unterhalb der Vergleichssubstanz Kaffeesäure liegt ein hellgrüner Fleck. Die beiden direkt unterhalb und oberhalb der Vergleichssubstanz Kaffeesäure liegenden fluoreszenzmindernden Flecke erscheinen nach dem Besprühen violett.

PRÜFUNG AUF REINHEIT

Relative Dichte (Ph. Eur.): 0,900 bis 0,915.

Trockenrückstand (DAB): Mindestens 2,4 Prozent.

LAGERUNG

Vor Licht geschützt.

Cnicus benedictus

Carduus benedictus

Verwendet werden die frischen, oberirdischen Teile blühender Pflanzen von *Cnicus benedictus* L.

BESCHREIBUNG

Die oberirdischen Teile haben schwach aromatischen Geruch und schon beim Abschmecken der Außenseiten wahrnehmbaren bitteren Geschmack.

Die distelartige Pflanze ist bis 60 cm hoch und hat einen stark verästelten, bis 1 cm dicken, durch meist 8 oft rotviolett überlaufene Rippen kantigen, borstigzottig bis spinnwebig behaarten Stengel, der innen markig ist und unten manchmal eine Zentralhöhle hat. Die grundständigen Laubblätter sind bis 30 cm lang, mit kurzem, dreikantigem, bisweilen etwas geflügeltem Stiel und breit lanzettlicher, fiederspaltiger oder schrotsägeförmiger Spreite mit abstehenden, dornig gezähnten Abschnitten. Die oberen, bis 10 cm langen, etwas klebrigen Blätter sind stengelumfassend und kurz herablaufend. Kurz unter den einzeln endständigen Blütenköpfchen stehen dicht gedrängt etwa 10 eiförmig-lanzettliche bis lanzettliche Blätter. Alle Blätter sind beiderseits dunkelgrün, mehr oder weniger borstig bis spinnwebig behaart, von unebener Oberfläche und mit einem ausgeprägten, auf der Unterseite vorspringenden Mittelnerv.

Die Blütenköpfchen sind 2,5 bis 4 cm lang, 2 bis 3 cm breit mit breiteiförmigem, mehrreihigem Hüllkelch, dessen Hüllblätter derb, grün, später gelblich-bräunlich und auf der Innenseite stark glänzend sind. Die äußersten sind eiförmig-lanzettlich, in einen einfachen, anliegenden Stachel ausgezogen. Die inneren, längeren, spinnwebig behaarten tragen einen langen, fiederförmigen, nach außen umgebogenen, violett-braunen Stachel. Der flache, markige Blütenstandsboden ist mit zahlreichen, langen, seidig glänzenden Spreuhaaren besetzt. Die etwa 1 cm aus dem Blütenkörbchen herausragenden Blüten sind gelb. Außen können 4 bis 6 oben dreizipflige, sterile Röhrenblüten stehen. Die zahlreichen inneren, zwittrigen Röhrenblüten haben eine bis 20 mm lange, schlanke, farblose Blumenkronröhre, die in einen schmal trichterförmig erweiterten, mit 5 langen Zipfeln versehenen, gelben oberen Teil ausläuft. Der fast zylindrische, etwas gekrümmte, zwanzigrippige Fruchtknoten trägt auf einem zehnzähnigen Wulst einen zehnzähligen äußeren Kreis von bis zu 10 mm langen und einen zehnzähligen inneren von nur bis zu 3 mm langen, weißen Pappusborsten. Die am trichterförmig erweiterten Teil der Korolle inserierten Staubblätter sind dunkel überlaufen und zu einer griffelumfassenden Röhre verwachsen.

ARZNEIFORMEN

HERSTELLUNG

Urtinktur und flüssige Verdünnungen nach Vorschrift 2a.

EIGENSCHAFTEN

Die Urtinktur ist eine goldgelbe bis braungelbe Flüssigkeit mit bitterem Geschmack.

PRÜFUNG AUF IDENTITÄT

A. 1 ml Urtinktur wird mit 5 ml Äthanol *R* und 1 ml Aluminiumchlorid-Reagenz *RN* versetzt. Die Mischung ist gelb und fluoresziert im ultravioletten Licht bei 365 nm stärker grün als eine Mischung aus 1 ml Urtinktur und 5 ml Äthanol *R*.
B. 1 ml Urtinktur wird mit 1 ml Äthanol *R* und 2 ml verdünnter Natriumhydroxid-Lösung *R* versetzt. Die Mischung ist stärker gelb gefärbt als eine Vergleichsmischung aus 1 ml Urtinktur und 3 ml Äthanol *R*.
C. Chromatographie: Die Prüfung erfolgt dünnschichtchromatographisch auf einer Schicht von Kieselgel HF_{254} *R*.

Untersuchungslösung: Urtinktur.

Vergleichslösung: 10 mg Resorcin *R* und 10 mg p-Aminoacetophenon *RN* werden in 10 ml Methanol *R* gelöst.

Aufgetragen werden getrennt 50 μl Untersuchungslösung und 10 μl Vergleichslösung. Die Chromatographie erfolgt über eine Laufstrecke von 15 cm mit einer Mischung von 90 Volumteilen Chloroform *R* und 10 Volumteilen Methanol *R*. Nach Verdunsten der mobilen Phase werden die Chromatogramme mit einer frisch bereiteten Anisaldehyd-Lösung *R* besprüht, etwa 10 Minuten lang auf 105 bis 110 °C erhitzt und innerhalb von 10 Minuten im Tageslicht ausgewertet.

Das Chromatogramm der Vergleichslösung zeigt am Übergang vom unteren zum mittleren Drittel des Rf-Bereiches den roten Fleck des Resorcins und wenig unter dem Übergang vom mittleren zum oberen Drittel den roten Fleck des p-Aminoacetophenons.

Das Chromatogramm der Untersuchungslösung zeigt etwa in der Mitte zwischen Start und Resorcin-Fleck einen schwachen, gelblich-braunen Fleck. Etwa auf der Höhe des Resorcins liegt ein rötlicher und wenig darüber ein blau-violetter Fleck; etwa eine Fleckdicke höher liegt ein schmutzig rot-violetter Fleck. Etwa eine Fleckdicke unter der oberen Vergleichssubstanz kann ein grau- bis blau-violetter Fleck auftreten.

PRÜFUNG AUF REINHEIT

Relative Dichte (Ph. Eur.): 0,931 bis 0,951.

Trockenrückstand (DAB): Mindestens 1,3 Prozent.

LAGERUNG

Vor Licht geschützt.

Cnicus benedictus, äthanol. Decoctum

Carduus benedictus, äthanol. Decoctum

Verwendet werden die frischen, oberirdischen Teile blühender Pflanzen von *Cnicus benedictus* L.

BESCHREIBUNG

Die oberirdischen Teile haben schwach aromatischen Geruch und schon beim Abschmecken der Außenseiten wahrnehmbaren bitteren Geschmack.

Die distelartige Pflanze ist bis 60 cm hoch und hat einen stark verästelten, bis 1 cm dicken, durch meist 8 oft rotviolett überlaufene Rippen kantigen, borstig-zottig bis spinnwebig behaarten Stengel, der innen markig ist und unten manchmal eine Zentralhöhle hat. Die grundständigen Laubblätter sind bis 30 cm lang, mit kurzem, dreikantigem, bisweilen etwas geflügeltem Stiel und breit lanzettlicher, fiederspaltiger oder schrotsägeförmiger Spreite mit abstehenden, dornig gezähnten Abschnitten. Die oberen, bis 10 cm langen, etwas klebrigen Blätter sind stengelumfassend und kurz herablaufend. Unter den einzeln endständigen Blütenköpfchen stehen dicht gedrängt etwa 10 eiförmig-lanzettliche bis lanzettliche Blätter. Alle Blätter sind beiderseits dunkelgrün, mehr oder weniger borstig bis spinnwebig behaart, von unebener Oberfläche und mit einem ausgeprägten, auf der Unterseite vorspringenden Mittelnerv.

Die Blütenköpfchen sind 2,5 bis 4 cm lang, 2 bis 3 cm breit mit breiteiförmigem, mehrreihigem Hüllkelch, dessen Hüllblätter derb, grün, später gelblich-bräunlich und auf der Innenseite stark glänzend sind. Die äußersten sind eiförmig-lanzettlich, in einen einfachen, anliegenden Stachel ausgezogen. Die inneren, längeren, spinnwebig behaarten tragen einen langen, fiederförmigen, nach außen umgebogenen, violettbraunen Stachel. Der flache, markige Blütenstandsboden ist mit zahlreichen langen, seidig glänzenden Spreuhaaren besetzt. Die etwa 1 cm aus dem Blütenkörbchen herausragenden Blüten sind gelb. Außen können 4 bis 6 oben dreizipflige, sterile Röhrenblüten stehen. Die zahlreichen inneren, zwittrigen Röhrenblüten haben eine bis 20 mm lange, schlanke, farblose Blumenkronröhre, die in einen schmal trichterförmig erweiterten, mit 5 langen Zipfeln versehenen, gelben oberen Teil ausläuft. Der fast zylindrische, etwas gekrümmte, zwanzigrippige Fruchtknoten trägt auf einem zehnzähnigen Wulst einen zehnzähnigen äußeren Kreis von bis zu 10 mm langen und einen zehnzähnigen inneren von nur bis zu 3 mm langen, weißen Pappusborsten. Die am trichterförmig erweiterten Teil der Korolle inserierten Staubblätter sind dunkel überlaufen und zu einer griffelumfassenden Röhre verwachsen.

ARZNEIFORMEN

HERSTELLUNG

Urtinktur und flüssige Verdünnungen nach Vorschrift 19e.

EIGENSCHAFTEN

Die Urtinktur ist eine goldgelbe bis braungelbe Flüssigkeit mit bitterem Geschmack.

PRÜFUNG AUF IDENTITÄT

A. 1 ml Urtinktur wird mit 5 ml Äthanol *R* und 1 ml Aluminiumchlorid-Reagenz *RN* versetzt. Die Mischung ist gelb und fluoresziert im ultravioletten Licht bei 365 nm grün.

B. 1 ml Urtinktur wird mit 1 ml Äthanol *R* und 2 ml verdünnter Natriumhydroxid-Lösung *R* versetzt. Die Mischung ist gelb gefärbt.

C. Chromatographie: Die Prüfung erfolgt dünnschichtchromatographisch auf einer Schicht von Kieselgel HF$_{254}$ *R*.

Untersuchungslösung: Urtinktur.

Vergleichslösung: 10 mg Resorcin *R* und 10 mg p-Aminoacetophenon *RN* werden in 10 ml Methanol *R* gelöst.

Aufgetragen werden getrennt 50 µl Untersuchungslösung und 10 µl Vergleichslösung. Die Chromatographie erfolgt über eine Laufstrecke von 15 cm mit einer Mischung von 90 Volumteilen Chloroform *R* und 10 Volumteilen Methanol *R*. Nach Verdunsten der mobilen Phase werden die Chromatogramme mit einer frisch bereiteten Anisaldehyd-Lösung *R* besprüht, etwa 10 Minuten lang auf 105 bis 110 °C erhitzt und innerhalb von 10 Minuten im Tageslicht ausgewertet.

Das Chromatogramm der Vergleichslösung zeigt am Übergang vom unteren zum mittleren Drittel des Rf-Bereiches den roten Fleck des Resorcins und in der Mitte des Rf-Bereiches den roten Fleck des p-Aminoacetophenons.

Das Chromatogramm der Untersuchungslösung zeigt wenig oberhalb der Vergleichssubstanz Resorcin einen rötlichen Fleck und darüber einen blauen Fleck. Etwa in der Mitte zwischen den beiden Vergleichssubstanzen liegt ein blaugrauer Fleck; etwa auf Höhe des p-Aminoacetophenons liegt ebenfalls ein blaugrauer Fleck.

PRÜFUNG AUF REINHEIT

Relative Dichte (Ph. Eur.): 0,953 bis 0,968.

Trockenrückstand (DAB): Mindestens 1,3 Prozent.

LAGERUNG

Vor Licht geschützt.

Cochlearia officinalis

Verwendet werden die frischen, zu Beginn der Blütezeit gesammelten oberirdischen Teile von *Cochlearia officinalis* L.

BESCHREIBUNG

Die Pflanze hat würzigen Geruch und bitteren, etwas salzigen Geschmack.

Die grundständigen, eine lockere Rosette bildenden Laubblätter der zweijährigen bis ausdauernden, wintergrünen, kahlen Pflanze sind lang geteilt und besitzen eine rundlich herzförmige, meist aber nierenförmige, ganzrandige oder geschweifte, leuchtend grüne bis gelbgrüne, etwas fleischige Spreite.

Der aufsteigende bis fast aufrechte, kantig gefurchte, einfache oder verzweigte, 15 bis 30, gelegentlich bis 50 cm hohe Stengel trägt mehr oder weniger zahlreiche, eiförmige, selten rundliche, grob und entfernt gezähnte, manchmal fast ganzrandige, im oberen Teil mit kurz pfeilförmigem Grunde stengelumfassende Blätter. Die zahlreichen, mehr oder weniger lang gestielten Blüten sind in einer anfangs gedrängten, etwas überhängenden, später verlängerten, großen Traube angeordnet. Die vier aufrecht abstehenden Kelchblätter sind schmal elliptisch, weiß hautrandig und etwa 1,5 bis 2 mm lang. Die vier weißen, länglich verkehrteiförmigen, ausgebreiteten, kurz genagelten Kronblätter sind 3 bis 8 mm lang. Die sechs Staubblätter mit den meist geraden Filamenten besitzen gelbe Antheren. Der oberständige, zweifächrige Fruchtknoten ist kugelig, eiförmig bis eiförmig-ellipsoidisch, beidendig abgerundet oder verschmälert. Er wird bis 7 mm lang und trägt einen bis 1 mm langen Griffel.

ARZNEIFORMEN

HERSTELLUNG

Urtinktur und flüssige Verdünnungen nach Vorschrift 3a.

EIGENSCHAFTEN

Die Urtinktur ist eine grünlichbraune Flüssigkeit mit würzig-scharfem Geruch und bitterem, brennendem Geschmack.

PRÜFUNG AUF IDENTITÄT

A. Werden 2 ml Urtinktur mit 0,2 ml ammoniakalischer Silbernitrat-Lösung *R* versetzt und erwärmt, entsteht eine schwarzbraune Fällung.
B. Werden 2 ml Urtinktur mit 0,5 ml verdünnter Natriumhydroxid-Lösung *R* versetzt, färbt sich die Mischung intensiv gelb; nach wenigen Minuten entsteht eine braune Fällung.
C. Werden 2 ml Urtinktur mit 2 ml Quecksilber(II)-chlorid-Lösung *R* und 1 ml Wasser versetzt und 2 Minuten lang erhitzt, entsteht nach dem Abkühlen eine braungraue Fällung.
D. Werden 2 ml Urtinktur mit 0,5 ml verdünnter Salzsäure *R* und 1 ml Bariumchlorid-Lösung *R* 1 versetzt und erhitzt, entsteht nach dem Abkühlen eine hellgraue Fällung.
E. Chromatographie: Die Prüfung erfolgt dünnschichtchromatographisch auf einer Schicht von Kieselgel HF$_{254}$ *R*.

Untersuchungslösung: 10 ml Urtinktur werden unter vermindertem Druck bei einer Wasserbadtemperatur von höchstens 50 °C eingeengt. Der Rückstand wird in 1 ml Äthanol 90% *RN* gelöst.

Vergleichslösung: 25 mg Emetindihydrochlorid *R*, 10 mg Quercetin *RN* und 10 mg Chininhydrochlorid *R* werden in 10 ml Äthanol *R* gelöst.

Aufgetragen werden getrennt 20 µl Untersuchungslösung und 10 µl Vergleichslösung. Die Chromatographie erfolgt über eine Laufstrecke von 10 cm mit einer Mischung von 55 Volumteilen n-Butanol *R*, 15 Volumteilen n-Propanol *R*, 15 Volumteilen Essigsäure 98% *R* und 15 Volumteilen Wasser. Nach Verdunsten der mobilen Phase werden die Chromatogramme im ultravioletten Licht bei 365 nm ausgewertet.

Das Chromatogramm der Vergleichslösung zeigt im unteren Drittel des Rf-Bereiches den blauen Fleck des Emetindihydrochlorids, im unteren Teil des mittleren Drittels den hellblauen Fleck des Chininhydrochlorids und im oberen Drittel den braunen Fleck des Quercetins.

Das Chromatogramm der Untersuchungslösung zeigt dicht über der Startlinie einen braunen Fleck, knapp unterhalb der Vergleichssubstanz Emetindihydrochlorid einen hellblauen und knapp darüber einen blauen Fleck, knapp unterhalb der Vergleichssubstanz Chininhydrochlorid einen grüngelben Fleck, zwischen den Vergleichssubstanzen Chininhydrochlorid und Quercetin zwei dunkelbraune Flecke und oberhalb der Vergleichssubstanz Quercetin einen roten und einen orangefarbenen Fleck.

PRÜFUNG AUF REINHEIT

Relative Dichte (Ph. Eur.): 0,895 bis 0,915.

Trockenrückstand (DAB): Mindestens 1,2 Prozent.

LAGERUNG

Vor Licht geschützt.

Cochlearia officinalis spag. Krauß

Verwendet werden die frischen, zu Beginn der Blütezeit gesammelten oberirdischen Teile von *Cochlearia officinalis* L.

BESCHREIBUNG

Die Pflanze hat würzigen Geruch und bitteren, etwas salzigen Geschmack.

Die grundständigen, eine lockere Rosette bildenden Laubblätter der zweijährigen bis ausdauernden, wintergrünen, kahlen Pflanze sind lang gestielt und besitzen eine rundlich herzförmige, meist aber nierenförmige, ganzrandige oder geschweifte, leuchtend grüne bis gelbgrüne, etwas fleischige Spreite.

Der aufsteigende bis fast aufrechte, kantig gefurchte, einfache oder verzweigte, 15 bis 30, gelegentlich bis 50 cm hohe Stengel trägt mehr oder weniger zahlreiche, eiförmige, selten rundliche, grob und entfernt gezähnte, manchmal fast ganzrandige, im oberen Teil mit kurz pfeilförmigem Grunde stengelumfassende Blätter. Die zahlreichen mehr oder weniger lang gestielten Blüten sind in einer anfangs gedrängten, etwas überhängenden, später verlängerten, großen Traube angeordnet. Die vier aufrecht abstehenden Kelchblätter sind schmal elliptisch, weiß hautrandig und etwa 1,5 bis 2 mm lang. Die vier weißen, länglich verkehrteiförmigen, ausgebreiteten, kurz genagelten Kronblätter sind 3 bis 8 mm lang. Die sechs Staubblätter mit den meist geraden Filamenten besitzen gelbe Antheren. Der oberständige, zweifächerige Fruchtknoten ist kugelig, eiförmig bis eiförmig-ellipsoidisch, beidendig abgerundet oder verschmälert. Er wird bis 7 mm lang und trägt einen bis 1 mm langen Griffel.

ARZNEIFORMEN

HERSTELLUNG

Urtinktur und flüssige Verdünnungen nach Vorschrift 27.

EIGENSCHAFTEN

Die Urtinktur ist eine braune Flüssigkeit mit würzig-herbem Geruch und etwas brennendem, würzigem Geschmack.

PRÜFUNG AUF IDENTITÄT

A. Der pH-Wert (Ph. Eur.) der Urtinktur muß zwischen 3,5 und 4,5 liegen.
B. Werden 2 ml Urtinktur mit 0,2 ml ammoniakalischer Silbernitrat-Lösung *R* versetzt und etwa 3 Minuten lang erwärmt, entsteht beim Abkühlen eine schwarzbraune Fällung.
C. Werden 2 ml Urtinktur mit 0,5 ml verdünnter Natriumhydroxid-Lösung *R* versetzt, färbt sich die Mischung intensiv gelb; nach wenigen Minuten entsteht eine braune Fällung.
D. Werden 2 ml Urtinktur mit 2 ml Quecksilber(II)-chlorid-Lösung *R* und 1 ml Wasser versetzt und 2 Minuten lang erhitzt, entsteht nach dem Abkühlen eine braungraue Fällung.
E. Werden 2 ml Urtinktur mit 0,5 ml verdünnter Salzsäure *R* und 1 ml Bariumchlorid-Lösung *R* versetzt und erhitzt, entsteht nach dem Abkühlen eine hellgraue Fällung.
F. Chromatographie: Die Prüfung erfolgt dünnschichtchromatographisch auf einer Schicht von Kieselgel HF$_{254}$ *R*.

Untersuchungslösung: 20 ml Urtinktur werden unter vermindertem Druck bei einer Wasserbadtemperatur von 50 °C eingeengt. Der Rückstand wird in 2 ml Äthanol 50% RN gelöst.

Vergleichslösung: 25 mg Emetindihydrochlorid *R*, 10 mg Quercetin *RN* und 10 mg Chininhydrochlorid *R* werden in 10 ml Äthanol *R* gelöst.

Aufgetragen werden getrennt 20 μl Untersuchungslösung und 10 μl Vergleichslösung. Die Chromatographie erfolgt über eine Laufstrecke von 10 cm mit einer Mischung von 55 Volumteilen n-Butanol *R*, 15 Volumteilen n-Propanol *R*, 15 Volumteilen Essigsäure 98% *R* und 15 Volumteilen Wasser. Nach Verdunsten der mobilen Phase werden die Chromatogramme im ultravioletten Licht bei 365 nm ausgewertet.

Das Chromatogramm der Vergleichslösung zeigt im unteren Drittel des Rf-Bereiches den blauen Fleck des Emetindiyhdrochlorids, im unteren Teil des mittleren Drittels den hellblauen Fleck des Chininhydrochlorids und im oberen Drittel den braunen Fleck des Quercetins.

Das Chromatogramm der Untersuchungslösung zeigt dicht über der Startlinie einen braunen Fleck, in Höhe der Vergleichssubstanz Emetindihydrochlorid einen hellblauen Fleck, dicht unterhalb der Vergleichssubstanz Chininhydrochlorid einen grüngelben, in Höhe dieser Vergleichssubstanz einen blauen und wenig darüber einen weiteren blauen Fleck, zwischen den Vergleichssubstanzen Chininhydrochlorid und Quercetin einen braunen Fleck und wenig unterhalb der Frontlinie einen hellgelben Fleck.

PRÜFUNG AUF REINHEIT

Relative Dichte (Ph. Eur.): 0,955 bis 0,965.

Trockenrückstand (DAB): Mindestens 1,3 Prozent.

LAGERUNG

Vor Licht geschützt.

Coffea arabica

Coffea

Verwendet werden die von der Samenschale (Silberhaut) weitgehend befreiten, reifen, getrockneten, ungerösteten Samen von *Coffea arabica* L. Sie enthalten mindestens 1,3 Prozent Coffein ($C_8H_{10}N_4O_2$; MG 194,2).

BESCHREIBUNG

Die geschälten Samen sind abgeplattet-ellipsoid, 7 bis 14 mm lang und auf der flacheren Seite mit einer tiefen Furche versehen, in der noch Reste der Samenschale (Silberhaut) eingeklemmt sind. Die Samen sind hart, hornartig, grünlich, gelb oder gelblich braun gefärbt und fast ohne Geruch und Geschmack.

PRÜFUNG AUF IDENTITÄT

Prüflösung: 0,5 g gepulverter Samen (180) werden mit 5 ml Äthanol 62 Prozent im Wasserbad zum Sieden erhitzt und filtriert.

A. 1 ml Prüflösung wird mit 0,75 ml Essigsäure *R* gemischt und unter Schütteln mit etwa 0,1 g Natriumnitrit *R* versetzt. Die Lösung färbt sich tiefrot.

B. Chromatographie: Die Prüfung erfolgt dünnschichtchromatographisch auf einer Schicht von Kieselgel HF$_{254}$ *R*.

Untersuchungslösung: Prüflösung.

Vergleichslösung: 10 mg p-Aminoacetophenon *RN* werden in 2 ml Äthanol 80% *RN* gelöst.

Aufgetragen werden getrennt 30 µl Untersuchungslösung und 10 µl Vergleichslösung. Die Chromatographie erfolgt über eine Laufstrecke von 15 cm mit einer Mischung von 93 Volumteilen Chloroform R und 7 Volumteilen Äthanol R in einer Chromatographiekammer, in die etwa 30 Minuten vor Einstellen der Dünnschichtplatte ein Becherglas mit 10 ml konzentrierter Ammoniaklösung R eingestellt und darin belassen worden ist.

Nach dem Trocknen muß unter ultraviolettem Licht bei 254 nm auf dem Chromatogramm der Vergleichslösung der dunkle Fleck des 4-Aminoacetophenons R im mittleren Rf-Bereich zu erkennen sein; bei der Untersuchungslösung erscheint ein dunkler Fleck bei Rst 1,1 (bezogen auf 4-Aminoacetophenon als Vergleich: Rst 1,0). Dieser Fleck färbt sich beim Besprühen mit einer Mischung der Lösungen von 2 g Weinsäure in 10 ml Wasser und 0,4 g Jod in 10 ml Aceton R, der 1 g Eisen(III)-chlorid R zugesetzt wurde, tiefbraun.

PRÜFUNG AUF REINHEIT

Fremde Bestandteile (Ph. Eur.): Höchstens 1,5 Prozent. In der Samenfalte dürfen keine fremden Bestandteile zu finden sein.

GEHALTSBESTIMMUNG

Eine Durchschnittsprobe wird ohne Rückstand gepulvert (180).

A. Der Feuchtigkeitsgehalt wird mit etwa 2,00 g der gepulverten Samen, genau gewogen, durch 2 Stunden langes Trocknen bei 100 bis 105 °C bestimmt. Er darf höchstens 15,0 Prozent betragen.

B. 1,00 g der gepulverten Samen, genau gewogen, wird 15 Minuten lang mit 5,0 ml Salzsäure R auf dem Wasserbad erhitzt. Dann wird mit Wasser auf 100,0 ml aufgefüllt. 5,0 ml der trüben Mischung werden in einem 50-ml-Becherglas mit 0,2 g wasserfreiem Natriumcarbonat R in kleinen Portionen versetzt. Die Lösung muß alkalisch reagieren. Dann werden weitere 0,5 g wasserfreies Natriumcarbonat R zugegeben. Nach vollständiger Auflösung des Natriumcarbonats werden 6 g Kieselgur-Filtrierhilfsmittel RN portionsweise zugesetzt und gut untergemischt. 3 g Kieselgur-Filtrierhilfsmittel RN werden mit 2 ml verdünnter Natriumhydroxid-Lösung R gut vermischt und in ein Chromatographierohr von mindestens 150 mm Länge und 20 mm Durchmesser eingedrückt. Das Rohr muß mit einer Fritte der Porositätsnummer 40 (Ph. Eur.) und einem Hahn versehen sein (Säule I, basische Säule). Die vorbereitete Analysenprobe wird auf die Säule I gegeben. Mit 1 g Kieselgur-Filtrierhilfsmittel RN werden Substanzreste im Becherglas aufgenommen und damit die Säulenfüllung überschichtet. Die ganze Füllung wird mit einem Glasstab leicht eingestampft.

Zu 2 g Kieselgur-Filtrierhilfsmittel *RN* werden 2 ml einer Mischung aus 5,4 ml Wasser und 0,6 ml Schwefelsäure *R* gegeben. Das Gemisch wird unter leichtem Pressen in ein zweites Chromatographierohr mit etwa den gleichen Abmessungen wie das zuvor beschriebene gefüllt. Die Schicht wird mit einem ca. 1 cm hohen Glaswolle-Pfropfen abgedeckt (Säule II, saure Säule). Die Säulen werden so montiert, daß die aus Säule I ausfließende Flüssigkeit direkt auf die Säule II tropft. Bei voll geöffnetem Hahn werden durch Säule I nach und nach 150 ml Äther *R* gegeben. An der Säule II wird der Hahn so reguliert, daß ständig eine Flüssigkeitsschicht über der Säulenfüllung steht. Danach wird die Säule I entfernt und die Säule II mit weiteren 50 ml Äther *R* nachgewaschen. Mit der ersten Portion dieses Äthers wird das Abflußrohr von Säule I abgespült und dieser Spüläther erneut auf Säule II gegeben. Das bei Säule II ausfließende Eluat wird verworfen. Die Säule II wird so lange mit wassergesättigtem Chloroform *R* eluiert, bis ein untergestellter 50-ml-Meßkolben bis zur Marke aufgefüllt ist. Die Extinktion dieser Lösung bei 276 nm wird in Quarzküvetten von 1 cm Schichtdicke gegen Chloroform *R* als Vergleichslösung gemessen. Zur Errechnung des Coffeingehaltes wird eine spezifische Extinktion $E_{1\,cm}^{1\%}= 485$ zugrunde gelegt und die Gehaltsangabe auf die getrockneten Samen bezogen.

ARZNEIFORMEN

Die Urtinktur enthält mindestens 0,10 Prozent Coffein.

HERSTELLUNG

Urtinktur und flüssige Verdünnungen aus den zerkleinerten Samen nach Vorschrift 4a mit Äthanol 62 Prozent.

EIGENSCHAFTEN

Die Urtinktur ist eine gelbliche Flüssigkeit von schwach bitterem Geschmack.

PRÜFUNG AUF IDENTITÄT

A. 1 ml Urtinktur wird mit 1 ml verdünnter Natriumhydroxid-Lösung *R* versetzt. Die Lösung färbt sich tiefgelb.

B. 1 ml Urtinktur wird mit 1 ml verdünnter Ammoniaklösung *R* 1 versetzt. Die Lösung färbt sich allmählich grün.

C. 1 ml Urtinktur wird mit 0,75 ml Essigsäure *R* gemischt und unter Schütteln mit etwa 0,1 g Natriumnitrit *R* versetzt. Die Lösung färbt sich rot bis rotbraun.

D. 0,1 ml Urtinktur werden auf ein Filterpapier gegeben; nach dem Trocknen fluoresziert der Fleck im ultravioletten Licht bei 365 nm hell blau.

E. **Chromatographie** (Ph. Eur.): Die Prüfung erfolgt dünnschichtchromatographisch in gleicher Weise wie unter „Prüfung auf Identität" bei den Samen angegeben auf einer Schicht von Kieselgel HF_{254} R mit 30 µl Urtinktur.

PRÜFUNG AUF REINHEIT

Relative Dichte (Ph. Eur.): 0,890 bis 0,900.

Trockenrückstand (DAB): Mindestens 1,5 Prozent.

GEHALTSBESTIMMUNG

Etwa 10,0 g Urtinktur, genau gewogen, werden mit 5,0 ml Salzsäure R versetzt, kurz aufgekocht und mit Wasser auf 100,0 ml aufgefüllt. Zu 5,0 ml dieser Lösung wird, wie unter „Gehaltsbestimmung" bei den Samen beschrieben, Natriumcarbonat zugesetzt und der Coffeingehalt bestimmt.

Colchicum autumnale

Colchicum

Verwendet werden die frischen, im Frühjahr gesammelten Zwiebelknollen von *Colchicum autumnale* L.

BESCHREIBUNG

Die Knollen haben unangenehm rettichartigen Geruch.

Sie sind 2 bis 4 cm lang, breiteiförmig, auf der einen Seite flach mit einer breiten Längsfurche versehen, auf der anderen Seite konvex, außen gelbbraun und häutig, innen weiß. An der Basis befindet sich ein Schopf faseriger Wurzeln.

ARZNEIFORMEN

Die Urtinktur enthält mindestens 0,06 und höchstens 0,12 Prozent Colchicin und Demecolcin, berechnet als Colchicin ($C_{22}H_{25}NO_6$; MG 399,4).

Colchicum autumnale

HERSTELLUNG

Urtinktur und flüssige Verdünnungen nach Vorschrift 2a.

EIGENSCHAFTEN

Die Urtinktur ist eine gelbbraune Flüssigkeit.

PRÜFUNG AUF IDENTITÄT

A. 5 ml Urtinktur werden mit 5 ml Wasser verdünnt und mit 10 ml Chloroform *R* ausgeschüttelt. Wird die Chloroform-Phase in einer Porzellanschale eingeengt und der Rückstand mit 0,2 ml Schwefelsäure *R* versetzt, tritt Gelbfärbung auf, die nach Zugabe von 0,2 ml Salpetersäure *R* in Violett übergeht.

B. Chromatographie: Die Prüfung erfolgt dünnschichtchromatographisch auf einer Schicht von Kieselgel HF_{254} *R*.

Untersuchungslösung: Urtinktur.

Vergleichslösung: Etwa 20 mg Colchicin *RH,* genau gewogen, werden in Äthanol *R* zu 25,0 ml gelöst. Bei Bedarf frisch herzustellen.

Aufgetragen werden getrennt je 50 µl Untersuchungs- und Vergleichslösung. Die Chromatographie erfolgt über eine Laufstrecke von 10 cm mit einer Mischung von 90 Volumteilen Chloroform *R* und 10 Volumteilen Diäthylamin *R*. Nach Verdunsten der mobilen Phase zeigt das Chromatogramm der Vergleichslösung im ultravioletten Licht bei 254 nm den Fleck des Colchicins im mittleren Drittel des Rf-Bereiches; das Chromatogramm der Untersuchungslösung zeigt (bezogen auf Colchicin als Vergleich: Rst 1,0) Flecke bei Rst 1,0 und Rst 1,5. In der Nähe des Startpunktes befinden sich zwei oder drei weitere Flecke mit nur schwacher Fluoreszenzminderung. Die Flecke bei Rst 1,0 und Rst 1,5 färben sich beim Besprühen mit Dragendorffs Reagenz *R* orange bis braun.

PRÜFUNG AUF REINHEIT

Relative Dichte (Ph. Eur.): 0,935 bis 0,950.

Trockenrückstand (DAB): Mindestens 2,5 Prozent.

GEHALTSBESTIMMUNG

Die Gehaltsbestimmung erfolgt dünnschichtchromatographisch auf einer Schicht von Kieselgel HF_{254} *R* wie unter ,,Prüfung auf Identität B" beschrieben.

Aufgetragen werden jedoch getrennt 2mal je 50 µl Untersuchungslösung und 2mal je 50 µl Vergleichslösung. Ein 3 cm breiter Streifen bleibt für die Blindprobe frei. Nach dem Entwickeln der Chromatogramme und Verdunsten der mobilen Phase wird im ultravioletten Licht bei 254 nm in beiden Chromatogrammen der Fleck des Colchicins und im Chromatogramm der Untersuchungslösung zusätzlich bei Rst 1,5 der Fleck des Demecolcins markiert; die Flecke von Colchicin und Demecolcin im Chromatogramm der Untersuchungslösung werden zusammen bestimmt. Die markierten Flecke werden sorgfältig abgeschabt, in Reagenzgläser überführt und mit jeweils 4,00 ml Äthanol *R* 30 Minuten lang unter häufigem Umschütteln eluiert. Vom freigelassenen Teil der Platte wird ein gleich großer Bereich abgeschabt und ebenso behandelt (Blindprobe). Nach 30 Minuten wird zentrifugiert und die Extinktion bei 350 nm in einer Schichtdicke von 1 cm gegen die Blindprobe gemessen.

Der Prozentgehalt x_{proz} an Colchicin und Demecolcin, berechnet als Colchicin, wird nach folgender Formel berechnet.

$$x_{proz} = \frac{E_1 \cdot e \cdot 0{,}004}{E_2 \cdot d}$$

E_1 = Mittelwert der Extinktionen der Untersuchungslösung
E_2 = Mittelwert der Extinktionen der Vergleichslösung
e = Einwaage Colchicin *RH* in mg
d = relative Dichte der Untersuchungslösung.

Grenzprüfung der D 4

Die Extinktion der 4. Dezimalverdünnung wird bei 230 nm in einer Schichtdicke von 1 cm gegen Äthanol 43 Prozent gemessen. Die Extinktion darf höchstens 0,10 betragen.

LAGERUNG

Vor Licht geschützt.

Vorsichtig zu lagern!

Collinsonia canadensis

Verwendet werden die frischen, unterirdischen Teile von *Collinsonia canadensis* L.

BESCHREIBUNG

Die Pflanzenteile haben widerlich kratzenden Geschmack.
Der Wurzelstock ist sehr hart, unregelmäßig gebogen, oberseits unregelmäßig knotig durch die Reste der Zweige und die von den Stengeln gebliebenen Narben. Unterseits ist er mit einigen langen, dünnen, braunen, etwa 1 bis 2 mm dicken Wurzeln besetzt. Im jüngeren Stadium ist er außen weißlich bis hellbraun, mit dunklerer, schuppiger Außenseite, später dunkelbraun bis fast schwarz. Das Innere ist weiß und wird nach wenigen Minuten Lufteinwirkung braun.

ARZNEIFORMEN

HERSTELLUNG

Urtinktur und flüssige Verdünnungen nach Vorschrift 3a.

EIGENSCHAFTEN

Die Urtinktur ist eine braune Flüssigkeit mit schwach aromatischem Geruch und ohne besonderen Geschmack.

PRÜFUNG AUF IDENTITÄT

A. Werden 0,5 ml Urtinktur mit 15 ml Wasser und 0,5 ml Eisen(III)-chlorid-Lösung *R* 1 versetzt und kräftig geschüttelt, entsteht ein über 2 Stunden lang beständiger Schaum.
B. Werden 0,5 ml Urtinktur mit 15 ml Wasser und 0,05 ml verdünnter Natriumhydroxid-Lösung *R* versetzt, färbt sich die Mischung deutlich gelb.
C. 2 ml Urtinktur färben sich durch Zusatz von 0,1 ml Eisen(III)-chlorid-Lösung *R* 1 grün.
D. Wird 1 ml Urtinktur mit 1 ml Wasser versetzt, tritt eine schwache Trübung auf, die sich innerhalb von 10 bis 20 Minuten deutlich verstärkt.

E. Chromatographie: Die Prüfung erfolgt dünnschichtchromatographisch auf einer Schicht von Kieselgel GF_{254} R.

Untersuchungslösung: 5 ml Urtinktur werden unter vermindertem Druck auf etwa 2 ml eingeengt, mit Hilfe von etwa 5 ml Wasser in einen Scheidetrichter überführt und zweimal mit je 10 ml Chloroform R ausgeschüttelt. Die vereinigten Chloroformphasen werden eingeengt. Der Rückstand wird in 1 ml Methanol R aufgenommen.

Vergleichslösung: 10 mg Coffein *RH*, 10 mg Kaffeesäure R und 10 mg Noscapinhydrochlorid *RN* werden in 10 ml Methanol R gelöst.

Aufgetragen werden getrennt 30 µl Untersuchungslösung und 10 µl Vergleichslösung. Die Chromatographie erfolgt über eine Laufstrecke von 15 cm mit einer Mischung von 93 Volumteilen Chloroform R und 7 Volumteilen Äthanol R. Nach Verdunsten der mobilen Phase werden die Chromatogramme 5 Minuten lang auf 105 bis 110 °C erhitzt, etwa 2 Stunden lang bei Raumtemperatur im Licht liegengelassen und zunächst im ultravioletten Licht bei 254 nm ausgewertet.

Das Chromatogramm der Vergleichslösung zeigt wenig über dem Start den Fleck der Kaffeesäure, im mittleren Drittel des Rf-Bereiches den Fleck des Coffeins und am Übergang vom mittleren zum oberen Drittel den Fleck des Noscapinhydrochlorides.

Im ultravioletten Licht bei 365 nm zeigt das Chromatogramm der Untersuchungslösung direkt über dem Start und wenig oberhalb der Vergleichssubstanz Kaffeesäure je einen gelblichen Fleck. Etwa in Höhe der Vergleichssubstanz Coffein liegt ein starker, gelber Fleck. Zwischen den Vergleichssubstanzen Coffein und Noscapinhydrochlorid liegen zwei hellblaue Flecke und über der Vergleichssubstanz Noscapinhydrochlorid zwei weitere hellblaue Flecke.

Die Chromatogramme werden mit Silbernitrat-Lösung R 1 besprüht. Der im ultravioletten Licht bei 365 nm starke gelbe Fleck im Chromatogramm der Untersuchungslösung färbt sich dunkelgrau.

PRÜFUNG AUF REINHEIT

Relative Dichte (Ph. Eur.): 0,895 bis 0,915.

Trockenrückstand (DAB): Mindestens 1,3 Prozent.

LAGERUNG

Vor Licht geschützt.

Convallaria majalis

Verwendet werden die blühenden, oberirdischen Teile von *Convallaria majalis* L.

BESCHREIBUNG

Die oberirdischen Teile bestehen aus den Laubblättern und dem Blütenstand. Die Laubblätter sind elliptisch bis elliptisch-lanzettlich, bis 20 cm lang und bis 4 cm breit, zugespitzt, grün, langscheidig und ganzrandig. Auf der Unterseite treten die parallelen Nerven hervor. Der bis zu 15 cm lange Blütenschaft ist halb stielrund, unbeblättert und trägt einen 5- bis 8-, selten bis 13blütigen einseitswendigen traubigen Blütenstand. Die Tragblätter sind lanzettlich und meist etwas kürzer als die Stiele der in ihrer Achsel stehenden Blüten. Die Blütenhülle ist kugelig-glockenförmig, 5 bis 9 mm lang und an der Spitze mit 6 kurzen, abstehenden Zipfeln versehen. Sie ist weiß, sehr selten rosa gestreift und umschließt 6 am Grunde der Blumenkronröhre eingefügte, zur Hälfte mit ihr verwachsene, dann scharf abbiegende, sehr kurze, gelb gefärbte Staubblätter. Der abgerundet dreieckige Fruchtknoten ist oberständig, dreifächrig, mit 4 bis 8 Samenanlagen in jedem Fach. Er wird von einem kurzen, dicken Griffel mit angedeutet dreiteiliger Narbe gekrönt.

ARZNEIFORMEN

HERSTELLUNG

Urtinktur und flüssige Verdünnungen nach Vorschrift 3a.

EIGENSCHAFTEN

Die Urtinktur ist eine grünlichbraune Flüssigkeit.

PRÜFUNG AUF IDENTITÄT

Prüflösung: 10 ml Urtinktur werden mit 20 ml Wasser und 10 ml Blei(II)-acetat-Lösung *R* versetzt und geschüttelt. Nach 5 Minuten wird filtriert. Das Filtrat wird zweimal mit je 15 ml einer Mischung aus 3 Volumteilen Chloroform *R* und 2 Volumteilen Isopropanol *R* ausgeschüttelt; bei Emulsionsbildung wird zentrifugiert. Die vereinigten organischen Phasen werden unter vermindertem Druck (höchstens 27 mbar) bei einer Wasserbadtemperatur von höchstens 50 °C eingeengt. Der Rückstand wird in 1,0 ml Methanol R gelöst.

A. Wird 1 ml Urtinktur mit 15 ml Wasser und 0,2 ml verdünnter Ammoniaklösung R 1 versetzt, so färbt sich die Flüssigkeit intensiv gelb.

B. Wird 1 ml Urtinktur mit 15 ml Wasser und 0,2 ml Eisen(III)-chlorid-Lösung R 1 im Reagenzglas versetzt, so färbt sich die leicht trübe Mischung grünlich. Wird die Mischung kräftig geschüttelt, so entsteht ein über 2 Stunden lang beständiger Schaum.

C. 0,2 ml Prüflösung werden auf dem Wasserbad vorsichtig zur Trockne eingedampft. Wird der Rückstand in 0,2 ml Dinitrobenzoesäure-Lösung R aufgenommen und mit 0,2 ml verdünnter Natriumhydroxid-Lösung R versetzt, so färbt sich die Mischung rotviolett.

D. 0,2 ml Prüflösung werden auf dem Wasserbad vorsichtig zur Trockne eingedampft. Wird der Rückstand mit 0,5 ml einer Mischung aus 2 ml Acetanhydrid R und 0,3 ml Schwefelsäure R versetzt, so färbt sich die Mischung bräunlichgelb.

E. Chromatographie: Die Prüfung erfolgt dünnschichtchromatographisch auf einer Schicht von Kieselgel H R.

Untersuchungslösung: Prüflösung.

Vergleichslösung: 5 mg Digitoxin R und 5 mg Lanatosid C RN werden in 1,0 ml Methanol R gelöst.

Aufgetragen werden getrennt 10 µl Vergleichslösung und 30 µl Untersuchungslösung. Die Chromatographie erfolgt über eine Laufstrecke von 15 cm mit einer Mischung von 81 Volumteilen Äthylacetat R, 11 Volumteilen Methanol R und 8 Volumteilen Wasser. Die Platte wird an der Luft getrocknet, mit einer Mischung aus 2 Volumteilen 3prozentiger Lösung (G/V) von Chloramin T R und 8 Volumteilen einer 25prozentigen Lösung (G/V) von Trichloressigsäure R in Äthanol R besprüht, 5 bis 10 Minuten lang auf 100 bis 105 °C erhitzt und umgehend im ultravioletten Licht bei 365 nm ausgewertet.

Das Chromatogramm der Vergleichslösung zeigt im mittleren Rf-Bereich den gelbgrün fluoreszierenden Fleck des Digitoxins und im unteren Rf-Bereich den blau fluoreszierenden Fleck des Lanatosids C (Rst 1,0).

Im Chromatogramm der Untersuchungslösung liegen 3 bis 4 gelb fluoreszierende Flecke bei Rst 1,0 bis 2,2 und ein blau fluoreszierender Fleck bei Rst 0,60 bis 0,67.

Bei manchen Convallaria-Arten liegen im oberen Rf-Bereich 2 bis 3 stark blau fluoreszierende Flecke.

PRÜFUNG AUF REINHEIT

Relative Dichte (Ph. Eur.): 0,895 bis 0,915.

Trockenrückstand (DAB): Mindestens 1,8 und höchstens 3,8 Prozent.

Grenzprüfung der D 4

Die Extinktion der 4. Dezimalverdünnung wird bei 425 nm in einer Schichtdicke von 1 cm gegen Methanol *R* gemessen. Werden 10,0 ml der 4. Dezimalverdünnung mit 3,0 ml 2 N-äthanolischer Kaliumhydroxid-Lösung versetzt, so darf die Extinktion bei 425 nm nach 15 Minuten höchstens um 0,10 größer sein als vor Zugabe der Lauge.

LAGERUNG

Vor Licht geschützt.

Vorsichtig zu lagern!

Conyza canadensis

Erigeron canadensis

Verwendet werden die frischen, oberirdischen Teile blühender Pflanzen von *Conyza canadensis* (L.) Cronq.

BESCHREIBUNG

Die meist 20 bis 75 cm, selten bis 1 m hohe Pflanze hat einen steifen, aufrechten, rundlichen, schwach gerippten, zerstreut abstehend steifhaarigen, dicht beblätterten Stengel, der meist erst im Köpfchenstand verzweigt ist. Die Blätter sind wechselständig, auf der Fläche zerstreut behaart, am Rande regelmäßig abstehend borstlich bewimpert, wobei die Länge der Haare zum Blattgrund hin zunimmt. Die unteren, zur Blütezeit zum Teil schon vertrockneten Blätter sind schmal-lanzettlich, bis etwa 10 mm breit, in einen Stiel verschmälert und am Rand meist mit wenigen, entfernt stehenden, vorwärts gerichteten Zähnen versehen. Die mittleren und oberen Blätter sind lineal-lanzettlich, mit verschmälertem Grund sitzend. Die Tragblätter der Köpfchen sind pfriemlich. Die sehr zahlreichen, kurz gestielten Blütenköpfchen sind zu einem endständigen, reich verzweigten, rispenartigen Blütenstand von zylindrischer bis schmal pyramidaler Form zusammengedrängt. Die Hülle ist 3 bis 4 mm lang und undeutlich 2- oder 3reihig. Die Hüllblätter sind lineal-lanzettlich, spitzlich, grün, kahl oder fast kahl. Sie haben einen häutigen, helleren Rand und sind nach dem Verblühen zurückgeschlagen. Die reichblütigen Köpfchen tragen weiße oder rötliche, weibliche, zungenförmige Randblüten, deren Zunge kaum länger als die Hülle oder die röhrigen, zwittrigen Scheibenblüten ist.

Die Blüten haben einen Pappus, der aus einer Reihe weißlicher bis gelblicher, etwa 2,5 mm langer, dünner, feinrauher Borsten besteht. Die miteinander verbundenen Staubbeutel sind am Grund abgerundet. Die 2 Griffeläste haben lanzettliche, ziemlich kurze Anhängsel.

ARZNEIFORMEN

HERSTELLUNG

Urtinktur und flüssige Verdünnungen nach Vorschrift 3a.

EIGENSCHAFTEN

Die Urtinktur ist eine gelbgrüne bis grünbraune Flüssigkeit ohne besonderen Geruch und Geschmack.

PRÜFUNG AUF IDENTITÄT

A. 3 ml Urtinktur werden mit 5 ml Pentan *R* ausgeschüttelt. Wird die abgetrennte organische Phase mit 1 ml einer Lösung von 1 g Dimethylaminobenzaldehyd *R* in 10 ml Schwefelsäure *R* vorsichtig umgeschüttelt, färbt sich die schwefelsaure Schicht rot.
B. Chromatographie: Die Prüfung erfolgt dünnschichtchromatographisch auf einer Schicht von Kieselgel H *R*.

Untersuchungslösung: 5 ml Urtinktur werden unter vermindertem Druck im Wasserbad bei etwa 40 °C eingeengt. Der Rückstand wird in 1 ml Äthanol 50% *RN* aufgenommen.

Vergleichslösung: 10 mg Aescin *RN,* 20 mg Arbutin *RN* und 20 mg Hydrochinon *R* werden in 10 ml Methanol *R* gelöst.

Aufgetragen werden getrennt je 10 μl Untersuchungs- und Vergleichslösung. Die Chromatographie erfolgt über eine Laufstrecke von 10 cm mit einer Mischung von 68 Volumteilen n-Butanol *R*, 16 Volumteilen Essigsäure 98% *R* und 16 Volumteilen Wasser. Die Chromatogramme werden 10 Minuten lang bei 105 bis 110 °C getrocknet, zuerst mit einer 5prozentigen Lösung (V/V) von Schwefelsäure *R* in Äthanol *R* und danach mit Vanillin-Lösung *RN* besprüht und nochmals 5 bis 10 Minuten lang auf 105 bis 110 °C erhitzt. Die Auswertung erfolgt innerhalb von 10 Minuten im Tageslicht.

Das Chromatogramm der Vergleichslösung zeigt im oberen Teil des unteren Drittels des Rf-Bereiches den violetten Fleck des Aescins, im oberen Teil des mittleren Drittels den braunen Fleck des Arbutins und im oberen Teil des oberen Drittels den gelbbraunen Fleck des Hydrochinons.

Das Chromatogramm der Untersuchungslösung zeigt etwa in der Mitte zwischen Start und der Vergleichssubstanz Aescin einen rotvioletten Fleck und knapp unterhalb der Vergleichssubstanz Aescin einen graugrünen Fleck. Zwischen den Vergleichssubstanzen Aescin und Arbutin liegt in gleichmäßigem Abstand voneinander eine Gruppe aus zwei oder drei gelbbraunen bis graugrünen Flecken von untereinander unterschiedlicher Intensität. Knapp oberhalb der Vergleichssubstanz Arbutin liegt ein graugrüner Fleck und etwas oberhalb der Vergleichssubstanz Hydrochinon ein grünvioletter Fleck.

PRÜFUNG AUF REINHEIT

Relative Dichte (Ph. Eur.): 0,898 bis 0,918.

Trockenrückstand (DAB): Mindestens 1,4 Prozent.

LAGERUNG

Vor Licht geschützt.

Corallium rubrum

Verwendet werden die Bruchstücke des Kalkskelettes von *Corallium rubrum* L. mit einem Gehalt von mindestens 82 Prozent $CaCO_3$.

BESCHREIBUNG

Die harten Bruchstücke sind zylindrisch oder abgeflacht und meist 1 bis 4 cm lang. Sie sind gerade oder gebogen und zum Teil ästig. Die Außenseite weist Längsstreifen und kleine, grubige Vertiefungen auf. Der Querschnitt zeigt konzentrische Schichtung und feine radiale Streifung. Die Stücke sind innen weiß und nach außen hin hell- bis dunkelrot.

PRÜFUNG AUF IDENTITÄT

Prüflösung I: 0,7 g gepulverte Substanz (90) werden mit 7 ml Salzsäure R 1 versetzt. Nach Beendigung der Gasentwicklung wird die Lösung bis fast zum Sieden erhitzt und nach dem Erkalten filtriert.

A. 1 ml Prüflösung I wird mit verdünnter Ammoniaklösung R 1 auf einen pH-Wert von 9 eingestellt. Nach Zusatz von 3 ml Ammoniumcarbonat-Lösung R wird 5 Minuten lang auf dem Wasserbad erwärmt und abfiltriert. Filter und Rückstand werden mit 2 ml Wasser gewaschen. Das Filtrat wird für die Identitätsprüfung B verwendet. Der Niederschlag wird in 1 ml Essigsäure R gelöst. Die filtrierte Lösung gibt die Identitätsreaktion b) auf Calcium (Ph. Eur.).

B. Wird die Häfte des Filtrats der Identitätsprüfung A mit 0,3 ml Titangelb-Lösung R und bis zur alkalischen Reaktion mit Natriumhydroxid-Lösung R versetzt, entsteht ein himbeerroter Niederschlag. Die andere Hälfte des Filtrats gibt die Identitätsreaktion auf Magnesium (Ph. Eur.).

C. 0,5 g gepulverte Substanz (90) werden mit 5 ml Salzsäure R 1 versetzt. Nach Beendigung der Gasentwicklung und Zugabe von 0,5 ml konzentrierter Wasserstoffperoxid-Lösung R wird 5 Minuten lang zum Sieden erhitzt. Die abgekühlte Lösung gibt die Identitätsreaktion c) auf Eisen (Ph. Eur.).

D. Die Substanz gibt die Identitätsreaktion auf Carbonat (Ph. Eur.).

E. 5 ml Prüflösung I geben die Identitätsreaktion auf Sulfat (Ph. Eur.).

PRÜFUNG AUF REINHEIT

Prüflösung II: 2,5 g gepulverte Substanz (90) werden mit 40 ml verdünnter Essigsäure R versetzt. Nach Beendigung der Gasentwicklung wird die Lösung 10 Minuten lang zum Sieden erhitzt, nach dem Erkalten mit verdünnter Essigsäure R zu 50 ml aufgefüllt und durch einen tarierten Glassintertiegel Nr. 16 (Ph. Eur.) filtriert.

In Essigsäure unlösliche Stoffe: Höchstens 2,0 Prozent; der bei der Herstellung der Prüflösung II verbliebene Rückstand wird viermal mit je 5 ml heißem Wasser ausgewaschen und anschließend 1 Stunde lang bei 100 bis 105 °C getrocknet.

Schwermetalle: 20 ml Prüflösung II werden mit 15 ml Salzsäure R 1 versetzt und 3 Minuten lang mit 25 ml frisch destilliertem Isobutylmethylketon R ausgeschüttelt. Die wäßrige Phase wird in einer Porzellanschale auf dem Wasserbad eingeengt. Der Rückstand wird 10 Minuten lang bei 600 °C geglüht. Nach dem Abkühlen wird mit 1,0 ml Essigsäure R durchfeuchtet, mit 10 ml Wasser aufgeschlämmt und abfiltriert. Das Filtrat wird mit Wasser zu 20 ml verdünnt. 12 ml dieser Lösung müssen der Grenzprüfung auf Schwermetalle (Ph. Eur.) entsprechen (20 ppm). Zur Herstellung der Vergleichslösung wird die Blei-Standardlösung (1 ppm Pb) R verwendet.

Trocknungsverlust (Ph. Eur.): Höchstens 1,0 Prozent, bestimmt mit 1,00 g Substanz durch Trocknen im Trockenschrank bei 100 bis 105 °C.

GEHALTSBESTIMMUNG

Etwa 0,100 g gepulverte Substanz (90), genau gewogen, werden in einem 200-ml-Erlenmeyerkolben in einer Mischung von 3 ml verdünnter Salzsäure R und 10 ml Wasser gelöst. Die Lösung wird 2 Minuten lang zum Sieden erhitzt und nach dem Abkühlen mit Wasser zu 50 ml verdünnt. Die Lösung wird mit der um einige Milliliter verminderten theoretisch errechneten Menge 0,05 M-Natrium-ÄDTA-Lösung versetzt. Nach Zusatz von 4 ml konzentrierter Natriumhydroxid-Lösung R und 0,1 g Calcon-Indikator R wird bis zum Farbumschlag von Rosa nach Tiefblau titriert.

1 ml 0,05 M-Natrium-ÄDTA-Lösung entspricht 5,005 mg $CaCO_3$.

ARZNEIFORMEN

Die 1. Dezimalverreibung muß mindestens 7,8 und darf höchstens 9,5 Prozent $CaCO_3$ enthalten.

HERSTELLUNG

Verreibungen nach Vorschrift 6.

EIGENSCHAFTEN

Die 1. Dezimalverreibung ist ein schwach rosafarbenes Pulver.

PRÜFUNG AUF IDENTITÄT

2,0 g der 1. Dezimalverreibung werden 2mal mit je 10 ml kohlendioxidfreiem Wasser R gewaschen. Der Rückstand gibt die Identitätsreaktionen A bis E der Substanz.

GEHALTSBESTIMMUNG

Die Gehaltsbestimmung wird mit etwa 1,00 g der 1. Dezimalverreibung, genau gewogen, entsprechend der Gehaltsbestimmung der Substanz durchgeführt.

Crataegus

Verwendet werden die frischen, reifen Früchte von *Crataegus laevigata* (Poir.) DC., *Crataegus monogyna* Jacq. emend. Lindm. und ihren Bastarden.

BESCHREIBUNG

Die Früchte haben süßlichen bis schleimigen Geschmack.

Die Früchte von *Crataegus laevigata* sind gestielte, kugelige oder ellipsoidische, häufig undeutlich kantige, tiefrote, 8 bis 12 mm lange Scheinfrüchte. Ihre Oberfläche ist glatt und glänzend sowie kahl. Das obere Ende der Scheinfrucht schließt mit einer kleinen Scheibe ab, in deren Mitte die Reste von zwei oder drei Griffeln zu erkennen sind. Die Scheibe ist von den fünf häufig fast waagerecht abstehenden Kelchzipfeln umgeben. Der fleischige, krugförmige Blütenboden umgibt zwei oder drei zur Mitte hin abgeflachte, hier mit je zwei tiefen, zackenrandigen, länglichen Gruben versehene Steinkerne, die am Scheitel dicht kurzhaarig, an den Seiten, nach unten hin abnehmend, spärlich behaart sind. In jedem Steinkern befindet sich ein länglicher, etwas zusammengedrückter, hell braungelber, bis 5 mm langer Same.

Die Früchte von *Crataegus monogyna* sind gestielte, eiförmige bis meist kugelige, bräunlich- bis dunkelrote, 6 bis 10 mm lange und 4 bis 8 mm breite Scheinfrüchte. Ihre Oberfläche ist hart, glatt und glänzend, je nach Herkunft sind sie bisweilen, besonders am Grunde, borstig bis fast wollig behaart. Das obere Ende der Scheinfrucht schließt mit einer kleinen, eingesenkten, von einem mehr oder weniger erhöhten Wulst umgrenzten Scheibe ab, in deren Mitte häufig der behaarte Griffelrest erkennbar ist. Die Scheibe ist umgeben von den fünf zurückgeschlagenen Kelchzipfeln, die gewöhnlich länger als breit sind. Der zimtbraune, fleischige, kugelförmige Blütenboden ist von krümeliger bis klebrig zäher Konsistenz und umschließt den rundlichen, hartschaligen Steinkern, in dem sich der fast mandelförmige, hellbraune, etwa 4 mm lange Same befindet.

ARZNEIFORMEN

HERSTELLUNG

Urtinktur und flüssige Verdünnungen nach Vorschrift 2a.

EIGENSCHAFTEN

Die Urtinktur ist eine braune bis rotbraune Flüssigkeit mit etwas kratzendem Geschmack.

PRÜFUNG AUF IDENTITÄT

A. 2 ml Urtinktur werden durch 0,1 ml Eisen(III)-chlorid-Lösung R 1 dunkelolivgrün gefärbt.
B. 1 ml Urtinktur gibt nach Zusatz von 1 ml Fehlingscher Lösung R beim Erhitzen einen ziegelroten Niederschlag.
C. Werden 2 ml Urtinktur mit 50 mg Resorcin R und 0,5 ml verdünnter Salzsäure R im siedenden Wasserbad erhitzt, färbt sich die Mischung rot.
D. Chromatographie: Die Prüfung erfolgt dünnschichtchromatographisch auf einer Schicht von Kieselgel HF_{254} R.

Untersuchungslösung: 20 ml Urtinktur werden unter vermindertem Druck auf etwa 5 ml eingeengt. Der Rückstand wird zweimal mit je 30 ml Äthylacetat R ausgeschüttelt. Die vereinigten Äthylacetatphasen werden über wasserfreiem Natriumsulfat R getrocknet, filtriert und anschließend eingeengt. Der Rückstand wird in 2 ml Methanol R gelöst.

Vergleichslösung: 50 mg Chlorogensäure RN, 25 mg Hyperosid RN und 10 mg Quercetin RN werden in 10 ml Methanol R gelöst.

Aufgetragen werden getrennt je 10 μl Untersuchungs- und Vergleichslösung. Die Chromatographie erfolgt über eine Laufstrecke von 15 cm mit einer Mischung aus 90 Volumteilen Äthylacetat R, 5 Volumteilen Methanol R und 5 Volumteilen wasserfreier Ameisensäure R. Nach Verdunsten der mobilen Phase zeigt das Chromatogramm der Vergleichslösung im ultravioletten Licht bei 254 nm am Übergang vom unteren zur mittleren Drittel des Rf-Bereiches den Fleck des Hyperosids, im mittleren Drittel den Fleck der Chlorogensäure und im oberen Drittel den Fleck des Quercetins.

Anschließend werden die Chromatogramme mit Vanillin-Phosphorsäure RN besprüht, 15 Minuten lang auf 100 bis 105 °C erhitzt und sofort im Tageslicht ausgewertet.

Im Chromatogramm der Vergleichslösung erscheinen die Flecke des Hyperosids und des Quercetins gelb.

Das Chromatogramm der Untersuchungslösung zeigt knapp unterhalb der Vergleichssubstanz Hyperosid und knapp unterhalb der Vergleichssubstanz Chlorogensäure je einen schwachen, gelben Fleck. Ein roter Fleck ist knapp unterhalb, ein gelblicher Fleck in Höhe und ein violetter Fleck knapp oberhalb der Vergleichssubstanz Quercetin sichtbar; direkt darüber liegt ein rotvioletter Fleck.

PRÜFUNG AUF REINHEIT

Relative Dichte (Ph. Eur.): 0,945 bis 0,965.

Trockenrückstand (DAB): Mindestens 5,5 Prozent.

LAGERUNG

Vor Licht geschützt.

Crocus sativus

Crocus

Verwendet werden die getrockneten Narbenschenkel von *Crocus sativus* L.

BESCHREIBUNG

Die Droge besteht aus den in getrocknetem Zustand 2,0 bis 4,0 cm langen, fadenförmig zusammengerollten, gekrümmten dunkelroten Narben. Beim Einlegen in Wasser laufen die Stücke gelb aus, werden 3,5 bis 5,0 cm lang und lassen eine auf einer Seite aufgespaltene nach oben sich erweiternde Röhre erkennen. Der obere Rand ist offen und fein gezackt. Gelegentlich vorkommende abgebrochene oder an den Narben hängende Griffelstücke sind gelblich gefärbt und höchstens 5 mm lang.

Mikroskopische Merkmale: Die Epidermiszellen sind langgestreckt, annähernd rechteckig und häufig in der Mitte zu einer kurzen Papille ausgewachsen. Am oberen Rand sitzen dünnwandige, bis 150 µm lange fingerartige Papillen. Der Narbe haften kugelige, bis 100 µm messende Pollenkörner mit feingekörnter Exine an. Aus einem einzigen in die Basis der Narbe eintretenden Leitbündel entstehen durch wiederholte Gabelung zahlreiche kleine Leitbündel mit wenigen, sehr zarten Ring- und Schraubengefäßen.

PRÜFUNG AUF IDENTITÄT

Prüflösung: 0,1 g gepulverte Droge (355) werden mit 0,1 bis 0,2 ml Wasser befeuchtet und nach 2 bis 3 Minuten mit 5 ml Methanol *R* übergossen. Die

Mischung wird 20 Minuten lang unter Lichtabschluß aufbewahrt und durch Glaswolle filtriert.

A. Etwa 30 bis 50 Drogenteile werden leicht zerstoßen und mit 0,1 bis 0,2 ml Molybdatophosphorsäure-Reagenz *RH* befeuchtet. Die Drogenpartikel färben sich innerhalb von 1 bis 2 Minuten blau oder bilden einen blauen Hof.

B. 0,1 ml Prüflösung werden mit 1 ml Methanol *R* verdünnt. Etwa 0,1 ml der verdünnten Lösung werden auf ein Filterpapier aufgetropft und nach dem Trocknen mit einer 1prozentigen Lösung (G/V) von Diphenylboryloxyäthylamin *R* in Methanol *R* besprüht.

Unter ultraviolettem Licht von 365 nm erscheint der Fleck tief orangegelb.

PRÜFUNG AUF REINHEIT

A. **Fremde Bestandteile und Griffel:**

a) Etwa 50 bis 100 Drogenteile werden auf einer dunklen Unterlage im ultravioletten Licht bei 365 nm und bei 254 nm betrachtet. Neben den schwachgelb fluoreszierenden Safranstücken dürfen höchstens 5 Prozent der Fragmente eine auffallende Fluoreszenz zeigen.

b) Die abgebrochenen oder an den tiefroten Narbenschenkeln hängenden gelblichen Griffelreste dürfen nicht länger als 5 mm sein.

c) Bei der mikroskopischen Untersuchung dürfen derbwandige Elemente, Kristalle, Pollenkörner mit drei Keimporen, Fragmente des Endithecniums und anderer Gewebe nicht auffindbar sein.

B. **Chromatographie:** Die Prüfung erfolgt dünnschichtchromatographisch auf einer Schicht von Kieselgel HF_{254} *R*.

Untersuchungslösung: Prüflösung.

Vergleichslösung: 5 mg Martiusgelb *R* werden in 5 ml Methanol *R* gelöst. 5 mg Sudan III *R* werden in 5 ml Chloroform *R* gelöst. Die beiden Lösungen werden vereinigt.

Aufgetragen werden getrennt 10 µl Untersuchungslösung und 5 µl Vergleichslösung. Die Chromatographie erfolgt über eine Laufstrecke von 10 cm mit einer Mischung von 65 Volumteilen Äthylacetat *R*, 25 Volumteilen Isopropanol *R* und 10 Volumteilen Wasser. Nach Verdunsten der mobilen Phase zeigt das Chromatogramm der Untersuchungslösung im Tageslicht bei Rst 0,58 bis 0,66, bei Rst 0,38 bis 0,43 und bei Rst 0,13 bis 0,17 (bezogen auf Martiusgelb: Rst 1,0) drei gelbe Flecke, von denen der unterste am stärksten ist. Im ultravioletten Licht von 254 nm zeigt das Chromatogramm der Untersuchungslösung einen fluoreszenzmindernden Fleck bei Rst 0,85 bis 0,95 und ein oder zwei Flecke im Bereich des bei Rst 1,55 bis 1,65 im Chromatogramm der Vergleichslösung liegenden Sudan-III-Fleckes.

Nach dem Besprühen mit Anisaldehyd-Lösung *R* wird die Platte 5 bis 10 Minuten lang auf 105 bis 110 °C erhitzt. Die vorher gelben Flecke der Untersuchungslösung erscheinen am Tageslicht blau bis schmutzig gelbgrün und die vorher fluoreszenzmindernden Flecke werden rot bis rotviolett. Das Chromatogramm der Untersuchungslösung darf vor dem Besprühen keine weiteren gefärbten Flecke (insbesondere gelbe, orangefarbene oder rote) in Nähe der Startlinie zeigen.

Färbevermögen: 0,10 g gepulverte Droge (355) werden 2 Stunden lang unter gelegentlichem Schütteln mit 100 ml Wasser extrahiert; die Mischung wird filtriert. 10 ml Filtrat, mit Wasser zu 100 ml verdünnt, dürfen nicht schwächer gefärbt sein als eine 0,05prozentige wäßrige Lösung (G/V) von Kaliumdichromat *R*.

Trocknungsverlust (Ph. Eur.): Höchstens 10,0 Prozent, mit 0,20 g Droge durch Trocknen im Trockenschrank bei 100 bis 105 °C bestimmt.

Sulfatasche: (Ph. Eur.): Höchstens 8,0 Prozent, mit dem Rückstand aus der Bestimmung des Trocknungsverlustes bestimmt.

ARZNEIFORMEN

HERSTELLUNG

Urtinktur aus der gepulverten Droge (355) und flüssige Verdünnungen nach Vorschrift 4a mit Äthanol 86 Prozent; die 4. Dezimalverdünnung wird mit Äthanol 62 Prozent, die folgenden Dezimalverdünnungen werden mit Äthanol 43 Prozent hergestellt.

EIGENSCHAFTEN

Die Urtinktur ist eine rotgelbe Flüssigkeit von aromatischem und charakteristischem Geruch.

PRÜFUNG AUF IDENTITÄT

A. 0,05 ml Urtinktur werden auf dem Wasserbad zur Trockne eingedampft; der Rückstand wird mit 0,1 bis 0,2 ml Molybdatophosphorsäure-Reagenz *RH* versetzt. Innerhalb von einer Minute wird die Mischung blau bis blaugrün.

B. 0,1 ml Urtinktur geben die Identitätsprüfung B der Substanz.

PRÜFUNG AUF REINHEIT

Chromatographie: Die Prüfung erfolgt dünnschichtchromatographisch in gleicher Weise wie unter ,,Prüfung auf Reinheit" bei der Substanz angegeben auf einer

Schicht von Kieselgel HF_{254} R unter Verwendung einer Prüflösung, die durch Verdünnen von 1 Teil Urtinktur mit 1 Teil Methanol R gewonnen wird.

Relative Dichte (Ph. Eur.): 0,835 bis 0,855.

Trockenrückstand (DAB 8): Mindestens 3,0 Prozent.

LAGERUNG

Vor Licht geschützt.

Croton tiglium

Verwendet werden die reifen, getrockneten Samen von *Croton tiglium* L. Sie enthalten mindestens 20 Prozent mit Petroläther extrahierbare Substanzen.

BESCHREIBUNG

Die Samen haben eigentümlichen Geruch.

Sie sind im Umriß eiförmig, beiderseits stumpf, einseitig etwas abgeplattet, 10 bis 13 mm lang und 6 bis 9 mm breit, matt rötlichbraun oder mehr gelblich, stellenweise matt, schwärzlich, unregelmäßig gesprenkelt oder auch gänzlich dunkel. An den Flanken finden sich jederseits schwach hervortretende Kielbildungen, wodurch die Samen mehr oder weniger eckig erscheinen. An der abgeflachten Längsseite verläuft die Spur der Raphe als feiner Strang nach unten zur Chalaza. Gegenüber, längs der stumpf-konvex vortretenden Rückseite verläuft, nicht immer deutlich, im oberen Drittel eine feine Rippe, zu der sich zuweilen zwei seitliche gesellen. Im Schnittpunkt dieser Längslinien, am oberen, oft etwas dickeren Ende findet sich, allerdings selten erhalten geblieben, eine kleine, helle Warzenbildung. Die Innenbekleidung der zerbrechlichen Samenschale zeigt eine glatte, silbergraue Haut, die oft auch auf dem Samenkern haften bleibt. Der letztere erscheint als gelblicher, stumpf vierkantiger Körper mit schwachem Glanz. Quer- und Längsschnitte lassen den Embryo in dem kräftig entwickelten Endosperm erkennen, dessen muldenförmige Hälften an den seitlichen Rändern lose zusammenhängen.

Mikroskopische Merkmale: Die äußere Schicht der Samenschale besteht aus kollabierten, tafelförmigen, von der Fläche gesehen polygonalen Zellen mit braunem Inhalt. Die Außenwände sind gleichmäßig verdickt. Darunter befindet sich eine kollabierte Schicht von 4 bis 5 Reihen schwach ausgeprägtem Sternparenchymgewebe und eine Schicht rechteckiger, radial gestreckter, dünnwandiger, palisadenartiger Zellen, deren Wandungen kleinwellig gefaltet sind. Als vierte Schicht folgt eine Lage sehr langer, radialgestreckter, gekrümmter, stark verdickter, verholzter Palisadensklereiden mit braunem Inhalt. Die innerste Lage stellt ein kollabiertes Nährgewebe dar. Das Endosperm besteht aus polygonalen Zellen, die entweder Aleuronkörner oder Calciumoxalatdrusen enthalten.

PRÜFUNG AUF IDENTITÄT

Prüflösung: 1 g grob gepulverte Droge (710) wird mit 10 ml Äthanol 90 % *RN* 2 Stunden lang bei Raumtemperatur gerührt und danach abfiltriert.

A. Wird 1 ml Prüflösung mit 0,5 ml verdünnter Natriumhydroxid-Lösung *R* versetzt, entsteht eine Trübung, die durch kurzes Erhitzen zum Sieden verschwindet. Wird diese Lösung mit 5 ml Wasser verdünnt, bleibt sie klar.
B. Wird 1 ml Prüflösung mit 0,4 ml Schwefelsäure *R* versetzt, entsteht dunkelrote Färbung.
C. Wird 1 ml Prüflösung mit 50 mg Resorcin *R* und 1 ml Salzsäure *R* 1 im Wasserbad erhitzt, entsteht innerhalb von 5 Minuten Rotfärbung.
D. Chromatographie: Die Prüfung erfolgt dünnschichtchromatographisch auf einer Schicht von Kieselgel H *R*.

Untersuchungslösung: Prüflösung.

Vergleichslösung: 10 mg Anethol *R*, 10 mg Cineol *R* und 10 mg Cholesterin *R* werden in 10 ml Methanol *R* gelöst.

Aufgetragen werden getrennt je 10 µl Untersuchungs- und Vergleichslösung. Die Chromatographie erfolgt über eine Laufstrecke von 15 cm mit einer Mischung von 85 Volumteilen Toluol *R* und 15 Volumteilen Äthylacetat *R*. Nach Verdunsten der mobilen Phase werden die Chromatogramme mit Anisaldehyd-Lösung *R* besprüht, 5 bis 10 Minuten lang auf 100 bis 105 °C erhitzt und innerhalb von 10 Minuten im Tageslicht ausgewertet.

Das Chromatogramm der Vergleichslösung zeigt im unteren Drittel des Rf-Bereiches den blauvioletten Fleck des Cholesterins, im mittleren Drittel den rotvioletten Fleck des Cineols und am Übergang vom mittleren zum oberen Drittel den rotvioletten Fleck des Anethols.

Das Chromatogramm der Untersuchungslösung zeigt unterhalb der Vergleichssubstanz Cholesterin einen langgezogenen blauvioletten Fleck. Zwischen den Vergleichssubstanzen Cholesterin und Cineol liegen zwei violette Flecke. Etwa in Höhe der Vergleichssubstanz Cineol befindet sich ein violetter Fleck. Etwa in Höhe der Vergleichssubstanz Anethol liegt ein grauvioletter und darüber ein violetter Fleck.

PRÜFUNG AUF REINHEIT

Fremde Bestandteile (Ph. Eur.): Höchstens 1,0 Prozent.

Asche (DAB): Höchstens 3,0 Prozent.

Sulfatasche (Ph. Eur.): Höchstens 4,0 Prozent, bestimmt mit 1,00 g grob gepulverter Droge (710).

GEHALTSBESTIMMUNG

Etwa 0,50 g grob gepulverte Droge (710), genau gewogen, werden mit 20 ml Petroläther *R* versetzt und unter Rückfluß 15 Minuten lang im Wasserbad bei 70 °C extrahiert. Nach dem Abkühlen wird durch ein Faltenfilter filtriert. Der Vorgang wird noch dreimal wiederholt. Die vereinigten Petrolätherphasen werden mit wasserfreiem Natriumsulfat *R* getrocknet und in einen bei 80 °C bis zur Gewichtskonstanz getrockneten, tarierten Kolben filtriert. Filter und Rückstand werden zweimal mit je 10 ml Petroläther *R* gewaschen. Die Filtrate werden im Wasserbad eingeengt. Der Rückstand wird 2 Stunden lang im Trockenschrank bei 80 °C getrocknet und gewogen.

ARZNEIFORMEN

Die Urtinktur enthält mindestens 1,2 und höchstens 1,9 Prozent mit Petroläther extrahierbare Substanzen.

HERSTELLUNG

Urtinktur aus der grob gepulverten Droge (710) durch Mazeration und flüssige Verdünnungen nach Vorschrift 4a mit Äthanol 86 Prozent.

EIGENSCHAFTEN

Die Urtinktur ist eine gelbe Flüssigkeit mit leicht eigentümlichem Geruch.

PRÜFUNG AUF IDENTITÄT

Die Urtinktur gibt die bei der Droge beschriebenen Identitätsreaktionen A bis D. Prüflösung ist die Urtinktur.

382   Croton tiglium

PRÜFUNG AUF REINHEIT

Relative Dichte (Ph. Eur.): 0,830 bis 0,845.

Trockenrückstand (DAB): Mindestens 1,5 Prozent.

GEHALTSBESTIMMUNG

Etwa 10,0 g Urtinktur, genau gewogen, werden mit 1 g Natriumchlorid R und 15 ml Wasser versetzt und dreimal mit je 20 ml Petroläther R ausgeschüttelt. Die vereinigten Petrolätherphasen werden weiter behandelt wie unter „Gehaltsbestimmung" bei der Droge beschrieben.

Grenzprüfung der D 4

Die Bestimmung erfolgt wie unter „Prüfung auf Identität D" bei der Droge angegeben. Als Untersuchungslösung werden 5,0 ml der 4. Dezimalverdünnung unter vermindertem Druck bei 30 °C eingeengt; der Rückstand wird in 1,0 ml Methanol R gelöst. Aufgetragen werden 10 µl dieser Lösung.

Das Chromatogramm der Untersuchungslösung darf oberhalb der Vergleichssubstanz Anethol keinen Fleck zeigen.

LAGERUNG

Vor Licht geschützt.

Vorsichtig zu lagern!

Cuprum aceticum

$C_4H_6CuO_4 \cdot H_2O$ MG 199,7

Verwendet wird Kupfer(II)-acetat, das mindestens 99,0 und höchstens 100,5 Prozent $C_4H_6CuO_4 \cdot H_2O$ enthält.

EIGENSCHAFTEN

Bläulichgrüne Kristalle oder dunkelgrünes Pulver, löslich in Wasser, sehr schwer löslich in Äthanol.

PRÜFUNG AUF IDENTITÄT

A. Wird die Substanz in Wasser gelöst und mit Ammoniaklösung R versetzt, so entsteht eine tiefblaue Färbung.

B. Die Substanz gibt die Identitätsreaktion a) auf Acetat (Ph. Eur.).

PRÜFUNG AUF REINHEIT

Aussehen der Lösung: 1,00 g Substanz muß sich in einer Mischung aus 15,0 ml Wasser und 0,20 ml Eisessig R klar lösen (Ph. Eur., Methode B).

Eisen: Die Lösung von 0,50 g Substanz in 10,0 ml Wasser wird in einem Scheidetrichter mit 20,0 ml Salzsäure R 1 und 10,0 ml Isobutylmethylketon R 3 Minuten lang kräftig geschüttelt. Nach dem Absetzen wird die organische Phase in einen zweiten Scheidetrichter gegeben und nach Zugabe von 10,0 ml Wasser erneut 3 Minuten lang geschüttelt. Diese abgetrennte wäßrige Schicht muß der Grenzprüfung B auf Eisen (Ph. Eur.) entsprechen (20 ppm).

Nickel: Der bei der Reinheitsprüfung ,,Mit Schwefelwasserstoff nicht fällbare Verunreinigungen" erhaltene Rückstand wird mit 2,0 ml Salzsäure R und 1,0 ml Salpetersäure R versetzt und zur Trockne eingeengt. Der Rückstand wird in 3,0 ml verdünnter Salpetersäure R und 17,0 ml Wasser gelöst. 4,0 ml dieser Lösung werden mit 4,0 ml Wasser, 5,0 ml Bromwasser R, 7,0 ml verdünnter Ammoniaklösung R 1 und 3,0 ml einer 1prozentigen Lösung (G/V) von Dimethylglyoxim RN in Äthanol 90 % RN versetzt. Die Mischung darf innerhalb 1 Minute nicht stärker gefärbt sein als eine unter gleichen Bedingungen aus den Reagenzien und 8,0 ml Wasser erhaltene Mischung.

Mit Schwefelwasserstoff nicht fällbare Verunreinigungen: Höchstens 0,1 Prozent, bestimmt als Sulfate. In die auf 70 °C erhitzte Lösung von 2,00 g Substanz in 92 ml Wasser und 8,0 ml verdünnter Schwefelsäure R wird so lange Schwefelwasserstoff R eingeleitet, bis kein Kupfersulfid mehr ausfällt. Nach dem Erkalten und Absetzenlassen wird filtriert. 50,0 ml des Filtrats werden in einem Tiegel zur Trockne eingeengt; der Rückstand wird bei 600 °C geglüht.

GEHALTSBESTIMMUNG

Etwa 0,400 g Substanz, genau gewogen, werden in 50 ml Wasser gelöst. Nach Zusatz von 6,0 ml Essigsäure R, 10,0 g Kaliumjodid R und 1 ml Stärke-Lösung R wird mit 0,1 N-Natriumthiosulfat-Lösung titriert.

1 ml 0,1 N-Natriumthiosulfat-Lösung entspricht 19,97 mg $C_4H_6CuO_4 \cdot H_2O$.

ARZNEIFORMEN

Die Lösung (D 2) muß mindestens 0,95 und darf höchstens 1,05 Prozent $C_4H_6CuO_4 \cdot H_2O$ enthalten.

Die 1. Dezimalverreibung muß mindestens 9,5 und darf höchstens 10,5 Prozent $C_4H_6CuO_4 \cdot H_2O$ enthalten.

HERSTELLUNG

Zur Lösung (D 2) wird 1 Teil Substanz in 53,7 Teilen Wasser und 1 Teil Essigsäure 98% *R* gelöst; danach werden 44,3 Teile Äthanol zugesetzt. Die folgenden Verdünnungen werden nach Vorschrift 5 mit Äthanol 43 Prozent bereitet.

Verreibungen nach Vorschrift 6.

EIGENSCHAFTEN

Die Lösung (D 2) ist blau gefärbt.

Die 1. Dezimalverreibung ist ein grünblaues Pulver, das schwach nach Essigsäure riecht.

PRÜFUNG AUF IDENTITÄT

A. Werden 2 ml der Lösung (D 2) mit 1 ml Ammoniaklösung *R* versetzt, so entsteht eine tiefblaue Färbung.

1 g der 1. Dezimalverreibung wird mit 5 ml Wasser bis zum Lösen der Lactose erhitzt. Nach Zusatz von 1 ml Ammoniaklösung *R* entsteht eine tiefblaue Färbung.

B. 0,5 g der 1. Dezimalverreibung werden mit 0,5 g Kaliumhydrogensulfat *R* verrieben. Dabei tritt der charakteristische, stechende Geruch der Essigsäure auf.

PRÜFUNG AUF REINHEIT

Aussehen der Lösung: Die Lösung (D 2) muß klar (Ph. Eur., Methode B) sein.

Relative Dichte (Ph. Eur.): 0,936 bis 0,943.

GEHALTSBESTIMMUNG

Zur Gehaltsbestimmung der Lösung (D 2) werden etwa 15,0 g, genau gewogen, verwendet.

Zur Gehaltsbestimmung der 1. Dezimalverreibung werden etwa 1,5 g, genau gewogen, verwendet.

Die Bestimmung erfolgt wie bei der Substanz unter „Gehaltsbestimmung" angegeben.

LAGERUNG

Vor Licht geschützt.

Vorsichtig zu lagern!

Cuprum metallicum

Cuprum

Cu   AG 63,5

Verwendet wird Kupfer mit mindestens 99,5 und höchstens 100,5 Prozent Cu.

EIGENSCHAFTEN

Rotbraunes, geruchloses Pulver.

PRÜFUNG AUF IDENTITÄT

A. Wird 1 ml der Prüflösung (siehe „Prüfung auf Reinheit") bis zur alkalischen Reaktion mit Ammoniaklösung R versetzt, so entsteht eine tiefblaue Färbung.

B. Wird 1 ml der Prüflösung (siehe „Prüfung auf Reinheit") mit 1,0 ml Kaliumhexacyanoferrat(III)-Lösung R versetzt, so entsteht ein rotbrauner Niederschlag.

PRÜFUNG AUF REINHEIT

Prüflösung: 1,0 g Substanz wird in 20 ml Salpetersäure R gelöst und mit 15 ml Wasser verdünnt.

Chlorid (Ph. Eur.): 15 ml Prüflösung müssen der Grenzprüfung auf Chlorid entsprechen (115 ppm).

Sulfat (Ph. Eur.): 15 ml Prüflösung müssen der Grenzprüfung auf Sulfat entsprechen (350 ppm).

GEHALTSBESTIMMUNG

Etwa 0,100 g Substanz, genau gewogen, werden in 5 ml Salpetersäure *R* unter Erhitzen gelöst und mit Wasser auf 100,0 ml aufgefüllt. 25,0 ml dieser Lösung werden mit 0,10 g Ammoniumchlorid *R* versetzt und mit verdünnter Ammoniaklösung *R* 2 auf *p*H 7 bis 8 alkalisiert. Nach Zusatz von 40 ml Wasser und 10 mg Murexid-Verreibung *R* wird mit 0,02 M-Natrium-ÄDTA-Lösung bis zum Umschlag des Indikators von blau über grün nach blauviolett titriert.

1 ml 0,02 M-Natrium-ÄDTA-Lösung entspricht 1,271 mg Cu.

ARZNEIFORMEN

Die 1. Dezimalverreibung muß mindestens 9,5 und darf höchstens 10,5 Prozent Cu enthalten.

HERSTELLUNG

Verreibung nach Vorschrift 6.

EIGENSCHAFTEN

Die 1. Dezimalverreibung ist ein rötlichgraues Pulver.

PRÜFUNG AUF IDENTITÄT

Eine Lösung von 1,0 g der 1. Dezimalverreibung in 3 ml Wasser und 4 ml Salpetersäure *R* gibt die Identitätsreaktionen der Substanz.

GEHALTSBESTIMMUNG

Zur Gehaltsbestimmung der 1. Dezimalverreibung werden etwa 1,00 g, genau gewogen, in 5 ml verdünnter Salpetersäure *R* unter Erhitzen gelöst.

Die Bestimmung erfolgt, wie bei der Substanz unter „Gehaltsbestimmung" angegeben.

Cuprum sulfuricum

CuSO$_4$ · 5 H$_2$O MG 249,7

Verwendet wird Kupfer(II)-sulfat, das mindestens 98,5 und höchstens 101,0 Prozent CuSO$_4$ · 5 H$_2$O enthält.

EIGENSCHAFTEN

Blaue Kristalle oder kristallines Pulver; die Substanz wird beim Erhitzen unter Abgabe von Kristallwasser weiß; in Wasser von 20 °C leicht löslich, in siedendem Wasser sehr leicht löslich, in Glycerol 85 Prozent und Methanol leicht löslich, praktisch unlöslich in Äthanol 96 Prozent und Äther.

PRÜFUNG AUF IDENTITÄT

A. 1,0 ml Prüflösung I (siehe ,,Prüfung auf Reinheit") wird mit 4 ml Wasser verdünnt. Bei tropfenweisem Zusatz von verdünnter Ammoniaklösung *R* 1 entsteht ein bläulicher Niederschlag, der sich bei weiterer Zugabe von verdünnter Ammoniaklösung mit tiefblauer Farbe löst.

B. 2,0 ml Prüflösung I (siehe ,,Prüfung auf Reinheit") geben nach Zusatz von 5,0 ml Wasser und 1,5 ml verdünnter Salzsäure *R* mit 1,0 ml Bariumchlorid-Lösung *R* 1 einen weißen, kristallinen Niederschlag, der in Salzsäure *R* 1 unlöslich ist.

PRÜFUNG AUF REINHEIT

Prüflösung I: 2,50 g Substanz werden in Wasser zu 50,0 ml gelöst.

Prüflösung II: 20,0 ml Prüflösung I werden mit 35,0 ml Wasser verdünnt und nach Zusatz von 5,0 ml Salzsäure *R* 1 und 15,0 ml Thioacetamid-Lösung *R* 15 Minuten lang zum schwachen Sieden erhitzt. Nach dem Erkalten wird der Niederschlag abfiltriert und mit 5,0 ml Wasser und 5,0 ml Salzsäure *R* 1 gewaschen. Dem Filtrat werden noch 5,0 ml Salpetersäure *R* zugesetzt. Anschließend wird eingeengt, der Rückstand in Wasser aufgenommen, falls erforderlich filtriert und auf 50,0 ml aufgefüllt.

Aussehen der Lösung: 2 ml Prüflösung I müssen klar (Ph. Eur., Methode A) sein.

Chlorid (Ph. Eur.): Die Mischung aus 10 ml Prüflösung I und 5 ml Wasser muß der Grenzprüfung auf Chlorid entsprechen (100 ppm).

Nitrat: 5 ml Prüflösung I werden mit 3 ml verdünnter Natriumhydroxid-Lösung R zum Sieden erhitzt und im siedenden Wasserbad weiter erwärmt, bis sich der Niederschlag abgesetzt hat. 2 ml des Filtrats werden mit 1,5 ml verdünnter Schwefelsäure R und 5,0 ml Eisen(II)-sulfat-Lösung R versetzt. Beim Unterschichten dieser Mischung mit 3 ml Schwefelsäure R darf sich an der Berührungsfläche der beiden Schichten innerhalb von 5 Minuten kein brauner Ring bilden.

Eisen (Ph. Eur.): 5,0 ml Prüflösung II werden mit Wasser auf 10,0 ml verdünnt; die Mischung muß der Grenzprüfung B auf Eisen entsprechen (100 ppm).

Zink (Ph. Eur.): 10,0 ml Prüflösung II müssen der Grenzprüfung auf Zink entsprechen (500 ppm).

Durch Thioacetamid nicht fällbare Ionen: 25,0 ml Prüflösung II werden in einem Porzellantiegel eingeengt und bis zur konstanten Masse bei 600 °C geglüht. Der Rückstand darf höchstens 1 mg betragen.

GEHALTSBESTIMMUNG

Etwa 0,200 g Substanz, genau gewogen, werden in 25 ml Wasser gelöst. Nach Zugabe von 0,50 g Ammoniumchlorid R wird die Lösung unter Umrühren mit verdünnter Ammoniaklösung R 2 versetzt, bis der entstehende Niederschlag eben wieder vollständig gelöst ist. Die Lösung wird mit 60 ml Wasser versetzt und, falls erforderlich, mit verdünnter Ammoniaklösung R 2 auf pH 8,5 bis 9,0 gebracht. Nach Zugabe von 100 mg Murexid-Verreibung R wird mit 0,1 M-Natrium-ÄDTA-Lösung bis zum Farbumschlag von Blau über Grün nach Violett titriert.

1 ml 0,1 M-Natrium-ÄDTA-Lösung entspricht 24,97 mg $CuSO_4 \cdot 5\,H_2O$.

ARZNEIFORMEN

Die Lösung (D 1) und die 1. Dezimalverreibung müssen mindestens 9,5 und dürfen höchstens 10,5 Prozent $CuSO_4 \cdot 5\,H_2O$ enthalten.

HERSTELLUNG

Lösung nach Vorschrift 5. Die 1. und 2. Dezimalverdünnung werden mit Wasser, die folgenden Verdünnungen mit Äthanol 43 Prozent hergestellt.

Verreibungen nach Vorschrift 6.

EIGENSCHAFTEN

Die Lösung (D 1) ist eine blaue, klare Flüssigkeit. Die 1. Dezimalverreibung ist ein bläuliches Pulver.

PRÜFUNG AUF IDENTITÄT

A. Die Mischung aus 1,0 ml der Lösung (D 1) und 9,0 ml Wasser oder die Lösung von 1,0 g der 1. Dezimalverreibung in 10,0 ml Wasser geben die Identitätsreaktion A der Substanz.

B. 1,0 ml der Lösung (D 1) oder 1,0 g der 1. Dezimalverreibung geben die Identitätsreaktion B der Substanz.

PRÜFUNG AUF REINHEIT

Aussehen der Lösung: Die Lösung (D 1) muß klar (Ph. Eur., Methode A) sein.

Relative Dichte: (Ph. Eur.): 1,061 bis 1,067.

GEHALTSBESTIMMUNG

Etwa 2,00 g der Lösung (D 1) beziehungsweise der 1. Dezimalverreibung, genau gewogen, werden in 25 ml Wasser gelöst. Die Bestimmung erfolgt wie bei der Substanz unter ,,Gehaltsbestimmung'' angegeben.

LAGERUNG

Dicht verschlossen.

Vorsichtig zu lagern!

Cyclamen europaeum

Cyclamen

Verwendet werden die frischen, unterirdischen Teile von *Cyclamen europaeum* L.

BESCHREIBUNG

Der Wurzelstock ist geruchlos und hat brennend scharfen Geschmack.

Er ist kugelig bis abgeflacht-kugelig, etwa 2 cm hoch und 3 bis 5 cm breit, außen mit einer harten, dunkelbraunen Korkschicht bedeckt, innen fleischig und weiß. Die Oberfläche, insbesondere die Grundfläche, ist von langen, braunen, faserförmigen Wurzeln besetzt.

ARZNEIFORMEN

HERSTELLUNG

Urtinktur und flüssige Verdünnungen nach Vorschrift 2a.

EIGENSCHAFTEN

Die Urtinktur ist eine gelbe Flüssigkeit ohne besonderen Geruch und mit schwach bitterem, stark kratzendem Geschmack.

PRÜFUNG AUF IDENTITÄT

A. Wird 1 ml Urtinktur mit 1 ml einer Lösung von 0,1 g Resorcin R in 10 ml Salzsäure R versetzt und 1 Minute lang im Wasserbad erwärmt, tritt kräftige Rotfärbung auf.

B. 0,1 ml Urtinktur werden auf dem Wasserbad eingeengt. Wird der Rückstand mit 0,03 ml Schwefelsäure R versetzt, tritt anfangs orangerote, später tiefviolette Färbung auf.

C. Wird 1 ml Urtinktur mit 15 ml Wasser kräftig geschüttelt, entsteht ein mindestens 1 Stunde lang beständiger Schaum.

D. Werden 2 ml Urtinktur mit 2 ml Wasser versetzt, entsteht eine deutliche Trübung.

E. 1,0 ml Urtinktur wird auf dem Wasserbad eingeengt. Der Rückstand wird mit 3,0 ml Phosphat-Pufferlösung pH 7,4 R gemischt und 10 Minuten lang auf dem Wasserbad erhitzt. Nach dem Abkühlen wird durch ein Faltenfilter filtriert. 1,0 ml des Filtrats wird mit 1,0 ml Blutkörperchensuspension RH leicht geschüttelt; nach 30 Minuten wird erneut geschüttelt. Nach 3 Stunden langem Stehenlassen bei Raumtemperatur muß eine klare, rote Lösung ohne Bodensatz entstanden sein.

F. Chromatographie: Die Prüfung erfolgt dünnschichtchromatographisch auf einer Schicht von Kieselgel H R.

Untersuchungslösung: Urtinktur.

Vergleichslösung: 10 mg Aescin RN und 5 mg Arbutin RN werden in 10 ml Methanol R gelöst.

Aufgetragen werden getrennt zweimal je 20 µl Untersuchungs- und Vergleichslösung. Die Chromatographie erfolgt über eine Laufstrecke von 15 cm mit einer Mischung aus 68 Volumteilen n-Butanol R, 16 Volumteilen Essigsäure 98 % R und 16 Volumteilen Wasser. Nach Verdunsten der mobilen Phase wird die eine Hälfte der Platte mit Blutkörperchen-Sprühlösung RH besprüht und im Tageslicht ausgewertet.

Das Chromatogramm der Vergleichslösung zeigt im unteren Teil des mittleren Rf-Bereich-Drittels den hellen Hämolysefleck des Aescins auf rotem Untergrund. Das Chromatogramm der Untersuchungslösung zeigt vier Hämolyseflecke, von denen einer unterhalb der Vergleichssubstanz Aescin liegt, einer auf gleicher Höhe und zwei im mittleren Drittel des Rf-Bereiches über dem Aescinfleck.

Die andere Hälfte der Platte wird mit Anisaldehyd-Lösung R besprüht, 5 bis 10 Minuten lang auf 105 bis 110 °C erhitzt und innerhalb von 10 Minuten im Tageslicht ausgewertet.

Das Chromatogramm der Vergleichslösung zeigt wenig über der Grenze von unterem und mittlerem Drittel des Rf-Bereiches den violetten Fleck des Aescins und wenig über der Grenze von mittlerem und oberem Drittel den grünbraunen Fleck des Arbutins.

Das Chromatogramm der Untersuchungslösung zeigt folgende Flecke: in Startnähe einen langgezogenen grünbraunen Fleck, knapp unterhalb der Vergleichssubstanz Aescin einen violetten und dicht darunter einen kräftigen, grünbraunen Fleck sowie etwa in der Mitte zwischen den Vergleichssubstanzen und dicht unterhalb des Arbutin-Fleckes je einen grünlichen bis violetten Fleck. Ein weiterer grünlicher bis violetter Fleck kann wenig oberhalb der Vergleichssubstanz Aescin auftreten.

PRÜFUNG AUF REINHEIT

Relative Dichte (Ph. Eur.): 0,948 bis 0,968.

Trockenrückstand (DAB): Mindestens 5,0 und höchstens 10,0 Prozent.

LAGERUNG

Vor Licht geschützt.

Vorsichtig zu lagern!

Cypripedium calceolus var. pubescens

Cypripedium pubescens

Verwendet werden die frischen, im Herbst geernteten unterirdischen Teile von *Cypripedium calceolus* L. var. *pubescens* (Willd.) Corell.

BESCHREIBUNG

Das Rhizom hat eigenartig baldrianähnlichen Geruch und bitterlich süßen Geschmack.

Das horizontal im Erdboden liegende, etwa 3 bis 10 cm lange und 2 bis 6 cm dicke Rhizom ist hin- und hergebogen, von orangebrauner bis dunkelbrauner Farbe. Die Oberseite ist mit becherförmig vertieften Stengel- und Blattnarben, die Unterseite mit einfachen, fadenförmigen, 3 bis 15 cm langen, rotbraunen Wurzeln besetzt. Der Querbruch des Rhizoms ist nicht faserig, derjenige der Wurzeln ist faserig.

ARZNEIFORMEN

HERSTELLUNG

Urtinktur und flüssige Verdünnungen nach Vorschrift 3a.

EIGENSCHAFTEN

Die Urtinktur ist eine rotbraune Flüssigkeit mit angenehm würzigem Geruch und leicht bitterem Geschmack.

PRÜFUNG AUF IDENTITÄT

A. 5 ml Urtinktur werden mit 5 ml Wasser versetzt und mit 10 ml Petroläther *R* ausgeschüttelt. Die Petrolätherphase wird unter vermindertem Druck eingeengt. Wird der Rückstand mit 0,2 ml einer 2prozentigen Lösung (G/V) von Vanillin *R* in Schwefelsäure *R* versetzt und 5 Minuten lang häufig umgeschwenkt, färbt sich die Mischung rotbraun.

B. Wird 1 ml Urtinktur mit 0,1 g Magnesium *R* als Späne und 1 ml Salzsäure *R* 1 versetzt, entwickelt sich ein widerlicher Geruch.

C. Wird 1 ml Urtinktur mit 10 ml Wasser und 0,2 ml Eisen(III)-chlorid-Lösung R 1 versetzt, färbt sich die Mischung grünbraun.

D. Chromatographie: Die Prüfung erfolgt dünnschichtchromatographisch auf einer Schicht von Kieselgel H R.

Untersuchungslösung: 10 ml Urtinktur werden mit 10 ml Wasser versetzt und mit 15 ml Pentan R ausgeschüttelt. Der Pentanauszug wird über entwässertem Natriumsulfat RH getrocknet und filtriert. Filter und Rückstand werden mit 5 ml Pentan R nachgespült. Das Filtrat wird unter vermindertem Druck eingeengt und der Rückstand in 1 ml Methanol R aufgenommen.

Vergleichslösung: 5 mg Anethol R und 10 mg Borneol R werden in 10 ml Methanol R gelöst.

Aufgetragen werden getrennt 30 µl Untersuchungslösung und 10 µl Vergleichslösung. Die Chromatographie erfolgt über eine Laufstrecke von 15 cm mit einer Mischung von 93 Volumteilen Toluol R und 7 Volumteilen Äthylacetat R. Nach Verdunsten der mobilen Phase im Kaltluftstrom werden die Chromatogramme mit Molybdatophosphorsäurelösung RN besprüht, 5 bis 10 Minuten lang auf 105 bis 110 °C erhitzt und im Tageslicht ausgewertet.

Das Chromatogramm der Vergleichslösung zeigt im unteren Drittel des Rf-Bereiches den blauen Fleck des Borneols und im oberen Drittel den blauen Fleck des Anethols.

Das Chromatogramm der Untersuchungslösung zeigt folgende blaue bis blauviolette Flecke: zwischen Start und der Vergleichssubstanz Borneol drei Flecke und knapp unterhalb der Vergleichssubstanz Anethol einen Fleck.

PRÜFUNG AUF REINHEIT

Relative Dichte (Ph. Eur.): 0,900 bis 0,915.

Trockenrückstand (DAB): Mindestens 1,6 Prozent.

LAGERUNG

Vor Licht geschützt.

Cytisus scoparius

Spartium scoparium

Verwendet werden die frischen, abgestreiften Blüten zusammen mit den bei der Blütenernte anfallenden Blättern, jedoch ohne die Zweigspitzen, von *Cytisus scoparius* (L.) LINK.

BESCHREIBUNG

Die Blüten haben einen 1,0 bis 1,5 cm langen Stiel und einen früh vertrocknenden, zweilippigen Kelch, dessen Oberlippe aus 2 und dessen Unterlippe aus 3 miteinander verwachsenen Kelchblättern besteht. Die Blumenkrone ist 2,0 bis 2,5 cm lang, leuchtend gelb mit großer, zurückgeschlagener Fahne, 2 stumpfen Flügeln und einem Schiffchen, das die Flügel kaum überragt. Die 10 Staubblätter sind im unteren Abschnitt zu etwa zwei Dritteln zu einer in der Mitte bauchig erweiterten Röhre verwachsen. Der grünliche, weißzottig behaarte Fruchtknoten erscheint kurzgestielt und trägt einen stark gekrümmten Griffel.

Daneben können kurzgestielte Laubblätter mit 3 verkehrteiförmigen bis lanzettlichen, 1 bis 2 cm langen, meist spitzen und unterseits häufig seidenhaarigen Blättchen vorkommen sowie zahlreiche, ähnlich gestaltete, einfache Hochblätter. Rutenförmige, kantige Zweige dürfen nicht vorhanden sein.

ARZNEIFORMEN

Die Urtinktur enthält mindestens 0,002 und höchstens 0,015 Prozent Alkaloide, berechnet als Spartein ($C_{15}H_{26}N_2$; MG 234,4).

HERSTELLUNG

Urtinktur und flüssige Verdünnungen nach Vorschrift 3a.

EIGENSCHAFTEN

Die Urtinktur ist eine grünlichgelbe bis grünbraune Flüssigkeit mit arteigenem Geruch und Geschmack.

PRÜFUNG AUF IDENTITÄT

A. Werden 2 ml Urtinktur mit 0,5 g Zinkstaub R, 0,5 g Magnesium R in Spänen und 1 ml Salzsäure $R\,1$ versetzt, entsteht unter geringer Gasentwicklung eine rotbraune Färbung.

B. 1 ml Urtinktur wird in einem Reagenzglas mit 1 ml verdünnter Natriumhydroxid-Lösung R versetzt. In den oberen Teil des Reagenzglases wird ein Wattebausch gedrückt und über die Öffnung des Reagenzglases ein angefeuchteter Streifen rotes Lackmuspapier R gelegt. Wird die Mischung vorsichtig erhitzt, so färbt sich das Lackmuspapier blau.

C. Chromatographie: Die Prüfung erfolgt dünnschichtchromatographisch auf einer Schicht von Kieselgel HF_{254} R.

Untersuchungslösung: Urtinktur.

Vergleichslösung: 10 mg Hyperosid RN und 10 mg Rutin R werden in 10 ml Methanol gelöst.

Aufgetragen werden getrennt 50 µl Untersuchungslösung und 20 µl Vergleichslösung. Die Chromatographie erfolgt über eine Laufstrecke von 15 cm mit einer Mischung aus 70 Volumteilen Äthylacetat R, 10 Volumteilen Methanol R, 10 Volumteilen wasserfreier Ameisensäure R und 10 Volumteilen Wasser. Nach Verdunsten der mobilen Phase werden die Chromatogramme zuerst im ultravioletten Licht bei 254 nm ausgewertet. Dann werden sie mit einer 1prozentigen Lösung (G/V) von Diphenylboryloxyäthylamin R in Methanol R und danach mit einer 5prozentigen Lösung (G/V) von Polyäthylenglykol 400 R in Methanol R besprüht und im ultravioletten Licht bei 365 nm ausgewertet.

Das Chromatogramm der Vergleichslösung zeigt im unteren Drittel des Rf-Bereiches den orangefarbenen Fleck des Rutins. Deutlich darunter und wenig darüber liegen im Chromatogramm der Untersuchungslösung je ein vor dem Besprühen im ultravioletten Licht von 254 nm fluoreszenzmindernder Fleck. Im Chromatogramm der Untersuchungslösung finden sich zwei weitere Flecke kurz oberhalb und kurz unterhalb des in der oberen Hälfte des Chromatogrammes der Vergleichslösung liegenden Hyperosidfleckes. Im Chromatogramm der Untersuchungslösung wird nach dem Besprühen ein im ultravioletten Licht von 365 nm orange fluoreszierender Fleck auf der Höhe des Hyperosids sichtbar. Kurz darunter liegen ein oder zwei grüngelb fluoreszierende Flecke, wenig unterhalb der Fließmittelfront ein bläulichgrüner und darunter ein rötlicher Fleck.

PRÜFUNG AUF REINHEIT

Relative Dichte (Ph. Eur.): 0,900 bis 0,915.

Trockenrückstand (DAB 8): Mindestens 2,0 Prozent.

GEHALTSBESTIMMUNG

Etwa 5,00 g Urtinktur, genau gewogen, werden unter vermindertem Druck eingeengt. Der Rückstand wird viermal mit je 5 ml Pufferlösung pH 5,6 RH behandelt. Die Lösungen werden in einem Scheidetrichter vereinigt und mit 2 ml einer Lösung von 0,100 g Eriochromschwarz T R in 50 ml Methanol R versetzt. Diese Mischung wird zuerst mit 50 ml und dann noch einmal mit 40 ml Chloroform R 5 Minuten lang ausgeschüttelt. Die Chloroformphasen werden über etwas Watte filtriert, in einen 100-ml-Meßkolben, der 5,0 ml Methanol R enthält, abgelassen und mit Chloroform R zur Marke aufgefüllt. Die Extinktion dieser Lösung wird bei 520 nm in einer Schichtdicke von 1 cm gegen Chloroform R gemessen. Der Berechnung des Gehaltes an Alkaloiden, berechnet als Spartein, wird eine spezifische Extinktion $E_{1cm}^{1\%}$ = 1035 zugrundegelegt. Die Berechnung des Prozentgehaltes x_{proz} erfolgt nach der Formel

$$x_{proz} = \frac{E_{520}}{e} \cdot 0{,}09662$$

e = Einwaage in Gramm.

LAGERUNG

Vor Licht geschützt.

Datisca cannabina

Verwendet werden die frischen, oberirdischen Teile blühender Pflanzen von *Datisca cannabina* L.

BESCHREIBUNG

Die 1,5 bis 2 m hohe Staude hat wechselständige, 15 bis 25 cm lange Blätter. Sie sind tief eingeschnitten, dreizählig oder meist unpaarig gefiedert. Die obersten Blätter sind wenigzählig gefiedert oder einfach. Die unteren, kurz gestielten Fiederabschnitte sind fast gegenständig, grob- und bisweilen doppelt gesägt oder am Grunde tief eingeschnitten. Die obersten zwei oder drei Fiederabschnitte sind einander genähert und am Grunde miteinander verwachsen.

Die männlichen Blüten der diözischen Pflanze stehen auf kurzen Stielen, büschelförmig angeordnet, in den Blattachseln. Sie haben vier bis neun ungleiche, schmal lanzettliche Kelchblätter, keine Kronblätter und acht oder mehr Staubblätter. Die Filamente sind sehr kurz, die Antheren lang und schmal. Die weiblichen Blüten stehen an achselständigen Zweigen in verlängerten Trauben. Die Tragblätter sind lanzettlich, ganzrandig. Die Kelchröhre ist lang-eiförmig mit drei bis fünf schwach ausgebildeten senkrechten Kanten, die in kleine, lang-dreieckige Zipfel auslaufen; Kronblätter fehlen. Die drei bis fünf fadenförmigen Griffel sind tief zweispaltig. Der unterständige Fruchtknoten ist einfächerig.

ARZNEIFORMEN

HERSTELLUNG

Urtinktur und flüssige Verdünnungen nach Vorschrift 3a.

EIGENSCHAFTEN

Die Urtinktur ist eine gelbgrüne bis grüne Flüssigkeit mit aromatischem Geruch und bitterem Geschmack.

PRÜFUNG AUF IDENTITÄT

A. Wird 1 ml Urtinktur mit 10 ml Wasser und 0,1 ml Blei(II)-acetat-Lösung *R* versetzt, entsteht gelbe Trübung.
B. Wird 1 ml Urtinktur mit 1 ml Salzsäure *R* und 50 mg Resorcin *R* 5 Minuten lang im Wasserbad erhitzt, entsteht Rotfärbung.
C. Chromatographie: Die Prüfung erfolgt dünnschichtchromatographisch auf einer Schicht von Kieselgel H *R*.

Untersuchungslösung: Urtinktur.

Vergleichslösung: 10 mg Rutin *R*, 10 mg Pyrogallol *R* und 10 mg Rhaponticin *RN* werden in 10 ml Methanol *R* gelöst.

Aufgetragen werden getrennt 40 µl Untersuchungslösung und 10 µl Vergleichslösung. Die Chromatographie erfolgt über eine Laufstrecke von 15 cm mit einer

Mischung von 80 Volumteilen Äthylacetat *R*, 10 Volumteilen wasserfreier Ameisensäure *R* und 10 Volumteilen Wasser. Nach Verdunsten der mobilen Phase werden die Chromatogramme zuerst mit einer 5prozentigen Lösung (V/V) von Schwefelsäure *R* in Äthanol *R*, danach mit Vanillin-Lösung *RN* besprüht, 10 Minuten lang auf 105 bis 110 °C erhitzt und nach etwa 10 Minuten im Tageslicht ausgewertet.

Das Chromatogramm der Vergleichslösung zeigt im unteren Drittel des Rf-Bereiches den gelbbraunen Fleck des Rutins, im mittleren Drittel den rotvioletten Fleck des Rhaponticins und im oberen Teil des oberen Drittels den rotvioletten Fleck des Pyrogallols.

Das Chromatogramm der Untersuchungslösung zeigt zwischen Start und der Vergleichssubstanz Rutin einen braunen und etwa in Höhe derselben einen bräunlichgelben Fleck. Oberhalb der Vergleichssubstanz Rhaponticin, am Übergang vom mittleren zum oberen Drittel des Rf-Bereiches, liegen ein roter und darüber ein orangefarbener Fleck. Etwa in Höhe der Vergleichssubstanz Pyrogallol liegt ein brauner Fleck; knapp darüber liegen ein gelber und ein blauvioletter Fleck.

PRÜFUNG AUF REINHEIT

Relative Dichte (Ph. Eur.): 0,898 bis 0,918.

Trockenrückstand (DAB): Mindestens 1,6 Prozent.

LAGERUNG

Vor Licht geschützt.

Datura stramonium

Stramonium

Verwendet werden die frischen, oberirdischen Teile blühender Pflanzen von *Datura stramonium* L.

BESCHREIBUNG

Die Droge hat würzigen Geruch und arteigenen, schwach bitteren Geschmack.

Der mehr als 1 m hohe Stengel ist einfach oder meist gegabelt, kahl und grün oder violett angelaufen. Die Blätter sind lang gestielt, eiförmig zugespitzt und grobbuchtig gezähnt. Sie sind bis zu 20 cm lang und bis 15 cm breit, dunkelgrün mit grünen oder violetten Nerven.

Die gestielten Blüten stehen einzeln in den Astgabeln oder am Ende der Seitenachsen. Der Kelch ist röhrig, fünfzähnig und bis 4 cm lang. Die weiße oder hellviolette, bis 7 cm lange Blumenkrone ist trichterförmig und endet in 5 spitzen Zipfeln. Die 5 Staubblätter sind im unteren Teil mit der Kronröhre verwachsen.

Die kugeligen bis eiförmigen Früchte sind stachelig oder stachellos.

ARZNEIFORMEN

Die Urtinktur enthält mindestens 0,015 und höchstens 0,040 Prozent nicht flüchtige Basen, berechnet als Hyoscyamin ($C_{17}H_{23}NO_3$; MG 289,4).

HERSTELLUNG

Urtinktur und flüssige Verdünnungen nach Vorschrift 2a.

EIGENSCHAFTEN

Die Urtinktur ist eine grüngelbe Flüssigkeit mit schwachem, arteigenem Geruch.

PRÜFUNG AUF IDENTITÄT

A. 5 ml Urtinktur werden mit 10 ml Wasser, 1 ml konzentrierter Ammoniaklösung *R* und 0,5 g Natriumchlorid *R* versetzt und mit 10 ml Äther *R* ausgeschüttelt. Die Ätherphase wird über entwässertem Natriumsulfat *RH* getrocknet und filtriert. Filter und Rückstand werden mit 5 ml Äther *R* gewaschen. Die Ätherphase wird in einer Abdampfschale auf dem Wasserbad eingeengt, der Rückstand mit 0,2 ml rauchender Salpetersäure *R* versetzt und die Mischung über einer kleinen Flamme eingeengt. Wird dieser Rückstand mit 5 ml Aceton *R* und tropfenweise mit 0,2 ml äthanolischer Kaliumhydroxid-Lösung *R* versetzt, färbt sich die Flüssigkeit violett.

B. Chromatographie: Die Prüfung erfolgt dünnschichtchromatographisch auf einer Schicht von Kieselgel H*R*.

Untersuchungslösung: 10 ml Urtinktur werden auf dem Wasserbad bis zum Verschwinden des Äthanolgeruches erwärmt, mit 1 ml Ammoniaklösung *R* versetzt und zweimal mit je 10 ml peroxidfreiem Äther *R* ausgeschüttelt. Die vereinigten Ätherphasen werden mit entwässertem Natriumsulfat *RH* getrocknet und filtriert, wobei das Filter mit 10 ml peroxidfreiem Äther *R* ausgewaschen wird. Das Filtrat wird auf dem Wasserbad eingeengt und der Rückstand in 0,5 ml Methanol *R* gelöst.

Vergleichslösung: 5 mg Scopolaminhydrobromid *R* und 15 mg Atropinsulfat *R* werden in 10 ml Methanol *R* gelöst.

Aufgetragen werden getrennt je 20 µl Untersuchungs- und Vergleichslösung. Die Chromatographie erfolgt über eine Laufstrecke von 15 cm mit einer Mischung von 90 Volumteilen Aceton *R*, 7 Volumteilen Wasser und 3 Volumteilen konzentrierter Ammoniaklösung *R*. Die Chromatogramme werden 15 Minuten lang bei 100 bis 105 °C getrocknet und nach dem Abkühlen mit Natriumwismutjodid-Lösung *R* und anschließend mit 0,1 N-Schwefelsäure bis zum Erscheinen von roten oder orangeroten Flecken auf gelbem bis braunem Untergrund besprüht.

Das Chromatogramm der Vergleichslösung zeigt im unteren Drittel des Rf-Bereiches den orangefarbenen Fleck des Atropins und im oberen Drittel den orangefarbenen Fleck des Scopolamins.

Die Flecke im Chromatogramm der Untersuchungslösung müssen denen der Vergleichslösung in bezug auf ihre Lage, ungefähre Größe und Farbe ähnlich sein.

PRÜFUNG AUF REINHEIT

Atropa belladonna: 10 ml Urtinktur werden auf dem Wasserbad bis zum Verschwinden des Äthanolgeruches erwärmt, mit 10 ml Wasser verdünnt und filtriert. Das Filtrat wird mit 15 ml Chloroform *R* ausgeschüttelt. Die Chloroformphase wird mit 10 ml Wasser gewaschen und auf dem Wasserbad eingeengt. Der Rückstand wird mit 10 ml heißem Wasser aufgenommen. Werden nach dem Abkühlen 0,1 ml konzentrierte Ammoniaklösung *R* zugesetzt, darf bei Betrachten im ultravioletten Licht bei 365 nm höchstens eine ganz schwache blaugrüne Fluoreszenz auftreten.

Relative Dichte (Ph. Eur.): 0,930 bis 0,950.

Trockenrückstand (DAB): Mindestens 1,2 Prozent.

GEHALTSBESTIMMUNG

Etwa 24,0 g Urtinktur, genau gewogen, werden auf dem Wasserbad auf etwa 3 ml eingeengt, mit 3,5 ml Ammoniaklösung *R* versetzt und nach Zugabe von 60,0 g Äther *R* 3 Minuten lang geschüttelt. Nach Zugabe von 1,0 g gepulvertem Tragant *RN* wird 1 Minute lang geschüttelt und dann durch einen kleinen Wattebausch in einen trockenen Erlenmeyerkolben mit Glasstopfen filtriert, wobei der Trichter zum Schutz gegen Verdunstungsverluste abzudecken ist. 50,0 g Filtrat (entsprechend etwa 20,0 g Urtinktur) werden auf dem Wasserbad eingeengt und danach noch 15 Minuten lang auf dem Wasserbad belassen. Der Rückstand wird in 5 ml Äthanol *R* aufgenommen. Nach Zusatz von 5 ml Wasser, 5,0 ml 0,01 N-Salzsäure und 0,1 ml Methylrot-Mischindikator-Lösung *R* wird mit 0,01 N-Natriumhydroxid-Lösung titriert.

1 ml 0,01 N-Salzsäure entspricht 2,894 mg nicht flüchtigen Basen, berechnet als Hyoscyamin.

Grenzprüfung der D 4

15,0 ml der vierten Dezimalverdünnung werden auf dem Wasserbad auf 2 bis 3 ml eingeengt; die verbliebene Lösung wird mit 5 ml Wasser in einen Scheidetrichter überführt. Nach Zugabe von 1 ml konzentrierter Ammoniaklösung *R* und 10,0 ml Äther *R* wird 5 Minuten lang geschüttelt. Die Ätherphase wird in einer kleinen Porzellanschale von etwa 10 ml Fassungsvermögen auf dem Wasserbad eingeengt. Nach Zusatz von 0,1 ml rauchender Salpetersäure *R* wird erneut eingeengt. Der Rückstand wird in 1 ml Aceton *R* aufgenommen und tropfenweise mit 0,2 ml einer 3prozentigen Lösung (G/V) von Kaliumhydroxid *R* in Äthanol *R* versetzt. Die Mischung darf nicht stärker violett gefärbt sein als 1,2 ml einer aus 0,1 ml 0,1 N-Kaliumpermanganatlösung und 100 ml Wasser hergestellten Vergleichslösung.

LAGERUNG

Vor Licht geschützt.

Vorsichtig zu lagern!

Digitalis purpurea

Digitalis

Verwendet werden die frischen Blätter einjähriger Pflanzen oder die zu Beginn der Blütezeit gesammelten Blätter zweijähriger Pflanzen von *Digitalis purpurea* L.

BESCHREIBUNG

Die Blätter sind meist 10 bis 40, selten bis 50 cm lang und meist 4 bis 12, selten bis 15 cm breit, länglich-eiförmig, stumpf-spitzig, teils deutlich, teils kurz gestielt oder auch sitzend. Die Blattspreite ist am Grunde rasch zusammengezogen und läuft am Blattstiel schmal herab. Der Blattrand ist einfach, bisweilen doppelt unregelmäßig gekerbt mit in ein kurzes Spitzchen auslaufenden Kerbzähnen. Oberseits sind die Blätter lebhaft grün und schwach behaart, unterseits erscheinen sie durch filzige Behaarung hellgrün bis graugrün. Von einem starken Hauptnerven zweigen die Seitennerven erster Ordnung im unteren Teil des Blattes in einem Winkel von 20 bis 30°, im oberen in einem Winkel von bis zu 50° ab und verlaufen steil bogenförmig zum Blattrand. Sie lösen sich allmählich in ein Netzwerk miteinander verbundener Seitennerven zweiter und dritter Ordnung auf. Auf der Blattunterseite tritt das Netzwerk rippenbildend scharf hervor. Die feinen, nicht in der Blattfläche erhabenen Rippen erscheinen im durchscheinenden Licht als feines helles Netz.

ARZNEIFORMEN

HERSTELLUNG

Urtinktur und flüssige Verdünnungen nach Vorschrift 2a.

EIGENSCHAFTEN

Die Urtinktur ist eine hell grünlichbraune Flüssigkeit.

PRÜFUNG AUF IDENTITÄT

Prüflösung: 10 ml Urtinktur werden mit 20 ml Wasser und 10 ml Blei(II)-acetat-Lösung R versetzt und geschüttelt. Nach 5 Minuten wird filtriert. Das Filtrat wird zweimal mit je 15 ml einer Mischung aus 3 Volumteilen Chloroform R und 2 Volumteilen Isopropanol R ausgeschüttelt; bei Emulsionsbildung wird zentrifugiert. Die vereinigten organischen Phasen werden unter vermindertem Druck (höchstens 27 mbar) bei einer Wasserbadtemperatur von höchstens 50 °C eingeengt. Der Rückstand wird in 1,0 ml Methanol R gelöst.

A. Wird 1 ml Urtinktur mit 15 ml Wasser und 0,2 ml verdünnter Ammoniaklösung R 1 versetzt, so färbt sich die Flüssigkeit intensiv gelb.

B. Wird 1 ml Urtinktur mit 15 ml Wasser und 0,2 ml Eisen(III)-chlorid-Lösung R 1 im Reagenzglas versetzt, so färbt sich die Mischung dunkelgrün. Wird die Mischung kräftig geschüttelt, so entsteht ein über 2 Stunden lang beständiger Schaum.

C. 0,2 ml Prüflösung werden auf dem Wasserbad vorsichtig zur Trockne eingedampft. Wird der Rückstand in 0,2 ml Dinitrobenzoesäure-Lösung R aufgenommen und mit 0,2 ml verdünnter Natriumhydroxid-Lösung R versetzt, so färbt sich die Mischung rotviolett.

D. 0,1 ml Prüflösung werden auf dem Wasserbad vorsichtig zur Trockne eingedampft. Wird der Rückstand mit 0,3 ml einer Mischung aus 2 ml Acetanhydrid

R und 0,3 ml Schwefelsäure *R* versetzt, so färbt sich die Mischung über gelb nach schmutziggrün.

E. Chromatographie: Die Prüfung erfolgt dünnschichtchromatographisch auf eine Schicht von Kieselgel H *R*.

Untersuchungslösung: Prüflösung.

Vergleichslösung: 5 mg Digitoxin *R* und 5 mg Lanatosid C *RN* werden in 1,0 ml Methanol *R* gelöst.

Aufgetragen werden getrennt 30 µl Untersuchungslösung und 10 µl Vergleichslösung. Die Chromatographie erfolgt über eine Laufstrecke von 15 cm mit einer Mischung von 81 Volumteilen Äthylacetat *R*, 11 Volumteilen Methanol *R* und 8 Volumteilen Wasser. Die Platte wird an der Luft getrocknet, mit einer Mischung aus 2 Volumteilen 3prozentiger Lösung (G/V) von Chloramin T *R* und 8 Volumteilen einer 25prozentigen Lösung (G/V) von Trichloressigsäure *R* in Äthanol *R* besprüht, 5 bis 10 Minuten lang auf 100 bis 105 °C erhitzt und umgehend im ultravioletten Licht bei 365 nm ausgewertet.

Das Chromatogramm der Vergleichslösung zeigt im mittleren Rf-Bereich den gelbgrün fluoreszierenden Fleck des Digitoxins (Rst 1,0) und im unteren Rf-Bereich den blau fluoreszierenden Fleck des Lanatosids C.

Im Chromatogramm der Untersuchungslösung liegt ein intensiv gelb fluoreszierender Fleck auf der Höhe des Digitoxins und ein gelbbraun fluoreszierender etwas unterhalb des Lanatosids C bei Rst 0,31 bis 0,36. Blau fluoreszierende Flecke treten auf bei Rst 0,17 bis 0,21, bei Rst 0,56 bis 0,61 und bei Rst 0,80 bis 0,85.

PRÜFUNG AUF REINHEIT

Relative Dichte (Ph. Eur.): 0,930 bis 0,950.

Trockenrückstand (DAB): Mindestens 2,5 und höchstens 3,8 Prozent.

Grenzprüfung der D 4

5,0 g der 4. Dezimalverdünnung werden auf dem Wasserbad zur Trockne eingedampft. Der Rückstand wird in 1,0 ml Wasser aufgenommen und mit 2,0 ml Diazobenzolsulfonsäure-Lösung *R* 1 versetzt. Nach etwa 2 Minuten wird 1 ml verdünnter Natriumhydroxid-Lösung *R* zugegeben. 2 ml der Mischung dürfen nicht stärker gefärbt sein als die Farbvergleichslösung BG_5 (Ph. Eur., Methode I).

LAGERUNG

Vor Licht geschützt.

Vorsichtig zu lagern!

Dioscorea villosa

Verwendet werden die frischen, nach der Blütezeit gesammelten, unterirdischen Teile von *Dioscorea villosa* L.

BESCHREIBUNG

Das Rhizom ist holzig, waagerecht weithin kriechend, knotig, etwas zusammengedrückt, einfach oder ästig, etwa 6 bis 15 mm dick, mit zahlreichen, an der Seite entspringenden Wurzeln, außen hellbraun bis gelblichbraun, mit kleinen Stengelnarben an der Oberseite, geruchlos und etwas scharf schmeckend, stärkereich und raphidenhaltig, mit kurzfaserigem Bruch.

ARZNEIFORMEN

HERSTELLUNG

Urtinktur und flüssige Verdünnungen nach Vorschrift 3a.

EIGENSCHAFTEN

Die Urtinktur ist eine gelbe Flüssigkeit von schwach aromatischem Geruch.

PRÜFUNG AUF IDENTITÄT

A. 1 ml Urtinktur wird mit 100 ml Wasser verdünnt und mit 0,3 ml verdünnter Natriumhydroxid-Lösung *R* versetzt. Die Lösung färbt sich schwach gelb.

B. 1 ml Urtinktur wird mit 1 ml einer frisch hergestellten 1prozentigen Lösung von Resorcin *R* in Salzsäure *R* zum Sieden erhitzt. Die Lösung färbt sich rot.

C. 1 ml Urtinktur wird auf dem Wasserbad vom Äthanol befreit. Der Rückstand wird mit 5 ml Toluol *R* nach Zusatz von 1 ml konzentrierter Schwefelsäure *R* ausgeschüttelt. Die Toluolphase färbt sich orange bis rot.

D. 1 ml Urtinktur wird mit 10 ml Wasser im Reagenzglas kräftig geschüttelt. Dabei entsteht ein mindestens 2 cm hoher und über 2 Stunden lang beständiger, weißer Schaum.

E. **Chromatographie** (Ph. Eur.): Die Prüfung erfolgt dünnschichtchromatographisch auf einer Schicht von Kieselgel H R.

Untersuchungslösung: Urtinktur.

Vergleichslösung: 10 mg Sudan III R werden in 10 ml Methanol R gelöst.

Aufgetragen werden getrennt 25 µl Urtinktur und 10 µl Vergleichslösung. Die Chromatographie erfolgt über eine Laufstrecke von 10 cm mit einer Mischung von 50 Volumteilen Toluol R, 40 Volumteilen Äthylacetat R und 10 Volumteilen wasserfreier Essigsäure R. Die Platte wird nach vollständigem Verdunsten der mobilen Phase mit äthanolischer Molybdatophosphorsäure RN besprüht und 5 Minuten lang auf 110 °C erhitzt.

Nach dem Abkühlen zeigt das Chromatogramm auf gelben Grund folgende Flecke (bezogen auf Sudan III als Vergleich: Rst 1,0): Rst 0 bis 0,15 und 0,58 (schwach blau), Rst 0,86, 1,0 und 1,1 (tiefblau).

PRÜFUNG AUF REINHEIT

Relative Dichte (Ph. Eur.): 0,893 bis 0,908.

Trockenrückstand (DAB): Mindestens 2,1 Prozent.

Vorsichtig zu lagern!

Drosera

Verwendet werden die ganzen, frischen, bei Beginn der Blüte gesammelten Pflanzen von *Drosera rotundifolia* L., *Drosera intermedia* HAYNE und *Drosera anglica* HUDSON.

BESCHREIBUNG

Drosera rotundifolia: Die ausdauernde Pflanze hat faserige Wurzeln und an der Sproßbasis rosettig gedrängte, abstehende, lang gestielte, 1,0 bis 7,0 cm lange Laubblätter. Die Spreite ist kreisrund oder queroval, muldenartig, plötzlich in den Stiel verschmälert, 4 bis 10 mm lang und 5 bis 12 mm breit, unterseits kahl oder zerstreut kurzhaarig und oberseits mit spreizenden, drüsentragenden, roten Tentakeln besetzt. Die glatten, kahlen und meist rot überlaufenen Stiele der 10 bis 20 cm hohen Blütenstände entspringen in der Mitte der Rosette. Die Spitzen der Drüsenhaare sind mit Tröpfchen besetzt, die wie Tau in der Sonne glänzen. Die Blüten stehen in Wickeln. Die 5 weißen Kronblätter sind spatelig und 4 bis 6 mm lang; die 5 Staubblätter sind meist etwas kürzer und tragen weißliche Staubbeutel. Die 3 Griffel sind bis zum Grund zweispaltig, 1,5 bis 2 mm lang; die Narben sind keulig.

Drosera intermedia: Die ausdauernde Pflanze hat faserige Wurzeln und meist an den Sproßbasen rosettig angehäufte, aufrecht abstehende, 2,0 bis 5,0 cm lange Laubblätter. Die Spreite ist verkehrt-eiförmig bis spatelig, allmählich in den aufrechten Stiel verschmälert, 5 bis 10 mm lang und 3 bis 5 mm breit, unten kahl und oberseits mit bis 4 mm langen, abstehenden, drüsigen, roten Tentakeln besetzt. Die blattlosen und schaftartigen Stiele der Blütenstände entspringen unter der Blattrosette und steigen aus liegendem Grund 1 bis 10 cm hoch auf; sie sind zur Blütezeit so lang oder nur wenig länger als die Laubblätter; später verlängern sich die glatten, kahlen und rot überlaufenen Stiele mäßig. Die Blüten stehen in armblütigen Scheintrauben. Die 5 weißen Kronblätter sind schmal, verkehrt-eiförmig, 4 bis 5 mm lang; die Staubblätter sind etwas kürzer. Die 3 Griffel sind bis zur Basis zweispaltig, die Narben an der Spitze verbreitert und meist herzförmig-zweilappig.

Drosera anglica: Die ausdauernde Pflanze hat faserige Wurzeln und an den Sproßbasen rosettig gedrängte, aufrechte, lang gestielte, 3,0 bis 10,0 cm lange Laubblätter. Die Spreite ist lineal-keilförmig, ganz allmählich in den Stiel verschmälert, 1,0 bis 4,0 cm lang und 2 bis 5 mm breit, unterseits kahl und oberseits mit abstehenden, bis 7 mm langen, drüsentragenden, roten Tentakeln besetzt. Die Stiele der Blütenstände entspringen in der Mitte der Rosette; sie sind aufrecht, blattlos, schaftartig, 5 bis 30 cm hoch, zwei- bis mehrfach länger als die Laubblätter, glatt, kahl und rot überlaufen. Die Blüten sind in armblütigen Scheintrauben angeordnet. Die 5 weißen Kronblätter sind breit, spatelförmig, ungefähr 6 mm lang; die 5 Staubblätter sind etwas kürzer und tragen gelbe Staubbeutel. Die 3 Griffel sind bis zum Grund gespalten, etwa 2 mm lang, die Narben sind keulig.

ARZNEIFORMEN

HERSTELLUNG

Urtinktur und flüssige Verdünnungen nach Vorschrift 2a.

EIGENSCHAFTEN

Die Urtinktur ist eine rotbraune Flüssigkeit.

PRÜFUNG AUF IDENTITÄT

A. Wird eine Mischung aus 1 ml Urtinktur und 10 ml Wasser kräftig geschüttelt, entsteht ein mehrere Stunden lang beständiger Schaum.

B. 5 ml Urtinktur werden mit 10 ml Wasser verdünnt und nach Zugabe von 0,5 ml verdünnter Schwefelsäure R mit 10 ml Äther R ausgeschüttelt. Die gelbe Ätherphase zeigt im ultravioletten Licht bei 365 nm eine graugrüne Fluoreszenz. Werden 2 ml des Ätherauszuges vorsichtig mit 1 ml Schwefelsäure R unterschichtet, färbt sich die Säure intensiv goldgelb und fluoresziert im ultravioletten Licht bei 365 nm stark gelbgrün.

C. Chromatographie: Die Prüfung erfolgt dünnschichtchromatographisch auf einer Schicht von Kieselgel H R.

Untersuchungslösung: 5 ml Urtinktur werden mit 5 ml Wasser verdünnt und 3mal mit je 10 ml Chloroform R ausgeschüttelt. Die vereinigten organischen Phasen werden eingeengt; der Rückstand wird in 0,5 ml Methanol R aufgenommen.

Vergleichslösung: 10 mg Naphtholbenzein R werden in 10 ml Chloroform R gelöst.

Aufgetragen werden getrennt 30 µl Untersuchungslösung und 10 µl Vergleichslösung. Die Chromatographie erfolgt über eine Laufstrecke von 10 cm mit einer Mischung aus 97 Volumteilen Chloroform R und 3 Volumteilen Methanol R. Nach Verdunsten der mobilen Phase zeigt das Chromatogramm der Vergleichslösung im Tageslicht im unteren Drittel des Rf-Bereiches den braunen Fleck des Naphtholbenzeins (Rst 1,0).

Das Chromatogramm der Untersuchungslösung zeigt im ultravioletten Licht bei 254 nm Flecke mit den Rst-Werten 0,6 (grünlich), 1,1 (gelb) und 3,0 (hellblau).

Die Chromatogramme werden einige Minuten lang in eine Kammer gestellt, in der sich ein Gefäß mit Ammoniaklösung R befindet. Das Chromatogramm der Untersuchungslösung zeigt im Tageslicht bei Rst 0,4 einen gelben Fleck.

PRÜFUNG AUF REINHEIT

Relative Dichte (Ph. Eur.): 0,930 bis 0,950.

Trockenrückstand (DAB): Mindestens 1,2 Prozent.

LAGERUNG

Vor Licht geschützt.

Echinacea angustifolia

Verwendet wird die frische blühende Pflanze mit Wurzel von *Echinacea angustifolia* DC.

BESCHREIBUNG

Die mehrjährige Pflanze besitzt eine mehr oder weniger starke, senkrecht in den Boden gehende Pfahlwurzel, einen einköpfigen, rauhen, etwa 60 bis 90 cm hohen Stengel, der im oberen Teil hohl und unter dem Blütenkopf verdickt ist. Die Blätter sind länglich-lanzettlich oder länglich-elliptisch, ganzrandig, dreinervig, dunkelgrün und auf beiden Seiten rauhaarig-höckerig; die Grundblätter sind langgestielt, die oberen Stengelblätter kurzgestielt oder fast sitzend. Der Blütenstandsboden ist kegelförmig emporgewölbt, die lanzettlichen Hüllblätter sind ganzrandig und dicht rauh behaart. Die Spreublätter sind dunkelrot, etwa doppelt so lang wie die Blumenröhre und kielartig zusammengezogen; zur Zeit der Samenreife sind sie dunkelbraun und steif. Die etwa 15–20 etwas herabhängenden weiblichen Zungenblüten sind blaßpurpurn bis rosa und meist zweizähnig. Die grünlichen zwittrigen Röhrenblüten sind fünfzähnig, die Griffel dunkelrot, oben geteilt und mit Fegehaaren versehen. Die Antheren der 5 Staubblätter sind zu einer Röhre verwachsen; die Pollen erscheinen goldgelb. Der Pappus besteht aus einem unregelmäßig gezackten Saum am Grunde der Blumenkronröhre.

ARZNEIFORMEN

HERSTELLUNG

Urtinktur und flüssige Verdünnungen nach Vorschrift 3a.

EIGENSCHAFTEN

Die Urtinktur ist eine gelbgrüne Flüssigkeit von aromatischem Geruch und süßlichem Geschmack.

PRÜFUNG AUF IDENTITÄT

A. 1 ml Urtinktur färbt sich beim Erhitzen mit 0,5 ml Phloroglucin-Lösung *R* und 1 ml Salzsäure *R* rot bis dunkelrot.

B. 1 ml Urtinktur färbt sich nach Zusatz von 0,1 ml Eisen(III)-chlorid-Lösung R 1 olivgrün bis braun.

C. Chromatographie: Die Prüfung erfolgt dünnschichtchromatographisch auf einer Schicht von Kieselgel H R.

Untersuchungslösung: 10 ml Urtinktur werden mit 10 ml Wasser verdünnt und 2mal mit je 10 ml Chloroform ausgeschüttelt. Die organische Phase wird unter vermindertem Druck (höchstens 27 mbar) zur Trockne eingedampft und der Rückstand in 1 ml einer Mischung aus gleichen Teilen Chloroform R und Methanol R aufgenommen.

Vergleichslösung: 10 mg Thymol R und 10 mg Menthol R werden in 10 ml Methanol R gelöst.

Aufgetragen werden getrennt 20 µl Untersuchungslösung und 20 µl Vergleichslösung. Die Chromatographie erfolgt über eine Laufstrecke von 15 cm mit einer Mischung von 70 Volumteilen Cyclohexan R, 20 Volumteilen Äther R und 10 Volumteilen Methanol R. Nach Verdunsten der mobilen Phase werden die Chromatogramme mit Anisaldehyd-Lösung R besprüht und 10 Minuten lang auf 110 °C erhitzt. Das Chromatogramm der Untersuchungslösung zeigt im Tageslicht folgende Flecke (bezogen auf den roten Fleck des Thymols: Rst 1,0): Rst 0,6 (grau), 0,8 (violett), 1,0 (graugrün), 1,3 (gelbbraun), 1,5 (grün), 1,8 (dunkelviolett).

Die Flecke der Vergleichslösung sollen scharf getrennt sein, wobei der dunkelblaue Fleck des Menthols bezogen auf Thymol einen Rst-Wert von 0,8 hat.

PRÜFUNG AUF REINHEIT

Relative Dichte (Ph. Eur.): 0,885 bis 0,910.

Trockenrückstand (DAB): Mindestens 1,3 Prozent.

LAGERUNG

Vor Licht geschützt.

Echinacea purpurea

Verwendet werden die frischen, oberirdischen Teile blühender Pflanzen von *Echinacea purpurea* (L.) Moench.

BESCHREIBUNG

Der einfache oder verzweigte, aufrechte, kräftige, runde und kahle, nur im oberen Teil kantige und abstehend behaarte Stengel der ausdauernden Pflanze ist 50 bis 150, selten bis 180 cm hoch. Die grundständigen Laubblätter haben eine zugespitzte, grob gezähnte, rauh behaarte Spreite, die breit-eiförmig bis eiförmig-lanzettlich, am Grund herzförmig, bisweilen in den etwas geflügelten, bis 25 cm langen Blattstiel verschmälert und 5 bis 20 cm lang und 6 bis 10 cm breit ist. Die ähnlich gestalteten, wechselständigen, untersten Stengelblätter sind lang, die folgenden kürzer gestielt, deutlich schmäler und weniger gezähnt, die obersten fast sitzend, schmallanzettlich, häufig ganzrandig und beiderseits rauh behaart. Die meist einzeln stehenden, langgestielten, kopfigen Blütenstände sind 10 bis 15 cm breit und von zahlreichen, in drei Reihen angeordneten, lanzettlich bis linealen, teils außen fein steifhaarigen, teils kahlen, am Rande bewimperten Hüllblättern umgeben. Der anfangs flache, 1,5 bis 3,5 cm breite, später aufgewölbte, etwa 2 bis 2,5 cm hohe, nach dem Verblühen kegelförmig verlängerte Blütenstandsboden trägt zahlreiche steife, orangerote, oft glänzende Spreublätter, deren dunkelrote, gerade, fast die halbe Länge ausmachende Spitze fast grannenartig ausgebildet ist. Die 10 bis 20 randständigen, sterilen Strahlenblüten haben eine rötlich purpurfarbene bis karmesinrote Krone, die über einem kurzen röhrenförmigen Teil in eine schmal-lineale, 4 bis 6 cm lange, etwa 6 mm breite, anfangs waagerecht abstehende, später deutlich herabhängende Zunge ausgezogen ist. Die röhrenförmige Krone der zwittrigen, fertilen Scheibenblüten ist dunkelrot bis purpurbraun und wird von den Spreublättern überragt. Der unterständige, einfächerige Fruchtknoten ist scharf vierkantig. Der Kelch ist bis auf einen häutigen, fein gezähnten Saum mit vier längeren, über den Ecken stehenden Zähnen reduziert.

ARZNEIFORMEN

HERSTELLUNG

Urtinktur und flüssige Verdünnungen nach Vorschrift 3a.

EIGENSCHAFTEN

Die Urtinktur ist eine gelbgrüne Flüssigkeit mit aromatischem Geruch und süßlichem Geschmack.

PRÜFUNG AUF IDENTITÄT

A. Wird 1 ml Urtinktur mit 0,5 ml Phloroglucin-Lösung R und 1 ml Salzsäure R versetzt und etwa 1 Minute lang auf dem Wasserbad erwärmt, färbt sich die Mischung rot bis dunkelrot.
B. Wird 1 ml Urtinktur mit 0,1 ml Eisen(III)-chlorid-Lösung R 1 versetzt, färbt sich die Mischung olivgrün bis braun.
C. Chromatographie: Die Prüfung erfolgt dünnschichtchromatographisch auf einer Schicht von Kieselgel H R.

Untersuchungslösung: Urtinktur.

Vergleichslösung: 10 mg Anethol R, 10 mg Thymol R und 10 mg Brenzcatechin R werden in 10 ml Methanol R gelöst.

Aufgetragen werden getrennt 30 µl Untersuchungslösung und 10 µl Vergleichslösung. Die Chromatographie erfolgt über eine Laufstrecke von 15 cm mit einer Mischung aus 70 Volumteilen Cyclohexan R, 20 Volumteilen Äther R und 10 Volumteilen Methanol R. Nach Verdunsten der mobilen Phase werden die Chromatogramme mit Anisaldehyd-Lösung R besprüht, 5 bis 10 Minuten lang auf 105 bis 110 °C erhitzt und innerhalb von 10 Minuten im Tageslicht ausgewertet.

Das Chromatogramm der Vergleichslösung zeigt im unteren Drittel des Rf-Bereiches den roten Fleck des Brenzcatechins, im mittleren Drittel den orangeroten Fleck des Thymols und am Übergang vom mittleren zum oberen Drittel den violetten Fleck des Anethols.

Das Chromatogramm der Untersuchungslösung zeigt folgende Flecke: deutlich abgesetzt über der Vergleichssubstanz Brenzcatechin einen blauen Fleck, etwas über der Mitte zwischen den beiden Vergleichsflecken Brenzcatechin und Thymol zwei nahe beieinanderliegende Flecke, wovon der untere blau, der obere violett ist, sowie wenig über dem Fleck des Anethols einen blauen Fleck.

PRÜFUNG AUF REINHEIT

Echinacea angustifolia: Bei der „Prüfung auf Identität" C dürfen im Chromatogramm der Untersuchungslösung folgende Flecke nicht auftreten: ein gelbgrüner Fleck wenig unterhalb der Vergleichssubstanz Thymol sowie ein hellbrauner und wenig darüber ein olivgrüner Fleck zwischen den Vergleichssubstanzen Thymol und Anethol.

Relative Dichte (Ph. Eur.): 0,890 bis 0,915.

Trockenrückstand (DAB): Mindestens 1,5 Prozent.

LAGERUNG

Vor Licht geschützt.

Eichhornia crassipes

Eichhornia

Verwendet wird die ganze, frische Pflanze von *Eichhornia crassipes* (Mart.) Solms.

BESCHREIBUNG

Die sympodial verzweigte, gestauchte Scheinachse trägt dicht gedrängt rosettig angeordnete, herz- oder einierenförmige Blätter. Bei der im Schlamm wurzelnden Form bildet die Sproßachse ein kriechendes Rhizom, bei der frei schwimmenden Form ist sie fadenförmig verlängert und bildet in Rosetten endende Ausläufer. An allen Knoten der Scheinachse sitzen Adventivwurzeln. Die Blattstiele sind, insbesondere bei der frei schwimmenden Form, zu Schwimmblasen angeschwollen. Der scheinährige Blütenstand wird von einer scheidigen Spatha umhüllt. Die große, bläuliche, farbvariable Blütenhülle ist trichterförmig, beinahe regelmäßig sechszipfelig; alle Blütenhüllblätter sind ganzrandig. Der dreifächrige Fruchtknoten ist von 6 Staubblättern umgeben.

ARZNEIFORMEN

HERSTELLUNG

Urtinktur und flüssige Verdünnungen nach Vorschrift 3a.

EIGENSCHAFTEN

Die Urtinktur ist eine gelbbraune Flüssigkeit mit eigenartigem Geruch und ohne besonderen Geschmack.

PRÜFUNG AUF IDENTITÄT

A. Wird 1 ml Urtinktur mit 1 ml Salzsäure R 1 und 50 mg Resorcin R 10 Minuten lang im Wasserbad erhitzt, färbt sich die Mischung rot.

B. Wird 1 ml Urtinktur mit 1 ml einer 0,5prozentigen Lösung (G/V) von Ninhydrin R versetzt und 5 Minuten lang im Wasserbad erhitzt, färbt sich die Mischung violett.

C. Chromatographie: Die Prüfung erfolgt dünnschichtchromatographisch auf einer Schicht von Kieselgel H R.

Untersuchungslösung: 5 ml Urtinktur werden unter vermindertem Druck eingeengt. Der Rückstand wird in 1 ml Äthanol 70 % RN aufgenommen.

Vergleichslösung: 5 mg Pyrogallol R und 10 mg Hyperosid RN werden in 10 ml Methanol R gelöst.

Aufgetragen werden getrennt 40 µl Untersuchungslösung und 20 µl Vergleichslösung. Die Chromatographie erfolgt über eine Laufstrecke von 15 cm mit einer Mischung aus 80 Volumteilen Äthylacetat R, 10 Volumteilen wasserfreier Ameisensäure R und 10 Volumteilen Wasser. Die Chromatogramme werden 10 Minuten lang bei 105 bis 110 °C getrocknet, mit Anisaldehyd-Lösung R besprüht und nochmals 10 Minuten lang auf 105 bis 110 °C erhitzt. Die Auswertung erfolgt sofort im Tageslicht.

Das Chromatogramm der Vergleichslösung zeigt im mittleren Drittel des Rf-Bereiches den gelben Fleck des Hyperosids und im oberen Drittel den orangeroten Fleck des Pyrogallols.

Das Chromatogramm der Untersuchungslösung zeigt zwischen Start und der Vergleichssubstanz Hyperosid von unten nach oben in etwa gleichen Abständen einen braungrünen, einen schwachen, gelborangefarbenen und einen braungelben Fleck. Etwa in Höhe der Vergleichssubstanz Hyperosid ist ein kräftig rotvioletter Fleck sichtbar. Deutlich über der Vergleichssubstanz Hyperosid befindet sich ein rosavioletter Fleck und oberhalb der Vergleichssubstanz Pyrogallol ein blauvioletter Fleck.

PRÜFUNG AUF REINHEIT

Relative Dichte (Ph. Eur.): 0,895 bis 0,915.

Trockenrückstand (DAB): Mindestens 0,3 Prozent.

LAGERUNG

Vor Licht geschützt.

Ephedra distachya spag. Zimpel

Ephedra spag. Zimpel

Verwendet werden die frischen, oberirdischen Teile von *Ephedra distachya* L.

BESCHREIBUNG

Die Pflanze ist ein aufrechtes oder aus niederliegendem Grund aufsteigendes, fast blattloses, strauchiges, bis 1 m hohes Rutengewächs. Die Grundachse ist lang und kriechend. Die Rinde ist grau. Die Zweige sind meist gerade oder gebogen. Sie sind bis 2 mm dick, fein gestreift und gegliedert. Die Blätter sind bis 2 mm lang, in der Mitte krautig, seitlich weiß und trockenhäutig. Die Scheidezähne sind kurz, dreieckig, stumpf oder spitzlich. Die Staubblätter sind weit hervorragend und oft geteilt. Die weiblichen Blütenstände sind zweiblütig mit geradem Hals des Integuments. Die roten Beerenzapfen sind 6 bis 7 mm lang und kugelförmig.

ARZNEIFORM

HERSTELLUNG

Urtinktur und flüssige Verdünnungen nach Vorschrift 25.

EIGENSCHAFTEN

Die Urtinktur ist eine hellgelbe Flüssigkeit von charakteristischem Geruch und süßlichem Geschmack.

PRÜFUNG AUF IDENTITÄT

A. Werden 2 ml Urtinktur mit 0,1 ml Eisen(III)-chlorid-Lösung *R* 2 versetzt, so färbt sich beim Erwärmen die Mischung orangefarbig.

B. Chromatographie: Die Prüfung erfolgt dünnschichtchromatographisch auf einer Schicht von Kieselgel HF_{254} *R*.

Untersuchungslösung: 25 ml Urtinktur werden in einem Scheidetrichter vorsichtig mit konzentrierter Ammoniaklösung auf etwa pH 9 gebracht und 3mal mit je 15 ml Chloroform *R* ausgeschüttelt. Die vereinigten Chloroform-Auszüge werden über wasserfreiem Calciumchlorid *R* getrocknet, filtriert, vorsichtig eingeengt und der Rückstand in 0,5 ml Chloroform *R* aufgenommen.

Vergleichslösung: 5 mg Ephedrinhydrochlorid *RH* werden in 5 ml Methanol gelöst.

Aufgetragen werden getrennt 30 µl Untersuchungslösung und 10 µl Vergleichslösung. Die Chromatographie erfolgt über eine Laufstrecke von 10 cm mit einer Mischung von 91 Volumteilen Isopropanol *R*, 2 Volumteilen konzentrierter Ammoniaklösung *R* und 7 Volumteilen Wasser. Nach Verdunsten der mobilen Phase werden die Chromatogramme mit einer 0,2prozentigen Lösung (G/V) von Ninhydrin *R* in Äthanol *R* besprüht und 5 Minuten lang auf 105 bis 110 °C erhitzt.

Das Chromatogramm der Vergleichslösung zeigt im unteren Rf-Bereich den rotvioletten Fleck des Ephedrins. Im Chromatogramm der Untersuchungslösung treten zwei rotviolette und ein grauer Fleck im mittleren und oberen Rf-Bereich auf, jedoch kein Fleck auf Höhe des Ephedrin-Fleckes der Vergleichslösung.

PRÜFUNG AUF REINHEIT

Relative Dichte (Ph. Eur.): 0,975 bis 0,985.

Trockenrückstand (DAB): Mindestens 0,1 und höchstens 0,3 Prozent.

LAGERUNG

Vor Licht geschützt.

Eriodictyon californicum

Yerba santa

Verwendet werden die frischen, oberirdischen Teile blühender Pflanzen von *Eriodictyon californicum* (Hook. et Arn.) Torr.

BESCHREIBUNG

Die Pflanze entwickelt beim Zerreiben aromatischen Geruch und hat süßlichwürzigen Geschmack.

Sie ist ein Strauch von 50 bis 220 cm Höhe, mit klebrigem Stamm und kahlen oder spärlich behaarten, klebrigen Zweigen. Die Laubblätter sind wechselständig, zu den Zweigspitzen hin dichter stehend angeordnet; sie sind ledrig, immergrün und besitzen eine lineal- bis eiförmig-lanzettliche, zugespitzte, in einen kurzen, bisweilen etwas geflügelten Blattstiel verschmälerte, ganzrandige oder am Rand wellige bis gesägte, 5 bis 15 cm lange und 5 bis 50 mm breite Spreite. Ihre Oberseite ist dunkelgrün, kahl und klebrig. Die Unterseite ist stark netzig geadert und durch die schwach filzige Behaarung graugrün oder silbergrau.

Die radiären Blüten stehen in achsel- und endständigen Wickeln. Der Kelch ist bis zum Grunde in fünf lineallanzettliche, spärlich flaumig behaarte oder gewimperte, 2 bis 3 mm lange, aufrechte Zipfel geteilt. Die blauviolette bis weißliche Krone ist trichterförmig, 8 bis 15 mm lang, 4 bis 10 mm breit, außen am oberen Teil spärlich flaumig behaart und besitzt fünf seicht eingeschnittene, runde, 1,5 bis 3 mm lange, mehr oder weniger flach ausgebreitete Lappen. Die fünf eingeschlossenen Staubblätter sind am Grunde der Krone inseriert, ihre Filamente verschieden weit mit der Kronröhre verwachsen. Der aus zwei Fruchtblättern gebildete Fruchtknoten ist oberständig, tief viergeteilt und trägt einen bis zum Grunde gespaltenen Griffel mit kleinen, kopfigen Narben.

ARZNEIFORMEN

HERSTELLUNG

Urtinktur und flüssige Verdünnungen nach Vorschrift 3a.

EIGENSCHAFTEN

Die Urtinktur ist eine braune Flüssigkeit mit aromatischem Geruch und würzigem bis leicht bitterlichem Geschmack.

PRÜFUNG AUF IDENTITÄT

A. Wird 1 ml Urtinktur mit 2 ml Äthanol 90% *RN*, 1 ml Salzsäure *R* 1 und 50 mg Magnesium *R* als Spänen versetzt, entwickelt sich binnen 2 Minuten eine intensive Rotfärbung.
B. Wird 1 ml Urtinktur mit 0,5 ml Wasser versetzt, fällt ein kräftiger, heller Niederschlag aus. Wird 0,1 ml verdünnte Natriumhydroxid-Lösung *R* zugesetzt, geht der Niederschlag in Lösung, und die Lösung nimmt eine kräftige Orange- bis Braunorangefärbung an.
C. Chromatographie: Die Prüfung erfolgt dünnschichtchromatographisch auf einer Schicht von Kieselgel HF$_{254}$ *R*.

Untersuchungslösung: Urtinktur.

Vergleichslösung: 2 mg Scopoletin *RN* und 10 mg Quercetin *R* werden in 20 ml Methanol *R* gelöst.

Aufgetragen werden getrennt je 10 µl Untersuchungs- und Vergleichslösung. Die Chromatographie erfolgt über eine Laufstrecke von 15 cm mit einer Mischung aus 83 Volumteilen Chloroform *R*, 15 Volumteilen Aceton *R* und 2 Volumteilen Essigsäure 98 % *R*. Nach Verdunsten der mobilen Phase werden die Chromatogramme mit einer 1prozentigen Lösung (G/V) von Diphenylboryloxyäthylamin *R* in Methanol *R* und danach mit einer 5prozentigen Lösung (G/V) von Polyäthylenglykol 400 *R* in Methanol *R* besprüht und im ultravioletten Licht bei 365 nm ausgewertet.

Das Chromatogramm der Vergleichslösung zeigt im unteren Drittel des Rf-Bereiches den orangefarbenen Fleck des Quercetins und im unteren Teil des mittleren Drittels den leuchtend blauen Fleck des Scopoletins.

Das Chromatogramm der Untersuchungslösung zeigt etwa in Höhe der Vergleichssubstanz Quercetin einen oder zwei orangefarbene Flecke, unterhalb des Scopoletins zwei oder drei grüne Flecke, auf Höhe des Scopoletins einen grünen Fleck und oberhalb des Scopoletins im mittleren Drittel einen oder zwei blaue bis grüne Flecke.

PRÜFUNG AUF REINHEIT

Relative Dichte (Ph. Eur.): 0,902 bis 0,922.

Trockenrückstand (DAB): Mindestens 4,0 Prozent.

LAGERUNG

Vor Licht geschützt.

Eucalyptus globulus

Eucalyptus

Verwendet werden die getrockneten Blätter von *Eucalyptus globulus* LABILL. Sie enthalten mindestens 1,5 Prozent (V/G) ätherisches Öl.

BESCHREIBUNG

Die Droge riecht würzig und schmeckt arteigen und schwach bitter.

Die Blätter sind länglich-elliptisch, sichelförmig, bis etwa 20 cm lang, allmählich in eine lange Spitze auslaufend, gegen den Grund 3 bis 5 cm breit, schief abgerundet und in einen etwa 2 cm langen Stiel zusammengezogen, dick-lederig-steif. Bei Lupenbetrachtung ist das Blatt durchscheinend punktiert. Der Mittelnerv tritt scharf hervor, parallel dem verdickten Blattrand verläuft jederseits ein Randnerv.

Mikroskopische Merkmale: Unter der beidseitig reichlich Spaltöffnungen führenden, von einer dicken Kutikula bedeckten, dickwandigen, polyedrischen Epidermis befindet sich an Blattober- und -unterseite eine zwei- bis dreireihige Palisadenschicht. Dazwischen liegt ein lockeres Schwammparenchym, dessen Zellen in gleicher Richtung wie die Palisadenzellen verlaufen. Im Mesophyll treten große schizogene Sekretbehälter, Drusen und Einzelkristalle von Calciumoxalat auf. Außerdem zeigt die Epidermis nicht selten Korkwucherungen, die sie als braune Punkte durchsetzen. Im großen, kollateralen Leitbündel der Mittelrippe sind die beiden Enden des Siebteiles soweit aufgebogen, daß sie sich im Querschnittsbild an der Oberseite fast berühren und beinahe ein konzentrisches Leitbündel im äußeren Siebteil entsteht. Starke Sklerenchymfasern umgeben ringsum den Siebteil.

PRÜFUNG AUF IDENTITÄT

Prüflösung: 1 g grob gepulverte Droge (710) wird mit 10 ml Äthanol 90 % *RN* 30 Minuten lang unter Rückfluß im Wasserbad erhitzt. Nach dem Abkühlen wird abfiltriert.

A. 1 ml Prüflösung wird mit 2 ml Äthanol *R* und 10 ml Wasser verdünnt. Nach Zusatz von 0,1 ml Eisen(III)-chlorid-Lösung *R* 1 entsteht eine blauschwarze Färbung.

B. Chromatographie: Die Prüfung erfolgt dünnschichtchromatographisch auf einer Schicht von Kieselgel H *R*.

Untersuchungslösung: Das bei der Gehaltsbestimmung anfallende Gemisch aus ätherischem Öl und Xylol wird mit Methanol *R* so verdünnt, daß der Gehalt der Lösung an ätherischem Öl 1 Prozent (V/V) beträgt.

Vergleichslösung: 20 mg Cineol *R*, 10 mg Linalool *RN* und 10 mg Thymol *R* werden in 10 ml Methanol *R* gelöst.

Aufgetragen werden getrennt 30 µl Untersuchungslösung und 10 µl Vergleichslösung. Die Chromatographie erfolgt über eine Laufstrecke von 15 cm mit einer Mischung aus 90 Volumteilen Methylenchlorid *R* und 10 Volumteilen Äthylacetat *R*. Nach Verdunsten der mobilen Phase werden die Chromatogramme mit einer 2prozentigen Lösung (G/V) von Furfurol *R* in Äthanol *R* und danach mit Schwefelsäure *R* besprüht und im Tageslicht ausgewertet.

Das Chromatogramm der Vergleichslösung zeigt im mittleren Drittel des Rf-Bereiches den violetten Fleck des Linalools, darüber den blauen Fleck des Cineols und den gelben Fleck des Thymols.

Im Chromatogramm der Untersuchungslösung treten blaue bis violette Flecke auf: Einer unterhalb der Vergleichssubstanz Linalool, je einer in Höhe der Vergleichssubstanzen Linalool und Cineol sowie zwei knapp oberhalb der Vergleichssubstanz Thymol.

PRÜFUNG AUF REINHEIT

Fremde Bestandteile (Ph. Eur.): Höchstens 5 Prozent (Blätter, Stiele, Blüten) und höchstens 1 Prozent andere fremde Bestandteile.

GEHALTSBESTIMMUNG

Ätherisches Öl (Ph. Eur.): Die Bestimmung erfolgt mit 20,0 g der unmittelbar vorher grob gepulverten Droge (710) und 300 ml Wasser als Destillationsflüssigkeit in einem 500-ml-Rundkolben; Destillation 90 Minuten lang bei 2 bis 3 ml in der Minute; 1,0 ml Xylol *R* als Vorlage.

ARZNEIFORMEN

HERSTELLUNG

Urtinktur aus der zerkleinerten Droge (2800) und flüssige Verdünnungen nach Vorschrift 4a mit Äthanol 86 Prozent.

EIGENSCHAFTEN

Die Urtinktur ist eine gelb- bis braungrüne Flüssigkeit mit dumpfwürzigem Geruch und schwach bitterem, arteigenem Geschmack.

PRÜFUNG AUF IDENTITÄT

Prüflösung: 10 ml Urtinktur werden 3mal mit je 10 ml Hexan *R* ausgeschüttelt. Die vereinigten organischen Phasen werden filtriert und unter vermindertem Druck auf dem Wasserbad bei etwa 30 °C eingeengt. Der Rückstand wird in 2 ml Chloroform *R* aufgenommen.

A. 1 ml Urtinktur wird mit 2 ml Äthanol *R* und 10 ml Wasser verdünnt. Nach Zusatz von 0,1 ml Eisen(III)-chlorid-Lösung *R* 1 entsteht blauschwarze Färbung.

B. Wird 0,1 ml Prüflösung mit 1 ml Acetanhydrid *R* und danach mit 0,1 ml Schwefelsäure *R* versetzt, ändert sich die Farbe von hellgrün über rot nach grün.

C. Chromatographie: Die Prüfung erfolgt wie bei der Droge angegeben. Untersuchungslösung ist die Prüflösung, von der 40 µl aufgetragen werden. Im Chromatogramm der Untersuchungslösung treten außer den bei der Droge beschriebenen Flecken noch ein oder zwei blaue bis violette Flecke in Startnähe auf.

PRÜFUNG AUF REINHEIT

Relative Dichte (Ph. eur.): 0,833 bis 0,848.

Trockenrückstand (DAB): Mindestens 2,0 Prozent.

LAGERUNG

Vor Licht geschützt.

Eupatorium perfoliatum

Verwendet werden die frischen, zu Beginn der Blüte gesammelten oberirdischen Teile von *Eupatorium perfoliatum* L.

BESCHREIBUNG

Die weichhaarige, feste Pflanze ist 1 bis 1,5 m hoch mit aufrechtem, stumpfkantigem, oben stark verzweigtem Stengel. Die Blätter sind 10 bis 15 cm lang, gegenständig, unten verwachsen und stengelumfassend, oben sitzend und nicht verwachsen, lanzettlich zugespitzt, am Rande kerbig gezähnt, mit einer starken Mittelrippe. Auf den wellig-runzeligen Blättern sitzen beiderseits Drüsenhaare. Die Blütenkörbchen bilden eine endständige, gedrängte, zusammengesetzte, ebensträußige Trugdolde. Die Blüten sind von einem zylindrischen Hüllkelch mit weißgrünen, lanzettlichen, behaarten, sich dachziegelig deckenden Schuppen umgeben. Sie tragen 8 bis 12 weiße, röhrig glockige Röhrenblüten mit 5zähnigen

Blumenkronen. Die Blüte hat 5 Staubgefäße und einen fädigen, zweischenkligen Griffel. Der Blütenstandsboden ist nackt und flach.

ARZNEIFORMEN

HERSTELLUNG

Urtinktur und flüssige Verdünnungen nach Vorschrift 3a.

EIGENSCHAFTEN

Die Urtinktur ist eine grünlichgelbe bis grünbraune Flüssigkeit mit schwach aromatischem Geruch und bisweilen bitterem Geschmack.

PRÜFUNG AUF IDENTITÄT

A. Wird 1 ml Urtinktur mit 1 ml Wasser gemischt, entsteht eine schwache Trübung.

B. Werden 3 ml Urtinktur mit 0,5 ml Eisen(III)-chlorid-Lösung R 1 versetzt, färbt sich die Mischung grünschwarz.

C. Wird 1 ml Urtinktur mit 2 ml Fehlingscher Lösung R versetzt und erwärmt, entsteht ein roter Niederschlag.

D. Chromatographie: Die Prüfung erfolgt dünnschichtchromatographisch auf einer Schicht von Kieselgel HF_{254} R.

Untersuchungslösung: Urtinktur.

Vergleichslösung: 5 µl Carvon *R N* und 5 mg Menthol *R* werden in 1 ml Toluol *R* gelöst.

Aufgetragen werden getrennt 20 µl Untersuchungslösung und 10 µl Vergleichslösung. Die Chromatographie erfolgt über eine Laufstrecke von 10 cm mit Methylenchlorid *R*.

Nach Verdunsten der mobilen Phase zeigt das Chromatogramm der Untersuchungslöung im ultravioletten Licht bei 365 nm einen violett fluoreszierenden Fleck wenig über dem Start.

Danach werden die Chromatogramme mit Anisaldehyd-Lösung *R* besprüht, 5 bis 10 Minuten lang auf 105 bis 110 °C erhitzt und innerhalb von 10 Minuten im Tageslicht ausgewertet.

Das Chromatogramm der Vergleichslösung zeigt im unteren Drittel des Rf-Bereiches den blauen Fleck des Menthols und an der Grenze von unterem und mittlerem Drittel den roten Fleck des Carvons.

Das Chromatogramm der Untersuchungslösung zeigt knapp unterhalb der Vergleichssubstanz Menthol einen roten Fleck, zwischen den Vergleichssubstanzen einen blauen Fleck und an der Grenze von mittlerem und oberem Drittel des Rf-Bereiches einen blauen Fleck.

PRÜFUNG AUF REINHEIT

Relative Dichte (Ph. Eur.): 0,890 bis 0,910.

Trockenrückstand (DAB): Mindestens 1,0 Prozent.

LAGERUNG

Vor Licht geschützt.

Eupatorium purpureum

Verwendet werden die frischen, nach dem Abblühen geernteten unterirdischen Teile von *Eupatorium purpureum* L.

BESCHREIBUNG

Die etwa 1,5 cm dicken, harten, hellbraunen, meist horizontal verlaufenden Wurzeln sind allseitig und dicht gedrängt mit zahlreichen, 1 bis 2 mm dicken, bis 50 cm langen, absteigenden Seitenwurzeln bedeckt. Diese tragen ihrerseits insbesondere im unteren Teil dünne und kurze Seitenwurzeln.

ARZNEIFORMEN

HERSTELLUNG

Urtinktur und flüssige Verdünnungen nach Vorschrift 3a.

EIGENSCHAFTEN

Die Urtinktur ist eine goldgelbe Flüssigkeit ohne besonderen Geruch und mit schwach bitterem Geschmack.

PRÜFUNG AUF IDENTITÄT

A. Werden 3 ml Urtinktur mit 0,5 ml Eisen(III)-chlorid-Lösung *R* 1 versetzt, färbt sich die Mischung grünbraun bis grünschwarz.

B. Werden 0,2 ml Urtinktur mit 1 ml einer 0,5prozentigen Lösung (G/V) von Vanillin *R* in Salzsäure *R* versetzt, entsteht sofort hellgrüne Färbung.

C. Wird 1 ml Urtinktur mit 50 mg Resorcin *R* und 1 ml Salzsäure *R* 1 versetzt und kurz zum Sieden erhitzt, entsteht dunkelrote Färbung.

D. Chromatographie: Die Prüfung erfolgt dünnschichtchromatographisch auf einer Schicht von Kieselgel H *R*.

Untersuchungslösung: Urtinktur.

Vergleichslösung: 5 mg Anethol *R*, 25 µl Carvon *RN* und 25 mg Menthol *R* werden in 5 ml Toluol *R* gelöst.

Aufgetragen werden getrennt 40 µl Untersuchungslösung und 10 µl Vergleichslösung. Die Chromatographie erfolgt über eine Laufstrecke von 10 cm mit Methylenchlorid *R*. Nach Verdunsten der mobilen Phase werden im Chromatogramm der Untersuchungslösung im ultravioletten Licht bei 365 nm die orange fluoreszierenden Flecke markiert. Anschließend werden die Chromatogramme mit Anisaldehyd-Lösung *R* besprüht, 5 bis 10 Minuten lang auf 105 bis 110 °C erhitzt und innerhalb von 10 Minuten im Tageslicht ausgewertet.

Das Chromatogramm der Vergleichslösung zeigt im unteren Drittel des Rf-Bereiches den violetten Fleck des Menthols, im mittleren Drittel den roten Fleck des Carvons und im oberen Drittel den violetten Fleck des Anethols.

Das Chromatogramm der Untersuchungslösung zeigt folgende blau- bis rotviolette Flecke: dicht über dem Start und etwa in Höhe der Vergleichssubstanz Menthol je einen Fleck, die beide im ultravioletten Licht bei 365 nm orangefarbene Fluoreszenz zeigten; zwei Flecke zwischen den Vergleichssubstanzen Menthol und Carvon; zwei Flecke zwischen den Vergleichssubstanzen Carvon und Anethol, von denen der untere im ultravioletten Licht bei 365 nm orangefarben fluoreszierte; oberhalb der Vergleichssubstanz Anethol kann ein weiterer Fleck liegen.

PRÜFUNG AUF REINHEIT

Relative Dichte (Ph. Eur.): 0,890 bis 0,910.

Trockenrückstand (DAB): Mindestens 1,8 Prozent.

LAGERUNG

Vor Licht geschützt.

Euphorbia cyparissias

Verwendet wird die ganze, frische, blühende Pflanze von *Euphorbia cyparissias* L.

BESCHREIBUNG

Die ausdauernde Pflanze besitzt einen holzigen, oft knorrigen, verzweigten Wurzelstock und dicke, kriechende Ausläufer. Die Stengel stehen am Wurzelstock büschelig, an den Ausläufern zerstreut oder in Reihen. Sie sind aufrecht, 15 bis 50 cm hoch, kahl, meist hellgrün, am Grunde oft rot überlaufen. Im unteren Teil sind sie mit Blattnarben versehen, im oberen spärlich beblättert und tragen meist erst unter dem Blütenstand bis 16 blattachselständige, nichtblühende, dicht beblätterte Seitenäste. Die spiralig aufsteigend angeordneten, meist waagerecht abstehenden Laubblätter sind ungestielt, schmal lineal, stumpf bis abgestutzt oder kurz zugespitzt, am glatten Rand etwas nach unten umgebogen, kahl, oberseits sattgrün und unterseits meergrün. Die an der Hauptachse stehenden Blätter sind 0,5 bis 4 cm lang und 2 bis 3 mm breit, die an den Seitenästen deutlich schmäler, oft fast nadelförmig. Die endständige Trugdolde ist aus meist 15, in der Achsel eines Vorblattes gebildeten, scheinbar quirlständigen Strahlen und häufig einigen feinen, blattachselständigen, blühenden Seitenästen zusammengesetzt. Die Strahlen sind schlank, ein- oder zweimal gabelig verzweigt und enden in je einem scheinblütenartigen Blütenstand (Cyathium). Die Vorblätter der Strahlen sind lineal bis länglich, den Stengelblättern ähnlich, diejenigen der gabeligen Verzweigungen beziehungsweise diejenigen unterhalb des Blütenstandes sind frei, nierenförmig, rhombisch oder fast kreisförmig, häufig deutlich bespitzt, grünlichgelb bis gelb oder auch rot. Jeder Blütenstand besteht aus fünf verschiedenzähligen Reihen männlicher Blüten mit je einem Staubblatt und einer lang gestielten, meist heraushängenden weiblichen Blüte. Er ist von einer becherförmigen Hülle umschlossen, die einen fünfspaltigen, aufrechten Saum und vier zwischen den Zipfeln ausgebildete, fleischige, halbmondförmige, deutlich zweihörnige, anfangs wachsgelbe, später braune Drüsen trägt. Der dreifächerige Fruchtknoten ist tief dreifurchig, kahl, an den abgerundeten Kielen fein runzelig bis kurz warzig. Er trägt am Scheitel drei am Grunde miteinander verwachsene Griffel mit zweispaltiger Narbe.

ARZNEIFORMEN

HERSTELLUNG

Urtinktur und flüssige Verdünnungen nach Vorschrift 3a.

EIGENSCHAFTEN

Die Urtinktur ist eine braungrüne bis braungelbe Flüssigkeit mit indifferentem Geruch und scharfem bis bitterem Geschmack.

PRÜFUNG AUF IDENTITÄT

A. Wird 1 ml Urtinktur mit 1 ml Wasser verdünnt, wird die Mischung trübe. Nach Zusatz von 0,5 ml Ammoniaklösung *R* 1 färbt sich die Mischung gelb.

B. Wird 1 ml Urtinktur mit 0,2 ml Salpetersäure *R* zum Sieden erhitzt und anschließend mit 1 ml konzentrierter Natriumhydroxid-Lösung *R* versetzt, färbt sich die Mischung orangerot.

C. Wird 1 ml Urtinktur mit 0,2 ml Eisen(III)-chlorid-Lösung *R* 1 versetzt, färbt sich die Mischung tief dunkelgrün.

D. Wird 1 ml Urtinktur mit 1 ml basischer Bleiacetat-Lösung *R* versetzt, entsteht ein gelber Niederschlag.

E. Chromatographie: Die Prüfung erfolgt dünnschichtchromatographisch auf einer Schicht von Kieselgel GF$_{254}$ *R*.

Untersuchungslösung: Urtinktur.

Vergleichslösung: 10 mg Chlorogensäure *RN,* 10 mg Kaffeesäure *R* und 10 mg Hyperosid *RN* werden in 10 ml Methanol *R* gelöst.

Aufgetragen werden getrennt 20 µl Untersuchungslösung und 10 µl Vergleichslösung. Die Chromatographie erfolgt über eine Laufstrecke von 15 cm mit einer Mischung aus 67 Volumteilen Äthylacetat *R*, 7,5 Volumteilen wasserfreier Ameisensäure *R*, 7,5 Volumteilen Essigsäure 98 % *R* und 18 Volumteilen Wasser. Nach Trocknen bei 105 bis 110 °C bis zum Verschwinden des Geruchs der mobilen Phase werden die Chromatogramme zunächst mit einer 1prozentigen Lösung (G/V) von Diphenylboryloxyäthylamin *R* in Methanol *R* und anschließend mit einer 5prozentigen Lösung (G/V) von Polyäthylenglykol 400 *R* in Methanol *R* besprüht und im Tageslicht ausgewertet.

Das Chromatogramm der Vergleichslösung zeigt wenig über dem Übergang vom mittleren zum oberen Drittel des Rf-Bereiches den orangegelben Fleck des Hyperosids. Das Chromatogramm der Untersuchungslösung zeigt unterhalb des Hyperosids einen orangegelben Fleck und wenig oberhalb des Hyperosids sowie an der Front je einen gelbgrünen Fleck.

Danach werden die Chromatogramme im ultravioletten Licht bei 365 nm ausgewertet. Hier zeigt das Chromatogramm der Vergleichslösung im mittleren Drittel des Rf-Bereiches den blauen Fleck der Chlorogensäure, wenig über dem Übergang zum oberen Drittel den orangegelben Fleck des Hyperosids und wenig unter der Front den blauen Fleck der Kaffeesäure.

Das Chromatogramm der Untersuchungslösung zeigt zwischen den Vergleichssubstanzen Chlorogensäure und Hyperosid einen orangegelben Fleck, wenig oberhalb des Hyperosids einen gelbgrünen Fleck, etwa auf Höhe der Kaffeesäure einen blauen Fleck und direkt darüber einen gelbgrünen Fleck. Im Bereich unterhalb der Chlorogensäure können mehrere schwache, blaue Flecke auftreten.

PRÜFUNG AUF REINHEIT

Relative Dichte (Ph. Eur.): 0,895 bis 0,915.

Trockenrückstand (DAB): Mindestens 1,6 und höchstens 3,4 Prozent.

LAGERUNG

Vor Licht geschützt.

Vorsichtig zu lagern!

Euphorbium

Verwendet wird der erhärtete Milchsaft von *Euphorbia resinifera* Berger.

BESCHREIBUNG

Die Droge besteht aus unregelmäßigen, harten, leicht zerreiblichen, gelblichen oder bräunlichgelben, matten Stücken. Diese sind entweder hohl oder enthalten eingeschlossene Stacheln, Blütenstände oder dreiteilige Früchtchen.

PRÜFUNG AUF IDENTITÄT

Prüflösung: 2 g gepulverte Droge (500) werden mit 20 g Äthanol 90% *RN* 2 Stunden lang geschüttelt und abfiltriert.

A. Wird 1 ml Prüflösung mit 4 ml Wasser versetzt, entsteht eine milchigweiße Trübung, die sich auch nach Stunden nicht absetzt.

B. 1 ml Prüflösung wird mit 3 ml Äthanol *R* versetzt. Die gelbe Farbe dieser Mischung wird durch Zusatz von 0,05 ml Natriumhydroxid-Lösung *R* intensiver.
C. Wird 1 ml Prüflösung in einer Porzellanschale auf dem Wasserbad eingeengt und der Rückstand mit 0,2 ml rauchender Salpetersäure *R* betupft, tritt eine intensive Orangefärbung auf, die bald in Gelb übergeht.
D. Wird 1 ml Prüflösung mit 10 mg Vanillin *R* und 1 ml Schwefelsäure *R* versetzt, entsteht eine violette Färbung.
E. Chromatographie: Die Prüfung erfolgt dünnschichtchromatographisch auf einer Schicht von Kieselgel HF_{254} *R*.

Untersuchungslösung: Prüflösung.

Vergleichslösung: 10 mg Papaverinhydrochlorid *RN*, 10 mg Menthol *R*, 100 mg Carvon *R* und 10 mg Chininhydrochlorid *RN* werden in 10 ml Methanol *R* gelöst.

Aufgetragen werden getrennt 20 μl Untersuchungslösung und 10 μl Vergleichslösung. Die Chromatographie erfolgt über eine Laufstrecke von 10 cm mit einer Mischung von 60 Volumteilen Toluol *R*, 25 Volumteilen Chloroform *R* und 15 Volumteilen Methanol *R*. Nach Verdunsten der mobilen Phase werden die Chromatogramme im ultravioletten Licht bei 254 nm ausgewertet.

Das Chromatogramm der Vergleichslösung zeigt im unteren Drittel des Rf-Bereiches den leuchtend blauen Fleck des Chininhydrochlorids, im unteren Teil des mittleren Drittels den dunklen Fleck des Papaverinhydrochlorids und im oberen Drittel den dunklen Fleck des Carvons.

Das Chromatogramm der Untersuchungslösung zeigt folgende dunkle Flecke: einen Fleck wenig oberhalb der Vergleichssubstanz Chininhydrochlorid, je einen Fleck wenig unterhalb und wenig oberhalb des Papaverinhydrochlorids, einen Fleck etwa in der Mitte zwischen dem Papaverinhydrochlorid und dem Carvon sowie einen Fleck wenig unterhalb des Carvons.

Die Chromatogramme werden anschließend mit Anisaldehyd-Lösung *R* besprüht, 5 Minuten lang auf 100 bis 105 °C erhitzt und innerhalb von 10 Minuten im Tageslicht ausgewertet.

Das Chromatogramm der Vergleichslösung zeigt im oberen Teil des mittleren Drittels den roten Fleck des Menthols und darüber den jetzt roten Fleck des Carvons. Das Chromatogramm der Untersuchungslösung zeigt einen kräftigen, roten Fleck oberhalb der Vergleichssubstanz Menthol.

PRÜFUNG AUF REINHEIT

Fremde Bestandteile (DAB): Höchstens 1,0 Prozent.

Unlösliche Bestandteile (DAB): Höchstens 50,0 Prozent; 1,00 g gepulverte Droge (500), genau gewogen, wird mit 100 ml Äthanol *R* bei 50 bis 80 Tropfen pro Minute 3 Stunden lang extrahiert.

Sulfatasche (Ph. Eur.): Höchstens 10,0 Prozent, mit 1,00 g gepulverter Droge (500) bestimmt.

Asche (DAB): Höchstens 8,0 Prozent.

ARZNEIFORMEN

HERSTELLUNG

Urtinktur aus der zerkleinerten Droge (500) und flüssige Verdünnungen nach Vorschrift 4a durch Mazeration mit Äthanol 86 Prozent. Die 4. Dezimalverdünnung wird mit Äthanol 62 Prozent, die folgenden Verdünnungen werden mit Äthanol 43 Prozent hergestellt.

EIGENSCHAFTEN

Die Urtinktur ist eine gelbe Flüssigkeit ohne besonderen Geruch und mit brennend scharfem Geschmack.

PRÜFUNG AUF IDENTITÄT

Die Urtinktur gibt die bei der Droge beschriebenen Identitätsreaktionen A bis E. Prüflösung ist die Urtinktur.

PRÜFUNG AUF REINHEIT

Relative Dichte (Ph. Eur.): 0,830 bis 0,845.

Trockenrückstand (DAB): Mindestens 4,0 Prozent und höchstens 6,5 Prozent.

LAGERUNG

Dicht verschlossen, vor Licht geschützt.

Vorsichtig zu lagern!

Euphrasia officinalis

Euphrasia

Verwendet wird die ganze, frische, blühende Pflanze von *Euphrasia officinalis* L. emend. Hayne.

BESCHREIBUNG

Die Pflanzen haben nur ein schmächtiges Wurzelwerk mit einer dünnen, verkrümmten Hauptwurzel und wenigen Seitenwurzeln. Die bis 30 cm hohen Stengel steigen aus kurzem Grunde straff auf, sie sind fast stielrund, von rückwärts gebogenen, krausen Härchen flaumig und meist auch drüsenhaarig. Sie sind meist braun-violett gefärbt. Wenn Seitentriebe vorhanden sind, dann gehen diese ziemlich steil bis rechtwinklig von der Hauptachse ab und steigen bogig auf. Die 0,3 bis 1,7 cm langen Laubblätter sind steif, im Umriß breit keilförmig, rasch in den Blattgrund verschmälert, die oberen mehr eiförmig und spitzer. Die sitzenden Blätter sind unterwärts meist deutlich, oberwärts oft weniger deutlich gegenständig. Sie tragen auf der Unterseite kurze Borsten und meist auch längere, geschlängelte Drüsenhaare (Lupe).

Der Blütenstand ist vielblütig. Die Deckblätter der Blüten sind etwas kürzer und breiter als die obersten Laubblätter und tragen am Rand 3 bis 6 spitze oder kurz stachelspitzige Zähne. Die fast ungestielten Blüten haben einen vierzipfeligen, schwach dorsiventralen Kelch. Die besonders am Rande drüsenlos oder langdrüsig behaarten Kelchzipfel sind schmal dreieckig und laufen manchmal in eine kurze Stachelspitze aus. Die Krone ist 6 bis 15 mm lang und deutlich zweilippig, außen meist behaart und weiß bis blaßlila gefärbt. Die drei Zipfel der Unterlippe tragen je 3 violette Radialstreifen, die Mitte der Unterlippe einen großen, gelben Fleck. Die trichterförmige Kronröhre hat einen gelben Schlund. Die 4 Staubblätter besitzen lange, glatte, nach außen gebogene Filamente und dunkle, fest miteinander verklebte Antheren. Der dünne Griffel folgt der Krümmung der Oberlippe und ragt vorn heraus. Er ist im mittleren Teil behaart und trägt eine kleine, kopfige, ockerfarbene Narbe.

Euphrasia officinalis ist eine sehr formenreiche Sammelart, die in den meisten Merkmalen große Variabilität zeigt.

ARZNEIFORMEN

HERSTELLUNG

Urtinktur und flüssige Verdünnungen nach Vorschrift 3c.

Euphrasia officinalis

EIGENSCHAFTEN

Die Urtinktur ist eine grünbraune bis dunkelbraune Flüssigkeit mit krautigem Geruch und Geschmack.

PRÜFUNG AUF IDENTITÄT

A. 1 ml Urtinktur wird mit 10 ml Wasser und 2 ml Dimethylaminobenzaldehyd-Lösung R 1 gemischt und 5 Minuten lang im Wasserbad erwärmt. Nach Zugabe von 2 ml Amylalkohol R werden die Phasen ohne Schütteln unter vorsichtigem Schwenken durchmischt; die obere Phase färbt sich graublau.

B. Werden 0,3 ml Urtinktur mit 2 ml einer 1prozentigen Lösung (G/V) von Vanillin R in Salzsäure R versetzt, färbt sich die Mischung rot.

C. Chromatographie: Die Prüfung erfolgt dünnschichtchromatographisch auf einer Schicht von Kieselgel H R.

Untersuchungslösung: Die Mischung aus 10 ml Urtinktur und 10 ml Wasser wird 2mal mit je 10 ml Äthylacetat R ausgeschüttelt. Die vereinigten organischen Phasen werden unter vermindertem Druck im Wasserbad eingeengt. Der Rückstand wird in 1 ml Methanol R aufgenommen.

Vergleichslösung: 10 mg Hyperosid RN, 10 mg Kaffeesäure R und 10 mg Scopoletin RN werden in 10 ml Methanol R gelöst.

Aufgetragen werden getrennt 20 µl Untersuchungslösung und 10 µl Vergleichslösung. Die Chromatographie erfolgt über eine Laufstrecke von 15 cm mit einer Mischung von 50 Volumteilen Chloroform R, 42 Volumteilen Essigsäure 98 % R und 8 Volumteilen Wasser. Nach Verdunsten der mobilen Phase werden die Chromatogramme zuerst mit einer 1prozentigen Lösung (G/V) von Diphenylboryloxyäthylamin R in Methanol R, danach mit einer 5prozentigen Lösung (G/V) von Polyäthylenglykol 400 R in Methanol R besprüht und im ultravioletten Licht bei 365 nm ausgewertet.

Das Chromatogramm der Vergleichslösung zeigt im unteren Drittel des Rf-Bereiches den gelbroten Fleck des Hyperosids, im mittleren Drittel den grünen Fleck der Kaffeesäure und im oberen Drittel den leuchtend blauen Fleck des Scopoletins.

Das Chromatogramm der Untersuchungslösung zeigt in Höhe der Vergleichssubstanz Hyperosid einen etwas langgezogenen grünen Fleck, unterhalb der Vergleichssubstanz Kaffeesäure einen grünen und einen gelben Fleck, oberhalb dieser Substanz einen weiteren gelben Fleck, in Höhe der Vergleichssubstanz Scopoletin einen blauen und knapp darunter einen grünen Fleck sowie oberhalb des Scopoletins einen gelben Fleck.

PRÜFUNG AUF REINHEIT

Relative Dichte (Ph. Eur.): 0,955 bis 0,970.

Trockenrückstand (DAB): Mindestens 2,0 Prozent.

LAGERUNG

Vor Licht geschützt.

Euphrasia officinalis ferm 33c

Euphrasia e planta tota ferm 33c

Verwendet werden die ganzen, frischen, blühenden Pflanzen von *Euphrasia officinalis* L. emend. Hayne.

BESCHREIBUNG

Die Pflanzen haben ein schmächtiges Wurzelwerk mit einer dünnen, verkrümmten Hauptwurzel und wenigen Seitenwurzeln. Die bis 30 cm hohen Stengel steigen aus kurzem Grunde straff auf, sind flaumig mit fast stielrunden, von rückwärts gebogenen, krausen Härchen und meist auch drüsenhaarig. Sie sind meist braun-violett gefärbt. Wenn Seitentriebe vorhanden sind, gehen diese ziemlich steil bis rechtwinklig von der Hauptachse ab und steigen bogig auf. Die 0,3 bis 1,7 cm langen Laubblätter sind steif, im Umriß breit keilförmig, rasch in den Blattgrund verschmälert, die oberen mehr eiförmig und spitzer. Die sitzenden Blätter sind unterwärts meist deutlich, oberwärts oft weniger deutlich gegenständig. Sie tragen auf der Unterseite kurze Borsten und meist auch längere, geschlängelte Drüsenhaare (Lupe).

Der Blütenstand ist vielblütig. Die Deckblätter der Blüten sind etwas kürzer und breiter als die obersten Laubblätter und tragen am Rand 3 bis 6 spitze oder kurz stachelspitzige Zähne. Die fast ungestielten Blüten haben einen vierzipfeligen, schwach dorsiventralen Kelch. Die besonders am Rande drüsenlos oder langdrüsig behaarten Kelchzipfel sind schmal dreieckig und laufen manchmal in eine kurze Stachelspitze aus. Die Krone ist 6 bis 15 mm lang und deutlich zweilippig, außen meist behaart und weiß bis blaßlila gefärbt. Die drei Zipfel der Unterlippe tragen je 3 violette Radialstreifen, die Mitte der Unterlippe einen großen, gelben Fleck. Die trichterförmige Kronröhre hat einen gelben Schlund. Die 4 Staubblätter besitzen lange, glatte, nach außen gebogene Filamente und dunkle, fest miteinander verklebte Antheren. Der dünne Griffel folgt der Krümmung der Oberlippe und ragt vorn heraus. Er ist im mittleren Teil behaart und trägt eine kleine, kopfige, ockerfarbene Narbe.

Euphrasia officinalis ist eine sehr formenreiche Sammelart, die in den meisten Merkmalen große Variabilität zeigt.

ARZNEIFORMEN
HERSTELLUNG

Urtinktur und flüssige Verdünnungen nach Vorschrift 33c.

EIGENSCHAFTEN

Die Urtinktur ist eine grünbraune bis dunkelbraune Flüssigkeit mit säuerlich-fruchtigem, heublumenartigem Geruch und Geschmack.

PRÜFUNG AUF IDENTITÄT

A. 1 ml Urtinktur wird mit 10 ml Wasser und 2 ml Dimethylaminobenzaldehyd-Lösung *R* 1 gemischt und 5 Minuten lang im Wasserbad erwärmt. Nach Zugabe von 2 ml Amylalkohol *R* werden die Phasen ohne Schütteln unter vorsichtigem Schwenken durchmischt; die obere Phase färbt sich graublau.

B. Werden 0,3 ml Urtinktur mit 2 ml einer 1prozentigen Lösung (G/V) von Vanillin *R* in Salzsäure *R* versetzt, färbt sich die Mischung rot.

C. Chromatographie: Die Prüfung erfolgt dünnschichtchromatographisch auf einer Schicht von Kieselgel H *R*.

Untersuchungslösung: Die Mischung aus 10 ml Urtinktur und 10 ml Wasser wird 2mal mit je 10 ml Äthylacetat *R* ausgeschüttelt. Die vereinigten organischen Phasen werden unter vermindertem Druck im Wasserbad eingeengt. Der Rückstand wird in 1 ml Methanol *R* aufgenommen.

Vergleichslösung: 10 mg Hyperosid *RN*, 10 mg Kaffeesäure *R* und 10 mg Scopoletin *RN* werden in 10 ml Methanol *R* gelöst.

Aufgetragen werden getrennt 40 µl Untersuchungslösung und 10 µl Vergleichslösung. Die Chromatographie erfolgt über eine Laufstrecke von 15 cm mit einer Mischung von 50 Volumteilen Chloroform *R*, 42 Volumteilen Essigsäure 98% *R* und 8 Volumteilen Wasser. Nach Verdunsten der mobilen Phase werden die Chromatogramme zuerst mit einer 1prozentigen Lösung (G/V) von Diphenylboryloxyäthylamin *R* in Methanol *R*, danach mit einer 5prozentigen Lösung (G/V) von Polyäthylenglykol 400 *R* in Methanol *R* besprüht und im ultravioletten Licht bei 365 nm ausgewertet.

Das Chromatogramm der Vergleichslösung zeigt im oberen Teil des unteren Drittels des Rf-Bereiches den gelbroten Fleck des Hyperosids, am Übergang vom mittleren zum oberen Drittel den grünen Fleck der Kaffeesäure und im oberen Drittel den leuchtend blauen Fleck des Scopoletins.

Das Chromatogramm der Untersuchungslösung zeigt zwischen Start und der Höhe der Vergleichssubstanz Hyperosid 3 bläuliche bis gelbe Flecke, etwa in der Mitte zwischen den Vergleichssubstanzen Hyperosid und Kaffeesäure einen blauen, einen rosafarbenen und einen blauen Fleck, kurz unterhalb der Kaffeesäure einen weißen bis blauen Fleck und oberhalb des Scopoletins einen rosafarbenen Fleck.

PRÜFUNG AUF REINHEIT

Relative Dichte (Ph. Eur.): 1,006 bis 1,016.

Trockenrückstand (DAB): Mindestens 1,5 und höchstens 3,5 Prozent.

*p***H-Wert** (Ph. Eur.): Der *p*H-Wert der Urtinktur muß zwischen 3,5 und 4,5 liegen.

LAGERUNG

Vor Licht geschützt.

Euspongia officinalis

Spongia

Verwendet wird der geröstete Meerschwamm *Euspongia officinalis* L., der mindestens 0,4 Prozent Jod enthält.

HERSTELLUNG

Meerschwamm wird durch Klopfen sorgfältig von anhaftendem Sand befreit und in einer blechernen Trommel braun geröstet (nicht verbrannt), bis die Masse leicht zerreibbar ist; diese Masse wird gepulvert.

Euspongia officinalis

BESCHREIBUNG

Braune Substanz von charakteristischem Geruch.

PRÜFUNG AUF IDENTITÄT

1,0 g gepulverte Droge (180) wird mit 10 ml Äthanol 70% *RN* im Wasserbad zum Sieden erhitzt und abfiltriert. 1 ml des Filtrates wird mit 5 ml Wasser, 0,1 ml Natriumnitrit-Lösung *R* und 0,5 ml verdünnter Schwefelsäure *R* versetzt. Wird diese Mischung mit 10 ml Chloroform *R* ausgeschüttelt, so färbt sich die Chloroformphase rotviolett.

GEHALTSBESTIMMUNG

Etwa 0,50 g gepulverte Droge (180), bis zur 3. Dezimale des Grammgewichtes genau gewogen, werden nach der Schöniger-Methode verbrannt; die Ausführung erfolgt wie in der Ph. Eur. angegeben, wobei ein 1-l-Erlenmeyerkolben verwendet wird. Die Verbrennungsprodukte werden in 10 ml einer 1,2prozentigen Lösung (G/V) von Kaliumhydroxid *R* absorbiert. Der Hals des Erlenmeyerkolbens wird mit etwa 5 ml Wasser abgespült und die Lösung mit 10 ml einer Mischung von 1,0 g Kaliumacetat *R*, 10 ml Essigsäure 98% *R* und 0,04 ml Brom *R* versetzt. Nach fünfminütigem Stehen im verschlossenen Kolben werden 0,15 ml wasserfreie Ameisensäure *R* zugesetzt. Nach abermals 5 Minuten wird das restliche Brom durch Einblasen von Stickstoff *R* aus dem Kolben entfernt. Dann werden 0,2 g Kaliumjodid *R* und 5 ml verdünnte Schwefelsäure *R* zugegeben; nach Zusatz von Stärke-Lösung *R* wird mit 0,01 N-Natriumthiosulfat-Lösung titriert.

1 ml 0,01 N-Natriumthiosulfat-Lösung entspricht 0,2115 mg Jod.

ARZNEIFORMEN

Die Urtinktur muß mindestens 0,04 Prozent Jod enthalten.

HERSTELLUNG

Urtinktur aus der grob gepulverten Droge (710) und flüssige Verdünnungen nach Vorschrift 4a mit Äthanol 62 Prozent.

EIGENSCHAFTEN

Die Urtinktur ist braun und besitzt einen eigenartigen, brenzligen Geruch.

PRÜFUNG AUF IDENTITÄT

Die Urtinktur gibt die Identitätsreaktion der Substanz.

PRÜFUNG AUF REINHEIT

Relative Dichte (Ph. Eur.): 0,885 bis 0,905.

Trockenrückstand (DAB): Mindestens 0,7 und höchstens 2,1 Prozent.

GEHALTSBESTIMMUNG

Die Verbrennung erfolgt nach der Schöniger-Methode wie in der Ph. Eur. angegeben.

Etwa 5,00 g Urtinktur, bis zur 2. Dezimale des Grammgewichtes genau gewogen, werden in eine Kristallisierschale von 4 cm Durchmesser gegeben. Ein aschefreies Filterpapier von 2,5 cm Breite und 8,0 cm Länge wird an einem Häkchen aufgehängt und in die Urtinktur eingetaucht. Wenn die Urtinktur völlig aufgesaugt ist, werden 3mal jeweils 0,3 ml Äthanol 62 Prozent in die Kristallisierschale gegeben und ebenfalls aufgesaugt. Das luftgetrocknete Filterpapier wird zusammengelegt, ein schmaler Filterpapierstreifen daran befestigt und das Ganze an dem Substanzträger angebracht.

Die Verbrennungsprodukte werden wie bei der Droge unter Gehaltsbestimmung angegeben behandelt.

1 ml 0,01 N-Natriumthiosulfat-Lösung entspricht 0,2115 mg Jod.

LAGERUNG

Vor Licht geschützt.

Fagopyrum esculentum

Fagopyrum

Verwendet werden die frischen, nach der Blüte und vor der Fruchtreife gesammelten oberirdischen Teile von *Fagopyrum esculentum* Moench.

BESCHREIBUNG

Die 15 bis 60 cm hohe Pflanze ist aufrecht und wenig verzweigt. Der Stengel ist hohl, zeigt deutlich verdickte Knoten und ist meist rötlich überlaufen. Die wechselständigen Blätter sind pfeil- bis herzförmig. Die Blattspreite ist in 2 stumpfe bis abgerundete Lappen ausgezogen und meist länger als breit. Die unteren Blätter sind langgestielt, die oberen fast sitzend. Die Nebenblätter sind zu einer kurzen, schief gestutzten, ungewimperten Nebenblattscheide verwachsen. Die an blattwinkel- und endständigen Scheintrauben einzeln stehenden Früchte sind glatte, scharf dreikantige, 5 bis 8 mm lange und 3 bis 4 mm breite Nüsse.

ARZNEIFORMEN

HERSTELLUNG

Urtinktur und flüssige Verdünnungen nach Vorschrift 3a.

EIGENSCHAFTEN

Die Urtinktur ist eine gelbbraune Flüssigkeit ohne besonderen Geruch und Geschmack.

PRÜFUNG AUF IDENTITÄT

A. Wird 1 ml Urtinktur mit 0,1 g Magnesium *R* als Späne und 1 ml Salzsäure *R* 1 versetzt, entsteht eine in Amylalkohol *R* ausschüttelbare Rotfärbung.
B. Wird 1 ml Urtinktur mit 10 ml Wasser und 0,1 ml Eisen(III)-chlorid-Lösung *R* 1 versetzt, färbt sich die Mischung olivgrün.
C. Chromatographie: Die Prüfung erfolgt dünnschichtchromatographisch auf einer Schicht von Kieselgel H *R*.

Untersuchungslösung: Urtinktur.

Vergleichslösung: 10 mg Rutin *R*, 5 mg Kaffeesäure *R* und 10 mg Hyperosid *RN* werden in 10 ml Methanol *R* gelöst.

Aufgetragen werden getrennt 20 µl Untersuchungslösung und 10 µl Vergleichslösung. Die Chromatographie erfolgt über eine Laufstrecke von 15 cm mit einer Mischung von 80 Volumteilen Äthylacetat *R*, 10 Volumteilen wasserfreier Ameisensäure *R* und 10 Volumteilen Wasser. Die Chromatogramme werden 10 Minuten lang bei 105 bis 110 °C getrocknet, zuerst mit einer 1prozentigen Lösung (G/V) von Diphenylboryloxyäthylamin *R* in Methanol *R*, danach mit einer 5prozentigen Lösung (G/V) von Polyäthylenglykol 400 *R* in Methanol *R* besprüht und im ultravioletten Licht bei 365 nm ausgewertet.

Das Chromatogramm der Vergleichslösung zeigt im unteren Drittel des Rf-Bereiches den orange fluoreszierenden Fleck des Rutins, am Übergang vom unteren zum mittleren Drittel den orange fluoreszierenden Fleck des Hyperosids und im oberen Drittel den blaugrün fluoreszierenden Fleck der Kaffeesäure.

Das Chromatogramm der Untersuchungslösung zeigt folgende fluoreszierenden Flecke: in Höhe der Vergleichssubstanz Rutin einen orangefarbenen, knapp oberhalb der Vergleichssubstanz Hyperosid einen blaugrünen, etwa in Höhe der Vergleichssubstanz Kaffeesäure einen blauen und knapp darüber einen orangefarbenen Fleck. Etwa in der Mitte der Laufstrecke kann ein orangefarbener Fleck vorhanden sein.

PRÜFUNG AUF REINHEIT

Relative Dichte (Ph. Eur.): 0,895 bis 0,915.

Trockenrückstand (DAB): Mindestens 1,0 Prozent.

LAGERUNG

Vor Licht geschützt.

Fel tauri

Verwendet wird die frische, aus der Gallenblase des Rindes (*Bos taurus* L.) gesammelte Galle.

BESCHREIBUNG

Die Galle ist eine bräunlichgrüne oder dunkelgrüne, schleimig dickliche, eigentümlich, aber nicht widerlich oder faulig riechende Flüssigkeit mit sehr bitterem, unangenehmem Geschmack.

PRÜFUNG AUF IDENTITÄT

Prüflösung: 1 g Substanz wird in 9 g Äthanol 50% *RN* gelöst.

A. Wird 1,0 ml Substanz mit 4,0 ml Wasser kräftig geschüttelt, entsteht ein mindestens 2 Stunden lang beständiger Schaum.

B. Wird 1 ml Prüflösung mit 1 ml Schwefelsäure *R* und 0,2 ml einer Lösung aus 1 mg Furfurol *R* in 1 ml Äthanol *R* versetzt, entsteht eine kirschrote Färbung.

C. Chromatographie: Die Prüfung erfolgt dünnschichtchromatographisch auf einer Schicht von Kieselgel HF_{254} R.

Untersuchungslösung: Prüflösung.

Vergleichslösung: 25 mg Arbutin *RN* und 50 mg Quercetin *RN* werden in 10 ml Methanol *R* gelöst.

Aufgetragen werden getrennt 25 µl Untersuchungslösung und 10 µl Vergleichslösung. Die Chromatographie erfolgt über eine Laufstrecke von 10 cm mit einer Mischung von 70 Volumteilen Äthylacetat *R*, 20 Volumteilen Cyclohexan *R* und 10 Volumteilen Essigsäure 98 % *R*. Nach Verdunsten der mobilen Phase werden die Chromatogramme mit einem Gemisch aus 60 Volumteilen Acetanhydrid *R*, 10 Volumteilen Schwefelsäure *R* und 30 Volumteilen Essigsäure 98 % *R* besprüht, 30 Minuten lang auf 105 bis 110 °C erhitzt und im ultravioletten Licht bei 365 nm ausgewertet.

Das Chromatogramm der Vergleichslösung zeigt im unteren Drittel des Rf-Bereiches den bräunlichen Fleck des Arbutins und im oberen Drittel den bräunlichen Fleck des Quercetins.

Das Chromatogramm der Untersuchungslösung zeigt am Start, dicht darüber und wenig unterhalb der Vergleichssubstanz Arbutin je einen blauen Fleck, dicht über der Vergleichssubstanz Arbutin zwei blaue Flecke und etwa in der Mitte zwischen den beiden Vergleichssubstanzen einen weiteren blauen Fleck. Wenig über der Vergleichssubstanz Quercetin treten zwei violette Flecke auf.

PRÜFUNG AUF REINHEIT

Relative Dichte (Ph. Eur.): 1,018 bis 1,028.

Trockenrückstand (DAB): Mindestens 5,0 Prozent.

LAGERUNG

Dicht verschlossen, bei 4 °C höchstens 1 Tag lagern.

ARZNEIFORMEN

HERSTELLUNG

Lösung (D 1) und flüssige Verdünnungen nach Vorschrift 5a mit Äthanol 43 Prozent.

EIGENSCHAFTEN

Die Lösung (D 1) ist eine grünlichgelbe Flüssigkeit ohne besonderen Geruch und mit stark bitterem Geschmack.

PRÜFUNG AUF IDENTITÄT

10 ml der Lösung (D 1) werden auf etwa 1 ml eingeengt; dieses Konzentrat gibt die bei der Substanz beschriebenen Identitätsreaktionen A bis C.

PRÜFUNG AUF REINHEIT

Aussehen der Lösung: Die Lösung (D 1) muß klar (Ph. Eur., Methode B) sein und darf nicht stärker gefärbt sein als die Farbvergleichslösung GG_4 (PH. Eur., Methode II).

Relative Dichte (Ph. Eur.): 0,930 bis 0,945.

Trockenrückstand (DAB): Mindestens 0,5 Prozent.

LAGERUNG

Dicht verschlossen und vor Licht geschützt.

Ferrum metallicum

Fe $\hspace{10em}$ AG 55,85

Verwendet wird reduziertes Eisen, das mindestens 90,0 Prozent und höchstens 100,0 Prozent metallisches Eisen (Fe) enthält.

EIGENSCHAFTEN

Feines, grauschwarzes bis schwarzes, glanzloses Pulver ohne körnige Bestandteile, das vom Magneten angezogen wird; unlöslich in Wasser, unter Wasserstoffentwicklung löslich in verdünnten Mineralsäuren. Beim Erhitzen an der Luft geht es unter Verglimmen in schwarze Eisenoxide über.

PRÜFUNG AUF IDENTITÄT

A. 50 mg Substanz werden in 2,0 ml verdünnter Schwefelsäure R gelöst. Die mit 10 ml Wasser verdünnte Lösung gibt die Identitätsprüfung a) auf Eisen (Ph. Eur.).

B. 0,5 g Substanz werden mit 2 ml Eisen(III)-chlorid-Lösung R 1 versetzt und geschüttelt. Die Mischung wird nach einigen Minuten filtriert; das Filtrat ist farblos.

PRÜFUNG AUF REINHEIT

Prüflösung: Eine Mischung aus 10,0 g Substanz und 40 ml Wasser wird 1 Minute lang zum Sieden erhitzt, filtriert und das Filtrat unter Nachwaschen des Filters auf 50,0 ml aufgefüllt.

Alkalisch reagierende Verunreinigungen: Werden 10 ml Prüflösung mit 0,1 ml Bromthymolblau-Lösung R 1 versetzt, darf die Mischung nicht blau gefärbt sein.

Säureunlösliche Verunreinigungen: Höchstens 1,0 Prozent. 2,00 g Substanz werden in 40,0 ml Salzsäure R bis zum Aufhören der Gasentwicklung auf dem Wasserbad erwärmt. Nach dem Absaugen durch einen Glasintertiegel Nr. 40 (Ph. Eur.) wird der Rückstand mit Wasser gewaschen und bei 100 bis 105 °C getrocknet.

Wasserlösliche Stoffe: Höchstens 0,1 Prozent. 10 ml Prüflösung werden auf dem Wasserbad eingeengt. Der Rückstand wird bei 100 bis 105 °C getrocknet.

Chlorid (Ph. Eur.): 5 ml Prüflösung werden mit 10 ml Wasser verdünnt. Die Mischung muß der Grenzprüfung auf Chlorid entsprechen (50 ppm).

Sulfid, Phosphid: 1 g Substanz wird in einem 100-ml-Erlenmeyerkolben mit 10 ml verdünnter Salzsäure R versetzt. Nach gründlichem Durchmischen darf das entweichende Gas ein über die Kolbenöffnung gelegtes, angefeuchtetes Blei(II)-acetatpapier R innerhalb von 30 Sekunden höchstens hellbraun färben.

Arsen: 1,0 g Substanz wird mit 20 ml Wasser 1 Minute lang zum Sieden erhitzt; nach dem Abkühlen wird filtriert und auf 25 ml aufgefüllt. 2,5 ml dieser Lösung müssen der Grenzprüfung A auf Arsen (Ph. Eur.) entsprechen (10 ppm).

Eisenoxide: Die Substanz darf beim Verreiben auf weißem Papier keine rotbraunen Flecke und Streifen geben.

Fremde Schwermetalle (Ph. Eur.): Das Filtrat der Prüfung auf säureunlösliche Verunreinigungen wird auf 100 ml aufgefüllt. 10,0 ml des Filtrates werden vorsichtig tropfenweise mit 5,0 ml konzentrierter Wasserstoffperoxid-Lösung R versetzt. Der Überschuß an Wasserstoffperoxid wird verkocht und die Lösung auf etwa 10 ml eingeengt, in einen Scheidetrichter überführt und mit 5,0 ml konzentrierter Salzsäure R versetzt. Die Mischung wird zweimal mit je 20 ml frisch destilliertem Isobutylmethylketon *R* 3 Minuten lang ausgeschüttelt. Die wäßrige Phase wird mit verdünnter Ammoniaklösung *R* 1 neutralisiert und auf 25,0 ml aufgefüllt. 10,0 ml dieser Mischung werden mit 5,0 ml Wasser verdünnt. 12 ml der verdünnten Mischung müssen der Grenzprüfung auf Schwermetalle entsprechen (120 ppm). Zur Herstellung der Vergleichslösung werden 6,4 ml Blei-Standardlösung (1 ppm Pb) *R* verwendet.

GEHALTSBESTIMMUNG

In einem Erlenmeyerkolben mit Glasstopfen werden etwa 0,100 g Substanz, genau gewogen, 10 Minuten lang mit einer heißen Lösung von 1,25 g Kupfer(II)-sulfat *R* in 20 ml Wasser geschüttelt. Es wird schnell filtriert und das Filter nachgewaschen. Filtrat und Waschwasser werden vereinigt, mit verdünnter Schwefelsäure *R* angesäuert und mit 0,1 N-Kaliumpermanganat-Lösung bis zur Rosafärbung titriert.

1 ml 0,1 N-Kaliumpermanganat-Lösung entspricht 5,585 mg Fe.

ARZNEIFORMEN

Die 1. Dezimalverreibung muß mindestens 8,5 und darf höchstens 10,5 Prozent Eisen enthalten.

HERSTELLUNG

Verreibungen nach Vorschrift 6.

EIGENSCHAFTEN

Die 1. Dezimalverreibung ist ein hellgraues Pulver.

PRÜFUNG AUF IDENTITÄT

0,1 g der 1. Dezimalverreibung geben die Identitätsreaktion A der Substanz.

GEHALTSBESTIMMUNG

Etwa 1,00 g der 1. Dezimalverreibung, genau gewogen, wird mit 20 ml Wasser versetzt und bis zur Lösung des Milchzuckers geschüttelt. Die Mischung wird zentrifugiert und der Überstand verworfen. Der Bodensatz wird noch einmal auf gleiche Weise mit 20 ml Wasser gewaschen und danach weiterbehandelt wie bei der Substanz unter ,,Gehaltsbestimmung" angegeben.

Ferrum sesquichloratum solutum

Ferrum sesquichloratum

Verwendet wird eine wäßrige Lösung von Eisen(III)-chlorid-hexahydrat, die mindestens 47,4 und höchstens 49,8 Prozent (G/G) $FeCl_3 \cdot 6\ H_2O$ (MG 270,3) entsprechend mindestens 9,8 und höchstens 10,3 Prozent (G/G) Fe (AG 55,85) enthält.

EIGENSCHAFTEN

Klare, gelbbraune Flüssigkeit mit metallischem Geschmack und adstringierender Wirkung auf die Schleimhäute; in jedem Verhältnis mischbar mit Wasser und Äthanol.

PRÜFUNG AUF IDENTITÄT

A. Die Prüflösung I (siehe „Prüfung auf Reinheit") gibt die Identitätsreaktionen b) und c) auf Eisen (Ph. Eur.).
B. Wird die Prüflösung I (siehe „Prüfung auf Reinheit") mit Silbernitrat-Lösung *R* 1 versetzt, entsteht ein weißer, sich zusammenballender Niederschlag, der in verdünnter Salpetersäure *R* unlöslich ist. Wird der Niederschlag abfiltriert, mit verdünnter Salpetersäure *R* gewaschen und mit Ammoniaklösung *R* versetzt, löst er sich. Beim Ansäuern der ammoniakalischen Lösung mit verdünnter Salpetersäure *R* tritt erneut Niederschlag auf.

PRÜFUNG AUF REINHEIT

Prüflösung I: 20,0 g Substanz werden zu 100,0 ml verdünnt.

Prüflösung II: Die Mischung von 3,75 g Substanz mit 20 ml Salzsäure *R* 1 wird dreimal je 3 Minuten lang mit je 20 ml salzsäuregesättigtem Isobutylmethylketon *RH* ausgeschüttelt. Nach Stehenlassen wird die wäßrige Phase abgetrennt und bis auf die Hälfte des Volumens eingeengt. Nach dem Erkalten wird mit Ammoniaklösung *R* neutralisiert und mit Wasser zu 25 ml verdünnt.

Aussehen der Lösung: Die Prüflösung I muß klar (Ph. Eur., Methode A) sein.

pH-Wert (Ph. Eur.): Der *p*H-Wert der Prüflösung I muß zwischen 1,0 und 2,0 liegen.

Sauer reagierende Verunreinigungen: Die Lösung von 0,5 g Natriumfluorid R in 25,0 ml Wasser wird in einer geeigneten Schale aus Kunststoff nach Zugabe von 0,3 ml Phenolphthalein-Lösung RN neutralisiert. Zu dieser Lösung werden 2,0 ml Prüflösung I gegeben. Nach Verdünnen zu 50,0 ml wird nach 3 Stunden filtriert. 25,0 ml des Filtrates müssen sich auf Zusatz von 0,30 ml 0,1 N-Natriumhydroxid-Lösung rot färben.

Basische Salze: Die Mischung von 2,0 g Substanz, 2,5 ml Äthanol R und 2 ml Äther R muß mindestens 5 Minuten lang klar bleiben.

Freies Chlor: Die Mischung von 10 ml Prüflösung I und 15 ml Wasser wird mit 8 ml verdünnter Natriumhydroxid-Lösung R versetzt. 15 ml des Filtrates werden mit Essigsäure R angesäuert und mit 1 ml Zinkjodid-Stärke-Lösung R versetzt. Innerhalb von 15 Minuten darf sich die Lösung nicht blau färben.

Sulfat (Ph. Eur.): 10 ml Prüflösung II werden zu 15 ml verdünnt. Die Lösung muß der Grenzprüfung auf Sulfat entsprechen (100 ppm).

Schwermetalle (Ph. Eur.): 4 ml Prüflösung II werden mit Wasser zu 15 ml verdünnt. 12 ml dieser Lösung müssen der Grenzprüfung auf Schwermetalle entsprechen (25 ppm). Zur Herstellung der Vergleichslösung wird die Blei-Standardlösung (1 ppm Pb) R verwendet.

Eisen(II): Die Mischung von 1 ml Prüflösung I und 0,5 ml Salzsäure R 1 darf sich nach Zusatz von 0,05 ml Kaliumhexacyanoferrat(III)-Lösung R nicht sofort blau färben.

Relative Dichte (Ph. Eur.): 1,276 bis 1,301.

GEHALTSBESTIMMUNG

Etwa 1,00 g Substanz, genau gewogen, wird in einem Jodzahlkolben mit Wasser zu 50 ml verdünnt. Nach Zugabe von 3 ml Salzsäure R 1 und 2 g Kaliumjodid R wird 30 Minuten lang unter Lichtausschluß stehengelassen. Nach Verdünnen mit 100 ml Wasser wird unter Zusatz von Stärkelösung R mit 0,1 N-Natriumthiosulfat-Lösung titriert.

1 ml 0,1 N-Natriumthiosulfat-Lösung entspricht 27,03 mg $FeCl_3 \cdot 6\, H_2O$ oder 5,585 mg Fe.

ARZNEIFORMEN

Die Lösung (D 1) muß mindestens 2,85 und darf höchstens 3,15 Prozent Fe enthalten.

HERSTELLUNG

Lösung (D 1) nach Vorschrift 5a aus 3 Teilen Substanz und 7 Teilen Wasser. Die 2. Dezimalverdünnung wird mit Wasser, die folgenden Verdünnungen werden mit Äthanol 43 Prozent hergestellt.

EIGENSCHAFTEN

Die Lösung (D 1) ist eine klare, gelbbraune Flüssigkeit.

PRÜFUNG AUF IDENTITÄT

Die Lösung (D 1) gibt die Identitätsreaktionen der Substanz.

PRÜFUNG AUF REINHEIT

Aussehen der Lösung: Die Lösung (D 1) muß klar (Ph. Eur., Methode A) sein.

Relative Dichte (Ph. Eur.): 1,075 bis 1,079.

GEHALTSBESTIMMUNG

Zur Gehaltsbestimmung der Lösung (D 1) werden etwa 3,3 g, genau gewogen, verwendet.

Die Bestimmung erfolgt wie bei der Substanz unter „Gehaltsbestimmung" angegeben.

LAGERUNG

Dicht verschlossen, vor Licht geschützt, die Lösung (D 1) in Glasstöpselflaschen oder anderen geeigneten Behältnissen.

Ferrum sidereum

Verwendet wird Eisen-Meteorit mit einem Gehalt von mindestens 75 Prozent Eisen (AG 55,85).

BESCHREIBUNG

Meteorite sind schwere, Bombensplittern ähnliche Stücke von schwachem Metallglanz und bleigrauer bis rostbrauner Oberfläche. Frische Schnittflächen erscheinen silbrig mit schwarzgrauen Einsprengseln. Die Stücke zeigen starken Ferromagnetismus und sind nickelhaltig. Frisch angeschliffene Oberflächen geben beim Ätzen mit Salpetersäure typische, sich durchkreuzende Ätzfiguren (Widmannstätten-Figuren), die beim Erhitzen auf 900 °C verschwinden.

PRÜFUNG AUF IDENTITÄT

Prüflösung: 50 mg fein gespänte Substanz werden unter Erwärmen in 2 ml verdünnter Salpetersäure *R* gelöst. Nach Verkochen der nitrosen Gase wird mit Wasser zu 5 ml verdünnt. Von einem eventuell verbleibenden Rückstand wird abfiltriert.

A. 1 ml Prüflösung gibt die Identitätsreaktion c) auf Eisen (Ph. Eur.).

B. 2 ml Prüflösung werden in der Siedehitze mit verdünnter Ammoniaklösung *R* 1 leicht alkalisiert, wobei sich ein bräunlicher Niederschlag bildet, von dem abfiltriert wird. Das schwach bläulich gefärbte Filtrat gibt auf Zusatz einiger Tropfen einer 1prozentigen Lösung (G/V) von Dimethylglyoxim *RN* in Methanol *R* einen voluminösen, himbeerroten Niederschlag.

PRÜFUNG AUF REINHEIT

Säureunlösliche Bestandteile: Höchstens 10,0 Prozent; der unter ,,Gehaltsbestimmung" im Glassintertiegel verbliebene Rückstand wird bei 105 bis 110 °C 2 Stunden lang getrocknet. Nach dem Erkalten wird gewogen.

GEHALTSBESTIMMUNG

Etwa 0,250 g fein gespänte Substanz, genau gewogen, werden in einem 100-ml-Becherglas mit 10 ml verdünnter Schwefelsäure *R* versetzt, mit einem Uhrglas abgedeckt und auf kleiner Flamme bis zum Ende der Gasentwicklung erwärmt. Nach dem Erkalten wird durch einen tarierten Glassintertiegel Nr. 40 (Ph. Eur.) unter Nachspülen mit Wasser vom ungelösten Rückstand in einen 50-ml-Meßkolben abfiltriert und mit Wasser aufgefüllt. 10,0 ml dieser Lösung werden in einem Erlenmeyerkolben mit Schliffstopfen tropfenweise mit einer 0,5prozentigen Lösung (G/V) von Kaliumpermanganat *R* bis zur schwachen Rötung versetzt. Dann wird mit einer 20prozentigen Lösung (G/V) von Weinsäure entfärbt. Nach Zusatz von 5 ml verdünnter Schwefelsäure *R* und 1,5 g Kaliumjodid *R* bleibt die Mischung 1 Stunde lang im geschlossenen Gefäß unter Lichtausschluß stehen; anschließend wird mit 0,1 N-Natriumthiosulfat-Lösung unter Zusatz von Stärke-Lösung *R* titriert.

1 ml 0,1 N-Natriumthiosulfat-Lösung entspricht 5,585 mg Fe.

ARZNEIFORMEN

Die 1. Dezimalverreibung muß mindestens 7,2 und darf höchstens 9,8 Prozent Eisen enthalten.

HERSTELLUNG

Verreibungen nach Vorschrift 6.

EIGENSCHAFTEN

Die 1. Dezimalverreibung ist ein hellgraues Pulver.

PRÜFUNG AUF IDENTITÄT

0,5 g der 1. Dezimalverreibung werden mit 10 ml Wasser in einem Zentrifugenglas aufgeschüttelt. Nach dem Zentrifugieren wird die überstehende Flüssigkeit verworfen; der Vorgang wird zweimal wiederholt. Der verbliebene Bodensatz wird wie für die Prüflösung der Substanz unter ,,Prüfung auf Identität" beschrieben gelöst. Die Lösung gibt die Identitätsreaktionen A und B.

GEHALTSBESTIMMUNG

Etwa 0,500 g der 1. Dezimalverreibung, genau gewogen, werden in einem Porzellantiegel mit kleiner Flamme vorsichtig verascht und anschließend 30 Minuten lang auf 600 °C erhitzt. Nach dem Abkühlen wird der bräunlichgraue Rückstand mit 3 ml Wasser und 1 ml Schwefelsäure *R* vorsichtig unter Erwärmen bei aufgelegtem Uhrglas gelöst. Die Lösung wird mit wenig Wasser quantitativ in einen 100-ml-Erlenmeyerkolben mit Schliffstopfen überführt. Dann wird tropfen-

weise mit einer 0,5prozentigen Lösung (G/V) von Kaliumpermanganat *R* bis zur schwachen Rötung versetzt und mit einer 20prozentigen Lösung (G/V) von Weinsäure *R* entfärbt. Nach Zusatz von 1,5 g Kaliumjodid *R* bleibt die Mischung 1 Stunde lang im geschlossenen Gefäß unter Lichtausschluß stehen; danach wird mit 0,1 N-Natriumthiosulfat-Lösung unter Zusatz von Stärke-Lösung *R* titriert.
1 ml 0,1 N-Natriumthiosulfat-Lösung entspricht 5,585 mg Fe.

Filipendula ulmaria

Spiraea ulmaria

Verwendet werden die frischen, unterirdischen Teile von *Filipendula ulmaria* (L.) Maxim.

BESCHREIBUNG

Der Wurzelstock hat erdig aromatischen Geruch und schwach brennenden Geschmack.
Er ist außen dunkelbraun bis schwarz, 2 bis 2,5 cm dick, stark verholzt, knotig verdickt und geringelt. Von dem fast waagerecht im Boden liegenden mehrköpfigen Wurzelstock zweigen etwa 3 mm dicke Wurzeln ab, die ihrerseits faserige, etwas hellere Seitenwurzeln tragen.
Im Querschnitt ist der Wurzelstock gelbweiß bis gelb, das Mark ist schwammig.

ARZNEIFORMEN

HERSTELLUNG

Urtinktur und flüssige Verdünnungen nach Vorschrift 3a.

EIGENSCHAFTEN

Die Urtinktur ist eine rotbraune Flüssigkeit mit aromatischem Geruch und leicht brennendem Geschmack.

PRÜFUNG AUF IDENTITÄT

A. Werden 2 ml Urtinktur mit 0,1 ml Eisen(III)-chlorid-Lösung R 1 versetzt, entsteht ein grauschwarzer Niederschlag.

B. Werden 0,5 ml Urtinktur mit einer Lösung von 0,4 g Kaliumhydroxid R in 0,6 ml Wasser unterschichtet, färbt sich die untere Schicht hell gelbgrün und fluoresziert im ultravioletten Licht bei 365 nm intensiv gelbgrün.

C. Wird 1 ml Urtinktur mit 0,2 ml Blei(II)-acetat-Lösung R versetzt, entsteht ein voluminöser Niederschlag.

D. Chromatographie: Die Prüfung erfolgt dünnschichtchromatographisch auf einer Schicht von Kieselgel H R.

Untersuchungslösung: Urtinktur.

Vergleichslösung: 5 mg Pyrogallol R und 5 mg Thymol R werden in 10 ml Methanol R gelöst.

Aufgetragen werden getrennt 20 µl Untersuchungslösung und 10 µl Vergleichslösung. Die Chromatographie erfolgt über eine Laufstrecke von 15 cm mit einer Mischung von 50 Volumteilen Chloroform R, 40 Volumteilen Äthylacetat R und 10 Volumteilen wasserfreier Ameisensäure R. Nach Verdunsten der mobilen Phase werden die Chromatogramme mit äthanolischer Molybdatophosphorsäure-Lösung RN besprüht, 5 bis 10 Minuten lang auf 105 bis 110 °C erhitzt und im Tageslicht ausgewertet.

Das Chromatogramm der Vergleichslösung zeigt im unteren Teil des mittleren Drittels des Rf-Bereiches den blauen Fleck des Pyrogallols und im unteren Teil des oberen Drittels den blauen Fleck des Thymols.

Das Chromatogramm der Untersuchungslösung zeigt folgende blaue Flecke: knapp oberhalb der Vergleichssubstanz Pyrogallol zwei dicht übereinander liegende Flecke; etwa in Höhe der Vergleichssubstanz Thymol einen Fleck, knapp darunter zwei dicht übereinander liegende Flecke und knapp darüber einen Fleck.

Im unteren Drittel des Rf-Bereiches können bis zu drei schwach ausgeprägte Flecke auftreten.

PRÜFUNG AUF REINHEIT

Relative Dichte (Ph. Eur.): 0,895 bis 0,915.

Trockenrückstand (DAB): Mindestens 1,5 Prozent.

LAGERUNG

Vor Licht geschützt.

Filipendula ulmaria ferm 34c

Spiraea ulmaria ex herba ferm 34c

Verwendet werden die frischen, oberirdischen Teile blühender Pflanzen von *Filipendula ulmaria* (L.) Maxim.

BESCHREIBUNG

Die Pflanzenteile entwickeln beim Zerreiben Geruch nach Bittermandel und Methylsalicylat. Der Geschmack ist süßlich.

Die ausdauernde Pflanze besitzt einen steif aufrechten, einfachen oder meist oberwärts verzweigten, derben, kantigen, 50 bis 150, selten bis 200 cm hohen, meist kahlen, selten filzigen Stengel. Er trägt entfernt wechselständige, lang gestielte bis, im oberen Teil, fast sitzende, unterbrochen unpaarig gefiederte Laubblätter mit 1 bis 5 Paaren großer, einander gegenüberstehender Seitenfiedern. Diese sind spitz eiförmig, am Grunde abgerundet oder kurz keilförmig, am Rand meist flach, selten gekräuselt, doppelt gesägt bis gezähnt, 3 bis 10 cm lang und 1 bis 4 cm breit. Die kleineren, damit abwechselnden, nicht immer gegenständigen Fiederblättchen sind einfach, gezähnt und oft nur wenige Millimeter lang. Die viel größeren Endfiedern sind meist drei-, gelegentlich fünflappig; ihre Lappen entsprechen in Form und Größe den größeren Seitenfiedern. Bei den oberen Laubblättern sind nur diese Endfiedern ausgebildet. Die Fiederblätter sind oberseits dunkelgrün und meist kahl, unterseits dicht grau- bis weißfilzig oder grün und nur auf den hervortretenden Blattnerven behaart, selten völlig kahl. Die oft stengelumfassenden Nebenblätter sind groß, nierenförmig oder fast herzförmig und gezähnt. Die zahlreichen, radiären Blüten sind in endständigen, zusammengesetzten, mehr oder weniger lockeren Doldentrauben mit aufrechten, stark ungleichen Ästen angeordnet. Sie sind teils sitzend, teils mäßig lang gestielt. Ihre Stiele sind ebenso wie die Blütenstandsäste dünn flaumig behaart. Die meist 5 oder 6 freien Kelchblätter sind dreieckig, spitz, etwa 1 mm lang, außen flaumig behaart und am Grunde kurz mit dem fast flachen Blütenbecher verwachsen. Die 5 oder 6 freien Kronblätter sind verkehrt-eiförmig, ziemlich plötzlich in den kurzen Nagel verschmälert, gelblichweiß und 2 bis 5 mm lang. Die 20 bis 40 Staubblätter sind doppelt so lang wie die Kronblätter, tragen je eine rundliche Anthere und sind mit verschmälertem Grund der Innenseite des Blütenbechers angeheftet. Die meist 5 bis 12 freien, sitzenden, halb herzförmigen Fruchtblätter sind kahl oder flaumig behaart und besitzen einen etwas weniger als 1 mm langen, eine plötzlich verbreiterte, abgeflacht-kugelige Narbe tragenden Griffel.

ARZNEIFORMEN

HERSTELLUNG

Urtinktur und flüssige Verdünnungen nach Vorschrift 34c.

EIGENSCHAFTEN

Die Urtinktur ist eine gelbbraune Flüssigkeit mit süßlichem, fruchtigem, arteigenem Geruch.

PRÜFUNG AUF IDENTITÄT

A. Wird 1 ml Urtinktur mit 1 ml Bromwasser *R* versetzt, entsteht eine weiße, flockige Trübung.
B. Wird 1 ml Urtinktur mit 1 ml Wasser und 0,1 ml Eisen(III)-chlorid-Lösung *R* versetzt, färbt sich die Mischung schwarzviolett.
C. Chromatographie: Die Prüfung erfolgt dünnschichtchromatographisch auf einer Schicht von Kieselgel G *R*.

Untersuchungslösung: Urtinktur.

Vergleichslösung: 10 mg Gallussäure *RN*, 30 mg Tannin *R*, 10 mg Hyperosid *R* und 10 mg Rutin *R* werden in 10 ml Methanol *R* gelöst.

Aufgetragen werden getrennt 40 μl Untersuchungslösung und 20 μl Vergleichslösung. Die Chromatographie erfolgt über eine Laufstrecke von 15 cm mit einer Mischung aus 80 Volumteilen Äthylacetat *R*, 10 Volumteilen wasserfreier Ameisensäure *R* und 10 Volumteilen Wasser. Nach Verdunsten der mobilen Phase werden die Chromatogramme mit einer 1prozentigen Lösung (G/V) von Diphenylboryloxyäthylamin *R* in Methanol *R* und danach mit einer 5prozentigen Lösung (G/V) von Polyäthylenglykol 400 *R* in Methanol *R* besprüht und im ultravioletten Licht bei 365 nm ausgewertet.

Das Chromatogramm der Vergleichslösung zeigt im unteren Drittel des Rf-Bereiches den orangefarbenen Fleck des Rutins, im mittleren Drittel den orangefarbenen Fleck des Hyperosids, im oberen Drittel den grau-blauen, etwas langgezogenen Fleck des Tannins und darüber, etwa in der Mitte des oberen Drittels, den blauen Fleck der Gallussäure.

Das Chromatogramm der Untersuchungslösung zeigt wenig unterhalb der Vergleichssubstanz Rutin einen schwach blauen Fleck, über dem Rutin einen blauen Fleck, kurz oberhalb des Hyperosids einen blauen Fleck, kurz unterhalb des Tannins einen blauen Fleck sowie kurz unterhalb und kurz oberhalb der Gallussäure je einen blauen Fleck.

PRÜFUNG AUF REINHEIT

Relative Dichte (Ph. Eur.): 1,005 bis 1,025.

Trockenrückstand (DAB): Mindestens 3,0 Prozent und höchstens 4,5 Prozent.

pH-Wert (Ph. Eur.): Der pH-Wert der Urtinktur muß zwischen 3,0 und 4,0 liegen.

LAGERUNG

Vor Licht geschützt.

Fluorit

Verwendet wird das natürlich vorkommende Mineral *Fluorit* mit einem Gehalt von mindestens 90 Prozent CaF_2 (MG 78,1).

BESCHREIBUNG

Farblose, violette, blaue, grüne oder gelbe Kristalle von hexaedrischem oder oktaedrischem Habitus mit Glasglanz oder grob- bis feinkörnige, spätige bis dichte, stengelige oder radialstrahlige Aggregate.
  Das Mineral zeigt im ultravioletten Licht bei 365 nm oft starke Fluoreszenz. Die Farbe des Minerals verschwindet beim Erhitzen auf 200 bis 300 °C. Die Härte nach Mohs beträgt 4.
  Das gepulverte Mineral ist weiß bis grauweiß.

PRÜFUNG AUF IDENTITÄT

Prüflösung: Etwa 1,25 g gepulverte Substanz (180), genau gewogen, werden in einem Becherglas mit 50 ml Salzsäure *R* 1 unter häufigem Umrühren 4 Stunden lang auf dem Wasserbad erhitzt. Nach dem Abkühlen wird mit 50 ml Wasser verdünnt, unter Nachwaschen mit Wasser durch einen Glassintertiegel Nr. 16 (Ph. Eur.) in einen 250-ml-Meßkolben filtriert und mit Wasser aufgefüllt.

A. 5 ml Prüflösung werden tropfenweise unter Umschütteln so lange mit verdünnter Natriumhydroxid-Lösung *R* versetzt, wie sich der entstehende Niederschlag gerade noch auflöst; dann wird mit Wasser zu 10 ml verdünnt. Die Mischung gibt die Identitätsreaktion auf Calcium (Ph. Eur.).

B. 2 ml verdünnte Salzsäure R werden mit 0,2 ml einer Mischung aus gleichen Volumteilen einer 5prozentigen Lösung (G/V) von Zirkoniumnitrat R in verdünnter Salzsäure R und einer 2prozentigen Lösung (G/V) von Alizarin R 1 Minute im Wasserbad erwärmt. Nach Zugabe von 0,1 g gepulverter Substanz (180) und Umschütteln schlägt die Farbe der Mischung von Violett nach Gelb um.

PRÜFUNG AUF REINHEIT

Fremde Minerale: In Habitus, Farbe, Glanz oder Härte abweichende Kristalle oder Aggregate dürfen nicht enthalten sein.

Säureunlösliche Bestandteile: Höchstens 8,0 Prozent; der unter „Prüflösung" im Glassintertiegel verbliebene Rückstand wird 2 Stunden lang bei 105 bis 110 °C getrocknet. Nach dem Erkalten wird gewogen.

Wasserlösliche Bestandteile: Höchstens 1,0 Prozent; 2,00 g gepulverte Substanz (180) werden mit 100 ml Wasser 5 Minuten lang zum Sieden erhitzt. Nach dem Abkühlen wird zum ursprünglichen Volumen ergänzt und abfiltriert. 50 ml Filtrat werden in einer Porzellanschale eingeengt und anschließend 2 Stunden lang bei 105 bis 110 °C getrocknet. Nach dem Erkalten wird gewogen.

GEHALTSBESTIMMUNG

25,0 ml Prüflösung werden in einem 500-ml-Erlenmeyerkolben mit 250 ml Wasser verdünnt. Die Lösung wird mit konzentrierter Natriumhydroxid-Lösung R auf pH 12 bis 13 eingestellt. Nach Zusatz von 10 ml Triäthanolamin R, 5 ml Kaliumcyanid-Lösung R und 0,1 g Calcon-Indikator R wird mit 0,1 M-Natrium-ÄDTA-Lösung bis zum Farbumschlag nach Blau titriert.

1 ml 0,1 M-Natrium-ÄDTA-Lösung entspricht 7,81 mg CaF_2.

ARZNEIFORMEN

Die 1. Dezimalverreibung muß mindestens 8,5 und darf höchstens 10,5 Prozent CaF_2 enthalten.

HERSTELLUNG

Verreibungen nach Vorschrift 6.

EIGENSCHAFTEN

Die 1. Dezimalverreibung ist ein weißes Pulver.

PRÜFUNG AUF IDENTITÄT

A. 25 mg des unter „Gehaltsbestimmung" erhaltenen Glührückstandes werden mit 2 ml Salzsäure R1 versetzt und 30 Minuten lang im Wasserbad erhitzt. Nach dem Erkalten wird mit 5 ml Wasser verdünnt und abfiltriert. Danach wird die Lösung tropfenweise so lange mit verdünnter Natriumhydroxid-Lösung R versetzt, wie sich der entstehende Niederschlag gerade noch auflöst. Die Lösung ergibt die Identitätsreaktion auf Calcium (Ph. Eur.).

B. 0,3 g der 1. Dezimalverreibung geben die bei der Substanz beschriebene Identitätsreaktion B.

GEHALTSBESTIMMUNG

Etwa 2,00 g der 1. Dezimalverreibung, genau gewogen, werden in einem Porzellantiegel verascht; der Rückstand wird 30 Minuten lang bei etwa 600 °C geglüht. Nach dem Erkalten wird der Rückstand gewogen.

Etwa 0,150 g Rückstand, genau gewogen, werden in einem 500-ml-Erlenmeyerkolben nach Zusatz von 8 ml Salzsäure R1 unter häufigem Umrühren 1 Stunde lang auf dem Wasserbad erhitzt. Nach dem Abkühlen und nach Zugabe von 250 ml Wasser erfolgt die Bestimmung wie bei der Substanz unter „Gehaltsbestimmung" angegeben.

Vorsichtig zu lagern!

Foeniculum vulgare, äthanol. Decoctum

Foeniculum, äthanol. Decoctum

Verwendet werden die getrockneten, reifen Früchte von *Foeniculum vulgare* MILLER var. vulgare. Sie enthalten mindestens 4,0 Prozent (V/G) ätherisches Öl.

BESCHREIBUNG

Die Droge hat würzigen Geruch und würzigen, etwas süßlichen, später fast brennenden Geschmack.

Die Früchte sind häufig in ihre Teilfrüchte zerfallen. Die ganzen Früchte sind fast zylindrisch, unten breit abgerundet, oben etwas verschmälert, gelblichgrün bis gelbbraun, etwa 3 bis 12 mm lang, bis etwa 4 mm breit; Griffelpolster mit 2 zurückgebogenen, häufig abgebrochenen Griffelresten; Teilfrüchte mit ebener Fugenfläche und konvexer Rückenfläche mit 5 primären Rippen, 2 davon dorsal, 3 lateral; Rippen deutlich hervortretend, gerade, heller gefärbt, dazwischen 4 dunklere, flache Tälchen.

Mikroskopische Merkmale: Das Exokarp besteht aus gerade- und derbwandigen Zellen mit glatter Kutikula, auf der Rückenseite mit spärlichen runden, etwa 25 µm langen Spaltöffnungen. Das Mesokarp besteht aus dünnwandigen, rundlichen Parenchymzellen, auf der Rückenseite mit 4, auf der Fugenseite mit meist 2, etwa 100 bis 250 µm breiten gekammerten Ölgängen. Das Endokarp hat dünnwandige, gestreckte Zellen in parkettartiger Anordnung. In den Rippen befinden sich kleine Leitbündel mit Spiralgefäßen und verholzten Sklerenchymfasern sowie Mesokarpzellen mit netzförmig verdickten, verholzten Wänden.

Die Samenschale besteht aus einer Schicht polygonaler Zellen und mehreren obliterierten, gelben bis bräunlichen Zellagen. Das nicht eingefaltete Endosperm besteht aus derbwandigen Zellen, die zahlreiche Tröpfchen von fettem Öl und Aleuronkörner mit bis etwa 4 µm großen Oxalatrosetten enthalten.

PRÜFUNG AUF IDENTITÄT

Chromatographie: Die Prüfung erfolgt dünnschichtchromatographisch auf einer Schicht von Kieselgel GF$_{254}$ R.

Untersuchungslösung: Die unter „Gehaltsbestimmung" erhaltene Lösung des ätherischen Öls in Xylol wird wasserfrei abgelassen; 0,5 ml dieser Lösung werden mit 5 ml Toluol R versetzt.

Vergleichslösung: 10 µl Anisaldehyd R und 3 µl Anethol R werden in 1 ml Methanol R gelöst.

Aufgetragen werden getrennt je 10 µl Untersuchungs- und Vergleichslösung. Die Chromatographie erfolgt über eine Laufstrecke von 10 cm mit Methylenchlorid R. Nach Verdunsten der mobilen Phase werden im ultravioletten Licht bei 254 nm die fluoreszenzmindernden Flecke gekennzeichnet. Anschließend werden die Chromatogramme mit äthanolischer Molybdatophosphorsäure-Lösung RN besprüht und 5 bis 10 Minuten lang unter Beobachtung auf 100 bis 105 °C erhitzt. Nach Kennzeichnung der Flecke wird die noch warme Schicht mit einer frisch und vorsichtig hergestellten Lösung von 0,5 g Kaliumpermanganat R in 15 ml Schwefelsäure R besprüht. Es wird nochmals etwa 5 bis 10 Minuten lang unter Beobachtung auf 100 bis 105 °C erhitzt.

Im ultravioletten Licht bei 254 nm sind in den Chromatogrammen der Untersuchungslösung und der Vergleichslösung im oberen Drittel des Rf-Bereiches die fluoreszenzmindernden Flecke des Anethols und im Chromatogramm der Vergleichslösung der Fleck des Anisaldehyds im unteren Drittel des Rf-Bereiches sichtbar. Der Fleck des Anisaldehyds färbt sich nach dem ersten Besprühen und Erhitzen blauviolett; die Flecke des Anethols sind kräftig blau gefärbt. Nach dem Besprühen mit der Kaliumpermanganat-Schwefelsäure ist der Anetholfleck intensiv blau gefärbt. Im unteren Drittel des Rf-Bereiches erscheint über dem blau gefärbten Fleck des Anisaldehyds ein weiterer deutlich blau gefärbter Fleck im Chromatogramm der Untersuchungslösung.

PRÜFUNG AUF REINHEIT

Fremde Bestandteile (Ph. Eur.): Höchstens 1,5 Prozent Doldenstiele und höchstens 1,5 Prozent andere fremde Bestandteile.

Wasser (Ph. Eur.): Höchstens 7,0 Prozent (V/G), mit 20,0 g grob gepulverter Droge (710) durch azeotrope Destillation bestimmt.

Sulfatasche (Ph. Eur.): Höchstens 12,0 Prozent, mit 1,000 g grob gepulverter Droge (710) bestimmt.

GEHALTSBESTIMMUNG

Ätherisches Öl (Ph. Eur.): Die Bestimmung erfolgt mit 10,0 g der unmittelbar vorher grob zerkleinerten Droge (1400) und 200 ml Wasser als Destillationsflüssigkeit in einem 500-ml-Rundkolben; Destillation 2 Stunden lang bei 2 bis 3 ml in der Minute; 1,0 ml Xylol *R* als Vorlage.

ARZNEIFORMEN

HERSTELLUNG

Urtinktur aus der frisch zerquetschten Droge und flüssige Verdünnungen nach Vorschrift 19f mit Äthanol 62 Prozent.

EIGENSCHAFTEN

Die Urtinktur ist eine gelbe bis grünlichgelbe Flüssigkeit mit arteigenem Geruch und Geschmack.

PRÜFUNG AUF IDENTITÄT

Prüflösung: 10 ml Urtinktur werden 3mal mit je 10 ml Pentan *R* ausgeschüttelt. Die vereinigten organischen Phasen werden filtriert und unter vermindertem Druck eingeengt. Der Rückstand wird in 2,0 ml Chloroform *R* aufgenommen.

A. Die Urtinktur zeigt im ultravioletten Licht bei 365 nm hellblaue Fluoreszenz, die nach Zugabe von verdünnter Natriumhydroxid-Lösung *R* nach gelb umschlägt.

B. Werden 0,5 ml Prüflösung mit 1 ml Acetanhydrid *R* und danach mit 0,1 ml Schwefelsäure *R* versetzt, schlägt die Farbe von hellgelb nach rotviolett um.

C. Chromatographie: Die Prüfung erfolgt dünnschichtchromatographisch in gleicher Weise wie unter ,,Prüfung auf Identität" bei der Droge angegeben mit 40 µl Prüflösung als Untersuchungslösung.

PRÜFUNG AUF REINHEIT

Relative Dichte (Ph. Eur.): 0,886 bis 0,900.

Trockenrückstand (DAB): Mindestens 0,7 Prozent.

LAGERUNG

Vor Licht geschützt.

Formica rufa

Formica

Verwendet werden die lebenden, ungeflügelten Arbeiterinnen von *Formica rufa* L.

BESCHREIBUNG

Die 5 bis 11 mm langen Arbeiterinnen haben einen breiten, 3eckigen, schwarzen, teilweise roten Kopf. Der Oberrand des Kopfes ist nicht ausgedellt. Die Oberkiefer sind mächtig, schaufelförmig, an ihrem inneren, freien Rand gezähnt. Die Unterkiefer sind feiner gebaut und tragen einen Borstenkamm zum Reinigen der Fühler. Die Brust ist teilweise rot, sehr schmal und hinten stark zusammengedrückt; in ihrem Inneren finden sich mächtig entwickelte Speicheldrüsen vom Labialdrüsentyp. Der Rücken ist rot oder schwarzbraun. Die 6 Beine sind rotbraun und 5gliedrig. An den Schienen der Vorderbeine sitzt jederseits ein gut entwickelter Putzapparat aus mit Borsten besetzten Spornen. Der den Übergang zum Hinterleib bildende Stiel ist

Formica rufa

2gliedrig und besitzt eine aufrechte, herzförmige Schuppe. Der kleine Hinterleib ist schwarzbraun, eiförmig, 5gliedrig und trägt hinten ein Bläschen mit Ameisensäure. Der Stachel fehlt, die Chitinteile des Rudiments eines Stachelapparates dienen als Stützelemente des Giftdrüsenausführungsganges. Die weiblichen Geschlechtsteile sind verkümmert.

ARZNEIFORMEN

HERSTELLUNG

1 Teil lebende Tiere wird durch Zufügen von 1 Teil Äthanol getötet; danach werden die Tiere zerkleinert. Urtinktur aus diesem Ansatz und 9 Teilen Äthanol 86 Prozent und flüssige Verdünnungen nach Vorschrift 4b.

EIGENSCHAFTEN

Die Urtinktur ist eine hellgelbe Flüssigkeit mit schwachem, eigentümlichem Geruch.

PRÜFUNG AUF IDENTITÄT

A. Wird 1 ml Urtinktur mit 10 ml Wasser versetzt, trübt sich die Mischung und fluoresziert im Tageslicht schwach weißgrau, im ultravioletten Licht bei 365 nm intensiv hellblau.
B. Werden 0,5 ml Urtinktur 2 Minuten lang mit 3 ml einer 1prozentigen Lösung (G/V) von Ninhydrin *R* in Methanol *R* im Wasserbad erhitzt, färbt sich die Mischung intensiv blau.
C. Chromatographie: Die Prüfung erfolgt dünnschichtchromatographisch auf einer Schicht von Kieselgel GF$_{254}$ *R*.

    Untersuchungslösung: Urtinktur.

    Vergleichslösung: 10 mg Chininhydrochlorid *RN*, 10 mg Menthol *R* und 10 mg Salicylsäure *R* werden in 10 ml Methanol *R* gelöst.

    Aufgetragen werden getrennt 50 µl Untersuchungslösung und 10 µl Vergleichslösung. Die Chromatographie erfolgt über eine Laufstrecke von 10 cm mit einer Mischung von 70 Volumteilen n-Propanol und 30 Volumteilen Wasser. Nach Verdunsten der mobilen Phase werden die Chromatogramme im ultravioletten Licht bei 254 nm ausgewertet.

    Das Chromatogramm der Vergleichslösung zeigt im unteren Drittel des Rf-Bereiches den leuchtend blauen Fleck des Chininhydrochlorids und am Übergang vom mittleren zum oberen Drittel den leuchtend blauen Fleck der Salicylsäure.

    Das Chromatogramm der Untersuchungslösung zeigt zwischen den Flecken der Vergleichslösung einen blaugrauen Fleck.

Anschließend werden die Chromatogramme mit Anisaldehyd-Lösung *R* besprüht, etwa 10 Minuten lang auf 105 bis 110 °C erhitzt und innerhalb von 10 Minuten im Tageslicht ausgewertet.

Im Chromatogramm der Vergleichslösung erscheint im oberen Drittel des Rf-Bereiches der blaue Fleck des Menthols.

Das Chromatogramm der Untersuchungslösung zeigt dicht über dem Chininhydrochloridfleck der Vergleichslösung 3 schwach graublaue Flecke. Etwa in der Mitte zwischen dem Chininhydrochloridfleck und dem Salicylsäurefleck der Vergleichslösung erscheint ein blaugrüner Fleck. Dicht unterhalb des Flecks, der bei der Detektion im ultravioletten Licht erfaßt wird, erscheint ein kräftiger, blaugrüner Fleck, dicht darüber ein weiterer blaugrüner Fleck. Etwa in Höhe des Salicylsäureflecks liegt ein blauvioletter Fleck. Etwa in Höhe des Mentholflecks liegt ein blauvioletter Fleck und dicht darüber ein brauner Fleck.

PRÜFUNG AUF REINHEIT

Relative Dichte (Ph. Eur.): 0,844 bis 0,850.

Trockenrückstand (DAB): Mindestens 0,60 Prozent.

LAGERUNG

Vor Licht geschützt.

Fumaria officinalis

Verwendet werden die frischen, oberirdischen Teile blühender Pflanzen von *Fumaria officinalis* L.

BESCHREIBUNG

Die 25 bis 50 cm hohe Pflanze hat einen aufrechten, dünnen, etwas gerillten, leicht blau bereiften und ästigen Stengel. Die Laubblätter sind gestielt, doppelt gefiedert, weich, mit gestielten, hand- oder fiederförmig geteilten Fiedern und länglich-linealen, 2 bis 3 mm breiten, stumpfen oder spitzen Abschnitten. Die kurzgestielten Blüten sind bis zu 1 cm lang und stehen in aufrechten, den Laubblättern gegenständigen, dichten endständigen Trauben.

Die 2 Kelchblätter sind bis zu 3 mm lang, eiförmig-lanzettlich, gezähnt und schmäler und kürzer als die Blumenkronröhre. Die äußeren Kronblätter sind vorn abgerundet, purpurrot bis rosa, an der Spitze aber wie die inneren tief dunkelrot bis schwarz, mit grünem Kiel. Die meist schon während der Blütezeit erscheinenden Früchte sind kugelig, seitlich etwas abgeplattet, grün und am oberen Pol deutlich eingedrückt.

ARZNEIFORMEN

HERSTELLUNG

Urtinktur und flüssige Verdünnungen nach Vorschrift 2a.

EIGENSCHAFTEN

Die Urtinktur ist eine grüne bis braune Flüssigkeit mit schwach süßlichem Geruch und leicht bitterem Geschmack.

PRÜFUNG AUF IDENTITÄT

A. Werden 2 ml Urtinktur mit 2 ml Wasser und 2 ml Chloramin-T-Lösung *R* versetzt, entsteht ein hellbrauner Niederschlag.

B. Werden 5 ml Urtinktur mit 5 ml Wasser und 1 ml konzentrierter Ammoniaklösung *R* versetzt und zweimal mit je 5 ml Äther *R* ausgeschüttelt, fluoresziert die Ätherphase im ultravioletten Licht bei 365 nm hellblau, die wäßrige Phase gelbgrün.

C. Chromatographie: Die Prüfung erfolgt dünnschichtchromatographisch auf einer Schicht von Kieselgel HF$_{254}$ *R*.

Untersuchungslösung: 10 ml Urtinktur werden auf dem Wasserbad bis zum Verschwinden des Äthanolgeruches erwärmt, mit 1,0 ml konzentrierter Ammoniaklösung *R* versetzt und zweimal mit je 10 ml Äther *R* ausgeschüttelt. Die vereinigten Ätherphasen werden filtriert und im Wasserbad bei etwa 50 °C eingeengt; der Rückstand wird in 1 ml Methanol *R* aufgenommen.

Vergleichslösung: 10 mg Papaverinhydrochlorid *RN*, 10 mg Colchicin *RH* und 5 mg Resorcin *R* werden in 10 ml Methanol *R* gelöst.

Aufgetragen werden getrennt 30 µl Untersuchungslösung und 20 µl Vergleichslösung. Die Chromatographie erfolgt über eine Laufstrecke von 15 cm mit einer Mischung von 50 Volumteilen Äthylmethylketon *R*, 40 Volumteilen Xylol *R*, 6 Volumteilen Methanol *R* und 4 Volumteilen Diäthylamin *R*. Nach Verdunsten der mobilen Phase werden die Chromatogramme im ultravioletten

Licht bei 254 nm (Vergleichslösung) und bei 365 nm (Untersuchungslösung) ausgewertet.

Das Chromatogramm der Vergleichslösung zeigt im ultravioletten Licht bei 254 nm im unteren Drittel des Rf-Bereiches den Fleck des Colchicins, im mittleren Drittel den Fleck des Resorcins und im oberen Drittel den Fleck des Papaverins.

Das Chromatogramm der Untersuchungslösung zeigt im ultravioletten Licht bei 365 nm dicht über dem Start und etwa in der Mitte zwischen Start und dem Fleck des Colchicins je einen gelben Fleck, dicht über dem Colchicinfleck zwei gelbe Flecke und dicht darüber einen hellblauen Fleck. Wenig über dem Resorcinfleck liegen drei gelbe Flecke und wenig über dem Papaverinfleck liegen ein hellblauer, ein gelber und ein brauner Fleck.

Die Chromatogramme werden mit verdünntem Dragendorffs Reagenz *R* und anschließend mit einer 10prozentigen Lösung (G/V) von Natriumnitrit *R* besprüht und sofort im Tageslicht ausgewertet.

Das Chromatogramm der Untersuchungslösung zeigt auf hellrosafarbenem Grund folgende gelbrote Flecke: dicht über dem Start einen Fleck, wenig über der Vergleichssubstanz Colchicin zwei Flecke sowie wenig unter der Vergleichssubstanz Papaverin einen Fleck.

PRÜFUNG AUF REINHEIT

Relative Dichte (Ph. Eur.): 0,935 bis 0,950.

Trockenrückstand (DAB): Mindestens 2,2 und höchstens 3,0 Prozent.

LAGERUNG

Vor Licht geschützt.

Fumaria officinalis spag. Krauß

Verwendet werden die ganzen, frischen, blühenden Pflanzen von *Fumaria officinalis* L.

BESCHREIBUNG

Die 25 bis 50 cm hohe Pflanze hat eine dünne, wenig verästelte, gelbliche Wurzel und einen aufrechten, dünnen, etwas gerillten, leicht blau bereiften und ästigen

Stengel. Die Laubblätter sind gestielt, doppelt gefiedert, weich, mit gestielten, hand- oder fiederförmig geteilten Fiedern und länglich-linealen, 2 bis 3 mm breiten, stumpfen oder spitzen Abschnitten. Die kurzgestielten Blüten sind bis zu 1 cm lang und stehen in aufrechten, den Laubblättern gegenständigen, dichten, endständigen Trauben. Die 2 Kelchblätter sind bis zu 3 mm lang, eiförmig-lanzettlich, gezähnt und schmaler und kürzer als die Blumenkronröhre. Die äußeren Kronblätter sind vorn abgerundet, purpurrot bis rosa, an der Spitze aber wie die inneren tief dunkelrot bis schwarz, mit grünem Kiel. Die meist schon während der Blütezeit erscheinenden Früchte sind kugelig, seitlich etwas abgeplattet, grün und am oberen Pol deutlich eingedrückt.

ARZNEIFORMEN

HERSTELLUNG

Urtinktur und flüssige Verdünnungen nach Vorschrift 27.

EIGENSCHAFTEN

Die Urtinktur ist eine olivfarbene Flüssigkeit mit schwach hefeartigem, schnell sich verflüchtigendem Geruch und länger anhaltendem, leicht bitterem Geschmack.

PRÜFUNG AUF IDENTITÄT

A. Der pH-Wert (Ph. Eur.) der Urtinktur muß zwischen 4,2 und 4,5 liegen.

B. Werden 3 ml Urtinktur mit 2 ml Wasser und 2 ml Chloramin-T-Lösung R versetzt, entsteht höchstens ein leichter, grauer Niederschlag.

C. Werden 10 ml Urtinktur mit 2 ml konzentrierter Ammoniaklösung R versetzt und zweimal mit je 2 ml Äther R ausgeschüttelt, fluoresziert die Ätherphase im ultravioletten Licht bei 365 nm schwach rosa, die wäßrige Phase stumpf gelbgrün.

D. Chromatographie: Die Prüfung erfolgt dünnschichtchromatographisch auf einer Schicht von Kieselgel HF_{254} R.

Untersuchungslösung: 10 ml Urtinktur werden auf dem Wasserbad bis zum Verschwinden des Äthanolgeruches erwärmt, mit 1,0 ml konzentrierter Ammoniaklösung R versetzt und zweimal mit je 10 ml Äther R ausgeschüttelt. Die vereinigten Ätherphasen werden filtriert und im Wasserbad bei etwa 50 °C eingeengt; der Rückstand wird in 1 ml Methanol R aufgenommen.

Vergleichslösung: 10 mg Papaverinhydrochlorid *RN*, 10 mg Colchicin *RH* und 5 mg Resorcin *R* werden in 10 ml Methanol *R* gelöst.

Aufgetragen werden getrennt 30 µl Untersuchungslösung und 20 µl Vergleichslösung. Die Chromatographie erfolgt über eine Laufstrecke von 15 cm mit einer Mischung von 50 Volumteilen Äthylmethylketon *R*, 40 Volumteilen Xylol *R*, 6 Volumteilen Methanol *R* und 4 Volumteilen Diäthylamin *R*. Nach Verdunsten der mobilen Phase werden die Chromatogramme im ultravioletten Licht bei 254 nm (Vergleichslösung) und bei 365 nm (Untersuchungslösung) ausgewertet.

Das Chromatogramm der Vergleichslösung zeigt im ultravioletten Licht bei 254 nm im unteren Drittel des Rf-Bereiches den Fleck des Colchicins, im mittleren Drittel den Fleck des Resorcins und im oberen Drittel den Fleck des Papaverins.

Das Chromatogramm der Untersuchungslösung zeigt im ultravioletten Licht bei 365 nm dicht über dem Start einen hellgelben Fleck, etwa in der Mitte zwischen den Vergleichssubstanzen Colchicin und Resorcin zwei hellgelbe Flecke, deutlich über dem Resorcinfleck einen hellblauen Fleck, wenig über dem Fleck des Papaverins einen hellblauen und dicht darüber einen gelben Fleck.

Die Chromatogramme werden mit verdünntem Dragendorffs Reagenz *R* und anschließend mit einer 10prozentigen Lösung (G/V) von Natriumnitrit *R* besprüht und sofort im Tageslicht ausgewertet.

Das Chromatogramm der Untersuchungslösung zeigt auf hellrosafarbenem Grund folgende gelbrote Flecke: über der Vergleichssubstanz Colchicin einen Fleck und wenig unter sowie wenig über der Vergleichssubstanz Papaverin je einen Fleck.

PRÜFUNG AUF REINHEIT

Relative Dichte (Ph. Eur.): 0,960 bis 0,980.

Trockenrückstand (DAB): Mindestens 2,0 und höchstens 2,3 Prozent.

LAGERUNG

Vor Licht geschützt.

Galenit

Verwendet wird das natürlich vorkommende Mineral *Galenit* mit einem Gehalt von mindestens 95 Prozent PbS (MG 239,3).

BESCHREIBUNG

Das Mineral bildet metallisch glänzende, graue, manchmal matt angelaufene, kubische Kristalle von hexaedrischem oder oktaedrischem Habitus oder Aggregate in derben Massen. Die Härte nach Mohs beträgt 2½ bis 3.
Das gepulverte Mineral ist dunkelgrau bis schwarz.

PRÜFUNG AUF IDENTITÄT

A. 0,1 g gepulverte Substanz (180) werden in einer Mischung von 0,5 ml Salpetersäure *R* und 1 ml Wasser unter Erwärmen im Wasserbad gelöst, wobei sich Schwefel abscheidet. Die Lösung wird erhitzt, bis keine braunen Dämpfe mehr auftreten. Danach wird mit 20 ml Wasser verdünnt und filtriert. Das Filtrat gibt die Identitätsreaktionen a) und b) auf Blei (Ph. Eur.).

B. 0,1 g gepulverte Substanz (180) werden mit 2 ml Salzsäure *R* 1 erhitzt. Die entweichenden Dämpfe färben angefeuchtetes Blei(II)-acetat-Papier *R* schwarzbraun.

PRÜFUNG AUF REINHEIT

Fremde Minerale: In Habitus, Farbe, Glanz oder Härte abweichende Kristalle oder Aggregatstücke dürfen nicht enthalten sein.

Säureunlösliche Bestandteile: Höchstens 1 Prozent; 0,50 g gepulverte Substanz (180) werden in einem 100-ml-Becherglas mit 2 ml Salpetersäure *R* auf dem Wasserbad erwärmt, bis keine dunklen Teilchen mehr zu erkennen sind. Nach dem Abkühlen werden 2 ml Schwefelsäure *R* zugegeben; die Mischung wird bis zum starken Rauchen erhitzt und dann abgekühlt. Nach Zugabe von 5 ml Wasser wird so weit eingeengt, daß der Rückstand noch feucht ist. Nach dem Abkühlen werden 20 ml Wasser und 25 ml 0,1 M-Natrium-ÄDTA-Lösung in kleinen Portionen zugegeben; dabei wird so lange gerührt, bis sich der Niederschlag gelöst hat. Unter Nachwaschen des Becherglases mit Wasser wird die Lösung durch einen

Glassintertiegel Nr. 16 (Ph. Eur.) filtriert. Der Tiegel wird bei 100 bis 105 °C bis zur Gewichtskonstanz getrocknet. Nach dem Erkalten wird gewogen.

GEHALTSBESTIMMUNG

Etwa 0,20 g gepulverte Substanz (180), genau gewogen, werden in einem 100-ml-Becherglas mit 1 ml Salpetersäure *R* auf dem Wasserbad erwärmt, bis keine dunklen Teilchen mehr zu erkennen sind. Nach dem Abkühlen wird 1 ml Schwefelsäure *R* zugegeben und bis zum starken Rauchen erhitzt. Nach erneutem Abkühlen und Zugabe von 3 ml Wasser und 0,5 ml Schwefelsäure *R* wird so weit eingeengt, daß der Rückstand noch feucht ist.

Der Rückstand wird mit 10 ml Wasser versetzt und 30 Minuten lang auf dem Wasserbad erwärmt. Danach wird mit weiteren 10 ml Wasser verdünnt und 1 Stunde stehen gelassen.

Der gebildete Niederschlag wird über ein hartes Papierfilter filtriert und mit 20 ml 1 N-Schwefelsäure in kleinen Anteilen gewaschen. Das Filter wird in das Becherglas zurückgegeben und mit 20,0 ml 0,05 M-Natrium-ÄDTA-Lösung versetzt. Nach Zugabe von 1 g Hexamethylentetramin *R* wird das Gemisch 30 Minuten lang unter häufigem Umrühren auf dem Wasserbad stehengelassen. Die Lösung wird mit 10 ml Wasser verdünnt und nach Zusatz von 30 mg Xylenolorange-Indikator *R* mit 0,05 M-Blei(II)-nitrat-Lösung bis zum Farbumschlag nach Rotviolett titriert.

1 ml 0,05 M-Natrium-ÄDTA-Lösung entspricht 11,97 mg PbS.

ARZNEIFORMEN

Die 1. Dezimalverreibung muß mindestens 9,0 und darf höchstens 10,5 Prozent PbS enthalten.

HERSTELLUNG

Verreibungen nach Vorschrift 6.

EIGENSCHAFTEN

Die 1. Dezimalverreibung ist ein graues Pulver.

PRÜFUNG AUF IDENTITÄT

A. 0,5 g der 1. Dezimalverreibung werden in 10 ml Wasser suspendiert und zentrifugiert. Der Rückstand gibt die Identitätsreaktion A der Substanz.

B. 0,5 g der 1. Dezimalverreibung geben die Identitätsreaktion B der Substanz.

GEHALTSBESTIMMUNG

Etwa 2,0 g der 1. Dezimalverreibung, genau gewogen, werden in einem tarierten Zentrifugenglas in 20 ml Wasser suspendiert und zentrifugiert. Der Rückstand wird 1 Stunde bei 100 bis 105 °C getrocknet und nach dem Abkühlen genau gewogen.

Mit etwa 0,20 g des Rückstands, genau gewogen, wird die Gehaltsbestimmung wie bei der Substanz angegeben durchgeführt.

LAGERUNG

Dicht verschlossen.

Vorsichtig zu lagern!

Galium odoratum

Asperula odorata

Verwendet werden die frischen, kurz vor der Blüte gesammelten oberirdischen Teile von *Galium odoratum* (L.) Scop.

BESCHREIBUNG

Der 10 bis 30 cm lange Stengel ist vierkantig mit stark hervortretenden Kanten, unbehaart und nur an den Knoten mit einem Kranz feiner, weißer Borsten besetzt. Die ganzrandigen Blätter sind 1,5 bis 5 cm lang, 4 bis 12 mm breit, länglich lanzettförmig, am Rand gewimpert, an den Hauptnerven weich borstig oder fein behaart, oberseits bläulich bis schwarzgrün, unterseits graugrün und lassen auf der sehr fein behaarten Unterseite den Mittelnerv hervortreten.

ARZNEIFORMEN

HERSTELLUNG

Urtinktur und flüssige Verdünnungen nach Vorschrift 3a.

EIGENSCHAFTEN

Die Urtinktur ist eine grünbraune Flüssigkeit von würzigem Geruch und bitterem Geschmack.

PRÜFUNG AUF IDENTITÄT

A. Wird 1 ml Urtinktur mit 0,1 ml Kaliumhydroxid-Lösung *RN* versetzt, so fluoresziert die Lösung im UV-Licht bei 365 nm grüngelb.

B. Werden 0,5 ml Urtinktur mit 0,05 ml Eisen(III)-chlorid-Lösung *R* 1 versetzt, so tritt eine grünbraune Färbung auf.

C. Chromatographie: Die Prüfung erfolgt dünnschichtchromatographisch auf einer Schicht von Kieselgel HF_{254} *R*.

Untersuchungslösung: Urtinktur.

Vergleichslösung: 10 mg Eugenol *R* werden in 10 ml Methanol *R* gelöst.

Aufgetragen werden getrennt 30 µl Untersuchungslösung und 20 µl Vergleichslösung. Die Chromatographie erfolgt über eine Laufstrecke von 10 cm mit einer Mischung von 80 Volumteilen Cyclohexan *R*, 15 Volumteilen Aceton *R* und 5 Volumteilen Isopropanol *R*. Nach Verdunsten der mobilen Phase zeigt das Chromatogramm der Vergleichslösung im UV-Licht bei 254 nm den Fleck des Eugenols (Rst 1,0).

Das Chromatogramm der Untersuchungslösung zeigt einen fluoreszenzmindernden Fleck bei Rst 0,80. Nach Besprühen mit 0,5 N-Kaliumhydroxid-Lösung *R* erscheinen im Chromatogramm der Untersuchungslösung im ultravioletten Licht bei 365 nm folgende Flecke: im Start (gelb), Rst 0,24 (gelb), Rst 0,35 (blau), Rst 0,45 (blau), Rst 0,55 (blau) und Rst 0,80 (leuchtend gelb).

PRÜFUNG AUF REINHEIT

Relative Dichte (Ph. Eur.): 0,898 bis 0,918.

Trockenrückstand (DAB): Mindestens 1,0 und höchstens 2,0 Prozent.

LAGERUNG

Vor Licht geschützt.

Galium odoratum spag. Zimpel

Asperula odorata spag. Zimpel

Verwendet werden die frischen, oberirdischen Teile blühender Pflanzen von *Galium odoratum* (L.) Scop.

BESCHREIBUNG

Der 10 bis 60 cm lange Stengel ist 4kantig mit stark hervortretenden Kanten, unbehaart und nur an den Knoten mit einem Kranz feiner, weißer Borsten besetzt. Die zu 6 bis 9 scheinquirlig angeordneten, ganzrandigen Blätter sind 1,5 bis 5 cm lang, 4 bis 12 mm breit, basal länglich, verkehrt-eiförmig, die mittleren und oberen lanzettlich bis länglich-lanzettlich, am Rande gewimpert, an den Hauptnerven weich borstig oder fein behaart. Sie sind oberseits bläulich bis dunkelgrün, unterseits graugrün. Auf der sehr fein behaarten Unterseite tritt ein deutlicher Mittelnerv nervor. Die Blüten stehen in einer endständigen, reich verzweigten, lockeren Trugdolde in den Achseln kleiner, lanzettlicher oder fast borstenförmiger Tragblätter. Die 4 bis 6 mm großen, trichterförmigen Blüten haben eine weiße, bis oft über die Hälfte eingeschnittene, 4lappige Blumenkrone mit innen feinflaumigen Zipfeln und eine kurze, den undeutlichen Kelchsaum überragende Blumenkronröhre. Die 4 Staubblätter sitzen alternierend mit den Blumenkronzipfeln an der oberen Mündung der Röhre. Die Staubfäden tragen längliche, aufrechte, seitlich aufspringende, gelbe Antheren. Der 2fächerige Fruchtknoten trägt 2 weitgehend miteinander verwachsene und von je einer kopfförmigen Narbe gekrönte Griffel.

ARZNEIFORMEN

HERSTELLUNG

Urtinktur und flüssige Verdünnungen nach Vorschrift 25.

EIGENSCHAFTEN

Die Urtinktur ist eine schwachgelbe Flüssigkeit mit arteigenem Geruch und würzigem Geschmack.

PRÜFUNG AUF IDENTITÄT

A. Werden 0,3 ml Urtinktur mit 0,1 ml rauchender Salpetersäure *R* versetzt, färbt sich die Mischung gelb.

B. Wird 1,0 ml Urtinktur mit 0,1 ml Kaliumhydroxid-Lösung *R* versetzt, fluoresziert die Mischung im ultravioletten Licht bei 365 nm intensiv gelb.

C. Chromatographie: Die Prüfung erfolgt dünnschichtchromatographisch auf einer Schicht von Kieselgel HF_{254} *R*.

Untersuchungslösung: Urtinktur.

Vergleichslösung: 10 mg Eugenol *R* werden in 10 ml Methanol *R* gelöst.

Aufgetragen werden getrennt 60 µl Untersuchungslösung und 20 µl Vergleichslösung. Die Chromatographie erfolgt über eine Laufstrecke von 10 cm mit einer Mischung von 80 Volumteilen Cyclohexan *R*, 15 Volumteilen Aceton *R* und 5 Volumteilen Isopropanol *R*. Nach Verdunsten der mobilen Phase werden die Chromatogramme im ultravioletten Licht bei 254 nm ausgewertet.

Das Chromatogramm der Vergleichslösung zeigt den fluoreszenzmindernden Fleck des Eugenols (Rst 1,0). Das Chromatogramm der Untersuchungslösung zeigt bei Rst 0,8 einen fluoreszenzmindernden Fleck, der nach Besprühen mit 0,5 N-Kaliumhydroxidlösung *R* im ultravioletten Licht bei 365 nm leuchtend gelb fluoresziert.

PRÜFUNG AUF REINHEIT

Relative Dichte (Ph. Eur.): 0,980 bis 0,990.

Trockenrückstand (DAB): Mindestens 0,2 und höchstens 0,3 Prozent.

LAGERUNG

Vor Licht geschützt.

Gallae turcicae

Gallae

Verwendet werden die durch den Stich der Färbergallwespe *Andricus gallae tinctoriae* OLIV. auf den jungen Trieben von *Quercus infectoria* OLIV. hervorgerufenen Gallen. Sie enthalten mindestens 20 Prozent mit Hautpulver fällbare Gerbstoffe, berechnet als Pyrogallol.

BESCHREIBUNG

Die Droge hat stark und anhaltend herben Geschmack.
    Gallen sind kugelig und bis zu 2,5 cm dick. Am Grunde zeigen sie meist einen kurzen, dicken Stielteil, besonders gegen das obere Ende hin unregelmäßige, größere oder kleinere Höcker. Gallen sind graugrün, braun oder gelblich, sehr hart und ziemlich schwer. In der Mitte der Gallen befindet sich ein 5 bis 7 mm weiter, kugeliger Hohlraum, in dem häufig Überreste des Insektes vorhanden sind; fehlen diese, so ist in der Galle ein kreisrundes, etwa 3 mm weites Flugloch zu finden.
    Zerbrochene Gallen zeigen einen wachsglänzenden, körnigen oder strahligen Bruch von weißlicher bis brauner Farbe.

Mikroskopische Merkmale: Auf dem Querschnitt sind die weißliche oder braune Außengalle und die zweischichtige Innengalle zu unterscheiden. Die Epidermis fehlt meist; sie zerreißt frühzeitig und fällt in Schuppen ab. Die äußerste Schicht der Außengalle besteht aus tangential gestreckten, ziemlich kleinen Zellen. Nach innen zu werden die Zellen allmählich größer, porös, lassen Interzellularen zwischen sich, strecken sich dann radial und bilden den Übergang zur Innengalle. Hier und in der folgenden Innengalle sind oft bedeutende Mengen von Oxalatkristallen abgelagert. Die Außengalle enthält durchsichtige Kugeln und Ballen von Gerbstoff, außerdem Stärkekörner, Oxalatkristalle sowie braune Sphärokristalle. Die schwachen Gefäßbündel von einfach kollateralem Bau verlaufen in der äußeren Hälfte der Außengalle. Die Innengalle besteht aus einer Sklerenchymschicht mit stark verdickten Zellen von häufig recht charakteristischer Form. Im Inneren dieser Steinzellschicht befindet sich ein Gewebe rundlicher Zellen, die sogenannte Nährschicht.

PRÜFUNG AUF IDENTITÄT

Prüflösung: 1 g grob gepulverte Droge (710) wird mit 10 ml Äthanol 60% *RN* 30 Minuten lang im Wasserbad erhitzt. Nach dem Abkühlen wird abfiltriert.

A. 0,5 ml Prüflösung werden mit 10 ml Wasser versetzt. Nach Zugabe von 2 ml einer 10prozentigen Lösung (G/V) von Ammoniumeisen(II)-sulfat R entsteht Blaufärbung und Trübung; nach dem Absetzen ist die überstehende Flüssigkeit graugrün gefärbt.

B. 0,1 ml Prüflösung werden mit 100 ml Wasser verdünnt. Nach Zugabe von 0,1 ml einer 10prozentigen Lösung (G/V) von Eisen(III)-chlorid R in Äthanol R und Umschütteln entsteht eine tiefblaue Färbung.

C. Wird 1 ml Prüflösung mit 2 ml einer 1prozentigen Lösung (G/V) von Vanillin R in Salzsäure R versetzt, färbt sich die Mischung gelbbraun.

D. Chromatographie: Die Prüfung erfolgt dünnschichtchromatographisch auf einer Schicht von Kieselgel H R.

Untersuchungslösung: Prüflösung.

Vergleichslösung: 30 mg Tannin R und 10 mg Gallussäure RN werden in 10 ml Aceton R gelöst.

Aufgetragen werden getrennt 10 µl Untersuchungslösung und 20 µl Vergleichslösung. Die Chromatographie erfolgt über eine Laufstrecke von 15 cm mit einer Mischung von 80 Volumteilen Äthylacetat R, 10 Volumteilen wasserfreier Ameisensäure R und 10 Volumteilen Wasser. Nach Verdunsten der mobilen Phase werden die Chromatogramme zuerst mit einer 1prozentigen Lösung (G/V) von Diphenylboryloxyäthylamin R in Methanol R und danach mit einer 5prozentigen Lösung (G/V) von Polyäthylenglykol 400 R in Methanol R besprüht und anschließend im ultravioletten Licht bei 365 nm ausgewertet.

Das Chromatogramm der Vergleichslösung zeigt im mittleren Drittel des Rf-Bereiches den etwas langgezogenen blauen Fleck des Tannins und im oberen Drittel den leuchtend blauen Fleck der Gallussäure.

Im Chromatogramm der Untersuchungslösung treten folgende blaue Flecke auf: Im unteren Drittel des Rf-Bereiches zwei Flecke, in Höhe der Vergleichssubstanz Tannin zwei sich überlappende, etwas langgezogene Flecke, in Höhe der Vergleichssubstanz Gallussäure und knapp darüber je ein Fleck.

PRÜFUNG AUF REINHEIT

Fremde Bestandteile (Ph. Eur.): Höchstens 2 Prozent.

Sulfatasche (Ph. Eur.): Höchstens 5,0 Prozent, mit 1,000 g grob gepulverter Droge (710) bestimmt.

GEHALTSBESTIMMUNG

Etwa 0,1 g grob gepulverte Droge (710), genau gewogen, werden mit 150 ml Wasser in einen Erlenmeyerkolben gegeben, zum Sieden erhitzt und anschließend im Wasserbad 30 Minuten lang erwärmt. Die unter fließendem Wasser abgekühlte Mischung wird in einen 250-ml-Meßkolben überführt und mit Wasser aufgefüllt. Nach dem Absetzen wird die Flüssigkeit durch ein Papierfilter von 12 cm Durchmesser filtriert. Die ersten 50 ml Filtrat werden verworfen. Der Rest wird für die Gehaltsbestimmung verwendet.

Bestimmung der Gesamtgerbstoffe: 5,0 ml Filtrat werden in einem Meßkolben mit Wasser zu 25,0 ml verdünnt. 2,0 ml dieser Lösung werden mit 1,0 ml Wolframatophosphorsäure-Lösung *R* und 17,0 ml einer 38prozentigen Lösung (G/V) von Natriumcarbonat *R* versetzt. Die Extinktion (E_1) wird genau 2 Minuten nach dem letzten Reagenzzusatz bei 750 nm in einer Schichtdicke von 1 cm gegen Wasser gemessen.

Bestimmung der durch Hautpulver nicht gefällten Gerbstoffe: 10,0 ml Filtrat werden mit 0,10 g Hautpulver *CRS* versetzt und 60 Minuten lang kräftig geschüttelt. Nach dem Filtrieren werden 5,0 ml Filtrat in einem Meßkolben mit Wasser zu 25,0 ml verdünnt. 2,0 ml dieser Lösung werden mit den unter ,,Bestimmung der Gesamtgerbstoffe" angegebenen Reagenzmengen versetzt und die Extinktion (E_2) unter gleichen Bedingungen gemessen.

Vergleichslösung: 50,0 mg Pyrogallol *R*, genau gewogen, werden in einem 100-ml-Meßkolben mit Wasser zu 100,0 ml gelöst. In einem zweiten 100-ml-Meßkolben werden 5,0 ml dieser Lösung mit Wasser zu 100,0 ml verdünnt. 2,0 ml dieser Lösung werden mit den unter ,,Bestimmung der Gesamtgerbstoffe" angegebenen Reagenzmengen versetzt und die Extinktion (E_3) unter gleichen Bedingungen gemessen.

Die Vergleichslösung ist während der Bestimmung vor Licht und Luft geschützt aufzubewahren. Die Extinktion muß innerhalb von 30 Minuten nach Herstellen der Vergleichslösung gemessen werden.

Der Prozentgehalt x_{proz} an mit Hautpulver fällbaren Gerbstoffen, berechnet als Pyrogallol, wird nach folgender Formel berechnet:

$$x_{proz} = \frac{(E_1-E_2) \times 3{,}125}{E_3 \times e}$$

e = Einwaage Droge in g.

ARZNEIFORMEN

HERSTELLUNG

Urtinktur aus der grob gepulverten Droge (710) und flüssige Verdünnungen nach Vorschrift 4a mit Äthanol 62 Prozent.

EIGENSCHAFTEN

Die Urtinktur ist eine braune Flüssigkeit mit schwachem Geruch und bitterem, zusammenziehendem Geschmack.

PRÜFUNG AUF IDENTITÄT

Die Urtinktur gibt die bei der Droge beschriebenen Identitätsreaktionen A bis D. Prüflösung ist die Urtinktur.

PRÜFUNG AUF REINHEIT

Relative Dichte (Ph. Eur.): 0,915 bis 0,925.

Trockenrückstand (DAB): Mindestens 5,0 Prozent.

LAGERUNG

Vor Licht geschützt.

Gelsemium sempervirens

Gelsemium

Verwendet werden die frischen, unterirdischen Teile von *Gelsemium sempervirens* (L.) AIT.

BESCHREIBUNG

Der Wurzelstock hat betäubend aromatischen Geruch.

Er ist bisweilen verzweigt, sehr hart, holzig, bis 15, seltener bis 30 mm dick, walzlich, meist hin- und hergebogen, an einzelnen Stellen angeschwollen und trägt bis 8 mm dicke, starre Wurzeln. Wurzeln und Rhizom sind außen bräunlichgelb oder graugelblich mit purpurbraunen Längsstreifen, innen blaßgelblich. Der Querschnitt zeigt unter einer schmalen Rinde einen strahligen Holzkörper und beim Rhizom ein kleines Mark, das bei den Wurzeln fehlt. Die oberirdischen, meist purpurn gefärbten Stengelreste der Pflanze, die an den gegenständigen Blattnarben und dem meist ganz oder größtenteils verschwundenen Mark zu erkennen sind, dürfen nicht verwendet werden.

ARZNEIFORMEN

Die Urtinktur enthält mindestens 0,035 und höchstens 0,080 Prozent Alkaloide, berechnet als Gelsemin ($C_{20}H_{22}N_2O_2$; MG 322,4).

HERSTELLUNG

Urtinktur und flüssige Verdünnungen nach Vorschrift 3a.

EIGENSCHAFTEN

Die Urtinktur ist eine goldgelbe bis gelbbraune Flüssigkeit ohne besonderen Geruch.

PRÜFUNG AUF IDENTITÄT

A. 1 ml Urtinktur fluoresziert im ultravioletten Licht bei 365 nm intensiv blau. Nach Zusatz von 0,1 ml verdünnter Natriumhydroxid-Lösung *R* färbt sich die Mischung intensiv gelbbraun und fluoresziert im ultravioletten Licht kräftig türkis.

B. Werden 0,5 ml Urtinktur mit 0,1 ml Eisen(III)-chlorid-Lösung *R* 1 versetzt, färbt sich die Mischung schwarzgrün. Nach Zusatz von 15 ml Wasser wird kräftig geschüttelt; der entstehende Schaum ist mindestens 24 Stunden lang beständig.

C. Werden 0,2 ml Urtinktur mit 0,1 ml einer Mischung von 1 Volumteil Dragendorffs Reagenz *R*, 2 Volumteilen Essigsäure 98 % *R* und 10 Volumteilen Wasser auf der Tüpfelplatte gemischt, entsteht allmählich eine orangegelbe Färbung.

D. Chromatographie: Die Prüfung erfolgt dünnschichtchromatographisch auf einer Schicht von Kieselgel GF$_{254}$ *R*.

Untersuchungslösung: Urtinktur.

Vergleichslösung: 10 mg Scopoletin *RN* und 10 mg Procainhydrochlorid *R* werden in 10 ml Methanol *R* gelöst.

Aufgetragen werden getrennt 20 µl Untersuchungslösung und 10 µl Vergleichslösung. Die Chromatographie erfolgt über eine Laufstrecke von 10 cm mit einer Mischung von 80 Volumteilen Chloroform *R*, 15 Volumteilen Methanol *R* und 5 Volumteilen Diäthylamin *R*. Die Chromatogramme werden anschließend etwa 10 Minuten lang bei 105 bis 110 °C getrocknet.

Das Chromatogramm der Vergleichslösung zeigt im ultravioletten Licht bei 365 nm im mittleren Drittel des Rf-Bereiches den leuchtend blau fluoreszierenden Fleck des Scopoletins und nach Detektion mit Dragendorffs Reagenz *R* (siehe nächsten Abschnitt) im oberen Drittel den orangeroten Fleck des Procainhydrochlorids. Das Chromatogramm der Untersuchungslösung zeigt im ultravioletten Licht bei 365 nm in Höhe des Scopoletinflecks einen intensiv blau fluoreszierenden Fleck; dicht darüber kann ein rosa fluoreszierender Fleck auftreten. Weitere fluoreszierende Flecke können vorhanden sein.

Nach Besprühen der Chromatogramme mit einer Mischung von 1 Volumteil Dragendorffs Reagenz R, 2 Volumteilen Essigsäure 98 % R und 10 Volumteilen Wasser zeigt das Chromatogramm der Untersuchungslösung ungefähr in Höhe des Procainhydrochloridflecks einen orangeroten Fleck. Im Bereich zwischen den beiden Flecken der Vergleichslösung sind im Chromatogramm der Untersuchungslösung 2 weitere orangegelbe Flecke sichtbar.

PRÜFUNG AUF REINHEIT

Relative Dichte (Ph. Eur.): 0,885 bis 0,915.

Trockenrückstand (DAB): Mindestens 1,0 Prozent.

GEHALTSBESTIMMUNG

Etwa 10,0 g Urtinktur, genau gewogen, werden in einer glasierten Porzellanschale von etwa 11 cm Durchmesser auf dem Wasserbad eingeengt. Der Rückstand wird mit 1,5 ml einer unter leichtem Erwärmen hergestellten und vor der Verwendung unter fließendem Wasser abgekühlten 20prozentigen Lösung (G/V) von Natriumphosphat RN sorgfältig angerieben. Die Anreibung wird mit Aluminiumoxid zur Chromatographie R verrieben, das zuvor mit einem Zehntel seines Gewichts Wasser versetzt und 24 Stunden verschlossen aufbewahrt worden war. Die Verreibung erfolgt in der Weise, daß insgesamt 14 g in 4 etwa gleich großen Anteilen zugesetzt und verrieben werden, wobei Schale und Pistill nach dem Einarbeiten jedes Anteils mit einem Kunststoff-Schaber abzuschaben sind.

Die Verreibung wird in ein Chromatographierohr von mindestens 15 cm Länge und 1,5 bis 2,0 cm innerem Durchmesser gefüllt, das mit einer Glassinterplatte der Porositätsnummer 40 (Ph. Eur.) versehen ist. Das Rohr wird während des Füllens einige Male senkrecht auf eine Holzunterlage fallengelassen.

Porzellanschale und Pistill werden 3mal mit je 5 bis 6 ml Chloroform R nachgespült und die Spülflüssigkeiten nacheinander auf die Säule gegeben, wenn die vorhergehende eingezogen ist. Danach wird mit Chloroform R eluiert, bis 100 ml Eluat abgetropft sind. Das Lösungsmittel wird im Wasserbad von etwa 80 °C abdestilliert; nach Verschwinden des Chloroformgeruchs wird der Rückstand in 5 ml Äthanol 90 % RN warm gelöst, die Lösung mit 45 ml kohlendioxidfreiem Wasser R und mit 0,1 ml Methylrot-Mischindikator R versetzt und mit 0,01 N-Salzsäure titriert.

1 ml 0,01 N-Salzsäure entspricht 3,224 mg Alkaloiden, berechnet als Gelsemin.

Grenzprüfung der D 4

3 ml der 4. Dezimalverdünnung werden auf dem Wasserbad bis zum Verschwinden des Äthanolgeruchs erwärmt. Der Rückstand wird nach Zusatz von 3 ml Acetat-Pufferlösung *p*H 4,4 *R* und 0,5 ml Tropäolin-00-Lösung *R* mit 5 ml Chloroform *R* ausgeschüttelt. Die abgetrennte Chloroformphase wird mit 0,5 ml eines Gemischs aus 1 Volumteil Schwefelsäure *R* und 99 Volumteilen Methanol *R* versetzt. Die Mischung darf nicht stärker violett gefärbt sein als eine gleich behandelte Blindprobe aus 3 ml Acetat-Pufferlösung *p*H 4,4 *R*.

LAGERUNG

Vor Licht geschützt.

Vorsichtig zu lagern!

Gelsemium sempervirens, äthanol. Decoctum
Gelsemium, äthanol. Decoctum

Verwendet werden die frischen, unterirdischen Teile von *Gelsemium sempervirens* (L.) JAUME-ST.-HIL.

BESCHREIBUNG

Der Wurzelstock hat betäubend aromatischen Geruch.

Er ist bisweilen verzweigt, sehr hart, holzig, bis 15, seltener bis 30 mm dick, walzlich, meist hin- und hergebogen, an einzelnen Stellen angeschwollen und trägt bis 8 mm dicke, starre Wurzeln. Wurzeln und Wurzelstock sind außen bräunlichgelb oder graugelblich mit purpurbraunen Längsstreifen, innen blaßgelblich. Der Querschnitt zeigt unter einer schmalen Rinde einen strahligen Holzkörper und beim Wurzelstock ein kleines Mark, das bei den Wurzeln fehlt. Die oberirdischen, meist purpur gefärbten Stengelreste der Pflanze, die an den gegenständigen Blattnarben und dem meist ganz oder größtenteils verschwundenen Mark zu erkennen sind, dürfen nicht verwendet werden.

ARZNEIFORMEN

Die Urtinktur enthält mindestens 0,040 und höchstens 0,10 Prozent Alkaloide, berechnet als Gelsemin ($C_{20}H_{22}N_2O_2$; MG 322,4).

HERSTELLUNG

Urtinktur und flüssige Verdünnungen nach Vorschrift 19c.

EIGENSCHAFTEN

Die Urtinktur ist eine goldgelbe bis gelbbraune Flüssigkeit ohne besonderen Geruch.

PRÜFUNG AUF IDENTITÄT

A. 1 ml Urtinktur fluoresziert im ultravioletten Licht bei 365 nm intensiv blau. Nach Zusatz von 0,1 ml verdünnter Natriumhydroxid-Lösung *R* färbt sich die Mischung stärker gelbbraun und fluoresziert im ultravioletten Licht bei 365 nm intensiv türkis.
B. Werden 0,5 ml Urtinktur mit 0,1 ml Eisen(III)-chlorid-Lösung *R* 1 versetzt, färbt sich die Mischung schwarzgrün. Nach Zusatz von 15 ml Wasser wird kräftig geschüttelt; der entstehende Schaum ist mindestens 24 Stunden lang beständig.
C. Werden 0,2 ml Urtinktur mit 0,1 ml einer Mischung von 1 Volumteil Dragendorffs-Reagenz *R*, 2 Volumteilen Essigsäure 98 % *R* und 10 Volumteilen Wasser auf der Tüpfelplatte gemischt, entsteht allmählich eine orangegelbe Fällung.
D. Chromatographie: Die Prüfung erfolgt dünnschichtchromatographisch auf einer Schicht von Kieselgel GF_{254} *R*.

Untersuchungslösung: Urtinktur.

Vergleichslösung: 10 mg Scopoletin *RN* und 10 mg Procainhydrochlorid *R* werden in 10 ml Methanol *R* gelöst.

Aufgetragen werden getrennt 20 µl Untersuchungslösung und 10 µl Vergleichslösung. Die Chromatographie erfolgt über eine Laufstrecke von 10 cm mit einer Mischung von 80 Volumteilen Chloroform *R*, 15 Volumteilen Methanol *R* und 5 Volumteilen Diäthylamin *R*. Nach Verdunsten der mobilen Phase werden die Chromatogramme etwa 10 Minuten lang bei 105 bis 110 °C getrocknet und zunächst im ultravioletten Licht bei 365 nm ausgewertet.

Das Chromatogramm der Vergleichslösung zeigt im mittleren Drittel des Rf-Bereiches den leuchtend blau fluoreszierenden Fleck des Scopoletins und nach Detektion mit Dragendorffs-Reagenz *R* (siehe übernächsten Abschnitt) im oberen Drittel den orangeroten Fleck des Procains.

Das Chromatogramm der Untersuchungslösung zeigt in Höhe des Scopoletinflecks einen intensiv blau fluoreszierenden Fleck. Weitere fluoreszierende Flecke können vorhanden sein.

Nach Besprühen der Chromatogramme mit einer Mischung von 1 Volumteil Dragendorffs-Reagenz R, 2 Volumteilen Essigsäure 98 % R und 10 Volumteilen Wasser treten im Chromatogramm der Untersuchungslösung ungefähr in der Höhe des Procainflecks und dicht darunter je ein orangeroter Fleck auf. Ein weiterer orangeroter Fleck ist ungefähr in der Höhe des Scopoletinflecks zu sehen.

PRÜFUNG AUF REINHEIT

Relative Dichte (Ph. Eur.): 0,882 bis 0,910.

Trockenrückstand (DAB): Mindestens 1,0 Prozent.

GEHALTSBESTIMMUNG

Etwa 10,0 g Urtinktur, genau gewogen, werden in einer glasierten Porzellanschale von etwa 11 cm Durchmesser auf dem Wasserbad eingeengt. Der Rückstand wird mit 1,5 ml einer unter leichtem Erwärmen hergestellten und vor der Verwendung unter fließendem Wasser abgekühlten 20prozentigen Lösung (G/V) von Natriumphosphat RN sorgfältig angerieben. Die Anreibung wird mit Aluminiumoxid zur Chromatographie R verrieben, das zuvor mit einem Zehntel seines Gewichts Wasser versetzt und 24 Stunden verschlossen aufbewahrt worden war. Die Verreibung erfolgt in der Weise, daß insgesamt 14 g in 4 etwa gleich großen Anteilen zugesetzt und verrieben werden, wobei Schale und Pistill nach dem Einarbeiten jedes Anteils mit einem Kunststoff-Schaber abzuschaben sind.

Die Verreibung wird in ein Chromatographierohr von mindestens 15 cm Länge und 1,5 bis 2,0 cm innerem Durchmesser gefüllt, das mit einer Glassinterplatte der Porositätsnummer 40 (Ph. Eur.) versehen ist. Das Rohr wird während des Füllens einige Male senkrecht auf eine Holzunterlage fallengelassen.

Porzellanschale und Pistill werden 3mal mit je 5 bis 6 ml Chloroform R nachgespült und die Spülflüssigkeiten nacheinander auf die Säule gegeben. Danach wird mit Chloroform R eluiert, bis 100 ml Eluat abgetropft sind. Das Lösungsmittel wird im Wasserbad von etwa 80 °C vorsichtig abdestilliert; nach Verschwinden des Chloroformgeruchs wird der Rückstand in 5 ml Äthanol 90 % RN warm gelöst, die Lösung mit 45 ml kohlendioxidfreiem Wasser R und mit 0,1 ml Methylrot-Mischindikator R versetzt und mit 0,01 N-Salzsäure titriert.

1 ml 0,01 N-Salzsäure entspricht 3,224 mg Alkaloiden, berechnet als Gelsemin.

Grenzprüfung der D 4

1 ml der 4. Dezimalverdünnung wird auf dem Wasserbad bis zum Verschwinden des Äthanolgeruchs erwärmt. Der Rückstand wird nach Zusatz von 3 ml Acetat-Pufferlösung pH 4,4 R und 0,5 ml Tropäolin-00-Lösung R mit 5 ml Chloroform R

ausgeschüttelt. Die abgetrennte Chloroformphase wird mit 0,5 ml eines Gemisches aus 1 Volumteil Schwefelsäure *R* und 99 Volumteilen Methanol *R* versetzt. Die Lösung darf nicht stärker violett gefärbt sein als eine gleich behandelte Blindprobe von 3 ml Acetat-Pufferlösung *p*H 4,4 *R*.

LAGERUNG

Vor Licht geschützt.

Vorsichtig zu lagern!

Genista tinctoria

Verwendet werden die frischen, oberirdischen Teile blühender Pflanzen von *Genista tinctoria* L.

BESCHREIBUNG

Die Pflanze hat einen kurzen, aufsteigenden, verholzten Stamm und lange, aufrechte, wenig bis stark besenförmig verzweigte Rutenäste. Die Zweige sind 1 bis 3 cm dick, tiefgefurcht, ganz kahl oder besonders oberwärts angedrückt behaart. Sie enden meist in Blütensprossen. Die Laubblätter sind fast sitzend, elliptisch bis lanzettlich, meist 1 bis 3 cm lang und 3 bis 6 mm breit, mit wenigen, aber kräftigen Seitennerven, meist spitz, oberseits dunkelgrün, unterseits heller und vor allem auf den Nerven wie auch am Rande häufig gewimpert. Die Nebenblätter sind sehr klein und pfriemlich, nach oben hin meist zunehmend verkümmert. Die Blüten stehen in endständigen, 2 bis 6 cm langen, oft zu reichblütigen langen Rispen vereinigten Trauben. Die Blütenstiele sind etwa so lang wie die Kelchröhre, mit 2 meist lanzettlichen Vorblättern. Der Kelch ist kahl mit nur wenig ungleichen Zipfeln. Die Krone ist mittelgroß, goldgelb, kahl, die Fahne eiförmig. Die Flügel sind länglich, das Schiffchen trägt nahe dem Grunde jederseits einen Höcker, die Staubfadenröhre ist völlig geschlossen. Der ungestielte Fruchtknoten besitzt einen aufwärts gebogenen Griffel mit einer leicht herablaufenden Narbe.

ARZNEIFORMEN

HERSTELLUNG

Urtinktur und flüssige Verdünnungen nach Vorschrift 3a.

EIGENSCHAFTEN

Die Urtinktur ist eine hellbraune bis braune Flüssigkeit ohne besonderen Geruch und Geschmack.

PRÜFUNG AUF IDENTITÄT

A. Wird 1 ml Urtinktur mit 2 ml Äthanol R verdünnt und mit 0,1 ml Eisen(III)-chlorid-Lösung R1 versetzt, tritt Schwarzfärbung auf.

B. Werden 2 ml Urtinktur mit einer Lösung von 50 mg Resorcin R in 1 ml Salzsäure R 3 bis 4 Minuten lang auf dem Wasserbad erhitzt, entsteht eine tiefrote Färbung.

C. Chromatographie: Die Prüfung erfolgt dünnschichtchromatographisch auf einer Schicht von Kieselgel H R.

Untersuchungslösung: 10 ml Urtinktur werden unter vermindertem Druck in einem Wasserbad von etwa 50 °C auf etwa die Hälfte des Volumens eingeengt. Der Rückstand wird mit 5 ml Wasser und 1 ml Ammoniaklösung R versetzt und zweimal mit je 10 ml Chloroform R ausgeschüttelt. Die vereinigten Chloroformphasen werden unter vermindertem Druck eingeengt. Der Rückstand wird in 1 ml Methanol R aufgenommen.

Vergleichslösung: 10 mg Codeinphosphat RN und 20 mg Aminophenazon R werden in 10 ml Methanol R gelöst.

Aufgetragen werden getrennt je 20 µl Untersuchungs- und Vergleichslösung. Die Chromatographie erfolgt über eine Laufstrecke von 15 cm mit einer Mischung aus 90 Volumteilen Chloroform R und 10 Volumteilen Methanol R. Nach Verdunsten der mobilen Phase werden die Chromatogramme mit verdünntem Dragendorffs Reagenz R besprüht und anschließend im Tageslicht ausgewertet.

Das Chromatogramm der Vergleichslösung zeigt den gelbroten Fleck des Codeins im unteren Drittel des Rf-Bereiches und im mittleren Drittel den ebenfalls gelbroten Fleck des Aminophenazons.

Das Chromatogramm der Untersuchungslösung zeigt einen gelbroten Fleck zwischen den beiden Vergleichssubstanzen und einen ebenfalls gelbroten Fleck oberhalb des Aminophenazons.

PRÜFUNG AUF REINHEIT

Relative Dichte (Ph. Eur.): 0,890 bis 0,915.

Trockenrückstand (DAB): Mindestens 2,0 und höchstens 4,0 Prozent.

LAGERUNG

Vor Licht geschützt.

Gentiana lutea

Verwendet werden die frischen, unterirdischen Teile von *Gentiana lutea* L.

BESCHREIBUNG

Wurzelstock und Wurzeln haben charakteristischen Geruch und starken, anhaltend bitteren Geschmack.

Der zylindrische, oft mehrköpfige, etwa 60 cm lange Wurzelstock mit gelegentlich anhaftenden Stengel- und Blattresten ist in seiner oberen Hälfte wulstig quergerillt und geht unmittelbar in die glatte, sich unterwärts in meist nur wenige, bis 4 cm dicke Stränge verzweigende Wurzel über.

Das Äußere des Wurzelstockes ist gelb bis braun, das Innere weiß bis gelblich. Rinde und Holzkörper von Wurzelstock und Wurzel sind durch eine sehr deutlich erkennbare Kambiumzone getrennt und durch eine lockere, undeutlich strahlige Struktur charakterisiert.

ARZNEIFORMEN

HERSTELLUNG

Urtinktur und flüssige Verdünnungen nach Vorschrift 3a.

EIGENSCHAFTEN

Die Urtinktur ist eine gelbe bis rotbraune Flüssigkeit ohne besonderen Geruch und mit stark bitterem Geschmack.

PRÜFUNG AUF IDENTITÄT

A. Wird 1 ml Urtinktur mit einer 1prozentigen Lösung (G/V) von Vanillin *R* in Salzsäure *R* erhitzt, tritt kräftige Rotfärbung auf.

B. 0,5 ml Urtinktur werden 30 Sekunden lang mit 0,2 ml einer 1prozentigen Lösung (G/V) von Sulfanilsäure *R* in verdünnter Salzsäure *R* und 0,2 ml einer 5prozentigen Lösung (G/V) von Natriumnitrit *R* leicht geschüttelt. Nach Zusatz von 1 ml Natriumcarbonat-Lösung *R* entsteht eine beständige, intensiv kirschrote Färbung.

C. Die Mischung von 1 ml Urtinktur mit 1000 ml Wasser schmeckt noch deutlich bitter.

D. Chromatographie: Die Prüfung erfolgt dünnschichtchromatographisch auf einer Schicht von Kieselgel HF_{254} *R*.

Untersuchungslösung: Urtinktur.

Vergleichslösung: 10 mg Coffein *RH* und 25 mg Hydrochinon *R* werden in 10 ml Methanol *R* gelöst.

Aufgetragen werden getrennt 40 µl Untersuchungslösung und 10 µl Vergleichslösung. Die Chromatographie erfolgt über eine Laufstrecke von 15 cm mit einer Mischung aus 77 Volumteilen Äthylacetat *R*, 15 Volumteilen Methanol *R* und 8 Volumteilen Wasser. Nach Verdunsten der mobilen Phase werden die Chromatogramme im ultravioletten Licht bei 254 nm ausgewertet.

Das Chromatogramm der Vergleichslösung zeigt im mittleren Drittel des Rf-Bereiches den Fleck des Coffeins und im oberen Drittel den Fleck des Hydrochinons.

Das Chromatogramm der Untersuchungslösung zeigt folgende Flecke: unterhalb der Vergleichssubstanz Coffein zwei nicht immer getrennte Flecke, etwa in Höhe der Vergleichssubstanz Coffein einen schwachen, oberhalb derselben einen und knapp oberhalb der Vergleichssubstanz Hydrochinon einen Fleck. Die Flecke im Chromatogramm der Vergleichslösung werden markiert.

Das Chromatogramm der Untersuchungslösung wird mit Echtblausalz-B-Lösung *RN* besprüht und im Tageslicht ausgewertet.

Das Chromatogramm der Untersuchungslösung zeigt zwischen Start und der Vergleichssubstanz Coffein mehrere sehr schwache Flecke. Oberhalb der Vergleichssubstanz Coffein und etwa auf Höhe der Vergleichssubstanz Hydrochinon färbt sich je ein Fleck rot.

PRÜFUNG AUF REINHEIT

Relative Dichte (Ph. Eur.): 0,900 bis 0,920.

Trockenrückstand (DAB): Mindestens 3,5 Prozent.

LAGERUNG

Vor Licht geschützt.

Geum urbanum

Verwendet werden die getrockneten, unterirdischen Teile von *Geum urbanum* L.

BESCHREIBUNG

Die Droge hat fast keinen Geruch und schwach gewürzhaften, später bitteren und adstringierenden Geschmack.

Der meist einfache, 3 bis 8 cm lange, bis 1,5 cm breite Wurzelstock ist im oberen, etwas verdickten Teil mit Stengel- und Blattstielresten besetzt und geht nach unten kegelförmig in die schräg abwärtsgerichtete, häufig aber nicht mehr vorhandene Primärwurzel über. Er ist außen mehr oder weniger dunkelbraun, durch Blattreste schuppig geringelt, und ringsum mit zahlreichen hellbraunen, bis 2 mm dicken, unterschiedlich langen Adventivwurzeln versehen. Der Bruch des Wurzelstocks ist glatt und läßt eine schmale, gelblichweiße bis bräunliche Rinde, einen hellen, stellenweise unterbrochenen, ringförmigen Holzkörper und ein großes, rötlichbraunes bis braunviolettes Mark erkennen. Der Bruch der Wurzel ist glatt und zeigt eine helle, verschieden breite Rinde und einen häufig vier- oder fünfstrahligen Holzkörper.

Mikroskopische Merkmale: Der Wurzelstock wird außen von einer Epidermis oder einer unterschiedlich breiten Schicht aus im Querschnitt rundlichen bis meist tangential gestreckten, unregelmäßig angeordneten Parenchymzellen mit gelblichen, etwas verdickten Wänden und körnigem Inhalt begrenzt. Darunter folgt ein 6 bis 10 Lagen mächtiges Polyderm aus tangential gestreckten, in den radialen Reihen häufig abwechselnd hohen und flachen Zellen, von denen 2 oder 3 Lagen als Endodermen ausgebildet sind. Die Rinde ist in einer äußeren, schmalen Schicht aus tangential gestreckten, derbwandigen Parenchymzellen aufgebaut, zwischen die selten kleine Gruppen polygonaler, weitlumiger, derbwandiger, getüpfelter und verholzter Sklerenchymfasern eingestreut sind. Nach innen zu sind die Parenchymzellen abgeflacht-rundlich bis tangential rechteckig, in radialen Reihen angeordnet und schließen kleine Interzellularen zwischen sich ein. Die Markstrahlzellen sind von diesen kaum verschieden. Siebelemente lassen sich meist nur in der Nähe der Kambiumzone deutlich erkennen. Der ringförmige Holzkörper mit zahlreichen, durch meist breite Markstrahlen getrennten Holzteilen erscheint je nach Alter mehr oder weniger deutlich unterbrochen-konzentrisch geschichtet. Die nicht immer streng radial untereinander liegenden Teile sind bisweilen nach außen von einer unterschiedlich breiten, fast geschlossenen Schicht aus vorwiegend derbwandigen, getüpfelten und verholzten Sklerenchymfasern begrenzt. Die dazwischen im Holzparenchym liegenden Gefäße sind einzeln in radialen Reihen oder in kleinen, unregelmäßigen Gruppen angeordnet. Im Längsschnitt erscheinen sie bisweilen auffallend knorrig, da sie aus kurzen, 50 bis 130 µm langen, bis 35 µm breiten, an den meist zugespitzten Enden etwas gegeneinander versetzten Gliedern bestehen. Die dann schrägstehenden Querwände weisen einen großen, runden Porus auf. Die Markstrahlen bestehen im Holz aus nur wenig radial gestreckten, aber in Reihen angeordneten, dünnwandigen Parenchymzellen. Das Mark ist aus rundlichen bis abgerundet-polyedrischen, derbwandigen, bis 90 µm großen Zellen aufgebaut. Deren Wände sind bisweilen in mehr oder weniger großen Komplexen gelb bis bräunlich gefärbt. Die Zellen enthalten häufig je eine grobspitzige, 40 bis 70 µm große Calciumoxalatdruse. Alle Parenchymzellen sind mit einzelnen, einfachen, 5 bis 10 µm großen oder aus zwei bis fünf Teilen zusammengesetzten, bis 18 µm großen Stärkekörnern erfüllt.

Die Wurzel wird unter einer oft zerrissenen, schmalen Parenchymschicht von einem Polyderm begrenzt, das im Querschnitt häufig aus 8 Lagen tangential gestreckter Zellen mit meist 3 Lagen von Endodermiszellen besteht. Die Rinde, die etwa die halbe Breite des Holzkörperdurchmessers ausmacht, gleicht im Aufbau derjenigen des Wurzelstockes. Der Holzkörper besitzt meist fünf breite, nach innen keilförmig verschmälerte, durch primäre Markstrahlen getrennte Holzteile, die aus in Gruppen oder radialen Reihen angeordneten, in Holzparenchym eingebetteten Schrauben- oder Netzgefäßen bestehen. Diese sind aus längeren Gliedern als im Wurzelstock zusammengesetzt und verlaufen im Längsschnitt auch gerader als jene. Die Stärke, die in allen Parenchymzellen zu finden ist, entspricht derjenigen des Wurzelstockes.

PRÜFUNG AUF IDENTITÄT

Prüflösung: 1 g grob gepulverte Droge (710) wird mit 10 ml Äthanol 70% *RN* im Wasserbad zum Sieden erhitzt und abfiltriert.

A. Werden 0,1 ml Prüflösung mit 10 ml Wasser und 0,1 ml Eisen(III)-chlorid-Lösung *R* 1 versetzt, entsteht eine blaugrüne Färbung.
B. Wird 1 ml Prüflösung mit 2 ml einer 1prozentigen Lösung (G/V) von Vanillin *R* in Salzsäure *R* versetzt, entsteht eine karminrote Färbung.
C. Wird 1 ml Prüflösung mit 2 ml verdünnter Natriumhydroxid-Lösung *R* versetzt, bildet sich ein orangebrauner, gallertartiger Niederschlag.
D. Chromatographie: Die Prüfung erfolgt dünnschichtchromatographisch auf einer Schicht von Kieselgel H *R*.

Untersuchungslösung: 20 ml Urtinktur werden mit 20 ml Pentan *R* ausgeschüttelt. Die organische Phase wird mit entwässertem Natriumsulfat *R* getrocknet, filtriert und im kalten Luftstrom eingeengt. Der Rückstand wird in 1 ml Pentan *R* aufgenommen.

Vergleichslösung: 10 mg Eugenol *R* und 10 mg Borneol *R* werden in 10 ml Methanol *R* gelöst.

Aufgetragen werden getrennt 20 µl Untersuchungslösung und 10 µl Vergleichslösung. Die Chromatographie erfolgt über eine Laufstrecke von 15 cm mit einer Mischung von 90 Volumteilen Methylenchlorid *R* und 10 Volumteilen Äthylacetat *R*. Nach Verdunsten der mobilen Phase werden die Chromatogramme mit Anisaldehyd-Lösung *R* besprüht, 5 bis 10 Minuten lang auf 110 bis 120 °C erhitzt und innerhalb von 10 Minuten im Tageslicht ausgewertet.

Das Chromatogramm der Vergleichslösung zeigt am Übergang vom unteren zum mittleren Drittel des Rf-Bereiches den bräunlichen Fleck des Borneols und im unteren Teil des oberen Drittels den graugrünen Fleck des Eugenols.

Das Chromatogramm der Untersuchungslösung zeigt folgende violette Flecke: wenig über der Startlinie einen etwas langgezogenen Fleck, unterhalb und oberhalb der Vergleichssubstanz Borneol je einen Fleck und oberhalb der Vergleichssubstanz Eugenol dicht unterhalb der Frontlinie einen Fleck.

PRÜFUNG AUF REINHEIT

Fremde Bestandteile (Ph. Eur.): Höchstens 2 Prozent.

Salzsäureunlösliche Asche (Ph. Eur.): Höchstens 7,0 Prozent.

Asche (DAB): 11,0 Prozent.

ARZNEIFORMEN

HERSTELLUNG

Urtinktur aus der grob gepulverten Droge (710) und flüssige Verdünnungen nach Vorschrift 4a mit Äthanol 62 Prozent.

EIGENSCHAFTEN

Die Urtinktur ist eine gelblich-braune Flüssigkeit ohne besonderen Geruch und mit schwach würzigem Geschmack.

PRÜFUNG AUF IDENTITÄT

Die Urtinktur gibt die bei der Droge beschriebenen Identitätsreaktionen A bis D. Prüflösung ist die Urtinktur.

PRÜFUNG AUF REINHEIT

Relative Dichte (Ph. Eur.): 0,890 bis 0,910.

Trockenrückstand (DAB): Mindestens 1,5 Prozent.

LAGERUNG

Vor Licht geschützt.

Geum urbanum, äthanol. Decoctum

Verwendet werden die frischen, unterirdischen Teile von *Geum urbanum* L.

BESCHREIBUNG

Der Wurzelstock hat schwachen, nelkenartigen Geruch.

Er ist 3 bis 7 cm lang, bis 2 cm dick, nach vorn walzlich verdickt, selten verzweigt, geringelt und im vorderen Teil mit Blattresten besetzt. Der Wurzelstock ist außen braun bis gelblich, im Querschnitt fleischrosa- bis lilafarben, rasch verblassend, zuletzt braun werdend. Auf dem Querschnitt zeigt sich ein drei- bis fünfstrahliger, aus Markstrahlen und Mark bestehender Stern. Der Wurzelstock ist dicht mit gelblichen bis hellbraunen, geraden, wenig verzweigten, im Ursprung bis 3 mm dicken Wurzeln besetzt.

ARZNEIFORMEN

HERSTELLUNG

Urtinktur und flüssige Verdünnungen nach Vorschrift 19e.

EIGENSCHAFTEN

Die Urtinktur ist eine rotbraune Flüssigkeit mit nelkenähnlichem Geruch und Geschmack.

Geum urbanum, äthanol. Decoctum

PRÜFUNG AUF IDENTITÄT

A. 0,1 ml Urtinktur werden mit 10 ml Wasser verdünnt. Nach Zugabe von 0,1 ml einer 10prozentiger Lösung (G/V) von Eisen(III)-chlorid R in Äthanol R und Umschütteln entsteht Blaufärbung.

B. Wird 1 ml Urtinktur mit 2 ml einer 1prozentigen Lösung (G/V) von Vanillin R in Salzsäure R versetzt, färbt sich die Flüssigkeit hellrot.

C. Chromatographie: Die Prüfung erfolgt dünnschichtchromatographisch auf einer Schicht von Kieselgel H R.

Untersuchungslösung: 20 ml Urtinktur werden mit 20 ml Pentan R ausgeschüttelt. Die organische Phase wird über wasserfreiem Natriumsulfat R getrocknet, filtriert und vorsichtig eingeengt; der Rückstand wird in 1 ml Methanol R aufgenommen.

Vergleichslösung: 10 mg Eugenol R und 10 mg Borneol R werden in 10 ml Methanol R gelöst.

Aufgetragen werden getrennt 20 µl Untersuchungslösung und 10 µl Vergleichslösung. Die Chromatographie erfolgt über eine Laufstrecke von 15 cm mit einer Mischung von 90 Volumenteilen Methylenchlorid R und 10 Volumteilen Äthylacetat R. Nach Verdunsten der mobilen Phase werden die Chromatogramme mit Anisaldehyd-Lösung R besprüht, 8 bis 10 Minuten lang auf 110 bis 120 °C erhitzt und innerhalb von 10 Minuten im Tageslicht ausgewertet.

Das Chromatogramm der Vergleichslösung zeigt im unteren Drittel des Rf-Bereiches den bräunlichen Fleck des Borneols und im mittleren Drittel den graugrünen Fleck des Eugenols.

Im Chromatogramm der Untersuchungslösung treten in Höhe der Vergleichssubstanz Borneol, darüber und knapp darunter je ein violetter Fleck und in Höhe der Vergleichssubstanz Eugenol ein starker, graugrüner Fleck auf.

PRÜFUNG AUF REINHEIT

Relative Dichte (Ph. Eur.): 0,957 bis 0,977.

Trockenrückstand (DAB): Mindestens 1,5 Prozent.

LAGERUNG

Vor Licht geschützt.

Ginkgo biloba

Ginkgo

Verwendet werden die frischen Blätter von *Ginkgo biloba* L.

BESCHREIBUNG

Die Blätter haben schwach eigenartigen Geruch und Geschmack.

Die Blattstiele verbreitern sich allmählich zu der kahlen, fächerförmigen, meist zweilappigen oder auch ungeteilten Blattspreite. Sie ist dichotom geadert, eine Mittelrippe ist nicht vorhanden. Der Blattrand ist oben unregelmäßig mehr oder weniger tief eingeschnitten, an den Seiten ist er ganzrandig. Die Blattoberseite ist etwas dunkler gefärbt als die Unterseite.

ARZNEIFORMEN

HERSTELLUNG

Urtinktur und flüssige Verdünnungen nach Vorschrift 3a.

EIGENSCHAFTEN

Die Urtinktur ist eine grünbraune Flüssigkeit mit würzigem Geruch und stark adstringierendem Geschmack.

PRÜFUNG AUF IDENTITÄT

A. Wird 1 ml Urtinktur mit 10 ml Wasser und 0,1 ml Eisen(III)-chlorid-Lösung *R* 1 versetzt, entsteht schmutzig-grüne Färbung.

B. Wird 1 ml Urtinktur mit 50 mg Magnesium *R* als Spänen und 1 ml Salzsäure *R* 1 versetzt, entsteht Dunkelrotfärbung.

C. Wird 1 ml Urtinktur mit 50 mg Resorcin *R* und 1 ml Salzsäure *R* 1 versetzt und 10 Minuten lang im Wasserbad erhitzt, entsteht Dunkelrotfärbung.

D. Chromatographie: Die Prüfung erfolgt dünnschichtchromatographisch auf einer Schicht von Kieselgel H *R*.

Untersuchungslösung: Urtinktur.

Vergleichslösung: 10 mg Rutin *R*, 5 mg Hyperosid *RN* und 5 mg Quercetin *R* werden in 10 ml Methanol *R* gelöst.

Aufgetragen werden getrennt 20 µl Untersuchungslösung und 10 µl Vergleichslösung. Die Chromatographie erfolgt über eine Laufstrecke von 15 cm mit einer Mischung von 80 Volumteilen Äthylacetat *R*, 10 Volumteilen wasserfreier Ameisensäure *R* und 10 Volumteilen Wasser. Nach Verdunsten der mobilen Phase werden die Chromatogramme mit Aluminiumchlorid-Reagenz *RN* besprüht und nach 10 Minuten im ultravioletten Licht bei 365 nm ausgewertet.

Das Chromatogramm der Vergleichslösung zeigt im unteren Drittel des Rf-Bereiches den gelbgrünen Fleck des Rutins, im unteren Teil des mittleren Drittels den gelbgrünen Fleck des Hyperosids und im oberen Teil des oberen Drittels den gelbgrünen Fleck des Quercetins.

Das Chromatogramm der Untersuchungslösung zeigt folgende fluoreszierenden Flecke: zwischen Start und der Vergleichssubstanz Rutin einen oder zwei gelbgrüne Flecke; etwa in Höhe der Vergleichssubstanz Rutin einen gelbgrünen und knapp darüber zwei weitere gelbgrüne Flecke; knapp oberhalb der Vergleichssubstanz Hyperosid einen blauen Fleck und in Höhe der Vergleichssubstanz Quercetin einen gelbgrünen sowie knapp darüber einen blauen Fleck. In der Mitte des Rf-Bereiches kann ein gelbgrüner Fleck auftreten.

PRÜFUNG AUF REINHEIT

Relative Dichte (Ph. Eur.): 0,905 bis 0,925.

Trockenrückstand (DAB): Mindestens 3,5 Prozent.

LAGERUNG

Vor Licht geschützt.

Graphites

Verwendet wird das natürlich vorkommende Mineral *Graphit*.

BESCHREIBUNG

Metallisch glänzende, dunkelgraue bis schwarze, derbe, blättrig-schuppige, auch stengelige, radialstrahlige oder erdige Massen oder Kristallaggregate. Der Habitus der Kristalle ist hexagonal.

Die Härte nach Mohs beträgt 1.

Das gepulverte Mineral ist dunkelgrau bis schwarz, locker, geruchlos und färbt schon bei leichtem Druck auf Papier oder Porzellanflächen ab. Beim Verreiben mit den Fingern bildet sich ein gut haftender, sich fettig anfühlender, metallisch glänzender Überzug. Es ist in Wasser, Säuren und organischen Lösungsmitteln unlöslich. Der in einer mit Graphitpulver gefüllten Magnesiarinne gemessene elektrische Widerstand beträgt weniger als 0,3 kΩ/cm.

PRÜFUNG AUF IDENTITÄT

A. 50 mg Substanz werden mit 250 mg Kaliumdichromat R vermischt, in ein Reagenzglas gefüllt und mit 100 mg Kaliumdichromat R überschichtet. Das Reagenzglas wird mit einem durchbohrten Stopfen mit U-förmig gebogenem Überleitungsrohr verschlossen. Das andere Ende des Überleitungsrohres wird in etwa 5 ml Bariumhydroxid-Lösung R eingetaucht. Wird das Reagenzglas mit der Substanz über der offenen Flamme erhitzt, entsteht in der Bariumhydroxid-Lösung ein weißer Niederschlag.

B. 0,200 g gepulverte Subtanz (90), genau gewogen, werden 30 Minuten lang auf 600 °C erhitzt. Nach dem Abkühlen wird gewogen. Der Gewichtsverlust darf höchstens 30 Prozent betragen.

PRÜFUNG AUF REINHEIT

Säurelösliche Bestandteile: Höchstens 1,0 Prozent; 1,00 g Substanz, genau gewogen, wird mit 10 ml Salzsäure R aufgekocht. 5 ml des Filtrates werden eingeengt; der Rückstand wird bei 100 bis 105 °C bis zur Gewichtskonstanz getrocknet. Nach dem Erkalten wird gewogen.

Schwefel: 0,100 g gepulverte Substanz, genau gewogen, werden mit 1 g eines gepulverten Gemisches aus gleichen Gewichtsteilen wasserfreiem Natriumcarbonat R und Kaliumnitrat R verrieben und in einen Metalltiegel gebracht. Das Gemisch wird mit etwa 0,5 g der Natriumcarbonat-Kaliumnitrat-Mischung überschichtet. Der bedeckte Tiegel wird eine Stunde lang auf 600 °C erhitzt. Nach dem Abkühlen wird die Schmelze in 10 ml Wasser gelöst und in ein 100-ml-Becherglas überführt. Die Lösung wird mit verdünnter Salzsäure R angesäuert, 1 bis 2 Minuten lang am Sieden gehalten, unter Verwendung von rotem Lackmus-Papier R mit verdünnter Natriumhydroxid-Lösung R neutralisiert, in einen 100-ml-Meßkolben filtriert und bis zur Marke aufgefüllt. 5,0 ml dieser Lösung, zu 15 ml verdünnt, müssen der Grenzprüfung auf Sulfat (Ph. Eur.) entsprechen (1 Prozent).

Blei: 2,0 g Substanz werden mit 20 ml Essigsäure 98% R unter Rückfluß aufgekocht. Nach dem Erkalten wird filtriert. 2,0 ml dieser Lösung werden mit 0,1 ml Kaliumchromat-Lösung R versetzt. Es darf sich weder eine Trübung noch ein gelber Niederschlag bilden.

Asche (DAB): Höchstens 7,0 Prozent.

ARZNEIFORMEN

Die 1. Dezimalverreibung muß mindestens 9,5 und darf höchstens 10,5 Prozent Graphit enthalten.

HERSTELLUNG

Die fein gepulverte Substanz (90) wird nach Vorschrift 6 verrieben, bis die Verreibung annähernd den Farbton der Ursubstanz angenommen hat. Weitere Verreibungen nach Vorschrift 6.

EIGENSCHAFTEN

Die 1. Dezimalverreibung ist ein grauschwarzes Pulver.

PRÜFUNG AUF IDENTITÄT

A. Der Rückstand der Gehaltsbestimmung gibt die Identitätsreaktion A der Substanz.
B. 2 g der 1. Dezimalverreibung werden viermal mit je 10 ml Wasser aufgeschüttelt und abzentrifugiert. Der 2 Stunden lang bei 120 °C getrocknete Rückstand gibt die Identitätsreaktion B der Substanz.

GEHALTSBESTIMMUNG

Etwa 1,00 g der 1. Dezimalverreibung, genau gewogen, wird mit 20 ml Wasser, das durch Schütteln mit 5 ml n-Butanol R gesättigt wurde, versetzt und 5 Minuten lang auf dem Wasserbad erwärmt. Die Mischung wird zentrifugiert und vom Bodensatz dekantiert. Der Rückstand wird noch zweimal mit je 20 ml butanolgesättigtem Wasser aufgeschüttelt, zentrifugiert und bei 100 bis 105 °C bis zur Gewichtskonstanz getrocknet.

Gratiola officinalis

Gratiola

Verwendet werden die frischen, zur Blütezeit gesammelten oberirdischen Teile von *Gratiola officinalis* L.

BESCHREIBUNG

Die aufsteigenden, etwa 15 bis 40 cm hohen Stengel sind im unteren Teil meist schmaler und stielrund, oberwärts durch herablaufende Blattleisten alternierend rinnig. Sie sind fast kahl und enthalten eine von Mark umgebene Höhle. Die etwa 3 bis 5 cm langen und 0,5 bis 1 cm breiten, kreuzgegenständigen Blätter sitzen mit stengelumfassendem Grunde. Ihre Spreite ist lanzettlich und zugespitzt, die obere Hälfte ist am Rande entfernt, schmal und scharf gesägt. Die Oberfläche der Blätter erscheint durch eingesenkte Drüsenhärchen feinpunktiert, die Hauptnerven verlaufen parallel. Der Blütenstand ist 10- bis 30blütig und locker traubig. Die 8 bis 10 mm langen Blüten stehen einzeln steil aufgerichtet. Die Blütenstiele sind kürzer als die Tragblätter. Sie tragen dicht unterhalb des freiblättrigen Kelches 2 kleine Vorblätter. Die Kelchzipfel sind schmal lanzettlich, sehr spitz und deutlich kürzer als die Vorblätter. Die Krone überragt den Kelch um das Dreifache. Sie ist zweilippig, ihre Oberlippe oft undeutlich 2zipfelig, die Unterlippe 3lappig. Die Kronzipfel sind weiß bis rötlich. Die Kronröhre ist gelblich oder grünlich, der Schlund trägt im Bereich der Oberlippe keulenförmige, teils weiße, teils gelbe Trichome. Von den in der Kronröhre verborgenen Staubblättern entspringen 2 fertile in der Mitte der Kronröhre, 2 sterile stehen seitlich und tragen meist ein deutliches Antherenrudiment. Zwischen den Basen der beiden fertilen Staubblätter befindet sich ein stiftförmiges Staminodium. Der Griffel ist kahl und trägt eine weiße Narbe.

ARZNEIFORMEN

HERSTELLUNG

Urtinktur und flüssige Verdünnungen nach Vorschrift 3b.

EIGENSCHAFTEN

Die Urtinktur ist eine dunkelgrüne bis rotbraune Flüssigkeit mit würzigem Geruch und bitterem Geschmack.

PRÜFUNG AUF IDENTITÄT

Prüflösung: 10 ml Urtinktur werden unter vermindertem Druck auf etwa das halbe Volumen eingeengt. Der Rückstand wird mit 20 ml Äther R 5 Minuten lang geschüttelt. Nach Zugabe von 1 g gepulvertem Tragant RN wird nochmals eine Minute lang geschüttelt und dann filtriert. Das Filtrat wird eingeengt und der Rückstand in 1 ml Methanol R aufgenommen.

A. 0,5 ml Prüflösung werden in einem Reagenzglas eingeengt. Der Rückstand wird mit 1 ml einer Lösung von 2 g Dimethylaminobenzaldehyd R in 6 ml Schwefelsäure R versetzt. Nach 10 Minuten ist die Mischung rot gefärbt.

B. Chromatographie: Die Prüfung erfolgt dünnschichtchromatographisch auf einer Schicht von Kieselgel GF_{254} R.

Untersuchungslösung: Prüflösung.

Vergleichslösung: 5 mg Methylrot R und 10 mg Phenazon R werden in 10 ml Methanol R gelöst.

Aufgetragen werden getrennt 20 µl Untersuchungslösung und 10 µl Vergleichslösung. Die Chromatographie erfolgt über eine Laufstrecke von 15 cm mit einer Mischung aus 95 Volumteilen Chloroform R und 5 Volumteilen Äthanol R. Nach Verdunsten der mobilen Phase werden die Chromatogramme zunächst im ultravioletten Licht bei 254 nm ausgewertet.

Das Chromatogramm der Vergleichslösung zeigt im unteren Drittel des Rf-Bereiches den dunklen Fleck des Phenazons und im mittleren Drittel den dunklen Fleck des Methylrots.

Das Chromatogramm der Untersuchungslösung zeigt folgende dunkle Flecke: im Bereich zwischen Start und Vergleichssubstanz Phenazon zwei oder drei Flecke und zwischen den beiden Vergleichssubstanzen zwei oder drei Flecke.

Danach werden die Chromatogramme mit Anisaldehyd-Lösung R besprüht, 8 bis 10 Minuten lang auf 110 bis 120 °C erhitzt und innerhalb von 10 Minuten im Tageslicht ausgewertet.

Das Chromatogramm der Vergleichslösung zeigt den roten Fleck des Methylrots.

Das Chromatogramm der Untersuchungslösung zeigt die im ultravioletten Licht absorbierenden Flecke jetzt rotviolett, daneben treten ein oder zwei graue Flecke oberhalb der Vergleichssubstanz Methylrot auf.

PRÜFUNG AUF REINHEIT

Relative Dichte (Ph. Eur.): 0,917 bis 0,932.

Trockenrückstand (DAB): Mindestens 1,0 Prozent.

LAGERUNG

Vor Licht geschützt.

Vorsichtig zu lagern!

Gratiola officinalis e radice, äthanol. Decoctum
Gratiola, Radix, äthanol. Decoctum

Verwendet werden die frischen, unterirdischen Teile von *Gratiola officinalis* L.

BESCHREIBUNG

Der reichverzweigte Wurzelstock ist teilweise unterirdisch, an den Enden jedoch aufsteigend und in die Stengel übergehend. Er ist etwa 5 bis 10 mm dick, an den jüngeren Teilen mit dünnhäutigen Niederblättern dicht besetzt, an den älteren Teilen von Blattnarben fein und dicht geringelt. Sie sind hell- bis rotbraun. Vor allem auf der Unterseite tragen sie zahlreiche ziemlich dicke, weiße bis hellgelbe, strangförmige Wurzeln, die sich erst in einigen Zentimetern Entfernung von der Achse verzweigen.

ARZNEIFORMEN

HERSTELLUNG

Urtinktur und flüssige Verdünnungen nach Vorschrift 19e.

EIGENSCHAFTEN

Die Urtinktur ist eine rotbraune Flüssigkeit mit würzigem Geruch und stark bitterem Geschmack.

Gratiola officinalis e radice, äthanol. Decoctum

PRÜFUNG AUF IDENTITÄT

Prüflösung: 10 ml Urtinktur werden unter vermindertem Druck auf etwa das halbe Volumen eingeengt. Der Rückstand wird mit 20 ml Äther *R* 5 Minuten lang geschüttelt. Nach Zugabe von 1 g gepulvertem Tragant *RN* wird nochmals 2 Minuten lang geschüttelt und dann filtriert. Das Filtrat wird eingeengt und der Rückstand in 1 ml Methanol *R* aufgenommen.

A. 0,5 ml Prüflösung werden in einem Reagenzglas eingeengt. Der Rückstand wird mit 1 ml einer Lösung von 2 g Dimethylaminobenzaldehyd *R* in 6 ml Schwefelsäure *R* versetzt. Nach 10 Minuten ist die Mischung rot gefärbt.

B. Chromatographie: Die Prüfung erfolgt dünnschichtchromatographisch auf einer Schicht von Kieselgel GF_{254} *R*.

Untersuchungslösung: Prüflösung.

Vergleichslösung: 5 mg Methylrot *R* und 10 mg Phenazon *R* werden in 10 ml Methanol *R* gelöst.

Aufgetragen werden getrennt 40 µl Untersuchungslösung und 10 µl Vergleichslösung. Die Chromatographie erfolgt über eine Laufstrecke von 15 cm mit einer Mischung aus 95 Volumteilen Chloroform *R* und 5 Volumteilen Äthanol *R*. Nach Verdunsten der mobilen Phase werden die Chromatogramme zunächst im ultravioletten Licht bei 254 nm ausgewertet.

Das Chromatogramm der Vergleichslösung zeigt im unteren Drittel des Rf-Bereiches den dunklen Fleck des Phenazons und im mittleren Drittel den dunklen Fleck des Methylrots.

Das Chromatogramm der Untersuchungslösung zeigt folgende dunkle Flecke: im Bereich zwischen Start und der Vergleichssubstanz Phenazon zwei Flecke, in Höhe des Phenazons einen Fleck und zwischen den beiden Vergleichssubstanzen zwei Flecke.

Danach werden die Chromatogramme mit Anisaldehyd-Lösung *R* besprüht, 8 bis 10 Minuten lang auf 110 bis 120 °C erhitzt und innerhalb von 10 Minuten im Tageslicht ausgewertet.

Das Chromatogramm der Vergleichslösung zeigt den roten Fleck des Methylrots.

Das Chromatogramm der Untersuchungslösung zeigt die im ultravioletten Licht absorbierenden Flecke jetzt rotviolett, daneben treten je ein violetter Fleck in Höhe der Vergleichssubstanz Methylrot und in Frontnähe auf.

PRÜFUNG AUF REINHEIT

Relative Dichte (Ph. Eur.): 0,960 bis 0,980.

Trockenrückstand (DAB): Mindestens 2,0 Prozent.

LAGERUNG
Vor Licht geschützt.

Vorsichtig zu lagern!

Grindelia robusta

Verwendet werden die getrockneten, oberirdischen Teile blühender Pflanzen von *Grindelia robusta* NUTT.

BESCHREIBUNG

Die Droge hat dumpf säuerlichen Geruch und anfangs süßlichen, später bitterlichen Geschmack.

Der Stengel der zweijährigen bis ausdauernden Pflanze ist aufrecht, kräftig, schwach gerieft, stielrund, innen markig, außen hell bis dunkel strohfarben oder bräunlichgrün, kahl, 40 bis 120 cm hoch und im oberen Teil mit meist einfachen, blütentragenden Seitenzweigen versehen.

Die wechselständigen Laubblätter sind im unteren bis mittleren Teil des Stengels länglich bis eiförmig-länglich, stumpf bis zugespitzt, am Grund meist deutlich stengelumfassend, am Rand mit großen, spitzen bis feindornigen Zähnen vorspringend gezähnt oder gesägt. Im oberen Teil und an den Seitenästen sind die Blätter lanzettlich bis eiförmig-lanzettlich, meist spitz, stark stengelumfassend und oft mehr oder weniger ganzrandig. Sie sind 2,5 bis 9 cm lang, 0,7 bis 3 cm breit, grob wellig eingetrocknet, beiderseits mehr oder weniger bräunlichgrün und mäßig harzig punktiert, nur am Rande rauh behaart, sonst kahl und leicht brüchig.

Die einzeln endständigen, köpfchenförmigen Blütenstände sind abgeflacht halbkugelig, meist 1 bis 2,5 cm breit, am Grunde etwas eingewölbt. Der mehr oder weniger harzigglänzende Hüllkelch besteht aus 4 bis 6 Reihen dachziegelartig angeordneter, außen hellbräunlich-grüner, innen heller glänzender, im oberen Viertel bis zur Hälfte freier, lanzettlicher, mit lang ausgezogener, abgeflachter, kaum verdickter Spitze nach unten gekrümmter bis abstehender Hüllkelchblätter. Diese sind in den unteren Reihen locker angeordnet, fast blattartig und gehen in die unter dem Hüllkelch stehenden Hüllblätter über. Der Blütenstandsboden ist flach gewölbt und wabenförmig ausgebildet, mit um die Ansatzstellen der Fruchtknoten stehenden, verwachsenen, rötlichbraunen, unregelmäßig gefransten, bis etwa 0,5 mm hohen Rändern der Waben. Die etwa 30 bis 50 bisweilen abgebrochenen, häufig längs eingerollten und über die Scheibenblüten gebogenen, selten flach ausgebreiteten, nach außen umgeschlagenen Zungenblüten sind schmutzig dunkelgelb. Die dicht gedrängt stehenden und häufig miteinander verklebten Röhrenblüten sind schmutziggelb bis rötlichbraun. Zwischen ihnen sind die feinen, steifen, spitzen Grannen des Pappus zu erkennen.

Mikroskopische Merkmale: Die äquifacialen Laubblätter sind durch eine Netznervatur mit nur kleinen Intercostalfedern gekennzeichnet. Die Epidermiszellen sind beiderseits in Aufsicht unregelmäßig eckig bis schwach wellig, über den Nerven mehr langgestreckt, ihre Wände meist deutlich getüpfelt. Sie sind von fein welliggestreifter Cuticula bedeckt. Im Querschnitt sind sie mehr oder weniger tangential gestreckt mit etwas verdickter Außenwand. Anisocytische Spaltöffnungen mit 3 oder 4 (selten 5) Nebenzellen sind beiderseits ausgebildet. Auf den Nerven finden sich beiderseits verschieden tief eingesenkte, vielzellige Drüsenschuppen. Diese sind in Aufsicht mehr oder weniger rundlich, etwa 50 bis 75 μm groß, im Querschnitt etwa 30 bis 35 μm hoch und lassen in Aufsicht etwa 15 bis 25 kleine Drüsenzellen mit je einer winzigen Calciumoxalatdruse, im Querschnitt zwei weitere, meist kristallfreie Zellagen sowie einen mehrzelligen Stiel erkennen. Das Mesophyll besteht aus zwei im Querschnitt etwa gleich breiten Schichten von interzellularenreichem Palisadenparenchym, das aus je 3 bis 5 unregelmäßig übereinander angeordneten, mehr oder weniger gestreckten, abgerundet zylindrischen, bisweilen etwas verbogenen Zellen zusammengesetzt ist, die etwa in der Mitte in mehr unregelmäßig rundliche Zellen übergehen. Die Nerven sind durch beiderseits eine oder mehrere Reihen breite, sich bis zu den Epidermen erstreckende Lagen großer, unregelmäßiger, dünnwandiger, chlorophyllfreier Zellen ausgezeichnet. Nur am Blattrand finden sich breit kegelförmige, spitze, derbwandige, ein- bis vierzellige, bis 140 μm lange Borstenhaare mit gestreifter Cuticula.

Die Hüllkelchblätter weisen in Aufsicht an ihrer Außenseite sowie an den freien Spitzen beiderseits sehr zahlreiche Spaltöffnungsapparate und Drüsenschuppen auf, die denen der Blattflächen gleichen. Die etwa 12 bis 17 mm langen, ziemlich steifen, randständigen, weißlichen Strahlenblüten lassen über einem kurzen, röhrenförmigen, meist dunkler gefärbten Teil eine etwa 3 mm breite, dunkelgelbe, zugespitzte Zunge erkennen. Diese weist oberseits in Aufsicht rundliche bis axial gestreckt spindelförmige, etwas vorgewölbte Epidermiszellen mit querverlaufender, feiner Cuticularstreifung auf. Die Epidermiszellen der Unterseite sind axial gestreckt rechteckig bis schwach spindelförmig. Die Zellen des Mesophylls im röhrigen Teil enthalten bisweilen 5 bis 10 μm große Calciumoxalatdrusen. Die 5 bis 6 mm langen, über einem engen Teil schmal trichterförmig erweiterten, gold- bis bräunlichgelben Röhrenblüten besitzen fünf nur wenig nach außen gebogene, besonders an der Innenseite deutlich papillöse Kronzipfel. Beim Übergang von dem trichter- in den röhrenförmigen Teil der Krone enthalten die Epidermiszellen der Innenseite einen oder mehrere flach prismatische, 18 bis 25 μm lange, etwa 10 μm breite und 3 bis 4 μm dicke Caliumoxalatkristalle. Die unter der äußeren Epidermis liegenden Zellen enthalten dagegen bis zum Grunde hin 5 bis 15 μm große Calciumoxalatdrusen. Die 5 mit ihren Antheren zu einer Röhre verklebten Staubblätter sind durch schmal dreieckige, abgerundet zugespitzte, lange, aus derbwandigen, gestreckten Zellen gebildete, die Kronzipfel kaum überragende Konnektivzipfel ausgezeichnet. Die am Grund schwach geschwänzten Antheren besitzen in ihrem freien Teil Endotheciumzellen mit zahlreichen kurzen, quer zur Längsrichtung der Zellen gestreckten Wandverdickungen. Die freien Filamente sind ziemlich tief im röhrigen Teil der Krone inseriert. Die kugeligen, feinstacheligen Pollen sind 35 bis 45 μm groß und besitzen drei Keimporen. Der Griffel hat zwei nach vorn aufspreizende, nicht zurückgekrümmte, durch bis 220 μm lange, trommelschlegelförmige Papillen gekennzeichnete Narben. Der unterständige, einfächerige Fruchtknoten ist mehr oder weniger abgeflacht, verkehrt-eiförmig, am oberen Ende eingebuchtet abgerundet. Die subepidermalen Schichten unterhalb der Griffelbasis sowie oberhalb der Basis enthalten wiederum auffällig zahlreiche Calciumoxalatdrusen. Die 2 bis 7 dem Fruchtknoten am oberen Rand ansitzenden, leicht abbrechenden, steif grannenartigen Pappusborsten erreichen die Hälfte bis $^3/_4$ der Länge der Röhrenblüten, sind meist ganzrandig und lassen nur wenige freie, bis 43 μm lange Spitzen der die Borsten bildenden derbwandigen, faserförmigen Zellen erkennen.

PRÜFUNG AUF IDENTITÄT

Prüflösung: 5 g zerschnittene Droge (4 000) werden mit 50 ml Äthanol 70 % *RN* unter Rückfluß auf dem Wasserbad 30 Minuten lang erhitzt und nach dem Erkalten abfiltriert.

A. Wird 1 ml Prüflösung mit 0,2 ml verdünnter Natriumhydroxid-Lösung *R* versetzt, färbt sich die Mischung rotbraun.
B. Werden 3 ml Prüflösung mit 0,5 ml Eisen(III)-chlorid-Lösung *R* 1 versetzt, färbt sich die Mischung grünlich-dunkelbraun.
C. Wird 1 ml Prüflösung mit 1 ml Phloroglucin-Lösung *R* und 1 ml Salzsäure *R* versetzt und zum Sieden erhitzt, entsteht eine rostrote Färbung.
D. Chromatographie: Die Prüfung erfolgt dünnschichtchromatographisch auf einer Schicht von Kieselgel HF$_{254}$ *R*.

Untersuchungslösung: Prüflösung.

Vergleichslösung: 10 mg Rutin *R*, 10 mg Papaverinhydrochlorid *RN* und 30 mg Gallussäure *RN* werden in 10 ml Methanol *R* unter Erwärmen gelöst.

Aufgetragen werden getrennt je 10 μl Untersuchungs- und Vergleichslösung. Die Chromatographie erfolgt über eine Laufstrecke von 15 cm mit einer Mischung aus 68 Volumteilen n-Butanol *R*, 16 Volumteilen Essigsäure 98 % *R* und

16 Volumteilen Wasser. Nach Verdunsten der mobilen Phase werden die Chromatogramme im ultravioletten Licht bei 254 nm und bei 365 nm ausgewertet.

Das Chromatogramm der Vergleichslösung zeigt bei 254 nm im unteren Drittel des Rf-Bereiches den Fleck des Papaverinhydrochlorids, im mittleren Drittel den Fleck des Rutins und im oberen Drittel den Fleck der Gallussäure.

Das Chromatogramm der Untersuchungslösung zeigt bei 254 nm in Höhe der Vergleichssubstanz Gallussäure einen dunklen Fleck sowie bei 365 nm in der Mitte zwischen den Vergleichssubstanzen Rutin und Gallussäure einen blauen Fleck und auf Höhe der Gallussäure einen gelben Fleck.

Danach werden die Chromatogramme mit Anisaldehyd-Lösung *R* besprüht, 10 Minuten lang auf 105 bis 110 °C erhitzt und innerhalb von 10 Minuten im Tageslicht ausgewertet.

Das Chromatogramm der Untersuchungslösung zeigt knapp unterhalb der Vergleichssubstanz Papaverinhydrochlorid einen schwachen, gelben Fleck sowie wenig unterhalb der Vergleichssubstanz Rutin und auf Höhe der Vergleichssubstanz Gallussäure je einen blauen Fleck. Knapp oberhalb der Vergleichssubstanz Papaverinhydrochlorid kann ein schwacher, rötlicher Fleck auftreten.

PRÜFUNG AUF REINHEIT

Fremde Bestandteile (Ph. Eur.): Höchstens 1 Prozent.

Asche (DAB): Höchstens 8,0 Prozent.

ARZNEIFORMEN

HERSTELLUNG

Urtinktur aus der zerschnittenen Droge (4000) und flüssige Verdünnungen nach Vorschrift 4a mit Äthanol 62 Prozent.

EIGENSCHAFTEN

Die Urtinktur ist eine grünbraune Flüssigkeit mit aromatischem Geruch.

PRÜFUNG AUF IDENTITÄT

Die Urtinktur gibt die bei der Droge beschriebenen Identitätsreaktionen A bis D. Prüflösung ist die Urtinktur.

PRÜFUNG AUF REINHEIT

Relative Dichte (Ph. Eur.): 0,890 bis 0,905.

Trockenrückstand (DAB): Mindestens 1,6 Prozent.

LAGERUNG

Vor Licht geschützt.

Guaiacum

Verwendet wird das durch Ausschmelzen des Kernholzes von *Guaiacum officinale* L. oder *Guaiacum sanctum* L. gewonnene Harz.

EIGENSCHAFTEN

Das Harz besitzt einen schwachen, beim Erwärmen stärkeren Geruch nach Benzoe. Es ist größtenteils löslich in Nelkenöl und Äthanol, wenig löslich in Isopropanol, Äther, Chloroform und verdünnter Natriumhydroxid-Lösung, schwer löslich in Benzol und Schwefelkohlenstoff und sehr schwer löslich in Petroläther.

BESCHREIBUNG

Das Harz besteht aus tief rötlichbraunen oder grünlichbraunen, harten, spröden, glasigen, formlosen Blöcken mit glänzendem Bruch und meist grünlich bestäubter Oberfläche.

PRÜFUNG AUF IDENTITÄT

Prüflösung: 1 g Substanz wird mit 10 ml Äthanol 86 Prozent 10 Minuten lang gerührt. Anschließend wird filtriert.

A. 1 ml Prüflösung wird mit 4 ml Äthanol 86 Prozent und 0,1 ml Eisen(III)-chlorid-Lösung R 1 versetzt. Die Lösung färbt sich zunächst blau, wird dann schmutziggrün und schließlich schmutziggelb.

B. 1 ml Prüflösung wird mit 10 ml Wasser versetzt. Dabei entsteht ein bräunlicher Niederschlag. Nach dem Schütteln bildet sich ein hellbräunlicher, 3 bis 6 cm hoher, lang anhaltender Schaum.

C. 1 ml Prüflösung wird mit 4 ml Wasser versetzt und mit 5 ml Chloroform R ausgeschüttelt. Die Chloroformphase wird in einer Porzellanschale zur Trockne eingedampft. Der Rückstand färbt sich nach Zugabe von 0,2 ml Schwefelsäure R violett.

D. 0,1 ml Prüflösung wird mit 9 ml Äthanol 86 Prozent, 0,1 ml Kupfer(II)-sulfat-Lösung R und 0,1 ml Ammoniumthiocyanat-Lösung R versetzt. Die Lösung färbt sich blau.

E. Chromatographie: Die Prüfung erfolgt dünnschichtchromatographisch auf einer Schicht von Kieselgel HF_{254} R.

Untersuchungslösung: Prüflösung.

Vergleichslösung: 10 mg Vanillin R und 10 mg Brenzcatechin R werden in 10 ml Methanol R gelöst.

Aufgetragen werden getrennt je 10 µl Prüflösung und Vergleichslösung. Die Chromatographie erfolgt über eine Laufstrecke von 15 cm mit einer Mischung von 80 Volumteilen Toluol R, 10 Volumteilen Chloroform R und 10 Volumteilen Methanol R. Die Platte wird an der Luft getrocknet und erneut unter den angegebenen Bedingungen entwickelt. Die Chromatogramme werden 30 Minuten lang bei 100 bis 105 °C getrocknet. Nach dem Abkühlen werden sie im ultravioletten Licht bei 254 nm ausgewertet. Die beiden Flecke auf dem Chromatogramm der Vergleichslösung werden markiert. Dann werden die Platten mit Antimon(III)-chlorid-Lösung R besprüht. Der obere fluoreszenzmindernde Fleck des Vanillins besitzt einen Rst-Wert von 1,7 bezogen auf den unteren graubräunlichen Fleck des Brenzcatechins: Rst 1,0. Das Chromatogramm der Untersuchungslösung zeigt im Tageslicht folgende Flecke (bezogen auf Brenzcatechin als Vergleich: Rst 1,0): Rst 0,61 (gelb), 0,67 (rötlich), 0,90 (gelb) und 1,12 (violett).

PRÜFUNG AUF REINHEIT

Colophonium: 0,20 g zerkleinerte Substanz (710) werden 5 Minuten lang mit 5 ml Benzin RN geschüttelt. Die Benzinphase wird filtriert und mit 1 ml 0,1prozentiger (G/V) Kupfer(II)-acetat-Lösung geschüttelt. Sie darf sich weder blau noch grün färben.

Trocknungsverlust (Ph. Eur.): Höchstens 1 Prozent.

2,0 g gepulverte Substanz (180) werden in einer Petrischale bis 9 cm Durchmesser ausgebreitet und 4 Stunden lang im Vakuum getrocknet.

Sulfatasche (Ph. Eur.): Höchstens 2 Prozent, mit 1,00 g Substanz bestimmt.

ARZNEIFORMEN

HERSTELLUNG

Urtinktur nach Vorschrift 4a durch Mazeration der zerkleinerten Substanz mit Äthanol 86 Prozent. Die 2. und 3. Dezimalverdünnung werden mit Äthanol 62 Prozent und die folgenden Verdünnungen mit Äthanol 43 Prozent hergestellt.

EIGENSCHAFTEN

Die Urtinktur ist eine rostbraune Flüssigkeit von benzoeartigem Geruch und unangenehm kratzendem Geschmack.

PRÜFUNG AUF IDENTITÄT

Die Urtinktur gibt die Identitätsreaktionen der Substanz.

PRÜFUNG AUF REINHEIT

Relative Dichte (Ph. Eur.): 0,850 bis 0,863.

Trockenrückstand (DAB): Mindestens 8,0 und höchstens 9,9 Prozent.

LAGERUNG

Vor Licht geschützt.

Hämatit

Verwendet wird das natürlich vorkommende Mineral *Hämatit* mit einem Gehalt von mindestens 90 Prozent Eisenoxiden, berechnet als Fe_2O_3 (MG 159,7).

BESCHREIBUNG

Glaskopfig-nierige, dunkelrote bis rotbraune Aggregate mit faserigem, krummschaligem Bruch und hohem Glanz. Die Härte nach Mohs beträgt 5½ bis 6½.
Das gepulverte Mineral ist tiefrot bis braunrot.

PRÜFUNG AUF IDENTITÄT

Die Mischung aus 5 ml Prüflösung (siehe „Prüfung auf Reinheit") und 5 ml Wasser gibt die Identitätsreaktionen b) und c) auf Eisen (Ph.Eur.).

PRÜFUNG AUF REINHEIT

Prüflösung: Etwa 1,00 g gepulverte Substanz (180), genau gewogen, wird in einem Becherglas mit 10 ml Salzsäure *R* versetzt. Das Glas wird mit einem Uhrglas abgedeckt und die Probe unter gelegentlichem Umschwenken 4 Stunden lang auf dem Wasserbad erhitzt; dann wird mit Wasser auf etwa 100 ml verdünnt und zum Sieden erhitzt. Nach dem Abkühlen wird durch einen Glassintertiegel Nr. 16 (Ph.Eur.) in einen 250-ml-Meßkolben filtriert und unter Nachwaschen mit Wasser zur Marke aufgefüllt.

Fremde Minerale: In Habitus, Farbe, Glanz und Härte abweichende Aggregatstücke dürfen nicht enthalten sein.

Säureunlösliche Bestandteile: Höchstens 8 Prozent; der unter „Prüflösung" im Glassintertiegel verbliebene Rückstand wird 2 Stunden lang bei 105 bis 110 °C getrocknet. Nach dem Erkalten wird gewogen.

GEHALTSBESTIMMUNG

50,0 ml Prüflösung werden unter Kühlung rasch mit einer Mischung von 10 ml verdünnter Ammoniaklösung *R* 1 und 0,2 ml konzentrierter Wasserstoffperoxid-Lösung *R* versetzt. Danach wird sofort durch ein weitporiges Papierfilter filtriert und mit Wasser nachgewaschen, bis das Filtrat nicht mehr alkalisch reagiert. In das Fällungsgefäß werden 30 ml heiße, verdünnte Schwefelsäure *R* gegeben. Durch Auftropfen dieser Lösung auf das Papierfilter wird der Niederschlag in einen 250-ml-Erlenmeyerkolben gelöst. Gegebenenfalls muß die Säure wiederholt auf das Filter gebracht werden. Anschließend wird mit 50 ml Wasser nachgewaschen.

Nach dem Abkühlen wird die Lösung mit 3 g Zinkstaub *R* versetzt und der Kolben mit einem Bunsenventil verschlossen. Nach 2 Stunden wird durch einen Glassintertiegel Nr. 16 (Ph.Eur.) filtriert, auf den zuvor eine feine Schicht Zinkstaub *R* aufgebracht wurde. Es wird mit 30 ml kohlendioxidfreiem Wasser *R* nachgewaschen. Das Filtrat wird nach Zusatz von 0,2 ml Ferroin-Lösung *R* mit 0,1 N-Ammoniumcer(IV)-nitrat-Lösung bis zum Farbumschlag nach Grün titriert.

1 ml 0,1 N-Ammoniumcer(IV)-nitrat-Lösung entspricht 7,99 mg Fe_2O_3.

ARZNEIFORMEN

Die 1. Dezimalverreibung muß mindestens 8,5 und darf höchstens 10,5 Prozent Eisenoxide, berechnet als Fe_2O_3, enthalten.

HERSTELLUNG

Verreibungen nach Vorschrift 6.

EIGENSCHAFTEN

Die 1. Dezimalverreibung ist ein rötlichbraunes Pulver.

PRÜFUNG AUF IDENTITÄT

0,2 g der 1. Dezimalverreibung werden mit 1 ml Salzsäure *R* 10 Minuten lang im Wasserbad erwärmt. Danach wird mit Wasser zu 10 ml verdünnt und abfiltriert. Das Filtrat gibt die Identitätsreaktion der Substanz.

GEHALTSBESTIMMUNG

Etwa 2,00 g der 1. Dezimalverreibung, genau gewogen, werden in einem Porzellantiegel verascht und 1 Stunde lang bei 600 °C geglüht. Nach dem Abkühlen werden 3 ml Salzsäure *R* zugegeben und der mit einem Uhrglas abgedeckte Tiegel 4 Stunden lang unter gelegentlichem Umschwenken auf dem Wasserbad erwärmt. Danach wird mit Wasser zu 10 ml verdünnt und durch ein kleines Papierfilter filtriert. Mit etwa 40 ml einer Mischung aus 10 Volumteilen verdünnter Salzsäure *R* und 90 Volumteilen Wasser wird nachgewaschen. Danach erfolgt die Bestimmung wie bei der Substanz unter „Gehaltsbestimmung" angegeben.

Hamamelis virginiana

Hamamelis

Verwendet wird die frische Rinde der Wurzeln und der Zweige von *Hamamelis virginiana* L.

BESCHREIBUNG

Die Wurzelrinde ist geruchlos und hat herben, zusammenziehenden Geschmack.

Die Rindenstücke sind verschieden lang, bis 3 cm breit und bis 2 mm dick, rinnenförmig gebogen, seltener bandförmig. Die Außenseite ist zimtbraun bis rötlichbraun und mit dünnem, weißlichgrauem Kork bedeckt. Die Innenseite ist längs gestreift, hellgelblich bis rötlichbraun. Der Bruch ist langfaserig.

Die rinnenförmig gebogenen Stücke der Zweigrinde sind bis zu 0,5 cm breit. Die Außenseite ist grünbraun bis braun, die Innenseite ist zartgrün.

ARZNEIFORMEN

HERSTELLUNG

Urtinktur und flüssige Verdünnungen nach Vorschrift 3a.

EIGENSCHAFTEN

Die Urtinktur ist eine rötlichbraune Flüssigkeit mit zusammenziehendem Geschmack.

PRÜFUNG AUF IDENTITÄT

A. 1 ml Urtinktur wird eingeengt. Der Rückstand färbt sich auf Zusatz von 1 ml einer frisch bereiteten Lösung von 1 g Dimethylaminobenzaldehyd *R* in einer Mischung von 0,2 ml Wasser und 3 ml Schwefelsäure *R* nach Erwärmen auf dem Wasserbad dunkelrotbraun.
B. Werden 0,1 ml Urtinktur mit 20 ml Wasser verdünnt und mit 0,1 ml Ammonium-Eisen(III)-sulfat-Lösung *R* 2 versetzt, entsteht eine blauviolette Färbung.

C. Werden 0,2 ml Urtinktur mit 5 ml konzentrierter Ammoniaklösung *R* versetzt, entsteht eine rostbraune Färbung.
D. Chromatographie: Die Prüfung erfolgt dünnschichtchromatographisch auf einer Schicht von Kieselgel H *R*.

Untersuchungslösung: Urtinktur.

Vergleichslösung: 30 mg Gallussäure *RN*, 30 mg Tannin *R*, 25 mg Arbutin *RN* und 10 mg Rutin *R* werden in 10 ml Methanol *R* gelöst.

Aufgetragen werden getrennt je 20 μl Untersuchungs- und Vergleichslösung. Die Chromatographie erfolgt über eine Laufstrecke von 15 cm mit einer Mischung von 80 Volumteilen Äthylacetat *R*, 10 Volumteilen wasserfreier Ameisensäure *R* und 10 Volumteilen Wasser. Nach Verdunsten der mobilen Phase werden die Chromatogramme zuerst mit einer 1prozentigen Lösung (G/V) von Diphenylboryloxyäthylamin *R* in Methanol *R* und danach mit einer 5prozentigen Lösung (G/V) von Polyäthylenglykol 400 *R* in Methanol *R* besprüht und im ultravioletten Licht bei 365 nm ausgewertet.

Das Chromatogramm der Vergleichslösung zeigt im unteren Drittel des Rf-Bereiches den gelben Fleck des Rutins, im mittleren Drittel den blauen Fleck des Arbutins sowie im oberen Drittel den blauen Fleck des Tannins und darüber den blauen Fleck der Gallussäure.

Das Chromatogramm der Untersuchungslösung zeigt zwischen den Vergleichssubstanzen Rutin und Arbutin einen schwach blauen Fleck, auf Höhe des Arbutins und in Höhe des Tannins je einen stark blauen Fleck, auf Höhe der Gallussäure einen graubraunen und knapp darüber einen blauen Fleck. Zwischen den Vergleichssubstanzen Arbutin und Tannin können ein oder zwei weitere blaue Flecke auftreten.

PRÜFUNG AUF REINHEIT

Relative Dichte (Ph. Eur.): 0,900 bis 0,925.

Trockenrückstand (DAB): Mindestens 3,5 Prozent.

LAGERUNG

Vor Licht geschützt.

Hamamelis virginiana, äthanol. Decoctum

Hamamelis, äthanol. Decoctum

Verwendet wird die getrocknete Rinde der Stämme und Zweige von *Hamamelis virginiana* L. Sie enthält mindestens 2,5 Prozent mit Hautpulver fällbare Gerbstoffe, berechnet als Pyrogallol.

BESCHREIBUNG

Die Droge hat kaum wahrnehmbaren Geruch und stark adstringierenden, bitteren Geschmack.

Die verschieden langen, 1 bis 3 cm breiten und bis 2 mm dicken Rindenstücke sind rinnenförmig gebogen oder seltener röhrig eingerollt. Die zimt- oder rötlichbraune Außenseite ist mit einem dünnen, weißlichen oder graubraunen, zahlreiche Lentizellen zeigenden Kork bedeckt. Die gelblich- oder rötlichbraune Innenseite ist längs gestreift.

Mikroskopische Merkmale: Die Epidermis junger, gelblichbrauner Zweige trägt zahlreiche dickwandige, gelbliche Sternhaare. Das Korkgewebe sekundär verdickter Sprosse ist vielschichtig. Jüngeres Phelloderm besteht aus isodiametrischen, derbwandigen, fein getüpfelten Zellen, in älterem Phelloderm sind die Zellen tangential gestreckt und kollenchymatisch verdickt. Die Zellen der primären Rinde sind fast rund, führen teilweise braune Massen und Oxalateinzelkristalle und bilden größere Interzellularen. Ein aus kleinen, englumigen Steinzellen sowie aus Faserbündeln bestehender, fast kontinuierlicher, mechanischer Ring trennt die primäre von der sekundären Rinde, die von einreihigen, selten zweireihigen Markstrahlen durchzogen wird. Diese Markstrahlen bestehen aus derbwandigem, getüpfeltem Parenchym mit farblosen Wänden und vereinzelt aus derbwandigen Siebröhren mit steil gestellten Siebplatten. Das sekundäre Rindengewebe wird von Bündeln sehr englumiger Bastfasern durchzogen, die von Kristallzellreihen mit Oxalateinzelkristallen begleitet werden. Im Querschnitt haben die Faserbündel eine elliptische Form, die von Markstrahlen untergliedert wird.

PRÜFUNG AUF IDENTITÄT

Prüflösung: 1 g grob gepulverte Droge (710) wird mit 10 ml Äthanol 50 % *RN* 30 Minuten lang im Wasserbad erhitzt. Nach dem Abkühlen wird abfiltriert.

Hamamelis virginiana, äthanol. Decoctum 507

A. 0,5 ml Prüflösung werden mit 10 ml Wasser versetzt. Nach Zugabe von 2 ml einer 10prozentigen Lösung (G/V) von Ammoniumeisen(II)-sulfat R entstehen blaue Färbung und Trübung.

B. 0,1 ml Prüflösung werden mit 100 ml Wasser verdünnt. Nach Zugabe von 0,1 ml einer 10prozentigen Lösung (G/V) von Eisen(III)-chlorid R in Äthanol R und Umschütteln entsteht Blaufärbung.

C. Wird 1 ml Prüflösung mit 2 ml einer 1prozentigen Lösung (G/V) von Vanillin R in Salzsäure R versetzt, färbt sich die Mischung rot.

D. Chromatographie: Die Prüfung erfolgt dünnschichtchromatographisch auf einer Schicht von Kieselgel H R.

Untersuchungslösung: Prüflösung.

Vergleichslösung: 30 mg Tannin R und 10 mg Gallussäure RN werden in 10 ml Aceton R gelöst.

Aufgetragen werden getrennt je 20 µl Untersuchungs- und Vergleichslösung. Die Chromatographie erfolgt über eine Laufstrecke von 15 cm mit einer Mischung von 80 Volumteilen Äthylacetat R, 10 Volumteilen wasserfreier Ameisensäure R und 10 Volumteilen Wasser. Nach Verdunsten der mobilen Phase werden die Chromatogramme zuerst mit einer 1prozentigen Lösung (G/V) von Diphenylboryloxyäthylamin R in Methanol R und danach mit einer 5prozentigen Lösung (G/V) von Polyäthylenglykol 400 R in Methanol R besprüht und anschließend im ultravioletten Licht bei 365 nm ausgewertet.

Das Chromatogramm der Vergleichslösung zeigt im mittleren Drittel des Rf-Bereiches den etwas langgezogenen blauen Fleck des Tannins und im oberen Drittel den leuchtend blauen Fleck der Gallussäure.

Das Chromatogramm der Untersuchungslösung zeigt im unteren Drittel des Rf-Bereiches drei blaue Flecke, in Höhe der Vergleichssubstanz Tannin ebenfalls drei blaue Flecke und in Höhe der Vergleichssubstanz Gallussäure und knapp darüber je einen blauen Fleck.

PRÜFUNG AUF REINHEIT

Fremde Bestandteile (Ph. Eur.): Höchstens 5 Prozent.

Sulfatasche (Ph. Eur.): Höchstens 8,0 Prozent, mit 1,000 g grob gepulverter Droge (710) bestimmt.

Asche (DAB): Höchstens 6,0 Prozent.

GEHALTSBESTIMMUNG

Etwa 0,5 g grob gepulverte Droge (710), genau gewogen, werden mit 150 ml Wasser in einen Erlenmeyerkolben gegeben, zum Sieden erhitzt und anschließend im Wasserbad 30 Minuten lang erwärmt. Die unter fließendem Wasser abgekühlte Mischung wird in einen 250-ml-Meßkolben überführt und mit Wasser aufgefüllt. Nach dem Absetzen wird die Flüssigkeit durch ein Papierfilter von 12 cm Durchmesser filtriert. Die ersten 50 ml Filtrat werden verworfen. Der Rest wird für die Gehaltsbestimmung verwendet.

Bestimmung der Gesamtgerbstoffe: 5,0 ml Filtrat werden in einem Meßkolben mit Wasser zu 25,0 ml verdünnt. 2,0 ml dieser Lösung werden mit 1,0 ml Wolframatophosphorsäure-Lösung *R* und 17,0 ml einer 38prozentigen Lösung (G/V) von Natriumcarbonat *R* versetzt. Die Extinktion (E_1) wird genau 2 Minuten nach dem letzten Reagenzzusatz bei 750 nm in einer Schichtdicke von 1 cm gegen Wasser gemessen.

Bestimmung der durch Hautpulver nicht gefällten Gerbstoffe: 10,0 ml Filtrat werden mit 0,10 g Hautpulver *CRS* versetzt und 60 Minuten lang kräftig geschüttelt. Nach dem Filtrieren werden 5,0 ml Filtrat in einem Meßkolben mit Wasser zu 25,0 ml verdünnt. 2,0 ml dieser Lösung werden mit den unter ,,Bestimmung der Gesamtgerbstoffe" angegebenen Reagenzmengen versetzt und die Extinktion (E_2) unter gleichen Bedingungen gemessen.

Vergleichslösung: 50,0 mg Pyrogallol *R*, genau gewogen, werden in einem 100-ml-Meßkolben mit Wasser zu 100,0 ml gelöst. In einem zweiten 100-ml-Meßkolben werden 5,0 ml dieser Lösung mit Wasser zu 100,0 ml verdünnt. 2,0 ml dieser Lösung werden mit den unter ,,Bestimmung der Gesamtgerbstoffe" angegebenen Reagenzmengen versetzt und die Extinktion (E_3) unter gleichen Bedingungen gemessen.

Die Vergleichslösung ist während der Bestimmung vor Licht und Luft geschützt aufzubewahren. Die Extinktion muß innerhalb von 30 Minuten nach Herstellen der Vergleichslösung gemessen werden.

Der Prozentgehalt x_{proz} an mit Hautpulver fällbaren Gerbstoffen, berechnet als Pyrogallol, wird nach folgender Formel berechnet:

$$x_{proz} = \frac{(E_1-E_2) \times 3{,}125}{E_3 \times e}$$

e = Einwaage Droge in g.

ARZNEIFORMEN

HERSTELLUNG

Urtinktur aus der zerkleinerten Droge (2000) und flüssige Verdünnungen nach Vorschrift 19f mit Äthanol 30 Prozent.

EIGENSCHAFTEN

Die Urtinktur ist eine rotbraune Flüssigkeit mit schwach artigenem Geruch und zusammenziehendem Geschmack.

PRÜFUNG AUF IDENTITÄT

Die Urtinktur gibt die bei der Droge beschriebenen Identitätsreaktionen A bis D. Prüflösung ist die Urtinktur.

PRÜFUNG AUF REINHEIT

Relative Dichte (Ph. Eur.): 0,956 bis 0,966.

Trockenrückstand (DAB): Mindestens 1,5 Prozent.

LAGERUNG

Vor Licht geschützt.

Hamamelis virginiana e cortice et ex summitatibus

Verwendet wird ein Gemisch aus 1 Teil frischer Zweigrinde und 2 Teilen frischen Zweigspitzen von *Hamamelis virginiana* L.

BESCHREIBUNG

Die rinnenförmig gebogenen Stücke der Zweigrinde sind bis zu 0,5 cm breit. Die Außenseite ist grünbraun bis braun, die Innenseite ist zartgrün.

Die bis zu 5 cm langen Zweigspitzen besitzen 0,5 bis 0,7 cm lange und bis zu 0,3 cm breite, ovale, nach oben spitz zulaufende Endknospen. Die Knospenhüllblätter sind hellbraun bis grünbraun mit samtig behaarter Oberfläche.

ARZNEIFORMEN

HERSTELLUNG

Urtinktur und flüssige Verdünnungen nach Vorschrift 3a.

EIGENSCHAFTEN

Die Urtinktur ist eine rötlichbraune Flüssigkeit mit zusammenziehendem Geschmack.

PRÜFUNG AUF IDENTITÄT

A. 1 ml Urtinktur wird eingeengt. Der Rückstand färbt sich auf Zusatz von 1 ml einer frisch bereiteten Lösung von 1 g Dimethylaminobenzaldehyd *R* in einer Mischung von 0,2 ml Wasser und 3 ml Schwefelsäure *R* nach Erwärmen auf dem Wasserbad dunkelrotbraun.

B. Werden 0,1 ml Urtinktur mit 20 ml Wasser verdünnt und mit 0,1 ml Ammonium-Eisen(III)-sulfat-Lösung *R* 2 versetzt, entsteht eine grünviolette Färbung.

C. Werden 0,2 ml Urtinktur mit 5 ml konzentrierter Ammoniaklösung *R* versetzt, entsteht eine rostbraune Färbung.

D. Chromatographie: Die Prüfung erfolgt dünnschichtchromatographisch auf einer Schicht von Kieselgel H *R*.

Untersuchungslösung: Urtinktur.

Vergleichslösung: 30 mg Gallussäure *RN*, 30 mg Tannin *R*, 25 mg Arbutin *RN* und 10 mg Rutin *R* werden in 10 ml Methanol *R* gelöst.

Aufgetragen werden getrennt je 20 μl Untersuchungs- und Vergleichslösung. Die Chromatographie erfolgt über eine Laufstrecke von 15 cm mit einer Mischung von 80 Volumteilen Äthylacetat *R*, 10 Volumteilen wasserfreier Ameisensäure *R* und 10 Volumteilen Wasser. Nach Verdunsten der mobilen Phase werden die Chromatogramme zuerst mit einer 1prozentigen Lösung (G/V) von Diphenylboryloxyäthylamin *R* in Methanol *R* und danach mit einer 5prozentigen Lösung (G/V) von Polyäthylenglykol 400 *R* in Methanol *R* besprüht und im ultravioletten Licht bei 365 nm ausgewertet.

Das Chromatogramm der Vergleichslösung zeigt im unteren Drittel des Rf-Bereiches den gelben Fleck des Rutins, im mittleren Drittel den blauen Fleck des Arbutins sowie im oberen Drittel den blauen Fleck des Tannins und darüber den blauen Fleck der Gallussäure.

Das Chromatogramm der Untersuchungslösung zeigt zwischen den Vergleichssubstanzen Rutin und Arbutin einen schwach blauen Fleck, auf Höhe des Arbutins einen schwach blauen Fleck, auf Höhe des Tannins einen stark blauen Fleck, auf Höhe der Gallussäure einen graubraunen Fleck sowie knapp darüber einen blauen und direkt darüber einen intensiv gelben Fleck. Zwischen den Vergleichssubstanzen Arbutin und Tannin können ein oder zwei weitere blaue Flecke auftreten.

PRÜFUNG AUF REINHEIT

Relative Dichte (Ph. Eur.): 0,900 bis 0,925.

Trockenrückstand (DAB): Mindestens 3,5 Prozent.

LAGERUNG

Vor Licht geschützt.

Hamamelis virginiana e foliis

Hamamelis, Folium

Verwendet werden die frischen Blätter von *Hamamelis virginiana* L.

BESCHREIBUNG

Die Blätter sind kurz gestielt, verkehrt eiförmig bis undeutlich rhombisch, mit unregelmäßig grob gekerbtem Rand und vereinzelten Drüsenzähnen. Die Spreite ist fiedernervig, auf der Oberseite glatt und dunkelgrün, auf der Unterseite hell- oder braungrün. Von dem kräftigen Mittelnerv gehen starke Seitennerven ab, die in den Kerbzähnen enden und auf der Unterseite stark hervortreten. Die Blätter sind, abgesehen von den in den Winkeln der Nerven befindlichen Büschel- und Sternhaaren, unbehaart.

ARZNEIFORMEN

HERSTELLUNG

Urtinktur und flüssige Verdünnungen nach Vorschrift 3c.

EIGENSCHAFTEN

Die Urtinktur ist eine goldgelbe bis rotbraune Flüssigkeit mit arteigenem Geruch und zusammenziehendem Geschmack.

PRÜFUNG AUF IDENTITÄT

A. 0,5 ml Urtinktur werden mit 10 ml Wasser versetzt. Nach Zugabe von 2 ml einer 10prozentigen Lösung (G/V) von Ammoniumeisen(II)-sulfat *R* entstehen eine graugrüne Färbung und Trübung; nach dem Absetzen ist die überstehende Flüssigkeit graugrün gefärbt.

B. 0,1 ml Urtinktur wird mit 100 ml Wasser verdünnt. Nach Zugabe von 0,1 ml einer 10prozentigen Lösung (G/V) von Eisen(III)-chlorid *R* in Äthanol *R* und Umschütteln entsteht eine Blaufärbung.

C. Wird 1 ml Urtinktur mit 2 ml einer 1prozentigen Lösung (G/V) von Vanillin *R* in Salzsäure *R* versetzt, färbt sich die Flüssigkeit rot.

D. Chromatographie: Die Prüfung erfolgt dünnschichtchromatographisch auf einer Schicht von Kieselgel H R.

Untersuchungslösung: Urtinktur.

Vergleichslösung: 30 mg Tannin R und 10 mg Gallussäure RN werden in 10 ml Aceton R gelöst.

Aufgetragen werden getrennt je 20 µl Untersuchungs- und Vergleichslösung. Die Chromatographie erfolgt über eine Laufstrecke von 15 cm mit einer Mischung aus 80 Volumteilen Äthylacetat R, 10 Volumteilen wasserfreier Ameisensäure R und 10 Volumteilen Wasser. Nach Verdunsten der mobilen Phase werden die Chromatogramme zuerst mit einer 1prozentigen Lösung (G/V) von Diphenylboryloxyäthylamin R in Methanol R und danach mit einer 5prozentigen Lösung (G/V) von Polyäthylenglykol 400 R in Methanol R besprüht und anschließend im ultravioletten Licht bei 365 nm ausgewertet.

Das Chromatogramm der Vergleichslösung zeigt im mittleren Drittel des Rf-Bereiches den etwas langgezogenen blauen Fleck der Tannins und im oberen Drittel den leuchtend blauen Fleck der Gallussäure.

Im Chromatogramm der Untersuchungslösung treten im unteren Drittel des Rf-Bereiches zwei oder drei gelbrote Flecke, in Höhe der Vergleichssubstanz Tannin ein langgezogener blauer Fleck, in dem noch ein gelbroter Fleck vorhanden ist, und knapp darunter ein ebenfalls gelbroter Fleck auf. In Höhe der Vergleichssubstanz Gallussäure ist ein blauer Fleck zu sehen, darüber erscheinen mit steigenden Rf-Werten ein blauer, ein gelbroter und ein grüngelber Fleck.

PRÜFUNG AUF REINHEIT

Relative Dichte (Ph. Eur.): 0,976 bis 0,996.

Trockenrückstand (DAB): Mindestens 5 Prozent.

LAGERUNG

Vor Licht geschützt.

Haplopappus baylahuen

Haplopappus

Verwendet werden die getrockneten Blätter von *Haplopappus baylahuen* Remy.

BESCHREIBUNG

Die Blätter sind geruchlos und haben leicht scharfen Geschmack.

Sie sind derb, lederartig, länglich lanzettlich, ungestielt, bis 5 cm lang und bis 3 cm breit. Zum Grunde sind sie keilförmig verschmälert und in eine häufig zurückgebogene Spitze ausgezogen. Der Blattrand ist bei jungen Blättern nur im oberen Drittel, bei älteren auch darunter einfach bis doppelt gezähnt. Die Blätter sind graugrün bis mehr oder weniger braun, bisweilen auch zitronengelb und beiderseits mit einer glänzenden Harzschicht überzogen. Der hellere, etwas bräunlichgelbe Mittelnerv tritt unterseits, ebenso wie die stärkeren Seitennerven, nur schwach hervor.

Mikroskopische Merkmale: Das Blatt ist äquifacial und hat eine engmaschige Netznervatur mit nur kleinen Intercostalfeldern. Die Epidermiszellen sind in Aufsicht beiderseits vieleckig, mehr oder weniger isodiametrisch, gerade bis schwach wellig, derbwandig und getüpfelt, über den Nerven mehr gestreckt und von einer besonders über dickeren Nerven längs gefalteten Cuticula bedeckt. Im Querschnitt sind sie beiderseits fast quadratisch bis rechteckig und haben eine verdickte Außenwand. Auf beiden Blattflächen finden sich anomocytische Spaltöffnungsapparate mit meist vier, seltener drei oder fünf Nebenzellen und eingesenkte, von strahlig angeordneten Epidermiszellen mit längsstreifiger Cuticula umgebene, vielzellige Drüsenschuppen. Diese sind in Aufsicht rundlich oder elliptisch, 50 bis 90 μm weit, im Querschnitt 25 bis 50 μm hoch und bestehen aus einer oberen Lage von 15 bis 30 kleinen Zellen mit je einer Calciumoxalatdruse, darunter zwei weiteren, kristallfreien Zellagen sowie einer mehrzelligen Basis. Das Mesophyll besteht aus zwei im Querschnitt etwa gleich dicken, oberseits dicht, unterseits locker gebauten Schichten von Palisadenparenchym aus unregelmäßigen, nicht in erkennbaren Reihen angeordneten, mehr oder weniger gestreckten, zylindrischen Zellen und einem in der Mitte dazwischen liegenden lockeren, interzellularenreichen Gewebe aus mehr rundlichen Zellen. Besonders die stärkeren Blattnerven enthalten ober- und unterseits um das Leitbündel mehr oder weniger zahlreiche, etwas verholzte Sklerenchymfasern und unterhalb des Siebteiles gelegentlich einen Exkretgang mit öligen Tropfen. Die Bündelscheide aus derbwandigen, getüpfelten, unverholzten Zellen erstreckt sich durch das ganze Mesophyll von der Epidermis der Ober- bis zu der Unterseite und enthält gelegentlich mehr oder weniger zahlreiche, etwa 10 bis 18 μm große Calciumoxalatraphiden. Selten finden sich im Mesophyll liegende, derbwandige, raphidenführende Idioblasten.

PRÜFUNG AUF IDENTITÄT

Prüflösung: 1 g grob gepulverte Droge (710) wird mit 10 ml Äthanol 70% *RN* 2 Stunden lang bei Raumtemperatur gerührt und danach abfiltriert.

A. Wird 1 ml Prüflösung mit 10 ml Wasser versetzt, entsteht leichte Trübung, die nach Zusatz von 0,2 ml verdünnter Natriumhydroxid-Lösung *R* verschwindet. Gleichzeitig tritt eine Farbvertiefung nach goldgelb ein.

B. Wird 1 ml Prüflösung mit 0,2 ml Eisen(III)-chlorid-Lösung *R* 1 versetzt, entsteht eine olivgrüne Färbung.

C. Wird 1 ml Prüflösung mit 0,1 g Magnesium *R* als Spänen und 1 ml Salzsäure *R* 1 versetzt, entsteht eine Rotfärbung.

D. 2 ml Prüflösung zeigen im ultravioletten Licht bei 365 nm blaue Fluoreszenz, die nach Zugabe von verdünnter Natriumhydroxid-Lösung *R* bis zur schwach alkalischen Reaktion in grün übergeht.

E. Chromatographie: Die Prüfung erfolgt dünnschichtchromatographisch auf einer Schicht von Kieslegel H *R*.

Untersuchungslösung: Prüflösung.

Vergleichslösung: 5 mg Emodin *RN* und 5 mg Scopoletin *RN* werden in 10 ml Methanol *R* gelöst.

Aufgetragen werden getrennt je 10 μl Untersuchungs- und Vergleichslösung. Die Chromatographie erfolgt über eine Laufstrecke von 15 cm mit einer Mischung von 69 Volumteilen Äther *R*, 29 Volumteilen Toluol *R* und 2 Volumteilen wasserfreier Ameisensäure *R*. Nach Verdunsten der mobilen Phase werden die Chromatogramme im ultravioletten Licht bei 365 nm ausgewertet.

Das Chromatogramm der Vergleichslösung zeigt am Übergang vom unteren zum mittleren Drittel des Rf-Bereiches den blauen Fleck des Scopoletins und im unteren Teil des oberen Drittels den orangefarbenen Fleck des Emodins.

Das Chromatogramm der Untersuchungslösung zeigt zwischen Start und der Vergleichssubstanz Scopoletin einen blauen, etwa in Höhe des Scopoletins einen kräftigen, weißblauen und darüber einen schwachen, blauen Fleck. Darüber liegen etwa von der Mitte zwischen den beiden Vergleichssubstanzen an bis knapp unterhalb der Vergleichssubstanz Emodin in etwa gleichen Abständen ein blauer, ein kräftiger, weißblauer, ein blauer und ein blauvioletter Fleck.

PRÜFUNG AUF REINHEIT

Fremde Bestandteile (Ph. Eur.): Höchstens 2 Prozent.

Asche (DAB): Höchstens 10,0 Prozent.

ARZNEIFORMEN

HERSTELLUNG

Urtinktur aus der grob gepulverten Droge (710) und flüssige Verdünnungen nach Vorschrift 4a mit Äthanol 62 Prozent.

EIGENSCHAFTEN

Die Urtinktur ist eine gelbbraune Flüssigkeit mit würzigem Geruch und bitterem Geschmack.

PRÜFUNG AUF IDENTITÄT

Die Urtinktur gibt die bei der Droge beschriebenen Identitätsreaktionen A bis E. Prüflösung ist die Urtinktur.

PRÜFUNG AUF REINHEIT

Relative Dichte (Ph. Eur.): 0,890 bis 0,905.

Trockenrückstand (DAB): Mindestens 2,5 Prozent.

LAGERUNG

Vor Licht geschützt.

Harungana madagascariensis

Haronga

Verwendet wird eine Mischung, die zu etwa einem Teil aus getrockneten Blättern und zu etwa zwei Teilen aus getrockneter Zweigrinde von *Harungana madagascariensis (Choisy) Poir* besteht.

BESCHREIBUNG

Die elliptischen, 10 bis 20 cm langen und bis 10 cm breiten Blätter sind ganzrandig, vorn zugespitzt, plötzlich in den kurzen Stiel verschmälert oder leicht herzförmig ausgerandet. Sie sind relativ dünn, aber ziemlich hart und spröde. Die Oberseite ist grau bis braungrün, oft etwas glänzend, die Unterseite heller und glanzlos. Junge Blätter sind beiderseits von einem dünnen, bräunlichen Haarfilz bedeckt, ältere Blätter auf der Oberseite fast kahl und auf der Unterseite, besonders auf den hier stark hervortretenden Nerven, mehr oder weniger filzig behaart.

Die Zweigrinde hat würzigen Geruch und adstringierenden, bitteren Geschmack. Sie besteht aus flach gewölbten bis röhrenförmigen, gelben bis zimtbraunen, von einer dünnen, rissigen, regelmäßig geschichteten Borke bedeckten Stücken. Die Innenseite ist in der Regel dunkler gelbbraun bis rotbraun und schwach längsrunzelig. Die von dickeren Ästen abgeschälte Rinde besteht aus 1 bis 3 mm dicken, bandartigen, flachen bis wellig gebogenen Stücken, die häufig von der Borke befreit sind und dann außen schwarzrote Exkretrückstände aufweisen. Die Rinde ist hornartig hart, der Bruch glatt.

Mikroskopische Merkmale: Die Blätter werden oberseits von einer geradwandigen, polygonalen Epidermis mit mäßig verdickten, wenig gewölbten Außenwänden und einer feinwarzigen Kutikula bedeckt. Darunter liegt eine bis 3 Reihen hohe Hypodermis aus 70 bis 85 μm großen, rundlichen bis liegend-ovalen, farblosen Zellen. Die Zellen des einreihigen Palisadenparenchyms sind 4- bis 6mal länger als breit. Das mehrschichtige Schwammparenchym besteht überwiegend aus länglichen, liegenden Zellen. Die Epidermis der Blattunterseite besteht aus unregelmäßig wellig buchtigen Zellen mit dickwandiger, mehr oder weniger stark papillös vorgewölbter Außenseite. Die zahlreichen, von 2 bis 4 Nebenzellen umgebenen Spaltöffnungsapparate sind 15 bis 20 μm lang und 10 bis 15 μm breit. Im Mesophyll, besonders an der Grenze zum Palisadenparenchym, finden sich rundliche, farblose Zellen mit je einer Calciumoxalatdruse. Im Schwammparenchym liegen rundliche, 30 bis 100 μm große Exkretbehälter mit schwarzrotem Inhalt. Die Leitbündel der stärkeren Blattnerven sind von einem fast geschlossenen Ring aus 2 bis 4 Reihen verholzter Fasern umgeben. Zwischen diesen Leitbündeln und oberer sowie unterer Epidermis liegen kollenchymatisch verdickte Zellen. Von den auf beiden Blattseiten vorkommenden, auf einem kurzen, gedrungenen, mehrzelligen Stiel sitzenden, im Durchmesser 170 bis 380 μm weiten, dünnwandigen Sternhaarbüscheln sind oberseits oft nur noch die Abbruchstellen zu erkennen.

Die Parenchymzellen der fast ausschließlich aus sekundärem Gewebe bestehenden Rindenstücke sind oft tangential zusammengedrückt und haben stark aber unregelmäßig verdickte gelbliche Zellwände. Die 2 bis 6 Reihen breiten, meist 30, vereinzelt bis über 40 Lagen hohen Markstrahlen bestehen aus Zellen mit knotig verdickter Wand. Die Rinde wird von zahlreichen 10 bis 30 μm, selten bis 100 μm weiten und dann tangential zusammengedrückten Exkretkanälen durchzogen, die oft Reste eines dunkelrotbraunen Exkretes enthalten. Die größeren Exkretgänge sind in tangentialen Reihen angeordnet, die schmaleren liegen einzeln oder zu Gruppen gehäuft. Die Rinde enthält Calciumoxalatdrusen und 2 bis 6 μm große einzelne oder etwa 10 μm große zusammengesetzte Stärkekörner.

PRÜFUNG AUF IDENTITÄT

Prüflösung: 3,0 g grob gepulverte Droge (710) werden 2 Stunden lang mit 30 ml Äthanol 70 % *RN* gerührt; anschließend wird abfiltriert.

A. 5 ml Prüflösung werden mit 5 ml Wasser versetzt und mit 10 ml Äther *R* ausgeschüttelt. Wird die abgetrennte Ätherphase mit 5 ml Ammoniaklösung *R* 1 versetzt und geschüttelt, färbt sich die wäßrige Phase orangebraun bis rotbraun.

B. Wird 1 ml Prüflösung mit 10 ml Wasser und 1 ml Blei (II)-acetat-Lösung *R* versetzt, entsteht ein hellbrauner, voluminöser Niederschlag.

C. 0,05 ml Prüflösung werden auf dem Wasserbad eingeengt; wird der Rückstand mit 0,2 ml Molybdatophosphorsäure-Reagenz *RN* versetzt, färbt sich die Mischung innerhalb von 5 Minuten blaugrün.

D. Chromatographie: Die Prüfung erfolgt dünnschichtchromatographisch auf einer Schicht von Kieselgel H *R*.

Untersuchungslösung: 10 ml Prüflösung werden auf dem Wasserbad bis zum Verschwinden des Äthanolgeruches erwärmt, mit 10 ml Wasser in einen Scheidetrichter überführt und zweimal mit je 15 ml Äther *R* ausgeschüttelt. Die vereinigten organischen Phasen werden über wasserfreiem Natriumsulfat *R* getrocknet, filtriert und unter vermindertem Druck eingeengt. Der Rückstand wird in 1 ml Methanol *R* aufgenommen.

Vergleichslösung: 5 mg Emodin *RN*, 5 mg Kaffeesäure *R* und 10 mg Gallussäure *RN* werden in 10 ml Methanol *R* gelöst.

Aufgetragen werden getrennt 20 μl Untersuchungslösung und 10 μl Vergleichslösung. Die Chromatographie erfolgt über eine Laufstrecke von 15 cm mit einer Mischung von 50 Volumteilen Chloroform *R*, 40 Volumteilen Äthylacetat *R* und 10 Volumteilen wasserfreier Ameisensäure *R*. Nach Verdunsten der mobilen Phase werden die Chromatogramme mit methanolischer Kaliumhydroxid-Lösung *RN* besprüht und sofort im Tageslicht ausgewertet.

Das Chromatogramm der Vergleichslösung zeigt an der Grenze von unterem und mittlerem Drittel des Rf-Bereiches den gelbbraunen Fleck der Gallussäure, im mittleren Drittel den orangebraunen Fleck der Kaffeesäure und im oberen Drittel den roten Fleck des Emodins.

Das Chromatogramm der Untersuchungslösung zeigt zwei in Lage und Farbe mit den Vergleichssubstanzen Kaffeesäure und Emodin übereinstimmende Flecke.

Anschließend werden die Chromatogramme mit einer 0,5prozentigen Lösung (G/V) von Echtblausalz B *RN* besprüht.

Im Chromatogramm der Vergleichslösung färbt sich der Fleck der Gallussäure rotbraun, der der Kaffeesäure gelbbraun und der des Emodins braunviolett. Das Chromatogramm der Untersuchungslösung zeigt unterhalb der Vergleichssubstanz Gallussäure zwei dicht übereinander liegende, orangerote Flecke sowie auf etwa gleicher Höhe und dicht oberhalb der Gallussäure je einen orangeroten Fleck. In Höhe der Vergleichssubstanz Kaffeesäure liegt ein jetzt gelbbrauner Fleck und darüber ein braunvioletter Fleck. In Höhe der Vergleichssubstanz Emodin tritt ein jetzt braunvioletter Fleck auf; dicht darüber kann ein orangeroter Fleck auftreten.

PRÜFUNG AUF REINHEIT

Fremde Bestandteile (Ph. Eur.): Höchstens 2 Prozent.

Sulfatasche (Ph. Eur.): Höchstens 6,0 Prozent, bestimmt mit 1,00 g grob gepulverter Droge (710).

Asche (DAB): Höchstens 5,0 Prozent.

ARZNEIFORMEN

HERSTELLUNG

Urtinktur aus der grob gepulverten Droge (710) und flüssige Verdünnungen nach Vorschrift 4a mit Äthanol 62 Prozent.

EIGENSCHAFTEN

Die Urtinktur ist eine rotbraune Flüssigkeit mit würzigem Geruch und adstringierendem, bitterem Geschmack.

PRÜFUNG AUF IDENTITÄT

Die Urtinktur gibt die bei der Droge beschriebenen Identitätsreaktionen A bis D. Prüflösung ist die Urtinktur.

PRÜFUNG AUF REINHEIT

Relative Dichte (Ph. Eur.): 0,895 bis 0,915.

Trockenrückstand (DAB): Mindestens 1,8 Prozent.

LAGERUNG

Vor Licht geschützt.

Hedera helix

Verwendet werden die frischen, unverholzten Triebe von *Hedera helix* L.

BESCHREIBUNG

Die jungen, noch unverholzten Triebe tragen wintergrüne Blätter in wechselständiger Stellung. Die Blätter im unteren Teil der Pflanze sind drei- bis fünfeckig gelappt. Ihre derbe, oberseits glänzend grüne Blattspreite ist weiß geadert. Im oberen Teil der Pflanze entwickeln sich ei- bis rautenförmige Blätter, die ganzrandig, lang zugespitzt und zarter und matter als die unteren sind.

ARZNEIFORMEN

HERSTELLUNG

Urtinktur und flüssige Verdünnungen nach Vorschrift 3a.

EIGENSCHAFTEN

Die Urtinktur ist eine olivgrüne Flüssigkeit mit leicht ranzigem Geruch und schwach bitterem Geschmack.

PRÜFUNG AUF IDENTITÄT

A. Wird 1 ml Urtinktur mit 1 ml Wasser versetzt, entsteht milchige Trübung.

B. Wird 1 ml Urtinktur mit 10 mg Resorcin *R* und 0,5 ml Salzsäure *R* auf dem Wasserbad erhitzt, entsteht kräftige Rotfärbung.

C. 1,0 ml Urtinktur wird auf dem Wasserbad eingeengt. Der Rückstand wird mit 3,0 ml Phosphat-Pufferlösung *p*H 7,4 *R* gemischt und 10 Minuten lang auf dem Wasserbad erhitzt. Nach dem Abkühlen wird durch ein Faltenfilter filtriert. 1,0 ml des Filtrates wird mit 1,0 ml Blutkörperchensuspension *RH* leicht geschüttelt; nach 30 Minuten wird erneut geschüttelt. Nach 3 Stunden langem Stehenlassen bei Raumtemperatur muß eine klare, rote Lösung ohne Bodensatz entstanden sein.

D. Chromatographie: Die Prüfung erfolgt dünnschichtchromatographisch auf einer Schicht von Kieselgel H R.

Untersuchungslösung: Urtinktur.

Vergleichslösung: 10 mg Aescin *RN*, 10 mg Khellin *RN* und 10 mg Sennosid B *R* werden in 10 ml Methanol *R* gelöst.

Aufgetragen werden getrennt zweimal je 20 µl Untersuchungslösung und je 10 µl Vergleichslösung. Die Chromatographie erfolgt über eine Laufstrecke von 15 cm mit einer Mischung von 42 Volumteilen n-Propanol *R*, 32 Volumteilen Äthylacetat *R*, 26 Volumteilen Wasser und 0,1 Volumteil Essigsäure 98 % *R*. Nach Verdunsten der mobilen Phase wird die eine Hälfte der Platte mit Blutkörperchen-Sprühlösung *RH* besprüht und im Tageslicht ausgewertet.

Das Chromatogramm der Vergleichslösung zeigt im mittleren Drittel des Rf-Bereiches den hellen Hämolysefleck des Aescins auf rotem Untergrund. Im Chromatogramm der Untersuchungslösung tritt ein kräftiger Hämolysefleck oberhalb der Vergleichssubstanz Aescin auf.

Die andere Hälfte der Platte wird mit einer 10prozentigen Lösung (G/G) von Schwefelsäure *R* in wasserfreiem Äthanol *R* besprüht, 5 bis 10 Minuten lang auf 105 bis 110 °C erhitzt und sofort im Tageslicht ausgewertet.

Das Chromatogramm der Vergleichslösung zeigt im unteren Drittel des Rf-Bereiches den braungrünen Fleck des Sennosids B, im mittleren Drittel den grauvioletten Fleck des Aescins und im oberen Drittel den gelben Fleck des Khellins.

Das Chromatogramm der Untersuchungslösung zeigt folgende Flecke: einen gelben wenig unterhalb der Vergleichssubstanz Sennosid B, einen violettbraunen etwa in der Mitte zwischen den Vergleichssubstanzen Sennosid B und Aescin, einen violetten etwa auf der Höhe des Aescins, je einen violetten knapp unter und knapp über der Vergleichssubstanz Khellin und einen blaugrünen deutlich oberhalb des Khellins. Der violette Fleck knapp unter der Vergleichssubstanz Khellin liegt auf gleicher Höhe mit dem Hämolysefleck im anderen Chromatogramm der Untersuchungslösung.

PRÜFUNG AUF REINHEIT

Relative Dichte (Ph.Eur.): 0,898 bis 0,918.

Trockenrückstand (DAB): Mindestens 2,5 Prozent.

LAGERUNG

Vor Licht geschützt.

Herniaria glabra

Verwendet werden die frischen, oberirdischen Teile blühender Pflanzen von *Herniaria glabra* L.

BESCHREIBUNG

Die Pflanze entwickelt beim Zerreiben angenehm cumarinartigen Geruch und hat etwas kratzenden Geschmack.

Sie ist kräftig grün, unscheinbar und fast kahl, liegt meist flach am Boden und besitzt bis zu 30 cm lange, reich verzweigte, dünne Stengel, die kahl oder mit sehr kurzen Haaren besetzt sein können. Die Blätter sind eiförmig-lanzettlich oder elliptisch, leicht spitz und gegen den Grund zu verschmälert, sitzend, kahl bis sehr kurz gewimpert und bis zu 1 cm lang. Sie sind gegenständig, erscheinen aber im oberen Teil durch Verkümmern eines Blattes oft wechselständig, undeutlich einnervig und besitzen je 2 kleine, eiförmige, weißhäutige, verwachsene und am Rand gefranste Nebenblätter. Die sehr kleinen, unscheinbaren, gelbgrünen Blüten sind nur etwa einen halben Millimeter groß und sitzen fast ungestielt in bis zu zehnblütigen, blattachselständigen Knäueln mit zwei weißhäutigen, gewimperten Vorblättern zusammen. Die 5 Blütenhüllblätter sind stumpf, kahl bis kurz gewimpert; manchmal tragen sie auf dem Rücken wenige, sehr kurze Haare. Die Blüten besitzen 5 pfriemliche, weißliche Staminodien und 5 längere Staubblätter mit kugeligen Antheren. Der einfächrige Fruchtknoten ist fast in den Achsenbecher eingesenkt und besitzt 2 spreizende Narben.

PRÜFUNG AUF REINHEIT

Andere Herniaria-Arten: Die Blätter und der Stengel dürfen nicht mit starken, steifen, kurzen Haaren besetzt sein; die Spitzen der Blütenhüllblätter dürfen keine Stachelborsten tragen *(Herniaria hirsuta* L., *Herniaria alpina* Vill., *Herniaria incana* Lam.).

ARZNEIFORMEN

HERSTELLUNG

Urtinktur und flüssige Verdünnungen nach Vorschrift 3a.

EIGENSCHAFTEN

Die Urtinktur ist eine grünlichbraune Flüssigkeit mit leicht süßlichem Geruch und ohne charakteristischen Geschmack.

PRÜFUNG AUF IDENTITÄT

A. Werden 0,5 ml Urtinktur mit 25 ml Wasser versetzt, zeigt die Mischung im ultravioletten Licht bei 365 nm violette Fluoreszenz. Werden 3 ml der obigen Mischung mit 0,5 ml verdünnter Natriumhydroxid-Lösung R versetzt, zeigt die Mischung nach 5 Minuten im ultravioletten Licht bei 365 nm gelbe Fluoreszenz.
B. Wird eine Mischung aus 0,1 ml Urtinktur und 5 ml Wasser kräftig geschüttelt, entsteht ein über 2 Stunden lang beständiger Schaum.
C. Wird 1 ml Urtinktur mit 1 ml einer 2prozentigen Lösung (G/G) von Phloroglucin R in Wasser versetzt und im Wasserbad 2 Minuten lang bei 85 °C erhitzt, wird die grünbraune Mischung beim Herausnehmen dicklich bis gallertartig.
D. Chromatographie: Die Prüfung erfolgt dünnschichtchromatographisch auf einer Schicht von Kieselgel HF_{254} R.

Untersuchungslösung: Urtinktur.

Vergleichslösung: 10 mg Cumarin RH und 2 mg Scopoletin RN werden in 10 ml Methanol gelöst.

Aufgetragen werden getrennt je 10 µl Untersuchungs- und Vergleichslösung. Die Chromatographie erfolgt über eine Laufstrecke von 15 cm mit einer Mischung aus 90 Volumteilen Methylenchlorid R und 10 Volumteilen Äthylacetat R. Nach Verdunsten der mobilen Phase werden die Chromatogramme mit äthanolischer Kaliumhydroxid-Lösung R besprüht und im ultravioletten Licht bei 365 nm ausgewertet.

Das Chromatogramm der Vergleichslösung zeigt im unteren Drittel des Rf-Bereiches den blauen Fleck des Scopoletins und im mittleren Drittel den gelbgrünen Fleck des Cumarins.

Das Chromatogramm der Untersuchungslösung zeigt etwa in Höhe der Vergleichssubstanz Scopoletin einen grünlich-blauen Fleck und etwas unterhalb der Vergleichssubstanz Cumarin einen kräftigen, blauvioletten Fleck. Unterhalb der Vergleichssubstanz Scopoletin können ein oder zwei weitere bläuliche Flecke auftreten.

PRÜFUNG AUF REINHEIT

Relative Dichte (Ph. Eur.): 0,900 bis 0,920.

Trockenrückstand (DAB): Mindestens 2,5 Prozent.

LAGERUNG

Vor Licht geschützt.

Humulus lupulus

Lupulus

Verwendet werden die frischen, kurz vor dem Zeitpunkt der Samenreife gesammelten, möglichst samenarmen Fruchtzapfen von *Humulus lupulus* L.

BESCHREIBUNG

Die eiförmigen, gestielten, grünlichgelben Zapfen sind 2 bis 4 cm lang. Die acht- bis zwölfmal knieförmig gebogene Achse trägt zahlreiche sitzende, dachziegelig übereinanderliegende, eiförmige, zugespitzte, dünne Deckblätter. Jedes Deckblatt umschließt an der Innenseite 2 am unteren Rande etwas eingeschlagene Vorblätter, die ihrerseits den verkümmerten Fruchtknoten umhüllen. Die Fruchtknoten sowie die Innenseiten der Deck- und Vorblätter sind am Grund mit gelbgrünen, stark glänzenden Drüsenschuppen bedeckt.

ARZNEIFORMEN

HERSTELLUNG

Urtinktur und flüssige Verdünnungen nach Vorschrift 3a.

EIGENSCHAFTEN

Die Urtinktur ist eine bräunlichgrüne bis gelbbraune Flüssigkeit mit arteigenem Geruch und bitterem Geschmack.

PRÜFUNG AUF IDENTITÄT

A. Werden 0,5 ml Urtinktur mit 0,05 ml Eisen(III)-chlorid-Lösung R 1 versetzt, tritt Grünbraunfärbung ein.

B. Werden 10 ml Urtinktur in einem Scheidetrichter mit 10 ml Wasser versetzt, entsteht eine starke Trübung.

C. Chromatographie: Die Prüfung erfolgt dünnschichtchromatographisch auf einer Schicht von Kieselgel HF_{254} R.

Untersuchungslösung: Die bei der Identitätsprüfung B erhaltene trübe Mischung wird dreimal mit je 5 ml Hexan R ausgeschüttelt. Die vereinigten organischen Phasen werden über wasserfreiem Natriumsulfat *R* getrocknet, filtriert und vorsichtig eingeengt; der Rückstand wird in 1 ml Methanol *R* aufgenommen.

Vergleichslösung: 10 mg Linalylacetat *RN* und 10 mg Linalool *RN* werden in 10 ml Methanol *R* gelöst.

Aufgetragen werden getrennt 30 µl Untersuchungslösung und 20 µl Vergleichslösung. Die Chromatographie erfolgt über eine Laufstrecke von 10 cm mit einer Mischung von 90 Volumteilen Hexan *R* und 10 Volumteilen Äthylacetat *R*. Nach Verdunsten der mobilen Phase werden die Chromatogramme mit Anisaldehyd-Lösung *R* besprüht, 10 Minuten lang auf 105 bis 110 °C erhitzt und innerhalb von 10 Minuten im Tageslicht ausgewertet.

Das Chromatogramm der Vergleichslösung zeigt im oberen Drittel des Rf-Bereiches den bräunlichen Fleck des Linalylacetats (Rst 1,0) und im unteren Drittel den grünblauen Fleck des Linalools.

Das Chromatogramm der Untersuchungslösung zeigt folgende Flecke: Violett (am Start), Rst 0,08 (violett), Rst 0,11 (grau), Rst 0,17 (violett), Rst 0,23 (blauviolett), Rst 0,39 (rotviolett), Rst 0,87 (rosa), Rst 0,97 (blau), Rst 1,02 (blaurot), Rst 1,10 (blauviolett), Rst 1,20 (rosa) und Rst 1,32 (rosa).

PRÜFUNG AUF REINHEIT

Relative Dichte (Ph. Eur.): 0,894 bis 0,914.

Trockenrückstand (DAB): Mindestens 1,8 Prozent.

LAGERUNG

Vor Licht geschützt.

Hydrargyrum bichloratum

Mercurius sublimatus corrosivus

$HgCl_2$ MG 271,5

Verwendet wird Quecksilber(II)-chlorid, das mindestens 99,5 und höchstens 100,5 Prozent $HgCl_2$ enthält.

EIGENSCHAFTEN

Farblose oder weiße Kristalle, schwere, kristalline Masse oder weißes, kristallines Pulver; löslich in Wasser, leicht löslich in Äthanol, löslich in Äther und Glycerol (wasserfreies Glycerin).

PRÜFUNG AUF IDENTITÄT

Die Substanz gibt die Identitätsreaktionen auf Quecksilber(II)-salze (Ph. Eur.) und Chlorid (Ph. Eur.).

PRÜFUNG AUF REINHEIT

Prüflösung: 1,0 g Substanz wird in Wasser zu 20 ml gelöst.

Aussehen der Lösung: Die Prüflösung muß klar oder höchstens schwach opalesierend (Ph. Eur., Methode B) und farblos (Ph. Eur., Methode I) sein.

Quecksilber(I)-chlorid: Eine Lösung von 1,0 g Substanz in 30 ml Äther R muß klar (Ph. Eur., Methode B) sein.

Sauer oder alkalisch reagierende Verunreinigungen: 10 ml Prüflösung werden mit 0,1 ml Methylrot-Lösung R versetzt. Es entsteht eine Rotfärbung. Nach Zusatz von 0,5 g Natriumchlorid R färbt sich die Lösung gelb. Für die Farbänderung nach Rot dürfen höchstens 0,5 ml 0,01 N-Salzsäure verbraucht werden.

Trocknungsverlust (Ph. Eur.): Höchstens 1,0 Prozent, mit 2,00 g Substanz durch 24 Stunden langes Trocknen im Vakuum über Silikagel R bestimmt.

Sulfatasche (Ph. Eur.): Höchstens 0,1 Prozent, mit 2,0 g Substanz bestimmt.

GEHALTSBESTIMMUNG

Etwa 0,300 g Substanz, genau gewogen, werden in 100 ml Wasser gelöst. Nach Zugabe von 40,0 ml 0,05 M-Natrium-ÄDTA-Lösung, 5 ml Pufferlösung pH 10,9 R und 0,2 ml Eriochromschwarz-T-Lösung R wird mit 0,05 M-Zink-(II)-chlorid-Lösung bis zum Umschlag nach Purpur titriert. Nach Zusatz von 3 g Kaliumjodid R wird die Lösung 2 Minuten lang stehengelassen und wieder mit 0,05 M-Zink(II)-chlorid-Lösung titriert.

1 ml 0,05 M-Zink(II)-chlorid-Lösung in der zweiten Titration entspricht 13,57 mg $HgCl_2$.

ARZNEIFORMEN

Die Lösung (D 1) und die 1. Dezimalverreibung müssen mindestens 9,5 und dürfen höchstens 10,5 Prozent $HgCl_2$ enthalten.

HERSTELLUNG

Lösung (D 1) nach Vorschrift 5 mit Äthanol 86 Prozent. Die 2. und 3. Dezimalverdünnung werden mit Äthanol 86 Prozent, die folgenden Verdünnungen mit Äthanol 43 Prozent hergestellt.
Verreibung nach Vorschrift 6.

EIGENSCHAFTEN

Die Lösung (D 1) ist eine klare und farblose Flüssigkeit. Die 1. Dezimalverreibung ist ein weißes, geruchloses Pulver.

PRÜFUNG AUF IDENTITÄT

1 ml der Lösung (D 1) gibt die Identitätsreaktionen e) von Quecksilber (Ph. Eur.) und a) von Chlorid (Ph. Eur.). Für die Identitätsreaktion b) auf Chlorid (Ph. Eur.) werden 2 ml der Lösung (D 1) zur Trockne eingeengt und in 2 ml Wasser wieder aufgenommen.

1 g der 1. Dezimalverreibung wird mit einer Mischung von 2 ml Äther R und 6 ml Äthanol R 1 Minute lang geschüttelt. Das Filtrat wird in gleicher Weise wie die Verdünnung behandelt.

PRÜFUNG AUF REINHEIT

Aussehen der Lösung: Die Lösung (D 1) muß klar (Ph. Eur., Methode B) und farblos (Ph. Eur., Methode II) sein.

Relative Dichte (Ph. Eur.): 0,900 bis 0,915.

GEHALTSBESTIMMUNG

Zur Gehaltsbestimmung der Lösung (D 1) und der 1. Dezimalverreibung wird etwa 1,00 g, genau gewogen, verwendet.
Die Bestimmung erfolgt, wie bei der Substanz unter „Gehaltsbestimmung" angegeben.

Grenzprüfung der D 4

Werden 50 g der 4. Dezimalverdünnung, oder 4. Dezimalverreibung wie unter „Gehaltsbestimmung" der Substanz angegeben, behandelt, so dürfen in der zweiten Titration nicht mehr als 0,4 ml 0,05 M-Zink(II)-chlorid-Lösung verbraucht werden.

LAGERUNG

Vor Licht geschützt.

Sehr vorsichtig zu lagern!

Hydrargyrum chloratum

Mercurius dulcis

Hg_2Cl_2 MG 472,1

Verwendet wird Quecksilber(I)-chlorid, das mindestens 99,5 und höchstens 101,0 Prozent Hg_2Cl_2 enthält.

EIGENSCHAFTEN

Weißes bis gelblichweißes, feinkristallines Pulver ohne Geruch; färbt sich unter Lichteinfluß langsam dunkel; praktisch unlöslich in Wasser, Aceton, Äthanol und Äther. Die Substanz löst sich in warmer Salpetersäure.

PRÜFUNG AUF IDENTITÄT

A. Werden 50 mg Substanz mit 3,0 ml verdünnter Ammoniaklösung R 1 versetzt, tritt Schwarzfärbung auf.

B. Das Filtrat der Identitätsprüfung A gibt mit 2,5 ml Wasser, 2,5 ml Salpetersäure R und 1,0 ml Silbernitrat-Lösung R 1 einen weißen, sich zusammenballenden Niederschlag, der in Ammoniaklösung R löslich ist. Wird diese Lösung mit Salpetersäure R angesäuert, tritt der Niederschlag erneut auf.

PRÜFUNG AUF REINHEIT

Alkalisch oder sauer reagierende Verunreinigungen: 2,50 g Substanz werden mit 25,0 ml Wasser 5 Minuten geschüttelt. Werden 10,0 ml des klaren Filtrates mit 1,5 ml Phenolphthalein-Lösung R versetzt, muß die Lösung farblos bleiben. Für den Farbumschlag nach Rot dürfen höchstens 0,25 ml 0,02 N-Natriumhydroxid-Lösung verbraucht werden.

Ammonium (Ph.Eur.): 1,00 g Substanz muß der Grenzprüfung B auf Ammonium entsprechen.

Fremde Schwermetalle, lösliche Quecksilbersalze (Ph.Eur.): 1,00 g Substanz wird mit 7,0 ml Wasser und 13,0 ml Äthanol R eine Minute lang geschüttelt; nach 30 Minuten wird filtriert. Das klare Filtrat wird auf dem Wasserbad bis fast zur Trockne eingeengt. Der Rückstand wird mit 20,0 ml warmem Wasser aufgenommen und das Gemisch nach dem Abkühlen filtriert. 12,0 ml des Filtrates müssen der Grenzprüfung auf Schwermetalle entsprechen (40 ppm). Zur Herstellung der Vergleichslösung wird die Blei-Standardlösung (2 ppm Pb) R verwendet.

GEHALTSBESTIMMUNG

Etwa 0,250 g Substanz, genau gewogen, werden in einem 250-ml-Jodzahlkolben nach Zugabe von 10,0 ml Wasser, 25,00 ml 0,1 N-Jodlösung und einer Lösung von 2,0 g Kaliumjodid R in 10,0 ml Wasser unter Schütteln vollständig gelöst. Nach Zusatz von 0,5 ml Stärke-Lösung R wird mit 0,1 N-Natriumthiosulfat-Lösung titriert.
1 ml 0,1 N-Jodlösung entspricht 23,61 mg Hg_2Cl_2.

ARZNEIFORMEN

Die 1. Dezimalverreibung muß mindestens 9,5 und darf höchstens 10,5 Prozent Hg_2Cl_2 enthalten.

HERSTELLUNG

Verreibungen nach Vorschrift 6.

EIGENSCHAFTEN

Die 1. Dezimalverreibung ist ein weißes bis gelblichweißes Pulver.

PRÜFUNG AUF IDENTITÄT

0,5 g der 1. Dezimalverreibung geben die Identitätsreaktionen A und B der Substanz.

GEHALTSBESTIMMUNG

Etwa 1,500 g der 1. Dezimalverreibung, genau gewogen, werden in 10 ml einer Lösung, die 5 g Natriumchlorid R und 5 mg Natriumlaurylsulfat R in 100 ml enthält, suspendiert und zentrifugiert. Die überstehende Lösung wird verworfen und der Waschvorgang mit obiger Lösung dreimal wiederholt. Der Rückstand wird in 2 ml Salpetersäure R unter Erwärmen gelöst. Nach dem Abkühlen wird die Lösung mit 2 ml Wasser verdünnt und unter Nachspülen mit Wasser in einen Erlenmeyerkolben, der 50 ml Wasser enthält, gebracht. Anschließend wird mit verdünnter Natriumhydroxid-Lösung R unter Verwendung von 0,05 ml Methylorange-Lösung R als Indikator neutralisiert. Nach Zugabe von 20,0 ml 0,05 M-Natrium-ÄDTA-Lösung wird 5 Minuten lang stehengelassen. Nach Zugabe von

5 ml Pufferlösung pH 10,9 R und 0,05 g Eriochromschwarz-T-Mischindikator R wird mit 0,05 M-Zinksulfat-Lösung bis zum Farbumschlag nach Rot titriert.

1 ml 0,05 M-Natrium-ÄDTA-Lösung entspricht 11,81 mg Hg_2Cl_2.

Grenzprüfung der D 4

1,0 g der 4. Dezimalverreibung wird in 1,0 ml Salpetersäure R, 1,0 ml Salzsäure R und 10,0 ml Wasser unter Erwärmen gelöst. Nach dem Erkalten wird die Lösung mit Wasser zu 25,0 ml verdünnt. 1,0 ml dieser Lösung wird in einem Schliff-Reagenzglas mit Stopfen mit 0,1 ml Dithizon-Lösung R versetzt und kräftig geschüttelt. Nach Zugabe von 5,0 ml Chloroform R wird nochmals kräftig geschüttelt. Nach Trennung der Phasen muß die untere Schicht grün und darf nicht grau oder orange gefärbt sein.

LAGERUNG

Vor Licht geschützt.

Vorsichtig zu lagern!

Hydrargyrum metallicum

Mercurius vivus

Hg AG 200,6

Verwendet wird Quecksilber mit einem Gehalt von mindestens 99,5 und höchstens 100,5 Prozent Hg.

EIGENSCHAFTEN

Silberweiße Flüssigkeit, die sich beim Verreiben auf Papier in kleine Kügelchen zerteilt und keine metallische Spur zurückläßt; siedet bei etwa 357 °C; relative Dichte etwa 13,5.

PRÜFUNG AUF IDENTITÄT

Prüflösung: 0,1 g Substanz werden mit einer Mischung aus 1 ml Wasser und 1 ml Salpetersäure *R* bis zur Lösung und bis zum Verschwinden der nitrosen Gase erhitzt. Die Lösung wird mit Wasser zu 10 ml verdünnt.
  Die Prüflösung gibt die Identitätsreaktion a) auf Quecksilber (Ph. Eur.).

PRÜFUNG AUF REINHEIT

Aussehen: Die Substanz muß eine glänzende Oberfläche aufweisen und sich aus einem sauberen und trockenen Glasgefäß leicht ausgießen lassen, wobei kein Rückstand an der Glaswand haften bleiben darf.

Säureunlösliche Verunreinigungen: 4,0 g Substanz müssen sich in einer Mischung von 5 ml Wasser und 5 ml Salpetersäure *R* beim Erwärmen auf dem Wasserbad klar lösen.

GEHALTSBESTIMMUNG

Etwa 0,15 g Substanz, genau gewogen, werden in einem 250-ml-Erlenmeyerkolben mit 1 ml Salpetersäure *R* versetzt und bis zum Lösen auf dem Wasserbad erwärmt. Die Lösung wird auf dem Wasserbad belassen, bis sich keine nitrosen Gase mehr entwickeln. Nach Zugabe von 50 ml Wasser und 0,05 ml Methylorange-Lösung *R* wird die Lösung mit verdünnter Natriumhydroxid-Lösung *R* neutralisiert. Nach Zugabe von 10,0 ml 0,1 M-Natrium-ÄDTA-Lösung wird die Mischung 5 Minuten lang stehengelassen. Nach Zugabe von 5 ml Pufferlösung *p*H 10,9 *R*, 100 ml Wasser und 0,1 g Eriochromschwarz-T-Mischindikator *R* wird mit 0,1 M-Zinksulfat-Lösung bis zum Farbumschlag nach Rot titriert. Zur austitrierten Lösung werden 2 g Kaliumjodid *R* gegeben, wodurch sich die Lösung wieder grün färbt. Bei der zweiten Titration mit 0,1 M-Zinksulfat-Lösung wird bis zum Farbumschlag nach Rot titriert.
  1 ml 0,1 M-Zinksulfat-Lösung in der zweiten Titration entspricht 20,06 mg Hg.

ARZNEIFORMEN

Die 1. Dezimalverreibung muß mindestens 9,5 und darf höchstens 10,5 Prozent Hg enthalten.

HERSTELLUNG

Verreibungen nach Vorschrift 6.

EIGENSCHAFTEN

Die 1. Dezimalverreibung ist ein graues Pulver.

Hydrargyrum metallicum

PRÜFUNG AUF IDENTITÄT

Prüflösung: 2,00 g der 1. Dezimalverreibung, genau gewogen, werden in einem Zentrifugenglas in 15 ml Wasser suspendiert und zentrifugiert. Der Überstand wird abpipettiert. Der Bodensatz wird in 10 ml Wasser aufgeschüttelt und erneut zentrifugiert. Dieser Vorgang wird noch dreimal wiederholt. Der Rückstand wird in einem Gemisch von 2 ml Wasser und 2 ml Salpetersäure R bis zur Lösung und bis zum Verschwinden der nitrosen Gase auf dem Wasserbad erwärmt. Nach dem Abkühlen wird die Lösung unter Nachspülen mit Wasser in einen 25-ml-Meßkolben überführt und mit Wasser zur Marke aufgefüllt.

Die Prüflösung gibt die Identitätsreaktion der Substanz.

GEHALTSBESTIMMUNG

Zur Gehaltsbestimmung der 1. Dezimalverreibung werden 15,0 ml Prüflösung verwendet. Die Bestimmung erfolgt wie bei der Substanz unter ,,Gehaltsbestimmung" angegeben.

Grenzprüfung der D 4

1,0 g der 4. Dezimalverreibung wird in 10 ml einer Lösung, die 5 g Natriumchlorid R und 5 mg Natriumlaurylsulfat R in 100 ml enthält, suspendiert und bis zur Lösung der Lactose auf dem Wasserbad erwärmt; danach wird zentrifugiert. Die überstehende Flüssigkeit wird verworfen, der Rückstand mit 10 ml obiger Lösung von Natriumchlorid R und Natriumlaurylsulfat R versetzt und erneut zentrifugiert. Der Vorgang wird noch zweimal wiederholt. Anschließend wird der Rückstand mit 0,1 ml Salzsäure R und 0,1 ml Salpetersäure R durch Erwärmen im Wasserbad von etwa 50 °C gelöst. Unter Nachspülen des Zentrifugenglases mit Wasser wird die Lösung in einen 25-ml-Meßkolben überführt und mit Wasser zur Marke aufgefüllt.

1,0 ml dieser Lösung wird in einem Schliff-Reagenzglas mit Stopfen mit 0,1 ml Dithizon-Lösung R versetzt und kräftig geschüttelt.

Nach Zugabe von 5,0 ml Chloroform R wird nochmals kräftig geschüttelt. Nach Trennung der Phasen muß die untere Schicht grün und darf nicht grau oder orange gefärbt sein.

LAGERUNG

Vor Licht geschützt.

Sehr vorsichtig zu lagern!

Hydrargyrum nitricum oxydulatum

Mercurius nitricus oxydulatus

$Hg_2(NO_3)_2 \cdot 2\,H_2O$ MG 561,2

Verwendet wird Quecksilber(I)-nitrat, das mindestens 94,0 und höchstens 100,5 Prozent $Hg_2(NO_3)_2 \cdot 2\,H_2O$ enthält.

EIGENSCHAFTEN

Farblose, lichtempfindliche, hygroskopische Kristalle; Substanz zersetzt sich in Wasser unter Bildung eines unlöslichen basischen Salzes; leicht löslich in verdünnter Salpetersäure.
Die Substanz schmilzt bei etwa 66 °C.

PRÜFUNG AUF IDENTITÄT

A. Die Lösung von 0,1 g Substanz in einer Mischung aus 3 ml Wasser und 0,1 ml Salpetersäure *R* gibt die Identitätsreaktionen a), b) und c) auf Quecksilber (Ph. Eur.).
B. 50 mg Substanz werden mit 5 ml Essigsäure *R* kurz erwärmt. Nach dem Abkühlen wird filtriert. Das Filtrat wird mit 0,5 ml Diphenylamin-Lösung *R* vorsichtig unterschichtet. An der Berührungszone entsteht eine blaue Färbung.

PRÜFUNG AUF REINHEIT

Prüflösung: 5,0 g Substanz werden unter Zusatz von 0,5 ml Salpetersäure *R* in 25 ml Wasser gelöst. Die Lösung wird mit 4 ml wasserfreier Ameisensäure *R* und 12 ml konzentrierter Ammoniaklösung *R* versetzt und 30 Minuten lang auf dem Wasserbad erhitzt. Nach dem Abkühlen wird die Mischung filtriert und das Filtrat unter Nachwaschen des Filters mit Wasser zu 50,0 ml verdünnt.

Aussehen der Lösung: Die Prüflösung muß klar (Ph. Eur., Methode B) und farblos (Ph. Eur., Methode II) sein.

Chlorid (Ph. Eur.): 10,0 ml Prüflösung werden mit Wasser zu 15,0 ml verdünnt. Die Lösung muß der Grenzprüfung auf Chlorid entsprechen (50 ppm).

Sulfat (Ph. Eur.): 10,0 ml Prüflösung werden mit Wasser zu 15,0 ml verdünnt. Die Lösung muß der Grenzprüfung auf Sulfat entsprechen (150 ppm).

Wasser: Mindestens 5,0 und höchstens 9,0 Prozent, mit 0,500 g Substanz nach der Karl-Fischer-Methode (Ph. Eur., Methode B) bestimmt; dabei wird nach Zugabe der Karl-Fischer-Lösung *R* 2 Stunden lang gerührt.

Quecksilber(II): Höchstens 2,5 Prozent, berechnet als $Hg_2(NO_3)_2 \cdot 2\,H_2O$; 0,500 g Substanz werden in einer Mischung aus 0,5 ml Salpetersäure *R* und 50 ml Wasser gelöst, mit 0,5 ml Salzsäure *R* versetzt und umgeschüttelt. Nach 15 Minuten wird filtriert. Das Filter wird dreimal mit je 10 ml Wasser nachgewaschen. Das mit dem Waschwasser vereinigte Filtrat wird mit verdünnter Natriumhydroxid-Lösung *R* unter Verwendung von 0,05 ml Methylorange-Lösung *R* als Indikator neutralisiert. Nach Zugabe von 10,0 ml 0,01 M-Natrium-ÄDTA-Lösung wird 5 Minuten lang stehen gelassen. Nach Zugabe von 5 ml Pufferlösung *p*H 10,9 *R* und 0,05 g Eriochromschwarz-T-Mischindikator *R* wird mit 0,01 M-Zinksulfat-Lösung bis zum Farbumschlag nach Rot titriert.

1 ml 0,01 M-Natrium-ÄDTA-Lösung entspricht 2,806 mg $Hg_2(NO_3)_2 \cdot 2\,H_2O$.

GEHALTSBESTIMMUNG

Etwa 0,150 g Substanz, genau gewogen, werden in 2 ml Salpetersäure *R* unter Erhitzen zum Sieden gelöst und nach dem Abkühlen mit 50 ml Wasser verdünnt. Die Lösung wird mit verdünnter Natriumhydroxid-Lösung *R* unter Verwendung von 0,05 ml Methylorange-Lösung *R* als Indikator neutralisiert und mit 10,0 ml 0,1 M-Natrium-ÄDTA-Lösung versetzt. Nach 5 Minuten werden 5 ml Pufferlösung *p*H 10,9 *R* und 0,05 g Eriochromschwarz-T-Mischindikator *R* zugegeben. Die Lösung wird mit 0,1 M-Zinksulfat-Lösung bis zum Farbumschlag nach Rot titriert.

Der aus dem Verbrauch an 0,1 M-Natrium-ÄDTA-Lösung berechnete Gehalt muß um den unter „Prüfung auf Reinheit" ermittelten Gehalt an Quecksilber(II), berechnet als $Hg_2(NO_3)_2 \cdot 2\,H_2O$, vermindert werden.

1 ml 0,1 M-Natrium-ÄDTA-Lösung entspricht 28,06 mg $Hg_2(NO_3)_2 \cdot 2\,H_2O$.

ARZNEIFORMEN

Die 1. Dezimalverreibung muß mindestens 8,9 und darf höchstens 10,5 Prozent Hydrargyrum nitricum oxydulatum, berechnet als $Hg_2(NO_3)_2 \cdot 2\,H_2O$, enthalten.

HERSTELLUNG

Verreibungen nach Vorschrift 6.

EIGENSCHAFTEN

Die 1. Dezimalverreibung ist ein weißes Pulver.

PRÜFUNG AUF IDENTITÄT

A. Die unter leichtem Erwärmen hergestellte Lösung von 1 g der 1. Dezimalverreibung in einer Mischung aus 5 ml Wasser und 0,1 ml Salpetersäure *R* gibt die Identitätsreaktionen a), b) und c) auf Quecksilber (Ph. Eur.).

B. 0,5 g der 1. Dezimalverreibung geben die Identitätsreaktion B der Substanz.

GEHALTSBESTIMMUNG

Etwa 1,500 g der 1. Dezimalverreibung, genau gewogen, werden in 10 ml einer Lösung, die 5 g Natriumchlorid *R* und 5 mg Natriumlaurylsulfat *R* in 100 ml enthält, suspendiert und zentrifugiert. Die überstehende Lösung wird verworfen und der Waschvorgang mit obiger Lösung dreimal wiederholt. Der Rückstand wird in 2 ml Salpetersäure *R* unter Erwärmen gelöst. Nach dem Abkühlen wird die Lösung mit 2 ml Wasser verdünnt und unter Nachspülen mit Wasser in einen Erlenmeyerkolben, der 50 ml Wasser enthält, gebracht. Anschließend wird mit verdünnter Natriumhydroxid-Lösung *R* unter Verwendung von 0,05 ml Methylorange-Lösung *R* als Indikator neutralisiert. Nach Zugabe von 10,0 ml 0,1 M-Natrium-ÄDTA-Lösung wird 5 Minuten lang stehengelassen. Nach Zugabe von 5 ml Pufferlösung *p*H 10,9 *R* und 0,05 g Eriochromschwarz-T-Mischindikator *R* wird mit 0,1 M-Zinksulfat-Lösung bis zum Farbumschlag nach Rot titriert.

1 ml 0,1 M-Natrium-ÄDTA-Lösung entspricht 28,06 mg $Hg_2(NO_3)_2 \cdot 2 H_2O$.

Grenzprüfung der D 4

1,0 g der 4. Dezimalverreibung wird in einer Mischung von 1,0 ml Salpetersäure *R*, 1,0 ml Salzsäure *R* und 10,0 ml Wasser unter Erwärmen gelöst. Nach dem Erkalten wird die Lösung mit Wasser zu 25,0 ml verdünnt. 1,0 ml dieser Lösung wird in einem Schliff-Reagenzglas mit Stopfen mit 0,1 ml Dithizon-Lösung *R* versetzt und kräftig geschüttelt. Nach Zugabe von 5,0 ml Chloroform *R* wird nochmals kräftig geschüttelt. Nach Trennung der Phasen muß die untere Schicht grün und darf nicht grau oder orange gefärbt sein.

LAGERUNG

Vor Licht geschützt.

Sehr vorsichtig zu lagern!

Hydrargyrum sulfuratum rubrum

Cinnabaris

HgS   MG 232,7

Verwendet wird rotes Quecksilbersulfid mit einem Gehalt von mindestens 99,0 und höchstens 101,0 Prozent HgS.

EIGENSCHAFTEN

Zinnoberrotes, schweres, feines Pulver ohne Geruch; praktisch unlöslich in allen gebräuchlichen Lösungsmitteln, löslich in Königswasser.

PRÜFUNG AUF IDENTITÄT

A. 0,1 g Substanz werden in einer Mischung von 0,1 ml Salpetersäure R und 0,5 ml Salzsäure R unter Erwärmen gelöst. Die mit 10 ml Wasser verdünnte Lösung gibt die Identitätsreaktion a) auf Quecksilber (Ph. Eur.).

B. Etwa 10 mg Substanz werden in einem Glühröhrchen mit einem kleinen Kristall von Jod R über freier Flamme erhitzt. Im oberen Teil des Glühröhrchens bildet sich ein gelbes Sublimat, das beim Reiben mit dem Glasstab rot wird.

C. 50 mg Substanz und 0,2 g Zinkstaub R werden mit 3 ml Salzsäure R 1 erhitzt. Die entweichenden Dämpfe färben angefeuchtetes Blei(II)-acetat-Papier R schwarzbraun.

PRÜFUNG AUF REINHEIT

Prüflösung: 0,625 g Substanz werden mit 20 ml verdünnter Natriumhydroxid-Lösung R unter wiederholtem Umschütteln 10 Minuten lang im Wasserbad von etwa 50 °C erwärmt. Nach dem Erkalten wird filtriert und das Filtrat unter Nachwaschen des Filters mit verdünnter Natriumhydroxid-Lösung R zu 25,0 ml ergänzt.

Sauer oder alkalisch reagierende Verunreinigungen: 0,50 g Substanz werden mit 10,0 ml Wasser eine Minute lang geschüttelt; danach wird abfiltriert. 5,0 ml des Filtrats müssen sich bei Zusatz von 0,10 ml Methylorange-Lösung R gelb und anschließend durch 0,10 ml 0,02 N-Salzsäure rot färben.

Blei-(II, IV-)oxid (Mennige), fremde Schwermetalle: 0,50 g Substanz werden mit 3,0 ml Wasser und 2,0 ml Salpetersäure *R* im Wasserbad von etwa 50 °C unter häufigem Umschütteln 5 Minuten lang erwärmt. Dabei darf sich die Farbe der Substanz nicht verändern.

Die Mischung wird nach Zusatz von 15 ml Wasser filtriert. Das Filtrat wird mit verdünnter Natriumhydroxid-Lösung *R* neutralisiert und mit Wasser zu 50,0 ml verdünnt. 12,0 ml dieser Lösung müssen der Grenzprüfung auf Schwermetalle entsprechen (200 ppm). Zur Herstellung der Vergleichslösung wird die Blei-Standardlösung (2 ppm Pb) *R* verwendet.

Arsen- und Antimonsulfide, Schwefel: 8,0 ml Prüflösung dürfen nach Zusatz von 4,0 ml Salzsäure *R* 1 keine stärkere Trübung zeigen als die Mischung aus 0,3 ml Silbernitrat-Lösung *R* 2, 0,15 ml verdünnter Salpetersäure *R*, 10 ml Chlorid-Standardlösung (5 ppm Cl) *R* und 5 ml Wasser.

Arsen- und Antimon-Verbindungen: 8,0 ml Prüflösung werden nach Zusatz von 4,0 ml Salzsäure *R* 1 und 2,0 ml Thioacetamid-Lösung *R* 5 Minuten lang im Wasserbad erhitzt. Es darf nur eine weiße Trübung, aber keine Verfärbung und kein farbiger Niederschlag auftreten.

GEHALTSBESTIMMUNG

Etwa 0,20 g Substanz, genau gewogen, werden in einem Reagenzglas mit 1 ml Salzsäure *R* und 0,5 ml Salpetersäure *R* versetzt und durch Erwärmen im Wasserbad von etwa 50 °C gelöst, wobei sich Schwefel abscheidet. Die Lösung wird unter Nachspülen mit Wasser quantitativ in einen 250-ml-Erlenmeyerkolben, der 100 ml Wasser enthält, gebracht. Anschließend wird mit verdünnter Natriumhydroxid-Lösung *R* unter Verwendung von 0,1 ml Methylorange-Lösung *R* als Indikator neutralisiert.

Nach Zugabe von 10,0 ml 0,1 M-Natrium-ÄDTA-Lösung wird 5 Minuten lang stehengelassen. Nach Zugabe von 5 ml Pufferlösung *p*H 10,9 *R* und 0,1 g Eriochromschwarz-T-Mischindikator *R* wird mit 0,1 M-Zinksulfat-Lösung bis zum Farbumschlag nach Rot titriert. Zur austitrierten Lösung werden 2 g Kaliumjodid *R* gegeben, wodurch sich die Lösung wieder grün färbt. Bei der zweiten Titration mit 0,1 M-Zinksulfat-Lösung wird bis zum Farbumschlag nach Rot titriert.

1 ml 0,1 M-Zinksulfat-Lösung in der zweiten Titration entspricht 23,27 mg HgS.

ARZNEIFORMEN

Die 1. Dezimalverreibung muß mindestens 9,5 und darf höchstens 10,5 Prozent HgS enthalten.

HERSTELLUNG

Verreibungen nach Vorschrift 6.

EIGENSCHAFTEN

Die 1. Dezimalverreibung ist ein hellrotes Pulver.

PRÜFUNG AUF IDENTITÄT

1 g der 1. Dezimalverreibung wird in 10 ml Wasser suspendiert und zentrifugiert. Die überstehende trübe Flüssigkeit wird verworfen, der Bodensatz mit 10 ml Wasser aufgeschüttelt und erneut zentrifugiert. Die Flüssigkeit wird verworfen, der verbleibende Rückstand gibt die bei der Substanz beschriebenen Identitätsreaktionen.

GEHALTSBESTIMMUNG

Etwa 2,00 g der 1. Dezimalverreibung, genau gewogen, werden in 10 ml einer Lösung, die 5 g Natriumchlorid R und 5 mg Natriumlaurylsulfat R in 100 ml enthält, suspendiert und zentrifugiert. Die überstehende Lösung wird verworfen und der Waschvorgang mit obiger Lösung dreimal wiederholt. Der Rückstand wird in 1 ml Salzsäure R und 0,5 ml Salpetersäure R unter Erwärmen im Wasserbad von etwa 50 °C gelöst. Die weitere Ausführung erfolgt wie bei der Substanz unter „Gehaltsbestimmung" angegeben.

Grenzprüfung der D 4

1,0 g der 4. Dezimalverreibung wird in 10 ml einer Lösung, die 5 g Natriumchlorid R und 5 mg Natriumlaurylsulfat R in 100 ml enthält, suspendiert und bis zur Lösung der Lactose auf dem Wasserbad erwärmt; danach wird zentrifugiert. Die überstehende Flüssigkeit wird verworfen, der Rückstand mit 10 ml obiger Lösung von Natriumchlorid R und Natriumlaurylsulfat R versetzt und erneut zentrifugiert. Der Vorgang wird noch zweimal wiederholt. Anschließend wird der Rückstand mit 0,1 ml Salzsäure R und 0,1 ml Salpetersäure R durch Erwärmen im Wasserbad von etwa 50 °C gelöst. Unter Nachspülen des Zentrifugenglases mit Wasser wird die Lösung in einen 25-ml-Meßkolben überführt und mit Wasser zur Marke aufgefüllt.

1,0 ml dieser Lösung wird in einem Schliff-Reagenzglas mit Stopfen mit 0,1 ml Dithizon-Lösung R versetzt und kräftig geschüttelt.

Nach Zugabe von 5,0 ml Chloroform R wird nochmals kräftig geschüttelt. Nach Trennung der Phasen muß die untere Schicht grün und darf nicht grau oder orange gefärbt sein.

LAGERUNG

Vor Licht geschützt.

Hydrastis canadensis

Hydrastis

Verwendet werden die getrockneten, unterirdischen Teile von *Hydrastis canadensis* L. Sie enthalten mindestens 3,0 Prozent Alkaloide, berechnet als Berberin ($C_{20}H_{19}NO_5$; MG 353,4).

BESCHREIBUNG

Die Droge ist geruchlos.

Der Wurzelstock ist hart, flach ausgebreitet, horizontal kriechend, verschieden stark verzweigt, aber auch einfach, zum Teil knollig verdickt, hin- und hergebogen, 3 bis 5 cm lang, 4 bis 8, meist 5 bis 6 mm dick. Er trägt am oberen Ende noch mehr oder weniger lange Stengelreste und eingesunkene, glatte oder auch mit ringförmig angeordneten Leitbündelelementen versehene Narben der Stengel. Er ist außen schmutzig graubraun, stark höckerig oder bei mehr einfachen Teilen fein längsfaltig, deutlich eng quergeringelt, und ringsum mit zahlreichen, schmutzig hellbraunen, verschieden langen, aber kaum 1 mm dicken, längsfaltigen Wurzeln besetzt.

Der Bruch des Wurzelstockes ist glatt und läßt eine dunkelbraune Rinde, einen ringförmigen, unterbrochenen, satt dunkelgelben Holzkörper und ein etwas dunkleres, bisweilen fein rot punktiertes Mark erkennen. Der Bruch der Wurzel ist glatt, dunkelgelb mit meist vierstrahlig erscheinendem, dunklerem Zentralzylinder.

Mikroskopische Merkmale: Der Wurzelstock wird außen begrenzt von einem verschieden breiten Periderm, häufig aber nur von wenigen Lagen im Querschnitt tangential gestreckter, tafelförmiger, dünnwandiger, außen braun erscheinender, innen farbloser Korkzellen. Darunter folgt eine Schicht aus etwa 5 Lagen tangential gestreckter, etwas derbwandiger Parenchymzellen, die ziemlich rasch in das aus großen, rundlichen, dünnwandigen Zellen bestehende, interzellularenreiche Rindenparenchym übergeht. Die Zellen enthalten amorphen, gelben Inhalt oder reichlich Stärkekörner. Phloemelemente sind nur direkt oberhalb des Kambiums zu erkennen, sonst zu meist derbwandig erscheinenden Komplexen obliteriert. Die Zellen der häufig sehr breiten Markstrahlen lassen sich in der Rinde kaum von dem übrigen Parenchym unterscheiden, zwischen den Holzteilen dagegen sind sie meist deutlich radial gestreckt und in radialen Reihen angeordnet. Die einzelnen Holzteile sind in einer äußeren Zone aus einzelnen, in radialen Reihen oder in mehr oder weniger rundlichen Gruppen im Holzparenchym liegenden, weitlumigen, derb- und gelbwandigen, verholzten Gefäßen zusammengesetzt, die nach innen zu mit dunkelgelben Massen erfüllt sind. Eine anschließende, verschieden breite Zone besteht aus polygonalen, englumigen, gelb- und derbwandigen, verholzten Sklerenchymfasern, die seitlich von einzelnen, ebenfalls mit dunkelgelbem Inhalt verstopften Gefäßen begleitet sind. Nach innen zu folgen meist kleinere Gruppen schmaler, verstopfter Gefäße. Je nach Alter der Wurzelstöcke kann auch eine zweite Sklerenchymfaserzone ausgebildet sein. Das interzellularenreiche Markparenchym besteht wie die Rinde aus großen, rundlichen, dünnwandigen, Stärke oder gelbe Massen führenden Zellen. Die Stärkekörner sind klein, rundlich, 3 bis 20, meist 5 bis 10 μm groß und liegen meist einzeln, aber auch zu 2 bis 4 zusammengesetzt vor.

Der Querschnitt durch eine Wurzel läßt außen meist eine einreihige, von den Resten der Rhizodermis bedeckte Exodermis und ein breites, interzellularenreiches, aus rundlichen, dünnwandigen, meist stärkeführenden Zellen bestehendes Rindenparenchym erkennen, das nach innen von der einreihigen, aus tangential gestreckten, stärkefreien Zellen zusammengesetzten Endodermis begrenzt ist. Der Zentralzylinder ist meist vier-, selten fünfstrahlig. Die Stärke entspricht derjenigen des Wurzelstockes.

PRÜFUNG AUF IDENTITÄT

Prüflösung: 1,0 g grob gepulverte Droge (710) wird mit 10 ml Äthanol 60 % *RN* 20 Minuten lang unter häufigem Umschütteln stehen gelassen und danach abfiltriert.

A. Etwas gepulverte Droge (710) wird auf einem Objektträger mit 1prozentiger Salpetersäure befeuchtet. Nach dem Eintrocknen zeigen sich zahlreiche, teilweise in Büscheln angeordnete Kristallnadeln.
B. Werden 0,5 ml Prüflösung mit 0,05 ml Mayers Reagenz *R* versetzt, entsteht ein gelber Niederschlag.
C. Werden 0,5 ml Prüflösung mit 5 ml Wasser, 1 ml Salzsäure *R* und 1 ml Chloramin-T-Lösung *R* versetzt, färbt sich die Mischung rot.
D. Werden 0,5 ml Prüflösung mit 1 ml verdünnter Schwefelsäure *R* versetzt, entsteht eine Trübung. Wird die Mischung mit 10 ml Äther *R* ausgeschüttelt, zeigt die Ätherphase im ultravioletten Licht bei 365 nm hellblaue Fluoreszenz.
E. Chromatographie: Die Prüfung erfolgt dünnschichtchromatographisch auf einer Schicht von Kieselgel G *R*.

Untersuchungslösung: Prüflösung.

Vergleichslösung: 10 mg Chininhydrochlorid *RN*, 20 mg Noscapinhydrochlorid *RN* und 10 mg Pikrinsäure *R* werden in 10 ml Chloroform *R* gelöst.

Aufgetragen werden getrennt je 20 μl Untersuchungs- und Vergleichslösung. Die Chromatographie erfolgt über eine Laufstrecke von 15 cm mit einer Mischung von 80 Volumteilen Äthylacetat *R*, 10 Volumteilen wasserfreier Ameisensäure *R* und 10 Volumteilen Wasser. Die Chromatogramme werden in noch feuchtem Zustand im ultravioletten Licht bei 254 nm ausgewertet.

Das Chromatogramm der Vergleichslösung zeigt im unteren Drittel des Rf-Bereichs den leuchtend hellblauen Fleck des Chininhydrochlorids und knapp unter dem Übergang vom unteren zum mittleren Drittel den schwachen, blauen Fleck des Noscapinhydrochlorids; dieser ist bei der nachfolgenden Detektion mit Dragendorffs-Reagenz *R* besser zu erkennen. Am Übergang vom mittleren zum oberen Drittel erscheint der schwarze, im Tageslicht gelbe Fleck der Pikrinsäure.

Das Chromatogramm der Untersuchungslösung zeigt dicht unterhalb des Chininhydrochloridflecks der Vergleichslösung einen hellblauen Fleck. Unterhalb des Noscapinhydrochloridflecks liegt ein hellblauer Fleck; etwa in der Höhe des Noscapinhydrochloridflecks liegt ein schwacher, hellblauer Fleck. Wenig über dem Noscapinhydrochloridfleck liegt ein schmaler, hellgelber Fleck und direkt darüber ein breiter, dunkelgelber Fleck. Etwa in der Mitte zwischen den Vergleichssubstanzen Noscapinhydrochlorid und Pikrinsäure liegt ein bläulichweißer Fleck. Oberhalb des Pikrinsäureflecks liegen ein schwacher, blauer, ein blauer und ein bläulichweißer Fleck. In der Höhe des Pikrinsäureflecks kann zusätzlich ein schwacher, hellblauer Fleck auftreten.

Die Chromatogramme werden anschließend mit einer Mischung von 1 Volumteil Dragendorffs-Reagenz *R*, 2 Volumteilen Essigsäure 98 % *R* und 10 Volumteilen Wasser besprüht und sofort ausgewertet.

Das Chromatogramm der Untersuchungslösung zeigt im Tageslicht folgende orangegelbe Flecke: dicht unterhalb des Chininhydrochloridflecks einen Fleck, etwas unterhalb des Noscapinhydrochloridflecks einen Fleck und etwas oberhalb des Noscapinhydrochloridflecks einen breiten Fleck.

PRÜFUNG AUF REINHEIT

Fremde Bestandteile (Ph. Eur.): Höchstens 5 Prozent Reste oberirdischer Teile; Wurzelstöcke und Wurzeln mit weißlicher oder brauner Bruchfläche und solche mit nur von schmalen Markstrahlen getrennten Leitbündeln oder mit vollständigem Holzring oder festem Holzkörper dürfen nicht enthalten sein.

Sulfatasche (Ph. Eur.): Höchstens 8,0 Prozent, bestimmt mit 1,00 g grob gepulverter Droge (710).

Asche (DAB): Höchstens 7,0 Prozent.

GEHALTSBESTIMMUNG

Etwa 2,00 g gepulverte Droge (180), genau gewogen, werden mit 50,0 ml Äthanol 60 % *R* N 30 Minuten lang geschüttelt und danach abfiltriert. 1,0 ml des Filtrats wird mit methanolischer 0,1 N-Schwefelsäure zu 100,0 ml aufgefüllt. Die Extinktion (E) dieser Lösung wird bei 425 nm in einer Schichtdicke von 1 cm gegen methanolische 0,1 N-Schwefelsäure gemessen.

Der Berechnung des Gehalts an Alkaloiden, berechnet als Berberin, wird eine spezifische Extinktion $E_{1cm}^{1\%}$ = 163 zugrunde gelegt. Der Prozentgehalt x_{proz} wird nach folgender Formel berechnet:

$$x_{proz} = \frac{E \cdot 30,6}{e}$$

e = Einwaage an Droge in g.

ARZNEIFORMEN

Die Urtinktur enthält mindestens 0,27 und höchsten 0,50 Prozent Alkaloide, berechnet als Berberin ($C_{20}H_{19}NO_5$; MG 353,4).

HERSTELLUNG

Urtinktur aus der grob gepulverten Droge (710) und flüssige Verdünnungen nach Vorschrift 4a mit Äthanol 62 Prozent.

EIGENSCHAFTEN

Die Urtinktur ist eine dunkelgelbe Flüssigkeit mit arteigenem Geruch.

PRÜFUNG AUF IDENTITÄT

Die Urtinktur gibt die bei der Droge beschriebenen Identitätsreaktionen B bis E. Prüflösung ist die Urtinktur.

PRÜFUNG AUF REINHEIT

Relative Dichte (Ph. Eur.): 0,890 bis 0,905.

Trockenrückstand (DAB): Mindestens 1,8 Prozent.

GEHALTSBESTIMMUNG

Etwa 2,00 g Urtinktur, genau gewogen, werden mit methanolischer 0,1 N-Schwefelsäure zu 100,0 ml aufgefüllt. 5,0 ml dieser Lösung werden mit methanolischer 0,1 N-Schwefelsäure zu 25,0 ml aufgefüllt. Die Extinktion (E) dieser Lösung wird bei 425 nm in einer Schichtdicke von 1 cm gegen methanolische 0,1 N-Schwefelsäure gemessen.

Der Berechnung des Gehalts an Alkaloiden, berechnet als Berberin, wird eine spezifische Extinktion $E_{1cm}^{1\%} = 163$ zugrunde gelegt. Der Prozentgehalt x_{proz} wird nach folgender Formel berechnet:

$$x_{proz} = \frac{E \cdot 3{,}06}{e}$$

e = Einwaage an Urtinktur in g.

Grenzprüfung der D 4

0,4 ml der 4. Dezimalverdünnung werden mit 1 ml verdünnter Schwefelsäure *R* versetzt und mit 10 ml Äther *R* ausgeschüttelt. Die Ätherphase darf im ultravioletten Licht bei 365 nm nicht stärker fluoreszieren als eine gleichbehandelte Blindprobe von 0,4 ml Äthanol 43 Prozent.

LAGERUNG

Vor Licht geschützt.

Vorsichtig zu lagern!

Hyoscyamus niger

Hyoscyamus

Verwendet wird die ganze, frische, blühende Pflanze von *Hyoscyamus niger* L.

BESCHREIBUNG

Die 1- bis 2jährige, unangenehm riechende Pflanze ist 30 bis 60 cm hoch; Stengel, Blätter und Kelch sind klebrig-zottig. Die Blätter sind mattgrün, länglich bis eiförmig, 15 bis 30 cm lang, grobbuchtig gezähnt, die unteren gestielt, die oberen stengelumfassend. Die Blüten sind fast sitzend. Der Kelch ist netzig-grubig mit scharf zugespitzten Zähnen. Die Krone ist schmutziggelb und zierlich violett geadert.

ARZNEIFORMEN

Die Urtinktur enthält mindestens 0,007 und höchstens 0,01 Prozent Alkaloide, berechnet als Hyoscyamin ($C_{17}H_{23}NO_3$; MG 289,4).

HERSTELLUNG

Urtinktur und flüssige Verdünnungen nach Vorschrift 2a.

EIGENSCHAFTEN

Die Urtinktur ist eine bräunlichgelbe Flüssigkeit von charakteristischem Geruch.

PRÜFUNG AUF IDENTITÄT

A. 10 ml Urtinktur werden mit 10 ml Wasser und 1 ml konzentrierter Ammoniaklösung R versetzt und mit 20 ml Äther R ausgeschüttelt. Die Ätherphase wird über entwässertem Natriumsulfat RH getrocknet und filtriert. Der Äther wird in einer Abdampfschale abgedampft, der Rückstand mit 0,5 ml rauchender Salpetersäure R versetzt und die Mischung über einer kleinen Flamme zur Trockne eingedampft, der Rückstand mit 10 ml Aceton R und tropfenweise mit einer 3prozentigen Lösung (G/V) von Kaliumhydroxid R in Äthanol R versetzt. Die Flüssigkeit färbt sich violett.

B. **Chromatographie** (Ph. Eur.): Die Prüfung erfolgt dünnschichtchromatographisch auf einer Schicht von Kieselgel HF_{254} R.

Untersuchungslösung: 10 ml Urtinktur werden auf dem Wasserbad bis zum Verschwinden des Äthanolgeruchs erwärmt, mit 1 ml Ammoniaklösung R versetzt und 2mal mit je 10 ml peroxidfreiem Äther R ausgeschüttelt. Die Ätherphasen werden mit entwässertem Natriumsulfat RH getrocknet und filtriert, der Äther im Wasserbad abgedampft und der Rückstand in 0,25 ml Methanol R gelöst.

Vergleichslösung: 24 mg Atropinsulfat R werden in 9,0 ml Methanol R und 7,5 mg Scopolaminhydrobromid R in 10 ml Methanol R gelöst. 2 ml der Atropinlösung und 1,6 ml der Scopolaminlösung werden gemischt und mit Methanol R zu 10 ml verdünnt.

Aufgetragen werden getrennt je 20 µl beider Lösungen. Die Chromatographie erfolgt über eine Laufstrecke von 10 cm mit einer Mischung von 90 Volumteilen Aceton R, 7 Volumteilen Wasser und 3 Volumteilen konzentrierter Ammoniaklösung R. Die Chromatogramme werden 15 Minuten lang bei 100 bis 105 °C getrocknet. Nach dem Abkühlen wird eine Mischung aus 35 ml Natriumwismutjodid-Lösung R (Stammlösung), 25 ml Eisessig R und 35 ml Äthylacetat R und anschließend 0,1 N-Schwefelsäure bis zum Erscheinen von roten oder orangeroten Flecken auf gelbem bis braunem Untergrund aufgesprüht. Die Flecke des Chromatogramms der Untersuchungslösung müssen denen der Vergleichslösung in bezug auf ihre Lage, ungefähre Größe und Farbe ähnlich sein.

PRÜFUNG AUF REINHEIT

Relative Dichte (Ph. Eur.): 0,930 bis 0,945.

Trockenrückstand (DAB): Mindestens 1,0 Prozent.

GEHALTSBESTIMMUNG

Etwa 48,0 g Urtinktur, genau gewogen, werden auf dem Wasserbad auf etwa 3 ml eingeengt, mit 3,5 ml Ammoniaklösung R versetzt und 3 Minuten lang nach Zugabe von 60,0 g Äther R geschüttelt. Nach Zugabe von 1,0 g gepulvertem Tragant RN wird 1 Minute lang geschüttelt und durch einen kleinen Wattebausch in einen trockenen Kolben filtriert. 50,0 g des Filtrats (entsprechend etwa 40,0 g Urtinktur) werden auf dem Wasserbad zur Trockne eingedampft und noch 15 Minuten lang auf dem Wasserbad erhitzt. Der Rückstand wird mit 5 ml Äthanol R versetzt und abermals im Wasserbad zur Trockne eingedampft.

Der Rückstand wird unter Erwärmen in 5 ml Äthanol R gelöst. Nach Zusatz von 5 ml Wasser, 5,0 ml 0,01 N-Salzsäure und Methylrot-Mischindikator-Lösung R wird mit 0,01 N-Natriumhydroxid-Lösung titriert.

1 ml 0,01 N-Salzsäure entspricht 2,894 mg Alkaloiden, berechnet als Hyoscyamin.

LAGERUNG

Vor Licht geschützt.

Vorsichtig zu lagern!

Hypericum perforatum

Hypericum

Verwendet wird die ganze, frische, blühende Pflanze von *Hypericum perforatum* L.

BESCHREIBUNG

Die etwa 1 m hohe Pflanze besitzt eine langlebige, spindelförmige und reichästige Wurzel und ein reichästiges Rhizom. Der Stengel ist grüngelb, zweikantig mit faltig geschrumpften, gegenständigen, sitzenden, eiförmigen oder länglichen, bis 3,5 cm langen, ganzrandigen, beidseitig unbehaarten, durchscheinend punktierten Blättern. Die sehr zahlreichen gelben, ziemlich großen, kurzgestielten, fünfzähligen Blüten bilden traubig zusammengesetzte Trugdolden. Die fünf lanzettlichen, spitzen, schwarzpunktierten Kelchblätter sind halb so lang wie die dunkelgelben, am Rande mit dunkelroten Drüsen besetzten, schief-eiförmigen Kronblätter. Die zahlreichen Staubblätter sind zu 3 bis 6, meist 3 Bündeln verwachsen. Der Fruchtknoten trägt 3 Griffel. Einige Fruchtknoten sind bereits zu einer länglich-ovalen, grünlichen, dreifächrigen Kapsel unterschiedlichen Reifegrades entwickelt.

ARZNEIFORMEN

HERSTELLUNG

Urtinktur und flüssige Verdünnungen nach Vorschrift 3a.

EIGENSCHAFTEN

Die Urtinktur ist eine dunkelkirschrote bis bräunlichrote Flüssigkeit ohne besonderen Geruch und von etwas scharfem Geschmack.

PRÜFUNG AUF IDENTITÄT

A. Wird 1 ml Urtinktur mit 9 ml Äthanol 70 % *RN* und 0,1 ml Eisen(III)-chlorid-Lösung *R* 1 versetzt, so tritt Grünschwarzfärbung ein.

B. Werden 2 ml Urtinktur mit 0,1 g Zinkstaub *R*, 50 mg Magnesium *R* als Späne und 1 ml Salzsäure *R* versetzt, so färbt sich die Flüssigkeit intensiv rot. Nach dem Ausschütteln mit 10 ml Amylalkohol *R* ist die organische Phase rot gefärbt.

C. 2 ml Urtinktur werden mit 2 ml Wasser versetzt und mit 10 ml Äther *R* ausgeschüttelt. Der Ätherauszug fluoresziert im ultravioletten Licht bei 365 nm rot. Der Ätherauszug wird im Reagenzglas tropfenweise mit 2 ml Schwefelsäure *R* versetzt. Der Äther gerät ins Sieden, und die Mischung fluoresziert im ultravioletten Licht bei 365 nm grün.

D. Chromatographie: Die Prüfung erfolgt dünnschichtchromatographisch auf einer Schicht von Kieselgel GF_{254} *R*.

Untersuchungslösung: Urtinktur.

Vergleichslösung: 10 mg Coffein *RH*, 10 mg p-Aminoacetophenon *RN* und 10 mg Salicylsäure *R* werden in 10 ml Methanol *R* gelöst.

Aufgetragen werden getrennt 20 µl Untersuchungslösung und 10 µl Vergleichslösung. Die Chromatographie erfolgt über eine Laufstrecke von 10 cm mit einer Mischung von 70 Volumteilen n-Butanol *R*, 15 Volumteilen Essigsäure 98% *R* und 15 Volumteilen Wasser. Nach Verdunsten der mobilen Phase werden im Chromatogramm der Vergleichslösung im ultravioletten Licht bei 254 nm drei Flecke eingezeichnet. p-Aminoacetophenon erscheint als mittlerer Fleck bei Rst 0,9, Coffein als unterer Fleck bei Rst 0,6 (bezogen auf Salicylsäure als Vergleich: Rst 1,0).

Das Chromatogramm der Untersuchungslösung wird mit einer 1prozentigen Lösung (G/V) von Vanillin *R* in Schwefelsäure *R* besprüht und kurz bei 115 bis 120 °C im Trockenschrank bis zur optimalen Farbintensität der Flecke erhitzt. Dabei zeigen sich Flecke mit den Rst-Werten 0,8 (braun) (bezogen auf Coffein als Vergleich: Rst 1,0) und 1,1 (violett) (bezogen auf p-Aminoacetophenon als Vergleich: Rst 1,0). Weitere Flecke (gelbgrün, hellgrau oder ocker) können im oberen Drittel vorhanden sein.

PRÜFUNG AUF REINHEIT

Relative Dichte (Ph. Eur.): 0,900 bis 0,917.

Trockenrückstand (DAB): Mindestens 1,5 Prozent.

LAGERUNG

Vor Licht geschützt.

Hypericum perforatum Rh

Hypericum Rh

Verwendet werden die frischen, oberirdischen Teile blühender Pflanzen von *Hypericum perforatum* L.

BESCHREIBUNG

Die bis zu 1 m hohe Pflanze besitzt einen grüngelben, zweikantigen Stengel mit faltig geschrumpften, gegenständigen, sitzenden, eiförmigen oder länglichen, bis 3,5 cm langen, ganzrandigen, beidseitig unbehaarten, durchscheinend punktierten Blättern. Die sehr zahlreichen, gelben, ziemlich großen, kurzgestielten, fünfzähligen Blüten bilden traubig zusammengesetzte Trugdolden. Die fünf lanzettlichen, spitzen, schwarzpunktierten Kelchblätter sind halb so lang wie die dunkelgelben, am Rande mit dunkelroten Drüsenhaaren besetzten, schief-eiförmigen Kronblätter. Die zahlreichen Staubblätter sind zu 3 bis 6, meist 3 Bündeln, verwachsen. Der Fruchtknoten trägt 3 Griffel. Einige Fruchtknoten sind bereits zu einer länglich-ovalen, grünlichen, dreifächrigen Kapsel unterschiedlichen Reifegrades entwickelt.

ARZNEIFORMEN

HERSTELLUNG

Urtinktur und flüssige Verdünnungen nach Vorschrift 21.

EIGENSCHAFTEN

Die Urtinktur ist eine weinrote bis braunrote Flüssigkeit mit schwach fruchtigem Geruch.

PRÜFUNG AUF IDENTITÄT

A. Wird 1 ml Urtinktur mit 9 ml Äthanol 70 % *RN* und 0,1 ml Eisen(III)-chlorid-Lösung *R* 1 versetzt, tritt Grünbraunfärbung ein.

B. 2 ml Urtinktur werden mit 2 ml Wasser versetzt und mit 10 ml Äther *R* ausgeschüttelt. Der Ätherauszug fluoresziert im ultravioletten Licht bei 365 nm rot. Wird der Ätherauszug im Reagenzglas tropfenweise mit 2 ml Schwefelsäure R versetzt, gerät der Äther ins Sieden, und die Mischung fluoresziert im ultravioletten Licht bei 365 nm grün.

C. Chromatographie: Die Prüfung erfolgt dünnschichtchromatographisch auf einer Schicht von Kieselgel H R.

Untersuchungslösung: 20 ml Urtinktur werden 2mal mit je 15 ml Äthylacetat R ausgeschüttelt. Die vereinigten organischen Phasen werden über wasserfreiem Natriumsulfat R getrocknet, filtriert und eingeengt. Der Rückstand wird in 1 ml Methanol R aufgenommen.

Vergleichslösung: 5 mg Rutin R, 5 mg Quercetin RN und 10 mg 4-Aminohippursäure R werden in 10 ml Methanol R gelöst.

Aufgetragen werden getrennt 40 µl Untersuchungslösung und 20 µl Vergleichslösung. Die Chromatographie erfolgt über eine Laufstrecke von 15 cm mit einer Mischung aus 90 Volumteilen Äthylacetat R, 5 Volumteilen wasserfreier Ameisensäure R und 5 Volumteilen Wasser. Nach Verdunsten der mobilen Phase werden die Chromatogramme zuerst mit Aluminiumchlorid-Reagenz RN, danach mit einer 5prozentigen Lösung (G/V) von Polyäthylenglykol 400 R in Methanol R besprüht, 10 Minuten lang auf 105 bis 110 °C erwärmt und im ultravioletten Licht bei 365 nm ausgewertet.

Das Chromatogramm der Vergleichslösung zeigt im unteren Drittel des Rf-Bereiches den gelben Fleck des Rutins, im mittleren Drittel den graublauen Fleck der 4-Aminohippursäure und im oberen Drittel den grünblauen Fleck des Quercetins.

Das Chromatogramm der Untersuchungslösung zeigt oberhalb der Vergleichssubstanz Rutin mehrere blaue und gelbe Flecke, in Höhe der Vergleichssubstanz 4-Aminohippursäure einen kräftig roten Fleck und darunter einen gelben Fleck, zwischen den Vergleichssubstanzen 4-Aminohippursäure und Quercetin zwei blaue Flecke sowie in Höhe des Quercetins und knapp darüber je einen grünblauen Fleck.

PRÜFUNG AUF REINHEIT

Relative Dichte (Ph. Eur.): 1,010 bis 1,030.

Trockenrückstand (DAB): Mindestens 4,0 Prozent.

LAGERUNG

Vor Licht geschützt, dicht verschlossen.

Ilex aquifolium e foliis siccatis

Verwendet werden die getrockneten Blätter von *Ilex aquifolium* L.

BESCHREIBUNG

Die immergrünen, länglich-eiförmigen Blätter sind kurz gestielt, verhältnismäßig dick, lederartig, oberseits hoch glänzend dunkelgrün, unterseits etwas heller und matter. Sie sind etwa 4 bis 8 cm lang und 2 bis 5 cm breit. Der Blattrand ist gewellt, grob buchtig gezähnt, wobei jeder Zahn wie auch die Blattspitze in eine scharfe Stachelspitze auslaufen. Gelegentlich sind die Blätter ganzrandig. Die Blattnerven treten unterseits deutlich hervor. Die Seitennerven erster Ordnung spalten nahe dem Blattrand in 2 Nerven auf, von denen einer in die Spitze des Blattzahnes geht.

Mikroskopische Merkmale: Unter der kleinzelligen, wellig buchtigen, von einer dicken Cuticula bedeckten Epidermis der Blattoberseite liegt ein meist 1reihiges, gelegentlich auch 2reihiges Hypoderm aus derbwandigen, getüpfelten Zellen, die in der Fläche etwa doppelt so groß wie eine Epidermiszelle sind. Das Palisadenparenchym ist 3- oder undeutlich 4reihig und besteht aus kurzen, meist ziemlich breiten Zellen. Das von großen Interzellularräumen durchsetzte Schwammparenchym ist etwa doppelt so hoch wie das Palisadenparenchym und zur unteren Epidermis hin dichter gebaut. Die von einer dicken, geschichteten Cuticula bedeckte Epidermis der Blattunterseite besteht aus kleinzelligen, wellig-buchtigen Zellen. In der unteren Epidermis befinden sich viele, von 5 bis 7 Nebenzellen umgebene Spaltöffnungsapparate mit einer großen, äußeren Atemhöhle. 50 bis 60 μm große, einzeln in den Zellen liegende Oxalatdrusen treten bevorzugt an der Grenze zwischen Schwamm- und Palisadenparenchym auf. Die Blattleitbündel werden unten von einer breit u-förmigen und oben von einer schmal kappenförmigen Schicht von Sklerenchymfasern umgeben.

PRÜFUNG AUF IDENTITÄT

Prüflösung: 0,5 g grob gepulverte Droge (710) werden mit 5 ml Äthanol 50% *RN* 10 Minuten unter Schütteln extrahiert und anschließend abfiltriert.

A. Werden 2 ml Prüflösung mit 0,1 ml verdünnter Natriumhydroxid-Lösung *R* versetzt, verfärbt sich die Mischung nach gelbgrün und im ultravioletten Licht bei 365 nm zeigt sich eine schwach grünliche Fluoreszenz.

B. 0,5 g grob gepulverte Droge (710) werden mit 5 ml Methylenchlorid R 10 Minuten lang unter Schütteln extrahiert und anschließend abfiltriert. Wird das Filtrat auf dem Wasserbad eingeengt, der Rückstand mit 0,1 ml Anisaldehyd-Lösung R versetzt und 5 Minuten lang auf dem Wasserbad bei etwa 50 °C erwärmt, entsteht eine rosafarbene bis violette Färbung.

C. Chromatographie: Die Prüfung erfolgt dünnschichtchromatographisch auf einer Schicht von Kieselgel HF_{254} R.

Untersuchungslösung: Prüflösung.

Vergleichslösung: 5 mg Rutin R, 5 mg Hyperosid R, 5 mg Chlorogensäure RN und 5 mg Kaffeesäure R werden in 5 ml Methanol R gelöst.

Aufgetragen werden getrennt 30 µl Untersuchungslösung und 10 µl Vergleichslösung. Die Chromatographie erfolgt über eine Laufstrecke von 10 cm mit einer Mischung von 67 Volumteilen Äthylacetat R, 7,5 Volumteilen wasserfreier Ameisensäure R, 7,5 Volumteilen Essigsäure 98 % R und 18 Volumteilen Wasser. Nach Verdunsten der mobilen Phase werden die Chromatogramme etwa 10 Minuten lang bei 115 bis 120 °C getrocknet und danach mit einer 1prozentigen Lösung (G/V) von Diphenylboryloxyäthylamin R in Methanol R sowie anschließend mit einer 5prozentigen Lösung (G/V) von Polyäthylenglykol 400 R in Methanol R besprüht. Die Auswertung erfolgt im ultravioletten Licht bei 365 nm.

Das Chromatogramm der Vergleichslösung zeigt dicht unterhalb der Grenze vom unteren zum mittleren Drittel des Rf-Bereiches den gelben Fleck des Rutins, wenig über dieser Grenze den blauen Fleck der Chlorogensäure und darüber den gelben Fleck des Hyperosids. Im oberen Drittel des Rf-Bereiches liegt der blaue Fleck der Kaffeesäure.

Das Chromatogramm der Untersuchungslösung zeigt etwa auf Höhe der Vergleichssubstanz Rutin einen gelben Fleck, auf Höhe der Chlorogensäure zwei nicht immer getrennte blaue Flecke und etwa auf Höhe des Hyperosids einen gelben Fleck. Zwischen den Vergleichssubstanzen Hyperosid und Kaffeesäure liegen bis zu drei blaugrüne Flecke; auf Höhe der Kaffeesäure liegt ein blauer Fleck.

PRÜFUNG AUF REINHEIT

Fremde Bestandteile (Ph. Eur.): Höchstens 2 Prozent.

Asche (DAB): Höchstens 10,0 Prozent.

ARZNEIFORMEN

HERSTELLUNG

Urtinktur aus der zerschnittenen Droge und flüssige Verdünnungen nach Vorschrift 4a mit Äthanol 43 Prozent.

EIGENSCHAFTEN

Die Urtinktur ist eine grünbraune Flüssigkeit mit würzig-herbem Geruch und bitterem Geschmack.

PRÜFUNG AUF IDENTITÄT

Die Urtinktur gibt die bei der Droge beschriebenen Identitätsreaktionen A und C. Prüflösung ist die Urtinktur.

B. 5 ml Urtinktur werden mit 5 ml Methylenchlorid R ausgeschüttelt; die organische Phase wird abgetrennt, über wasserfreiem Natriumsulfat R getrocknet und filtriert. Wird das Filtrat auf dem Wasserbad eingeengt, der Rückstand mit 0,1 ml Anisaldehyd-Lösung R versetzt und 5 Minuten lang auf dem Wasserbad bei etwa 90 °C erwärmt, entsteht eine rosafarbene bis violette Färbung.

PRÜFUNG AUF REINHEIT

Relative Dichte (Ph. Eur.): 0,930 bis 0,940.

Trockenrückstand (DAB): Mindestens 1,0 Prozent.

LAGERUNG

Vor Licht geschützt.

Jodum

I_2 MG 253,8

Verwendet wird Jod, das mindestens 99,5 Prozent Jod I_2 enthält.

EIGENSCHAFTEN, PRÜFUNG AUF IDENTITÄT, PRÜFUNG AUF REINHEIT, GEHALTSBESTIMMUNG

Die Substanz muß der Monographie IODUM (Ph. Eur.) entsprechen.

ARZNEIFORMEN

Die Lösung (D 2) muß mindestens 0,95 und darf höchstens 1,05 Prozent I_2 enthalten.

HERSTELLUNG

Lösung ab D 2 nach Vorschrift 5 mit Äthanol 86 Prozent. Die 3. Dezimalverdünnung wird mit Äthanol 86 Prozent, die folgenden Verdünnungen werden mit Äthanol 43 Prozent hergestellt.

EIGENSCHAFTEN

Die Lösung (D 2) ist eine braune Flüssigkeit von charakteristischem Geruch.

PRÜFUNG AUF IDENTITÄT

Die Lösung (D 2) gibt die Identitätsreaktionen der Substanz.

PRÜFUNG AUF REINHEIT

Relative Dichte (Ph. Eur.): 0,830 bis 0,835.

GEHALTSBESTIMMUNG

Zur Gehaltsbestimmung der Lösung (D 2) werden etwa 10,00 g, genau gewogen, verwendet. Die Bestimmung erfolgt wie bei der Substanz unter ,,Gehaltsbestimmung" angegeben.

Grenzprüfung der D 4

Werden 20,0 g der 4. Dezimalverdünnung wie unter ,,Gehaltsbestimmung" bei der Substanz angegeben behandelt, so dürfen höchstens 0,2 ml 0,1 N-Natriumthiosulfat-Lösung verbraucht werden.

HINWEIS

Die Lösung (D 2) und die 3. Dezimalverdünnung sind frisch herzustellen.

LAGERUNG

Lösung (D 2) in Glasstöpselflaschen oder anderen geeigneten Behältnissen.

Vorsichtig zu lagern!

Juniperus communis

Verwendet werden die frischen, reifen Beerenzapfen von *Juniperus communis* L.

BESCHREIBUNG

Die Beerenzapfen haben beim Zerdrücken stark aromatischen Geruch und süßen und würzigen Geschmack.

Der aus drei fleischigen Fruchtschuppen gebildete Beerenzapfen ist violettbraun bis schwarzbraun, häufig bläulich bereift, nicht geschrumpft und kugelig mit einem Durchmesser bis 10 mm. Am Scheitel findet sich ein dreistrahliger, geschlossener Spalt mit drei dazwischenliegenden undeutlichen Höckern. An der Basis ist häufig noch ein Stielrest mit einigen dreizähligen, alternierenden Wirteln nadeliger Blätter erhalten. Im krümeligen bis schwammigen, hellen Fruchtparenchym liegen drei, seltener zwei, kleine, längliche, scharf dreikantige, an der Rückseite etwas abgerundete, oben zugespitzte, sehr harte Samen, die im unteren Teil außen mit Fruchtparenchym verwachsen, untereinander jedoch frei sind. Besonders an ihren Außenflächen fallen eiförmige, eingesenkte, blasenartige Exkretbehälter mit harzig klebrigem Inhalt auf.

ARZNEIFORMEN

HERSTELLUNG

Urtinktur und flüssige Verdünnung nach Vorschrift 3a. Vor der Herstellung der Urtinktur werden die Beerenzapfen mit Wasser auf einen Feuchtigkeitsgehalt (Trocknungsverlust) von 60 Prozent (G/G) eingestellt.

EIGENSCHAFTEN

Die Urtinktur ist eine braune Flüssigkeit mit angenehm harzig-gewürzhaftem Geruch und etwas brennendem, bitterem Geschmack.

PRÜFUNG AUF IDENTITÄT

A. Wird 1 ml Urtinktur mit 1 ml Wasser versetzt, entsteht eine milchige Trübung.

B. Wird 1 ml Urtinktur vorsichtig mit 1 ml Schwefelsäure R versetzt, entsteht eine rotviolette Färbung.

C. 4 ml Urtinktur werden auf dem Wasserbad eingeengt. Der Rückstand wird mit 5 ml Wasser 2 Minuten lang auf dem Wasserbad erwärmt. Nach dem Abkühlen wird die erhaltene wäßrige Lösung filtriert. Werden 2 ml des Filtrates mit 1 ml konzentrierter Natriumhydroxid-Lösung R versetzt, entsteht eine intensive, gelborange bis hellbraune Färbung.

D. Chromatographie: Die Prüfung erfolgt dünnschichtchromatographisch auf einer Schicht von Kieselgel H R.

Untersuchungslösung: 5,0 ml Urtinktur werden mit 5 ml Wasser versetzt. Die Mischung wird zweimal mit je 20 ml Pentan R ausgeschüttelt. Die vereinigten organischen Phasen werden mit 10 ml Natriumcarbonat-Lösung R ausgeschüttelt. Die organische Phase wird unter vermindertem Druck vorsichtig eingeengt und der Rückstand in 2,5 ml Methanol R aufgenommen.

Vergleichslösung: 0,1 ml Cineol R und 0,1 ml Eugenol R werden in 10 ml Methanol R gelöst.

Aufgetragen werden getrennt 50 µl Untersuchungslösung und 10 µl Vergleichslösung. Die Chromatographie erfolgt über eine Laufstrecke von 15 cm mit Methylenchlorid R. Nach Verdunsten der mobilen Phase werden die Chromatogramme mit Anisaldehyd-Lösung R besprüht, unter Beobachtung 8 bis 10 Minuten lang auf 105 bis 110 °C erhitzt und innerhalb von 10 Minuten im Tageslicht ausgewertet.

Das Chromatogramm der Vergleichslösung zeigt im oberen Drittel des Rf-Bereiches den blaugrünen Fleck des Eugenols und im mittleren Drittel den violettbraunen Fleck des Cineols.

Das Chromatogramm der Untersuchungslösung zeigt folgende Flecke: etwa auf der Höhe des Eugenol-Flecks einen schwach rötlichbraunen und dicht darunter einen grünlichbraunen Fleck. Oberhalb des Eugenol-Flecks folgen nach oben ein schwach violetter, ein intensiv violetter und wieder ein schwach violetter Fleck. Knapp oberhalb des Cineol-Flecks liegt ein rosafarbener Fleck und nach unten zu folgen ein violetter bis violettbrauner, ein blauvioletter und ein schwach violetter Fleck.

PRÜFUNG AUF REINHEIT

Relative Dichte (Ph. Eur.): 0,900 bis 0,920.

Trockenrückstand (DAB): Mindestens 10,0 Prozent.

LAGERUNG

Vor Licht geschützt.

Juniperus communis e fructibus siccatis

Juniperus communis sicc.

Verwendet werden die reifen, getrockneten Beerenzapfen von *Juniperus communis* L. Sie enthalten mindestens 1,0 Prozent (V/G) ätherisches Öl.

BESCHREIBUNG

Die Beerenzapfen haben beim Zerdrücken stark aromatischen Geruch und süßen und würzigen Geschmack.

Der aus drei fleischigen Fruchtschuppen gebildete Beerenzapfen ist violettbraun bis schwarzbraun, häufig bläulich bereift, kugelig mit einem Durchmesser bis 10 mm. Am Scheitel findet sich ein dreistrahliger, geschlossener Spalt mit drei dazwischenliegenden undeutlichen Höckern. An der Basis ist häufig noch ein Stielrest mit einigen dreizähligen, alternierenden Wirteln nadeliger Blätter erhalten. Im krümeligen bis schwammigen, bräunlichen Fruchtparenchym liegen drei, seltener zwei, kleine, längliche, scharf dreikantige, an der Rückseite etwas abgerundete, oben zugespitzte, sehr harte Samen, die im unteren Teil außen mit dem Fruchtparenchym verwachsen, untereinander jedoch frei sind. Besonders an ihren Außenflächen fallen eiförmige, eingesenkte, blasenartige Exkretbehälter mit harzig klebrigem Inhalt auf.

Mikroskopische Merkmale: Die von einer dicken, bisweilen rissigen Kutikula bedeckten Epidermiszellen des Beerenzapfens sind in Aufsicht unregelmäßig polygonal, mit dicken, getüpfelten, farblosen Wänden und braunem Inhalt. An dem dreistrahligen Spalt des Fruchtscheitels sind sie papillenartig ineinander verzahnt. Spaltöffnungen sind meist nur an den oberen Teilen der Frucht zu finden. Auf die Epidermis folgen nach innen wenige Lagen stark kollenchymatisch verdickter Zellen. Das an Interzellularen reiche Mesokarp besteht aus großen, dünnwandigen, meist rundlichen Parenchymzellen mit hellem bis bräunlichem, körnigem Inhalt.

Einzeln oder in Nestern finden sich dazwischen unregelmäßig gestaltete, sehr große, gelbliche Idioblasten mit leicht verdickter, bisweilen schwach verholzter Wand und wenigen, meist spaltenförmigen Tüpfeln (Tonnenzellen). Die zahlreichen, verstreut im Mesokarp liegenden Exkretbehälter, die von mehreren Lagen zartwandiger Zellen umgeben sind, lassen sich in der Droge nur schwer finden. Die auf der Außenseite der Samen eingesenkten, eiförmigen, bis 2000 µm langen Exkretbehälter sind dagegen deutlich zu erkennen.

Das Endokarp ist nur an den oberen, mit den Samen nicht verwachsenen Teilen der Fruchtwand ausgebildet. Die Endokarpzellen sind den Epidermiszellen ähnlich, ihre Wände erscheinen durch unregelmäßige Tüpfel zuweilen etwas knotig verdickt. Im unteren Teil der Frucht sind Frucht- und Samenwand miteinander verwachsen. Die Samenschale besitzt eine kleinzellige, derbwandige Epidermis und zahlreiche Lagen unregelmäßiger, abgerundet-gestreckter, stark verdickter, getüpfelter, farbloser Sklereiden, in deren engem Lumen sich wenige Calciumoxalatkristalle finden. Das Endosperm und der Embryo enthalten fettes Öl und Aleuronkörner.

PRÜFUNG AUF IDENTITÄT

Prüflösung: 1,0 g leicht zerquetschte Droge wird in 10 ml Äthanol 60% *RN* zum Sieden erhitzt. Nach dem Abkühlen wird abfiltriert.

A. Wird 1 ml Prüflösung mit 1 ml Wasser versetzt, entsteht eine milchige Trübung.

B. Wird 1 ml Prüflösung vorsichtig mit 1 ml Schwefelsäure *R* versetzt, entsteht eine rotviolette Färbung.

C. 4 ml Prüflösung werden auf dem Wasserbad eingeengt. Der Rückstand wird mit 5 ml Wasser 2 Minuten lang auf dem Wasserbad erwärmt. Nach dem Abkühlen wird die erhaltene wäßrige Lösung filtriert. Werden 2 ml des Filtrats mit 1 ml konzentrierter Natriumhydroxid-Lösung *R* versetzt, entsteht eine gelborange Färbung.

D. Chromatographie: Die Prüfung erfolgt dünnschichtchromatographisch auf einer Schicht von Kieselgel H *R*.

Untersuchungslösung: Die bei der ,,Gehaltsbestimmung" erhaltene Lösung des ätherischen Öls in Xylol wird wasserfrei abgelassen; 0,1 ml dieser Lösung werden mit 0,9 ml Chloroform *R* versetzt.

Vergleichslösung: 0,1 ml Cineol *R* und 0,1 ml Eugenol *R* werden in 10 ml Methanol *R* gelöst.

Aufgetragen werden getrennt je 10 µl Untersuchungs- und Vergleichslösung. Die Chromatographie erfolgt über eine Laufstrecke von 15 cm mit Methylenchlorid *R*. Nach Verdunsten der mobilen Phase werden die Chromatogramme mit Anisaldehyd-Lösung *R* besprüht, unter Beobachtung 8 bis 10 Minuten lang auf 105 bis 110 °C erhitzt und innerhalb von 10 Minuten im Tageslicht ausgewertet.

Das Chromatogramm der Vergleichslösung zeigt im oberen Drittel des Rf-Bereiches den blaugrünen Fleck des Eugenols und im mittleren Drittel den violettbraunen Fleck des Cineols.

Das Chromatogramm der Untersuchungslösung zeigt dicht über dem Fleck des Eugenols einen grauvioletten Fleck und in Frontnähe einen rosafarbenen Fleck; etwas über dem Cineol-Fleck liegt ein rosafarbener Fleck und nach unten zu folgen drei violette Flecke.

PRÜFUNG AUF REINHEIT

Minderwertige Droge: Höchstens 5 Prozent unreife oder mißfarbene Beerenzapfen.

Fremde Bestandteile (Ph. Eur.): Beerenzapfen anderer Juniperus-Arten dürfen nicht vorhanden sein. *Juniperus phoenicea* L. und *Juniperus oxycedrus* L. einschließlich der Unterart *macrocarpa* (SIBTHORP et SMITH) BALL haben Beerenzapfen anderer Größe und Farbe. *Juniperus sabina* L. besitzt aus 3 oder 4, seltener aus 1 oder 2 Fruchtschuppen zusammengesetzte Beerenzapfen und verzweigte Idioblasten im Mesokarp.

Wasser (Ph. Eur.): Höchstens 15,0 Prozent (V/G), mit 10,0 g grob zerstoßener Droge durch azeotrope Destillation bestimmt.

Sulfatasche (Ph. Eur.): Höchstens 6,0 Prozent, mit 1,00 g grob zerstoßener Droge bestimmt.

GEHALTSBESTIMMUNG

Ätherisches Öl (Ph. Eur.) Die Bestimmung erfolgt mit 20,0 g der leicht zerquetschten Droge und 200 ml Wasser als Destillationsflüssigkeit in einem 500-ml-Rundkolben; Destillation 1½ Stunden lang bei 3 bis 4 ml in der Minute; 1,00 ml Xylol *R* als Vorlage.

ARZNEIFORMEN

HERSTELLUNG

Urtinktur aus der frisch zerquetschten Droge und flüssige Verdünnungen nach Vorschrift 4a mit Äthanol 62 Prozent.

EIGENSCHAFTEN

Die Urtinktur ist eine braungelbe bis rotbraune Flüssigkeit mit arteigenem Geruch und bitter würzigem Geschmack.

PRÜFUNG AUF IDENTITÄT

Die Urtinktur gibt die bei der Droge beschriebenen Identitätsreaktionen A bis C. Prüflösung ist die Urtinktur.

D. Chromatographie: Die Prüfung erfolgt dünnschichtchromatographisch auf einer Schicht von Kieselgel H R.

Untersuchungslösung: 5,0 ml Urtinktur werden mit 5 ml Wasser versetzt. Die Mischung wird zweimal mit je 20 ml Pentan R ausgeschüttelt. Die vereinigten organischen Phasen werden mit 10 ml Natriumcarbonat-Lösung R ausgeschüttelt. Die organische Phase wird unter vermindertem Druck vorsichtig eingeengt und der Rückstand in 2,5 ml Methanol R aufgenommen.

Vergleichslösung: 0,1 ml Cineol R und 0,1 ml Eugenol R werden in 10 ml Methanol R gelöst.

Aufgetragen werden getrennt 50 µl Untersuchungslösung und 10 µl Vergleichslösung. Die Chromatographie erfolgt über eine Laufstrecke von 15 cm mit Methylenchlorid R. Nach Verdunsten der mobilen Phase werden die Chromatogramme mit Anisaldehyd-Lösung R besprüht, unter Beobachtung 8 bis 10 Minuten lang auf 105 bis 110 °C erhitzt und innerhalb von 10 Minuten im Tageslicht ausgewertet.

Das Chromatogramm der Vergleichslösung zeigt im oberen Drittel des Rf-Bereiches den blaugrünen Fleck des Eugenols und im mittleren Drittel den violettbraunen Fleck des Cineols.

Das Chromatogramm der Untersuchungslösung zeigt folgende Flecke: etwa auf Höhe des Eugenol-Flecks einen schwach rötlichbraunen Fleck, dicht darunter einen grünlichbraunen Fleck und nach oben zu zwei violette Flecke. Knapp oberhalb des Cineol-Flecks liegt ein rosafarbener Fleck und nach unten zu folgen ein violetter bis violettbrauner, ein blauvioletter und ein schwach violetter Fleck.

PRÜFUNG AUF REINHEIT

Relative Dichte (Ph. Eur.): 0,898 bis 0,908.

Trockenrückstand (DAB): Mindestens 4,0 Prozent.

LAGERUNG

Vor Licht geschützt.

Juniperus sabina

Sabina

Verwendet werden die frischen, jüngsten, noch unverholzten Zweigspitzen mit den Blättern von *Juniperus sabina* L.

BESCHREIBUNG

Die Zweigspitzen haben – besonders beim Verreiben – stark würzigen, aromatischen, kampferähnlichen Geruch und scharf würzigen, unangenehm bitteren Geschmack.

Die jungen, zusammengedrängten Zweigspitzen sind dicht mit schuppenartigen, meist kreuzweise gegenständigen, dunkelgrünen, dreieckigen, scharf stachelspitzigen, fest anliegenden Blättchen mit manchmal unvermittelt vom Sproß weit abstehender Spitze besetzt, die sich meist dachziegelartig decken. Die Blättchen sind bauchseits flach konkav mit scharf vorspringender Mittelrippe und erscheinen rückenseits halbzylindrisch gewölbt. In der Mitte tragen sie einen rundlichen bis elliptischen, eingesenkten Exkretbehälter. Daneben können Zweigspitzen mit abstehenden, in zwei- oder dreigliedrigen Wirteln stehenden Nadelblättern vorkommen. Außerdem können sich männliche Blüten in Form länglicher, bis 2 mm breiter Köpfchen mit 10 bis 14 dachziegelartig sich deckenden Staubblättern mit einem zentralständigen Filament und stumpf abgerundetem, dreieckigem Konnektiv und 2 bis 4 länglich eiförmigen Pollensäcken finden. Eventuell vorkommende Beerenzapfen sind noch unreif, grün und sitzen an überhängenden, gekrümmten Stielen.

ARZNEIFORMEN

HERSTELLUNG

Urtinktur und flüssige Verdünnungen nach Vorschrift 3a.

EIGENSCHAFTEN

Die Urtinktur ist eine braungrüne Flüssigkeit mit eigenartig harzigem Geruch und unangenehm bitterem Geschmack.

Juniperus sabina

PRÜFUNG AUF IDENTITÄT

A. Wird 1 ml Urtinktur mit 1 ml Wasser versetzt, entsteht eine milchige Trübung.

B. 5 ml Urtinktur werden mit 5 ml Wasser und 5 ml Blei(II)-acetat-Lösung *R* versetzt, geschüttelt und filtriert. Das Filtrat wird mit 5 ml Chloroform *R* ausgeschüttelt und die organische Phase nach Zugabe von 0,3 ml Salpetersäure *R* auf dem Wasserbad eingeengt. Nach Zugabe von 0,2 ml konzentrierter Ammoniak-Lösung *R* entsteht eine gelbrote Färbung.

C. Chromatographie: Die Prüfung erfolgt dünnschichtchromatographisch auf einer Schicht von Kieselgel H *R*.

Untersuchungslösung: Die Mischung aus 0,5 ml Urtinktur und 5 ml Wasser wird zweimal mit je 20 ml Pentan *R* ausgeschüttelt. Die vereinigten organischen Phasen werden mit 10 ml Natriumcarbonat-Lösung *R* ausgeschüttelt. Die organische Phase wird unter vermindertem Druck vorsichtig eingeengt und der Rückstand in 1,0 ml Methanol *R* aufgenommen.

Vergleichslösung: 0,1 ml Cineol *R* und 0,1 ml Eugenol *R* werden in 10 ml Methanol *R* gelöst.

Aufgetragen werden getrennt 20 µl Untersuchungslösung und 10 µl Vergleichslösung. Die Chromatographie erfolgt über eine Laufstrecke von 15 cm mit Methylenchlorid *R*. Nach Verdunsten der mobilen Phase werden die Chromatogramme mit Anisaldehyd-Lösung *R* besprüht, unter Beobachtung 8 bis 10 Minuten lang auf 105 bis 110 °C erhitzt und innerhalb von 10 Minuten im Tageslicht ausgewertet.

Das Chromatogramm der Vergleichslösung zeigt im oberen Drittel des Rf-Bereiches den blaugrünen Fleck des Eugenols und im mittleren Drittel den violettbraunen Fleck des Cineols.

Das Chromatogramm der Untersuchungslösung zeigt etwa auf der Höhe des Eugenol-Flecks einen gelbbraunen Fleck, darüber einen gelblichen und noch höher einen violetten Fleck, etwas oberhalb des Cineol-Fleckes einen rosafarbenen Fleck und zwischen Start und Cineol mit steigenden Rf-Werten einen blauvioletten, einen gelbbraunen und einen violettbraunen Fleck.

PRÜFUNG AUF REINHEIT

Relative Dichte (Ph. Eur.): 0,905 bis 0,925.

Trockenrückstand (DAB): Mindestens 4,5 Prozent.

Grenzprüfung der D 4

Die Extinktion der 4. Dezimalverdünnung wird bei 280 nm in einer Schichtdicke von 1 cm gegen Äthanol 43 Prozent gemessen. Sie darf höchstens 0,30 betragen.

LAGERUNG

Vor Licht geschützt.

Vorsichtig zu lagern!

Kalanchoe

Bryophyllum

Verwendet werden die frischen, im ersten Vegetationsjahr geernteten Blätter von *Kalanchoe daigremontiana* R. Hamet et Perr de la Bathie und *Kalanchoe pinnata* (Lam.) Pers.

BESCHREIBUNG

Kalanchoe daigremontiana: Die Blätter mit ihrem bis zu 5 cm langen Stiel haben eine dreieckige, etwa 15 bis 20 cm lange und 2 bis 3 cm breite, langzugespitzte Spreite, die am Grunde nach oben über den Stiel hinaus gewölbt sein kann, so daß das Blatt schildförmig gestielt erscheint. Die Blätter sind ziemlich fleischig, besonders unterseits rot bis braunrot gefleckt und haben gekerbte Ränder. Ältere Blätter entwickeln in den Randkerben zahlreiche Brutknospen.

Kalanchoe pinnata: Die ersten Blätter sind länglich oval, gestielt, einfach und 7 bis 12 cm lang und bis 5 cm breit. Die Folgeblätter sind ein-, selten zweifach unpaarig gefiedert. Alle Blätter sind fleischig, hellgrün gefärbt und haben einen gesägt-gekerbten Blattrand. Ältere Blätter lösen sich leicht vom Stamm und bilden in den Blattkerben Brutknospen.

ARZNEIFORMEN

HERSTELLUNG

Urtinktur und flüssige Verdünnungen nach Vorschrift 3c.

EIGENSCHAFTEN

Die Urtinktur ist eine gelbe Flüssigkeit von schwach krautigem Geruch und Geschmack.

PRÜFUNG AUF IDENTITÄT

A. Wird 1 ml Urtinktur mit 2 ml verdünnter Natriumhydroxid-Lösung R versetzt, färbt sich die Flüssigkeit braungelb.

B. Wird 1 ml Urtinktur mit 0,1 ml Eisen(III)-chlorid-Lösung R 1 versetzt, tritt eine dunkelgrüne Färbung auf.

C. Chromatographie: Die Prüfung erfolgt dünnschichtchromatographisch auf einer Schicht von Kieselgel H R.

Untersuchungslösung: 5 ml Urtinktur werden eingeengt; der Rückstand wird in 0,5 ml Methanol R aufgenommen.

Vergleichslösung: 10 mg Rutin R und 10 mg Gallussäure RN werden in 10 ml Methanol R gelöst.

Aufgetragen werden getrennt 20 µl Untersuchungslösung und 10 µl Vergleichslösung. Die Chromatographie erfolgt über eine Laufstrecke von 15 cm mit einer Mischung von 84 Volumteilen Äthylacetat R, 8 Volumteilen wasserfreier Ameisensäure R und 8 Volumteilen Wasser. Die Platte wird nach vollständigem Verdunsten der mobilen Phase zuerst mit einer 1prozentigen Lösung (G/V) von Diphenylboryloxyäthylamin R in Methanol R und danach mit einer 5prozentigen Lösung (G/V) von Polyäthylenglycol 400 R besprüht. Die Chromatogramme werden im ultravioletten Licht bei 365 nm ausgewertet.

Das Chromatogramm der Vergleichslösung zeigt im oberen Rf-Bereich den leuchtend blau fluoreszierenden Fleck der Gallussäure und im unteren Bereich den orange fluoreszierenden Fleck des Rutins.

Im Chromatogramm der Untersuchungslösung treten folgende Flecke auf: In Höhe des Rutinfleckes der Vergleichslösung oder knapp darüber zwei bis drei gelbrote Flecke, im mittleren Rf-Bereich zwei bis drei meist gelbrote Flecke, oberhalb des Fleckes der Gallussäure der Vergleichslösung ein bis zwei gelbliche oder bläuliche Flecke. Ferner kann ein leuchtend blauer Fleck in Höhe der Gallussäure auftreten.

PRÜFUNG AUF REINHEIT

Relative Dichte (Ph. Eur.): 0,953 bis 0,965.

Trockenrückstand (DAB): Mindestens 0,8 und höchstens 1,5 Prozent.

LAGERUNG

Vor Licht geschützt.

Kalanchoe Rh

Bryophyllum Rh

Verwendet werden die frischen, im ersten Vegetationsjahr geernteten Blätter von *Kalanchoe daigremontiana* R. Hamet et Perr de la Bathie und *Kalanchoe pinnata* (Lam.) Pers.

BESCHREIBUNG

Kalanchoe daigremontiana: Die Blätter mit ihrem bis zu 5 cm langen Stiel haben eine dreieckige, etwa 15 bis 20 cm lange und 2 bis 3 cm breite, lang zugespitzte Spreite, die am Grunde nach oben über den Stiel hinaus gewölbt sein kann, so daß das Blatt schildförmig gestielt erscheint. Die Blätter sind ziemlich fleischig, besonders unterseits rot bis braunrot gefleckt und haben gekerbte Ränder. Ältere Blätter entwickeln in den Randkerben zahlreiche Brutknospen.

Kalanchoe pinnata: Die ersten Blätter sind länglich oval, gestielt, einfach und 7 bis 12 cm lang und bis 5 cm breit. Die Folgeblätter sind ein-, selten zweifach unpaarig gefiedert. Alle Blätter sind fleischig, hellgrün gefärbt und haben einen gesägt-gekerbten Blattrand. Ältere Blätter lösen sich leicht vom Stamm und bilden in den Blattkerben Brutknospen.

ARZNEIFORMEN

HERSTELLUNG

Urtinktur und flüssige Verdünnungen nach Vorschrift 21.

EIGENSCHAFTEN

Die Urtinktur ist eine bräunlichgelbe Flüssigkeit von schwach aromatischem Geruch.

PRÜFUNG AUF IDENTITÄT

A. Wird 1 ml Urtinktur mit 2 ml verdünnter Natriumhydroxid-Lösung *R* versetzt, färbt sich die Flüssigkeit braungelb.

B. Wird 1 ml Urtinktur mit 0,1 ml Eisen(III)-chlorid-Lösung *R* 1 versetzt, tritt dunkelgrüne Färbung auf.

C. Chromatographie: Die Prüfung erfolgt dünnschichtchromatographisch auf einer Schicht von Kieselgel H R.

Untersuchungslösung: 5 ml Urtinktur werden mit 5 ml Äthylacetat R ausgeschüttelt. Die organische Phase wird unter vermindertem Druck (höchstens 27 mbar) eingeengt und der Rückstand in 0,5 ml Methanol R gelöst.

Vergleichslösung: 10 mg Rutin R und 10 mg Gallussäure RN werden in 10 ml Methanol R gelöst.

Aufgetragen werden getrennt 20 µl Untersuchungslösung und 10 µl Vergleichslösung. Die Chromatographie erfolgt über eine Laufstrecke von 15 cm mit einer Mischung von 84 Volumteilen Äthylacetat R, 8 Volumteilen wasserfreier Ameisensäure R und 8 Volumteilen Wasser. Die Platte wird nach vollständigem Verdunsten der mobilen Phase zuerst mit einer 1prozentigen Lösung (G/V) von Diphenylboryloxyäthylamin R in Methanol R und danach mit einer 5prozentigen Lösung (G/V) von Polyäthylenglycol 400 R besprüht. Die Chromatogramme werden im ultravioletten Licht bei 365 nm ausgewertet.

Das Chromatogramm der Vergleichslösung zeigt im oberen Rf-Bereich den leuchtend blau fluoreszierenden Fleck der Gallussäure und im unteren Bereich den orange fluoreszierenden Fleck des Rutins.

Im Chromatogramm der Untersuchungslösung treten folgende Flecke auf: In Höhe des Rutinfleckes der Vergleichslösung oder knapp darüber zwei bis drei gelbrote Flecke, im mittleren Rf-Bereich zwei bis drei meist gelbrote Flecke, oberhalb des Fleckes der Gallussäure der Vergleichslösung ein bis zwei gelbliche oder bläuliche Flecke. Ferner kann ein leuchtend blauer Fleck in Höhe der Gallussäure auftreten.

PRÜFUNG AUF REINHEIT

Relative Dichte (Ph. Eur.): 1,015 bis 1,045.

Trockenrückstand (DAB): Mindestens 3,0 Prozent.

LAGERUNG

Vor Licht geschützt und dicht verschlossen.

Kalium bichromicum

$K_2Cr_2O_7$ MG 294,2

Verwendet wird Kaliumdichromat, das mindestens 99,5 und höchstens 100,5 Prozent $K_2Cr_2O_7$ enthält.

EIGENSCHAFTEN

Orangerote Kristalle; löslich in Wasser, leicht löslich in siedendem Wasser, praktisch unlöslich in Äthanol.

PRÜFUNG AUF IDENTITÄT

A. Die Substanz gibt die Identitätsreaktionen auf Kalium (Ph. Eur.).

B. Die Lösung von 10 mg Substanz in 5 ml Wasser wird mit 0,25 ml verdünnter Schwefelsäure R, 1 ml Äther R und 0,5 ml konzentrierter Wasserstoffperoxid-Lösung R versetzt. Beim Schütteln färbt sich die Ätherphase blau.

PRÜFUNG AUF REINHEIT

Prüflösung: 5,0 g Substanz werden zu 50 ml gelöst.

Aussehen der Lösung: Die Prüflösung muß klar (Ph. Eur., Methode B) sein.

GEHALTSBESTIMMUNG

Etwa 0,200 g Substanz, genau gewogen, werden in einem Kolben mit eingeschliffenem Glasstopfen in 25 ml Wasser gelöst und mit 2,0 g Kaliumjodid R und 25 ml verdünnter Schwefelsäure R versetzt. Unter Lichtausschluß wird die Lösung 10 Minuten lang stehengelassen, mit 150 ml Wasser verdünnt und nach Zusatz von 1 ml Stärke-Lösung R mit 0,1 N-Natriumthiosulfat-Lösung titriert.

    1 ml 0,1 N-Natriumthiosulfat-Lösung entspricht 4,903 mg $K_2Cr_2O_7$.

ARZNEIFORMEN

Die Lösung (D 2) muß mindestens 0,95 und darf höchstens 1,05 Prozent $K_2Cr_2O_7$ enthalten.

Kalium bichromicum

HERSTELLUNG

Lösung (D 2) nach Vorschrift 5 mit Wasser. Die 3. und 4. Dezimalverdünnung werden mit Wasser, die folgenden mit Äthanol 43 Prozent hergestellt.

EIGENSCHAFTEN

Die Lösung (D 2) ist rötlichgelb.

PRÜFUNG AUF IDENTITÄT

Die Lösung (D 2) gibt die Identitätsreaktionen der Substanz. Für die Identitätsreaktionen a) und b) auf Kalium (Ph. Eur.) wird der Abdampfrückstand von 10 ml der Lösung (D 2) verwendet.

PRÜFUNG AUF REINHEIT

Aussehen der Lösung: Die Lösung (D 2) muß klar (Ph. Eur., Methode B) sein.

Relative Dichte (Ph. Eur.): 1,000 bis 1,009.

GEHALTSBESTIMMUNG

Zur Gehaltsbestimmung der Lösung (D 2) werden etwa 5,00 g, genau gewogen, verwendet.

Die Bestimmung erfolgt wie bei der Substanz unter „Gehaltsbestimmung" angegeben.

Grenzprüfung der D 4

Werden 25,0 g der 4. Dezimalverdünnung, wie unter „Gehaltsbestimmung" der Substanz angegeben, behandelt, so dürfen nicht mehr als 0,7 ml Normallösung bis zum Umschlag des Indikators verbraucht werden.

Vorsichtig zu lagern!

Kalium bromatum

KBr   MG 119,0

Verwendet wird Kaliumbromid, das mindestens 98,0 und höchstens 100,5 Prozent KBr enthält.

EIGENSCHAFTEN

Farblose Kristalle oder weißes, kristallines Pulver; leicht löslich in Wasser, sehr schwer löslich in Äthanol.

PRÜFUNG AUF IDENTITÄT

Die Substanz gibt die Identitätsreaktionen auf Kalium (Ph. Eur.) und auf Bromid (Ph. Eur.).

PRÜFUNG AUF REINHEIT

Prüflösung: 10,0 g Substanz werden zu 100,0 ml gelöst.

Aussehen der Lösung: Die Prüflösung muß klar (Ph. Eur., Methode B) und farblos (Ph. Eur., Methode II) sein.

Alkalisch oder sauer reagierende Verunreinigungen: 10 ml Prüflösung werden mit 0,1 ml Bromthymolblau-Lösung R 1 versetzt. Ist diese Lösung blau gefärbt, muß sie durch höchstens 0,50 ml 0,01 N-Salzsäure gelb gefärbt werden; ist sie gelb gefärbt, muß sie durch höchstens 0,50 ml 0,01 N-Natriumhydroxid-Lösung blau gefärbt werden.

Schwermetalle (Ph. Eur.): 12 ml Prüflösung müssen der Grenzprüfung auf Schwermetalle entsprechen (10 ppm). Zur Herstellung der Vergleichslösung wird die Blei-Standardlösung (1 ppm Pb) R verwendet.

Eisen (Ph. Eur.): 5 ml Prüflösung, mit Wasser zu 10 ml verdünnt, müssen der Grenzprüfung B auf Eisen entsprechen (20 ppm).

Barium: 5 ml Prüflösung werden mit 5 ml Wasser und 1 ml verdünnter Schwefelsäure R versetzt. Die Lösung muß mindestens 15 Minuten lang klar (Ph. Eur., Methode B) bleiben.

Calcium (Ph. Eur.): 10 ml Prüflösung müssen der Grenzprüfung auf Calcium entsprechen (100 ppm).

Magnesium (Ph. Eur.): 10 ml Prüflösung werden mit 1 ml Glycerin *R*, 0,15 ml Titangelb-Lösung *R*, 0,25 ml Ammoniumoxalat-Lösung *R* und 5 ml verdünnter Natriumhydroxid-Lösung *R* versetzt und umgeschüttelt. Zur Herstellung der Vergleichslösung werden 10 ml Magnesium-Standardlösung (10 ppm Mg) *R* verwendet. Die Untersuchungslösung darf nicht stärker rosa (Ph. Eur., Methode II) gefärbt sein als die gleichzeitig unter gleichen Bedingungen hergestellte Vergleichslösung (100 ppm).

Natrium: 1,5 ml Prüflösung werden mit 1,5 ml Wasser, 2 ml Äthanol *R* und 3 ml Kaliumhexahydroxoantimonat(V)-Lösung *R* versetzt. Die Lösung darf sich innerhalb von 5 Minuten nicht trüben.

Chlorid: Höchstens 0,45 Prozent. In einem 50-ml-Erlenmeyerkolben wird 1,00 g Substanz, genau gewogen, mit 20 ml verdünnter Salpetersäure *R* und 5 ml konzentrierter Wasserstoffperoxid-Lösung *R* versetzt. Die Lösung wird auf dem Wasserbad bis zur Entfärbung und anschließend noch 15 Minuten lang erhitzt. Nach dem Abkühlen werden 5,00 ml 0,1 N-Silbernitrat-Lösung und 1 ml Toluol zugesetzt; das Gemisch wird kräftig umgeschüttelt und unter Zusatz von 5 ml Ammoniumeisen(III)-sulfat-Lösung *R* 2 mit 0,1 N-Ammoniumthiocyanat-Lösung zurücktitriert.

1 ml 0,1 N-Silbernitrat-Lösung entspricht 3,545 mg Cl$^-$.

Jodid: 5 ml Prüflösung werden mit 0,15 ml Eisen(III)-chlorid-Lösung *R* 1 versetzt und eine Minute lang im Wasserbad erwärmt. Nach dem Erkalten wird die Lösung mit 2 ml Chloroform *R* ausgeschüttelt. Die Chloroformschicht muß farblos (Ph. Eur., Methode I) bleiben.

Bromat: 5 ml Prüflösung werden mit 5 ml Wasser, 1 ml verdünnter Schwefelsäure *R* und 1 ml Chloroform *R* versetzt und kräftig geschüttelt. Die Chloroformschicht muß farblos (Ph. Eur., Methode I) bleiben.

Sulfat (Ph. Eur.): 15 ml Prüflösung müssen der Grenzprüfung auf Sulfat entsprechen (100 ppm).

Trocknungsverlust (Ph. Eur.): Höchstens 1,0 Prozent, bestimmt mit 1,000 g Substanz durch Trocknen im Trockenschrank bei 130 °C.

GEHALTSBESTIMMUNG

Etwa 0,250 g Substanz, genau gewogen, werden in 50 ml Wasser gelöst und nach Zugabe von 0,5 ml Kaliumchromat-Lösung *R* mit 0,1 N-Silbernitrat-Lösung bis zum Farbumschlag nach schwach Rotbraun titriert.

1 ml 0,1 N-Silbernitrat-Lösung entspricht 11,90 mg KBr.

Kalium bromatum

Der Gehalt $x_{proz.}$ an KBr wird nach folgender Formel berechnet:

$$x_{proz.} = a - 3{,}359 \cdot b$$

a = Prozent KBr und KCl, gefunden bei der Gehaltsbestimmung, berechnet als KBr.
b = Prozent Cl$^-$, gefunden bei der Prüfung auf Reinheit.

ARZNEIFORMEN

Die Lösung (D 1) und die 1. Dezimalverreibung müssen mindestens 9,5 und dürfen höchstens 10,5 Prozent KBr enthalten.

HERSTELLUNG

Lösung (D 1) nach Vorschrift 5a mit Äthanol 15 Prozent.
Verreibungen nach Vorschrift 6.

EIGENSCHAFTEN

Die Lösung (D 1) ist eine klare, farblose Flüssigkeit. Die 1. Dezimalverreibung ist ein weißes Pulver.

PRÜFUNG AUF IDENTITÄT

A. Die Lösung (D 1) gibt die Identitätsreaktionen der Substanz.
B. 1,0 g der 1. Dezimalverreibung wird in 10 ml Wasser gelöst. Die Lösung gibt die Identitätsreaktionen a) und c) auf Kalium (Ph. Eur.) sowie a) und b) auf Bromid (Ph. Eur.).

PRÜFUNG AUF REINHEIT

Aussehen der Lösung: Die Lösung (D 1) muß klar (Ph. Eur., Methode B) und farblos (Ph. Eur., Methode II) sein.

Relative Dichte (Ph. Eur.): 1,046 bis 1,056.

GEHALTSBESTIMMUNG

Zur Gehaltsbestimmung der Lösung (D 1) werden etwa 2,50 g, genau gewogen, verwendet.
Zur Gehaltsbestimmung der 1. Dezimalverreibung werden etwa 2,50 g, genau gewogen, verwendet.
Die Bestimmung erfolgt wie bei der Substanz unter „Gehaltsbestimmung" angegeben. Die Korrektur um den Gehalt an Chlorid wird nicht vorgenommen.

Kalium carbonicum

K_2CO_3 MG 138,2

Verwendet wird Kaliumcarbonat, das mindestens 99,0 und höchstens 100,5 Prozent K_2CO_3 enthält, berechnet auf die bei 190 °C getrocknete Substanz.

EIGENSCHAFTEN

Weißes, körniges, trockenes, an der Luft feucht werdendes Pulver; leicht löslich in Wasser, praktisch unlöslich in wasserfreiem Äthanol.

PRÜFUNG AUF IDENTITÄT

Eine 10prozentige Lösung (G/V) ist stark alkalisch (Ph. Eur.) und gibt die Identitätsreaktionen auf Kalium (Ph. Eur.) und Carbonat (Ph. Eur.).

PRÜFUNG AUF REINHEIT

Prüflösung: 5,0 g Substanz werden portionsweise in einer Mischung von 25 ml Wasser und 5 ml Salzsäure *R* gelöst. Die Lösung wird zum Sieden erhitzt, abgekühlt, mit verdünnter Natriumhydroxid-Lösung *R* oder Salzsäure *R* gegen Lackmus neutralisiert und mit Wasser zu 50 ml verdünnt.

Aussehen der Lösung: 4,0 g Substanz werden in 10 ml Wasser gelöst. Die Lösung muß klar (Ph. Eur., Methode B) und farblos (Ph. Eur., Methode II) sein.

Arsen (Ph. Eur.): 5 ml Prüflösung müssen der Grenzprüfung A auf Arsen entsprechen (2 ppm).

Eisen (Ph. Eur.): 5 ml Prüflösung, mit Wasser zu 10 ml verdünnt, müssen der Grenzprüfung B auf Eisen entsprechen (20 ppm).

Schwermetalle (Ph. Eur.): 12 ml Prüflösung müssen der Grenzprüfung auf Schwermetalle entsprechen (20 ppm). Zur Herstellung der Vergleichslösung wird die Blei-Standardlösung (2 ppm Pb) *R* verwendet.

Chlorid (Ph. Eur.): 0,5 g Substanz werden in einer Mischung von 5 ml Wasser und 2 ml Salpetersäure *R* gelöst und mit Wasser zu 15 ml verdünnt. Die Lösung muß der Grenzprüfung auf Chlorid entsprechen (100 ppm).

Sulfat (Ph. Eur.): 15 ml Prüflösung müssen der Grenzprüfung auf Sulfat entsprechen (100 ppm).

GEHALTSBESTIMMUNG

Etwa 0,200 g der bei 190 °C getrockneten Substanz, genau gewogen, werden in 25 ml Wasser gelöst. Nach Zusatz von 0,15 ml Methylorange-Mischindikator-Lösung R wird mit 0,1 N-Salzsäure titriert.
1 ml 0,1 N-Salzsäure entspricht 6,91 mg K_2CO_3.

ARZNEIFORMEN

Die Lösung (D 1) muß mindestens 9,5 und darf höchstens 10,5 Prozent K_2CO_3 enthalten.
Die 2. Dezimalverreibung muß mindestens 0,95 und darf höchstens 1,05 Prozent K_2CO_3 enthalten.

HERSTELLUNG

Lösung (D 1) nach Vorschrift 5 mit Äthanol 15 Prozent. Die 2. Dezimalverdünnung wird mit Äthanol 15 Prozent, die folgenden Verdünnungen werden mit Äthanol 43 Prozent hergestellt.
Verreibungen ab D 2 nach Vorschrift 6.

EIGENSCHAFTEN

Die Lösung (D 1) ist eine klare, farblose Flüssigkeit von salzigem Geschmack.
Die 2. Dezimalverreibung ist ein weißes Pulver.

PRÜFUNG AUF IDENTITÄT

A. Die Lösung (D 1) gibt die Identitätsreaktionen der Substanz. Für die Identitätsreaktionen a) und b) auf Kalium (Ph. Eur.) wird der Abdampfrückstand von 5 ml der Lösung verwendet.

B. Die 2. Dezimalverreibung gibt die Identitätsreaktion a) auf Kalium (Ph. Eur.).

C. 1,0 g der 2. Dezimalverreibung wird in einem Metalltiegel verascht. Der Rückstand gibt die Identitätsreaktion c) auf Kalium (Ph. Eur.).

PRÜFUNG AUF REINHEIT

Aussehen der Lösung: Die Lösung (D 1) muß klar (Ph. Eur., Methode B) und farblos (Ph. Eur., Methode II) sein.
Relative Dichte (Ph. Eur.): 1,053 bis 1,063.

Kalium carbonicum

GEHALTSBESTIMMUNG

Zur Gehaltsbestimmung werden etwa 0,5 g der Lösung (D 1), genau gewogen, verwendet.

Zur Gehaltsbestimmung der 2. Dezimalverreibung werden etwa 5,00 g, genau gewogen, verwendet. Hierbei wird mit 75 ml Wasser versetzt und geschüttelt.

Die Bestimmung erfolgt, wie bei der Substanz unter „Gehaltsbestimmung" angegeben.

HINWEIS

Die 2. Dezimalverreibung ist bei Bedarf frisch herzustellen.

LAGERUNG

Dicht verschlossen.

Kalium chloratum

KCl   MG 74,6

Verwendet wird Kaliumchlorid, das mindestens 99,0 Prozent Kaliumchlorid KCl enthält, berechnet auf die getrocknete Substanz.

EIGENSCHAFTEN, PRÜFUNG AUF IDENTITÄT, PRÜFUNG AUF REINHEIT, GEHALTSBESTIMMUNG

Die Substanz muß der Monographie KALII CHLORIDUM (Ph. Eur.) entsprechen.

ARZNEIFORMEN

Die Lösung (D 1) und die 1. Dezimalverreibung müssen mindestens 9,5 und dürfen höchstens 10,5 Prozent KCl enthalten.

HERSTELLUNG

Lösung (D 1) nach Vorschrift 5 mit Äthanol 15 Prozent. Die 2. Dezimalverdünnung wird mit Äthanol 15 Prozent, die folgenden Verdünnungen werden mit Äthanol 43 Prozent hergestellt.

Verreibungen nach Vorschrift 6.

EIGENSCHAFTEN

Die Lösung (D 1) ist eine klare und farblose Flüssigkeit.
Die 1. Dezimalverreibung ist ein weißes Pulver.

PRÜFUNG AUF IDENTITÄT

Die Lösung (D 1) gibt die Identitätsreaktionen auf Kalium (Ph. Eur.) und Chlorid (Ph. Eur.).

1 g der 1. Dezimalverreibung wird in 10 ml Wasser gelöst; die Lösung gibt die Reaktionen auf Kalium (Ph. Eur.) und Chlorid (Ph. Eur.).

PRÜFUNG AUF REINHEIT

Aussehen der Lösung: Die Lösung (D 1) muß klar (Ph. Eur., Methode B) und farblos (Ph. Eur., Methode II) sein.

Relative Dichte (Ph. Eur.): 1,038 bis 1,046.

GEHALTSBESTIMMUNG

Zur Gehaltsbestimmung der Lösung (D 1) wird etwa 1,00 g, genau gewogen, verwendet.

Zur Gehaltsbestimmung der 1. Dezimalverreibung wird etwa 1,00 g, genau gewogen, in 10 ml Wasser gelöst und verwendet.

Die Bestimmung erfolgt wie bei der Substanz unter „Gehaltsbestimmung" angegeben.

Kalium jodatum

KI MG 166,0

Verwendet wird Kaliumjodid, das mindestens 99,0 Prozent Kaliumjodid KI enthält, berechnet auf die getrocknete Substanz.

EIGENSCHAFTEN, PRÜFUNG AUF IDENTITÄT, PRÜFUNG AUF REINHEIT, GEHALTSBESTIMMUNG

Die Substanz muß der Monographie KALII IODIDUM (Ph. Eur.) entsprechen.

ARZNEIFORMEN

Die Lösung (D 1) und die 1. Dezimalverreibung müssen mindestens 9,5 und dürfen höchstens 10,5 Prozent KI enthalten.

HERSTELLUNG

Lösung (D 1) und Verdünnungen nach Vorschrift 5 mit Äthanol 43 Prozent. Verreibungen nach Vorschrift 6.

EIGENSCHAFTEN

Die Lösung (D 1) ist eine klare und farblose Flüssigkeit.
　Die 1. Dezimalverreibung ist ein weißes Pulver.

PRÜFUNG AUF IDENTITÄT

Die Lösung (D 1) gibt die Identitätsreaktionen auf Kalium (Ph. Eur.) und Jodid (Ph. Eur.).
　1,0 g der 1. Dezimalverreibung wird in 10 ml Wasser gelöst; die entstandene Lösung gibt die Reaktionen auf Kalium (Ph. Eur.) und Jodid (Ph. Eur.).

PRÜFUNG AUF REINHEIT

Aussehen der Lösung: Die Lösung (D 1) muß klar (Ph. Eur., Methode B) und farblos (Ph. Eur., Methode II) sein.

Relative Dichte (Ph. Eur.): 0,998 bis 1,002.

GEHALTSBESTIMMUNG

Zur Gehaltsbestimmung der Lösung (D 1) werden etwa 3,00 g, genau gewogen, verwendet.

Zur Gehaltsbestimmung der 1. Dezimalverreibung werden etwa 3,00 g, genau gewogen, in 30 ml Wasser gelöst und verwendet.

Die Bestimmung erfolgt wie bei der Substanz unter „Gehaltsbestimmung" angegeben.

LAGERUNG

Vor Licht geschützt.

Vorsichtig zu lagern!

Kalium nitricum

KNO_3 \hfill MG 101,1

Verwendet wird Kaliumnitrat, das mindestens 99,0 und höchstens 100,5 Prozent KNO_3 enthält.

EIGENSCHAFTEN

Farblose Kristalle oder weißes, kristallines Pulver; leicht löslich in Wasser, sehr leicht löslich in siedendem Wasser, praktisch unlöslich in Äthanol.

PRÜFUNG AUF IDENTITÄT

Die Substanz gibt die Identitätsreaktionen auf Kalium (Ph. Eur.) und auf Nitrat (Ph. Eur.).

PRÜFUNG AUF REINHEIT

Prüflösung: 20,0 g Substanz werden zu 100,0 ml gelöst.

Aussehen der Lösung: Die Prüflösung muß klar (Ph. Eur., Methode B) und farblos (Ph. Eur., Methode II) sein.

Alkalisch oder sauer reagierende Verunreinigungen: 10 ml Prüflösung werden mit 0,1 ml Bromthymolblau-Lösung *R* 1 versetzt. Ist diese Lösung blau gefärbt, muß sie durch höchstens 0,50 ml 0,01 N-Salzsäure gelb gefärbt werden; ist sie gelb gefärbt, muß sie durch höchstens 0,50 ml 0,01 N-Natriumhydroxid-Lösung blau gefärbt werden.

Schwermetalle (Ph. Eur.): 12 ml Prüflösung müssen der Grenzprüfung auf Schwermetalle entsprechen (10 ppm). Zur Herstellung der Vergleichslösung wird die Blei-Standardlösung (2 ppm Pb) *R* verwendet.

Eisen (Ph. Eur.): 5,0 ml Prüflösung, mit Wasser zu 10 ml verdünnt, müssen der Grenzprüfung B auf Eisen entsprechen (10 ppm).

Calcium (Ph. Eur.): 10 ml Prüflösung müssen der Grenzprüfung auf Calcium entsprechen (50 ppm).

Magnesium: 10 ml Prüflösung werden mit 0,2 ml Titangelb-Lösung *R* und 5 ml verdünnter Natriumhydroxid-Lösung *R* versetzt und geschüttelt. Die Lösung darf nicht stärker rot gefärbt sein als eine in der gleichen Weise mit 10 ml Magnesium-Standardlösung (10 ppm Mg) *R* hergestellte Vergleichslösung (50 ppm).

Ammonium (Ph. Eur.): 1,0 ml Prüflösung, mit 13 ml Wasser verdünnt, muß der Grenzprüfung A auf Ammonium entsprechen (50 ppm).

Natrium: 1,5 ml Prüflösung werden mit 1,5 ml Wasser, 2 ml Äthanol *R* und 3 ml Kaliumhexahydroxoantimonat(V)-Lösung *R* versetzt. Die Lösung darf sich innerhalb von 5 Minuten nicht trüben.

Chlorid (Ph. Eur.): 12,5 ml Prüflösung, mit Wasser zu 15 ml verdünnt, müssen der Grenzprüfung auf Chlorid entsprechen (20 ppm).

Oxidierende Verunreinigungen: 5 ml Prüflösung werden mit 5 ml Wasser, 0,5 ml verdünnter Schwefelsäure *R* und 2 ml Zinkjodid-Stärke-Lösung *R* versetzt. Die Lösung darf sich innerhalb von 2 Minuten nicht blau färben.

Trocknungsverlust (Ph. Eur.): Höchstens 0,5 Prozent, bestimmt mit 1,000 g Substanz durch Trocknen im Trockenschrank bei 120 °C.

GEHALTSBESTIMMUNG

In einem Glasrohr (10 mm lichte Weite, etwa 300 mm Länge), das unten mit einem Hahn verschließbar und darüber mit Glaswolle abgedichtet ist, werden 5 g stark saurer Kationenaustauscher *RH* mit kohlendioxidfreiem Wasser *R* bedeckt. Nach 5 Minuten wird bis zur neutralen Reaktion gegen blaues Lackmuspapier *R* mit kohlendioxidfreiem Wasser *R* gewaschen.

Etwa 90 mg Substanz, genau gewogen, werden in einem Becherglas in 10 ml kohlendioxidfreiem Wasser *R* gelöst. Diese Lösung wird auf den Austauscher gegossen, die Durchlaufgeschwindigkeit auf etwa 2 bis 3 ml je Minute eingestellt und die abtropfende Flüssigkeit in einer Vorlage aufgefangen. Das Becherglas wird 2mal mit je 10 ml kohlendioxidfreiem Wasser *R* nachgespült und diese Lösung bei unveränderter Durchlaufgeschwindigkeit auf den gerade noch mit Flüssigkeit bedeckten Austauscher gegossen; anschließend wird bei völlig geöffnetem Hahn mit etwa 200 ml kohlendioxidfreiem Wasser *R* bis zur neutralen Reaktion gegen blaues Lackmuspapier *R* nachgewaschen. Das Eluat wird nach Zusatz von 0,15 ml Methylrot-Mischindikator-Lösung *R* mit 0,1 N-Natriumhydroxid-Lösung bis zum Farbumschlag nach Gelbgrün titriert.

1 ml 0,1 N-Natriumhydroxid-Lösung entspricht 10,11 mg KNO_3.

ARZNEIFORMEN

Die Lösung (D 2) muß mindestens 0,95 und darf höchstens 1,05 Prozent KNO_3 enthalten.

Die 1. Dezimalverreibung muß mindestens 9,5 und darf höchstens 10,5 Prozent KNO_3 enthalten.

HERSTELLUNG

Lösung (D 2) nach Vorschrift 5a mit Äthanol 15 Prozent.
Verreibungen nach Vorschrift 6.

EIGENSCHAFTEN

Die Lösung (D 2) ist eine klare und farblose Flüssigkeit.
Die 1. Dezimalverreibung ist ein weißes Pulver.

PRÜFUNG AUF IDENTITÄT

A. Die Lösung (D 2) gibt die Identitätsreaktionen c) auf Kalium (Ph. Eur.) und b) auf Nitrat (Ph. Eur.).

B. 1,0 g der 1. Dezimalverreibung wird in 10 ml Wasser gelöst. Die Lösung gibt die Identitätsreaktion c) auf Kalium (Ph. Eur.).

C. 0,05 g der 1. Dezimalverreibung werden in 10 ml Wasser gelöst. Wird die Lösung mit 1 ml Diphenylamin-Lösung *R* unterschichtet, so färbt sich die Schwefelsäure-Phase blau.

PRÜFUNG AUF REINHEIT

Aussehen der Lösung: Die Lösung (D 2) muß klar (Ph. Eur., Methode B) und farblos (Ph. Eur., Methode II) sein.
Relative Dichte (Ph. Eur.): 0,981 bis 0,983.

GEHALTSBESTIMMUNG

Zur Gehaltsbestimmung der Lösung (D 2) werden etwa 9,00 g, genau gewogen, verwendet.

Zur Gehaltsbestimmung der 1. Dezimalverreibung werden etwa 0,900 g, genau gewogen, verwendet.

Die Bestimmung erfolgt wie bei der Substanz unter „Gehaltsbestimmung" angegeben.

Kalium phosphoricum

KH_2PO_4 MG 136,1

Verwendet wird Kaliumdihydrogenphosphat, das mindestens 99,0 und höchstens 100,5 Prozent KH_2PO_4 enthält.

EIGENSCHAFTEN

Farblose Kristalle oder weißes, kristallines Pulver; leicht löslich in Wasser, praktisch unlöslich in Äthanol.

PRÜFUNG AUF IDENTITÄT

Die Substanz gibt die Identitätsreaktionen auf Kalium (Ph. Eur.) und auf Phosphat (Ph. Eur.).

PRÜFUNG AUF REINHEIT

Prüflösung: 20,0 g Substanz werden zu 100,0 ml gelöst.

Aussehen der Lösung: Die Verdünnung von 5,0 ml Prüflösung mit 5,0 ml Wasser muß klar (Ph. Eur., Methode B) und farblos (Ph. Eur., Methode II) sein.

pH-Wert (Ph. Eur.): 4,3 bis 4,5, gemessen an einer Verdünnung von 1,0 ml Prüflösung zu 10,0 ml.

Arsen (Ph. Eur.): 1,0 ml Prüflösung muß der Grenzprüfung A auf Arsen entsprechen (5 ppm).

Schwermetalle (Ph. Eur.): 12 ml Prüflösung müssen der Grenzprüfung auf Schwermetalle entsprechen (10 ppm). Zur Herstellung der Vergleichslösung wird die Blei-Standardlösung (2 ppm Pb) R verwendet.

Eisen (Ph. Eur.): 1,0 ml Prüflösung, mit Wasser zu 10 ml verdünnt, muß der Grenzprüfung B auf Eisen entsprechen (50 ppm).

Chlorid (Ph. Eur.): 1,5 ml Prüflösung, mit Wasser zu 15 ml verdünnt, müssen der Grenzprüfung auf Chlorid entsprechen (165 ppm).

Sulfat (Ph. Eur.): 15 ml Prüflösung müssen der Grenzprüfung auf Sulfat entsprechen (50 ppm). Zu Prüf- und Vergleichslösung ist 1,0 ml Salzsäure R zuzusetzen.

Trocknungsverlust (Ph. Eur.): Höchstens 0,1 Prozent, bestimmt mit 1,00 g Substanz durch Trocknen im Trockenschrank bei 100 bis 105 °C.

GEHALTSBESTIMMUNG

Etwa 0,300 g Substanz, genau gewogen, werden in 100 ml Wasser gelöst; die Lösung wird nach Zugabe von 0,20 ml Thymolblau-Lösung R mit 0,1 N-Natriumhydroxid-Lösung bis zum Farbton einer Vergleichslösung vom pH-Wert 9,2 titriert, die aus 97,0 ml 0,05 M-Natriumtetraborat-Lösung, 3,0 ml 0,1 N-Salzsäure und 0,20 ml Thymolblau-Lösung R hergestellt wird.

1 ml 0,1 N-Natriumhydroxid-Lösung entspricht 13,61 mg KH_2PO_4.

ARZNEIFORMEN

Die Lösung (D 2) muß mindestens 0,95 und darf höchstens 1,05 Prozent KH_2PO_4 enthalten.

Die 2. Dezimalverreibung muß mindestens 0,95 und darf höchstens 1,05 Prozent KH_2PO_4 enthalten.

Kalium phosphoricum

HERSTELLUNG

Lösung (D 2) nach Vorschrift 5 mit Äthanol 15 Prozent, die folgenden Verdünnungen werden mit Äthanol 43 Prozent hergestellt.
Verreibungen ab D 2 nach Vorschrift 6.

EIGENSCHAFTEN

Die Lösung (D 2) ist eine klare Flüssigkeit.
Die 2. Dezimalverreibung ist ein weißes Pulver.

PRÜFUNG AUF IDENTITÄT

Die Lösung (D 2) gibt die Identitätsreaktionen der Substanz. Für die Identitätsreaktionen a) und b) auf Kalium (Ph. Eur.) wird der Abdampfrückstand von 5 ml der Lösung (D 2) genommen. Zur Prüfung der 2. Dezimalverreibung werden 2,5 g der Verreibung mit 10 ml Wasser geschüttelt. Das Filtrat gibt die Identitätsreaktionen der Substanz.

PRÜFUNG AUF REINHEIT

Aussehen der Lösung: Die Lösung (D 2) muß klar (Ph. Eur., Methode B) und farblos (Ph. Eur., Methode II) sein.

Relative Dichte (Ph. Eur.): 0,983 bis 0,985.

GEHALTSBESTIMMUNG

Zur Gehaltsbestimmung der Lösung (D 2) werden etwa 10,0 g, genau gewogen, verwendet.
Zur Gehaltsbestimmung der 2. Dezimalverreibung werden etwa 10,0 g, genau gewogen, verwendet.
Die Bestimmung erfolgt, wie bei der Substanz unter „Gehaltsbestimmung" angegeben.

LAGERUNG

Vor Licht geschützt.

Kalium stibyltartaricum

Tartarus stibiatus

$C_8H_4K_2O_{12}Sb_2 \cdot 3\,H_2O$ \hfill MG 668

Verwendet wird Dikaliumdi-d-tartrato(4)-bis(antimonat(III))trihydrat, das mindestens 98,0 und höchstens 102,0 Prozent $C_8H_4K_2O_{12}Sb_2 \cdot 3\,H_2O$ enthält.

EIGENSCHAFTEN

Weiße Kristalle oder kristallines Pulver, löslich in Wasser, leicht löslich in siedendem Wasser, sehr schwer löslich in Äthanol.

PRÜFUNG AUF IDENTITÄT

A. 3 ml Prüflösung (siehe ,,Prüfung auf Reinheit") geben nach Zusatz von 0,5 ml verdünnter Natriumhydroxid-Lösung *R* einen weißen Niederschlag, der sowohl im Überschuß an verdünnter Natriumhydroxid-Lösung *R* als auch in verdünnter Essigsäure *R* löslich ist.

B. 1 ml Prüflösung (siehe ,,Prüfung auf Reinheit") gibt nach Zusatz von 0,1 ml Natriumsulfid-Lösung *R* einen tieforangegelben Niederschlag, der sich bei weiterer Zugabe von 1 ml Natriumsulfid-Lösung *R* wieder auflöst.

C. Wird 1 ml Prüflösung (siehe ,,Prüfung auf Reinheit") mit 1 ml verdünnter Essigsäure *R* und 1 ml Natriumhexanitrocobaltat(III)-Lösung *R* versetzt, entsteht ein gelber oder orangefarbener Niederschlag.

PRÜFUNG AUF REINHEIT

Prüflösung: 1,0 g Substanz wird in Wasser zu 20 ml gelöst.

Aussehen der Lösung: Die Prüflösung muß klar (Ph. Eur., Methode B) und farblos (Ph. Eur., Methode II) sein.

Spezifische Drehung (Ph. Eur.): Die spezifische Drehung muß zwischen +138 und +144° liegen, bestimmt mit 2,00 g Substanz, die in Wasser zu 100,0 ml gelöst werden.

Arsen (Ph. Eur.): 0,5 g Substanz müssen der Grenzprüfung B auf Arsen entsprechen (10 ppm).

Schwermetalle: 1 ml Prüflösung wird mit 2,5 ml bleifreier Kaliumnatriumtartrat-Lösung *RH* und 1 ml bleifreier Hydroxylaminhydrochlorid-Lösung *R* versetzt und mit Ammoniumchlorid-Pufferlösung *p*H 9,6 *RN* zu 10 ml verdünnt. Nach Zugabe von 10 ml einer frisch bereiteten 0,0006prozentigen Lösung (G/V) von Dithizon *R* in Chloroform *R* wird 2 Minuten lang kräftig geschüttelt. Die abgesetzte organische Phase muß einen türkisfarbenen bis rotvioletten Farbton haben und darf nicht die Farbe zeigen, die aus 1,0 ml einer in gleicher Weise behandelten Blei-Standard-Lösung (10 ppm Pb) *R* erhalten wird (200 ppm).

Oxalat: Werden 10 ml Prüflösung mit 0,1 ml Essigsäure *R* und 10 ml Calciumsulfat-Lösung *R* versetzt, darf innerhalb von 20 Minuten keine Opaleszenz auftreten.

GEHALTSBESTIMMUNG

Etwa 0,350 g Substanz, genau gewogen, werden mit 0,5 g Weinsäure *R* in etwa 100 ml Wasser gelöst. Die Lösung wird nach Zusatz von 5,0 g Natriumhydrogencarbonat *R* und 5 ml Stärke-Lösung *R* mit 0,1 N-Jod-Lösung titriert.

1 ml 0,1 N-Jod-Lösung entspricht 16,70 mg $C_8H_4K_2O_{12}Sb_2 \cdot 3H_2O$.

ARZNEIFORMEN

Die Lösung (D 2) muß mindestens 0,95 und darf höchstens 1,05 Prozent $C_8H_4K_2O_{12}Sb_2 \cdot 3H_2O$ enthalten.

Die 1. Dezimalverreibung muß mindestens 9,5 und darf höchstens 10,5 Prozent $C_8H_4K_2O_{12}Sb_2 \cdot 3H_2O$ enthalten.

HERSTELLUNG

Zur Lösung (D 2) wird 1 Teil Substanz unter leichtem Erwärmen in 84 Teilen Wasser gelöst. Nach dem Erkalten werden 15 Teile Äthanol 86 Prozent zugefügt. Die folgenden Verdünnungen werden mit Äthanol 43 Prozent hergestellt.

Verreibungen nach Vorschrift 6.

EIGENSCHAFTEN

Die Lösung (D 2) ist eine klare, farblose Flüssigkeit. Die 1. Dezimalverreibung ist ein weißes Pulver.

PRÜFUNG AUF IDENTITÄT

A. 2 ml der Lösung (D 2) beziehungsweise die unter gelindem Erwärmen und anschließender Filtration hergestellte Lösung von 0,2 g der 1. Dezimalverreibung in 2 ml Wasser werden mit 0,1 ml Natriumsulfid-Lösung R versetzt. Es entsteht ein tieforangegelber Niederschlag, der sich bei weiterer Zugabe von 1 ml Natriumsulfid-Lösung wieder auflöst.

B. 1 ml der Lösung (D 2) beziehungsweise die unter gelindem Erwärmen und anschließender Filtration hergestellte Lösung von 0,1 g der 1. Dezimalverreibung in 1 ml Wasser geben die Identitätsreaktion C der Substanz.

C. 1 g der 1. Dezimalverreibung beziehungsweise der Trockenrückstand von 10 g der Lösung (D 2) werden in 10 ml Wasser unter Erwärmen gelöst. Wird das Filtrat der erkalteten Lösung mit der doppelten Menge Calciumhydroxid-Lösung R versetzt, entsteht ein weißer Niederschlag beziehungsweise eine weiße Trübung.

PRÜFUNG AUF REINHEIT

Aussehen der Lösung: Die Lösung (D 2) muß klar (Ph. Eur., Methode B) und farblos (Ph. Eur., Methode II) sein.

Relative Dichte (Ph. Eur.): 0,981 bis 0,990.

GEHALTSBESTIMMUNG

A. Lösung: Etwa 15,0 g der Lösung (D 2), genau gewogen, werden auf dem Wasserbad auf etwa 3 bis 4 ml eingeengt, mit 45 ml Wasser und 10 ml Salzsäure R 1 versetzt und mit 0,1 N-Kaliumbromat-Lösung unter Zusatz von 0,1 ml Äthoxychrysoidin-Lösung R titriert. Der Indikator wird erst kurz vor dem Erreichen des Äquivalenzpunktes zugegeben; dann wird langsam bis zur Entfärbung zu Ende titriert.

B. Verreibung: Etwa 1,50 g der 1. Dezimalverreibung, genau gewogen, werden in 50 ml Wasser unter leichtem Erwärmen gelöst und nach dem Erkalten mit 10 ml Salzsäure R versetzt. Diese Lösung wird in der gleichen Weise wie die Lösung (D 2) titriert.

1 ml 0,1 N-Kaliumbromat-Lösung entspricht 16,70 mg $C_8H_4K_2O_{12}Sb_2 \cdot 3H_2O$.

Grenzprüfung der D 4

A. Lösung: 10,0 g der 4. Dezimalverdünnung werden mit 0,05 ml Natriumsulfid-Lösung R versetzt und umgeschüttelt. Nach 2 Minuten dürfen 2,0 ml der Lösung nicht stärker gefärbt sein als die Farbvergleichslösung G_5 (Ph. Eur., Methode I).

B. Verreibung: 2,5 g der 4. Dezimalverreibung werden unter Erwärmen mit Wasser zu 10 ml gelöst, mit 0,05 ml Natriumsulfid-Lösung R versetzt und umgeschüttelt. Nach 2 Minuten dürfen 2,0 ml der Lösung nicht stärker gefärbt sein als die Farbvergleichslösung G_5 (Ph. Eur., Methode I).

LAGERUNG

Vor Licht geschützt.

Vorsichtig zu lagern!

Kalium sulfuricum

K_2SO_4 MG 174,3

Verwendet wird Kaliumsulfat, das mindestens 99,0 und höchstens 101,0 Prozent K_2SO_4 enthält, berechnet auf die getrocknete Substanz.

EIGENSCHAFTEN

Farblose, harte Kristalle oder weißes, kristallines Pulver mit schwach bitterem, salzigem Geschmack; in Wasser von 20 °C löslich, in siedendem Wasser leicht löslich, wenig löslich in Glycerol 85 Prozent, praktisch unlöslich in Äthanol und Äther.

PRÜFUNG AUF IDENTITÄT

Die Substanz gibt die Identitätsreaktionen auf Kalium (Ph. Eur.) und auf Sulfat (Ph. Eur.).

PRÜFUNG AUF REINHEIT

Prüflösung: 10,0 g Substanz werden unter schwachem Erwärmen in 90 ml Wasser gelöst und nach dem Erkalten mit Wasser zu 100 ml verdünnt.

Kalium sulfuricum

Aussehen der Lösung: Die Prüflösung muß klar (Ph. Eur., Methode B) und farblos (Ph. Eur., Methode II) sein.

Alkalisch oder sauer reagierende Verunreinigungen: 10,0 ml Prüflösung müssen nach Zusatz von 0,10 ml Bromthymolblau-Lösung R 1 und 0,50 ml 0,01 N-Salzsäure gelb gefärbt sein.

10,0 ml Prüflösung müssen nach Zusatz von 0,10 ml Bromthymolblau-Lösung R 1 und 0,50 ml 0,01 N-Natriumhydroxid-Lösung blau gefärbt sein.

Chlorid (Ph. Eur.): Die Mischung aus 12,5 ml Prüflösung und 2,5 ml Wasser muß der Grenzprüfung auf Chlorid entsprechen (40 ppm).

Arsen (Ph. Eur.): 0,500 g Substanz müssen der Grenzprüfung A auf Arsen entsprechen (2 ppm).

Ammonium (Ph. Eur.): 5,0 ml Prüflösung werden mit 9,0 ml Wasser verdünnt; die Mischung muß der Grenzprüfung A auf Ammonium entsprechen (20 ppm).

Calcium (Ph. Eur.): 5,0 ml Prüflösung werden mit 5,0 ml Wasser verdünnt; die Mischung muß der Grenzprüfung auf Calcium entsprechen (200 ppm).

Der Äthanolzusatz zur Untersuchungs- und Vergleichslösung entfällt.

Eisen (Ph. Eur.): 10,0 ml Prüflösung müssen der Grenzprüfung B auf Eisen entsprechen (10 ppm).

Magnesium: 5,0 ml Prüflösung werden mit 5,0 ml Wasser, 1,0 ml Glycerol 85 Prozent R, 0,15 ml Titangelb-Lösung R sowie 5,0 ml verdünnter Natriumhydroxid-Lösung R versetzt und geschüttelt.

Die Lösung darf nicht stärker rot gefärbt sein als eine Vergleichslösung, die in der gleichen Weise unter Verwendung von 1,00 ml Magnesium-Standardlösung (10 ppm Mg) R und 9,0 ml Wasser bereitet wird (20 ppm).

Natrium: Höchstens 0,1 Prozent; der Natriumgehalt der Substanz wird flammenphotometrisch nach Ph. Eur., Methode I, unter Verwendung der Prüflösung bestimmt.

Schwermetalle (Ph. Eur.): 12,0 ml Prüflösung müssen der Grenzprüfung auf Schwermetalle entsprechen. Für die Herstellung der Vergleichslösung wird die Blei-Standardlösung (2 ppm Pb) R verwendet (20 ppm).

Trocknungsverlust (Ph. Eur.): Höchstens 1,0 Prozent, bestimmt mit 1,000 g Substanz durch 4 Stunden langes Trocknen im Trockenschrank bei 130 °C.

GEHALTSBESTIMMUNG

6,5 g stark saurer Kationenaustauscher RH werden in einer Reibschale mit Salzsäure R 1 glatt angerieben, mehrere Male dekantiert, bis die Salzsäure klar abfließt, in ein Glasrohr von 10 mm lichter Weite und etwa 300 mm Länge, das unten mit einem Hahn verschließbar und darüber mit Glaswolle abgedichtet ist, gegeben und mit Wasser bis zur neutralen Reaktion gewaschen.

Die Lösung von etwa 0,100 g Substanz, genau gewogen, in 10 ml Wasser wird auf den Austauscher gegeben, die Durchlaufgeschwindigkeit auf etwa 2 bis 3 ml je Minute eingestellt und die abtropfende Flüssigkeit in einer Vorlage aufgefangen. Der gerade noch mit Flüssigkeit bedeckte Austauscher wird mit etwa 10 ml Wasser bei unveränderter Durchlaufgeschwindigkeit und anschließend bei völlig geöffnetem Hahn mit etwa 140 ml Wasser bis zur neutralen Reaktion nachgewaschen. Das Eluat wird mit 1,5 ml Methylorange-Lösung *R* versetzt und mit 0,1 N-Natriumhydroxid-Lösung bis zum Farbumschlag nach Gelb titriert.

1 ml 0,1 N-Natriumhydroxid-Lösung entspricht 8,71 mg K_2SO_4.

ARZNEIFORMEN

Die Lösung (D 1) und die 1. Dezimalverreibung müssen mindestens 9,5 und dürfen höchstens 10,5 Prozent K_2SO_4 enthalten.

HERSTELLUNG

Die Lösung (D 1) nach Vorschrift 5a mit Wasser. Die 2. Dezimalverdünnung wird mit Wasser, die folgenden Verdünnungen werden mit Äthanol 43 Prozent hergestellt.

Verreibungen nach Vorschrift 6.

EIGENSCHAFTEN

Die Lösung (D 1) ist eine klare, farblose Flüssigkeit. Die 1. Dezimalverreibung ist ein weißes Pulver.

PRÜFUNG AUF IDENTITÄT

Die Lösung (D 1) sowie eine Lösung von 1,0 g der 1. Dezimalverreibung in 10 ml Wasser geben die Identitätsreaktionen der Substanz.

PRÜFUNG AUF REINHEIT

Aussehen der Lösung: Die Lösung (D 1) muß klar (Ph. Eur., Methode B) und farblos (Ph. Eur., Methode II) sein.

Relative Dichte (Ph. Eur.): 1,080 bis 1,085.

GEHALTSBESTIMMUNG

Etwa 1,00 g der Lösung (D 1) beziehungsweise der 1. Dezimalverreibung, genau gewogen, werden in 10 ml Wasser gelöst. Die Bestimmung erfolgt wie bei der Substanz unter ,,Gehaltsbestimmung" angegeben.

Kalmia latifolia

Kalmia

Verwendet werden die frischen Blätter von *Kalmia latifolia* L.

BESCHREIBUNG

Die immergrünen Blätter sind lorbeerartig, eilanzettlich, spitz und kahl, 6 bis 8 cm lang und 1 bis 4 cm breit, mit auf der Unterseite stark hervortretendem Mittelnerv und kurzem Blattstiel. Die Blattoberseite ist dunkelgrün, etwas glänzend; die Unterseite ist mattgrün.

ARZNEIFORMEN

HERSTELLUNG

Urtinktur und flüssige Verdünnungen nach Vorschrift 3a.

EIGENSCHAFTEN

Die Urtinktur ist eine dunkelrotbraune Flüssigkeit mit würzigem, aromatischem Geruch und schwach bitterem Geschmack.

PRÜFUNG AUF IDENTITÄT

A. Wird 1 ml Urtinktur mit 10 ml Wasser versetzt, entsteht eine bräunlich-gelbe, trübe Mischung. Nach Zugabe von 0,2 ml Ammoniaklösung *R* färbt sich die Mischung orangebraun bis rötlichbraun und wird klar.
B. Wird 1 ml Urtinktur mit 15 ml Wasser und 0,2 ml Ammonium-Eisen(III)-sulfat-Lösung *R* 2 versetzt, färbt sich die Mischung grünlichdunkelbraun.
C. Wird 1 ml Urtinktur mit 15 ml Wasser kräftig geschüttelt, entsteht ein mindestens 2 Stunden lang beständiger Schaum, der sich nach Zusatz von 0,2 ml verdünnter Natriumhydroxid-Lösung *R* auflöst.
D. Chromatographie: Die Prüfung erfolgt dünnschichtchromatographisch auf einer Schicht von Kieselgel HF$_{254}$ *R*.

Untersuchungslösung: Urtinktur.

Vergleichslösung: 100 mg Carvon *RN*, 20 mg Quercetin *RN* und 30 mg Gallussäure *RN* werden in 10 ml Methanol *R* gelöst.

Aufgetragen werden getrennt je 10 µl Untersuchungs- und Vergleichslösung. Die Chromatographie erfolgt über eine Laufstrecke von 10 cm mit einer Mischung von 75 Volumteilen Chloroform *R*, 16,5 Volumteilen Aceton *R* und 8,5 Volumteilen wasserfreier Ameisensäure *R*. Nach Verdunsten der mobilen Phase werden Chromatogramme im ultravioletten Licht bei 254 nm und bei 365 nm ausgewertet.

Das Chromatogramm der Vergleichslösung zeigt bei 254 nm am Übergang vom unteren zum mittleren Drittel des Rf-Bereiches den Fleck der Gallussäure, im unteren Teil des mittleren Drittels den Fleck des Quercetins und im oberen Drittel den Fleck des Carvons.

Das Chromatogramm der Untersuchungslösung zeigt bei 254 nm knapp unterhalb der Vergleichssubstanz Gallussäure, auf Höhe des Quercetins und etwa in der Mitte zwischen den Vergleichssubstanzen Quercetin und Carvon je einen Fleck, von denen die beiden oberen Flecke bei 365 nm blau fluoreszieren.

Anschließend werden die Chromatogramme mit Echtblausalz-B-Lösung *RN* besprüht und im Tageslicht ausgewertet.

Das Chromatogramm der Untersuchungslösung zeigt folgende Flecke: wenig unterhalb der Gallussäure einen orangefarbenen Fleck, wenig oberhalb der Gallussäure einen rotvioletten Fleck, auf Höhe des Quercetins einen orangefarbenen und direkt darüber einen rotvioletten Fleck sowie einen orangefarbenen Fleck etwa in der Mitte zwischen den Vergleichssubstanzen Quercetin und Carvon. Zusätzlich können auftreten ein orangeroter Fleck in der Mitte zwischen der Startlinie und dem Fleck der Gallussäure und ein schwacher, roter Fleck oberhalb des Quercetins.

PRÜFUNG AUF REINHEIT

Relative Dichte (Ph. Eur.): 0,905 bis 0,925.

Trockenrückstand (DAB): Mindestens 4,5 Prozent.

LAGERUNG

Vor Licht geschützt und dicht verschlossen.

Krameria triandra

Ratanhia

Verwendet werden die getrockneten Wurzeln von *Krameria triandra* RUIZ et PAVON. Sie enthalten mindestens 2,5 Prozent mit Hautpulver fällbare Gerbstoffe, berechnet als Pyrogallol.

BESCHREIBUNG

Die Droge ist geruchlos. Die Rinde hat zusammenziehenden Geschmack; das Holz ist fast geschmacklos.

Die dunkelbraunrote Wurzel ist an ihrem oberen, dicken Ende (Wurzelschopf) knotig. Von hier gehen fast gerade oder schwach wellig gebogene Wurzeln aus. Die Rinde der älteren Teile ist rauh bis schuppig, die der jüngeren Teile glatt, mit ausgeprägten Querrissen, sich leicht vom Holz ablösend. Der Bruch ist faserig in der Rinde, splitternd im Holz. Die geglättete Oberfläche eines Querschnittes zeigt eine dunkelrotbraune Rinde, die etwa ein Drittel des Radius erreicht. Das dichte, blaßrötlichbraune und feinporöse Holz hat zahlreiche feine Markstrahlen. Das Kernholz ist oft dunkler gefärbt.

Mikroskopische Merkmale: Die Rinde zeigt eine 1 bis 1,5 mm dicke Korkschicht aus dünnwandigen Zellen mit dunkelbraunrotem Inhalt. Das Phloem weist radial angeordnete Gruppen von Siebröhren auf, die mit zahlreichen unverholzten Fasergruppen abwechseln. Die Einzelfasern sind etwa 12 bis 30 µm breit und 400 bis 1100 µm lang. Die Fasergruppen sind begleitet von Zellreihen, die Calciumoxalatprismen oder Kristallsand enthalten. Die Oxalatprismen sind 2 bis 30 µm dick und bis zu 100 µm lang. Das Parenchym enthält einfache oder zusammengesetzte, meist kugelige Stärkekörner, das Einzelkorn 20 bis 80 µm im Durchmesser, oder rotbraunen Gerbstoff. Die zahlreichen, stärkehaltigen Markstrahlen sind in der Nähe des Kambiums einzellreihig, in den äußeren Teilen mehrzellreihig. Der Holzkörper ist undeutlich strahlig. Gefäße, die einzeln oder in Gruppen von 2 bis 5 angeordnet sind, messen 20 bis 60 µm im Durchmesser und weisen Hoftüpfel auf. Die Gefäße sind umgeben von etwa 20 µm breiten und 200 bis 600 µm langen Fasertracheiden. Intermediärparenchym verbindet in tangentialen, eine Zelle breiten Bändern 2 benachbarte Markstrahlen oder erstreckt sich über einen weiteren Bogen. Die Zellen sind etwa 8 bis 12 µm breit und 80 bis 150 µm lang.

Weiter sind geringe Anteile von verstreutem Holzparenchym und zahlreiche, eine Zelle breite Markstrahlen zu sehen.

PRÜFUNG AUF IDENTITÄT

Prüflösung: 1,0 g grob gepulverte Droge (710) wird mit 10 ml Äthanol 70 % *RN* 2 Stunden lang geschüttelt und abfiltriert.

A. Werden 0,5 ml Prüflösung mit 10 ml Wasser und 2 ml einer 10prozentigen Lösung (G/V) von Ammoniumeisen(II)-sulfat *R* versetzt, wird die Mischung trüb und färbt sich dunkelgrau; nach dem Absetzen ist die überstehende Flüssigkeit graugrün.

B. Werden 0,1 ml Prüflösung mit 100 ml Wasser und 0,1 ml einer 10prozentigen Lösung (G/V) von Eisen(III)-chlorid *R* in Äthanol *R* versetzt, entsteht nach Umschütteln eine graugrüne Färbung.

C. Wird 1 ml Prüflösung mit 2 ml einer 1prozentigen Lösung (G/V) von Vanillin *R* in Salzsäure *R* versetzt, färbt sich die Mischung rot.

D. Wird 1 ml Prüflösung mit 2 ml Fehlingscher Lösung *R* versetzt und 10 Minuten lang im Wasserbad erhitzt, tritt gelbroter Niederschlag auf.

E. Wird 1 ml Prüflösung mit 1 ml Äthanol *R* und 2 ml verdünnter Natriumhydroxid-Lösung *R* versetzt, wird die Mischung trüb, färbt sich braun und zeigt im ultravioletten Licht bei 365 nm violette Fluoreszenz.

F. Chromatographie: Die Prüfung erfolgt dünnschichtchromatographisch auf einer Schicht von Kieselgel H *R*.

Untersuchungslösung: Prüflösung.

Vergleichslösung: 30 mg Tannin *R* und 10 mg Gallussäure *RN* werden in 10 ml Aceton *R* gelöst.

Aufgetragen werden getrennt je 20 µl Untersuchungs- und Vergleichslösung. Die Chromatographie erfolgt über eine Laufstrecke von 15 cm mit einer Mischung von 80 Volumteilen Äthylacetat *R*, 10 Volumteilen wasserfreier Ameisensäure *R* und 10 Volumteilen Wasser. Nach Verdunsten der mobilen Phase werden die Chromatogramme mit einer 1prozentigen Lösung (G/V) von Diphenylboryloxyäthylamin *R* in Methanol *R* und danach mit einer 5prozentigen Lösung (G/V) von Polyäthylenglykol 400 *R* in Methanol *R* besprüht und im ultravioletten Licht bei 365 nm ausgewertet.

Das Chromatogramm der Vergleichslösung zeigt im mittleren Drittel des Rf-Bereiches den etwas langgezogenen blauen Fleck des Tannins und im oberen Drittel den leuchtend blauen Fleck der Gallussäure.

Das Chromatogramm der Untersuchungslösung zeigt im mittleren Drittel des Rf-Bereichs knapp unterhalb der Vergleichssubstanz Tannin einen blaugrünen Fleck, im oberen Drittel knapp unterhalb der Vergleichssubstanz Gallussäure einen ebenfalls blaugrünen Fleck und in Frontnähe zwei oder drei blaue Flecke.

PRÜFUNG AUF REINHEIT

Fremde Bestandteile (Ph. Eur.): Höchstens 2 Prozent fremde Bestandteile und höchstens 50 Prozent von Fragmenten des Wurzelschopfs oder der Wurzeln, deren Durchmesser 25 mm überschreitet. Wurzeln ohne Rinde dürfen nur in sehr kleinen Mengen vorhanden sein.

Sulfatasche (Ph. Eur.): Höchstens 6,0 Prozent, mit 1,00 g grob gepulverter Droge (710) bestimmt.

GEHALTSBESTIMMUNG

Etwa 0,750 g grob gepulverte Droge (710), genau gewogen, werden mit 150 ml Wasser in einen Erlenmeyerkolben gegeben, zum Sieden erhitzt und anschließend im Wasserbad 30 Minuten lang erwärmt. Die unter fließendem Wasser abgekühlte Mischung wird in einen 250-ml-Meßkolben überführt und mit Wasser aufgefüllt. Nach dem Absetzen wird durch ein Papierfilter von 12 cm Durchmesser filtriert. Die ersten 50 ml Filtrat werden verworfen. Der Rest wird für die Gehaltsbestimmung verwendet.

Bestimmung der Gesamtgerbstoffe: 5,0 ml Filtrat werden in einem Meßkolben mit Wasser zu 25,0 ml verdünnt. 2,0 ml dieser Lösung werden mit 1,0 ml Wolframatophosphorsäure-Lösung *R* und 17,0 ml einer 38prozentigen Lösung (G/V) von Natriumcarbonat *R* versetzt. Die Extinktion (E_1) wird genau 2 Minuten nach dem letzten Reagenzzusatz bei 750 nm in einer Schichtdicke von 1 cm gegen Wasser gemessen.

Bestimmung der durch Hautpulver nicht gefällten Gerbstoffe: 10,0 ml Filtrat werden mit 0,10 g Hautpulver *CRS* versetzt und 60 Minuten lang kräftig geschüttelt. Nach dem Filtrieren werden 5,0 ml Filtrat in einem Meßkolben mit Wasser zu 25,0 ml verdünnt. 2,0 ml dieser Lösung werden mit den unter ,,Bestimmung der Gesamtgerbstoffe" angegebenen Reagenzmengen versetzt und die Extinktion (E_2) unter gleichen Bedingungen gemessen.

Vergleichslösung: 50,0 mg Pyrogallol *R*, genau gewogen, werden in einem 100-ml-Meßkolben mit Wasser zu 100,0 ml gelöst. In einem zweiten 100-ml-Meßkolben werden 5,0 ml dieser Lösung mit Wasser zu 100,0 ml verdünnt. 2,0 ml dieser Lösung werden mit den unter ,,Bestimmung der Gesamtgerbstoffe" angegebenen Reagenzmengen versetzt und die Extinktion (E_3) unter gleichen Bedingungen gemessen.

Die Lösung ist während der Bestimmung vor Licht und Luft geschützt aufzubewahren. Die Extinktion muß innerhalb von 30 Minuten nach Herstellen der Lösung gemessen werden.

Der Prozentgehalt x_{proz} an mit Hautpulver fällbaren Gerbstoffen, berechnet als Pyrogallol, wird nach folgender Formel berechnet:

$$x_{proz} = \frac{(E_1 - E_2) \times 3{,}125}{E_3 \times e}$$

e = Einwaage Droge in g.

ARZNEIFORMEN

HERSTELLUNG

Urtinktur aus der grob gepulverten Droge (710) und flüssige Verdünnungen nach Vorschrift 4a mit Äthanol 62 Prozent.

EIGENSCHAFTEN

Die Urtinktur ist eine rotbraune, fast geruchlose Flüssigkeit mit zusammenziehendem Geschmack.

PRÜFUNG AUF IDENTITÄT

Die Urtinktur gibt die bei der Droge beschriebenen Identitätsreaktionen A bis F. Prüflösung ist die Urtinktur.

PRÜFUNG AUF REINHEIT

Relative Dichte (Ph. Eur.): 0,891 bis 0,906.

Trockenrückstand (DAB): Mindestens 1,9 Prozent.

LAGERUNG

Vor Licht geschützt.

Kreosotum

Verwendet wird ein durch Destillation aus Buchenholzteer gewonnenes Gemisch aus Guajacol, Kreosol und Kresolen.

BESCHREIBUNG

Klare, schwach gelbliche, ölhaltige Flüssigkeit von unangenehmem, intensiv brenzligem Geruch; mischbar mit Äther, Äthanol und Schwefelkohlenstoff.

PRÜFUNG AUF IDENTITÄT

Prüflösung: 0,5 ml Substanz werden in 10 ml Äthanol *R* gelöst.

A. Bei der Bestimmung des Siedebereiches (Ph. Eur.) sieden mindestens 75 Prozent der Substanz zwischen 200 und 220 °C.

B. 5 ml Substanz werden in einem Reagenzglas in einer Mischung aus Eis und Natriumchlorid auf −20 °C abgekühlt; die Substanz erstarrt dabei nicht.

C. Wird 1 ml Prüflösung mit 1 ml Eisen(III)-chlorid-Lösung *R* 1 versetzt, so nimmt die Lösung eine dunkelblaue und nach weiterem Zusatz des Reagenzes allmählich nach Schmutziggrün übergehende Färbung an.

D. 2 ml Prüflösung werden mit 0,05 ml Anilin *R*, 3 ml Wasser und 1 ml Chloramin-T-Lösung *R* versetzt. Nach Zugabe von 1 ml verdünnter Ammoniaklösung *R* 1 nimmt die Mischung eine grüne Färbung an, die allmählich nach Dunkelblau übergeht.

E. 1,0 ml Substanz löst sich bei Erhitzen in 120 ml Wasser. Bei Abkühlen wird die Mischung trübe, und es kann zur Abscheidung ölartiger Tropfen kommen.

F. Chromatographie: Die Prüfung erfolgt dünnschichtchromatographisch auf einer Schicht von Kieselgel H *R*.

Untersuchungslösung: 10 mg Substanz werden in 10 ml Chloroform *R* gelöst.

Vergleichslösung: 10 mg o-Kresol *R* und 10 mg Guajacol *R* werden in 25 ml Chloroform *R* gelöst.

Aufgetragen werden getrennt je 10 µl Untersuchungslösung und Vergleichslösung. Die Chromatographie erfolgt über eine Laufstrecke von 15 cm mit einer Mischung aus 88 Volumteilen Dichlormethan R, 10 Volumteilen Hexan R und 2 Volumteilen Aceton R. Nach Verdunsten der mobilen Phase werden die Chromatogramme sofort mit einer frisch bereiteten 1prozentigen Lösung (G/V) von Echtblausalz B RN in Methanol R besprüht.

Nach dem Trocknen wird mit äthanolischer 2 N-Kaliumhydroxid-Lösung nachgesprüht. Das Chromatogramm der Vergleichslösung zeigt im mittleren Rf-Bereich den roten Fleck des Guajacols (Rst 1,0) und bei Rst 0,70 bis 0,80 den orangefarbenen Fleck des o-Kresols. Im Chromatogramm der Untersuchungslösung findet sich außer diesen beiden Flecken noch ein orangefarbener Fleck bei Rst 0,53 bis 0,59.

PRÜFUNG AUF REINHEIT

Relative Dichte (Ph. Eur.): 1,075 bis 1,082

Hochsiedende Bestandteile: Wird eine Mischung aus 1 ml Substanz, 2 ml Petroläther R und 2 ml Bariumhydroxid-Lösung R geschüttelt, so darf nach dem Absetzen die organische Phase nicht blau oder schmutzigblau und die wäßrige Phase nicht rot gefärbt sein.

Sauer reagierende Verunreinigungen: Eine Lösung von 1,0 ml Substanz in 20 ml Äthanol 70 % RN wird mit 0,1 ml Methylrot-Lösung R versetzt. Bis zum Farbumschlag nach Gelb dürfen höchstens 2,0 ml 0,1 N-Natriumhydroxid-Lösung verbraucht werden.

Steinkohlenkreosot: Wird 1,0 ml Substanz in einem 10-ml-Meßzylinder mit 3,0 ml einer Mischung aus 1,0 g Wasser und 3,0 g Glyzerin R geschüttelt, so muß nach dem Absitzen das Volumen der Oberphase mindestens 0,9 ml betragen.

Teeröle, Naphthalin: Eine Mischung von 1,0 ml Substanz und 2,5 ml verdünnter Natriumhydroxid-Lösung R ergibt beim Schütteln eine klare, hellgelbe Lösung, die sich beim Verdünnen mit 50 ml Wasser nicht trüben darf.

ARZNEIFORMEN

Die Lösung (D 1) enthält mindestens 9,5 und höchstens 10,5 Prozent Kreosotum.

HERSTELLUNG

Lösung (D 1) nach Vorschrift 5 mit Äthanol 86 Prozent. Die 2. und die 3. Dezimalverdünnung werden mit Äthanol 86 Prozent, die folgenden mit Äthanol 43 Prozent hergestellt.

EIGENSCHAFTEN

Die Lösung (D 1) ist eine gelbliche Flüssigkeit von durchdringendem, brenzligem Geruch.

PRÜFUNG AUF IDENTITÄT

Die Lösung gibt die Identitätsreaktionen C, D und F der Substanz. Zur Herstellung der Untersuchungslösung für die Chromatographie werden 0,1 ml der Lösung (D 1) mit 10 ml Chloroform R gemischt.

PRÜFUNG AUF REINHEIT

Relative Dichte (Ph. Eur.): 0,845 bis 0,855.

Nichtphenolische Bestandteile: Der bei der Gehaltsbestimmung erhaltene Rückstand ist in 2,0 ml verdünnter Natriumhydroxid-Lösung R klar löslich.

GEHALTSBESTIMMUNG

Etwa 5,00 g der Lösung (D 1), genau gewogen, werden mit 15 ml Wasser versetzt und in einen Scheidetrichter überführt. Das Gefäß wird zweimal mit je 20 ml Methylenchlorid R nachgespült und die Mischung im Scheidetrichter mit dem Methylenchlorid ausgeschüttelt. Die vereinigten Methylenchlorid-Phasen werden über 2 g wasserfreiem Natriumsulfat R getrocknet und in einen trockenen, gewogenen Kolben filtriert. Geräte und Filter werden mit 10 ml Methylenchlorid R nachgewaschen. Das Lösungsmittel wird auf dem Wasserbad bei 50 bis 60 °C abgedampft. Der Rückstand wird nach 3stündigem Trocknen im Exsikkator genau gewogen. Er muß mindestens 9,5 und darf höchstens 10,5 Prozent betragen.

Grenzprüfung der D 4

1,0 ml der 4. Dezimalverdünnung wird mit 1,0 ml Diazobenzolsulfonsäure-Lösung R 1 und 1,0 ml verdünnter Natriumhydroxid-Lösung R versetzt. Die Mischung darf nicht stärker orangerot gefärbt sein als folgende Vergleichslösung: 25 mg Guajacol R werden in 50,0 ml Äthanol 50% RN gelöst; 1,0 ml dieser Lösung wird mit 9,0 ml Äthanol 50% RN verdünnt, 1,0 ml dieser Verdünnung wird wie die 4. Dezimalverdünnung behandelt.

LAGERUNG

Kühl, vor Licht geschützt und dicht verschlossen.

Vorsichtig zu lagern!

Lamium album

Verwendet werden die frischen, blühenden Triebe ohne Stengel von *Lamium album* L.

BESCHREIBUNG

Die Blätter sind lang gestielt, herzförmig, höckrig-runzlig, am Rande ungleich gesägt und auf der gesamten Blattspreite fein behaart. In den oberen Blattachseln stehen in Scheinquirlen je 5 bis 8 weiße Lippenblüten, die nach Honig riechen und schmecken. Der Kelch ist trichterförmig und fünfspaltig. Die 10 bis 15 mm lange, stark behaarte Blumenkrone besteht aus einer helmförmig gewölbten Oberlippe und einer dreispaltigen Unterlippe. Von den 4 Staubblättern sind die beiden oberen kürzer als die unteren.

ARZNEIFORMEN

HERSTELLUNG

Urtinktur und flüssige Verdünnungen nach Vorschrift 2a.

EIGENSCHAFTEN

Die Urtinktur ist eine braune Flüssigkeit ohne besonderen Geruch und mit leicht bitterem Geschmack.

PRÜFUNG AUF IDENTITÄT

Prüflösung: 1 ml Urtinktur wird mit 4 ml Wasser verdünnt.

A. Wird 1 ml Prüflösung mit 5 ml Wasser und 2 ml konzentrierter Ammoniaklösung *R* versetzt, färbt sich die Mischung intensiv gelb.

B. Wird 1 ml Prüflösung mit 0,2 ml Eisen(III)-chlorid-Lösung *R* 1 versetzt, färbt sich die Mischung dunkelgrün.

C. Wird 1 ml Prüflösung mit 2 ml Neßlers Reagenz *R* und 2 ml konzentrierter Natriumhydroxid-Lösung *R* versetzt, entsteht nach kurzer Zeit ein rotbrauner Niederschlag.

D. Chromatographie: Die Prüfung erfolgt dünnschichtchromatographisch auf einer Schicht von Kieselgel HF_{254} R.

Untersuchungslösung: Urtinktur.

Vergleichslösung: 10 mg g-Strophanthin *RN*, 5 mg Lanatosid C *RN* und 10 mg Proscillaridin A *RN* werden in 5 ml Methanol *R* gelöst.

Aufgetragen werden getrennt 40 µl Untersuchungslösung und 20 µl Vergleichslösung. Die Chromatographie erfolgt über eine Laufstrecke von 15 cm mit einer Mischung aus 67 Volumteilen Äthylacetat *R*, 7,5 Volumteilen wasserfreier Ameisensäure *R*, 7,5 Volumteilen Essigsäure 98 % *R* und 18 Volumteilen Wasser. Die Chromatogramme werden 10 Minuten lang auf 105 bis 110 °C erhitzt, nach dem Erkalten mit Anisaldehyd-Lösung *R* besprüht, 5 bis 10 Minuten lang erneut auf 105 bis 110 °C erhitzt und innerhalb von 10 Minuten im Tageslicht ausgewertet.

Das Chromatogramm der Vergleichslösung zeigt wenig unter der Grenze von unterem und mittlerem Drittel des Rf-Bereiches den gelbgrünen Fleck des g-Strophanthins, wenig über der Grenze von mittlerem und oberem Drittel den blauen Fleck des Lanatosids C und deutlich darüber den grünen Fleck des Proscillaridins A.

Das Chromatogramm der Untersuchungslösung zeigt folgende Flecke: etwa in der Mitte zwischen Start und der Vergleichssubstanz g-Strophanthin einen schwachen, braungrünen Fleck und dicht darüber einen starken, braungrünen Fleck; deutlich über dem g-Strophanthin einen braungrünen Fleck, etwa in der Mitte zwischen den Vergleichssubstanzen g-Strophanthin und Lanatosid C einen violetten Fleck und deutlich darüber einen weiteren braungrünen Fleck, auf Höhe der Vergleichssubstanz Proscillaridin A einen violetten und dicht unter der Front einen braunen Fleck.

PRÜFUNG AUF REINHEIT

Relative Dichte (Ph. Eur.): 0,938 bis 0,958.

Trockenrückstand (DAB): Mindestens 3,0 Prozent.

LAGERUNG

Vor Licht geschützt.

Lamium album, äthanol. Infusum

Lamium album, Flos, äthanol. Infusum

Verwendet werden die getrockneten Blumenkronen mit anhängenden Staubblättern von *Lamium album* L.

BESCHREIBUNG

Die Droge ist ohne besonderen Geruch und hat schwach bitteren Geschmack.

Die gelblich-weiße Blumenkrone ist 10 bis 15 mm lang und besteht aus einer gekrümmten, über dem Grunde nach vorn zu einem Höcker aufgetriebenen Röhre mit Ober- und Unterlippe. Die Oberlippe ist stark helmförmig gewölbt und besonders an der Spitze behaart. Die dreispaltige Unterlippe besteht aus zwei zu einem langen Zahn ausgezogenen Seitenlappen und einem gezähnelten, an den Seiten herabgeschlagenen Mittellappen. Vier bräunliche, bartig behaarte Staubblätter, von denen die beiden oberen kürzer sind als die unteren, sind bis zum Schlund mit der Blumenkrone verwachsen.

Mikroskopische Merkmale: Die Außenseite der Blumenröhre trägt 300 bis 500 µm lange, 2- bis 3zellige, derbe Haare. Die Haare des Haarkranzes an der Innenseite der Röhre sind bis 450 µm lang, einzellig, glatt, an der Spitze verdickt. Außerdem kommen in der Röhre kurze, eckzahnförmige Haare mit stark verdickter Spitze vor. Die an den Antheren sitzenden Haare sind bis 800 µm lang, einzellig und dünnwandig. An den Filamenten finden sich lange, sehr dünnwandige, meist eingedrückte, mehrzellige Haare. Die zahlreichen Pollenkörner sind hexacolpat, elliptisch, glatt, dünnwandig und etwa 30 µm groß. Die Endotheziumzellen haben netzartige Verdickungsleisten.

PRÜFUNG AUF IDENTITÄT

Prüflösung: 2,0 g zerkleinerte Droge (4000) werden 30 Minuten lang mit 10 ml Äthanol 70 % *RN* und 10 ml Wasser im Wasserbad unter Rückfluß erhitzt. Nach dem Abkühlen wird abfiltriert.

A. Wird 1 ml Prüflösung mit 2 ml konzentrierter Ammoniaklösung *R* versetzt, färbt sich die Mischung sofort gelb.

B. Wird 1 ml Prüflösung mit 0,5 ml verdünnter Ammoniaklösung R 1 und 0,5 ml Silbernitrat-Lösung R 1 versetzt, tritt Schwarzfärbung ein.

C. Chromatographie: Die Prüfung erfolgt dünnschichtchromatographisch auf einer Schicht von Kieselgel H R.

Untersuchungslösung: 10 ml Prüflösung werden auf dem Wasserbad auf das halbe Volumen eingeengt. Der Rückstand wird 2mal mit je 10 ml Äthylacetat R ausgeschüttelt. Die vereinigten organischen Phasen werden über wasserfreiem Natriumsulfat R getrocknet, filtriert und unter vermindertem Druck im Wasserbad bei etwa 40 °C eingeengt. Der Rückstand wird in 0,5 ml Methanol R aufgenommen.

Vergleichslösung: 10 mg Hyperosid *RN*, 10 mg Rutin *R* und 10 mg Kaffeesäure *R* werden in 10 ml Methanol *R* gelöst.

Aufgetragen werden getrennt 20 µl Untersuchungslösung und 10 µl Vergleichslösung. Die Chromatographie erfolgt über eine Laufstrecke von 15 cm mit einer Mischung aus 80 Volumteilen Äthylacetat *R*, 10 Volumteilen wasserfreier Ameisensäure *R* und 10 Volumteilen Wasser. Nach Verdunsten der mobilen Phase werden die Chromatogramme zuerst mit einer 1prozentigen Lösung (G/V) von Diphenylboryloxyäthylamin *R* in Methanol *R* und danach mit einer 5prozentigen Lösung (G/V) von Polyäthylenglykol 400 *R* in Methanol *R* besprüht und anschließend im ultravioletten Licht bei 365 nm ausgewertet.

Das Chromatogramm der Vergleichslösung zeigt im unteren Drittel des Rf-Bereiches den gelbroten Fleck des Rutins, im unteren Teil des mittleren Drittels den gelbroten Fleck des Hyperosids und im oberen Drittel den blaugrünen Fleck der Kaffeesäure.

Das Chromatogramm der Untersuchungslösung zeigt folgende Flecke: einen gelbroten Fleck in Höhe der Vergleichssubstanz Rutin, einen blaugrünen Fleck in Höhe der Vergleichssubstanz Hyperosid und einen oder zwei gelbrote Flecke knapp darüber, einen gelblichen und einen blaugrünen Fleck unterhalb der Vergleichssubstanz Kaffeesäure, einen blauen Fleck in Höhe der Kaffeesäure und einen gelbroten Fleck knapp darüber.

PRÜFUNG AUF REINHEIT

Fremde Bestandteile (Ph.Eur.): Höchstens 5 Prozent Stengel und Blätter und höchstens 1 Prozent andere fremde Bestandteile.

Asche (DAB): Höchstens 10,0 Prozent.

ARZNEIFORMEN

HERSTELLUNG

Urtinktur und flüssige Verdünnungen nach Vorschrift 20 mit Äthanol 30 Prozent.

Lamium album, äthanol. Infusum

EIGENSCHAFTEN

Die Urtinktur ist eine dunkelrote bis braune Flüssigkeit mit schwach honigartigem Geruch und ohne besonderen Geschmack.

PRÜFUNG AUF IDENTITÄT

Die Urtinktur gibt die bei der Droge beschriebenen Identitätsreaktionen A bis C. Prüflösung ist die Urtinktur.

PRÜFUNG AUF REINHEIT

Relative Dichte (Ph.Eur.): 0,955 bis 0,970.

Trockenrückstand (DAB): Mindestens 3,5 Prozent.

LAGERUNG

Vor Licht geschützt.

Lavandula angustifolia

Lavandula

Verwendet werden die frischen Blüten von *Lavandula angustifolia* MILLER.

BESCHREIBUNG

Die Blüten haben intensiv aromatischen Geruch und bitteren Geschmack.
Der Kelch ist überwiegend kräftig blau bis blauviolett gefärbt, 5 bis 6 mm lang, röhrenförmig, nach oben etwas erweitert und hat 10 bis 13 stark behaarte Längsrippen. Der Kelchrand weist 5 Zähne auf, von denen 4 sehr kurz sind; der fünfte Zahn bildet ein herzförmiges bis ovales, hervorstehendes Lippchen. Die Blumenkrone ist etwa 1 cm lang und überwiegend blaugefärbt. Sie besteht aus einer Röhre mit einer 2,5 mm langen, aufgerichteten, tief zweilappigen Oberlippe und einer etwa 1,5 mm langen, weniger tief eingeschnittenen, dreilappigen Unterlippe. Die Kronröhre umschließt 4 Staubblätter; 2 unterhalb der Oberlippe, auf

halber Höhe der Kronröhre angewachsene Staubblätter sind etwa 1 mm kürzer als die 2 vorderen, im Bereich der Unterlippe sitzenden Staubblätter. Der oberständige Fruchtknoten besteht aus 2 jeweils zweigeteilten Fruchtblättern mit einem 3,0 bis 3,5 mm langen Griffel und zweigeteilter Narbe.

ARZNEIFORMEN

HERSTELLUNG

Urtinktur und flüssige Verdünnungen nach Vorschrift 3a.

EIGENSCHAFTEN

Die Urtinktur ist eine grünlichbraune bis braune Flüssigkeit mit aromatischem, arteigenem Geruch und zunächst würzig scharfem, dann anhaltend bitterem Geschmack.

PRÜFUNG AUF IDENTITÄT

Prüflösung: 5,0 ml Urtinktur werden dreimal mit je 10 ml Hexan R ausgeschüttelt. Die vereinigten organischen Phasen werden filtriert und unter vermindertem Druck auf dem Wasserbad bei etwa 30 °C eingeengt. Der Rückstand wird in 3 ml Äthanol R aufgenommen.

A. 1 ml Prüflösung wird vorsichtig unter Kühlen mit 20 ml Schwefelsäure R versetzt und 20 Minuten lang auf dem Wasserbad erhitzt. Wird die abgekühlte Lösung mit 5 ml Vanillin-Lösung RN versetzt, so färbt sich die Mischung dunkelrot.

B. 1 ml Prüflösung wird mit 1 ml einer 3,5prozentigen Lösung (G/V) von Hydroxylaminhydrochlorid R in Äthanol R und 0,6 ml verdünnter Natriumhydroxid-Lösung R versetzt. Das Gemisch wird im Wasserbad erhitzt und 10 Sekunden lang am Sieden gehalten. Nach dem Abkühlen wird die Mischung mit etwa 1 ml 1 N-Salzsäure auf etwa pH 4,5 angesäuert und mit 0,2 ml Eisen(III)-chlorid-Lösung R 1 versetzt. Die Mischung färbt sich dunkelrotbraun bis rotviolett; im Verlauf von 5 Minuten vertieft sich die Färbung.

C. Chromatographie: Die Prüfung erfolgt dünnschichtchromatographisch auf einer Schicht von Kieselgel H R.

Untersuchungslösung: Prüflösung.

Vergleichslösung: 10 mg Linalool RN und 10 mg Linalylacetat RN werden in 10 ml Methanol R gelöst.

Aufgetragen werden getrennt 30 µl Untersuchungslösung und 10 µl Vergleichslösung. Die Chromatographie erfolgt über eine Laufstrecke von 10 cm

mit Methylenchlorid R. Nach Verdunsten der mobilen Phase wird die Platte mit Anisaldehyd-Lösung R besprüht, etwa 10 Minuten lang auf 105 bis 110 °C erhitzt und innerhalb von 10 Minuten im Tageslicht ausgewertet.

Das Chromatogramm der Vergleichslösung zeigt im unteren Drittel des Rf-Bereiches den violetten Fleck des Linalools und im mittleren Drittel den violetten Fleck des Linalylacetats.

Das Chromatogramm der Untersuchungslösung zeigt folgende Flecke: einen stark violetten Fleck in Höhe der Vergleichssubstanz Linalool, zwischen Start und diesem mehrere schwache, meist violette Flecke, darüber einen bläulichroten Fleck, in Höhe der Vergleichssubstanz Linalylacetat einen starken, violetten Fleck, etwas höher einen blauvioletten und nahe der Front einen rotvioletten Fleck.

PRÜFUNG AUF REINHEIT

Relative Dichte (Ph. Eur.): 0,896 bis 0,915.

Trockenrückstand (DAB): Mindestens 2,5 Prozent.

LAGERUNG

Vor Licht geschützt!

Lavandula angustifolia e floribus siccatis
Lavandula siccata

Verwendet werden die getrockneten Blüten von *Lavandula angustifolia* Miller. Sie enthalten mindestens 1,0 und höchstens 2,5 Prozent (V/G) ätherisches Öl.

BESCHREIBUNG

Die Droge hat kräftig aromatischen Geruch und bitteren Geschmack. Der Kelch ist überwiegend kräftig blau bis blauviolett gefärbt, 5 bis 6 mm lang, röhrenförmig, nach oben etwas erweitert und hat 10 bis 13 stark behaarte Längsrippen. Der Kelchrand weist 5 Zähne auf, von denen 4 sehr kurz sind; der fünfte Zahn bildet ein herzförmiges bis ovales hervorstehendes Lippchen.

Die Blumenkrone ist etwa 1 cm lang und überwiegend blau gefärbt. Sie besteht aus einer geschlossenen Röhre mit einer etwa 2,5 mm langen, aufgerichteten, tief zweilappigen Oberlippe und einer etwa 1,5 mm langen, weniger tief eingeschnittenen, dreilappigen Unterlippe. Die Kronröhre umschließt 4 Staubblätter; 2 unterhalb der Oberlippe, auf halber Höhe der Kronröhre angewachsene Staubblätter sind etwa 1 mm kürzer als die 2 vorderen, im Bereich der Unterlippe sitzenden Staubblätter. Der oberständige Fruchtknoten besteht aus 2 jeweils zweigeteilten Fruchtblättern mit einem 3,0 bis 3,5 mm langen Griffel und zweigeteilter Narbe. In getrocknetem Zustand ist die Blumenkrone stark geschrumpft.

Mikroskopische Merkmale: Die inneren Epidermiszellen der Kelchblätter sind klein und verholzt; sie enthalten Calciumoxalat-Kristalle und tragen sowohl mehrzellige, verzweigte, als auch einzellige, unverzweigte Haare. Die äußere Epidermis besteht aus tangential gestreckten Zellen mit dicker Kutikula und hat Spaltöffnungen. Auf den Längsrippen befinden sich große, mehrzellige, verzweigte, teilweise durch Anthocyane innen blau gefärbte Haare mit warziger Kutikula. Daneben finden sich im Bereich der Spaltöffnungen kleine Drüsenhaare mit einzelligem Stiel und einzelligem Köpfchen, sowie insbesondere in den Tälern zwischen den Rippen typische Drüsenhaare. Das parenchymatische Mesophyll der Kelchblätter enthält in den Längsrippen jeweils ein kleines Leitbündel mit vorgelagerten Sklerenchymfasern.

Die äußere Epidermis der Blütenblätter besteht aus derben, radial gestreckten Zellen; die innere aus tangential gestreckten, teilweise papillös vorgewölbten Zellen. Die Blumenkrone trägt insbesondere auf der Außenseite zahlreiche Geweihhaare, während auf der Innenseite kleine Drüsenhaare und charakteristische lange, meist einzellige, knorrige, in einer abgerundeten Endzelle oder einem einzelligen Drüsenkopf endende Haare vorherrschen. Diese Haare befinden sich in erster Linie in Höhe der Ansatzstellen der Staubblätter. Im lockeren, parenchymatischen Mesophyll der Blütenblätter liegen vereinzelte Calciumoxalatdrusen und Leitbündel, deren Gefäße spiralig verdickte Zellwände haben.

Die kugeligen Pollenkörner haben einen Durchmesser von etwa 45 µm. Die Exine hat 6 bandförmige Leisten und 6 spaltenförmige Austrittsstellen.

PRÜFUNG AUF IDENTITÄT

Prüflösung: 0,05 ml des unter ,,Gehaltsbestimmung" erhaltenen Destillates werden mit 20 ml Äthanol R verdünnt.

A. 1 ml Prüflösung wird vorsichtig und unter Kühlung mit 20 ml Schwefelsäure R versetzt und 20 Minuten lang auf dem Wasserbad erhitzt. Wird die abgekühlte Lösung mit 5 ml Vanillin-Lösung RN versetzt, so färbt sich die Mischung dunkelrot.

B. 1 ml Prüflösung wird mit 1 ml einer 3,5prozentigen Lösung (G/V) von Hydroxylaminhydrochlorid R in Äthanol R und 0,6 ml verdünnter Natriumhydroxid-

Lösung *R* versetzt. Das Gemisch wird im Wasserbad erhitzt und 10 Sekunden lang am Sieden gehalten. Nach dem Abkühlen wird die Mischung mit etwa 1 ml 1 N-Salzsäure auf etwa *p*H 4,5 angesäuert und mit 0,2 ml Eisen(III)-chlorid-Lösung *R* 1 versetzt. Die Mischung färbt sich dunkelrot; im Verlauf von 5 Minuten vertieft sich die Färbung.

C. Chromatographie: Die Prüfung erfolgt dünnschichtchromatographisch auf einer Schicht von Kieselgel H *R*.

Untersuchungslösung: Prüflösung.

Vergleichslösung: 10 mg Linalool *RN* und 10 mg Linalylacetat *RN* werden in 10 ml Methanol *R* gelöst.

Aufgetragen werden getrennt 30 µl Untersuchungslösung und 10 µl Vergleichslösung. Die Chromatographie erfolgt über eine Laufstrecke von 10 cm mit Methylenchlorid *R*. Nach Verdunsten der mobilen Phase wird die Platte mit Anisaldehyd-Lösung *R* besprüht und etwa 10 Minuten lang auf 105 bis 110 °C erhitzt.

Das Chromatogramm der Vergleichslösung zeigt im unteren Rf-Bereich den violetten Fleck des Linalools und im mittleren Rf-Bereich den ebenfalls violetten Fleck des Linalylacetats.

Im Chromatogramm der Untersuchungslösung treten folgende Flecke auf: Ein stark violetter Fleck in Höhe der Vergleichssubstanz Linalool, zwischen Start und diesem mehrere schwache, meist violette Flecke, darüber ein bläulichroter Fleck; in Höhe der Vergleichssubstanz Linalylacetat ein starker violetter Fleck und nahe der Front ein weiterer bläulichroter Fleck.

PRÜFUNG AUF REINHEIT

Fremde Bestandteile (Ph. Eur.): Der Anteil an Blättern und Stengeln darf höchstens 5 Prozent und der Anteil sonstiger fremder Bestandteile höchstens 1 Prozent betragen.

Sulfatasche (Ph. Eur.): Höchstens 10 Prozent, bestimmt mit 1,00 g zerkleinerter Droge (1000).

GEHALTSBESTIMMUNG

Ätherisches Öl (Ph. Eur.): Die Bestimmung erfolgt mit 25,0 g unzerkleinerter Droge und 500 ml Wasser als Destillationsflüssigkeit in einem 1000-ml-Rundkolben; Destillation 90 Minuten lang bei 2 bis 3 ml pro Minute. Es wird ohne Xylol als Vorlage destilliert.

ARZNEIFORMEN

HERSTELLUNG

Urtinktur aus der unzerkleinerten Droge und flüssige Verdünnungen nach Vorschrift 4a mit Äthanol 62 Prozent.

EIGENSCHAFTEN

Die Urtinktur ist eine grünlichbraune bis braune Flüssigkeit von arteigenem Geruch und zunächst würzig scharfem, dann anhaltend bitterem Geschmack.

PRÜFUNG AUF IDENTITÄT

Die Urtinktur gibt die bei der Droge beschriebenen Identitätsreaktionen A, B und C mit der nachfolgend beschriebenen Prüflösung.

Prüflösung: 5 ml Urtinktur werden dreimal mit je 10 ml Hexan R ausgeschüttelt. Die vereinigten organischen Phasen werden filtriert und unter vermindertem Druck (höchstens 27 mbar) auf dem Wasserbad bei 30 °C eingeengt. Der Rückstand wird in 3 ml Äthanol R aufgenommen.

PRÜFUNG AUF REINHEIT

Relative Dichte (Ph. Eur.): 0,885 bis 0,900.

Trockenrückstand (DAB): Mindestens 1,2 Prozent.

LAGERUNG

Vor Licht geschützt.

Ledum palustre

Ledum

Verwendet werden die getrockneten Zweigspitzen von *Ledum palustre* L. Sie enthalten mindestens 0,2 Prozent (V/G) ätherisches Öl.

BESCHREIBUNG

Die Droge hat charakteristischen, stark würzigen Geruch.

Die jungen Zweige sind wenig verholzt und haben eine filzige, braune Behaarung; die älteren Zweige sind stark verholzt und grün bis braungrün gefärbt. Die Zweige sind mit wechselständig angeordneten, lineal-lanzettlichen bis linealen und in aufgeweichtem Zustand bis zu 35 mm langen und bis zu 6 mm breiten Blättern mit 2 bis 4 mm langem Stiel besetzt. Die Blätter sind derblederig, am Rande umgerollt, oberseits glänzend dunkelgrün und fast kahl und unterseits rostbraun und filzig behaart. Die Zweige enden manchmal in einem Blütenstand, aber zumeist in einer etwa 1 cm langen, breitelliptischen, etwas zugespitzten Knospe, die von vielen dachziegelartig angeordneten grünlichen bis grünlichbraunen Knospenschuppen bedeckt wird.

Miskroskopische Merkmale: Die relativ kleinen Epidermiszellen der Blattoberseite sind über den Leitbündeln längsgestreckt, sonst jedoch rechteckig bis polygonal mit wellig-buchtigen, leicht knotig verdickten Wänden. Die dicke Außenwand wird von einer starken Kutikula bedeckt. Unter jeder Epidermiszelle liegen 3 bis 4 Palisadenzellen. Das Palisadenparenchym besteht aus 3 bis 5 Lagen ungleich langer, zylindrischer bis elliptischer Zellen. Das etwa gleich hohe Schwammparenchym wird aus 3 bis 5 Lagen unregelmäßig rundlicher bis elliptischer Zellen gebildet, zwischen denen sich in alten Blättern große Interzellularräume befinden, die in jungen Blättern von mehreren dünnwandigen, großen, chlorophyllfreien Zellen ausgefüllt werden. Zum Blattrand hin wird die Zahl der Palisaden- und Schwammparenchymschichten allmählich bis auf eine reduziert.

Der auf der Unterseite stark hervortretende Mittelnerv ist oberseits eingesenkt. Sein kollaterales Leitbündel wird unterseits von einer U-förmigen Rinne, oberseits von einer kleinen Gruppe verholzter Fasern begleitet. An der Unterseite folgen 1 bis 3 Lagen großer, dünnwandiger Parenchymzellen mit 15 bis 30 µm großen Oxalatdrusen, die gelegentlich auch im Bereich des Schwammparenchyms anzutreffen sind. Die Epidermiszellen der Blattunterseite sind stark wellig-buchtig und von einer Kutikula bedeckt, die deutlich dünner ist als die der Blattoberseite.

Unterhalb des Mittelnervs ist die Epidermis zwei- bis gelegentlich dreischichtig. Die anomocytischen Stomata sind leicht angehoben.

Auf der Blattunterseite kommen vier unterschiedliche Haartypen vor:
a) 15 bis 300, meist 40 bis 100 µm lange, farblose, einzellige, dickwandige, gerade bis gekrümmte Borstenhaare mit meist körnig-rauher Oberfläche,
b) sehr lange, verfilzte Haare mit einem Fuß aus 2 bis 4 Lagen in zwei parallelen Reihen angeordneter dickwandiger, kurzer Zellen und einem peitschenförmig ausgezogenen, unregelmäßig gebogenen bis scharfabgeknickten, mehrzelligen Oberteil mit streifiger bis körnig-rauher Oberfläche und braunem Inhalt,
c) Drüsenhaare mit einem Stiel, der aus zwei parallelen Reihen von 2 bis 4, meist 3 Lagen derbwandiger Zellen besteht und einem 20 bis 30 µm großen, runden bis elliptischen Köpfchen aus 3 bis 5 dünnwandigen, oft mit einem braunen Inhalt gefüllten Drüsenzellen,
d) in der Aufsicht 75 bis 90 µm weite, kreisrunde, in der Seitenansicht breitelliptische, farblose Drüsenschuppen mit einem aus zwei nebeneinander stehenden, derbwandigen, kurzen Zellen bestehenden Stiel und mehreren dünnwandigen Drüsenzellen, die mit einem schmalausgezogenen unteren Ende strahlig von der Basis des Haares ausgehen und mit ihrem verbreiterten Oberteil an der Außenseite interzellularenfrei aneinander schließen.

PRÜFUNG AUF IDENTITÄT

Prüflösung: 3 g grob gepulverte Droge (710) werden mit 20 ml Äthanol 70 % *RN* versetzt und 10 Minuten lang unter mehrmaligem Umschütteln stehengelassen; anschließend wird filtriert.

A. Werden 0,1 ml Prüflösung mit 10 ml Wasser und 0,1 ml Eisen(III)-chlorid-Lösung *R* 1 versetzt, so entsteht eine lindgrüne Färbung.

B. Wird 1 ml Prüflösung in einer Porzellanschale mit 1 ml einer 2prozentigen Lösung (G/G) von Vanillin *R* in Schwefelsäure *R* versetzt, so entsteht eine Rotfärbung.

C. Chromatographie: Die Prüfung erfolgt dünnschichtchromatographisch auf einer Schicht von Kieselgel HF_{254} *R*.

Untersuchungslösung: Prüflösung.

Vergleichslösung: 60 mg Arbutin *RN* werden in 5 ml Methanol *R* gelöst.

Aufgetragen werden getrennt je 20 µl Untersuchungslösung und Vergleichslösung. Die Chromatographie erfolgt über eine Laufstrecke von 10 cm mit einer Mischung von 77 Volumteilen Äthylacetat *R*, 13 Volumteilen Methanol *R* und 10 Volumteilen Wasser. Nach Verdunsten der mobilen Phase werden die Chromatogramme im ultravioletten Licht bei 365 und 254 nm ausgewertet.

Das Chromatogramm der Untersuchungslösung zeigt, bezogen auf den bei 254 nm im mittleren Rf-Bereich sichtbaren Fleck des Arbutins (Rst 1,0), bei 365 nm folgende Flecke: Rst 0,36 (graublau), Rst 0,75 (blaugrün), Rst 1,0 (dunkelblau), Rst 1,5 (graublau) und Rst 2,0 (dunkelblau).

PRÜFUNG AUF REINHEIT

Fremde Bestandteile (Ph. Eur.): Höchstens 2 Prozent.

Sulfatasche (Ph. Eur.): Höchstens 4,0 Prozent, bestimmt mit 1,00 g gepulverter Droge (710).

GEHALTSBESTIMMUNG

Ätherisches Öl (Ph. Eur.): Die Bestimmung erfolgt mit 50,0 g grob geschnittener Droge und 500 ml Wasser als Destillationsflüssigkeit in einem 1000-ml-Rundkolben. Destillation 4 Stunden lang bei 3 bis 4 ml pro Minute; als Vorlage dient 1,0 ml Xylol *R* im Meßrohr.

ARZNEIFORMEN

HERSTELLUNG

Urtinktur aus der grob gepulverten Droge (710) und flüssige Verdünnungen nach Vorschrift 4a mit Äthanol 62 Prozent.

EIGENSCHAFTEN

Die Urtinktur ist eine braune Flüssigkeit von charakteristischem Geruch und bitterem, etwas brennendem Geschmack.

PRÜFUNG AUF IDENTITÄT

Die Urtinktur gibt die bei der Droge beschriebenen Identitätsreaktionen A, B und C. Prüflösung ist die Urtinktur.

PRÜFUNG AUF REINHEIT

Relative Dichte (Ph. Eur.): 0,890 bis 0,905.

Trockenrückstand (DAB 8): Mindestens 1,6 Prozent.

LAGERUNG

Vor Licht geschützt.

Leonurus cardiaca

Verwendet werden die frischen, zur Blütezeit gesammelten oberirdischen Teile von *Leonurus cardiaca* L.

BESCHREIBUNG

Die aufrechten, 50 bis 100 cm langen, am Grunde bis 1 cm dicken, vierkantigen, rinnigen, meist sehr ästigen, oft hohlen Stengel sind mehr oder weniger dicht mit abstehenden Gliederhaaren besetzt. Die Laubblätter haben einen 1,5 bis 2,5 cm langen Stiel und eine 6 bis 12 cm lange und nur wenig schmalere, am Grunde gestutzte bis herzförmige, bis gegen die Mitte handförmig in 3 bis 7 grob gesägte Lappen gespaltene, meist beidseits weich behaarte Spreite mit unterseits stark hervortretenden Nerven. Sie werden nach oben hin allmählich kleiner; die oberen sind eiförmig lanzettlich mit keilförmigem Grund.

Die Blüten sind in dichten und reichblütigen Scheinwirteln angeordnet und zu 10 bis 20 in kurzem Abstand übereinanderstehend zu Scheinähren vereinigt. Die kleinen Blüten sind sitzend, ihre behaarten Kelche haben eine trichterförmige, 3 bis 5 mm lange Röhre und 2 bis 3 cm lange, starre, begrannte, auswärts gebogene Zähne, deren beide untere etwas länger als die oberen sind. Die Krone ist fleischrosa, zottig behaart und nur wenig länger als der Kelch. Sie trägt am Grunde eine Aussackung. Die längere Oberlippe ist elliptisch und schwach gewölbt, später etwa rechtwinklig nach oben abgeknickt, die kürzere Unterlippe trägt einen großen medianen und zwei kleine, nach hinten umgerollte, seitliche, ganzrandige Zipfel. Die Staubblätter sind zottig behaart, ihre Pollensäcke spreizen in rechtem Winkel. Der schlanke, kahle Griffel mit 2zipfeliger, weißer oder rötlicher Narbe ist zunächst hinter den Staubblättern verborgen und ragt erst nach deren Verblühen frei aus der Blüte hervor.

ARZNEIFORMEN

HERSTELLUNG

Urtinktur und flüssige Verdünnungen nach Vorschrift 3b.

EIGENSCHAFTEN

Die Urtinktur ist eine goldgelbe bis grünbraune Flüssigkeit mit schwach aromatischem Geruch und bitterem Geschmack.

PRÜFUNG AUF IDENTITÄT

A. 5 ml Urtinktur werden mit 1 ml verdünnter Natriumhydroxid-Lösung R im Reagenzglas gemischt. Über die Mündung des Glases wird angefeuchtetes rotes Lackmuspapier R gelegt. Wird die Flüssigkeit zum Sieden erhitzt, färbt sich das Papier blau und aminartiger Geruch tritt auf.

B. Chromatographie: Die Prüfung erfolgt dünnschichtchromatographisch auf einer Schicht von Kieselgel H R.

Untersuchungslösung: 10 ml Urtinktur werden bei vermindertem Druck auf dem Wasserbad eingeengt. Der Rückstand wird in 2 ml Methanol R aufgenommen und abfiltriert.

Vergleichslösung: 10 mg Hyperosid RN und 10 mg Pyrogallol R werden in 10 ml Methanol R gelöst.

Aufgetragen werden getrennt 20 µl Untersuchungslösung und 10 µl Vergleichslösung. Die Chromatographie erfolgt über eine Laufstrecke von 15 cm mit einer Mischung von 50 Volumteilen Chloroform R, 42 Volumteilen Essigsäure 98 % R und 8 Volumteilen Wasser. Nach Verdunsten der mobilen Phase werden die Chromatogramme mit Dimethylaminobenzaldehyd-Lösung R 1 besprüht, 8 bis 10 Minuten lang auf 105 bis 110 °C erhitzt und im Tageslicht ausgewertet.

Das Chromatogramm der Vergleichslösung zeigt im unteren Drittel des Rf-Bereiches den gelbbraunen Fleck des Hyperosids und im mittleren Drittel den rötlichvioletten bis grauen Fleck des Pyrogallols.

Das Chromatogramm der Untersuchungslösung zeigt in Startnähe einen gelben, darüber einen blauen, in Höhe der Vergleichssubstanz Hyperosid einen grauen und einen blauen Fleck sowie zwischen den beiden Vergleichssubstanzen einen kräftig blauen Fleck. In Höhe und knapp oberhalb der Vergleichssubstanz Pyrogallol kann je ein weiterer blauer Fleck auftreten.

PRÜFUNG AUF REINHEIT

Relative Dichte (Ph. Eur.): 0,919 bis 0,933.

Trockenrückstand (DAB): Mindestens 1,5 Prozent.

LAGERUNG

Vor Licht geschützt.

Lespedeza thunbergii

Lespedeza sieboldii

Verwendet werden die frischen, oberirdischen Teile blühender Pflanzen von *Lespedeza thunbergii* (DC.) Nakai.

BESCHREIBUNG

Die langen, überhängenden Zweige des bis zu 2 m hohen Strauches oder Halbstrauches sind gerieft und in der Jugend behaart. Die bis 4 cm lang gestielten Blätter sind wechselständig, dreizählig gefiedert, mit deutlich gestielter Endfieder und tragen 2 pfriemliche, hinfällige Nebenblätter. Die Fiederblättchen sind 3 bis 5 cm lang, 1,5 bis 2,0 cm breit, elliptisch-länglich, ganzrandig. Sie laufen in eine kurze Spitze aus. Die Oberseite ist kahl, die Unterseite angedrückt behaart. Die purpurrosa gefärbten, 15 bis 18 mm langen Blüten stehen einzeln oder zu zweit in der Achsel pfriemlicher Tragblätter an bis 25 cm langen Trauben, die zu bis 80 cm langen, bis oben hin beblätterten Rispen vereint sind. Der bis 7 mm lange Blütenstiel trägt kurz unter dem verwachsenen, vierzähnigen Kelch 2 pfriemliche Vorblätter. Die Fahne der Blüte ist aufgerichtet bis zurückgeschlagen, verkehrt eiförmig und kurz genagelt. Das abwärts gerichtete Schiffchen ist nur wenig kürzer als die Fahne und fast doppelt so lang wie die beiden genagelten Flügel. Die neun zu einer Rinne verwachsenen Staubblätter sind vorn hochgebogen, ein zehntes deckt die Rinne ab. Der oberständige Fruchtknoten trägt nur eine Samenanlage.

ARZNEIFORMEN

HERSTELLUNG

Urtinktur und flüssige Verdünnungen nach Vorschrift 3a.

EIGENSCHAFTEN

Die Urtinktur ist ein gelbbraune Flüssigkeit mit aromatischem Geruch.

PRÜFUNG AUF IDENTITÄT

A. Wird 1 ml Urtinktur mit 50 mg Magnesium *R* als Spänen und 1 ml Salzsäure *R* 1 versetzt, entsteht Rotfärbung.

B. Wird 1 ml Urtinktur mit 2 ml verdünnter Salzsäure *R* versetzt, entsteht sofort ein Niederschlag.
C. Wird 1 ml Urtinktur mit 5 ml Wasser und 0,1 ml Blei(II)-acetat-Lösung *R* versetzt, entsteht ein voluminöser Niederschlag.
D. 0,2 ml Urtinktur werden eingeengt; der Rückstand färbt sich durch Zusatz von 0,5 ml einer 1prozentigen Lösung (G/V) von Vanillin *R* in Salzsäure *R* orangerot.
E. Chromatographie: Die Prüfung erfolgt dünnschichtchromatographisch auf einer Schicht von Kieselgel H *R*.

Untersuchungslösung: Urtinktur.

Vergleichslösung: 5 mg Hyperosid *RN*, 5 mg Kaffeesäure *R* und 10 mg Rutin *R* werden in 10 ml Methanol *R* gelöst.

Aufgetragen werden getrennt 40 µl Untersuchungslösung und 10 µl Vergleichslösung. Die Chromatographie erfolgt über eine Laufstrecke von 15 cm mit einer Mischung von 80 Volumteilen Äthylacetat *R*, 10 Volumteilen wasserfreier Ameisensäure *R* und 10 Volumteilen Wasser. Nach Verdunsten der mobilen Phase werden die Chromatogramme zuerst mit einer 1prozentigen Lösung (G/V) von Diphenylboryloxyäthylamin *R* in Methanol *R*, danach mit einer 5prozentigen Lösung (G/V) von Polyäthylenglykol 400 *R* in Methanol *R* besprüht und im ultravioletten Licht bei 365 nm ausgewertet.

Das Chromatogramm der Vergleichslösung zeigt im unteren Drittel des Rf-Bereiches den orangegelb fluoreszierenden Fleck des Rutins, im unteren Teil des mittleren Drittels den orangegelb fluoreszierenden Fleck des Hyperosids und im oberen Teil des oberen Drittels den blaugrün fluoreszierenden Fleck der Kaffeesäure.

Das Chromatogramm der Untersuchungslösung zeigt folgende gelbgrün bis gelborange fluoreszierende Flecke: knapp unterhalb und knapp oberhalb der Vergleichssubstanz Rutin je einen Fleck, unterhalb und oberhalb der Vergleichssubstanz Hyperosid jeweils einen oder zwei Flecke und knapp oberhalb der Vergleichssubstanz Kaffeesäure einen Fleck.

PRÜFUNG AUF REINHEIT

Relative Dichte (Ph. Eur.): 0,895 bis 0,915.

Trockenrückstand (DAB): Mindestens 2,0 Prozent.

LAGERUNG

Vor Licht geschützt.

Levisticum officinale, äthanol. Decoctum

Levisticum, äthanol. Decoctum

Verwendet werden die getrockneten, unterirdischen Teile von *Levisticum officinale* KOCH. Sie enthalten mindestens 0,4 Prozent (V/G) ätherisches Öl.

BESCHREIBUNG

Die Droge hat aromatischen Geruch und erst süßlichen, dann würzigen, schwach bitteren Geschmack.

· Der Wurzelstock ist quergeringelt, graubraun, meist kurz, bis etwa 5 cm breit und häufig gespalten. Er geht nach unten in die bis zu 3 cm dicken, wenig verzweigten, längsgefurchten und längsrunzeligen, mit unregelmäßig angeordneten Querhöckern besetzten Wurzeln über. An seinem bisweilen mehrköpfigen, oberen Ende trägt der Wurzelstock teilweise noch Stengelansätze.

Im Querschnitt ist eine breite, weißliche bis bräunliche, schwammige, in den inneren Teilen deutlich strahlige Rinde und ein gelber, poröser Holzkörper zu erkennen, der nur im Wurzelstock ein Mark umgibt. Die Exkretgänge sind als rotbraune Punkte zu sehen, die in der Rinde fast konzentrische Kreise bilden. Die Droge ist weich und biegsam und zeigt einen glatten Bruch.

Mikroskopische Merkmale: Im Querschnitt der Wurzel liegen über der sehr schmalen Außenrinde wenige Lagen Korkgewebe. Es folgen wenige stark tangential gestreckte, schizogene Exkretbehälter. Die besonders in den äußeren Teilen stark zerklüftete Innenrinde führt in radialen Reihen angeordnete, außen weite und gegen das Kambium zu enger werdende, schizogene Exkretbehälter, die durch Phloemgruppen getrennt werden.

Die teilweise derbwandigen Parenchymzellen des Grundgewebes enthalten zahlreiche, 2 bis 18 μm große, rundliche Stärkekörner, die auch in den nicht deutlich differenzierten Markstrahlen auftreten.

Die Parenchymzellen des Holzkörpers ähneln denen der Rinde. Der Holzkörper führt undeutlich radial angeordnete Gefäße; er enthält keine Exkretbehälter. Im Zentrum ist ein primäres, meist undeutlich zweistrahliges Xylem zu erkennen. Der Querschnitt des Wurzelstocks ist dem der Wurzel ähnlich. Das im Innern befindliche Mark zeigt nahe dem Xylem schizogene Exkretbehälter.

PRÜFUNG AUF IDENTITÄT

Prüflösung: 1 g grob gepulverte Droge (710) wird mit 10 ml Äthanol 60 % *RN* 30 Minuten lang unter Rückfluß im Wasserbad erhitzt. Nach dem Abkühlen wird abfiltriert.

A. Werden 0,1 ml Prüflösung mit 100 ml Wasser verdünnt, zeigt die Mischung im ultravioletten Licht bei 365 nm grünblaue Fluoreszenz.

B. Wird 1 ml Prüflösung mit 1 ml Fehlingscher Lösung *R* zum Sieden erhitzt, bildet sich ein roter Niederschlag.

C. Chromatographie: Die Prüfung erfolgt dünnschichtchromatographisch auf einer Schicht von Kieselgel H *R*.

Untersuchungslösung: Prüflösung.

Vergleichslösung: 10 µl Borneol *R*, 10 mg Scopoletin *RN* und 4 µl Eugenol *R* werden in 10 ml Methanol *R* gelöst.

Aufgetragen werden getrennt 20 µl Untersuchungslösung und 10 µl Vergleichslösung. Die Chromatographie erfolgt über eine Laufstrecke von 15 cm mit einer Mischung von 90 Volumteilen Methylenchlorid *R* und 10 Volumteilen Äthylacetat *R*. Nach Verdunsten der mobilen Phase wird das Chromatogramm der Vergleichslösung mit Anisaldehyd-Lösung *R* besprüht und 8 bis 10 Minuten lang auf 110 bis 120 °C erwärmt. Danach werden die Chromatogramme innerhalb von 10 Minuten im ultravioletten Licht bei 365 nm ausgewertet.

Das Chromatogramm der Vergleichslösung zeigt im unteren Drittel des Rf-Bereiches den blauen Fleck des Scopoletins, im mittleren Drittel den braunen Fleck des Borneols und darüber den grauen Fleck des Eugenols.

Das Chromatogramm der Untersuchungslösung zeigt in Höhe der Vergleichssubstanz Scopoletin einen blauen, knapp darunter einen violetten und darüber einen gelblichen Fleck. Oberhalb der Vergleichssubstanz Eugenol ist ein grünblauer Fleck vorhanden.

PRÜFUNG AUF REINHEIT

Fremde Bestandteile (Ph. Eur.): Höchstens 5 Prozent Stengelanteile und höchstens 1 Prozent sonstige fremde Bestandteile.

Asche (DAB): Höchstens 8,0 Prozent.

GEHALTSBESTIMMUNG

Ätherisches Öl (Ph. Eur.): Die Bestimmung erfolgt mit 50,0 g der unmittelbar vorher zerkleinerten Droge (1400) und 500 ml Wasser als Destillationsflüssigkeit in einem 1000-ml-Rundkolben; Destillation 4 Stunden lang bei 1,5 bis 2 ml in der Minute; 1,0 ml Xylol *R* als Vorlage.

ARZNEIFORMEN

HERSTELLUNG

Urtinktur aus der zerkleinerten Droge (2000) und flüssige Verdünnungen nach Vorschrift 19f mit Äthanol 62 Prozent.

EIGENSCHAFTEN

Die Urtinktur ist eine gelbe Flüssigkeit mit arteigenem Geruch und Geschmack.

PRÜFUNG AUF IDENTITÄT

Die Urtinktur gibt die bei der Droge beschriebenen Identitätsreaktionen A, B und C. Prüflösung ist die Urtinktur.

PRÜFUNG AUF REINHEIT

Relative Dichte (Ph. Eur.): 0,896 bis 0,904.

Trockenrückstand (DAB): Mindestens 2,0 Prozent.

LAGERUNG

Vor Licht geschützt.

Lilium lancifolium

Lilium tigrinum

Verwendet wird die frische, blühende Pflanze ohne Zwiebel von *Lilium lancifolium* Thunb.

BESCHREIBUNG

Die Pflanze ist etwa 1,0 bis 1,5 m hoch. Sie besitzt einen dicken, aufrechten, oben behaarten Stengel und sitzende, schmallanzettliche, dunkelgrüne Blätter, die fünfbis siebennervig sind. Die oberen Blätter tragen in den Blattachseln kleine rotbraune Brutzwiebeln. Die Blüten stehen zu 5 bis 15 in lockeren, endständigen Trauben, sind nickend mit 4 bis 6 cm langen, orangefarbenen, innen erhaben und dunkelpurpurn gefleckten, zurückgerollten Perigonblättern und lassen den am oberen Ende keulenförmigen Griffel und die fadenförmigen Staubblätter frei herausragen. Die 6 Staubfäden mit rotbraunen Antheren sind ebenso lang wie der Griffel.

ARZNEIFORMEN

HERSTELLUNG

Urtinktur und flüssige Verdünnungen nach Vorschrift 2a.

EIGENSCHAFTEN

Die Urtinktur ist eine rötlichbraune Flüssigkeit von schwach süßlichem Geschmack.

PRÜFUNG AUF IDENTITÄT

A. Wird 1 ml Urtinktur mit 5 ml Wasser verdünnt, so entsteht nach Zusatz von 0,1 ml Eisen(III)-chlorid-Lösung *R* 1 Grünfärbung.

B. Wird 1 ml Urtinktur mit 10 ml Wasser verdünnt, so färbt sich die Lösung nach Zusatz von 1,0 ml verdünnter Natriumhydroxid-Lösung *R* intensiv gelb.

C. Chromatographie: Die Prüfung erfolgt dünnschichtchromatographisch auf einer Schicht von Kieselgel H *R*.

Untersuchungslösung: 10 ml Urtinktur werden mit 10 ml Wasser verdünnt und mit 10 ml Chloroform *R* ausgeschüttelt. Die organische Phase wird unter vermindertem Druck (höchstens 27 mbar) eingeengt und der Rückstand in 0,5 ml Methanol *R* gelöst.

Vergleichslösung: 5 mg Resorcin *R* und 20 mg Pyrogallol *R* werden in 10 ml Methanol *R* gelöst.

Aufgetragen werden getrennt 20 µl Untersuchungslösung und 10 µl Vergleichslösung. Die Chromatographie erfolgt über eine Laufstrecke von 15 cm mit einer Mischung von 85 Volumteilen Chloroform *R*, 14 Volumteilen Methanol *R* und 1 Volumteil Wasser. Nach Verdunsten der mobilen Phase werden die Chromatogramme mit Anisaldehyd-Lösung *R* besprüht und 10 Minuten lang auf 105 bis 110 °C erhitzt. Das Chromatogramm der Untersuchungslösung zeigt im Tageslicht folgende Flecke (bezogen auf den orange gefärbten Fleck des Resorcins: Rst 1,0): Rst 0,4 (schwach orange), Rst 0,95 (orange), Rst 1,1 (orange), Rst 1,5 (orange), Rst 1,8 (violett), Rst 2,0 (rotviolett) und Rst 2,3 (grauviolett). Dazwischen befinden sich einige schwächere graue bis graublaue Flecke.

Der rote Fleck des Pyrogallols soll bezogen auf Resorcin einen Rst-Wert zwischen 0,7 und 0,75 haben.

PRÜFUNG AUF REINHEIT

Relative Dichte (Ph. Eur.): 0,935 bis 0,950.

Trockenrückstand (DAB): Mindestens 2,6 Prozent.

LAGERUNG

Vor Licht geschützt.

Lithium carbonicum

Li_2CO_3 MG 73,9

Verwendet wird Lithiumcarbonat, das mindestens 98,0 und höchstens 101,0 Prozent Li_2CO_3 enthält.

EIGENSCHAFTEN

Weißes, leichtes Pulver; wenig löslich in Wasser, sehr schwer löslich in Äthanol.

PRÜFUNG AUF IDENTITÄT

A. Die mit Salzsäure *R* befeuchtete Substanz färbt eine nicht leuchtende Flamme rot.
B. Die Substanz gibt die Identitätsreaktionen auf Carbonat (Ph. Eur.) und Hydrogencarbonat (Ph. Eur.).

Lithium carbonicum

C. Die Lösung von 0,2 g Substanz in 1 ml Salzsäure *R* wird im Wasserbad eingeengt; der Rückstand ist in 3 ml Äthanol *R* löslich.

D. Die Lösung von 0,1 g Substanz in 20 ml Wasser reagiert alkalisch (Ph. Eur.).

PRÜFUNG AUF REINHEIT

Prüflösung: 10,0 g Substanz werden in 30 ml Wasser aufgeschwemmt und durch Zusatz von 22 ml Salpetersäure *R* gelöst. Die Lösung wird mit verdünnter Natriumhydroxid-Lösung *R* neutralisiert und mit Wasser zu 100,0 ml ergänzt.

Aussehen der Lösung: Die Prüflösung muß klar (Ph. Eur., Methode B) und farblos (Ph. Eur., Methode II) sein.

Chlorid (Ph. Eur.): 2,5 ml Prüflösung, mit Wasser zu 15 ml verdünnt, müssen der Grenzprüfung auf Chlorid entsprechen (200 ppm).

Sulfat (Ph. Eur.): 7,5 ml Prüflösung, mit Wasser zu 15 ml verdünnt, müssen der Grenzprüfung auf Sulfat entsprechen (200 ppm).

Arsen (Ph. Eur.): 0,50 g Substanz müssen der Grenzprüfung A auf Arsen entsprechen (2 ppm).

Calcium (Ph. Eur.): 5 ml Prüflösung, mit Wasser zu 10 ml verdünnt, müssen der Grenzprüfung auf Calcium entsprechen (200 ppm).

Eisen (Ph. Eur.): 5 ml Prüflösung, mit Wasser zu 10 ml verdünnt, müssen der Grenzprüfung B auf Eisen entsprechen (20 ppm).

Kalium: 1,0 g Substanz wird in 10 ml Salzsäure *R* gelöst. Die Lösung wird mit Wasser zu 50,0 ml verdünnt. Der Gehalt an Kalium wird flammenphotometrisch (Ph. Eur., Methode I) bei 766,5 nm bestimmt (300 ppm). Als Vergleichslösung wird eine Lösung verwendet, die in 1 000,0 ml 0,953 g Kaliumchlorid *R* enthält (500 µg K/ml); diese Lösung ist, wenn nötig, zu verdünnen.

Magnesium: 1 ml Prüflösung wird mit Wasser zu 10 ml verdünnt. 6,7 ml dieser Lösung werden mit Wasser zu 9 ml verdünnt und mit 1 ml Glycerol 85 Prozent *R*, 0,15 ml Titangelb-Lösung *R*, 0,25 ml Ammoniumoxalat-Lösung *R* und 5 ml verdünnter Natriumhydroxid-Lösung *R* versetzt. Nach dem Umschütteln darf die Lösung nicht stärker rosa gefärbt sein als eine gleichzeitig unter gleichen Bedingungen mit 1 ml Magnesium-Standardlösung (10 ppm Mg) *R* und 8 ml Wasser hergestellte Vergleichslösung (150 ppm).

Natrium: 1,0 g Substanz wird in 10 ml Salzsäure *R* gelöst. Die Lösung wird mit Wasser zu 50,0 ml verdünnt. Der Gehalt an Natrium wird flammenphotometrisch (Ph. Eur., Methode I) bei 589,0 nm bestimmt (300 ppm). Als Vergleichslösung wird eine Lösung verwendet, die in 1 000,0 ml 1,271 g Natriumchlorid *R* enthält (500 µg Na/ml); diese Lösung ist, wenn nötig, zu verdünnen.

Lithium carbonicum

Schwermetalle (Ph. Eur.): 12 ml Prüflösung müssen der Grenzprüfung auf Schwermetalle entsprechen (20 ppm). Zur Herstellung der Vergleichslösung wird die Blei-Standardlösung (2 ppm Pb) *R* verwendet.

GEHALTSBESTIMMUNG

Etwa 1,000 g Substanz, genau gewogen, wird in 50,0 ml 1 N-Salzsäure gelöst. Die Lösung wird zum Sieden erhitzt, abgekühlt und der Salzsäureüberschuß mit 1 N-Natriumhydroxid-Lösung nach Zugabe von 0,2 ml Phenolphthalein-Lösung *R* titriert.

1 ml 1 N-Salzsäure entspricht 36,95 mg Li_2CO_3.

ARZNEIFORMEN

Die Lösung (D 2) muß mindestens 0,95 und darf höchstens 1,05 Prozent Li_2CO_3 enthalten.

Die 1. Dezimalverreibung muß mindestens 9,5 und darf höchstens 10,5 Prozent Li_2CO_3 enthalten.

HERSTELLUNG

Lösung (D 2) nach Vorschrift 5a mit Wasser. Die 3. Dezimalverdünnung wird mit Äthanol 15 Prozent, die folgenden Verdünnungen werden mit Äthanol 43 Prozent hergestellt.

Verreibungen nach Vorschrift 6.

EIGENSCHAFTEN

Die Lösung (D 2) ist eine klare, farblose Flüssigkeit.
Die 1. Dezimalverreibung ist ein weißes Pulver.

PRÜFUNG AUF IDENTITÄT

A. Die Lösung (D 2) reagiert alkalisch und gibt die Identitätsreaktionen A und B der Substanz.

B. Die 1. Dezimalverreibung gibt die Identitätsreaktionen A und B der Substanz.

PRÜFUNG AUF REINHEIT

Aussehen der Lösung: Die Lösung (D 2) muß klar (Ph. Eur., Methode B) und farblos (Ph. Eur., Methode II) sein.

Relative Dichte (Ph. Eur.): 1,006 bis 1,009.

GEHALTSBESTIMMUNG

Zur Gehaltsbestimmung der Lösung (D 2) wird etwa 1,00 g, genau gewogen, mit 10,0 ml 0,1 N-Salzsäure versetzt.

Zur Gehaltsbestimmung der 1. Dezimalverreibung werden etwa 100 mg, genau gewogen, in 10,0 ml 0,1 N-Salzsäure gelöst.

Die Bestimmung erfolgt entsprechend der bei der Substanz angegebenen Gehaltsbestimmung durch Titration mit 0,1 N-Natriumhydroxid-Lösung.

1 ml 0,1 N-Salzsäure entspricht 3,695 mg Li_2CO_3.

Grenzprüfung der D 4

10,0 g der 4. Dezimalverdünnung beziehungsweise der 4. Dezimalverreibung werden mit 10,0 ml 0,01 N-Salzsäure und 0,2 ml Phenolphthalein-Lösung *R* versetzt. Der Salzsäureüberschuß wird mit 0,01 N-Natriumhydroxid-Lösung bis zum ersten bleibenden violetten Farbton titriert. Dabei dürfen nicht mehr als 4,0 ml 0,01 N-Salzsäure verbraucht werden.

HINWEIS

Die Lösung (D 2) ist bei Bedarf frisch herzustellen.

LAGERUNG

Dicht verschlossen.

Vorsichtig zu lagern!

Lobaria pulmonaria

Sticta

Verwendet wird der ganze, getrocknete Thallus von *Lobaria pulmonaria* (L.) Hoffm.

BESCHREIBUNG

Die Droge ist geruchlos und hat schwach bitteren Geschmack.

Sie besteht aus großblättrigen, lederartigen, aus abgerundeten Achseln buchtig gelappten Stücken mit einem Durchmesser von meist bis etwa 30, selten mehr

Zentimetern. Die einzelnen Lappen sind 1 bis 12 cm lang, 0,5 bis 3 cm breit und haben abgestutzte oder ausgerandete, seltener abgerundete Enden. Die Oberseite ist glatt, fast glänzend, graubraun bis lederbraun, bei nicht zu alter Droge nach dem Befeuchten lebhaft grün, mit hervortretenden Netzadern und dazwischenliegenden flachen Gruben. Am Rande und auf den Netzadern kommen zumeist reihig angeordnete, einzeln stehende oder zusammenfließende, weiße, rundliche, bis 1 mm breite Flecke (Flecksoralen) vor, in denen die kleinkörnigen Soredien gebildet werden. Aus diesen können sich kurze, stiftförmige Auswüchse (Isidien) erheben. Auf der Oberseite der Droge finden sich selten rotbraune, kreisrunde, berandete Scheiben (Apothezien). Die Unterseite ist buckelig uneben, von dichtem, hellbraunem, zur Mitte hin schwarzbraunem Filz bedeckt. Die Buckel tragen rundliche, bis 1 cm große, nackte, matte, weißliche Flecke.

Mikroskopische Merkmale: Der Thallus ist im Querschnitt 220 bis 300 µm dick und zeigt eine deutliche Differenzierung in Oberrinde, Algenschicht, Mark und Unterrinde. Die blaßbräunliche Oberrinde ist 35 bis 50 µm hoch und besteht aus dicht gepackten Zellen mit 1 bis 3 µm dicken Wänden und einem Lumen von 3 bis 4 µm. Die Algenschicht mit kugeligen, bis 10 µm großen Grünalgenzellen ist 35 bis 40 µm hoch, nach oben hin scharf, nach unten weniger scharf begrenzt. Das farblose Mark besteht aus einem Geflecht stark verzweigter und vernetzter dünnwandiger Hyphen von 3 bis 5 µm Dicke. Die Unterrinde ist 20 bis 35 µm hoch, ähnlich wie die Oberrinde gebaut, aber etwas dunkler. An der Unterseite vorkommende Filzfasern erscheinen als senkrecht abstehende, auffasernde Bündel von 150 bis 200 µm langen und 20 µm dicken Hyphen. An den weißen Stellen der Unterseite fehlt die Unterrinde.

PRÜFUNG AUF IDENTITÄT

Prüflösung: 1,0 g grob gepulverte Droge (710) wird mit 10 ml Äthanol 86 % *RN* 5 Minuten lang auf dem Wasserbad unter Rückfluß erhitzt. Nach dem Erkalten wird abfiltriert.

A. Wird 1,0 ml Prüflösung mit 10 ml Wasser und 1,0 ml Kaliumhydroxid-Lösung *RN* versetzt und kräftig geschüttelt, entsteht ein mindestens 20 Minuten lang beständiger Schaum.

B. 4,0 ml Silbernitrat-Lösung *R* 1 werden mit 0,2 ml verdünnter Natriumhydroxid-Lösung *R* und soviel Ammoniaklösung *R* versetzt, bis der entstandene Niederschlag sich wieder aufgelöst hat. Werden 1,0 ml dieser Lösung und 2,0 ml Prüflösung gemischt, so entsteht ein Niederschlag, der nach dem Filtrieren einen grauschwarzen Belag im Filter bildet.

C. 2,0 ml Prüflösung werden mit 1,0 ml Wasser und 1,0 ml einer 1prozentigen Lösung (G/G) von Echtblausalz B *RN* in einer Mischung aus gleichen Volumteilen Methanol R und Wasser versetzt und 3 bis 5 Minuten lang kräftig geschüttelt. Nach dem Filtrieren ist das Filtrat dunkelrot.

D. Chromatographie: Die Prüfung erfolgt dünnschichtchromatographisch auf einer Schicht von Kieselgel H R.

Untersuchungslösung: Prüflösung.

Vergleichslösung: 10 mg Hydrochinon R werden in 2 ml Methanol R gelöst.

Aufgetragen werden getrennt 50 µl Untersuchungslösung und 10 µl Vergleichslösung. Die Chromatographie erfolgt über eine Laufstrecke von 15 cm mit einer Mischung aus 75 Volumteilen Toluol R, 20 Volumteilen Dioxan R und 5 Volumteilen Essigsäure 98 % R. Nach Verdunsten der mobilen Phase werden die Chromatogramme mit Anisaldehyd-Lösung R besprüht, 5 bis 10 Minuten lang auf 105 bis 110 °C erhitzt und innerhalb von 10 Minuten im Tageslicht ausgewertet.

Das Chromatogramm der Vergleichslösung zeigt im unteren Drittel des Rf-Bereiches den orangebraunen Fleck des Hydrochinons (Rst 1,0).

Das Chromatogramm der Untersuchungslösung zeigt einen intensiv orangegelben Fleck bei nur geringfügig höherem Rf-Wert (Rst 1,00 bis 1,03). Außerdem sind folgende Flecke zu erkennen: ein heller, orangegelber Fleck bei Rst 0,30 bis 0,35, ein schwach orangefarbener Fleck bei Rst 0,70 bis 0,77, ein oder zwei undeutlich getrennte, gelbe Flecke bei Rst 1,35 bis 1,45, ein blaßgelber Fleck bei Rst 1,5 bis 1,6 und ein blaßvioletter Fleck bei Rst 1,8 bis 1,9.

PRÜFUNG AUF REINHEIT

Fremde Bestandteile (Ph. Eur.): Höchstens 5 Prozent.

Asche (DAB): Höchstens 5,0 Prozent.

Sulfatasche (Ph. Eur.): Höchstens 5,0 Prozent, mit 1,00 g grob gepulverter Droge (710) bestimmt.

ARZNEIFORMEN

HERSTELLUNG

Urtinktur aus der grob gepulverten Droge (710) und flüssige Verdünnungen nach Vorschrift 4a mit Äthanol 86 Prozent. Die 2. und 3. Dezimalverdünnung werden mit Äthanol 62 Prozent, die höheren mit Äthanol 43 Prozent bereitet.

EIGENSCHAFTEN

Die Urtinktur ist eine dunkelrotbraune Flüssigkeit mit aromatischem Geruch und schwach bitterem Nachgeschmack.

PRÜFUNG AUF IDENTITÄT

Die Urtinktur gibt die bei der Droge beschriebenen Identitätsprüfungen A bis D. Prüflösung ist die Urtinktur.

Das bei der Identitätsprüfung D beschriebene Chromatogrammbild entspricht dem einer frisch hergestellten Urtinktur. Bei einer länger gelagerten Tinktur sinkt der Anteil der Flecke zwischen Rst 1,3 und 0,3 ab, während oberhalb Rst 1,3 neue gelbe, gelbbraune oder violette Flecke auftreten können.

PRÜFUNG AUF REINHEIT

Relative Dichte (Ph. Eur.): 0,825 bis 0,845.

Trockenrückstand (DAB): Mindestens 0,6 Prozent.

LAGERUNG

Vor Licht geschützt.

Lobelia inflata

Verwendet wird die ganze, frische, blühende Pflanze von *Lobelia inflata* L.

BESCHREIBUNG

Der sehr kurze, ausdauernde Wurzelstock entsendet nach unten ein Büschel kranzförmig angeordneter, fädlicher, unverzweigter, runder, gelblichweißer, bis 13 cm langer und bis 2 mm dicker Wurzeln. Der aufrechte, verzweigte, 20 bis 100 cm hohe Stengel ist furchig-kantig, im unteren Teil oft rotviolett, besonders an den Kanten zottig-rauhhaarig, oben kahl. Die Blätter sind einfach, wechselständig, im unteren Teil der Pflanze bis 7 cm lang und bis 5 cm breit, länglich stumpf, in den kurzen Blattstiel verschmälert, im oberen Teil allmählich kleiner, eiförmig bis lanzettlich, sitzend, alle am Rand unregelmäßig gesägt, mit einer weißen Drüsenzotte an jedem Sägezahn, beiderseits zerstreut behaart, besonders längs der Nerven und am Rand. Der end- oder achselständige Blütenstand ist traubig. Die Blüten sind gestielt, 5zählig, etwa 7 bis 10 mm lang, von spitzeiförmigen, nach oben hin an Größe abnehmenden Tragblättern getragen. Die Krone ist weißlich oder hellblau, 2lippig, die Oberlippe bis auf den Grund gespalten. Die Blüten weisen 5 Staubblätter auf, die im oberen Teil miteinander verwachsen sind. Der Fruchtknoten ist unterständig, 2fächerig; er entwickelt sich zu einer aufgeblasenen, fast kugeligen, 10rippigen, am Scheitel fachspaltig 2klappig aufspringenden Kapsel.

ARZNEIFORMEN

Die Urtinktur enthält mindestens 0,008 und höchstens 0,016 Prozent Alkaloide, berechnet als Lobelin ($C_{22}H_{27}NO_2$).

HERSTELLUNG

Urtinktur und flüssige Verdünnungen nach Vorschrift 3a.

EIGENSCHAFTEN

Die Urtinktur ist eine gelbbraune bis grünlichbraune Flüssigkeit ohne besonderen Geruch.

PRÜFUNG AUF IDENTITÄT

A. 5 ml Urtinktur werden mit 0,2 ml äthanolischer Kaliumhydroxid-Lösung *R* versetzt und destilliert, bis etwa 2 ml Destillat erhalten worden sind. Wird das Destillat mit 0,1 g Dinitrobenzol *R* und 0,2 ml verdünnter Natriumhydroxid-Lösung *R* versetzt, zum Sieden erhitzt und 1 Minute lang am Sieden gehalten, tritt Rotfärbung auf.

B. Wird 1 ml Urtinktur mit 1 ml verdünnter Natriumhydroxid-Lösung *R* und mit 0,5 ml einer Mischung von 0,1 g Sulfanilsäure *R*, 0,1 g Natriumnitrit *R*, 1 ml Wasser und 1 ml verdünnter Salzsäure *R* versetzt, entsteht Rotfärbung.

C. Chromatographie: Die Prüfung erfolgt dünnschichtchromatographisch auf einer Schicht von Kieselgel G *R*.

Untersuchungslösung: 5 ml Urtinktur werden auf dem Wasserbad bis zum Verschwinden des Äthanolgeruchs erwärmt, mit 1 ml Ammoniaklösung *R* versetzt und 2mal mit je 10 ml Äther *R* ausgeschüttelt. Die vereinigten Ätherauszüge werden im Wasserbad eingeengt. Der Rückstand wird in 0,5 ml Methanol *R* aufgenommen.

Vergleichslösung: 10 mg Procainhydrochlorid *R* und 10 mg Papaverinhydrochlorid *RN* werden in 10 ml Methanol *R* gelöst.

Aufgetragen werden getrennt 20 µl Untersuchungslösung und 10 µl Vergleichslösung. Die Chromatographie erfolgt über eine Laufstrecke von 10 cm mit einer Mischung von 88 Volumteilen Chloroform R und 12 Volumteilen Methanol R. Nach Verdunsten der mobilen Phase werden die Chromatogramme mit einer Mischung von 1 Volumteil Dragendorffs Reagenz R, 2 Volumteilen Essigsäure 98 % R und 10 Volumteilen Wasser besprüht und sofort im Tageslicht ausgewertet.

Das Chromatogramm der Vergleichslösung zeigt im unteren Drittel des Rf-Bereiches den orangefarbenen Fleck des Procainhydrochlorids und im oberen Drittel den orangefarbenen Fleck des Papaverinhydrochlorids. Procainhydrochlorid besitzt, bezogen auf Papaverinhydrochlorid (Rst 1,0), einen Rst-Wert von 0,3.

Das Chromatogramm der Untersuchungslösung zeigt folgende Flecke: Rst 0,5 (orange), Rst 0,7 (orange) und Rst 1,0 (orange) (bezogen auf Procainhydrochlorid als Vergleich: Rst 1,0) sowie Rst 0,7 (orange), Rst 0,8 (weißlich) und Rst 1,1 (grünlich (bezogen auf Papaverinhydrochlorid als Vergleich: Rst 1,0).

PRÜFUNG AUF REINHEIT

Relative Dichte (Ph. Eur.): 0,890 bis 0,910.

Trockenrückstand (DAB): Mindestens 1,3 Prozent.

GEHALTSBESTIMMUNG

Etwa 5,00 g Urtinktur, genau gewogen, werden mit 15 ml Wasser, 1,5 ml verdünnter Ammoniaklösung R1 und 1 g Natriumchlorid R versetzt und 4mal mit je 20 ml Äther R ausgeschüttelt. Die vereinigten Ätherphasen werden durch wenig Watte filtriert und mit Äther R zu 100,0 ml aufgefüllt. 25,0 ml der Lösung werden 3mal mit je 10 ml 0,1 N-Salzsäure ausgeschüttelt. Die vereinigten salzsauren Ausschüttelungen werden mit 0,05 ml Methylrot-Lösung R und dann tropfenweise mit verdünnter Ammoniaklösung R1 bis zum Farbumschlag nach Gelb versetzt. Nach Zusatz von weiteren 1,0 ml verdünnter Ammoniaklösung R1 wird die Lösung 3mal mit je 20 ml Äther R ausgeschüttelt. Die vereinigten Ätherphasen werden auf dem Wasserbad bei einer 45 °C nicht überschreitenden Temperatur eingeengt. Der Rückstand wird mit Citrat-Phosphat-Pufferlösung pH 5,5 RH aufgenommen und zu 10,0 ml aufgefüllt.

5,0 ml dieser Lösung werden mit 5,0 ml Citrat-Phosphat-Pufferlösung pH 5,5 RH und 2,0 ml Bromkresolgrün-Lösung RH versetzt und anschließend 3mal mit je 10 ml Chloroform R je 1 Minute lang ausgeschüttelt. Die vereinigten Chloroformauszüge werden durch wenig Watte filtriert und mit Chloroform R zu 50,0 ml aufgefüllt. Die Extinktion dieser Lösung wird bei 410 nm in einer Schichtdicke von 1 cm gegen eine Vergleichslösung gemessen, zu deren Herstellung 10,0 ml Citrat-Phosphat-Pufferlösung *p*H 5,5 *RH* mit 2,0 ml Bromkresolgrün-Lösung *RH* versetzt und wie oben beschrieben weiterbehandelt werden. Der Berechnung wird eine spezifische Extinktion $E_{1cm}^{1\%}$ von 54,8 zugrunde gelegt.

Der Prozentgehalt (x_{proz}) an Alkaloiden, berechnet als Lobelin, wird nach folgender Formel berechnet:

$$x_{proz} = \frac{E \cdot 0{,}730}{e}$$

E: Extinktion der Untersuchungslösung
e: Einwaage an Urtinktur in Gramm.

Grenzprüfung der D 4

10,0 ml der 4. Dezimalverdünnung werden mit 0,1 ml 0,1 N-Salzsäure versetzt und unter vermindertem Druck bis fast zur Trockne eingeengt. Der Rückstand wird mit 10 ml Citrat-Phosphat-Pufferlösung *p*H 5,5 *RH* und 0,5 ml Bromkresolgrün-Lösung *RH* versetzt und mit 10 ml Chloroform ausgeschüttelt. Die abgetrennte Chloroformphase darf nicht stärker gelb gefärbt sein als eine gleich behandelte Blindprobe von 10,0 ml Äthanol 43 Prozent.

LAGERUNG

Vor Licht geschützt.

Vorsichtig zu lagern!

Lophophytum leandri

Flor de piedra

Verwendet wird die ganze, getrocknete Pflanze von *Lophophytum leandri* Eichl.

BESCHREIBUNG

Die Droge hat dumpfen Geruch und unangenehmen, etwas bitteren Geschmack.

Sie besteht meist nur aus dem dunkel rotbraunen, oberen Teil der Blütenstandsachsen. Selten finden sich Teile des knolligen Wurzelstockes, der bis 10 cm groß, an der Ansatzstelle nackt, nach oben zu von lanzettlichen, spiralig dachziegelartig angeordneten, schuppenförmigen Niederblättern bedeckt ist. Diese fallen frühzeitig ab und lassen den verdickten basalen Teil gefeldert erscheinen. Der zusammengesetzte Blütenstand besteht aus einem sehr kurzen Stiel, der mit zahlreichen, dreieckigen, bleibenden Schuppen besetzt ist und einer zylindrisch-kegelförmigen, bis 30 cm langen, geraden oder gekrümmten Achse, die im unteren Teil die weiblichen, als strahlige Gebilde erscheinenden Blüten trägt. An der Droge bestehen die Blüten nur mehr aus den sehr dicht um eine zentrale, rotbraune Achse angeordneten, schmutzigbraunen, 3 bis 3,5 mm langen, etwa 1 mm dicken, vierkantigen, beidendig stumpfen Früchten und den löffelartigen, lang gestielten, kaum 4 mm langen Tragblättern. Im oberen Teil der Blütenstandsachse stehen jeweils in der Achsel eines schildförmigen, früh abgeworfenen Tragblattes die sehr zahlreichen, männlichen, kleinen, kolbenförmigen Blütenköpfchen.

Mikroskopische Merkmale: Die im Querschnitt fast schiffchenförmigen Schuppen der Blütenstandsachse bestehen aus mehr oder weniger rundlichen, hell- und etwas derbwandigen Zellen, die von amorphen, gelbbraunen, in dichten Lagen leuchtend rot erscheinenden Massen meist vollständig erfüllt sind. Dazwischen sind verschieden große Nester von Steinzellen mit stark, regelmäßig oder unregelmäßig verdickter, geschichteter, getüpfelter und verholzter Wand eingelagert. Das Grundgewebe der Blütenstandsachse besteht aus sehr unregelmäßig gestalteten, in Längsrichtung gestreckten, mit gelbbraunen, amorphen Massen erfüllten Zellen. Es wird von zahlreichen Interzellularen und kleinen Leitbündeln durchzogen.

PRÜFUNG AUF IDENTITÄT

Prüflösung: 1 g grob gepulverte Droge (710) wird mit 10 ml Äthanol 70 % *RN* 2 Stunden lang gerührt und danach abfiltriert.
A. Wird 1 ml Prüflösung mit 10 ml Wasser und 0,1 ml Eisen(III)-chlorid-Lösung *R* 1 versetzt, entsteht eine olivgrüne Färbung.
B. Wird die Mischung von 1 ml Prüflösung und 20 ml Wasser mit 0,1 ml verdünnter Natriumhydroxid-Lösung *R* versetzt, tritt Farbvertiefung nach Hellbraun ein.
C. Wird 0,1 ml Prüflösung in einer Porzellanschale auf dem siedenden Wasserbad eingeengt und der Rückstand mit 0,2 ml Molybdatophosphorsäure-Reagenz *RH* versetzt, färbt sich die Mischung innerhalb von 5 Minuten blau.
D. Wird 1 ml Prüflösung mit 1 ml Salzsäure *R* 1 und 50 mg Resorcin *R* 5 Minuten lang zum Sieden erhitzt, entsteht Rotfärbung.
E. Chromatographie: Die Prüfung erfolgt dünnschichtchromatographisch auf einer Schicht von Kieselgel H *R*.

Untersuchungslösung: Prüflösung.

Vergleichslösung: 5 mg Kaffeesäure *R* und 10 mg Hyperosid *RN* werden in 20 ml Methanol *R* gelöst.

Aufgetragen werden getrennt 20 µl Untersuchungslösung und 10 µl Vergleichslösung. Die Chromatographie erfolgt über eine Laufstrecke von 15 cm mit einer Mischung aus 80 Volumteilen Äthylacetat *R*, 10 Volumteilen wasserfreier Ameisensäure *R* und 10 Volumteilen Wasser. Die Chromatogramme werden 20 Minuten lang bei 105 bis 110 °C getrocknet, nach dem Abkühlen mit einer 1prozentigen Lösung (G/V) von Diphenylboryloxyäthylamin *R* in Methanol *R* und danach mit einer 5prozentigen Lösung (G/V) von Polyäthylenglykol 400 *R* in Methanol *R* besprüht und nach 15 Minuten im ultravioletten Licht bei 365 nm ausgewertet.

Das Chromatogramm der Vergleichslösung zeigt im mittleren Drittel des Rf-Bereiches des orangegelben Fleck des Hyperosids und im oberen Drittel den blaugrünen Fleck der Kaffeesäure.

Das Chromatogramm der Untersuchungslösung zeigt etwa auf Höhe der Vergleichssubstanz Hyperosid zwei orangegelbe Flecke und darüber einen roten und einen grünen Fleck, unterhalb der Kaffeesäure einen blauen Fleck sowie etwa auf Höhe der Kaffeesäure dicht beieinander einen blauen, einen gelben und einen grünen Fleck.

PRÜFUNG AUF REINHEIT

Fremde Bestandteile (Ph. Eur.): Höchstens 2 Prozent.

Sulfatasche (Ph. Eur.): Höchstens 9,0 Prozent, bestimmt mit 1,00 g grob gepulverter Droge (710).

Asche (DAB): Höchstens 7,0 Prozent.

ARZNEIFORMEN

HERSTELLUNG

Urtinktur aus der grob gepulverten Droge (710) und flüssige Verdünnungen nach Vorschrift 4a mit Äthanol 62 Prozent.

EIGENSCHAFTEN

Die Urtinktur ist eine rotbraune Flüssigkeit ohne besonderen Geruch und mit adstringierendem Geschmack.

PRÜFUNG AUF IDENTITÄT

Die Urtinktur gibt die bei der Droge beschriebenen Identitätsreaktionen A bis E. Prüflösung ist die Urtinktur.

PRÜFUNG AUF REINHEIT

Relative Dichte (Ph. Eur.): 0,890 bis 0,900.

Trockenrückstand (DAB): Mindestens 1,0 Prozent.

LAGERUNG

Vor Licht geschützt.

Luffa operculata

Verwendet werden die getrockneten Früchte von *Luffa operculata* (L.) Cogn.

BESCHREIBUNG

Die Früchte sind länglich-oval, 7 bis 10 cm lang und 3 bis 5 cm breit. Die äußere, grau gefärbte Fruchtwand hat zahlreiche, stacheltragende Längsrippen. Im darunterliegenden, weitmaschigen, schwammartigen Gewebe befinden sich die Samen in einzelnen, rechtwinklig zur Längsachse der Frucht angeordneten, von dem dünnen, pergamentartigen Endocarp ausgekleideten Fächern. Die etwa 10 mm langen, 5 mm breiten und etwa 2 mm dicken Samen sind flach, schmal elliptisch, am oberen Ende abgerundet, am unteren zum Hilum hin durch die schwach flügelartig ausgebildete Randlinie etwas zugespitzt. Die Samen weisen oberhalb des Hilums beiderseits je zwei halbmondförmige Erhebungen auf. Ihre Oberfläche ist stumpf grauschwarz und heller gesprenkelt.

Mikroskopische Merkmale: Die Epidermiszellen des Pericarps sind in Aufsicht geradwandig polygonal, isodiametrisch bis langgestreckt. Die selten einzeln, häufig in kleinen Gruppen angeordneten, anomocytischen Spaltöffnungsapparate sind von 4 bis 6 Nebenzellen umgeben, deren Wände dünner und zum Teil schwach getüpfelt sind. Die Cuticula ist glatt, jedoch auf die Spaltöffnungsapparate hin leicht gestreift. Die derbwandigen, bis vier Zellen hohen, an der Spitze abgerundeten, bis 300 µm langen, am Grund 120 µm breiten Borstenhaare haben eine deutlich gestreifte Cuticula und werden an der Basis von strahlig angeordneten Epidermiszellen umgeben. Vereinzelt finden sich auch 70 µm lange Drüsenhaare mit zweizelligem Stiel und mehrzelligem Köpfchen. Unter der Epidermis liegen 1 bis 3 Lagen großer, dünnwandiger, im Querschnitt tangential gestreckter Mesocarpzellen. Die anschließende Steinzellschicht aus ein oder zwei Lagen rundlich eckiger, häufig isodiametrischer Steinzellen mit getüpfelter, stark verdeckter, verholzter Wand geht über in polygonal abgerundete, zunehmend größere und mehr gestreckte Zellen mit derber, getüpfelter, verholzter Wand und dann in das aus rundlichen, großen, dünnwandigen Zellen bestehende, von Leitbündeln durchzogene Mesocarp. Das schwammartige Gewebe des Mesocarps besteht aus Netzen von knorrigen, getüpfelten, verholzten Fasern und Leitbündeln mit schraubig verdickten Gefäßen und Resten von dünnwandigen Mesocarpzellen. Das Endocarp, das die Samenfächer hautartig umkleidet, besteht aus einer Lage zarter, schmaler, meist gruppenweise paralleler und gegeneinander in wechselnden Richtungen gestreckter Zellen. Die dünne, aber harte Samenschale umgibt einen Embryo mit zwei dicken, gelblichweißen, ölhaltigen Keimblättern. Die Samenschale wird außen begrenzt von einer bisweilen nicht vollständig erhaltenen, sehr unterschiedlich hohen Schicht, deren Zellen eine dünne, stellenweise dunkelbraune und an anderen Stellen hellere Außenwand besitzen, während die Seitenwände mit zahlreichen, unregelmäßig bügelförmigen, unverholzten Wandverdickungen versehen sind. Darunter folgt eine etwa 3,5 µm breite Lage dünn- und braunwandiger sowie eine ebenso breite Lage hellwandiger Zellen. Die anschließende Lage etwa isodiametrischer, 14 bis 18 µm großer Steinzellen mit getüpfelter Wand ist ebenso verholzt wie die nachfolgende, aus palisadenartig angeordneten, stabförmigen, etwa 150 µm langen und 46 bis 53 µm breiten Zellen bestehende Schicht. Nach innen schließt ein etwa 100 µm breites Schwammparenchym aus rundlichen, etwas fettes Öl enthaltenden Zellen an. Eine einzelne Lage dünnwandiger, etwas tangential gestreckter, etwa 5 µm hoher Zellen begrenzt die Samenschale nach innen. Die von einer unterseits etwa 7 µm, oberseits etwa 15 µm hohen Epidermis umgebenen Keimblätter bestehen aus palisadenartig angeordneten, radial gestreckten, dünnwandigen, reichlich fettes Öl enthaltenden Mesophyllzellen.

PRÜFUNG AUF IDENTITÄT

Prüflösung: 1 g grob gepulverte Droge (710) wird mit 10 ml Äthanol 70% *R* N 2 Stunden lang gerührt und danach abfiltriert.

A. 2 ml Prüflösung werden in einem kleinen Porzellanschälchen auf dem Wasserbad eingeengt; durch Zugabe von 0,2 ml Schwefelsäure *R* färbt sich der Rückstand innerhalb von 10 Minuten rotbraun.
B. Wird 1 ml Prüflösung mit 0,1 ml Eisen(III)-chlorid-Lösung *R* 1 versetzt, entsteht eine schmutzig grüne Färbung.
C. Chromatographie: Die Prüfung erfolgt dünnschichtchromatographisch auf einer Schicht von Kieselgel H *R*.

Untersuchungslösung: Prüflösung.

Vergleichslösung: 50 mg Hydrochinon *R* und 10 mg Cholesterin *R* werden in 10 ml Methanol *R* gelöst.

Aufgetragen werden getrennt 40 µl Untersuchungslösung und 10 µl Vergleichslösung. Die Chromatographie erfolgt über eine Laufstrecke von 15 cm mit einer Mischung von 90 Volumteilen Chloroform *R* und 10 Volumteilen Äthanol *R*. Nach Verdunsten der mobilen Phase werden die Chromatogramme mit Vanillin-Phosphorsäure *RN* besprüht, 15 Minuten lang auf 105 bis 110 °C erhitzt und innerhalb von 10 Minuten im Tageslicht ausgewertet.

Das Chromatogramm der Vergleichslösung zeigt im unteren Drittel des Rf-Bereiches den hellbraunen Fleck des Hydrochinons und im mittleren Drittel den violetten Fleck des Cholesterins.

Das Chromatogramm der Untersuchungslösung zeigt folgende rosafarbene bis violette Flecke: zwei Flecke über der Startlinie, zwei Flecke etwa auf Höhe der Vergleichssubstanz Hydrochinon, einen Fleck etwa in der Mitte zwischen den beiden Vergleichssubstanzen sowie je einen Fleck wenig unterhalb und wenig oberhalb der Vergleichssubstanz Cholesterin.

PRÜFUNG AUF REINHEIT

Fremde Bestandteile (Ph. Eur.): Höchstens 1,5 Prozent.

Sulfatasche (Ph. Eur.): Höchstens 10,0 Prozent, bestimmt mit 1,00 g grob gepulverter Droge (710).

Asche (DAB): Höchstens 8,0 Prozent.

ARZNEIFORMEN

HERSTELLUNG

Urtinktur aus der grob gepulverten Droge (710) und flüssige Verdünnungen nach Vorschrift 4a mit Äthanol 62 Prozent.

EIGENSCHAFTEN

Die Urtinktur ist eine gelbe Flüssigkeit ohne besonderen Geruch und mit stark bitterem Geschmack.

PRÜFUNG AUF IDENTITÄT

Die Urtinktur gibt die bei der Droge beschriebenen Identitätsreaktionen A, B und C. Prüflösung ist die Urtinktur.

PRÜFUNG AUF REINHEIT

Relative Dichte (Ph. Eur.): 0,890 bis 0,898.

Trockenrückstand (DAB): Mindestens 1,2 Prozent.

LAGERUNG

Vor Licht geschützt.

Lycopus virginicus

Verwendet werden die zur Blütezeit geernteten, frischen, oberirdischen Teile von *Lycopus virginicus* MICHX.

BESCHREIBUNG

Der aufrechte, ästige, stumpf vierkantige, nur an den Knoten zottig behaarte Stengel wird 15 bis 60 cm hoch. Die Blätter sind kreuzgegenständig, dunkelgrün oder purpurn überlaufen, eiförmig bis eiförmig-länglich, vorn zugespitzt, am Grunde in den kurzen Stiel verschmälert, ganzrandig, nur die unteren am Grund und in der Mitte gezähnt bis fast fiederspaltig, unterseits drüsig punktiert. Die kleinen Blüten stehen in dichten, blattachselständigen Scheinquirlen. Der glokkenförmige Kelch hat 4 oder 5 stumpfdreieckige Zähne. Die kleine, weiße bis rötliche Blumenkrone ist vierspaltig und röhrenförmig mit fast regelmäßigem, vierspaltigem Saum. Zwei verwachsene Fruchtblätter bilden eine viersamige Frucht.

ARZNEIFORMEN

HERSTELLUNG

Urtinktur und flüssige Verdünnungen nach Vorschrift 3a.

Lycopus virginicus

EIGENSCHAFTEN

Die Urtinktur ist eine gelbbraune bis grünbraune Flüssigkeit mit aromatischem Geruch.

PRÜFUNG AUF IDENTITÄT

A. Wird 1 ml Urtinktur nach Zusatz von 0,5 ml Phloroglucin-Lösung *R* und 0,5 ml Salzsäure *R* auf dem Wasserbad zum Sieden erhitzt, färbt sich die Mischung erst dunkelrot, dann braun.

B. Wird 1 ml Urtinktur mit 0,2 ml Salpetersäure *R* zum Sieden erhitzt und anschließend mit 1 ml konzentrierter Natriumhydroxid-Lösung *R* versetzt, färbt sich die Mischung orangerot.

C. 1 ml Urtinktur färbt sich nach Zusatz von 0,1 ml Eisen(III)-chlorid-Lösung *R* 1 grünschwarz.

D. Chromatographie: Die Prüfung erfolgt dünnschichtchromatographisch auf einer Schicht von Kieselgel G *R*.

Untersuchungslösung: 5 ml Urtinktur werden auf dem Wasserbad bis zum Verschwinden des Äthanolgeruchs erwärmt, mit Wasser zu 5 ml aufgefüllt und 3mal mit je 5 ml Äthylacetat *R* ausgeschüttelt. Die vereinigten organischen Phasen werden auf dem Wasserbad eingeengt; der Rückstand wird in 0,5 ml Methanol *R* aufgenommen.

Vergleichslösung: 10 mg Cholesterin *R* und 10 mg Dihydroxyanthrachinon *R* werden in 10 ml Chloroform *R* gelöst.

Aufgetragen werden getrennt 40 µl Untersuchungslösung und 10 µl Vergleichslösung. Die Chromatographie erfolgt über eine Laufstrecke von 15 cm mit einer Mischung von 95 Volumteilen Chloroform *R* und 5 Volumteilen Methanol *R*. Nach Verdunsten der mobilen Phase werden die Chromatogramme mit Antimon(III)-chlorid-Lösung *R* besprüht, 10 Minuten lang auf 100 bis 105 °C erhitzt und im Tageslicht ausgewertet.

Das Chromatogramm der Vergleichslösung zeigt im mittleren Drittel des Rf-Bereiches den rosaroten Fleck des Cholesterins und im oberen Drittel den orangefarbenen Fleck des Dihydroxyanthrachinons.

Das Chromatogramm der Untersuchungslösung zeigt folgende Flecke in der Reihenfolge steigender Rf-Werte: unterhalb des Cholesterinflecks der Vergleichslösung ein purpurfarbener und ein gelber Fleck, etwa in der Höhe des Cholesterinflecks ein rosa Fleck, dicht unterhalb des Dihydroxyanthrachinonflecks der Vergleichslösung ein graugrüner Fleck und dicht oberhalb des Dihydroxyanthrachinonflecks ein sandfarbener Fleck. Im Bereich zwischen den Flecken der Vergleichslösung kann ein weiterer grauer Fleck erscheinen.

Lycopus virginicus

PRÜFUNG AUF REINHEIT

Relative Dichte (Ph. Eur.): 0,895 bis 0,915.

Trockenrückstand (DAB): Mindestens 1,0 Prozent.

LAGERUNG

Vor Licht geschützt.

Lytta vesicatoria

Cantharis

Verwendet werden die getöteten, bei einer 40 °C nicht übersteigenden Temperatur getrockneten, möglichst wenig beschädigten Spanischen Fliegen (*Lytta vesicatoria* FABRICIUS). Sie enthalten mindestens 0,15 und höchstens 0,5 Prozent Cantharidin ($C_{10}H_{12}O_4$).

BESCHREIBUNG

Spanische Fliegen haben unangenehmen, durchdringenden Geruch.

Sie sind glänzend grün und besonders in der Wärme blauschillernd, 15 bis 30 mm lang und 5 bis 8 mm breit. Der nach unten geneigte Kopf ist herzförmig und trägt 2 Fühler und 2 hervortretende Facettenaugen. Daran schließt sich der Thorax mit 3 Brustringen und 3 Beinpaaren an, bedeckt von einem 5eckigen Halsschild. Außerdem setzen am Thorax die hellbräunlichen, häutigen Flügel und die Flügeldecken an, die gewölbt und feinrunzelig sind, 2 Längsrippen besitzen und den 8gliedrigen Hinterleib bedecken. Kopf, Körper und Beine sind behaart. Die Männchen besitzen smaragdgrüne Flügeldecken, die Weibchen gelblichgrüne. Bei den Männchen erreichen die Fühler die Hälfte, bei den Weibchen ein Viertel der Körperlänge.

PRÜFUNG AUF IDENTITÄT

A. Gepulverte Käfer liefern bei der Mikrosublimation (DAB) bei 120 bis 140 °C ein Sublimat von Cantharidin in Form prismatischer Kristalle.

B. Chromatographie: Die Prüfung erfolgt dünnschichtchromatographisch auf einer Fertigplatte Kieselgel mit einem durchschnittlichen Porendurchmesser von 6 nm. Zur Prüfung des Trennvermögens werden 10 µl einer Lösung von 10 mg Dihydroxyanthrachinon *R* und 5 mg Sudan III *R* in 10,0 ml Methylenchlorid *R* auf die Schicht aufgetragen. Die Chromatographie erfolgt über eine Laufstrecke von 10 cm mit Methylenchlorid *R*. Die beiden Flecke müssen voneinander getrennt erscheinen.

Untersuchungslösung: 1,0 g gepulverte (Abzug!) Droge (355) wird mit 10 ml Äthanol 90% *RN* versetzt, 1 Stunde lang geschüttelt und abfiltriert.

Vergleichslösung: 10 mg Cantharidin *RN* werden in 20 ml Methylenchlorid *R* gelöst.

Aufgetragen werden getrennt 100 µl Untersuchungslösung sowie einmal 30 µl und einmal 100 µl Vergleichslösung. Die Chromatographie erfolgt über eine Laufstrecke von 10 cm mit Methylenchlorid *R*. Nach dem Verdunsten der mobilen Phase wird im ultravioletten Licht bei 365 nm auf fremde Bestandteile geprüft (siehe ,,Prüfung auf Reinheit"). Anschließend werden die Chromatogramme mit Hydroxylamin-Lösung *RH* besprüht (etwa 20 ml für eine 20-cm-mal-20-cm-Platte). Nach kurzer Zwischentrocknung bei Zimmertemperatur wird mit Eisen(III)-chlorid-Reagenz *RH* unter kräftigem Schütteln nachgesprüht (etwa 30 ml). Dann werden die Chromatogramme 15 bis 20 Minuten lang unter Beobachtung auf 110 bis 115 °C erhitzt und etwa 15 Minuten nach dem Erkalten im Tageslicht ausgewertet.

Die Chromatogramme der Vergleichslösung zeigen im unteren Drittel des Rf-Bereiches jeweils den orangefarbenen Fleck des Cantharidins (Rst 1,0). Das Chromatogramm der Untersuchungslösung zeigt auf fast gleicher Höhe einen orangefarbenen Fleck und je einen braunen Fleck bei etwa Rst 2,1 und etwa Rst 2,8.

PRÜFUNG AUF REINHEIT

Fremde Bestandteile: Höchstens 1,0 Prozent. Die Droge darf nicht nach Ammoniak riechen. Fremde Käfer dürfen nicht vorhanden sein.

Das Chromatogramm der Untersuchungslösung (siehe ,,Prüfung auf Identität B") darf im ultravioletten Licht bei 365 nm keinen intensiv blau fluoreszierenden Fleck mit einem Rst-Wert von etwa 0,3 (bezogen auf Cantharidin als Vergleich: Rst 1,0) zeigen.

Asche (DAB): Höchstens 8,0 Prozent.

GEHALTSBESTIMMUNG

Der bei der dünnschichtchromatographischen Prüfung (siehe ,,Prüfung auf Identität B") im Chromatogramm der Untersuchungslösung bei Rst 1,0 auftretende orangefarbene Fleck darf nicht stärker sein als der entsprechende Fleck im Chromatogramm von 100 µl Vergleichslösung und nicht schwächer sein als der entsprechende Fleck im Chromatogramm von 30 µl Vergleichslösung.

ARZNEIFORMEN

HERSTELLUNG

Urtinktur aus ganzen, erst unmittelbar vor der Extraktion grob gepulverten (Abzug!) Tieren (710) und flüssige Verdünnungen nach Vorschrift 4a mit Äthanol 86 Prozent. Die 2. und 3. Dezimalverdünnung werden mit Äthanol 86 Prozent, die 4. Dezimalverdünnung mit Äthanol 62 Prozent und die folgenden Verdünnungen mit Äthanol 43 Prozent bereitet.

EIGENSCHAFTEN

Die Urtinktur ist eine goldgelbe bis bräunlichgrüne Flüssigkeit mit arteigenem Geruch.

PRÜFUNG AUF IDENTITÄT

A. Werden 0,5 ml Urtinktur mit 0,5 ml Wasser versetzt, tritt milchige Trübung auf.

B. Chromatographie: Die Prüfung erfolgt dünnschichtchromatographisch in gleicher Weise wie unter ,,Prüfung auf Identität'' bei der Droge angegeben mit 100 µl Urtinktur als Untersuchungslösung und 50 µl Vergleichslösung.

PRÜFUNG AUF REINHEIT

Fremde Bestandteile: Das Chromatogramm der Untersuchungslösung (siehe ,,Prüfung auf Identität B'') darf im ultravioletten Licht bei 365 nm keinen intensiv blau fluoreszierenden Fleck mit einem Rst-Wert von ungefähr 0,3 (bezogen auf Cantharidin als Vergleich: Rst 1,0) zeigen.

Relative Dichte (Ph. Eur.): 0,827 bis 0,845.

Trockenrückstand (DAB): Mindestens 1,0 und höchstens 2,6 Prozent.

Grenzprüfung der D 4

1,0 ml der 4. Dezimalverdünnung wird nach Zusatz von 1,0 ml einer 1prozentigen Lösung (G/V) von Ninhydrin *R* in Äthanol *R* 3 bis 5 Minuten lang im Wasserbad erhitzt. Die Mischung muß gelbgrün und darf nicht blau sein.

LAGERUNG

Vor Licht geschützt.

Vorsichtig zu lagern!

Magnesium carbonicum

Verwendet wird kristallwasserhaltiges, schweres, basisches Magnesiumcarbonat, das mindestens 40,0 und höchstens 45,0 Prozent MgO, berechnet als MgO, enthält.

EIGENSCHAFTEN, PRÜFUNG AUF IDENTITÄT, PRÜFUNG AUF REINHEIT, GEHALTSBESTIMMUNG

Die Substanz muß der Monographie MAGNESII SUBCARBONAS PONDEROSUS (Ph. Eur.) entsprechen.

ARZNEIFORMEN

Die 1. Dezimalverreibung muß mindestens 3,8 und darf höchstens 4,6 Prozent basische Anteile enthalten, berechnet als MgO.

HERSTELLUNG

Verreibungen nach Vorschrift 6.

PRÜFUNG AUF IDENTITÄT

Die 1. Dezimalverreibung gibt die Identitätsreaktionen der Substanz.

PRÜFUNG AUF REINHEIT

Die 1. Dezimalverreibung ist ein weißes Pulver.

GEHALTSBESTIMMUNG

Etwa 1,00 g der 1. Dezimalverreibung, genau gewogen, wird in 10 ml Wasser und 2 ml verdünnter Salzsäure *R* gelöst. Das Magnesium wird nach „Komplexometrische Titrationen" (Ph. Eur.) bestimmt.

1 ml 0,05 M-Natrium-ÄDTA-Lösung entspricht 2,015 mg MgO.

Magnesium chloratum

$MgCl_2 \cdot 6 H_2O$ \hfill MG 203,3

Verwendet wird Magnesiumchlorid, das mindestens 98,0 und höchstens 101,0 Prozent $MgCl_2 \cdot 6 H_2O$ enthält.

EIGENSCHAFTEN

Farblose, hygroskopische Kristalle; sehr leicht löslich in Wasser, leicht löslich in Äthanol.

PRÜFUNG AUF IDENTITÄT

Die Substanz gibt die Identitätsreaktionen auf Magnesium (Ph. Eur.) und die Identitätsreaktion a) auf Chlorid (Ph. Eur.).

PRÜFUNG AUF REINHEIT

Prüflösung: 10,0 g Substanz werden in Wasser zu 100,0 ml gelöst.

Aussehen der Lösung: Die Prüflösung muß klar (Ph. Eur., Methode B) und farblos (Ph. Eur., Methode II) sein.

Sauer oder alkalisch reagierende Verunreinigungen: 5 ml Prüflösung werden mit 0,1 ml Phenolrot-Lösung *R* versetzt. Ist diese Lösung gelb gefärbt, muß sie durch höchstens 0,30 ml 0,01 N-Natriumhydroxid-Lösung rotviolett gefärbt werden; ist sie rotviolett gefärbt, muß sie durch höchstens 0,30 ml 0,01 N-Salzsäure gelb gefärbt werden.

Schwermetalle (Ph. Eur.): 12 ml Prüflösung müssen der Grenzprüfung auf Schwermetalle entsprechen (10 ppm). Zur Herstellung der Vergleichslösung wird die Blei-Standardlösung (1 ppm Pb) *R* verwendet.

Eisen (Ph. Eur.): 10 ml Prüflösung müssen der Grenzprüfung B auf Eisen entsprechen (10 ppm).

Arsen (Ph. Eur.): 0,5 g Substanz müssen der Grenzprüfung A auf Arsen entsprechen (2 ppm).

Calcium (Ph. Eur.): 10 ml Prüflösung werden mit Wasser zu 100 ml verdünnt. 10 ml dieser Lösung müssen der Grenzprüfung auf Calcium entsprechen (0,1 Prozent).

Sulfat (Ph. Eur.): 15 ml Prüflösung müssen der Grenzprüfung auf Sulfat entsprechen (100 ppm).

GEHALTSBESTIMMUNG

Etwa 0,150 g Substanz, genau gewogen, werden in einem 200-ml-Erlenmeyerkolben in 60 ml Wasser gelöst. Nach Zugabe von 10 ml Ammoniumchlorid-Pufferlösung *p*H 10 *R* und etwa 50 mg Eriochromschwarz-T-Mischindikator *R* wird die Lösung mit 0,05 N-Natrium-ÄDTA-Lösung bis zum Farbumschlag von Violett nach Grün titriert.

1 ml 0,05 M-Natrium-ÄDTA-Lösung entspricht 10,16 mg $MgCl_2 \cdot 6\ H_2O$.

ARZNEIFORMEN

Die Lösung (D 1) muß mindestens 9,5 und darf höchstens 10,5 Prozent $MgCl_2 \cdot 6\ H_2O$ enthalten.

Die 2. Dezimalverreibung muß mindestens 0,95 und darf höchstens 1,05 Prozent $MgCl_2 \cdot 6\ H_2O$ enthalten.

HERSTELLUNG

Lösung (D 1) nach Vorschrift 5a mit Äthanol 43 Prozent.
Verreibungen ab D 2 nach Vorschrift 6.

EIGENSCHAFTEN

Die Lösung (D 1) ist eine klare, farblose Flüssigkeit.
Die 2. Dezimalverreibung ist ein weißes Pulver.

PRÜFUNG AUF IDENTITÄT

A. Die Lösung (D 1) gibt die Identitätsreaktionen der Substanz.
B. 1,0 g der 2. Dezimalverreibung wird in 10 ml Wasser gelöst. 2 ml dieser Lösung

geben nach Zusatz von 0,5 ml Titangelb-Lösung *R* und 0,5 ml verdünnter Natriumhydroxid-Lösung *R* einen roten, flockigen Niederschlag.

C. Die zur Prüfung auf Identität B. hergestellte Lösung der 2. Dezimalverreibung gibt die Identitätsreaktion a) auf Chlorid (Ph. Eur.).

PRÜFUNG AUF REINHEIT

Aussehen der Lösung: Die Lösung (D 1) muß klar (Ph. Eur., Methode B) und farblos (Ph. Eur., Methode II) sein.

Relative Dichte (Ph. Eur.): 0,965 bis 0,969.

GEHALTSBESTIMMUNG

Zur Gehaltsbestimmung der Lösung (D 1) werden etwa 1,50 g, genau gewogen, verwendet.

Zur Gehaltsbestimmung der 2. Dezimalverreibung werden etwa 15,0 g, genau gewogen, verwendet.

Die Bestimmung erfolgt wie bei der Substanz unter „Gehaltsbestimmung" angegeben.

LAGERUNG

Dicht verschlossen.

Magnesium phosphoricum

$MgHPO_4 \cdot 3 H_2O$ 　　　　　　　　　　　　　　　　　　　MG 174,3

Verwendet wird Magnesiummonohydrogenphosphat, das mindestens 98,0 und höchstens 101,0 Prozent $MgHPO_4 \cdot 3 H_2O$ enthält.

EIGENSCHAFTEN

Weißes, lockeres Pulver ohne Geruch und fast ohne Geschmack; schwer löslich in Wasser, löslich in verdünnten Säuren.

PRÜFUNG AUF IDENTITÄT

A. 0,2 ml Prüflösung (siehe ,,Prüfung auf Reinheit") werden auf der Tüpfelplatte mit 0,2 ml Titangelb-Lösung *R* versetzt. Wird anschließend tropfenweise mit verdünnter Natriumhydroxid-Lösung *R* versetzt, so entsteht ein karminroter Niederschlag.

B. Wird 1 ml Prüflösung (siehe ,,Prüfung auf Reinheit") mit 2 ml Molybdat-Vanadat-Reagenz *R* versetzt, so entsteht eine tiefgelbe Färbung. Beim Erhitzen bildet sich allmählich ein gelber Niederschlag.

PRÜFUNG AUF REINHEIT

Prüflösung: 1,50 g Substanz werden in verdünnter Salzsäure *R* zu 30 ml gelöst.

Schwermetalle (Ph. Eur.): 7,5 ml Prüflösung werden mit verdünnter Salzsäure *R* zu 15 ml verdünnt. 12 ml dieser Lösung müssen der Grenzprüfung auf Schwermetalle entsprechen (40 ppm). Zur Herstellung der Vergleichslösung wird die Blei-Standardlösung (1 ppm Pb) *R* verwendet.

Sulfat (Ph. Eur.): 10 ml Prüflösung werden mit Wasser zu 15 ml verdünnt. Die Lösung muß der Grenzprüfung auf Sulfat entsprechen (300 ppm).

Magnesiumdihydrogen- und Magnesiumphosphat: 2,00 g Substanz werden in 30,0 ml 1 N-Salzsäure gelöst. Nach Zusatz von 20 ml Wasser und 0,05 ml Methylorange-Lösung *R* wird der Überschuß an 1 N-Salzsäure mit 1 N-Natriumhydroxid-Lösung titriert. Der Verbrauch an 1 N-Salzsäure muß mindestens 11,0 ml und darf höchstens 12,5 ml betragen.

Chlorid (Ph. Eur.): 0,25 g Substanz werden in einer Mischung aus 5 ml verdünnter Salpetersäure *R* und 10 ml Wasser gelöst. Die Lösung muß der Grenzprüfung auf Chlorid entsprechen (200 ppm).

Arsen (Ph. Eur.): 1,0 g Substanz muß der Grenzprüfung B auf Arsen entsprechen (5 ppm).

GEHALTSBESTIMMUNG

Etwa 0,200 g Substanz, genau gewogen, werden in 20 ml Wasser und 2 ml Salzsäure *R* unter schwachem Erwärmen gelöst. Die Lösung wird mit 20,0 ml 0,1 M-Natrium-ÄDTA-Lösung versetzt und mit Wasser auf 100 ml verdünnt. Nach dem Neutralisieren mit verdünnter Natriumhydroxid-Lösung *R* werden 3 ml Ammoniumchlorid-Pufferlösung pH 10 *R* und einige Milligramm Eriochromschwarz-T-Mischindikator *R* hinzugefügt. Der Überschuß an 0,1 M-Natrium-ÄDTA-Lösung wird mit 0,1 M-Zinksulfat-Lösung bis zum Farbumschlag von Grün nach Rot titriert.

1 ml 0,1 M-Natrium-ÄDTA-Lösung entspricht 17,43 mg $MgHPO_4 \cdot 3 H_2O$.

Magnesium phosphoricum

ARZNEIFORMEN

Die 1. Dezimalverreibung muß mindestens 9,5 und darf höchstens 10,5 Prozent $MgHPO_4 \cdot 3H_2O$ enthalten.

HERSTELLUNG

Verreibungen nach Vorschrift 6.

EIGENSCHAFTEN

Die 1. Dezimalverreibung ist ein weißes, geruchloses Pulver.

PRÜFUNG AUF IDENTITÄT

1,50 g der 1. Dezimalverreibung werden in 3 ml verdünnter Salzsäure R unter Erwärmen gelöst; die Lösung gibt die Identitätsreaktionen der Substanz.

GEHALTSBESTIMMUNG

Die Gehaltsbestimmung wird mit etwa 2,00 g der 1. Dezimalverreibung, genau gewogen, entsprechend der Gehaltsbestimmung der Substanz durchgeführt.

Malachit

Verwendet wird das natürlich vorkommende Mineral *Malachit* mit einem Gehalt von mindestens 95 Prozent $Cu(OH)_2 \cdot CuCO_3$ (MG 221,1).

BESCHREIBUNG

Das Mineral bildet dunkelgrüne, matt oder seidig glänzende, monoklinprismatische Kristalle in Büscheln oder nierige, traubige, achatähnlich gebänderte Aggregate. Die Härte nach Mohs beträgt 3½ bis 4.

Das gepulverte Mineral ist hellgrün.

PRÜFUNG AUF IDENTITÄT

A. 50 mg gepulverte Substanz (180) lösen sich in 2 ml verdünnter Ammoniak-Lösung R 1 mit tiefblauer Farbe. Nach Ansäuern mit Essigsäure 30 % R und Zugabe von 2 ml Kaliumhexacyanoferrat(II)-Lösung R fällt ein brauner Niederschlag aus.

B. Die gepulverte Substanz (180) gibt die Identitätsreaktion auf Carbonat (Ph. Eur.).

PRÜFUNG AUF REINHEIT

Prüflösung: Etwa 1,00 g gepulverte Substanz (180), genau gewogen, wird in 15 ml verdünnter Salpetersäure R unter Erwärmen gelöst. Nach dem Abkühlen wird die Lösung durch einen Glassintertiegel Nr. 16 (Ph. Eur.) in einen 100-ml-Meßkolben filtriert. Unter Nachwaschen mit Wasser wird zur Marke aufgefüllt. Der Rückstand wird für die „Prüfung auf säureunlösliche Bestandteile" aufbewahrt.

Fremde Minerale: In Habitus, Farbe, Glanz oder Härte abweichende Kristalle oder Aggregatstücke dürfen nicht enthalten sein.

Säureunlösliche Bestandteile: Höchstens 2,0 Prozent. Der bei der Herstellung der Prüflösung verwendete Glassintertiegel mit Rückstand wird bei 150 °C bis zur Gewichtskonstanz getrocknet.

Phosphat: 0,5 ml Prüflösung werden mit Wasser zu 10,0 ml verdünnt und mit 5,0 ml Molybdat-Vanadat-Reagenz R gemischt. Nach 5 Minuten darf die Mischung nicht stärker gelb gefärbt sein als eine Vergleichslösung, die gleichzeitig durch Mischen von 10,0 ml Phosphat-Standardlösung (5 ppm PO_4) R mit 5,0 ml Molybdat-Vanadat-Reagenz R hergestellt wird (1,0 Prozent).

GEHALTSBESTIMMUNG

20,0 ml Prüflösung werden mit 25 ml Wasser und so viel verdünnter Ammoniaklösung R 1 versetzt, daß eine leichte Trübung eben bestehen bleibt. Nach Zusatz von 2 ml Essigsäure 30 % R, 1 g Natriumacetat R und 1,5 g Kaliumjodid R wird unter Verwendung von Stärke-Lösung R als Indikator mit 0,1 N-Natriumthiosulfat-Lösung titriert, bis die Flüssigkeit nur noch schwach blau gefärbt ist. Nach Zusatz von 1 g Kaliumthiocyanat R wird bis zum Verschwinden der Blaufärbung weitertitriert.

1 ml 0,1 N-Natriumthiosulfat-Lösung enspricht 11,06 mg $Cu(OH)_2 \cdot CuCO_3$.

ARZNEIFORMEN

Die 1. Dezimalverreibung muß mindestens 9,0 und darf höchstens 10,5 Prozent $Cu(OH)_2 \cdot CuCO_3$ enthalten.

HERSTELLUNG

Verreibungen nach Vorschrift 6.

EIGENSCHAFTEN

Die 1. Dezimalverreibung ist ein hellgrünes Pulver.

PRÜFUNG AUF IDENTITÄT

A. 0,3 g der 1. Dezimalverreibung geben die bei der Substanz beschriebene Identitätsreaktion A.

B. Die 1. Dezimalverreibung gibt die Identitätsreaktion auf Carbonat (Ph. Eur.).

GEHALTSBESTIMMUNG

Etwa 1,50 g der 1. Dezimalverreibung, genau gewogen, werden in einem Porzellantiegel verascht und anschließend 30 Minuten lang bei etwa 600 °C geglüht. Nach dem Abkühlen wird der Rückstand unter Erwärmen in 2 ml verdünnter Salpetersäure gelöst. Die Lösung wird unter Waschen des Tiegels mit insgesamt 50 ml Wasser in einen 250-ml-Erlenmeyerkolben überführt und wie bei der „Gehaltsbestimmung" der Substanz angegeben weiterbehandelt.

LAGERUNG

Dicht verschlossen.

Vorsichtig zu lagern!

Malva, äthanol. Infusum

Verwendet werden die getrockneten Blüten von *Malva silvestris* L. und *Malva mauritiana* L.

BESCHREIBUNG

Malva silvestris: Die im aufgeweichten Zustand bis 5 cm breiten Blüten besitzen einen Außenkelch aus 3 freien, länglich-lanzettlichen, zugespitzten, bis 5 mm langen, innen mehr oder weniger kahlen, am Rand borstig und außen stark behaarten Blättchen. Die freien Zipfel des 5spaltigen Kelches sind dreieckig, bis 8 mm lang, am Rande borstig behaart. Die 5 freien, zart violettblauen Kronblätter sind bis 2,5 cm lang, herzförmig bis umgekehrt-eiförmig, an der Spitze tief ausgerandet, am Grunde keilförmig verschmälert und beiderseits weißbärtig. Die am Grunde miteinander zu einer violetten Röhre mit den Kronblättern verwachsenen, im oberen Teil freien Filamente der Staubblätter besitzen je eine Theka. Der oberständige, scheibenförmige, meist 10fächerige Fruchtknoten trägt einen verwachsenen, säulenförmigen, von der Röhre der Filamente umschlossenen Griffel mit einer den Fruchtfächern entsprechenden Anzahl violetter, freier Narbenschenkel.

Malva mauritiana: Die Blüten sind bis 7 cm breit. Der Außenkelch besteht aus 3 bis 1 cm langen und 5 mm breiten, deutlich gewimperten Blättchen. Der Kelch besitzt bis 1,5 cm lange, abgerundete dreieckige Zipfel. Die dunkelvioletten Kronblätter sind etwa 3 cm lang, an der Spitze nur wenig ausgebuchtet.

Mikroskopische Merkmale
Malva silvestris: Die Blätter von Kelch und Außenkelch besitzen außen meist geradwandige, innen wellig-buchtige Epidermiszellen mit außen zahlreichen, innen mehr oder weniger spärlichen, in der Epidermisebene liegenden, ovalen, etwa 21 µm langen und 17 µm breiten, anomocytischen Spaltöffnungen. Es finden sich folgende Haartypen: Auf den Nerven und besonders am Blattrand einzellige, spitze, starre, derbwandige, bis 2000 µm lange, am Grunde bis 55 µm breite Deckhaare, die mit der deutlich getüpfelten Basis in vielzellige Erhebungen der Epidermis eingesenkt sind; besonders auf den Blattflächen kleinere, einzellige und 1- bis 5strahlige Deckhaare (Büschelhaare), deren getüpfelte Basis in die Epidermis eingesenkt ist; an der Kelchblattspitze stark gewundene, einzellige Deckhaare (Wollhaare); vor allem auf der Außenseite mehrzellige Etagendrüsenhaare von verschiedener Größe. Unter der Epidermis der Innenseite lassen sich isodiametrische, besonders an den Nerven dicht gelagerte Zellen erkennen, die je eine, etwa 16 µm große Calciumoxalatdruse führen.

Die Epidermiszellen des Kronblattes sind beiderseits mehr oder weniger langgestreckt, wellig-buchtig, in Reihen angeordnet, an dem verschmälerten Grund häufig geradlinig; auf der Spreite, besonders am Grunde, finden sich zahlreiche, bis 200 µm lange, etwa 30 µm breite Etagendrüsenhaare; die am Grund befindlichen, seitlichen Haarleisten bestehen aus etwa 1000 µm langen, einzelligen, spitzen, derbwandigen, in die Epidermis eingesenkten und dort deutlich getüpfelten Deckhaaren.

Die am Grunde zu einer Röhre verwachsenen Filamente der Staubblätter sind dicht besetzt mit bis 200 µm langen, häufig mit den Haarschenkeln nach unten gerichteten Büschelhaaren; dazwischen finden sich Etagendrüsenhaare. Die Epidermiszellen der Antheren sind schwach papillös, das Endothezium ist mit deutlichen, bügelförmigen Wandverdickungen versehen. Die kugeligen, gelben, 110 bis

140 µm großen Pollen besitzen eine grobstachelige Exine mit zahlreichen, runden Keimporen.

Die Epidermis des Fruchtknotens ist mit Büschelhaaren und Etagendrüsenhaaren besetzt. Die Epidermiszellen der Innenseite der Narbenschenkel sind zu dünnwandigen, mehr oder weniger langen Papillen ausgewachsen.

In allen Teilen der Blüte finden sich mehr oder weniger zahlreiche große Schleimzellen und Calciumoxalatdrusen.

Malva mauritiana: Die auf den Kelch- und Außenkelchblättern vorkommenden Spaltöffnungen sind oval bis rundlich, etwa 30 µm lang und 22 µm breit; die Deckhaare sind weniger zahlreich und meist weniger stark verdickt; daneben finden sich auch kürzere, bisweilen zweischenkelige Deckhaare; die einzelligen Wollhaare der Kelchblattzipfel sind zahlreicher. Die auf der Filamentröhre befindlichen Büschelhaare sind häufig zweistrahlig und bis 400 µm lang. Die Pollen sind 110 bis 160 µm groß.

PRÜFUNG AUF IDENTITÄT

Prüflösung: 1,0 g zerkleinerte Droge (1000) wird mit 10 g Äthanol 50% *RN* 30 Minuten lang im 80 °C heißen Wasserbad erwärmt. Nach dem Abkühlen wird filtriert und das Gewicht des Filtrats unter Nachwaschen des Filters mit Äthanol 50% *RN* zu 10,0 g ergänzt.

A. Wird 1 ml Prüflösung mit 1 ml verdünnter Salzsäure *R* versetzt, so tritt eine tiefrote Färbung auf, die nach Zusatz von 4 ml einer 10prozentigen Lösung (G/V) von Natriumsulfit *R* in Gelbbraun übergeht. Unter dem ultravioletten Licht bei 365 nm fluoresziert diese Mischung gelb.

B. Chromatographie: Die Prüfung erfolgt dünnschichtchromatographisch auf einer Schicht von Cellulose zur Chromatographie *R* 1.

Untersuchungslösung: Prüflösung.

Vergleichslösung: Metanilgelb-Lösung *R*.

Aufgetragen werden getrennt 20 µl Untersuchungslösung und 10 µl Vergleichslösung. Die Chromatographie erfolgt über eine Laufstrecke von 15 cm mit einer Mischung aus 82 Volumteilen Wasser, 15 Volumteilen Essigsäure 98% *R* und 3 Volumteilen Salzsäure *R* 1. Nach dem Verdunsten der mobilen Phase werden die Chromatogramme im Tageslicht ausgewertet.

Das Chromatogramm der Vergleichslösung zeigt im mittleren Bereich einen rotlilafarbenen Fleck.

Im Chromatogramm der Untersuchungslösung tritt in Höhe der Vergleichssubstanz ein karminrosafarbener Fleck auf. Daneben können im oberen Bereich weitere, schwach rosa gefärbte Flecke vorhanden sein.

PRÜFUNG AUF REINHEIT

Entfärbte Blüten: 1,0 g Prüflösung wird in einem 100-ml-Meßkolben mit 5 ml verdünnter Salzsäure *R* versetzt und zur Marke verdünnt. Die Mischung muß mindestens die Farbintensität der folgenden Vergleichslösung haben: In einem 100-ml-Meßkolben werden 1,5 ml Farbstamm-Lösung Rot mit 3,5 ml verdünnter Salzsäure *R* versetzt und zur Marke mit Wasser verdünnt.

Fremde Bestandteile (Ph. Eur.): Höchstens 5 Prozent.

Sulfatasche (Ph. Eur.): Höchstens 19 Prozent, mit 1,00 g zerkleinerter Droge (1000) bestimmt.

Quellungszahl (DAB): Mindestens 15. Zum Anfeuchten der zerkleinerten Droge (1000) sind 2,0 ml Äthanol *R* zu verwenden.

ARZNEIFORMEN

HERSTELLUNG

Urtinktur und flüssige Verdünnungen nach Vorschrift 20 mit Äthanol 43 Prozent.

EIGENSCHAFTEN

Die Urtinktur ist eine rotbraune Flüssigkeit mit fruchtigem Geruch und süßlichem, leicht bitterem Geschmack.

PRÜFUNG AUF IDENTITÄT

Die Urtinktur gibt die bei der Droge beschriebenen Identitätsreaktionen A und B. Prüflösung ist die Urtinktur.

PRÜFUNG AUF REINHEIT

Relative Dichte (Ph. Eur.): 0,935 bis 0,945.

Trockenrückstand (DAB): Mindestens 2,2 Prozent.

LAGERUNG

Vor Licht geschützt.

Mandragora, äthanol. Decoctum

Verwendet werden die getrockneten Wurzeln von *Mandragora officinarum* L. und *Mandragora autumnalis* BERTOL. Sie enthalten mindestens 0,30 Prozent nicht flüchtige Basen, berechnet als Hyoscyamin ($C_{17}H_{23}NO_3$; MG 289,4).

BESCHREIBUNG

Die Droge ist geruchlos. Sie besteht aus den im oberen Abschnitt bis 5 cm dicken, spindel- oder umgekehrt möhrenförmigen, einfachen oder meist zweiteilig verzweigten Wurzeln. Sie ist außen graubraun, stark gefurcht, längsrunzelig und auf dem körnigen Bruch weiß bis gelblich. Die bis zu 0,5 cm dicke Rinde wird durch eine mehr oder weniger gut sichtbare, gelbliche Linie in eine Außen- und eine Innenrinde geteilt. Die letztere ist durch eine nur undeutlich erkennbare Kambiumzone gegen den gelblichen bis gelblichgrauen, schwachstrahligen, fleischigen Holzkörper abgegrenzt.

Mikroskopische Merkmale: Unter einem im Querschnitt sehr unregelmäßig erscheinenden Kork aus dünnwandigen, flachen, in der Fläche polygonalen Korkzellen folgt ein von Interzellularen durchsetztes Rindenparenchym aus großen, rundlichen, dünnwandigen Zellen. Die eventuell bereits mit bloßem Auge erkennbare gelbliche Zone in der Rinde ist ein unregelmäßig begrenztes, mehrere Lagen breites Band gelbwandiger Zellen. In der äußeren Rinde kommen zahlreiche größere Interzellularen vor; das Parenchym erscheint ungeordnet. Nach innen zu werden die Interzellularen kleiner und seltener; die Parenchymzellen sind in mehr oder weniger regelmäßigen, radialen Reihen angeordnet, aber nicht oder nur kaum radial gestreckt. Zwischen den Parenchymkeilen liegen reihenförmig in Gruppen oder radial bandförmig angeordnete Phloeme aus meist kollabierten, oft in den Wänden gelblichen Phloemelementen. Das innerhalb der schmalen Kambiumzone liegende Holz ist locker. Es besteht aus unterbrochenen Reihen der in kleinen Gruppen oder einzeln angeordneten, im Längsschnitt unregelmäßig knorrigen, meist kurzgliedrigen, verholzten Gefäße von 25 bis 100 µm Weite, deren Wände netzartig verdickt sind. Das die Gefäße umgebende dünnwandige Parenchym besteht aus im Querschnitt rundlich-polygonalen Zellen und ist nur undeutlich gegen die mehrreihigen Parenchymstrahlen abgesetzt, die aus Zellen aufgebaut sind, die in radialer Richtung etwa 2 bis 3mal länger als breit sind. Im Holzteil kommen anastomosierende Gruppen in vertikaler Richtung gestreckter, derbwandiger, leer erscheinender kollabierter Zellen vor. Die meisten parenchymatischen Zellen enthalten unregelmäßig rundliche bis eiförmig-elliptische, manchmal kegelig unten abgestumpfte Stärkekörner von 10 bis 65, meist 15 bis 25 µm Durchmesser mit mehr oder weniger exzentrischen, spalten- oder schwingenförmigen Trocknungsrissen. Die Droge ist schleimhaltig.

PRÜFUNG AUF IDENTITÄT

Prüflösung: 3,0 g grob gepulverte Wurzel (710) werden mit 30 ml Äthanol 50 % *RN* versetzt, kurz auf dem Wasserbad zum Sieden erhitzt und nach dem Erkalten abfiltriert.

A. Wird 1 ml Prüflösung mit 1 ml einer 1prozentigen Lösung (G/V) von Resorcin *R* in Salzsäure *R* versetzt, färbt sich beim Erwärmen auf dem Wasserbad die Mischung rot bis violettrot.

B. Wird 1 ml Prüflösung mit 2 ml Wasser und 0,5 ml verdünnter Natriumhydroxid-Lösung *R* versetzt, färbt sich die Mischung intensiv gelb.

C. 5 ml Prüflösung werden auf dem Wasserbad vom Äthanol befreit und dann mit 5 ml Wasser und 1 ml konzentrierter Ammoniaklösung *R* versetzt. Die Mischung wird in einen Scheidetrichter überführt und mit 10 ml peroxidfreiem Äther *R* ausgeschüttelt. Die Ätherphase wird auf dem Wasserbad eingeengt. Der Rückstand wird mit 0,5 ml rauchender Salpetersäure *R* versetzt und über kleiner Flamme eingeengt. Wird dieser Rückstand in 10 ml Aceton *R* aufgenommen und tropfenweise mit 0,2 ml äthanolischer Kaliumhydroxid-Lösung *R* versetzt, färbt sich die Mischung rot.

D. Chromatographie: Die Prüfung erfolgt dünnschichtchromatographisch auf einer Schicht von Kieselgel HF$_{254}$ *R*.

Untersuchungslösung: 10 ml Prüflösung werden auf dem Wasserbad vom Äthanol befreit, mit 1 ml Ammoniaklösung *R* versetzt und zweimal mit je 10 ml peroxidfreiem Äther *R* ausgeschüttelt. Die vereinigten Ätherphasen werden mit etwa 5 g wasserfreiem Natriumsulfat *R* getrocknet; nach 1 Stunde wird abfiltriert. Das Filtrat wird vorsichtig eingeengt und der Rückstand in 0,25 ml Methanol *R* aufgenommen.

Vergleichslösung: 10 mg Atropinsulfat *R* und 1 mg Scopoletin *RN* werden in 10 ml Methanol *R* gelöst.

Aufgetragen werden getrennt 20 µl Untersuchungslösung und 10 µl Vergleichslösung. Die Chromatographie erfolgt über eine Laufstrecke von 10 cm mit einer Mischung von 90 Volumteilen Aceton *R*, 7 Volumteilen Wasser und 3 Volumteilen konzentrierter Ammoniaklösung *R*. Die Chromatogramme werden bei 100 bis 105 °C bis zum Verschwinden des Geruchs nach Ammoniak getrocknet. Nach dem Erkalten wird zunächst im ultravioletten Licht bei

365 nm ausgewertet. Dann werden die Chromatogramme zuerst mit einer Mischung aus 7 ml Natriumwismutjodid-Lösung *R*, 5 ml Essigsäure 98% *R* und 7 ml Äthylacetat *R* und anschließend bis zum Auftreten orangeroter Flecke mit 0,1 N-Schwefelsäure besprüht.

Das Chromatogramm der Vergleichslösung zeigt im mittleren Drittel des Rf-Bereiches den im ultravioletten Licht blau fluoreszierenden Fleck des Scopoletins und im unteren Drittel den nach dem Besprühen orangerot werdenden Fleck des Atropins.

Das Chromatogramm der Untersuchungslösung zeigt auf gleicher Höhe jeweils gleichartige Flecke in ähnlicher Intensität.

PRÜFUNG AUF REINHEIT

Asche (DAB): Höchstens 15 Prozent.

GEHALTSBESTIMMUNG

Etwa 1,50 g gepulverte Droge (180), genau gewogen, werden in einem Kolben mit Glasstopfen zunächst mit 60,0 g peroxidfreiem Äther *R* und dann mit 1 ml Ammoniaklösung *R* versetzt. Die Mischung wird unter gelegentlichem, kräftigem Schütteln 1 Stunde lang stehengelassen. Anschließend wird durch einen kleinen Wattebausch in einen trockenen Erlenmeyerkolben mit Glasstopfen filtriert. Der Trichter ist zum Schutz gegen Verdunstungsverluste zuzudecken. 50,0 g Filtrat, genau gewogen, werden in einem Wasserbad von 50 bis 60 °C vorsichtig eingeengt und danach noch 15 Minuten lang auf dem Wasserbad belassen. Der Rückstand wird in 5 ml Äthanol *R* aufgenommen. Nach Zusatz von 5 ml Wasser, 5,00 ml 0,01 N-Salzsäure und 0,1 ml Methylrot-Mischindikator-Lösung *R* wird mit 0,01 N-Natriumhydroxid-Lösung titriert.

1 ml 0,01 N-Salzsäure entspricht 2,894 mg nicht flüchtiger Basen, berechnet als Hyoscyamin.

ARZNEIFORMEN

Die Urtinktur enthält mindestens 0,025 und höchstens 0,040 Prozent nicht flüchtige Basen, berechnet als Hyoscyamin ($C_{17}H_{23}NO_3$; MG 289,4).

HERSTELLUNG

Urtinktur aus der grob gepulverten Droge (710) und flüssige Verdünnungen nach Vorschrift 19f mit Äthanol 43 Prozent.

EIGENSCHAFTEN

Die Urtinktur ist eine gelbliche bis hellgrüne Flüssigkeit.

PRÜFUNG AUF IDENTITÄT

Die Urtinktur gibt die bei der Droge beschriebenen Identitätsreaktionen A bis D. Prüflösung ist die Urtinktur.

PRÜFUNG AUF REINHEIT

Relative Dichte (Ph. Eur.): 0,930 bis 0,945.

Trockenrückstand (DAB): Mindestens 1,2 Prozent.

GEHALTSBESTIMMUNG

Etwa 15,0 g Urtinktur, genau gewogen, werden in einem 100-ml-Rundkolben auf dem Wasserbad auf etwa 3 bis 5 ml eingeengt. Nach dem Erkalten werden 3 ml konzentrierte Ammoniaklösung *R* und 60,0 g peroxidfreier Äther *R* zugegeben. Der Kolben wird sofort verschlossen und 3 Minuten lang geschüttelt. Nach Zugabe von 1,0 g gepulvertem Tragant *RN* wird erneut 1 Minute lang geschüttelt und der Äther wie unter „Gehaltsbestimmung" bei der Droge beschrieben abfiltriert und weiterbehandelt.

LAGERUNG

Vor Licht geschützt.

Vorsichtig zu lagern!

Mandragora e radice siccato

Verwendet werden die getrockneten Wurzeln von *Mandragora officinarum* L. und *Mandragora autumnalis* BERTOL. Sie enthalten mindestens 0,30 Prozent nicht flüchtige Basen, berechnet als Hyoscyamin ($C_{17}H_{23}NO_3$; MG 289,4).

BESCHREIBUNG

Die Droge ist geruchlos. Sie besteht aus den im oberen Abschnitt bis 5 cm dicken, spindel- oder umgekehrt möhrenförmigen, einfachen oder meist zweiteilig verzweigten Wurzeln. Sie ist außen graubraun, stark gefurcht, längsrunzelig und auf dem körnigen Bruch weiß bis gelblich. Die bis zu 0,5 cm dicke Rinde wird durch eine mehr oder weniger gut sichtbare, gelbliche Linie in eine Außen- und eine Innenrinde geteilt. Die letztere ist durch eine nur undeutlich erkennbare Kambiumzone gegen den gelblichen bis gelblichgrauen, schwachstrahligen, fleischigen Holzkörper abgegrenzt.

Mikroskopische Merkmale: Unter einem im Querschnitt sehr unregelmäßig erscheinenden Kork aus dünnwandigen, flachen, in der Fläche polygonalen Korkzellen folgt ein von Interzellularen durchsetztes Rindenparenchym aus großen, rundlichen, dünnwandigen Zellen. Die eventuell bereits mit bloßem Auge erkennbare gelbliche Zone in der Rinde ist ein unregelmäßig begrenztes, mehrere Lagen breites Band gelbwandiger Zellen. In der äußeren Rinde kommen zahlreiche größere Interzellularen vor; das Parenchym erscheint ungeordnet. Nach innen zu werden die Interzellularen kleiner und seltener; die Parenchymzellen sind in mehr oder weniger regelmäßigen radialen Reihen angeordnet aber nicht oder nur kaum radial gestreckt. Zwischen den Parenchymkeilen liegen reihenförmig in Gruppen oder radial bandförmig angeordnete Phloeme aus meist kollabierten, oft in den Wänden gelblichen Phloemelementen. Das innerhalb der schmalen Kambiumzone liegende Holz ist locker. Es besteht aus unterbrochenen Reihen der in kleinen Gruppen oder einzeln angeordneten, im Längsschnitt unregelmäßig knorrigen, meist kurzgliedrigen, verholzten Gefäße von 25 bis 100 µm Weite, deren Wände netzartig verdickt sind. Das die Gefäße umgebende, dünnwandige Parenchym besteht aus im Querschnitt rundlich-polygonalen Zellen und ist nur undeutlich gegen die mehrreihigen Parenchymstrahlen abgesetzt, die aus Zellen aufgebaut sind, die in radialer Richtung etwa 2- bis 3mal länger als breit sind. Im Holzteil kommen anastomosierende Gruppen in vertikaler Richtung gestreckter, derbwandiger, leer erscheinender kollabierter Zellen vor. Die meisten parenchymatischen Zellen enthalten unregelmäßig rundliche bis eiförmig-elliptische, manchmal kegelig unten abgestumpfte Stärkekörner von 10 bis 65, meist 15 bis 25 µm Durchmesser mit mehr oder weniger exzentrischen, spalten- oder schwingenförmigen Trocknungsrissen. Die Droge ist schleimhaltig.

PRÜFUNG AUF IDENTITÄT

Prüflösung: 3,0 g grob gepulverte Wurzel (710) werden mit 30 ml Äthanol 70 % *RN* versetzt, kurz auf dem Wasserbad zum Sieden erhitzt und nach dem Erkalten abfiltriert.

A. Wird 1 ml Prüflösung mit 1 ml einer 1prozentigen Lösung (G/V) von Resorcin *R* in Salzsäure *R* versetzt, färbt sich beim Erwärmen auf dem Wasserbad die Mischung rot bis violettrot.

B. Wird 1 ml Prüflösung mit 2 ml Wasser und 0,5 ml verdünnter Natriumhydroxid-Lösung *R* versetzt, färbt sich die Mischung intensiv gelb.

C. 5 ml Prüflösung werden auf dem Wasserbad vom Äthanol befreit und dann mit 5 ml Wasser und 1 ml konzentrierter Ammoniaklösung *R* versetzt. Die Mischung wird in einen Scheidetrichter überführt und mit 10 ml peroxidfreiem Äther *R* ausgeschüttelt. Die Ätherphase wird auf dem Wasserbad eingeengt. Der Rückstand wird mit 0,5 ml rauchender Salpetersäure *R* versetzt und über kleiner Flamme eingeengt. Wird dieser Rückstand in 10 ml Aceton *R* aufgenommen und tropfenweise mit 0,2 ml äthanolischer Kaliumhydroxid-Lösung *R* versetzt, färbt sich die Mischung rot.

D. Chromatographie: Die Prüfung erfolgt dünnschichtchromatographisch auf einer Schicht von Kieselgel HF_{254} *R*.

Untersuchungslösung: 10 ml Prüflösung werden auf dem Wasserbad von Äthanol befreit, mit 1 ml Ammoniaklösung *R* versetzt und zweimal mit je 10 ml peroxidfreiem Äther *R* ausgeschüttelt. Die vereinigten Ätherphasen werden mit etwa 5 g wasserfreiem Natriumsulfat *R* getrocknet; nach 1 Stunde wird abfiltriert. Das Filtrat wird vorsichtig eingeengt und der Rückstand in 0,25 ml Methanol *R* aufgenommen.

Vergleichslösung: 10 mg Atropinsulfat *R* und 1 mg Scopoletin *RN* werden in 10 ml Methanol *R* gelöst.

Aufgetragen werden getrennt 20 µl Untersuchungslösung und 10 µl Vergleichslösung. Die Chromatographie erfolgt über eine Laufstrecke von 10 cm mit einer Mischung von 90 Volumteilen Aceton *R*, 7 Volumteilen Wasser und 3 Volumteilen konzentrierter Ammoniaklösung *R*. Die Chromatogramme werden bei 100 bis 105 °C bis zum Verschwinden des Geruches nach Ammoniak getrocknet. Nach dem Erkalten wird zunächst im ultravioletten Licht bei 365 nm ausgewertet. Dann werden die Chromatogramme zuerst mit einer Mischung aus 7 ml Natriumwismutjodid-Lösung *R*, 5 ml Essigsäure 98 % *R* und 7 ml Äthylacetat *R* und anschließend bis zum Auftreten orangeroter Flecke mit 0,1 N-Schwefelsäure besprüht.

Das Chromatogramm der Vergleichslösung zeigt im mittleren Drittel des Rf-Bereiches den im ultravioletten Licht blau fluoreszierenden Fleck des Scopoletins und im unteren Drittel den nach dem Besprühen orangerot werdenden Fleck des Atropins.

Das Chromatogramm der Untersuchungslösung zeigt auf gleicher Höhe jeweils gleichartige Flecke in ähnlicher Intensität.

PRÜFUNG AUF REINHEIT

Asche (DAB): Höchstens 15 Prozent.

GEHALTSBESTIMMUNG

Etwa 1,50 g gepulverte Droge (180), genau gewogen, werden in einem Kolben mit Glasstopfen zunächst mit 60,0 g peroxidfreiem Äther *R* und dann mit 1 ml

Ammoniaklösung *R* versetzt. Die Mischung wird unter gelegentlichem, kräftigem Schütteln 1 Stunde lang stehengelassen. Anschließend wird durch einen kleinen Wattebausch in einen trockenen Erlenmeyerkolben mit Glasstopfen filtriert. Der Trichter ist zum Schutz gegen Verdunstungsverluste zuzudecken. 50,0 g Filtrat, genau gewogen, werden in einem Wasserbad von 50 bis 60 °C vorsichtig eingeengt und danach 15 Minuten lang auf dem Wasserbad belassen. Der Rückstand wird in 5 ml Äthanol *R* aufgenommen. Nach Zusatz von 5 ml Wasser, 5,00 ml 0,01 N-Salzsäure und 0,1 ml Methylrot-Mischindikator-Lösung *R* wird mit 0,01 N-Natriumhydroxid-Lösung titriert.

1 ml 0,01 N-Salzsäure entspricht 2,894 mg nicht flüchtiger Basen, berechnet als Hyoscyamin.

ARZNEIFORMEN

Die Urtinktur enthält mindestens 0,025 und höchstens 0,040 Prozent nicht flüchtige Basen, berechnet als Hyoscyamin ($C_{17}H_{23}NO_3$; MG 289,4).

HERSTELLUNG

Urtinktur aus der grob gepulverten Droge (710) und flüssige Verdünnungen nach Vorschrift 4a mit Äthanol 62 Prozent.

EIGENSCHAFTEN

Die Urtinktur ist eine gelbliche bis hellgrüne Flüssigkeit.

PRÜFUNG AUF IDENTITÄT

Die Urtinktur gibt die bei der Droge beschriebenen Identitätsreaktionen A bis D. Prüflösung ist die Urtinktur.

PRÜFUNG AUF REINHEIT

Relative Dichte (Ph. Eur.): 0,890 bis 0,905.

Trockenrückstand (DAB): Mindestens 1,2 Prozent.

GEHALTSBESTIMMUNG

Etwa 15,0 g Urtinktur, genau gewogen, werden in einem 100-ml-Rundkolben auf dem Wasserbad auf etwa 3 bis 5 ml eingeengt. Nach dem Erkalten werden 3 ml konzentrierte Ammoniaklösung *R* und 60,0 g peroxidfreier Äther *R* zugegeben.

Der Kolben wird sofort verschlossen und 3 Minuten lang geschüttelt. Nach Zugabe von 1,0 g gepulvertem Tragant *RN* wird erneut 1 Minute lang geschüttelt und der Äther wie unter ,,Gehaltsbestimmung" bei der Droge beschrieben abfiltriert und weiterbehandelt.

LAGERUNG

Vor Licht geschützt.

Vorsichtig zu lagern!

Marsdenia cundurango

Condurango

Verwendet wird die getrocknete Rinde der Zweige und Stämme von *Marsdenia cundurango* Rchb.

BESCHREIBUNG

Die Droge hat süßlich-aromatischen Geruch und bitteren Geschmack.

Sie ist etwa 2 bis 5 mm dick, rinnen- bis röhrenförmig und teilweise gebogen. Die Außenseite ist braungrau, längsrunzelig und durch große, quergestellte Lentizellen höckerig. Ältere Rinden haben eine Borke. Die Innenseite ist hellgraubraun und grob längsgestreift. Im Querbruch sind die äußeren Schichten faserig, in den inneren Schichten sind helle, harte Körner (Steinzellnester) erkennbar.

Mikroskopische Merkmale: Die Zellen der Korkschicht sind regelmäßig gebaut, dünnwandig und tangential gestreckt. Das Phelloderm besteht aus mehreren Lagen derbwandiger Zellen, meist aus Calciumoxalat-Einzelkristallen, selten mit Calciumoxalatdrusen.

Das an das Phelloderm anschließende Kollenchym besteht aus dickwandigen, stark tangential gestreckten Zellen. Nach innen geht es allmählich in das Parenchym der primären Rinde über, das aus dünnwandigen, rundlich-polygonalen Zellen besteht, die mit Stärke gefüllt sind. Die primäre Rinde enthält zahlreiche, bis etwa 45 μm große Calciumoxalatdrusen, seltener Einzelkristalle, sowie eine wechselnde

Anzahl ungegliederter Milchröhren. Die Milchröhren sind derbwandige, mit graubraunem, körnigem Inhalt gefüllte, im Querschnitt runde, sehr lange Schläuche ohne Querwände.

Die primäre Rinde wird nach innen begrenzt durch eine meist einfache Schicht tangential gestreckter Zellen (ehemalige Stärkescheide). Die anschließende Perizykelregion enthält zahlreiche einzelne sowie zu mehr oder weniger großen Bündeln vereinigte Bastfasern. Die Bastfaserbündel bilden nur in der jungen Rinde einen nahezu geschlossenen Ring. Die Fasern sind hellglänzend, sehr lang, dickwandig, aber unverholzt. In der sekundären Rinde kommen Nester aus gelben, dickwandigen, stark getüpfelten Steinzellen sowie ein- bis zweireihige Markstrahlen vor, ferner Milchröhren, zahlreiche Calciumoxalatdrusen und Stärke wie in der primären Rinde. Die Stärkekörner sind einfach oder zusammengesetzt und bis etwa 15 μm groß.

PRÜFUNG AUF IDENTITÄT

Prüflösung: 2,0 g gepulverte Droge (180) werden mit 20 ml Äthanol 70% *RN* 10 Minuten lang auf dem Wasserbad unter Rückflußkühlung erhitzt und nach dem Erkalten abfiltriert.

A. Werden 0,5 ml Prüflösung mit 15 ml Wasser und 0,1 ml verdünnter Natriumhydroxid-Lösung *R* versetzt, entsteht intensive Gelbfärbung. Die Mischung fluoresziert im ultravioletten Licht bei 365 nm grün.
B. 5 ml Prüflösung werden eingeengt. Wird der Rückstand mit 5 ml Wasser aufgenommen, schäumt die Lösung beim Schütteln. Beim Erwärmen auf etwa 80 °C trübt sich die Lösung und wird beim Abkühlen wieder klar.
C. Wird 1 ml Prüflösung mit 0,2 ml Eisen(III)-chlorid-Lösung *R* 2 versetzt, färbt sich die Mischung dunkelbraun.
D. 2 ml Prüflösung werden auf dem Wasserbad eingeengt. Der Rückstand wird mit 3 ml Aceton *R* angerieben und abfiltriert. Das Filtrat wird auf dem Wasserbad fast bis zur Trockne eingeengt und mit einem Filtrierpapier aufgesogen. Nach dem Trocknen fluoresziert der Fleck im ultravioletten Licht bei 365 nm weißlich bis hellblau. Nach dem Eintauchen des Streifens in äthanolische Kaliumhydroxid-Lösung *R* färbt sich der Fleck leuchtend gelb und fluoresziert nach dem Trocknen im ultravioletten Licht bei 365 nm hellgrün.
E. Chromatographie: Die Prüfung erfolgt dünnschichtchromatographisch auf einer Schicht von Kieselgel GF$_{254}$ *R*.

Untersuchungslösung: Prüflösung.

Vergleichslösung: 10 mg Cholesterin *R*, 10 mg Phloroglucin *R* und 10 mg Resorcin *R* werden in 10 ml Methanol *R* gelöst.

Aufgetragen werden getrennt 30 μl Untersuchungslösung und 10 μl Vergleichslösung. Die Chromatographie erfolgt über eine Laufstrecke von 15 cm mit einer

Mischung von 90 Volumteilen Methylenchlorid *R* und 10 Volumteilen Methanol *R*. Nach Verdunsten der mobilen Phase werden die Chromatogramme mit Anisaldehyd-Lösung *R* besprüht, 10 Minuten lang auf 105 bis 110 °C erhitzt und innerhalb von 10 Minuten im Tageslicht ausgewertet.

Das Chromatogramm der Vergleichslösung zeigt im oberen Teil des unteren Drittels des Rf-Bereiches den orangegelben Fleck des Phloroglucins, im mittleren Drittel den roten Fleck des Resorcins und im unteren Teil des oberen Drittels den violetten Fleck des Cholesterins.

Das Chromatogramm der Untersuchungslösung zeigt wenig über dem Start einen braunen Fleck. Zwischen diesem Fleck und der Höhe der Vergleichssubstanz Phloroglucin liegen gleichmäßig verteilt drei grüne Flecke. Dicht unter und auf Höhe der Vergleichssubstanz Resorcin liegt je ein blauer Fleck; wenig darüber liegt ein grüner Fleck. Wenig unterhalb des Cholesterins liegt ein grüner Fleck und deutlich oberhalb des Cholesterins ein violetter Fleck. Ferner können auftreten zwei schwache, grünliche Flecke auf Höhe des Phloroglucins und ein schwacher, violetter Fleck auf Höhe des Cholesterins.

PRÜFUNG AUF REINHEIT

Fremde Bestandteile (Ph. Eur.): Höchstens 2 Prozent. Es dürfen keine Rindenstücke vorhanden sein, die über 20 µm große Stärkekörner und/oder über 60 µm große Oxalatdrusen beziehungsweise Einzelkristalle enthalten.

Asche (DAB): Höchstens 12,0 Prozent.

ARZNEIFORMEN

HERSTELLUNG

Urtinktur aus der grob gepulverten Droge (710) und flüssige Verdünnungen nach Vorschrift 4a mit Äthanol 62 Prozent.

EIGENSCHAFTEN

Die Urtinktur ist eine goldgelbe Flüssigkeit mit würzig-aromatischem Geruch und bitterem Geschmack.

PRÜFUNG AUF IDENTITÄT

Die Urtinktur gibt die bei der Droge beschriebenen Identitätsreaktionen A bis E. Prüflösung ist die Urtinktur.

PRÜFUNG AUF REINHEIT

Relative Dichte (Ph. Eur.): 0,885 bis 0,905.

Trockenrückstand (DAB): Mindestens 1,4 Prozent.

LAGERUNG

Vor Licht geschützt.

Melilotus officinalis

Verwendet werden die frischen, zur Blütezeit gesammelten oberirdischen Teile von *Melilotus officinalis* (L.) Pallas ohne verholzte Stengel.

BESCHREIBUNG

Die oberirdischen Teile der Pflanze entwickeln beim Zerreiben starken, süßlich aromatischen Geruch nach Cumarin.

Der Stengel ist meist aufrecht bis aufsteigend, 30 bis 90 cm, selten bis 2 m hoch, kantig, kahl oder nur oberwärts schwach behaart. Die Laubblätter sind entfernt stehend, die des ersten Jahres größer als die des zweiten. Der Blattstiel ist so lang oder kürzer als die Blättchen, das mittlere deutlich länger gestielt als die seitlichen. Die Blättchen sind dünn, länglich verkehrt-eiförmig, die unteren mehr rautenförmig, die oberen elliptisch-lanzettlich, stumpf, mit 6 bis 13 Paar Seitennerven, kahl; die Blattzähne sind stumpf bis spitz, unregelmäßig, fast bis zum Grund der Blättchen reichend. Die Nebenblätter sind lanzettlich, 7 bis 8 mm lang, meist ganzrandig. Die Blüten stehen zu 30 bis 70 in meist 4 bis 10 cm langen, das tragende Laubblatt um mindestens das Dreifache überragenden Trauben. Die Blütenstiele sind herabgekrümmt, etwa 2 bis 3 mm lang, etwa so lang wie der glockige Kelch. Die Krone ist gelb, später oft verblassend. Fahne und Flügel sind etwa 5,5 bis 7 mm lang, das Schiffchen kürzer. Die Fruchtknoten sind gestielt, kahl, mit langem Griffel und 4 bis 8 Samenanlagen. Die Hülse ist 3 bis 4 mm lang, 2 bis 2,5 mm breit und 1,5 mm dick, eiförmig, stumpf, doch mit bleibendem Griffelrest, meist hell lederbraun, selten schwärzlich, mit 5 bis 8 undeutlich verbundenen, eine Querfurchung erzeugenden Nerven.

ARZNEIFORMEN

HERSTELLUNG

Urtinktur und flüssige Verdünnungen nach Vorschrift 3a.

EIGENSCHAFTEN

Die Urtinktur ist eine olivgrüne Flüssigkeit mit charakteristischem Geruch nach Cumarin.

PRÜFUNG AUF IDENTITÄT

A. Wird 1 ml Urtinktur mit 0,1 ml Kaliumhydroxid-Lösung R versetzt, fluoresziert die Mischung im ultravioletten Licht bei 365 nm grüngelb.

B. Werden 0,5 ml Urtinktur mit 0,05 ml Eisen(III)-chlorid-Lösung R 1 versetzt, tritt Grünbraun-Färbung ein.

C. Chromatographie: Die Prüfung erfolgt dünnschichtchromatographisch auf einer Schicht von Kieselgel HF_{254} R.

Untersuchungslösung: Urtinktur.

Vergleichslösung: 10 mg Eugenol R und 5 mg Scopoletin RN werden in 10 ml Methanol R gelöst.

Aufgetragen werden getrennt 30 µl Untersuchungslösung und 20 µl Vergleichslösung. Die Chromatographie erfolgt über eine Laufstrecke von 10 cm mit einer Mischung von 80 Volumteilen Cyclohexan R, 15 Volumteilen Aceton R und 5 Volumteilen Isopropanol R. Nach Verdunsten der mobilen Phase werden die Chromatogramme im ultravioletten Licht bei 254 nm ausgewertet.

Das Chromatogramm der Vergleichslösung zeigt im unteren Drittel des Rf-Bereiches den Fleck des Scopoletins und im unteren Teil des mittleren Drittels den Fleck des Eugenols; dieser Fleck wird markiert.

Das Chromatogramm der Untersuchungslösung zeigt einen Fleck auf Höhe der Vergleichssubstanz Scopoletin und einen Fleck knapp unterhalb des Eugenols. Zwischen Start und der Vergleichssubstanz Scopoletin können zwei Flecke auftreten.

Danach werden die Chromatogramme mit 0,5 N-Kaliumhydroxid-Lösung besprüht und im ultravioletten Licht bei 365 nm ausgewertet. Dabei zeigt das Chromatogramm der Vergleichslösung den türkisfarbenen Fleck des Scopoletins.

Das Chromatogramm der Untersuchungslösung zeigt auf Höhe der Vergleichssubstanz Scopoletin einen hellblauen Fleck und knapp unterhalb des Eugenols einen leuchtend gelben Fleck. Folgende weitere Flecke können vorhanden sein: zwischen Start und der Vergleichssubstanz Scopoletin ein rosafarbener und ein gelber Fleck sowie wenig über dem Scopoletin zwei hellblaue Flecke.

PRÜFUNG AUF REINHEIT

Relative Dichte (Ph. Eur.): 0,895 bis 0,915.

Trockenrückstand (DAB): Mindestens 1,5 Prozent.

LAGERUNG

Vor Licht geschützt.

Melilotus officinalis spag. Zimpel

Verwendet werden die frischen, zur Blütezeit gesammelten oberirdischen Teile von *Melilotus officinalis* (L.) Pallas ohne verholzte Stengel.

BESCHREIBUNG

Die oberirdischen Teile der Pflanze entwickeln beim Zerreiben starken, süßlich aromatischen Geruch nach Cumarin.

Der Stengel ist meist aufrecht bis aufsteigend, 30 bis 90 cm, selten bis 2 m hoch, kantig, kahl oder nur oberwärts schwach behaart. Die Laubblätter sind entfernt stehend, die des ersten Jahres größer als die des zweiten. Der Blattstiel ist so lang oder kürzer als die Blättchen, das mittlere deutlich länger gestielt als die seitlichen. Die Blättchen sind dünn, länglich verkehrt-eiförmig, die unteren mehr rautenförmig, die oberen elliptisch-lanzettlich, stumpf, mit 6 bis 13 Paar Seitennerven, kahl; die Blattzähne sind stumpf bis spitz, unregelmäßig, fast bis zum Grund der Blättchen reichend. Die Nebenblätter sind lanzettlich, 7 bis 8 mm lang, meist ganzrandig. Die Blüten stehen zu 30 bis 70 in meist 4 bis 10 cm langen, das tragende Laubblatt um mindestens das Dreifache überragenden Trauben. Die Blütenstiele sind herabgekrümmt, etwa 2 bis 3 mm lang, etwa so lang wie der glockige Kelch. Die Krone ist gelb, später oft verblassend. Fahne und Flügel sind etwa 5,5 bis 7 mm lang, das Schiffchen kürzer. Die Fruchtknoten sind gestielt, kahl, mit langem Griffel und 4 bis 8 Samenanlagen. Die Hülse ist 3 bis 4 mm lang, 2 bis 2,5 mm breit und 1,5 mm dick, eiförmig, stumpf, doch mit bleibendem

Griffelrest, meist hell lederbraun, selten schwärzlich, mit 5 bis 8 undeutlich verbundenen, eine Querfurchung erzeugenden Nerven.

ARZNEIFORMEN

HERSTELLUNG

Urtinktur und flüssige Verdünnungen nach Vorschrift 25.

EIGENSCHAFTEN

Die Urtinktur ist eine farblose Flüssigkeit mit charakteristischem Geruch und bitterem Geschmack.

PRÜFUNG AUF IDENTITÄT

A. Werden 2 ml Urtinktur mit 0,1 ml Eisen(III)-chlorid-Lösung R versetzt, färbt sich die Mischung gelb.

B. Chromatographie: Die Prüfung erfolgt dünnschichtchromatographisch auf einer Schicht von Kieselgel HF_{254} R.

Untersuchungslösung: Urtinktur.

Vergleichslösung: 10 mg Eugenol R werden in 10 ml Methanol R gelöst.

Aufgetragen werden getrennt 30 µl Untersuchungslösung und 20 µl Vergleichslösung. Die Chromatographie erfolgt über eine Laufstrecke von 10 cm mit einer Mischung von 80 Volumteilen Cyclohexan R, 15 Volumteilen Aceton R und 5 Volumteilen Isopropanol R. Nach Verdunsten der mobilen Phase zeigt das Chromatogramm der Vergleichslösung im ultravioletten Licht bei 254 nm im mittleren Drittel des Rf-Bereiches den Fleck des Eugenols.

Das Chromatogramm der Untersuchungslösung zeigt im ultravioletten Licht bei 254 nm wenig unterhalb der Vergleichssubstanz einen Fleck, der nach Besprühen mit 0,5 N-Kaliumhydroxid-Lösung im ultravioletten Licht bei 365 nm leuchtend gelb fluoresziert.

PRÜFUNG AUF REINHEIT

Relative Dichte (Ph. Eur.): 0,970 bis 0,980.

Trockenrückstand (DAB): Mindestens 0,2 und höchstens 0,3 Prozent.

LAGERUNG

Vor Licht geschützt.

Mercurialis perennis ferm 34c

Mercurialis ex herba ferm 34c

Verwendet werden die frischen, oberirdischen Teile blühender Pflanzen von *Mercurialis perennis* L.

BESCHREIBUNG

Die Pflanze hat unangenehm herben Geruch und salzig-bitteren Geschmack.

Der vierkantige, mit 2 scharfen Kanten versehene Stengel ist aufrecht, einfach, bis 40 cm hoch, kahl oder zerstreut flaumig behaart, unten blattlos und nur oben kreuzweise gegenständig beblättert. Die länglich-eiförmigen bis elliptisch-lanzettlichen, 2 bis 8 cm langen, 2 bis 3mal längeren als breiten Blätter sind nach dem Grunde zu verschmälert, mehr oder weniger angedrückt borstig behaart, haben einen gekerbtgesägten Blattrand und sind 5 bis 30 mm lang gestielt. Ihre Spreite ist oberseits dunkelgrün, unterseits heller, beiderseits, besonders auf den Nerven unterseits und am Rand, durch zur Blattspreite gerichtete Haare borstig rauh. Die etwa 2 mm langen Nebenblätter sind eiförmig-lanzettlich. Die Pflanzen sind streng zweihäusig.

Die männlichen Blüten stehen geknäuelt in armblütigen, sitzenden Wickeln und sind zu unterbrochenen, verlängerten, aufrechten, oft nur in der oberen Hälfte mit Blüten besetzten Scheinähren vereinigt, die in der Achsel von Hochblättern stehen. Die männlichen Blüten bestehen in der Regel aus 3 rundlichen bis eiförmigen, grünen, 2 mm langen Perianthblättern und 9 bis 12 freien Staubblättern mit einem langen, fadenförmigen Filament und 2 getrennten, meist abgespreizten, fast kugeligen Antherenhälften. Die weiblichen Blüten stehen einzeln oder zu zweit, langgestielt, achselständig. Sie haben ein meist dreiteiliges Perianth, einen zweifächrigen, oberständigen, borstigen Fruchtknoten mit 2 auseinanderspreizenden, kurzen Griffeln mit innerseitig gelegenen Narbenflächen und 2 mit den Fruchtblättern abwechselnde, am Grunde verdickte Staminodien.

ARZNEIFORMEN

HERSTELLUNG

Urtinktur und flüssige Verdünnungen nach Vorschrift 34c.

EIGENSCHAFTEN

Die Urtinktur ist eine braunrote Flüssigkeit mit herbem, süßsaurem Geruch und säuerlichem, schwach bitterem Geschmack.

PRÜFUNG AUF IDENTITÄT

A. Werden 0,5 ml Urtinktur mit 1 ml Wasser verdünnt und mit 0,1 ml Eisen(III)-chlorid-Lösung *R* versetzt, färbt sich die Flüssigkeit olivgrün.

B. Werden 0,5 ml Urtinktur mit 1 ml Wasser verdünnt und mit 0,1 ml Ammoniaklösung *R* versetzt, färbt sich die Flüssigkeit goldgelb.

C. Wird 1 ml Urtinktur mit 2 ml Wasser und 0,3 ml einer 0,2prozentigen Lösung (G/V) von Ninhydrin *R* in Äthanol *R* einige Minuten zum Sieden erhitzt, entsteht rotbraune Färbung.

D. Chromatographie: Die Prüfung erfolgt dünnschichtchromatographisch auf einer Schicht von Kieselgel H *R*.

Untersuchungslösung: Urtinktur.

Vergleichslösung: 10 mg Aescin *RN*, 10 mg Scopoletin *RN* und 10 mg Papaverinhydrochlorid *R* werden in 10 ml Methanol *R* gelöst.

Aufgetragen werden getrennt je 10 µl Untersuchungs- und Vergleichslösung. Die Chromatographie erfolgt über eine Laufstrecke von 10 cm mit einer Mischung aus 68 Volumteilen n-Butanol *R*, 16 Volumteilen Essigsäure 98 % *R* und 16 Volumteilen Wasser. Nach Verdunsten der mobilen Phase wird das Chromatogramm der Vergleichslösung im ultravioletten Licht bei 254 nm ausgewertet; dabei liegt knapp über dem Übergang vom unteren zum mittleren Drittel des Rf-Bereiches der fluoreszenzmindernde Fleck des Papaverinhydrochlorids. Im oberen Drittel liegt der blaufluoreszierende Fleck des Scopoletins.

Anschließend werden die Chromatogramme mit Anisaldehyd-Lösung *R* besprüht, 10 Minuten lang auf 105 bis 110 °C erhitzt und innerhalb von 10 Minuten im Tageslicht ausgewertet.

Das Chromatogramm der Vergleichslösung zeigt im mittleren Drittel des Rf-Bereiches wenig über dem eingezeichneten Papaverinfleck den grauvioletten Fleck des Aescins.

Das Chromatogramm der Untersuchungslösung zeigt etwa in der Mitte zwischen dem Start und der Vergleichssubstanz Papaverinhydrochlorid einen gelbgrünen Fleck. Etwa auf der Höhe des Papaverinhydrochlorids oder knapp darunter liegen zwei oft nur schlecht getrennte grüne Flecke, die daher oft als ein Fleck erscheinen. Knapp oberhalb der Vergleichssubstanz Aescin erscheinen ein gelber und wenig darüber ein grauvioletter Fleck, wenig unterhalb der Vergleichssubstanz Scopoletin liegt ein gelb-brauner Fleck, wenig über dem Scopoletin kann ein grauvioletter Fleck auftreten.

PRÜFUNG AUF REINHEIT

Relative Dichte (Ph. Eur.): 1,007 bis 1,037.

Trockenrückstand (DAB): Mindestens 3,0 und höchstens 4,5 Prozent.

pH-Wert (Ph. Eur.): Der pH-Wert der Urtinktur muß zwischen 3,0 und 4,1 liegen.

LAGERUNG

Vor Licht geschützt.

Mercurius solubilis Hahnemanni

Verwendet wird ein Gemisch, das im wesentlichen aus Quecksilber(II)-amidonitrat und metallischem Quecksilber besteht; der Gesamtquecksilbergehalt der Substanz muß mindestens 86,0 und darf höchstens 90,0 Prozent Hg (AG 200,6) betragen.

HERSTELLUNG

10 Teile HYDRARGYRUM NITRICUM OXYDULATUM werden in einer Mischung aus 88 Teilen Wasser und 2 Teilen Salpetersäure R gelöst. Die Lösung wird mit verdünnter Ammoniaklösung R 2 auf pH 7 eingestellt. Der ausgefallene Niederschlag wird sofort über eine Filternutsche mit einem harten Filter abgetrennt. Der Rückstand wird rasch dreimal mit wenig Wasser gewaschen, durch Abpressen zwischen mehreren Lagen Filterpapier vom größten Teil der anhaftenden Feuchtigkeit befreit und im Exsikkator über Silikagel 24 Stunden lang im Dunkeln getrocknet.

EIGENSCHAFTEN

Schweres, schwarzes Pulver; sehr schwer löslich in Wasser und Äthanol, teilweise löslich in Essigsäure, Salzsäure und Salpetersäure, leicht löslich in einer Mischung gleicher Teile Salzsäure und Salpetersäure.

PRÜFUNG AUF IDENTITÄT

A. 0,1 g Substanz werden mit 5 ml verdünnter Salpetersäure *R* erwärmt. Die nach dem Abkühlen filtrierte Lösung gibt die Identitätsreaktionen a) und c) auf Quecksilber (Ph. Eur.).

B. 0,1 g Substanz werden mit 2 ml verdünnter Natriumhydroxid-Lösung *R* erwärmt. Ein darübergehaltener angefeuchteter Streifen roten Lackmuspapieres *R* färbt sich blau.

C. 0,1 g Substanz werden mit 5 ml Essigsäure *R* erwärmt; nach dem Abkühlen wird filtriert. Das Filtrat wird vorsichtig mit 0,5 ml Diphenylamin-Lösung *R* unterschichtet; an der Berührungszone entsteht eine blaue Färbung.

PRÜFUNG AUF REINHEIT

Aussehen der Lösung: 0,5 g Substanz werden in einer Mischung aus 0,5 ml Salpetersäure *R* und 1 ml Salzsäure *R* unter Erwärmen gelöst. Nach dem Abkühlen wird mit Wasser zu 10 ml verdünnt. Diese Lösung muß klar (Ph. Eur., Methode B) und farblos (Ph. Eur., Methode II) sein.

Alkalisch oder sauer reagierende Verunreinigungen: 0,50 g Substanz werden mit 10 ml Wasser 2 Minuten lang kräftig geschüttelt und anschließend abfiltriert. 5,0 ml des Filtrats müssen nach Zusatz von 0,1 ml Bromthymolblau-Lösung *R* 1 gelb gefärbt sein und anschließend durch 0,5 ml 0,01 N-Natriumhydroxid-Lösung blau gefärbt werden.

GEHALTSBESTIMMUNG

Etwa 100 mg Substanz, genau gewogen, werden in 2 ml einer Mischung aus 1 Volumteil Salpetersäure *R* und 3 Volumteilen Salzsäure *R* unter Erwärmen auf dem Wasserbad gelöst. Nach dem Abkühlen wird die Lösung mit 50 ml Wasser und 0,05 ml Methylorange-Lösung *R* versetzt und mit verdünnter Natriumhydroxid-Lösung *R* neutralisiert. Nach Zugabe von 10,0 ml 0,1 M-Natrium-ÄDTA-Lösung wird 5 Minuten lang stehengelassen. Nach Zugabe von 5 ml Pufferlösung *pH* 10,9 *R* und 50 mg Eriochromschwarz-T-Mischindikator *R* wird mit 0,1 M-Zinksulfat-Lösung bis zum Farbumschlag nach Rot titriert. Die austitrierte Lösung wird mit 2 g Kaliumjodid *R* versetzt und nochmals mit 0,1 M-Zinksulfat-Lösung bis zum erneuten Farbumschlag nach Rot titriert.

1 ml 0,1 M-Zinksulfat-Lösung in der zweiten Titration entspricht 20,06 mg Hg.

ARZNEIFORMEN

Die 1. Dezimalverreibung muß mindestens 8,2 und darf höchstens 9,5 Prozent Hg enthalten.

HERSTELLUNG

Verreibungen nach Vorschrift 6.

EIGENSCHAFTEN

Die 1. Dezimalverreibung ist ein graues Pulver.

PRÜFUNG AUF IDENTITÄT

Je 1 g der 1. Dezimalverreibung gibt die Identitätsreaktionen der Substanz.

GEHALTSBESTIMMUNG

Zur Gehaltsbestimmung wird etwa 1,00 g der 1. Dezimalverreibung, genau gewogen, in 3 ml einer Mischung aus 1 Volumteil Salpetersäure *R* und 3 Volumteilen Salzsäure *R* unter Erwärmen auf dem Wasserbad gelöst. Die weitere Bestimmung erfolgt wie bei der Substanz unter „Gehaltsbestimmung" angegeben.

Grenzprüfung der D 4

1,0 g der 4. Dezimalverreibung wird in einer Mischung von 1,0 ml Salpetersäure *R*, 1,0 ml Salzsäure *R* und 10,0 ml Wasser unter Erwärmen gelöst. Nach dem Erkalten wird die Lösung mit Wasser zu 25,0 ml verdünnt. 1,0 ml dieser Lösung wird in einem Schliff-Reagenzglas mit Stopfen mit 0,1 ml Dithizon-Lösung *R* versetzt und kräftig geschüttelt. Nach Zugabe von 5,0 ml Chloroform *R* wird nochmals kräftig geschüttelt. Nach Trennung der Phasen muß die untere Schicht grün und darf nicht grau oder orange gefärbt sein.

LAGERUNG

Vor Licht geschützt.

Sehr vorsichtig zu lagern!

Myristica fragrans

Nux moschata

Verwendet werden die getrockneten, von Arillus und Samenschale befreiten, meist gekalkten Samenkerne von *Myristica fragrans* Houtt. Sie enthalten mindestens 5 Prozent (V/G) ätherisches Öl.

BESCHREIBUNG

Die Droge besitzt stark aromatischen Geruch und kräftig würzigen, scharfen, brennenden Geschmack. Sie ist rundlich-oval bis breit-eiförmig, 2,0 bis 2,5 cm lang und 1,5 bis 2 cm breit. Die braune, meist weißbestäubte Oberfläche zeigt deutliche mit Kalk ausgefüllte, netzartige Vertiefungen und eine breite, von der Raphe herrührende Rinne zwischen einer kleinen dunklen Grube, die etwas seitlich verschoben an dem einen Ende liegt, und einem ebenfalls etwas seitlich verschobenen hellen Höcker mit kleiner punktförmiger Öffnung, unter welchem der stark geschrumpfte Keimling liegt, am anderen Ende. Die Samenkerne werden von einer geschlossenen braunen Perispermschicht umgeben, die, wie an dem Quer- oder Längsschnitt sichtbar, in unregelmäßig geformten Kanälen in das weiße Endosperm eindringt und der Schnittfläche ein marmoriertes Aussehen verleiht.

Mikroskopische Merkmale: Die äußeren Perispermlagen bestehen aus flachen, tangential gestreckten, in der Aufsicht annähernd kreisrunden, zum Teil verholzten Zellen mit tiefbraunem Inhalt. Sie enthalten häufig kleine prismatische, selten tafelförmige Kristalle. Die inneren Perispermlagen bestehen aus polygonalen bis etwas gestreckten dünnwandigen Zellen mit tiefbraunem Inhalt. Das innere Perisperm dringt in unregelmäßigen Falten und Kanälen tief in das Endosperm ein. Die Perispermstränge, vor denen meist kleine Leitbündel liegen, bestehen hauptsächlich aus großen Exkretzellen mit farblosen bis leicht gelblichen Ölklumpen. Sie sind durch kleine, braune, oft zusammengedrückte Parenchymzellen getrennt. Die meisten Endospermzellen sind farblos, einige wenige auch mit braunem Inhalt erfüllt. Sie sind größer als die Perispermzellen und enthalten 3 bis 20 µm große, teils einfache, teils aus 2 bis 12 Einzelkörnern zusammengesetzte, rundliche bis polygonale Stärkekörner mit einem deutlichen Punkt oder Spalt in der Mitte sowie einige kleine und ein großes Aleuronkorn und Fett, das im frisch bereiteten Chloralhydratpräparat zunächst tropfenförmig vorliegt und allmählich unter Bildung strahliger, nadel- oder plättchenförmiger Kristalle erstarrt.

PRÜFUNG AUF IDENTITÄT

Prüflösung: 1,0 g gepulverte Droge (710) wird mit 10 ml Äthanol 90% *R* N 5 Minuten lang im Wasserbad unter Rückfluß gekocht und nach dem Erkalten abfiltriert.

A. Wird 1 ml Prüflösung mit 10 ml Wasser versetzt, so entsteht eine milchige Trübung. Nach Zugabe von 0,1 ml konzentrierter Natriumhydroxid-Lösung *R* wird die Mischung orangefarben. Bei kräftigem Schütteln entsteht ein einige Minuten lang beständiger Schaum.

B. Wird 1 ml Prüflösung mit einer Mischung aus 0,2 ml Phloroglucin-Lösung *R* und 1 ml konzentrierter Salzsäure *R* versetzt, so färbt sich die Lösung rosarot bis rot. Beim Kochen wird sie zunächst dunkelrot und dann allmählich braun.

C. Eine Mischung aus 0,2 ml Prüflösung mit 2 ml Äthanol *R* färbt sich nach Zugabe von 0,1 ml Schwefelsäure *R* dunkelrot.

PRÜFUNG AUF REINHEIT

Chromatographie: Die Prüfung erfolgt dünnschichtchromatographisch auf einer Schicht von Kieselgel H *R*.

Untersuchungslösung: Prüflösung.

Vergleichslösung: 10 mg Anethol *R* und 10 mg Eugenol *R* werden in 10 ml Chloroform *R* gelöst.

Aufgetragen werden getrennt 100 µl Untersuchungslösung und 20 µl Vergleichslösung. Die Chromatographie erfolgt über eine Laufstrecke von 15 cm mit einer Mischung aus 95 Volumteilen Toluol *R* und 5 Volumteilen Äthylacetat *R*. Nach dem Verdunsten des Fließmittels wird die Platte mit Schwefelsäure *R* besprüht und 8 bis 10 Minuten lang auf 80 °C erhitzt. Das Chromatogramm der Vergleichslösung zeigt bei höherem Rf-Wert den rotbraunen Fleck des Anethols (Rst 1,0) und bei Rst 0,52 bis 0,58 den rosaroten Fleck des Eugenols. Im Chromatogramm der Untersuchungslösung treten bei Rst 1,03 ein violettbrauner, bei Rst 0,87 bis 0,93 ein intensiv orangebrauner, bei Rst 0,70 bis 0,75 und auf der Höhe des Eugenols je ein violetter und zwischen Rst 0,25 und der Zone des Eugenols ein violetter, ein gelblichorangefarbener und ein bräunlicher Fleck auf.

Andere Myristica-Arten: Die Samenkerne von *Myristica argentea* sind länglich elliptisch, fast doppelt so lang wie breit und oft länger als 2,5 cm. Im Dünnschichtchromatogramm tritt bei Rst 1,05 ein intensiver, violetter und bei Rst 0,70 bis 0,75 und kurz unter der Zone des Eugenols weitere violette Flecken von geringerer Intensität auf. Zwischen Rst 0,25 und 0,35 liegen zwei deutlich rosa gefärbte Flecken.

Sulfatasche (Ph. Eur.): Höchstens 4,5 Prozent, bestimmt mit 1,00 g gepulverter Droge (710).

GEHALTSBESTIMMUNG

Ätherisches Öl (Ph. Eur.): Die Bestimmung erfolgt mit 10,0 g der unmittelbar vorher gepulverten Samenkerne (710) und 200 ml Wasser als Destillationsflüssigkeit in einem 500-ml-Rundkolben; Destillation 2 Stunden lang bei 2 bis 3 ml pro Minute; 1,0 ml Xylol *R* als Vorlage.

ARZNEIFORMEN

HERSTELLUNG

Urtinktur aus der frisch zerkleinerten Droge (710) und flüssige Verdünnungen nach Vorschrift 4a mit Äthanol 86 Prozent. Die 4. Dezimalverdünnung wird mit Äthanol 62 Prozent und die höheren werden mit Äthanol 43 Prozent bereitet.

EIGENSCHAFTEN

Die Urtinktur ist eine gelbbraune Flüssigkeit mit aromatischem Geruch und einem würzig scharfen, brennenden Geschmack.

PRÜFUNG AUF IDENTITÄT

Die Urtinktur gibt die bei der Droge beschriebenen Identitätsprüfungen A, B und C. Prüflösung ist die Urtinktur.

PRÜFUNG AUF REINHEIT

Chromatographie: Die Prüfung erfolgt wie bei der Droge unter ,,Prüfung auf Reinheit" beschrieben unter Verwendung der Urtinktur als Prüflösung.

Relative Dichte (Ph. Eur.): 0,825 bis 0,843.

Trockenrückstand (DAB): Mindestens 1,3 Prozent.

LAGERUNG

Vor Licht geschützt.

Myrrhis odorata

Verwendet werden die frischen, oberirdischen Teile blühender Pflanzen von *Myrrhis odorata* (L.) Scop.

BESCHREIBUNG

Die Pflanze entwickelt beim Zerreiben anisartigen Geruch.
Sie ist 50 bis 120 cm hoch und oberwärts verzweigt. Die Knoten des runden, hohlen Stengels sowie die Blattscheiden sind behaart. Die auf letzteren sitzenden, besonders unterseits behaarten Laubblätter sind zwei- bis vierfach fiederschnittig. Die Abschnitte erster und zweiter Ordnung sind im Umriß eiförmig-länglich, zugespitzt, die Abschnitte letzter Ordnung eiförmig-länglich bis lanzettlich mit gekerbt gesägten Lappen, die besonders oberwärts in einer kurzen Spitze enden. Die zusammengesetzten Dolden sind ziemlich flach, die Doldenstrahlen erster und zweiter Ordnung sind mit Ausnahme der männlichen Blütenstiele dicht flaumhaarig. Eine Hülle fehlt, die 5 bis 7 Hüllchenblätter sind weißhäutig und haben lanzettliche Form. Die Enddolden tragen zwittrige und männliche Blüten, die später aufblühenden Seitendolden meist nur männliche. Die Kelchblätter sind stark zurückgebildet. Die 5 weißen Kronblätter sind verkehrt herzförmig bis ausgerandet, die Spitze jedes Kronblattes ist nach innen umgeschlagen, die Mitte zu einem Drittel bis einem Viertel tief eingeschnitten. Der unterständige Fruchtknoten trägt zwei Griffel auf einem kegelförmigen Griffelpolster (Diskus). Die Frucht ist eine zweisamige Spaltfrucht. Die Teilfrüchte sind 2 bis 2,5 cm lang, von der Seite her zusammengedrückt, braun bis schwarz glänzend. Die Kanten der 5 Rippen sind borstig behaart.

ARZNEIFORMEN

HERSTELLUNG

Urtinktur und flüssige Verdünnungen nach Vorschrift 3a.

EIGENSCHAFTEN

Die Urtinktur ist eine gelbe Flüssigkeit mit aromatischem Geruch und ohne besonderen Geschmack.

PRÜFUNG AUF IDENTITÄT

A. 3 ml Urtinktur werden mit 5 ml Pentan R ausgeschüttelt. Wird die abgetrennte organische Phase mit einer 10prozentigen Lösung (G/V) von Dimethylaminobenzaldehyd R in Schwefelsäure R unterschichtet, färbt sich die schwefelsaure Schicht rot.

B. Chromatographie: Die Prüfung erfolgt dünnschichtchromatographisch auf einer Schicht von Kieselgel H R.

Untersuchungslösung: 10 ml Urtinktur werden mit 10 ml Wasser versetzt und dreimal mit je 5 ml Pentan R ausgeschüttelt. Die vereinigten organischen Phasen werden im Wasserbad bei etwa 50 °C eingeengt. Der Rückstand wird in 1 ml Methanol R aufgenommen.

Vergleichslösung: 10 mg Anethol R, 10 mg Borneol R und 10 mg Eugenol R werden in 10 ml Methanol R gelöst.

Aufgetragen werden getrennt 20 µl Untersuchungslösung und 10 µl Vergleichslösung. Die Chromatographie erfolgt über eine Laufstrecke von 15 cm mit einer Mischung von 93 Volumteilen Toluol R und 7 Volumteilen Äthylacetat R. Nach Verdunsten der mobilen Phase werden die Chromatogramme mit äthanolischer Molybdatophosphorsäure-Lösung RN besprüht, 5 bis 10 Minuten lang auf 105 bis 110 °C erhitzt und im Tageslicht ausgewertet.

Das Chromatogramm der Vergleichslösung zeigt im unteren Drittel des Rf-Bereiches den blauen Fleck des Borneols, im unteren Teil des mittleren Drittels den blauen Fleck des Eugenols und am Übergang vom mittleren zum oberen Drittel den blauen Fleck des Anethols.

Das Chromatogramm der Untersuchungslösung zeigt unterhalb, etwa auf gleicher Höhe und knapp oberhalb der Vergleichssubstanz Borneol je einen blauen Fleck. Unterhalb der Vergleichssubstanz Eugenol können zwei dicht übereinanderliegende blaue Flecke und knapp oberhalb derselben kann ein blauer Fleck vorhanden sein. Knapp unterhalb und knapp oberhalb der Vergleichssubstanz Anethol liegt je ein blauer Fleck.

PRÜFUNG AUF REINHEIT

Relative Dichte (Ph. Eur.): 0,895 bis 0,915.

Trockenrückstand (DAB): Mindestens 1,3 Prozent.

LAGERUNG

Vor Licht geschützt.

Myrtillocactus geometrizans

Myrtillocactus

Verwendet werden die frischen Sprosse von *Myrtillocactus geometrizans* (Martius) Console.

BESCHREIBUNG

Die Sprosse sind oft etwas gebogen, bläulich grün, 6 bis 10 cm dick und besonders im jungen Zustand hellblau bereift. Sie sind mit fünf oder sechs 2 bis 3 cm hohen, mehr oder weniger scharfen Rippen versehen. Die Areolen stehen 2 bis 3 cm voneinander entfernt und sind nahezu von Dornen erfüllt. Die meist fünf, selten weniger oder mehr, anfangs rötlich gefärbten Randdornen sind mehr oder weniger nach außen gebogen, gewöhnlich kurz, etwa 2 bis 10 mm lang, radial abgeflacht, am Grunde aber angeschwollen. Der schwärzliche Mitteldorn ist mehr oder weniger säbelartig gebogen, unterschiedlich kantig bis seitlich abgeflacht, 1 bis 7 cm lang und bis 6 mm breit.

ARZNEIFORMEN

HERSTELLUNG

Urtinktur und flüssige Verdünnungen nach Vorschrift 3a.

EIGENSCHAFTEN

Die Urtinktur ist eine hellgelbe Flüssigkeit mit aromatischem Geruch und Geschmack.

PRÜFUNG AUF IDENTITÄT

A. Wird 1 ml Urtinktur mit 1 ml Schwefelsäure *R* unterschichtet, bildet sich an der Grenzschicht ein orangeroter Ring, der im ultravioletten Licht bei 365 nm gelb fluoresziert.
B. Wird 1 ml Urtinktur mit 50 mg Resorcin *R* und 1 ml Salzsäure *R* 1 versetzt und etwa 3 Minuten lang zum Sieden erhitzt, entsteht in dieser Zeit eine orangebraune Färbung.

C. Chromatographie: Die Prüfung erfolgt dünnschichtchromatographisch auf einer Schicht von Kieselgel H R.

Untersuchungslösung: 5 ml Urtinktur werden unter vermindertem Druck im Wasserbad bei etwa 40 °C eingeengt. Der Rückstand wird in 1 ml Methanol R aufgenommen und filtriert.

Vergleichslösung: 10 mg Aescin RN und 20 mg Hydrochinon R werden in 10 ml Methanol R gelöst.

Aufgetragen werden getrennt je 10 µl Untersuchungs- und Vergleichslösung. Die Chromatographie erfolgt über eine Laufstrecke von 15 cm mit einer Mischung von 68 Volumteilen n-Butanol R, 16 Volumteilen Essigsäure 98 % R und 16 Volumteilen Wasser. Nach Verdunsten der mobilen Phase werden die Chromatogramme mit einer frisch bereiteten Mischung aus gleichen Teilen einer 5prozentigen Lösung (V/V) von Schwefelsäure R in Äthanol R und Vanillin-Lösung RN besprüht, 5 bis 10 Minuten lang auf 105 bis 110 °C erhitzt und innerhalb von 10 Minuten im Tageslicht ausgewertet.

Das Chromatogramm der Vergleichslösung zeigt am Übergang vom unteren zum mittleren Drittel des Rf-Bereiches den violetten Fleck des Aescins und im oberen Drittel den braunen Fleck des Hydrochinons.

Das Chromatogramm der Untersuchungslösung zeigt im mittleren Drittel des Rf-Bereiches eine Gruppe von vier dicht übereinander liegenden Flecken, die gelbbraun, braunviolett und zweimal blauviolett sind und deren unterster etwa in Höhe der Vergleichssubstanz Aescin liegt. Eine weitere Gruppe von drei blau-violetten Flecken befindet sich etwa in Höhe und oberhalb der Vergleichssubstanz Hydrochinon.

PRÜFUNG AUF REINHEIT

Relative Dichte (Ph. Eur.): 0,900 bis 0,920.

Trockenrückstand (DAB): Mindestens 0,7 Prozent.

LAGERUNG

Vor Licht geschützt.

Natrium carbonicum

$Na_2CO_3 \cdot H_2O$ MG 124,0

Verwendet wird Natriumcarbonat-Monohydrat, das mindestens 83,0 und höchstens 87,5 Prozent Na_2CO_3 (MG 106,0) enthält.

EIGENSCHAFTEN

Farblose Kristalle oder weißes, kristallines Pulver, geruchlos, mit alkalischem und salzigem Geschmack; leicht löslich in Wasser, praktisch unlöslich in Äthanol.

PRÜFUNG AUF IDENTITÄT

A. Eine 10prozentige Lösung (G/V) der Substanz ist stark alkalisch (Ph. Eur.).

B. Die Substanz gibt die Identitätsreaktionen a) und b) auf Natrium (Ph. Eur.).

C. Die Substanz gibt die Identitätsreaktion auf Carbonat (Ph. Eur.).

PRÜFUNG AUF REINHEIT

Prüflösung: 2,0 g Substanz werden portionsweise in einer Mischung von 25 ml Wasser und 5 ml Salzsäure *R* gelöst. Die Lösung wird zum Sieden erhitzt, abgekühlt, mit verdünnter Natriumhydroxid-Lösung *R* gegen Lackmus neutralisiert und mit Wasser zu 50,0 ml verdünnt.

Aussehen der Lösung: 2,0 g Substanz werden in 10 ml Wasser gelöst. Die Lösung muß klar oder darf höchstens schwach opaleszierend (Ph. Eur., Methode B) sein und darf nicht stärker gefärbt sein als die Farbvergleichslösung G_6 (Ph. Eur., Methode I).

Alkalihydroxide und -hydrogencarbonate: 0,4 g Substanz werden in 20 ml Wasser gelöst. Nach Zusatz von 20 ml Bariumchlorid-Lösung *R* 1 wird filtriert. Zu 10 ml des Filtrates werden 0,2 ml Phenolphthalein-Lösung *R* hinzugefügt. Die Mischung darf sich nicht rot färben. Der Rest des Filtrates wird 2 Minuten lang zum Sieden erhitzt. Die Mischung muß klar bleiben.

Arsen (Ph. Eur.): 5 ml Prüflösung müssen der Grenzprüfung A auf Arsen entsprechen (5 ppm).

Eisen (Ph. Eur.): 5 ml Prüflösung, mit Wasser zu 10 ml verdünnt, müssen der Grenzprüfung B auf Eisen entsprechen (50 ppm).

Schwermetalle (Ph. Eur.): 12 ml Prüflösung müssen der Grenzprüfung auf Schwermetalle entsprechen (50 ppm). Zur Herstellung der Vergleichslösung wird die Blei-Standardlösung (2 ppm Pb) *R* verwendet.

Chlorid (Ph. Eur.): 0,4 g Substanz werden in einer Mischung von 5 ml Wasser und 2 ml Salpetersäure *R* gelöst und mit Wasser zu 15 ml verdünnt. Die Lösung muß der Grenzprüfung auf Chlorid entsprechen (125 ppm).

Sulfat (Ph. Eur.): 15 ml Prüflösung müssen der Grenzprüfung auf Sulfat entsprechen (250 ppm).

Trocknungsverlust (Ph. Eur.): Mindestens 13,8 und höchstens 15,2 Prozent, mit 1,00 g Substanz durch 2 Stunden langes Trocknen im Trockenschrank bei 100 bis 105 °C bestimmt.

GEHALTSBESTIMMUNG

Etwa 1,500 g Substanz, genau gewogen, werden in 25 ml Wasser gelöst. Die Lösung wird nach Zugabe von 0,5 ml Methylorange-Lösung *R* mit 1 N-Salzsäure titriert.

1 ml 1 N-Salzsäure entspricht 53,0 mg Na_2CO_3.

ARZNEIFORMEN

Die Lösung (D 1) und die 1. Dezimalverreibung müssen einen mindestens 7,9 und höchstens 9,2 Prozent Na_2CO_3 entsprechenden Gehalt an Natrium carbonicum haben.

HERSTELLUNG

Lösung (D 1) nach Vorschrift 5a mit Wasser. Die 2. Dezimalverdünnung wird mit Äthanol 15 Prozent, die folgenden Verdünnungen werden mit Äthanol 43 Prozent hergestellt.

Verreibungen nach Vorschrift 6.

EIGENSCHAFTEN

Die Lösung (D 1) ist eine klare, farblose Flüssigkeit.

Die 1. Dezimalverreibung ist ein weißes Pulver.

Natrium carbonicum

PRÜFUNG AUF IDENTITÄT

Die Lösung (D 1) und die 1. Dezimalverreibung geben die Identitätsreaktionen der Substanz.

PRÜFUNG AUF REINHEIT

Aussehen der Lösung: Die Lösung (D 1) muß klar oder darf höchstens schwach opaleszierend (Ph. Eur., Methode B) sein und darf nicht stärker gefärbt sein als die Farbvergleichslösung G_6 (Ph. Eur., Methode I).
Relative Dichte (Ph. Eur.): 1,082 bis 1,093.

GEHALTSBESTIMMUNG

Zur Gehaltsbestimmung der Lösung (D 1) werden etwa 1,50 g, genau gewogen, verwendet.

Zur Gehaltsbestimmung der 1. Dezimalverreibung werden etwa 1,50 g, genau gewogen, verwendet. Hierbei wird mit 25 ml Wasser versetzt und geschüttelt.

Die Bestimmung erfolgt wie bei der Substanz unter „Gehaltsbestimmung" angegeben, aber durch Titration mit 0,1 N-Salzsäure.

1 ml 0,1 N-Salzsäure entspricht 5,300 mg Na_2CO_3.

LAGERUNG

Dicht verschlossen.

Natrium chloratum

NaCl MG 58,4

Verwendet wird Natriumchlorid, das mindestens 99,5 Prozent Natriumchlorid NaCl enthält, berechnet auf die getrocknete Substanz. Natriumchlorid enthält keine Zusätze.

EIGENSCHAFTEN, PRÜFUNG AUF IDENTITÄT, PRÜFUNG AUF REINHEIT, GEHALTSBESTIMMUNG

Die Substanz muß der Monographie NATRII CHLORIDUM (Ph. Eur.) entsprechen.

Natrium chloratum

ARZNEIFORMEN

Die Lösung (D 1) und die 1. Dezimalverreibung müssen mindestens 9,5 und dürfen höchstens 10,5 Prozent NaCl enthalten.

HERSTELLUNG

Lösung (D 1) nach Vorschrift 5 mit Äthanol 15 Prozent. Die folgenden Verdünnungen werden mit Äthanol 43 Prozent hergestellt.
Verreibungen nach Vorschrift 6.

EIGENSCHAFTEN

Die Lösung (D 1) ist eine klare und farblose Flüssigkeit. Die 1. Dezimalverreibung ist ein weißes Pulver.

PRÜFUNG AUF IDENTITÄT

Die Lösung (D 1) gibt die Identitätsreaktionen auf Natrium (Ph. Eur.) und Chlorid (Ph. Eur.).
1 g der 1. Dezimalverreibung wird in 10 ml Wasser unter Erwärmen gelöst; die Lösung gibt die Reaktionen auf Natrium (Ph. Eur.) und Chlorid (Ph. Eur.).

PRÜFUNG AUF REINHEIT

Aussehen der Lösung: Die Lösung (D 1) muß klar (Ph. Eur., Methode B) und farblos (Ph. Eur., Methode II) sein.

Relative Dichte (Ph. Eur.): 1,044 bis 1,054.

GEHALTSBESTIMMUNG

Zur Gehaltsbestimmung der Lösung (D 1) wird etwa 1,00 g, genau gewogen, verwendet.
Zur Gehaltsbestimmung der 1. Dezimalverreibung wird etwa 1,00 g, genau gewogen, in 50 ml Wasser gelöst und verwendet.
Die Bestimmung erfolgt wie bei der Substanz unter „Gehaltsbestimmung" angegeben.

Natrium phosphoricum

$Na_2HPO_4 \cdot 12 H_2O$ MG 358,1

Verwendet wird Natriummonohydrogenphosphat, das mindestens 98,5 und höchstens 101,0 Prozent Natriummonohydrogenphosphat Na_2HPO_4 enthält, berechnet auf die getrocknete Substanz.

EIGENSCHAFTEN, PRÜFUNG AUF IDENTITÄT, PRÜFUNG AUF REINHEIT, GEHALTSBESTIMMUNG

Die Substanz muß der Monographie NATRII PHOSPHAS (Ph. Eur.) entsprechen.

ARZNEIFORMEN

Die Lösung (D 2) muß mindestens 0,35 und darf höchstens 0,45 Prozent Na_2HPO_4 enthalten.
Die 1. Dezimalverreibung muß mindestens 3,8 und darf höchstens 4,2 Prozent Na_2HPO_4 enthalten.

HERSTELLUNG

Lösung ab D 2 nach Vorschrift 5 mit Äthanol 15 Prozent. Die folgenden Verdünnungen werden mit Äthanol 43 Prozent hergestellt.
Verreibungen nach Vorschrift 6.

EIGENSCHAFTEN

Die Lösung (D 2) ist eine klare und farblose Flüssigkeit. Die 1. Dezimalverreibung ist ein weißes Pulver.

PRÜFUNG AUF IDENTITÄT

Die Lösung (D 2) und die 1. Dezimalverreibung (1,0 g werden in 10 ml Wasser gelöst) geben die Identitätsreaktionen der Substanz.

PRÜFUNG AUF REINHEIT

Aussehen der Lösung: Die Lösung (D 2) muß klar (Ph. Eur., Methode A) und farblos (Ph. Eur., Methode I) sein.

Relative Dichte: (Ph. Eur.): 0,980 bis 0,982.

GEHALTSBESTIMMUNG

Etwa 25,00 g der Lösung (D 2), genau gewogen, werden unter Zusatz von 0,10 ml Methylorange-Lösung *R* mit 0,1 N-Salzsäure titriert.

Zur Gehaltsbestimmung der 1. Dezimalverreibung werden etwa 2,50 g, genau gewogen, in 25,0 ml Wasser gelöst und wie bei der Verdünnung angegeben titriert.

1 ml 0,1 N-Salzsäure entspricht 14,20 mg Na_2HPO_4.

Natrium sulfuricum

Na_2SO_4 MG 142,0

Verwendet wird entwässertes Natriumsulfat, das mindestens 99,0 Prozent Natriumsulfat Na_2SO_4 enthält, berechnet auf die getrocknete Substanz.

EIGENSCHAFTEN, PRÜFUNG AUF IDENTITÄT, PRÜFUNG AUF REINHEIT, GEHALTSBESTIMMUNG

Die Substanz muß der Monographie NATRII SULFAS ANHYDRICUS (Ph. Eur.) entsprechen.

ARZNEIFORMEN

Die Lösung (D 2) muß mindestens 0,9 und darf höchstens 1,1 Prozent Na_2SO_4 enthalten.

Die 1. Dezimalverreibung muß mindestens 9,5 und darf höchstens 10,5 Prozent Na_2SO_4 enthalten.

HERSTELLUNG

Lösung ab D 2 nach Vorschrift 5 mit Äthanol 15 Prozent. Die folgenden Verdünnungen werden mit Äthanol 43 Prozent hergestellt.

Verreibungen nach Vorschrift 6.

EIGENSCHAFTEN

Die Lösung (D 2) ist eine klare und farblose Flüssigkeit. Die 1. Dezimalverreibung ist ein weißes Pulver.

PRÜFUNG AUF IDENTITÄT

Die Lösung (D 2) gibt die Identitätsreaktionen auf Natrium (Ph. Eur.) und Sulfat (Ph. Eur.).

1,0 g der 1. Dezimalverreibung wird in 10 ml Wasser gelöst; die entstandene Lösung gibt die Identitätsreaktionen auf Natrium (Ph. Eur.) und Sulfat (Ph. Eur.).

PRÜFUNG AUF REINHEIT

Aussehen der Lösung: Die Lösung (D 2) muß klar (Ph. Eur., Methode B) und farblos (Ph. Eur., Methode II) sein.

Relative Dichte: (Ph. Eur.): 0,984 bis 0,986.

GEHALTSBESTIMMUNG

Zur Gehaltsbestimmung der Lösung (D 2) werden etwa 10,00 g, genau gewogen, verwendet.

Zur Gehaltsbestimmung der 1. Dezimalverreibung wird etwa 1,00 g, genau gewogen, verwendet.

Die Bestimmung erfolgt wie bei der Substanz unter „Gehaltsbestimmung" angegeben.

Natrium tetraboracicum

Borax

$Na_2B_4O_7 \cdot 10\,H_2O$ MG 381,4

Verwendet wird Natriumtetraborat, das mindestens 99,0 und höchstens 103,0 Prozent $Na_2B_4O_7 \cdot 10\,H_2O$ enthält.

EIGENSCHAFTEN

Farblose Kristalle, kristalline Masse oder weißes, kristallines Pulver, verwitternd, geruchlos, von laugenartigem Geschmack; löslich in Wasser, leicht löslich in siedendem Wasser, leicht löslich in Glycerin.

PRÜFUNG AUF IDENTITÄT

A. Die Substanz gibt die Identitätsreaktion auf Natrium (Ph. Eur.).

B. 1 ml Prüflösung (siehe ,,Prüfung auf Reinheit'') wird mit 0,1 ml Schwefelsäure R und 5 ml Methanol R versetzt. Die angezündete Lösung brennt mit grüngesäumter Flamme.

C. 5 ml Prüflösung geben mit 0,1 ml Phenolphthalein-Lösung R eine Rotfärbung, die auf Zusatz von 5 ml Glycerin R verschwindet.

PRÜFUNG AUF REINHEIT

Prüflösung: 5,0 g Substanz werden in Wasser zu 100 ml gelöst.

Aussehen der Lösung: Die Prüflösung muß klar oder höchstens sehr schwach opaleszierend (Ph. Eur., Methode B) und farblos (Ph. Eur., Methode II) sein.

pH-Wert (Ph. Eur.): Der pH-Wert der Prüflösung muß zwischen 9,0 und 9,6 liegen.

Ammonium (Ph. Eur.): 5 ml Prüflösung werden mit Wasser zu 14 ml verdünnt; die Mischung muß der Grenzprüfung A auf Ammonium entsprechen (10 ppm). Zur Herstellung der Vergleichslösung wird eine Mischung von 2,5 ml Ammonium-Standardlösung (1 ppm NH_4) R und 7,5 ml Wasser verwendet.

Calcium (Ph. Eur.): 10 ml Prüflösung müssen der Grenzprüfung auf Calcium entsprechen (50 ppm). Zur Herstellung der Vergleichslösung wird eine Mischung von 2,5 ml Calcium-Standardlösung (10 ppm Ca) R und 7,5 ml Wasser verwendet.

Kalium (Ph. Eur.): 2 ml Prüflösung werden mit Wasser zu 10 ml verdünnt; die Mischung muß der Grenzprüfung auf Kalium entsprechen. Zur Herstellung der Vergleichslösung wird eine Mischung von 1 ml Kalium-Standardlösung (20 ppm K) R und 9 ml Wasser verwendet.

Magnesium: 8 ml Prüflösung werden mit 2 ml Wasser, 1 ml Glycerin R, 0,15 ml Titangelb-Lösung R, 0,25 ml Ammoniumoxalat-Lösung R und 5 ml verdünnter Natriumhydroxid-Lösung R versetzt und umgeschüttelt. Zur Herstellung der Vergleichslösung wird eine Mischung von 1 ml Magnesium-Standardlösung (10 ppm Mg) R und 9 ml Wasser verwendet. Nach dem Umschütteln darf die Untersuchungslösung nicht stärker rosa gefärbt sein als die gleichzeitig und unter gleichen Bedingungen hergestellte Vergleichslösung (25 ppm).

Schwermetalle (Ph. Eur.): 12 ml Prüflösung müssen der Grenzprüfung auf Schwermetalle entsprechen (20 ppm). Zur Herstellung der Vergleichslösung wird die Blei-Standardlösung (1 ppm Pb) R verwendet.

Sulfat (Ph. Eur.): 15 ml Prüflösung werden mit Essigsäure 30% R angesäuert. Die Mischung muß der Grenzprüfung auf Sulfat entsprechen (50 ppm). Zur Herstellung der Vergleichslösung wird eine Mischung von 4,0 ml Sulfat-Standardlösung (10 ppm SO_4) R und 11 ml Wasser verwendet.

GEHALTSBESTIMMUNG

Etwa 0,400 g Substanz, genau gewogen, und 2 g Mannit R werden in 25 ml Wasser, gegebenenfalls unter Erwärmen, gelöst; die Lösung wird schnell abgekühlt. Nach Zusatz von 0,2 ml Phenolphthalein-Lösung R wird mit 0,1 N-Natriumhydroxid-Lösung bis zur Rotfärbung titriert.

1 ml 0,1 N-Natriumhydroxid-Lösung entspricht 19,07 g $Na_2B_4O_7 \cdot 10\ H_2O$.

ARZNEIFORMEN

Die Lösung (D 2) muß mindestens 0,95 und darf höchstens 1,05 Prozent $Na_2B_4O_7 \cdot 10\ H_2O$ enthalten.

Die 1. Dezimalverreibung muß mindestens 9,5 und darf höchstens 10,5 Prozent $Na_2B_4O_7 \cdot 10\ H_2O$ enthalten.

HERSTELLUNG

Lösung (D 2) nach Vorschrift 5a mit Äthanol 15 Prozent.
Verreibungen nach Vorschrift 6.

EIGENSCHAFTEN

Die Lösung (D 2) ist eine klare, farblose Flüssigkeit. Die 1. Dezimalverreibung ist ein weißes Pulver.

PRÜFUNG AUF IDENTITÄT

A. Die Lösung (D 2) bzw. eine Lösung von 2 g der 1. Dezimalverreibung in 10 ml Wasser geben die Identitätsreaktionen a) und c) auf Natrium (Ph. Eur.).

B. 0,5 g der 1. Dezimalverreibung bzw. der nach Einengen erhaltene Rückstand aus 5 ml Lösung (D 2) werden zunächst mit 1 ml Wasser, dann mit 5 ml Methanol *R* und 0,1 ml Schwefelsäure *R* versetzt. Die angezündete Mischung brennt mit grüngesäumter Flamme.

C. 5 ml Lösung (D 2) bzw. 5 ml einer 10prozentigen (G/G) Lösung der 1. Dezimalverreibung in Wasser geben mit 0,2 ml Phenolphthalein-Lösung *R* eine Rotfärbung, die auf Zusatz von 2 ml Glycerin *R* verschwindet.

PRÜFUNG AUF REINHEIT

Aussehen der Lösung: Die Lösung (D 2) muß klar (Ph. Eur., Methode B) und farblos (Ph. Eur., Methode II) sein.

Relative Dichte (Ph. Eur.): 0,981 bis 0,983.

GEHALTSBESTIMMUNG

Zur Gehaltsbestimmung der Lösung (D 2) werden etwa 15,00 g, genau gewogen, verwendet.

Zur Gehaltsbestimmung der 1. Dezimalverreibung werden etwa 1,50 g, genau gewogen, verwendet.

Die Bestimmung erfolgt wie bei der Substanz unter Gehaltsbestimmung angegeben.

Natrium tetrachloroauratum

Aurum chloratum natronatum

Na[AuCl$_4$] · 2 H$_2$O   MG 397,8

Verwendet wird Natriumtetrachloroaurat(III) mit einem Gehalt von mindestens 48,0 Prozent Au, bezogen auf die getrocknete Substanz.

EIGENSCHAFTEN

Rötlichgelbe, hygroskopische Kristalle, geruchlos, adstringierend, mit saurem Geschmack; leicht löslich in Wasser und in Äthanol-Wasser-Gemischen.

PRÜFUNG AUF IDENTITÄT

Prüflösung: 100 mg Substanz werden in 4 ml Wasser gelöst.

A. Wird 1 ml Prüflösung nach Zusatz von 0,5 g Glucose *R* kurz erhitzt und mit 0,3 ml 0,1 N-Natriumhydroxid-Lösung versetzt, entsteht eine bräunliche bis violette Färbung, die nur kurze Zeit bestehen bleibt.

B. Wird 1 ml Prüflösung mit 0,5 ml Silbernitrat-Lösung *R* 1 versetzt, entsteht ein schmutzigweißer, sich zusammenballender Niederschlag. Dieser Niederschlag wird abfiltriert, mit Ammoniaklösung *R* behandelt und erneut abfiltriert. Beim Ansäuern des Filtrats mit verdünnter Salpetersäure *R* tritt ein weißer Niederschlag auf.

C. Die Substanz gibt die Identitätsprüfung a) auf Natrium (Ph.Eur.).

PRÜFUNG AUF REINHEIT

Freie Salzsäure: Die Substanz darf beim Annähern eines mit konzentrierter Ammoniaklösung *R* benetzten Glasstabes keine Nebel bilden.

Schwermetalle (Ph.Eur.): Die Lösung von 0,20 g Substanz in 10 ml Wasser wird mit 0,2 g Oxalsäure *R* 30 Minuten lang auf dem Wasserbad erhitzt und nach dem Erkalten filtriert. Das Filtrat wird unter Nachwaschen des Filters mit Wasser zu 20 ml verdünnt. 12 ml der Lösung müssen der Grenzprüfung auf Schwermetalle entsprechen (100 ppm). Zur Herstellung der Vergleichslösung wird die Blei-Standardlösung (1 ppm Pb) *R* verwendet.

Nitrat: 3 ml des bei der Prüfung auf Schwermetalle erhaltenen Filtrates werden mit 0,5 ml Eisen(II)-sulfat-Lösung R versetzt; die Mischung wird mit 1 ml Schwefelsäure R unterschichtet. An der Grenzschicht der beiden Flüssigkeiten darf keine braune Färbung auftreten.

GEHALTSBESTIMMUNG

Etwa 0,50 g Substanz, genau gewogen, werden in einer Porzellanschale in etwa 25 ml Wasser gelöst. Die Lösung wird mit 5 ml Kaliumhydroxid-Lösung R und 5 ml konzentrierter Wasserstoffperoxid-Lösung R versetzt und das Gemisch 1 Stunde lang auf dem Wasserbad erhitzt. Das ausgeschiedene Gold wird abfiltriert, erst mit 5 ml verdünnter Salzsäure R, dann mit Wasser chloridfrei gewaschen, bei etwa 600 °C bis zur Gewichtskonstanz geglüht und nach dem Erkalten gewogen.

ARZNEIFORMEN

Die Lösung (D 1) muß mindestens 9,5 und darf höchstens 10,5 Prozent Na [AuCl$_4$] · 2 H$_2$O enthalten.
Die 2. Dezimalverreibung muß mindestens 0,95 und darf höchstens 1,05 Prozent Na [AuCl$_4$] · 2 H$_2$O enthalten.

HERSTELLUNG

Lösung nach Vorschrift 5a. Die 1. bis 6. Dezimalverdünnung wird mit Wasser, die folgenden Verdünnungen werden mit Äthanol 43 Prozent bereitet.
Verreibungen ab D 2 nach Vorschrift 6.

EIGENSCHAFTEN

Die Lösung (D 1) ist eine klare, gelbe Flüssigkeit. Die 2. Dezimalverreibung ist ein hellgelbes Pulver.

PRÜFUNG AUF IDENTITÄT

A. 0,1 ml der Lösung (D 1) oder 0,1 g der 2. Dezimalverreibung werden mit 5 ml Wasser und 1 g Glucose R versetzt. Nach kurzem Erhitzen und Zusatz von 0,3 ml 0,1 N-Natriumhydroxid-Lösung wird die 1. Dezimalverdünnung braun bis violett, die 2. Dezimalverreibung violett bis violettrot.

B. 0,1 ml der Lösung (D 1) oder 0,1 g der 2. Dezimalverreibung, mit 5 ml Wasser versetzt, geben die Identitätsreaktion B der Substanz.

C. Die Lösung (D1) oder die 2. Dezimalverreibung geben die Identitätsreaktion a) auf Natrium (Ph.Eur.).

PRÜFUNG AUF REINHEIT

Aussehen der Lösung: Die Lösung (D1) muß klar (Ph.Eur., Methode B) sein.

Relative Dichte (Ph.Eur.): 1,068 bis 1,073.

GEHALTSBESTIMMUNG

Zur Gehaltsbestimmung der Lösung (D1) werden etwa 5,00 g, genau gewogen, verwendet.

Zur Gehaltsbestimmung der 2. Dezimalverreibung werden etwa 10,00 g, genau gewogen, verwendet.

Die Bestimmung erfolgt wie bei der Substanz unter „Gehaltsbestimmung" angegeben.

1 g Rückstand entspricht 2,020 g Na $[AuCl_4] \cdot 2\ H_2O$.

LAGERUNG

Lösung (D1) in Glasstöpselflaschen oder anderen geeigneten Behältnissen!

Vorsichtig zu lagern!

Nerium oleander

Oleander

Verwendet werden die frischen, vor Beginn der Blütezeit gesammelten Blätter von *Nerium oleander* L.

BESCHREIBUNG

Die Laubblätter sind lederartig, lanzettlich, spitz, kurzgestielt und in dem Blattstiel verschmälert. Sie sind 9 bis 14 cm lang und 1,5 bis 3 cm breit, mit starkem Mittelnerv und zahlreichen parallelen Seitennerven. Die Blattoberseite ist dunkelgrün, schwach glänzend, die Unterseite ist hellgrün mit kleinen Harzdrüsen. Die Blätter sind geruchlos und schmecken bitter.

ARZNEIFORMEN

HERSTELLUNG

Urtinktur und flüssige Verdünnungen nach Vorschrift 3a.

EIGENSCHAFTEN

Die Urtinktur ist eine braungrüne Flüssigkeit.

PRÜFUNG AUF IDENTITÄT

A. 0,5 ml Urtinktur werden mit 5 ml Methanol R verdünnt; die Mischung färbt sich nach Zusatz von 0,2 ml verdünnter Natriumhydroxid-Lösung R dunkelgelb.

B. 0,5 ml Urtinktur werden mit 0,2 ml verdünnter Salzsäure R 1 versetzt; die Mischung färbt sich schmutzig grün.

C. 0,5 ml Urtinktur werden mit 10 ml Wasser und 0,05 ml Eisen(III)-chlorid-Lösung R 1 versetzt und kräftig geschüttelt; der entstehende Schaum ist mehrere Stunden lang beständig. Werden 0,5 ml Urtinktur mit 10 ml Wasser versetzt und geschüttelt, so verschwindet der gebildete Schaum bereits nach etwa 30 Minuten.

D. Chromatographie: Die Prüfung erfolgt dünnschichtchromatographisch auf einer Schicht von Kieselgel H R.

Untersuchungslösung: Urtinktur.

Vergleichslösung: 5 mg Digitoxin R und 5 mg Lanatosid C RN werden in 1,0 ml Methanol R gelöst.

Aufgetragen werden getrennt 100 µl Untersuchungslösung und 10 µl Vergleichslösung. Die Chromatographie erfolgt über eine Laufstrecke von 15 cm mit einer Mischung von 81 Volumteilen Äthylacetat R, 11 Volumteilen Methanol R und 8 Volumteilen Wasser. Die Platte wird an der Luft getrocknet, mit einer Mischung aus 2 Volumteilen 3prozentiger Lösung (G/V) von Chloramin T R und 8 Volumteilen einer 25prozentigen Lösung (G/V) von Trichloressigsäure R in Äthanol R besprüht, 5 bis 10 Minuten lang auf 100 bis 105 °C erhitzt und umgehend im ultravioletten Licht bei 365 nm ausgewertet.

Das Chromatogramm der Vergleichslösung zeigt als oberen Fleck die gelbgrün fluoreszierende Zone des Digitoxins (Rst 1,0). Die blau gefärbte Zone des Lanatosids C liegt zwischen Rst 0,37 und 0,47.

Im Chromatogramm der Untersuchungslösung treten eine blau fluoreszierende Zone bei Rst 1,16 bis 1,26 und gelb bis gelbgrün fluoreszierende Flecke bei Rst 1,05 bis 1,15, bei Rst 0,82 bis 0,92 und bei Rst 0,24 bis 0,30 auf.

PRÜFUNG AUF REINHEIT

Relative Dichte (Ph. Eur.): 0,895 bis 0,915.

Trockenrückstand (DAB): Mindestens 2,5 und höchstens 4,5 Prozent.

LAGERUNG

Vor Licht geschützt.

Vorsichtig zu lagern!

Nicotiana tabacum

Tabacum

Verwendet werden die getrockneten, unfermentierten Blätter von *Nicotiana tabacum* L. Sie enthalten mindestens 1,0 Prozent Alkaloide, berechnet als Nikotin ($C_{10}H_{10}N_2$; MG 162,2).

BESCHREIBUNG

Die Blätter sind hellbraun bis schwarzbraun, bis 15 cm breit und bis 50 cm lang, länglich elliptisch, undeutlich oder nicht gestielt, ganzrandig, am Grunde abgerundet oder verschmälert und drüsig behaart. Der kräftige Mittelnerv ist unterseits besonders stark und oberseits nur schwach vorgewölbt. Die Seitennerven 1. Ordnung gehen im unteren Blattabschnitt fast rechtwinklig und im oberen unter spitzerem Winkel ab. Sie verlaufen gegen den Blattrand zu bogig und sind miteinander verbunden. Die Seitennerven 2. Ordnung gehen fast rechtwinklig von den Seitennerven 1. Ordnung ab und verlaufen annähernd parallel zum Hauptnerv.

Mikroskopische Merkmale: Das Blatt ist bifazial gebaut. Die Epidermiszellen der Blattoberseite sind rundlich polygonal mit wellig buchtigen Wänden und von einer leicht gestreiften, zarten Cuticula bedeckt. Die Epidermis der Blattunterseite ist ähnlich gestaltet, die Zellen sind etwas stärker wellig buchtig. Auf beiden Seiten finden sich anisozytische Stomata mit 2 bis 4 Nebenzellen. Das Palisadenparenchym ist einreihig, das Schwammparenchym besteht aus meist 3 Lagen unregelmäßig gebuchteter Zellen. Es führt rundliche oder etwas gestreckte Zellen mit

Kristallsand und gelegentlich Einzelkristallen. Auf Blattober- und Unterseite finden sich 2- bis 10zellige, dünnwandige, zum Teil gegabelte Gliederhaare, teils mit großer tonnenförmiger Basalzelle und zugespitzter oder auch stumpflicher Endzelle. Daneben kommen ähnlich gestaltete Drüsenhaare mit mehrzelligem Köpfchen vor, die in den Drüsenzellen oft eine Calciumoxalatdruse enthalten, und kleine Drüsenhaare mit einzelligem Stiel und mehrzelligem Köpfchen.

Die größeren Blattnerven sind besonders auf der Unterseite stark vorgewölbt. Sie enthalten ein bikollaterales, breit elliptisches bis sichelförmiges Leitbündel mit reihenförmig angeordneten, durch schmale Parenchymstrahlen getrennten Gefäßen und unterseits ein großes, halbkreisförmig gestaltetes, oberseits ein weniger mächtiges Kantenkollenchym.

PRÜFUNG AUF IDENTITÄT

Prüflösung: 1,5 g grob gepulverte Droge (710) werden mit 15 ml Äthanol 60 % *RN* kurz zum Sieden erhitzt, unter gelegentlichem Schütteln 10 Minuten lang stehengelassen und abfiltriert.

A. 5 ml Prüflösung werden mit 50 mg Weinsäure *R* versetzt und eingeengt. Wird der Rückstand in 2 ml Wasser aufgenommen und mit 0,5 ml Mayers Reagenz *R* versetzt, entsteht ein weißer Niederschlag.

B. Wird 1 ml Prüflösung mit 2 ml Wasser und 0,2 ml Natriumhydroxid-Lösung *R* versetzt, entsteht eine intensiv gelbe Färbung.

C. Wird 1 ml Prüflösung mit 0,5 ml einer 0,5prozentigen wäßrigen Lösung (G/V) von Ninhydrin *R* versetzt und 10 Minuten lang auf dem Wasserbad erhitzt, entsteht eine violette Färbung.

D. Chromatographie: Die Prüfung erfolgt dünnschichtchromatographisch auf einer Schicht von Kieselgel HF_{254} *R*.

Untersuchungslösung: Prüflösung.

Vergleichslösung: 10 mg Chininsulfat *RN* und 10 mg Brucin *R* werden in 10 ml Methanol *R* gelöst.

Aufgetragen werden getrennt 50 µl Untersuchungslösung und 10 µl Vergleichslösung. Die Chromatographie erfolgt über eine Laufstrecke von 10 cm mit einer Mischung von 66 Volumteilen Butanol *R*, 17 Volumteilen Äthanol *R* und 17 Volumteilen verdünnter Ammoniaklösung *R* 1. Nach Verdunsten der mobilen Phase bei Raumtemperatur werden die Chromatogramme im ultravioletten Licht bei 254 und 365 nm ausgewertet.

Das Chromatogramm der Vergleichslösung zeigt den im ultravioletten Licht von 365 nm hellblau fluoreszierenden Fleck des Chinins im oberen Drittel des Rf-Bereichs und den im ultravioletten Licht von 254 nm dunkel erscheinenden

Fleck des Brucins an der Grenze von unterem und mittlerem Drittel des Rf-Bereiches.

Das Chromatogramm der Untersuchungslösung zeigt einen starken, im ultravioletten Licht von 254 nm dunkel erscheinenden Fleck auf der Höhe des Chinins und je einen schwächeren etwas oberhalb und etwas unterhalb des Brucinfleckes. Jeweils unterhalb dieser beiden Flecke erscheint im ultravioletten Licht von 365 nm je ein blau fluoreszierender Fleck. Nach dem Besprühen der Chromatogramme mit Dragendorffs Reagenz R 1 muß der Fleck auf der Höhe des Chinins gelborange gefärbt erscheinen, während von den beiden tiefer liegenden, im ultravioletten Licht von 254 nm erkennbaren Flecken meist nur einer angefärbt wird.

PRÜFUNG AUF REINHEIT

Fremde Bestandteile (Ph. Eur.): Höchstens 5,0 Prozent Stengelanteile und höchstens 1,0 Prozent andere fremde Bestandteile.

GEHALTSBESTIMMUNG

Etwa 1,50 g grob gepulverte Droge (710), genau gewogen, werden mit 5 ml Äthanol R und 0,1 g Weinsäure R versetzt und auf dem Wasserbad 2 bis 5 Minuten lang zum Sieden erhitzt. Die Mischung wird in ein mit einer Fritte oder Watte verschlossenes Chromatographierohr gefüllt. Das mit einer Tropfgeschwindigkeit von 10 Tropfen je Minute ablaufende Eluat wird aufgefangen und die Säulenfüllung mit 4 Portionen von je 5 ml Äthanol R in gleicher Weise eluiert. Zuletzt wird das Drogenmaterial ausgedrückt. Das aufgefangene Eluat wird mit 1 ml Wasser versetzt und auf dem Wasserbad vom Äthanol befreit. Der wäßrige Rückstand wird mit 25,0 g peroxidfreiem Äther R, 25,0 g Petroläther R und 5 ml verdünnter Natriumhydroxid-Lösung R versetzt, ausgeschüttelt und etwa 10 Minuten lang im Scheidetrichter absitzen gelassen. Die abgetrennte organische Phase wird über 3 g wasserfreiem Natriumsulfat R getrocknet und abfiltriert.

25,0 g des Filtrates, genau gewogen, werden in einem 100-ml-Erlenmeyerkolben mit 5,00 ml 0,1 N-Salzsäure versetzt. Nach mehrmaligem Schütteln wird die organische Phase auf dem Wasserbad abgedampft. Der Rückstand wird mit 10 ml Wasser und 0,5 ml Methylrot-Mischindikator-Lösung R versetzt und der Säureüberschuß mit 0,1 N-Natriumhydroxid-Lösung zurücktitriert (Mikrobürette).

1 ml 0,1 N-Salzsäure entspricht 16,22 mg Alkaloiden, berechnet als Nikotin.

ARZNEIFORMEN

Die Urtinktur enthält mindestens 0,10 und höchstens 0,15 Prozent Alkaloide, berechnet als Nikotin ($C_{10}H_{10}N_2$; MG 162,2).

HERSTELLUNG

Urtinktur aus der grob gepulverten Droge (710) und flüssige Verdünnungen nach Vorschrift 4a mit Äthanol 62 Prozent.

EIGENSCHAFTEN

Die Urtinktur ist eine grünlichbraune Flüssigkeit mit arteigenem Geruch.

PRÜFUNG AUF IDENTITÄT

Die Urtinktur gibt die bei der Droge beschriebenen Identitätsreaktionen A bis D. Prüflösung ist die Urtinktur.

PRÜFUNG AUF REINHEIT

Relative Dichte (Ph. Eur.): 0,890 bis 0,907.

Trockenrückstand (DAB): Mindestens 1,7 Prozent.

GEHALTSBESTIMMUNG

Etwa 15,0 g Urtinktur, genau gewogen, werden mit 1 ml Wasser und 0,1 g Weinsäure *R* versetzt und auf dem Wasserbad vom Äthanol befreit. Der Rückstand wird wie unter ,,Gehaltsbestimmung" der Droge angegeben alkalisiert und weiter behandelt.

LAGERUNG

Vor Licht geschützt.

Vorsichtig zu lagern!

Nicotiana tabacum Rh

Tabacum Rh

Verwendet werden die frischen Blätter von *Nicotiana tabacum* L.

BESCHREIBUNG

Die Blätter sind hellgrün bis dunkelgrün, drüsig-klebrig, bis 15 cm breit und bis 50 cm lang, länglich elliptisch, undeutlich oder nicht gestielt, ganzrandig, am Grunde abgerundet oder verschmälert und drüsig behaart. Der kräftige Mittelnerv ist unterseits besonders stark und oberseits nur schwach vorgewölbt. Die Seitennerven 1. Ordnung gehen im unteren Blattabschnitt fast rechtwinklig und im oberen unter spitzerem Winkel ab. Sie verlaufen gegen den Blattrand zu bogig und sind miteinander verbunden. Die Seitennerven 2. Ordnung gehen fast rechtwinklig von den Seitennerven 1. Ordnung ab und verlaufen annähernd parallel zum Hauptnerv.

ARZNEIFORMEN

Die Urtinktur enthält mindestens 0,080 und höchstens 0,16 Prozent Alkaloide, berechnet als Nikotin ($C_{10}H_{10}N_2$; MG 162,2).

HERSTELLUNG

Urtinktur und flüssige Verdünnungen nach Vorschrift 21.

EIGENSCHAFTEN

Die Urtinktur ist eine braune Flüssigkeit mit arteigenem Geruch.

PRÜFUNG AUF IDENTITÄT

A. Werden 2 ml Urtinktur mit 0,5 ml Mayers Reagenz *R* versetzt, entsteht ein weißer Niederschlag.
B. Wird 1 ml Urtinktur mit 0,5 ml einer 0,5prozentigen wäßrigen Lösung (G/V) von Ninhydrin *R* versetzt und 10 Minuten lang auf dem Wasserbad erhitzt, entsteht eine violette Färbung.

C. Chromatographie: Die Prüfung erfolgt dünnschichtchromatographisch auf einer Schicht von Kieselgel HF$_{254}$ R.

Untersuchungslösung: Urtinktur.

Vergleichslösung: 10 mg Chininsulfat RN und 10 mg Brucin R werden in 10 ml Methanol R gelöst.

Aufgetragen werden getrennt 50 µl Untersuchungslösung und 10 µl Vergleichslösung. Die Chromatographie erfolgt über eine Laufstrecke von 10 cm mit einer Mischung von 66 Volumteilen n-Butanol R, 17 Volumteilen Äthanol R und 17 Volumteilen verdünnter Ammoniaklösung R 1. Nach Verdunsten der mobilen Phase bei Raumtemperatur werden die Chromatogramme im ultravioletten Licht bei 254 und bei 365 nm ausgewertet.

Das Chromatogramm der Vergleichslösung zeigt bei 254 nm im mittleren Drittel des Rf-Bereiches den Fleck des Brucins und bei 365 nm im oberen Drittel den hellblau fluoreszierenden Fleck des Chinins.

Das Chromatogramm der Untersuchungslösung zeigt bei 254 nm im mittleren Drittel des Rf-Bereiches unterhalb des Brucins zwei Flecke sowie auf Höhe des Chinins einen Fleck und bei 365 nm einen blau fluoreszierenden Fleck etwa auf Höhe des Brucins.

Danach werden die Chromatogramme mit Dragendorffs-Reagenz R besprüht. Dabei erscheinen die beiden Vergleichssubstanzen als gelbrote Flecke, während im Chromatogramm der Untersuchungslösung knapp oberhalb des Brucins und auf Höhe des Chinins je ein gelbroter Fleck erscheint.

PRÜFUNG AUF REINHEIT

Relative Dichte (Ph. Eur.): 1,010 bis 1,040.

Trockenrückstand (DAB): Mindestens 4,0 Prozent.

GEHALTSBESTIMMUNG

Etwa 15,0 g Urtinktur, genau gewogen, werden mit 0,1 g Weinsäure R und 5 g Natriumsulfat R versetzt. Die Mischung wird mit 25,0 g peroxidfreiem Äther R und 25,0 g Petroläther R sowie 5 ml verdünnter Natriumhydroxid-Lösung R versetzt, ausgeschüttelt und etwa 10 Minuten lang im Scheidetrichter absitzen gelassen. Die abgetrennte organische Phase wird über 3 g wasserfreiem Natriumsulfat R getrocknet und abfiltriert.

25,0 g des Filtrats, genau gewogen, werden in einem 100-ml-Erlenmeyerkolben mit 5,0 ml 0,1 N-Salzsäure versetzt und gut geschüttelt; die organische Phase wird auf dem Wasserbad eingeengt. Der Rückstand wird mit 10 ml Wasser und 0,5 ml

Methylrot-Mischindikator-Lösung *R* versetzt und der Säureüberschuß mit 0,1 N-Natriumhydroxid-Lösung zurücktitriert (Mikrobürette).

1 ml 0,1 N-Salzsäure entspricht 16,2 mg Alkaloiden, berechnet als Nikotin.

LAGERUNG

Vor Licht geschützt und dicht verschlossen.

Vorsichtig zu lagern!

Nitroglycerinum

Glonoinum

$C_3H_5N_3O_9$ MG 227,1

Verwendet wird die Lösung von Glyceroltrinitrat in Äthanol 90 Prozent (V/V), die mindestens 0,95 und höchstens 1,05 Prozent $C_3H_5N_3O_9$ enthält.

EIGENSCHAFTEN

Klare, fast farblose Flüssigkeit, die beim Mischen mit dem gleichen Volumteil Wasser klar bleibt.

PRÜFUNG AUF IDENTITÄT

2 ml Substanz werden in einem Schälchen auf dem Wasserbad eingedampft. Die zurückbleibenden öligen Tröpfchen werden in eine etwa 10 cm lange, feine Glaskapillare eingesaugt. Sie verpuffen beim Einbringen in eine Flamme.

PRÜFUNG AUF REINHEIT

Sauer reagierende Verunreinigungen: 5 ml Substanz müssen sich nach Zusatz von 0,5 ml einer 0,1 N-äthanolischen Kaliumhydroxid-Lösung und 0,1 ml Phenolphthalein-Lösung *R* rot färben.

Relative Dichte (Ph. Eur.): 0,827 bis 0,835.

GEHALTSBESTIMMUNG

Etwa 1,50 g Substanz, genau gewogen, werden mit der Mischung von 0,5 ml Wasser und 49,5 ml Eisessig *R* zu 25,0 ml verdünnt (Prüflösung). Etwa 80 mg Kaliumnitrat *R*, genau gewogen, werden in einem 100-ml-Meßkolben in 1,0 ml Wasser gelöst. Die Lösung wird mit Eisessig *R* zu 100,0 ml verdünnt (Kaliumnitratlösung). Jeweils 1,0 ml der Prüflösung bzw. 1,0 ml der Kaliumnitratlösung bzw. 1,0 ml Eisessig *R* werden in einen 100-ml-Meßkolben gebracht, mit 2,0 ml Phenoldisulfonsäure-Reagenz *RH* versetzt, geschüttelt und 25 Minuten lang unter Lichtausschluß stehengelassen. Die Lösungen werden dann mit 50 ml Wasser versetzt, geschüttelt und nach Zusatz von 10,0 ml konzentrierter Ammoniaklösung *R* mit Wasser zu 100,0 ml verdünnt. Nach dem Abkühlen werden die Extinktionen der Untersuchungslösung (hergestellt aus der Prüflösung) und der Vergleichslösung (hergestellt aus der Kaliumnitratlösung) in einer Schichtdicke von 1 cm bei 410 nm gegen die aus Eisessig hergestellte Lösung gemessen.

Der Prozentgehalt an $C_3H_5N_3O_9$ ($x_{proz.}$) wird nach folgender Formel berechnet:

$$x_{proz.} = \frac{25 \cdot 0{,}749 \cdot E_U \cdot e_2}{E_V \cdot e_1}$$

E_U: Extinktion der Untersuchungslösung
E_V: Extinktion der Vergleichslösung
e_1: Einwaage der Substanz in Milligramm
e_2: Einwaage des Kaliumnitrats in Milligramm.

ARZNEIFORMEN

Die Lösung (D 2) muß mindestens 0,95 und darf höchstens 1,05 Prozent $C_3H_5N_3O_9$ enthalten.

HERSTELLUNG

Die Substanz stellt die Lösung (D 2) dar. Die folgenden Verdünnungen werden mit Äthanol 43 Prozent hergestellt.

EIGENSCHAFTEN, PRÜFUNG AUF IDENTITÄT, PRÜFUNG AUF REINHEIT, GEHALTSBESTIMMUNG

Die Lösung (D 2) entspricht der Substanz.

Grenzprüfung der D 4

15,0 g der 4. Dezimalverdünnung werden, wie unter „Gehaltsbestimmung" der Substanz angegeben, behandelt. Die Extinktion der Untersuchungslösung darf höchstens 0,04 betragen.

LAGERUNG

Vor Licht geschützt.

Sehr vorsichtig zu lagern!

Ocimum basilicum ex herba

Basilicum, Herba

Verwendet werden die frischen, vor der Blüte gesammelten oberirdischen Teile von *Ocimum basilicum* L.

BESCHREIBUNG

Die Pflanze entwickelt beim Zerreiben aromatischen Geruch und hat würzigen Geschmack.

Sie ist meist kahl, selten behaart und etwa 20 bis 45 cm hoch. Der vierkantige Stengel ist in der Regel buschig verzweigt. Die kreuzgegenständigen Blätter mit 1 bis 2 cm langem Stiel und eiförmiger bis fast rhombischer, 3 bis 5 cm langer und 1 bis 3 cm breiter, ganzrandiger, gekerbter oder locker gesägter Spreite besitzen 3 bis 7 Paar bogige Fiedernerven. Die deutlich gestielten unteren Hochblätter sind etwas länger als die Blüten, die oberen kürzer und oft rot überlaufen. Die in meist 6blütigen Scheinquirlen angeordneten Blütenknospen sind mit den Hochblättern zu endständigen, unterbrochenen Rispen vereinigt. Der Kelch besteht aus einer fast kreisrunden, ungeteilten Oberlippe und einer aus 4 mehr oder weniger lanzettlichen Zähnen gebildeten Oberlippe. Die Pflanze ist formenreich und besonders in der Blattgröße sehr variabel.

ARZNEIFORMEN

HERSTELLUNG

Urtinktur und flüssige Verdünnungen nach Vorschrift 3a.

EIGENSCHAFTEN

Die Urtinktur ist eine braun- bis schwarzgrüne Flüssigkeit mit arteigenem Geruch und Geschmack.

PRÜFUNG AUF IDENTITÄT

Prüflösung: 10 ml Urtinktur werden 3mal mit je 10 ml Hexan R ausgeschüttelt. Die vereinigten organischen Phasen werden filtriert und unter vermindertem Druck im Wasserbad bei etwa 30 °C eingeengt. Der Rückstand wird in 1 ml Chloroform R aufgenommen.

A. Werden 0,5 ml Prüflösung mit 1 ml Acetanhydrid R und 0,1 ml Schwefelsäure R versetzt, färbt sich die Mischung grün.

B. Chromatographie: Die Prüfung erfolgt dünnschichtchromatographisch auf einer Schicht von Kieselgel H R.

Untersuchungslösung: Prüflösung.

Vergleichslösung: 10 mg Menthol R und 10 mg Thymol R werden in 10 ml Methanol R gelöst.

Aufgetragen werden getrennt 50 µl Untersuchungslösung und 10 µl Vergleichslösung. Die Chromatographie erfolgt über eine Laufstrecke von 15 cm mit einer Mischung aus 90 Volumteilen Methylenchlorid R und 10 Volumteilen Äthylacetat R. Nach Verdunsten der mobilen Phase werden die Chromatogramme mit Anisaldehyd-Lösung R besprüht, 10 Minuten lang auf 110 bis 120 °C erhitzt und innerhalb von 10 Minuten im Tageslicht ausgewertet.

Das Chromatogramm der Vergleichslösung zeigt im mittleren Drittel des Rf-Bereiches den blauen Fleck des Menthols und im oberen Drittel den rötlichen Fleck des Thymols.

Das Chromatogramm der Untersuchungslösung zeigt folgende blaue bis rötlichviolette Flecke: Zwischen Start und Vergleichssubstanz Menthol einen oder zwei etwas langgezogene Flecke und einen weiteren Fleck darüber, in Höhe des Menthols einen Fleck, zwischen den Vergleichssubstanzen Menthol und Thymol drei oder vier Flecke und oberhalb des Thymols einen Fleck.

PRÜFUNG AUF REINHEIT

Relative Dichte (Ph. Eur.): 0,889 bis 0,909.

Trockenrückstand (DAB): Mindestens 0,8 Prozent.

LAGERUNG

Vor Licht geschützt.

Ononis spinosa, äthanol. Decoctum

Verwendet werden die getrockneten, unterirdischen Teile von *Ononis spinosa* L.

BESCHREIBUNG

Die Droge hat schwach eigenartigen Geruch und süßlich-bitteren, herben und kratzenden Geschmack.

Der kurze, etwas knorrige Wurzelstock trägt mehrere verholzte Sproßbasen und etwa 1,5 bis 6 mm dicke, sproßbürtige Wurzeln. Nach unten geht er in die je nach Alter 0,7 bis 2 cm dicke und bis etwa 50 cm lange, pfahlförmige, kaum verzweigte Hauptwurzel über. Diese ist oft gedreht und gebogen, durch tiefe Längsfurchen zerklüftet bis aufgespalten und mehr oder weniger stark seitlich zusammengedrückt. Die außen dunkel graubraunen, innen fast weißen Wurzeln sind faserig, sehr hart und kaum zu brechen.

An Querschnittstellen ist der strahlige, meist exzentrische Bau des blaßgelblichen Holzkörpers zu erkennen; dieser wird von unterschiedlich breiten, weißen Markstrahlen durchzogen.

Mikroskopische Merkmale: Den äußeren Abschluß bildet ein brauner, aus dünnwandigen Zellen bestehender Kork, an den dickeren Wurzeln eine meist schwärzlichbraune Schuppenborke. Die anschließende schmale Rinde führt einzelne Calciumoxalatkristalle. Sie wird von dickwandigen, farblosen, unverholzten Bastfaserbündeln durchzogen, die von Kristallzellreihen begleitet werden.

Im Holz wechseln kompakte Holzstrahlen mit hellen Markstrahlen, die vom diarchen, primären Xylem ausgehen. Die Markstrahlen erweitern sich nach außen und sind bis zu 20, in Kambiumnähe bis zu 30 Zellen breit. Ihre Zellen besitzen getüpfelte Wände. Die Holzstrahlen führen Netz- und Hoftüpfelgefäße von 40 bis 80 µm Durchmesser, die von wenigen kleinen, derbwandigen, feingetüpfelten Holzparenchymzellen umgeben werden, sowie zahlreiche, von Kristallzellreihen begleitete Holzfaserbündel mit dicken, aber nur in den äußersten Schichten verholzten Wänden. Die in allen parenchymatischen Zellen reichlich enthaltene Stärke ist kleinkörnig. Der Wurzelstock ist durch ein zentrales Mark aus großen Parenchymzellen gekennzeichnet.

PRÜFUNG AUF IDENTITÄT

Prüflösung: 1 g grob gepulverte Droge (710) wird mit 10 ml Äthanol 60% *RN* 30 Minuten lang unter Rückfluß im Wasserbad erhitzt. Nach dem Abkühlen wird abfiltriert.

A. Die Prüflösung zeigt im ultravioletten Licht bei 365 nm eine blaue Fluoreszenz, die nach Zugabe des doppelten Volumens verdünnter Natriumhydroxid-Lösung *R* nach graugelb umschlägt.

B. Chromatographie: Die Prüfung erfolgt dünnschichtchromatographisch auf einer Schicht von Kieselgel H *R*.

Untersuchungslösung: Prüflösung.

Vergleichslösung: 10 mg Scopoletin *RN* und 10 mg Cholesterin *R* werden in 10 ml Methanol *R* gelöst.

Aufgetragen werden getrennt 40 µl Untersuchungslösung und 10 µl Vergleichslösung. Die Chromatographie erfolgt über eine Laufstrecke von 15 cm mit einer Mischung von 45 Volumteilen Toluol *R*, 45 Volumteilen Chloroform *R* und 10 Volumteilen Äthanol *R*. Nach Verdunsten der mobilen Phase werden die Chromatogramme im ultravioletten Licht bei 365 nm ausgewertet. Danach werden sie mit Anisaldehyd-Lösung *R* besprüht, 8 bis 10 Minuten lang auf 110 bis 120 °C erwärmt und innerhalb von 10 Minuten im Tageslicht ausgewertet.

Im ultravioletten Licht erscheint im Chromatogramm der Vergleichslösung der blaue Fleck des Scopoletins im mittleren Drittel des Rf-Bereiches.

Im Chromatogramm der Untersuchungslösung sind folgende blaue Flecke zu sehen: einer in Startnähe, einer unterhalb der Vergleichssubstanz Scopoletin und zwei oder drei dicht darüber.

Nach dem Besprühen mit Anisaldehyd-Lösung erscheint im Chromatogramm der Vergleichslösung der rote Fleck des Cholesterins im mittleren Drittel des Rf-Bereiches über der Vergleichssubstanz Scopoletin.

Das Chromatogramm der Untersuchungslösung zeigt einen braunroten Fleck in Startnähe, einen roten unterhalb der Vergleichssubstanz Scopoletin, einen roten zwischen den beiden Vergleichssubstanzen und einen ebenfalls roten oberhalb der Vergleichssubstanz Cholesterin. Nur der ersterwähnte rote Fleck zeigt im ultravioletten Licht blaue Fluoreszenz.

PRÜFUNG AUF REINHEIT

Fremde Bestandteile (Ph. Eur.): Höchstens 3 Prozent.

Asche (DAB): Höchstens 7,0 Prozent.

ARZNEIFORMEN

HERSTELLUNG

Urtinktur aus der zerkleinerten Droge (2000) und flüssige Verdünnungen nach Vorschrift 19f mit Äthanol 62 Prozent.

EIGENSCHAFTEN

Die Urtinktur ist eine rot- bis gelbbraune Flüssigkeit mit bitterem Geschmack und ohne besonderen Geruch.

PRÜFUNG AUF IDENTITÄT

Die Urtinktur gibt die bei der Droge beschriebenen Identitätsreaktionen A und B. Prüflösung ist die Urtinktur.

PRÜFUNG AUF REINHEIT

Relative Dichte (Ph. Eur.): 0,886 bis 0,896.

Trockenrückstand (DAB): Mindestens 1,0 Prozent.

LAGERUNG

Vor Licht geschützt.

Origanum majorana

Majorana

Verwendet werden die frischen, oberirdischen Teile blühender Pflanzen von *Origanum majorana* L.

BESCHREIBUNG

Die Pflanze hat charakteristischen, stark aromatischen, leicht brennenden Geschmack und erzeugt beim Zerreiben typischen, aromatischen Geruch.

Der aufsteigende oder aufrechte, dünne, aber zähe, meist vielfach verzweigte Stengel ist 20 bis 50 cm hoch, zuweilen rötlich überlaufen, mehr oder weniger flaumig bis filzig behaart und besteht aus kurzen Internodien. Die kreuzgegenständigen Laubblätter sind spatelig, kurz gestielt bis fast sitzend, 0,5 bis 2 cm lang und 0,5 bis 1 cm breit, ganzrandig, an der Spitze abgerundet, in den Grund verschmälert, beiderseits locker graufilzig, dicklich und mit meist kaum hervortretenden Nerven. In der Achsel der 3 bis 4 mm breiten, fast kreisrunden, graugrünen Hochblätter sitzen die kugeligen, bis zu vierseitig prismatischen, traubigen oder rispig gehäuften, scheinwirteligen Blütenköpfchen. Die kleinen, weiß bis blaß lila oder rosafarbenen Blüten überragen die Hochblätter kaum. Der etwa 2 mm lange Kelch erscheint durch fast völlige Rückbildung der beiden unteren und Verwachsung der 3 oberen Blätter einblättrig und den Hochblättern sehr ähnlich. Die etwa 4 mm lange Blumenkrone zeigt 4 fast gleiche, spitze Zipfel. Der obere, durch Verschmelzung von 2 Kronblättern entstandene ist zweigipflig. Die 4 Staubblätter bleiben zumeist in der Blumenkrone eingeschlossen oder überragen sie nur wenig.

ARZNEIFORMEN

HERSTELLUNG

Urtinktur und flüssige Verdünnungen nach Vorschrift 3a.

EIGENSCHAFTEN

Die Urtinktur ist eine gelbbraune bis grünbraune Flüssigkeit mit arteigenem Geruch und Geschmack.

PRÜFUNG AUF IDENTITÄT

Prüflösung: 10 ml Urtinktur werden 3 mal mit je 10 ml Hexan R ausgeschüttelt. Die vereinigten organischen Phasen werden filtriert und unter vermindertem Druck im Wasserbad von etwa 30 °C eingeengt. Der Rückstand wird in 2 ml Chloroform R aufgenommen.

A. 0,2 ml Prüflösung werden mit 1 ml Acetanhydrid R und danach mit 0,1 ml Schwefelsäure R versetzt. Die Farbe der Flüssigkeit ändert sich innerhalb von 10 Minuten von violett über blaugrau nach grün.

B. Chromatographie: Die Prüfung erfolgt dünnschichtchromatographisch auf einer Schicht von Kieselgel H R.

Untersuchungslösung: Prüflösung.

Vergleichslösung: 10 mg Menthol R und 10 mg Thymol R werden in 10 ml Methanol R gelöst.

Aufgetragen werden getrennt 40 µl Untersuchungslösung und 10 µl Vergleichslösung. Die Chromatographie erfolgt über eine Laufstrecke von 15 cm mit einer Mischung von 90 Volumteilen Methylenchlorid R und 10 Volumteilen Äthylacetat R. Nach Verdunsten der mobilen Phase werden die Chromatogramme mit Anisaldehyd-Lösung R besprüht, 10 Minuten lang auf 110 bis 120 °C erhitzt und innerhalb von 10 Minuten im Tageslicht ausgewertet.

Das Chromatogramm der Vergleichslösung zeigt wenig über dem Übergang vom unteren zum mittleren Drittel des Rf-Bereiches den blauen Fleck des Menthols und wenig über dem Übergang vom mittleren zum oberen Drittel den rötlichen Fleck des Thymols.

Das Chromatogramm der Untersuchungslösung zeigt folgende blaue bis rotviolette Flecke: etwa in der Mitte zwischen Start und der Vergleichssubstanz Menthol drei Flecke, je einen Fleck in Höhe des Menthols und dicht darüber, je einen Fleck dicht unterhalb und in Höhe des Thymols sowie zwei Flecke oberhalb des Thymols.

PRÜFUNG AUF IDENTITÄT

Relative Dichte (Ph. Eur.): 0,895 bis 0,915.

Trockenrückstand (DAB): Mindestens 1,0 Prozent.

LAGERUNG

Vor Licht geschützt.

Oxalis acetosella

Verwendet werden die frischen, oberirdischen Teile blühender Pflanzen von *Oxalis acetosella* L.

BESCHREIBUNG

Die Pflanze hat sauren Geschmack.

Die stets grundständigen Blätter sind dreizählig gefingert (kleeartig) und bis 15 cm lang gestielt. Die am Grunde verbreiterten Blattstiele sind etwas fleischig, reichlich flaumig behaart und besitzen kleine, eiförmig-spitze Nebenblätter. Die hellgrünen, unterseits oft purpurn überlaufenen Blättchen sind sehr kurz gestielt, etwa gleichgroß, verkehrt herzförmig und kahl oder unterseits spärlich behaart.

Die Blüten stehen einzeln auf einem in den Achseln der Laubblätter stehenden, grundständigen Stiel. Die radiäre Blütenkrone besteht aus einem fünfzähligen Kelch und fünf weiß bis rosa gefärbten, violettrot geaderten, verkehrt-eiförmigen Kronblättern. Die zehn Staubblätter sind kürzer als die fünf fadenförmigen Griffel. Der Fruchtknoten ist oberständig, länglich-eiförmig; die Narben sind breit und kopfförmig.

ARZNEIFORMEN

Die Urtinktur enthält mindestens 0,30 und höchstens 0,60 Prozent Oxalate, berechnet als Oxalsäure ($C_2H_2O_4$; MG 90,0).

HERSTELLUNG

Urtinktur und flüssige Verdünnungen nach Vorschrift 2a.

EIGENSCHAFTEN

Die Urtinktur ist eine gelbe Flüssigkeit mit krautigem Geruch und säuerlichem Geschmack.

PRÜFUNG AUF IDENTITÄT

A. Werden 3 ml Urtinktur mit 1 ml Salzsäure *R* 1 und 50 mg Resorcin *R* zum Sieden erhitzt, entsteht allmählich eine hellrote Färbung.

B. 3 ml Urtinktur werden mit 1,5 ml Calciumchlorid-Lösung *R* versetzt. Die Mischung wird erwärmt, bis sich der gebildete Niederschlag zusammenballt; anschließend wird filtriert und mit wenig Wasser nachgewaschen. Der Filterrückstand wird in 1 ml Wasser aufgeschlämmt und mit 2 ml verdünnter Schwefelsäure *R* versetzt; die Mischung wird bis zur Lösung des Rückstandes erwärmt. Werden zu der noch warmen Lösung 0,1 ml Kaliumpermanganat-Lösung *R* zugegeben, tritt sofort Entfärbung ein.

C. Chromatographie: Die Prüfung erfolgt dünnschichtchromatographisch auf einer Schicht von Kieselgel G *R*.

Untersuchungslösung: 10 ml Urtinktur werden mit 20 ml Wasser versetzt und mit 10 ml Äthylacetat *R* ausgeschüttelt. Die organische Phase wird mit entwässertem Natriumsulfat *RH* getrocknet, abfiltriert und das Filter mit dem Rückstand zweimal mit je 5 ml Äthylacetat *R* nachgespült. Das Filtrat wird unter vermindertem Druck eingeengt. Der Rückstand wird in 1,0 ml Methanol *R* aufgenommen.

Vergleichslösung: 5 mg Chlorogensäure *RN* und 5 mg Kaffeesäure *R* werden in 10 ml Methanol *R* gelöst.

Aufgetragen werden getrennt 20 µl Untersuchungslösung und 10 µl Vergleichslösung. Die Chromatographie erfolgt über eine Laufstrecke von 15 cm mit einer Mischung aus 80 Volumteilen Äthylacetat *R*, 10 Volumteilen wasserfreier Ameisensäure *R* und 10 Volumteilen Wasser. Nach Verdunsten der mobilen Phase werden die Chromatogramme zuerst mit einer 1prozentigen Lösung (G/V) von Diphenylboryloxyäthylamin *R* in Methanol *R*, danach mit einer 5prozentigen Lösung (G/V) von Polyäthylenglykol 400 *R* in Methanol *R* besprüht und nach 15 Minuten im ultravioletten Licht bei 365 nm ausgewertet.

Das Chromatogramm der Vergleichslösung zeigt im mittleren Drittel des Rf-Bereiches den blaugrün fluoreszierenden Fleck der Chlorogensäure und im oberen Drittel den blaugrün fluoreszierenden Fleck der Kaffeesäure.

Das Chromatogramm der Untersuchungslösung zeigt deutlich über der Startlinie einen gelb fluoreszierenden Fleck. Darüber können ein schwach blau fluoreszierender Fleck und wenig unterhalb der Vergleichssubstanz Chlorogensäure ein orange fluoreszierender Fleck vorhanden sein. In Höhe der Vergleichssubstanz Chlorogensäure liegt ein stark gelb fluoreszierender Fleck. Zwischen den Vergleichssubstanzen Chlorogensäure und Kaffeesäure liegen ein kräftig und mehrere schwach blaugrün fluoreszierende Flecke. In Höhe der Vergleichssubstanz Kaffeesäure tritt ein weiterer blaugrün fluoreszierender Fleck auf.

PRÜFUNG AUF REINHEIT

Relative Dichte (Ph. Eur.): 0,935 bis 0,950.

Trockenrückstand (DAB): Mindestens 1,5 Prozent.

GEHALTSBESTIMMUNG

Etwa 10,0 g Urtinktur, genau gewogen, werden mit 50 ml Wasser und 0,5 g Ammoniumchlorid R versetzt. Die Flüssigkeit wird bis fast zum Sieden erhitzt. In die heiße Lösung werden 10 ml Calciumchlorid-Lösung R gegeben. Nach dreistündigem Stehenlassen wird filtriert oder zentrifugiert und mit 50 ml schwach ammoniakalischem Wasser (0,5 ml verdünnte Ammoniaklösung R1 in 100 ml Wasser) gewaschen. Der Filterrückstand wird mit 30 ml verdünnter Schwefelsäure R in einen Erlenmeyerkolben überspült; letzte Reste werden vom Filter mit heißer Säure so gelöst, daß die gesamte Säuremenge 100 ml nicht übersteigt. Nach Zusatz von 100 ml Wasser wird auf 80 °C erwärmt und auf dieser Temperatur gehalten. Die heiße Lösung wird mit 0,1 N-Kaliumpermanganat-Lösung titriert, wobei die ersten Tropfen langsam zugegeben werden und vor jeder weiteren Zugabe Entfärbung abgewartet wird. Die Titration ist beendet, wenn eine schwache Violettfärbung eine Minute lang bestehen bleibt.

1 ml 0,1 N-Kaliumpermanganat-Lösung entspricht 4,502 mg Oxalsäure.

LAGERUNG

Vor Licht geschützt.

Oxalis acetosella e foliis

Oxalis, Folium

Verwendet werden die frischen Blätter von *Oxalis acetosella* L.

BESCHREIBUNG

Die Blätter schmecken deutlich sauer. Sie sind stets grundständig zart, dreizählig gefingert (kleeartig) und bis 15 cm lang gestielt. Die am Grunde verbreiterten Blattstiele sind etwas fleischig, reichlich flaumig behaart und besitzen kleine, eiförmig-spitze Nebenblätter.

Die hellgrünen, unterseits oft purpur überlaufenen Blättchen sind sehr kurz gestielt, etwa gleichgroß, verkehrt herzförmig und kahl oder unterseits spärlich behaart.

ARZNEIFORMEN

Die Urtinktur enthält mindestens 0,40 und höchstens 0,70 Prozent Oxalate, berechnet als Oxalsäure ($C_2H_2O_4$, MG 90,0).

HERSTELLUNG

Urtinktur und flüssige Verdünnungen nach Vorschrift 3c.

EIGENSCHAFTEN

Die Urtinktur ist eine rötlichgelbe bis braune Flüssigkeit mit krautigem Geruch und säuerlichem Geschmack.

PRÜFUNG AUF IDENTITÄT

A. Wird 1 ml Urtinktur mit 0,1 ml Eisen(III)-chlorid-Lösung *R* 1 versetzt, so tritt eine Braunfärbung ein.

B. 3 ml Urtinktur werden mit 1,5 ml Calciumchlorid-Lösung *R* versetzt. Die Mischung wird erwärmt, bis sich der gebildete Niederschlag zusammenballt, anschließend wird filtriert und mit wenig Wasser nachgewaschen. Der Filterrückstand wird in 1 ml Wasser aufgeschlämmt und mit 2 ml verdünnter Schwefelsäure *R* versetzt. Die Mischung wird bis zur Lösung erwärmt. Wird zu der noch warmen Lösung 0,1 ml Kaliumpermanganat-Lösung *R* zugegeben, so tritt sofort Entfärbung ein.

C. Chromatographie: Die Prüfung erfolgt dünnschichtchromatographisch auf einer Schicht von Kieselgel H *R*.

Untersuchungslösung: 10 ml Urtinktur werden mit 20 ml Wasser versetzt und mit 10 ml Äthylacetat *R* ausgeschüttelt. Die organische Phase wird verwendet.

Vergleichslösung: 10 mg Rutin *R* und 10 mg Chlorogensäure *RN* werden in 10 ml Methanol *R* gelöst.

Aufgetragen werden getrennt 30 µl Untersuchungslösung und 10 µl Vergleichslösung. Die Chromatographie erfolgt über eine Laufstrecke von 15 cm mit einer Mischung aus 80 Volumteilen Äthylacetat *R*, 10 Volumteilen wasserfreier Ameisensäure *R* und 10 Volumteilen Wasser. Nach Verdunsten der mobilen Phase werden die Chromatogramme zuerst mit einer 1prozentigen

Lösung (G/V) von Diphenylboryloxyäthylamin R in Methanol R, danach mit einer 5prozentigen Lösung (G/V) von Polyäthylenglycol 400 R besprüht und unter dem ultravioletten Licht bei 365 nm ausgewertet.

Das Chromatogramm der Vergleichslösung zeigt im mittleren Rf-Bereich den blaugrünen Fleck der Chlorogensäure und im unteren Rf-Bereich den gelbroten Fleck des Rutins.

Im Chromatogramm der Untersuchungslösung treten im unteren Rf-Bereich unterhalb der Vergleichssubstanz Rutin 2 bis 3 gelbe oder gelbrote Flecke, zwischen den beiden Vergleichssubstanzen ein gelbroter Fleck, in Höhe der Vergleichssubstanz Chlorogensäure 1 bis 2 blaugrüne Flecke und im oberen Bereich ein weiterer blaugrüner Fleck auf.

PRÜFUNG AUF REINHEIT

Relative Dichte (Ph. Eur.): 0,960 bis 0,970.

Trockenrückstand (DAB): Mindestens 1,0 Prozent.

GEHALTSBESTIMMUNG

Etwa 20,0 g Urtinktur, bis zur 2. Dezimale des Grammgewichtes genau gewogen, werden mit 100 ml Wasser, 0,5 g Ammoniumchlorid R und 0,2 ml Methylrot-Lösung R versetzt. Die Flüssigkeit wird bis fast zum Sieden erhitzt. In die heiße Lösung werden 20 ml Calciumchlorid-Lösung R und unter ständigem Rühren soviel verdünnte Ammoniaklösung R 1 tropfenweise zugegeben, bis die Farbe der Flüssigkeit nach Gelb umschlägt. Nach dreistündigem Stehenlassen wird filtriert oder zentrifugiert und mit 50 ml schwach ammoniakalischem Wasser (0,5 ml verdünnte Ammoniaklösung R 1 in 100 ml Wasser) gewaschen. Der Filterrückstand wird mit 30 ml verdünnter Schwefelsäure R in einen Erlenmeyerkolben übergespült, letzte Reste werden vom Filter mit heißer Säure gelöst, so daß die gesamte Säuremenge 100 ml nicht übersteigt. Nach Zusatz von 100 ml Wasser wird auf 80 °C erwärmt und auf dieser Temperatur gehalten. Die heiße Lösung wird mit 0,1 N-Kaliumpermanganat-Lösung titriert, wobei die ersten Tropfen langsam zugegeben werden und vor jeder weiteren Zugabe Entfärbung abgewartet wird. Die Titration ist beendet, wenn eine schwache Violettfärbung eine Minute lang bestehenbleibt.

1 ml 0,1 N-Kaliumpermanganat-Lösung entspricht 4,502 mg Oxalsäure.

LAGERUNG

Vor Licht geschützt.

Papaver rhoeas

Verwendet werden die frischen Blüten von *Papaver rhoeas* L.

BESCHREIBUNG

Auf in der Regel abstehend borstig behaarten, mehr oder weniger nickenden Blütenstielen stehen radiär symmetrische, im Durchmesser bis zu 8 cm große Blüten. Die Blütenknospen sind von einem beim Aufblühen abfallenden, zweiblättrigen, dicht abstehend borstig behaarten Kelch bedeckt. Die 4 Kronblätter sind 2,0 bis 4,5 cm groß, rundlich, leuchtend scharlach- oder purpurrot und in der Regel ganzrandig, selten an den Spitzen eingeschnitten. Sie sind sehr zart und tragen am Grunde einen rundlichen, glänzenden, oft weiß berandeten, tiefschwarzen Fleck. Die zahlreichen Staubblätter bestehen aus dunklen und verdickten Filamenten und blaugrünen, kurzen Antheren. Der verkehrt-eiförmige Fruchtknoten mit abgerundetem Grund wird von einer kurz-kegelförmigen Narbenscheibe mit meist 8 bis 12 Narbenstrahlen gekrönt.

Weißblühende Varietäten sollen nicht verwendet werden.

ARZNEIFORMEN

HERSTELLUNG

Urtinktur und flüssige Verdünnungen nach Vorschrift 2a.

EIGENSCHAFTEN

Die Urtinktur ist eine rotbraune bis rötlichschwarze Flüssigkeit ohne besonderen Geruch und Geschmack.

PRÜFUNG AUF IDENTITÄT

A. 1 ml Urtinktur wird in einem Reagenzglas mit 2 ml verdünnter Natriumhydroxid-Lösung *R* gemischt. Über die Mündung des Glases wird ein Streifen angefeuchtetes rotes Lackmuspapier *R* gelegt. Wird die Flüssigkeit zum Sieden erhitzt, färbt sich das Papier blau und aminartiger Geruch tritt auf.

B. Chromatographie. Die Prüfung erfolgt dünnschichtchromatographisch auf einer Schicht von Kieselgel H *R*.

Untersuchungslösung: 20 ml Urtinktur werden auf dem Wasserbad auf etwa 10 ml eingeengt. Nach dem Erkalten wird die Flüssigkeit mit 1 ml Ammoniaklösung *R* versetzt und dreimal mit je 10 ml einer Mischung aus 85 Volumteilen Methylenchlorid *R* und 15 Volumteilen Isopropanol *R* ausgeschüttelt. Die vereinigten Auszüge werden über wasserfreiem Natriumsulfat *R* getrocknet und anschließend eingeengt. Der Rückstand wird in 0,5 ml des Lösungsmittelgemisches gelöst.

Vergleichslösung: 5 mg Papaverinhydrochlorid *RN*, 10 mg Codeinphosphat *RN* und 20 mg Aminophenazon *R* werden in 10 ml Methanol *R* gelöst.

Aufgetragen werden getrennt je 20 µl Untersuchungs- und Vergleichslösung. Die Chromatographie erfolgt über eine Laufstrecke von 15 cm mit einer Mischung aus 90 Volumteilen Chloroform *R* und 10 Volumteilen Methanol *R*. Nach Verdunsten der mobilen Phase wird das Chromatogramm der Untersuchungslösung mit einer Mischung gleicher Volumteile Phosphorsäure 25 % *RN* und Wasser besprüht und nach 2 Stunden im Tageslicht ausgewertet. Anschließend werden beide Chromatogramme mit verdünntem Dragendorffs Reagenz *R* besprüht.

Das Chromatogramm der Vergleichslösung zeigt drei gelbrote Flecke: im unteren Drittel des Rf-Bereiches den Fleck des Codeins, im mittleren Drittel den Fleck des Aminophenazons und im oberen Drittel den Fleck des Papaverins.

Nach dem Besprühen mit Phosphorsäure zeigt das Chromatogramm der Untersuchungslösung oberhalb der Vergleichssubstanz Aminophenazon einen kräftig und einen schwach roten Fleck sowie einen weiteren, ebenfalls roten Fleck in Höhe der Vergleichssubstanz Papaverin.

Nach dem Besprühen mit verdünntem Dragendorffs Reagenz treten zusätzlich folgende gelbrote Flecke auf: zwei oder drei Flecke zwischen Start und Vergleichssubstanz Codein, ein Fleck in Höhe des Codeins und ein Fleck knapp darüber. Zwischen den Vergleichssubstanzen Aminophenazon und Papaverin sowie oberhalb der Vergleichssubstanz Papaverin kann jeweils ein weiterer Fleck auftreten.

PRÜFUNG AUF REINHEIT

Relative Dichte (Ph. Eur.): 0,925 bis 0,945.

Trockenrückstand (DAB): Mindestens 2,0 Prozent.

LAGERUNG

Vor Licht geschützt.

Paris quadrifolia

Verwendet werden die ganzen, frischen, zur Zeit der Fruchtreife gesammelten Pflanzen von *Paris quadrifolia* L.

BESCHREIBUNG

Die ausdauernde, 10 bis 40 cm hohe Pflanze besitzt ein gegliedertes Rhizom und einen aufrechten, runden, unverzweigten Stengel mit in der Regel vier, selten drei bis sieben bis 10 cm langen, ganzrandigen, breit-eiförmigen, zugespitzten, quirlständig angeordneten Blättern. Eine einzige Blüte überragt diesen Blattquirl etwas. Die gipfelständige, den Blattquirl etwas überragende, von je 4 in 2 Kreisen angeordneten grünlichgelben Perigonblättern umgebene Frucht ist eine blauschwarze, kugelige, 10 bis 15 mm große, fleischige Beere.

ARZNEIFORMEN

HERSTELLUNG

Urtinktur und flüssige Verdünnungen nach Vorschrift 2a.

EIGENSCHAFTEN

Die Urtinktur ist eine gelbgrüne bis dunkelbraune Flüssigkeit mit süßlichem Geruch.

PRÜFUNG AUF IDENTITÄT

A. Wird 1 ml Urtinktur mit 10 ml Wasser geschüttelt, entsteht ein über 2 Stunden lang beständiger Schaum.
B. Wird 1 ml Urtinktur mit 1 ml Kaliumjodid-Lösung *R* versetzt, entsteht eine weiße Trübung.
C. Wird 1 ml einer 0,1prozentigen Lösung (G/G) von Kaliumpermanganat *R* mit 1 ml Urtinktur versetzt, tritt eine Farbänderung von Violett nach Braun ein.
D. Chromatographie: Die Prüfung erfolgt dünnschichtchromatographisch auf einer Schicht von Kieselgel H *R*.

Untersuchungslösung: Urtinktur.

Vergleichslösung: 100 mg Aescin *RN*, 10 mg Hyperosid *RN* und 30 mg Gallussäure *RN* werden in 10 ml Methanol *R* gelöst.

Aufgetragen werden getrennt je 10 µl Untersuchungs- und Vergleichslösung. Die Chromatographie erfolgt über eine Laufstrecke von 10 cm mit der Oberphase des Systems aus 40 Volumteilen n-Butanol *R*, 10 Volumteilen Essigsäure 98 % *R* und 50 Volumteilen Wasser. Nach Verdunsten der mobilen Phase werden die Chromatogramme mit Anisaldehyd-Lösung *R* besprüht, 10 Minuten lang auf 105 bis 110 °C erhitzt und innerhalb von 10 Minuten im Tageslicht ausgewertet.

Das Chromatogramm der Vergleichslösung zeigt im mittleren Drittel des Rf-Bereichs den blauvioletten Fleck des Aescins, am Übergang vom mittleren zum oberen Drittel den braunen Fleck des Hyperosids und im oberen Drittel den braunen Fleck der Gallussäure.

Das Chromatogramm der Untersuchungslösung zeigt etwa in der Mitte zwischen Start und der Vergleichssubstanz Aescin einen schwachen, braunen Fleck, knapp unterhalb der Vergleichssubstanz Aescin zwei nicht immer getrennte gelbe Flecke, zwischen den Vergleichssubstanzen Aescin und Hyperosid zwei nicht immer getrennte gelbe Flecke, auf Höhe der Vergleichssubstanz Hyperosid einen gelben Fleck und knapp oberhalb der Vergleichssubstanz Gallussäure einen blauen Fleck.

PRÜFUNG AUF REINHEIT

Relative Dichte (Ph. Eur.): 0,930 bis 0,950.

Trockenrückstand (DAB): Mindestens 2,2 Prozent.

LAGERUNG

Vor Licht geschützt.

Passiflora incarnata

Verwendet werden die frischen, oberirdischen Teile von *Passiflora incarnata* L.

BESCHREIBUNG

Das Kraut besitzt unspezifisch aromatischen Geruch.

Die ausdauernde Pflanze wird bis 10 m hoch. Der Stengel ist meist weniger als 5 mm dick, hohl, rundlich, längsgestreift, grün, graugrün oder bräunlich und mehr oder weniger behaart (Lupe). Die Laubblätter stehen wechselständig mit gefurchtem, oft verdrehtem, fein behaartem (Lupe) Blattstiel, der oben 2 höckerartige, extraflorale Nektarien trägt. Die Blattspreite ist 6 bis 15 cm lang und breit, tief dreiteilig gelappt, mit breit lanzettlichen, netznervigen, besonders auf der Unterseite fein behaarten (Lupe), grünen bis bräunlichgrünen Blattabschnitten. Der Blattrand ist mittelfein einfach gesägt. Die Ranken entspringen aus den Blattachseln. Sie sind glatt, rund, im äußersten Teil korkenzieherartig eingerollt. Die Blüte ist blattachselständig mit bis zu 8 cm langem Blütenstiel, 5 bis 9 cm groß, strahlig, mit einem Involucrum aus 3 zugespitzten Bracteen mit papillösem Rand und 2 seitlichen, randständigen Höckern. Der Kelch ist fünfblättrig, derb, außen grün, innen weiß, auf der Außenseite unterhalb der Spitze mit hornartigem Fortsatz. Die Krone ist fünfblättrig, fein, weiß. Die Nebenkrone weist mehrere Reihen innen weißer, außen purpurroter Fäden auf. Die verlängerte Blütenachse trägt 5 auffällige, große Staubblätter. Der Fruchtknoten ist oberständig, graugrün, behaart. Der Griffel besteht aus 3 langen Ästen mit kopfigen Narben.

ARZNEIFORMEN

HERSTELLUNG

Urtinktur und flüssige Verdünnungen nach Vorschrift 3a.

EIGENSCHAFTEN

Die Urtinktur ist eine grünbraune bis braune Flüssigkeit.

PRÜFUNG AUF IDENTITÄT

Prüflösung: 20 ml Urtinktur werden mit 1 ml verdünnter Salzsäure *R* versetzt und auf dem Wasserbad bis zum Verschwinden des Äthanolgeruches erwärmt. Nach dem Abkühlen wird mit Wasser auf 10 ml aufgefüllt und 4mal mit je 20 ml Äther *R* ausgeschüttelt. Die Ätherauszüge werden verworfen. Die wäßrige Phase wird mit 4 ml Ammoniaklösung *R* versetzt und erneut 2mal mit je 20 ml Äther *R* ausgeschüttelt. Die Ätherauszüge werden vereinigt.

A. Werden 0,5 ml Urtinktur mit 0,1 ml Eisen(III)-chlorid-Lösung *R* 1 versetzt, tritt Dunkelbraungrünfärbung ein.

B. Werden 0,5 ml Urtinktur mit 0,25 ml verdünnter Salzsäure *R* versetzt, trübt sich die Mischung und färbt sich grün.

C. 10 ml Prüflösung werden auf dem Wasserbad eingeengt; der Rückstand wird in 2 ml 0,1 N-Salzsäure aufgenommen. Im ultravioletten Licht bei 365 nm zeigt diese Lösung blaue Fluoreszenz.

D. Chromatographie: Die Prüfung erfolgt dünnschichtchromatographisch auf einer Schicht von Kieselgel G *R*.

Untersuchungslösung: 20 ml Prüflösung werden auf dem Wasserbad eingeengt; der Rückstand wird in 0,5 ml Methanol *R* aufgenommen.

Vergleichslösung: 10 mg Reserpin *RN* werden in 10 ml Aceton *R* gelöst.

Aufgetragen werden getrennt 50 µl Untersuchungslösung und 10 µl Vergleichslösung. Die Chromatographie erfolgt über eine Laufstrecke von 10 cm mit der Oberphase des Systems von 64 Volumteilen Äther *R*, 32 Volumteilen Äthylmethylketon *R* und 4 Volumteilen konzentrierter Ammoniaklösung *R*. Die Chromatogramme werden 10 Minuten lang bei 105 bis 110 °C getrocknet, nach dem Erkalten mit wasserfreier Ameisensäure *R* besprüht und innerhalb von 30 Minuten im ultravioletten Licht bei 254 nm ausgewertet.

Das Chromatogramm der Vergleichslösung zeigt einen intensiv gelbgrün fluoreszierenden Fleck (Rst 1,0); daneben können weitere, deutlich schwächere Flecke auftreten.

Das Chromatogramm der Untersuchungslösung zeigt drei mehr oder weniger stark ausgeprägte, blau fluoreszierende Flecke bei ungefähr Rst 0,3, Rst 0,6 und Rst 0,7; im oberen Drittel des Rf-Bereichs können weitere blaue oder rötliche Flecke auftreten.

PRÜFUNG AUF REINHEIT

Relative Dichte (Ph. Eur.) 0,900 bis 0,920.

Trockenrückstand (DAB): Mindestens 1,6 Prozent.

LAGERUNG

Vor Licht geschützt.

Perilla frutescens

Perilla ocymoides

Verwendet werden die frischen, oberirdischen Teile von *Perilla frutescens* (L.) Britt. *var. crispa* (Thunb.) Decne.

BESCHREIBUNG

Die Pflanze entwickelt beim Zerreiben aromatisch würzigen Geruch.

Der Stengel der einjährigen Pflanze ist aufrecht, verzweigt, weich flaumig behaart und 20 bis 70, selten bis 150 cm hoch. Er trägt mehr oder weniger zahlreiche, lang gestielte Laubblätter mit breit eiförmiger, abgesetzt spitzer oder zugespitzter, am Grunde abgerundeter bis breit keilförmiger, am Rand krauser Spreite. Diese ist stumpfgrün, braunrot gefleckt bis schwärzlich purpurfarben, bronzeartig glänzend, oberseits spärlich, unterseits besonders auf den Nerven lang flaumig behaart.

Die kleinen, weißlichen Blüten stehen in zweiblütigen, von dreieckigen bis eiförmigen Tragblättern gestützten Scheinwirteln, die zu dichten, etwas einseitswendigen, 5 bis 15 cm langen, ährenförmigen, endständigen, lang flaumig behaarten Blütenständen vereinigt sind. Der glockenförmige, lang flaumig behaarte, am Grunde verbreiterte, zweilippige Kelch weist eine dreizähnige Oberlippe und eine zweispaltige Unterlippe auf und ist 3 bis 4 mm, zur Fruchtzeit 7 bis 10 mm lang. Die 4 bis 5 mm lange Krone besteht aus einer kurzen Röhre und einem ausgebreiteten, fast radiären Teil mit fünflappigem Rand, dessen untere Lappen nur wenig vergrößert sind. Die Filamente der vier Staubblätter sind meist aufrecht und fast gleich lang. Der oberständige, zweiblättrige Fruchtknoten ist tief viergeteilt und trägt basal zwischen den Teilfrüchten einen pfriemlichen, zweispaltigen Griffel.

ARZNEIFORMEN

HERSTELLUNG

Urtinktur und flüssige Verdünnungen nach Vorschrift 3a.

EIGENSCHAFTEN

Die Urtinktur ist eine gelbbraune Flüssigkeit mit würzigem Geruch und ohne besonderen Geschmack.

PRÜFUNG AUF IDENTITÄT

A. 3 ml Urtinktur werden mit 5 ml Petroläther *R* ausgeschüttelt. Die organische Phase wird in einer kleinen Porzellanschale auf dem Wasserbad eingeengt. Wird der Rückstand mit 0,5 ml einer Mischung aus 2 ml Acetanhydrid *R* und 0,3 ml Schwefelsäure *R* versetzt, entsteht sofort Violettfärbung, die nach etwa 5 Minuten in Grau übergeht.

B. Wird 1 ml Urtinktur mit 10 ml Wasser und 0,1 ml Eisen(III)-chlorid-Lösung *R* 1 versetzt, entsteht Grünfärbung.

C. Wird 1 ml Urtinktur mit 1 ml Salzsäure *R* 1 und 50 mg Resorcin *R* versetzt und zum Sieden erhitzt, entsteht dunkelrote Färbung.

D. Chromatographie: Die Prüfung erfolgt dünnschichtchromatographisch auf einer Schicht von Kieselgel H *R*.

Untersuchungslösung: 5 ml Urtinktur werden zweimal mit je 10 ml Pentan *R* ausgeschüttelt. Die vereinigten Pentanphasen werden mit entwässertem Natriumsulfat *RH* getrocknet und filtriert. Das Filtrat wird unter vermindertem Druck eingeengt. Der Rückstand wird in 0,5 ml Methanol *R* aufgenommen.

Vergleichslösung: 10 mg Anethol *R*, 10 mg Borneol *R* und 10 mg Eugenol *R* werden in 10 ml Methanol *R* gelöst.

Aufgetragen werden getrennt je 20 µl Untersuchungs- und Vergleichslösung. Die Chromatographie erfolgt über eine Laufstrecke von 15 cm mit einer Mischung von 93 Volumteilen Toluol *R* und 7 Volumteilen Äthylacetat *R*. Nach Verdunsten der mobilen Phase werden die Chromatogramme mit Anisaldehyd-Lösung *R* besprüht, 10 Minuten lang auf 105 bis 110 °C erhitzt und innerhalb von 10 Minuten im Tageslicht ausgewertet.

Das Chromatogramm der Vergleichslösung zeigt im unteren Drittel des Rf-Bereiches den bräunlich-violetten Fleck des Borneols, am Übergang vom unteren zum mittleren Drittel den bräunlich-violetten Fleck des Eugenols und am Übergang vom mittleren zum oberen Drittel den violetten Fleck des Anethols.

Das Chromatogramm der Untersuchungslösung zeigt folgende violette bis blauviolette Flecke: zwischen Start und der Vergleichssubstanz Borneol zwei dicht übereinander liegende Flecke, etwa in Höhe der Vergleichssubstanz Borneol einen Fleck, knapp über der Vergleichssubstanz Eugenol zwei dicht übereinander liegende Flecke sowie unterhalb und oberhalb der Vergleichssubstanz Anethol je einen Fleck.

PRÜFUNG AUF REINHEIT

Relative Dichte (Ph. Eur.): 0,895 bis 0,915.

Trockenrückstand (DAB): Mindestens 0,9 Prozent.

LAGERUNG

Vor Licht geschützt.

Petasites hybridus

Petasites

Verwendet werden die gegen Ende der Blütezeit geernteten oberirdischen Teile von *Petasites hybridus* (L.) Ph. Gärtn., B. Mey. et Scherb.

BESCHREIBUNG

Die Pflanze hat eigentümlichen, schwach widerlichen Geruch.

Die gegen Ende der Blütezeit erscheinenden Laubblätter sind in der Knospe rückwärts gerollt, später flach ausgebreitet, herzförmig oder rundlich-nierenförmig, kurz zugespitzt, am Grunde tief ausgebuchtet, am Rand scharf ausgebissen gezähnt, anfangs weich, später derb, oberseits grün, unterseits graufilzig, zur Fruchtzeit bis 1 m lang und bis 60 cm breit. Der Blattstiel ist ringsum deutlich gerippt, oberseits tief eng gefurcht, bis zum Grund des Blattstiels geflügelt.

Die blütentragenden Stengel erscheinen an anderen Ästen der Grundachse vor den Laubblättern und sind von aufrechter, dicker, röhriger sowie fleischiger Gestalt, zur Blütezeit etwa 40 cm hoch. Sie sind mit zahlreichen weichen, purpurfarbenen, lanzettlichen, oft schlaff herabhängenden Schuppen besetzt.

Die männlichen Pflanzen enthalten in Trauben überwiegend scheinzwittrige Blüten mit röhrig-fünfzähnigem Saum, in denen nur Pollen erzeugt werden, während der Fruchtknoten oft nur als Stiel erscheint. Die eiförmigen Narbenlappen überragen den Kronsaum nicht. Vereinzelt treten allerdings auch 1 bis 3 voll entwickelte weibliche Blüten auf, die eine engröhrige Krone ohne – oder mit – verkümmerten, einseitig entwickelten Kronzipfeln aufweisen. Während die Narbenlappen wenig hervorragen, fehlen diesen Blüten Staubblätter vollends; doch gibt es bisweilen auch Übergangsformen, auf deren Griffel noch vereinzelte funktionslose Fegehaare sitzen.

Auf den weiblichen Stöcken nehmen die fertilen Blüten den Randteil des Kopfes ein. In der Scheibenmitte stehen einzeln große, unfruchtbare Honigblüten, deren Kronröhre becherartig erweitert und am Grund mit einer Honigdrüse versehen ist. Durch die Anwesenheit von verkümmerten, selten ganz fehlenden, männlichen und weiblichen Geschlechtsorganen sind sie als umgewandelte Zwitterblüten aufzufassen. Die Kopfstände der weiblichen Pflanzen stellen eine längliche Traube oder Rispe dar, bei den männlichen Pflanzen eine kurze Traube. Die Blütenfarbe wechselt von schmutzig purpur- bis blaßrosafarben.

ARZNEIFORMEN

HERSTELLUNG

Urtinktur und flüssige Verdünnungen nach Vorschrift 3a.

EIGENSCHAFTEN

Die Urtinktur ist eine dunkelgrüne bis gelbbraune Flüssigkeit mit aromatischem Geruch und schwach bitterem, brennendem Geschmack.

PRÜFUNG AUF IDENTITÄT

A. Wird 1 ml Urtinktur mit 5 ml Wasser und 0,2 ml verdünnter Natriumhydroxid-Lösung R versetzt, tritt Gelbfärbung ein.

B. Wird 1 ml Urtinktur mit 0,1 ml verdünnter Salpetersäure R und 0,1 ml Silbernitrat-Lösung R2 versetzt, bildet sich ein grauer bis schmutzigbrauner, amorpher Niederschlag.

C. Chromatographie: Die Prüfung erfolgt dünnschichtchromatographisch auf einer Schicht von Kieselgel HF$_{254}$ R.

Untersuchungslösung: Urtinktur.

Vergleichslösung: 5 mg Hyperosid RN und 5 mg Kaffeesäure R werden in 10 ml Methanol gelöst.

Aufgetragen werden getrennt 20 µl Untersuchungslösung und 10 µl Vergleichslösung. Die Chromatographie erfolgt über eine Laufstrecke von 10 cm mit einer Mischung von 67 Volumteilen Äthylacetat R, 20 Volumteilen Wasser und 13 Volumteilen wasserfreier Ameisensäure R. Nach Verdunsten der mobilen Phase werden die Chromatogramme zuerst mit einer 1prozentigen Lösung (G/V) von Diphenylboryloxyäthylamin R in Methanol R und danach mit einer 5prozentigen Lösung (G/V) von Polyäthylenglykol 400 R in Methanol R besprüht und anschließend im ultravioletten Licht bei 365 nm ausgewertet.

Das Chromatogramm der Vergleichslösung zeigt im mittleren Drittel des Rf-Bereiches den gelben Fleck des Hyperosids und im oberen Drittel den blauen Fleck der Kaffeesäure.

Das Chromatogramm der Untersuchungslösung zeigt folgende Flecke: in Höhe des Hyperosidfleckes der Vergleichslösung einen türkisfarbenen, unmittelbar darüber einen oder zwei gelbe, darunter einen blauen Fleck, in Höhe der Vergleichssubstanz Kaffeesäure einen blauen, unmittelbar darüber und darunter sowie etwas weiter darunter je einen türkisfarbenen Fleck.

PRÜFUNG AUF REINHEIT

Relative Dichte (Ph. Eur.): 0,895 bis 0,915.

Trockenrückstand (DAB): Mindestens 1,1 Prozent.

LAGERUNG

Vor Licht geschützt.

Peumus boldus

Boldo

Verwendet werden die getrockneten Blätter von *Peumus boldus* Mol. Sie enthalten mindestens 2,0 Prozent (V/G) ätherisches Öl.

BESCHREIBUNG

Die Blätter haben arteigenen, süßlichen Geruch.

Sie sind 3 bis 6 cm lang, 2 bis 4 cm breit, kurzstielig, länglich bis eiförmig, ganzrandig, lederartig, steif und brüchig, blaßblaugrün. Die Oberseite ist rauh, mit weißlichen, punktförmigen Erhebungen, die Unterseite ist glatt, besitzt aber eine stark hervortretende Nervatur.

Mikroskopische Merkmale: Im Querschnitt des bifazialen Blattes befindet sich unter der derbwandigen oberen Epidermis eine stellenweise mehrschichtige Hypodermis aus farblosen, derbwandigen, getüpfelten Zellen, die etwa 2- bis 3mal so groß wie die Epidermiszellen sind. Die weißlichen, punktförmigen Erhebungen werden von mehreren Hypodermiszellschichten gebildet. Die Aufsicht der Blattoberseite läßt eine derbwandige Epidermis aus polygonalen, geradwandigen Zellen, meist in Verbindung mit den darunter liegenden größeren, gerundet polygonalen, dickwandigen, getüpfelten Hypodermiszellen erkennen. Die untere Epidermis besteht aus polygonalen Zellen mit leicht gerundeten bis schwach welligen Querwänden. Sie führt anisocytische Spaltöffnungen mit 4 bis 6 Nebenzellen. Das Palisadenparenchym besteht aus 1 bis 2 Lagen langer, sehr schmaler, dünnwandiger Zellen, das lockere Schwammparenchym aus 5 bis 6 Lagen ovaler, mehrarmiger, dünnwandiger Zellen. Kugelige Exkretzellen, deren Wände verkorkt sind und deren Durchmesser 45 bis 65 µm beträgt, finden sich in großer Zahl im Schwammparenchym, vereinzelt auch im Palisadenparenchym. Häufig führen die Blätter, besonders wenn sie sehr zahlreiche Höcker tragen, wechselnde Mengen kleiner, 2 bis 7 µm, selten bis 10 µm langer Nädelchen oder Prismen, in wenigen Fällen auch Täfelchen aus Calciumoxalat; die Kristalle befinden sich sowohl im Palisaden- als auch im Schwammparenchym, besonders gehäuft in Nähe der Nerven.

Spärliche Büschelhaare aus bis zu 16 sehr dickwandigen, 100 bis 180 µm langen, einzelligen Strahlen finden sich vorwiegend auf der Blattunterseite.

PRÜFUNG AUF IDENTITÄT

Prüflösung: 1,0 g grob gepulverte Droge (710) wird mit 10 ml Äthanol 70 % *RN* 30 Minuten lang im Wasserbad erhitzt und nach dem Erkalten abfiltriert.

A. Werden 2 ml Prüflösung mit 0,1 ml Eisen(III)-chlorid-Lösung *R* 1 versetzt, entsteht ein grünschwarzer Niederschlag.

B. Werden 2 ml Prüflösung mit 0,1 ml verdünnter Natriumhydroxid-Lösung *R* versetzt, entsteht ein Niederschlag, der bei Zugabe von 0,1 ml verdünnter Schwefelsäure *R* wieder in Lösung geht. Die Lösung ist goldgelb und kann eine leichte Opaleszenz zeigen.

C. 2 ml Prüflösung werden eingeengt. Werden 10 mg Rückstand mit 0,1 ml einer 5prozentigen Lösung (G/G) von Natriumacetat *R* in Wasser und 0,1 ml Dichlorchinonchlorimidlösung *RN* versetzt, entsteht eine blauschwarze Färbung.

D. Chromatographie: Die Prüfung erfolgt dünnschichtchromatographisch auf einer Schicht von Kieselgel H *R*.

Untersuchungslösung: Prüflösung.

Vergleichslösung: 10 mg α-Naphthylamin *R* und 10 mg α-Naphthol *R* werden in 25 ml Methanol *R* gelöst.

Aufgetragen werden getrennt 40 µl Untersuchungslösung und 20 µl Vergleichslösung. Die Chromatographie erfolgt über eine Laufstrecke von 15 cm mit einer Mischung von 80 Volumteilen Toluol *R*, 10 Volumteilen Methanol *R* und 10 Volumteilen Diäthylamin *R*. Die Chromatogramme werden nach Verdunsten der mobilen Phase sofort im ultravioletten Licht bei 254 nm ausgewertet.

Das Chromatogramm der Vergleichslösung zeigt im mittleren Drittel des Rf-Bereiches den blauen Fleck des α-Naphthylamins (Rst 1,0) und darunter den blauen Fleck des α-Naphthols (Rst 0,85).

Das Chromatogramm der Untersuchungslösung zeigt blaue Flecke bei Rst 0,3, bei Rst 0,5, bei Rst 0,7, bei Rst 0,8 und bei Rst 1,0.

Danach werden die Chromatogramme 10 Minuten lang auf 100 bis 105 °C erhitzt; nach dem Abkühlen wird mit einer 0,2prozentigen Lösung (G/V) von Dichlorchinonchlorimid R in Methanol R besprüht und im Tageslicht ausgewertet.

Das Chromatogramm der Vergleichslösung zeigt im mittleren Drittel des Rf-Bereiches den rotvioletten Fleck des α-Naphthylamins (Rst 1,0) und darunter den blauen Fleck des α-Naphthols (Rst 0,85).

Das Chromatogramm der Untersuchungslösung zeigt über der braunen Startzone blauviolette Flecke bei Rst 0,5, bei Rst 0,6, bei Rst 0,8 und bei Rst 1,0.

PRÜFUNG AUF REINHEIT

Fremde Bestandteile (Ph. Eur.): Höchstens 10,0 Prozent, jedoch nicht mehr als 2,0 Prozent Blätter von *Cryptocarya peumus* NEES. Cryptocaryablätter haben auf der Blattoberseite keine Höcker und beiderseits deutliche, enge Netznervatur. Im mikroskopischen Bild sind sie den Boldoblättern ähnlich, besitzen jedoch keine ausgeprägte Hypodermis und keine Büschelhaare. Die aus auffallend kleinen, sehr regelmäßig polygonalen, geradwandigen Zellen bestehende Epidermis führt auf der Unterseite paracytische Spaltöffnungen. Die über den Nerven liegenden Zellen der unteren Epidermis enthalten zahlreiche, tafelförmige Calciumoxalatkristalle.

GEHALTSBESTIMMUNG

Ätherisches Öl (Ph. Eur.): Die Bestimmung erfolgt mit 20,0 g grob gepulverter Droge (710) und 500 ml Wasser als Destillationsflüssigkeit in einem 1000-ml-Rundkolben; Destillation 90 Minuten lang bei 2 bis 3 ml in der Minute; 1,0 ml Xylol R als Vorlage.

ARZNEIFORMEN

HERSTELLUNG

Urtinktur aus der grob gepulverten Droge (710) und flüssige Verdünnungen nach Vorschrift 4a mit Äthanol 62 Prozent.

EIGENSCHAFTEN

Die Urtinktur ist eine gelbbraune Flüssigkeit mit charakteristischem Geruch.

PRÜFUNG AUF IDENTITÄT

Die Urtinktur gibt die bei der Droge beschriebenen Identitätsreaktionen A bis D. Prüflösung ist die Urtinktur.

PRÜFUNG AUF REINHEIT

Relative Dichte (Ph. Eur.): 0,890 bis 0,910.

Trockenrückstand (DAB): Mindestens 2,5 Prozent.

LAGERUNG

Vor Licht geschützt.

Phosphorus

P　　　　　　　　　　　　　　　　　　　　　　　　　　　　　　　AG 30,97

Verwendet wird gelber Phosphor, der mindestens 98,0 und höchstens 101,0 Prozent P enthält (siehe HINWEIS).

EIGENSCHAFTEN

An der Schnittfläche weiße oder gelbliche, durchscheinende, bei Raumtemperatur wachsweiche, in der Kälte spröde Masse; unlöslich in Wasser, schwer löslich in absolutem Äthanol, wenig löslich in Chloroform und Eisessig, löslich in Toluol, sehr leicht löslich in Schwefelkohlenstoff.

PRÜFUNG AUF IDENTITÄT

Die Substanz schmilzt unter Wasser bei 44 °C, raucht an der Luft unter Verbreitung eines eigenartigen Geruchs, leuchtet im Dunkeln und entzündet sich leicht.

PRÜFUNG AUF REINHEIT

Prüflösung: Etwa 1,000 g Substanz wird bis auf die 3. Dezimale des Grammgewichts genau gewogen; dazu wird die Substanz vorsichtig unter Wasser mit einem Messer zerteilt und rasch in ein Gefäß mit Aceton *R* zum Spülen überführt. Dann wird die Substanz eine halbe Minute lang in einem Becherglas unter Begasung mit Kohlendioxid *R* oder Stickstoff *R* trocknen gelassen und in einen 100-ml-Dreihalskolben, der 10 ml Wasser enthält, eingewogen. Der Kolben wird mit einem Rückflußkühler und einem Tropftrichter verbunden. Unter dem Abzug werden 10 ml Salpetersäure *R* zugegeben, dann wird unter Rückflußkühlung vorsichtig in kleinen Anteilen soviel Brom *R* zugetropft, bis die Substanz völlig gelöst ist. Nach Zugabe von 30 ml Wasser wird die Lösung auf etwa ein Drittel ihres Volumens eingeengt. Die erkaltete Lösung wird mit Ammoniaklösung *R* neutralisiert und mit Wasser zu 100,0 ml aufgefüllt.

Arsen (Ph. Eur.): 10 ml Prüflösung werden mit Wasser zu 25,0 ml verdünnt. Diese Lösung muß der Grenzprüfung A auf Arsen entsprechen (10 ppm).

Schwermetalle: 5 ml Prüflösung werden mit 1 ml einer 40prozentigen Lösung (G/G) von bleifreier Citronensäure *R*, 1 ml bleifreier Hydroxylaminhydrochlorid-Lösung *R* und 15 ml Ammoniumchlorid-Pufferlösung *p*H 9,6 *RN* versetzt. Nach Zugabe von 10 ml einer frisch bereiteten 0,0006prozentigen Lösung (G/V) von Dithizon *R* in Chloroform *R* wird 2 Minuten lang kräftig geschüttelt. Die abgesetzte organische Phase muß einen türkisfarbenen bis violetten Farbton haben und darf nicht die rosa Farbe zeigen, die aus 5 ml einer in gleicher Weise behandelten Blei-Standardlösung (1 ppm Pb) *R* erhalten wird (100 ppm).

Phosphat: 1,0 g Substanz wird in 10 ml Schwefelkohlenstoff *R* gelöst. Die Lösung wird in einem Schütteltrichter, dessen Hahn mit Siliconfett gefettet ist, 2mal mit je 5 ml Wasser ausgeschüttelt. Die vereinigten wäßrigen Phasen werden 2mal mit je 5 ml Schwefelkohlenstoff *R* ausgeschüttelt und dann mit Wasser zu 10 ml aufgefüllt (Untersuchungslösung). Die Untersuchungslösung wird mit 1 ml Phosphat-Standardlösung (5 ppm PO_4) *R*, 0,5 ml Salpetersäure *R* und 5 ml Ammoniummolybdat-Lösung *R* versetzt und umgeschüttelt.

Zur Herstellung der Vergleichslösung werden 35,8 mg Kaliumdihydrogenphosphat *R* in 1000 ml Wasser gelöst. 10 ml Vergleichslösung werden in gleicher Weise behandelt wie die Untersuchungslösung.

Nach 1 Minute darf die Untersuchungslösung nicht stärker gelb gefärbt sein als die Vergleichslösung (250 ppm).

GEHALTSBESTIMMUNG

Die Bestimmung muß in Glasgeräten durchgeführt werden, die frei von phosphathaltigen Spülmittelresten sind.

1,0 ml Prüflösung (siehe „Prüfung auf Reinheit") wird mit Wasser zu 500,0 ml aufgefüllt. 1,0 ml dieser Lösung wird in einem 25-ml-Meßkolben mit 6,0 ml Ammoniummolybdat-Reagenz *RH* versetzt, mit Wasser bis fast zur Marke aufgefüllt und eine Stunde lang im Wasserbad bei 37 °C gehalten. Die Lösung wird auf Zimmertemperatur abgekühlt, zu 25,0 ml aufgefüllt und die Extinktion bei 820 nm in einer Schichtdicke von 1 cm gegen eine Vergleichslösung gemessen, die wie folgt erhalten wird: 2,0 ml Schwefelsäure *R* werden mit Wasser zu 50,0 ml verdünnt. 1,0 ml dieser Lösung wird in einem 25-ml-Meßkolben mit 6,0 ml Ammoniummolybdat-Reagenz *RH* versetzt und in gleicher Weise, wie oben angegeben, weiterbehandelt.

Der Berechnung des Gehalts wird eine spezifische Extinktion $E_{1\,cm}^{1\,\%} = 9066$ zugrunde gelegt. Der Prozentgehalt $x_{proz.}$ an P wird nach folgender Formel berechnet:

$$x_{proz.} = \frac{E \cdot 68{,}94}{e}$$

E = Extinktion der Untersuchungslösung
e = Einwaage der Substanz in g

ARZNEIFORMEN

Die Lösung (D 3) muß mindestens 0,09 und darf höchstens 0,11 Prozent P enthalten.

HERSTELLUNG

Die Herstellung geschieht unter Schutzgasatmosphäre von Kohlendioxid *R* oder Stickstoff *R*.

Etwa 0,5 Teile gelber Phosphor werden in 100 Teilen absolutem Äthanol bei einer Temperatur zwischen 20 und 50 °C unter Rühren oder Schütteln gelöst. Die auf Raumtemperatur gebrachte Lösung wird filtriert. Die Gehaltsbestimmung der Lösung erfolgt mit etwa 0,40 g, genau gewogen, in der gleichen Weise, wie unter „Gehaltsbestimmung" der Arzneiformen angegeben ist. Danach wird die Lösung mit absolutem Äthanol auf einen Gehalt von 0,1 Prozent P eingestellt. Diese Lösung stellt die 3. Dezimalverdünnung dar. Die 4. und 5. Dezimalverdünnung werden mit absolutem Äthanol, die 6. Dezimalverdünnung wird mit Äthanol 86 Prozent und die folgenden Verdünnungen werden mit Äthanol 43 Prozent hergestellt.

PRÜFUNG AUF IDENTITÄT

A. 1 ml einer frisch bereiteten Lösung (D 3) wird mit 2 ml Wasser gemischt; dabei treten starke Opaleszenz und eigentümlicher Geruch auf.
B. 1 ml der Lösung (D 3) wird mit 0,5 ml Wasser und 0,5 ml Salpetersäure *R* versetzt und kurz aufgekocht. Nach Zusatz von 2 ml Molybdat-Vanadat-Reagenz *R* färbt sich die Lösung gelb.

PRÜFUNG AUF REINHEIT

Aussehen der Lösung: Die Lösung (D 3) muß klar (Ph. Eur., Methode B) und farblos (Ph. Eur., Methode II) sein.

Relative Dichte (Ph. Eur.): 0,791 bis 0,796.

GEHALTSBESTIMMUNG

Die Bestimmung muß in Glasgeräten durchgeführt werden, die frei von phosphathaltigen Spülmittelresten sind.

Etwa 0,80 g der Lösung (D 3) werden in einem 50-ml-Rundkolben genau gewogen. Der Kolben wird mit einem Schliffstopfen verschlossen und in ein Eisbad gestellt. Nach vorsichtigem Zusetzen von 2,0 ml einer Mischung von 9,7 ml Schwefelsäure R und 0,3 ml Salpetersäure R wird 1 bis 2 Minuten lang unter Rückflußkühlung gelinde erwärmt. Der abgekühlten Lösung werden, wenn sie nicht schon klar und hellgelb ist, 0,5 ml konzentrierte, phosphatfreie Wasserstoffperoxid-Lösung RH zugesetzt und die Mischung 5 Minuten lang unter Rückflußkühlung sieden gelassen. Die Zugabe von konzentrierter, phosphatfreier Wasserstoffperoxid-Lösung RH mit jeweiligem anschließendem Erhitzen wird solange wiederholt, bis die Lösung klar und hellgelb geworden ist. Anschließend wird noch 30 Minuten lang gekocht. Danach wird abgekühlt, in einen 50-ml-Meßkolben überführt und mit Wasser aufgefüllt.

1,0 ml dieser Lösung wird in einem 25-ml-Meßkolben mit 6,0 ml Ammoniummolybdat-Reagenz RH versetzt, mit Wasser bis fast zur Marke aufgefüllt und eine Stunde lang im Wasserbad bei 37 °C gehalten. Die Lösung wird auf Zimmertemperatur abgekühlt, zu 25,0 ml aufgefüllt und die Extinktion bei 820 nm in einer Schichtdicke von 1 cm gegen eine Vergleichslösung gemessen, die wie folgt erhalten wird: 0,8 g der Lösung (D 3) werden in einem 50-ml-Meßkolben mit 40 ml Wasser und 2,0 ml Schwefelsäure R versetzt und mit Wasser aufgefüllt. 1,0 ml dieser Lösung wird in einem 25-ml-Meßkolben mit 6,0 ml Ammoniummolybdat-Reagenz RH versetzt und in gleicher Weise, wie oben beschrieben, weiterbehandelt.

Der Prozentgehalt $x_{proz.}$ an P wird nach folgender Formel berechnet:

$$x_{proz.} = \frac{E \cdot 0,138}{e}$$

E = Extinktion der Untersuchungslösung
e = Einwaage an Lösung (D 3) in g

Grenzprüfung der D 4

0,8 g der 4. Dezimalverdünnung werden wie unter „Gehaltsbestimmung" der Arzneiformen angegeben behandelt. Die Extinktion der Untersuchungslösung darf höchstens 0,065 betragen.

HINWEIS

Sämtliche Arbeiten mit Phosphor müssen unter besonderen Sicherheitsvorkehrungen wie Schutzbrille, Schutzhandschuhe, Pinzette, Löschsand und Abzug durchgeführt werden. Phosphorreste werden im Freien durch kontrollierte Verbrennung vernichtet.

LAGERUNG

Substanz unter Wasser, vor Licht geschützt und in feuersicheren Behältern. Die 3. Dezimalverdünnung in vollständig gefüllten Glasstöpselflaschen, vor Licht geschützt.

Sehr vorsichtig zu lagern!

Phytolacca americana

Phytolacca

Verwendet werden die frischen, im Herbst gesammelten Wurzeln von *Phytolacca americana* L.

BESCHREIBUNG

Die Wurzeln sind geruchlos und haben einen zunächst erdig süßlichen, dann leicht bitteren Geschmack. Sie sind meist 1 bis 3 cm dick, selten finden sich bis zu 8 cm dicke Stücke. Sie sind gelbbraun gefärbt, deutlich quergeringelt, in sich gedreht und gebogen. Dünnere Wurzeln haben einen zentralen, derben, etwas mehr als ein Drittel des Durchmessers einnehmenden gelblichen Holzteil und eine gelblich-weiße Rinde. Bei alten Wurzeln treten zusätzlich isolierte oder in mehreren Kreisen mehr oder weniger konzentrisch angeordnete, gelbliche schmale Holzkörper mit strahligen Strukturen um den zentralen Teil herum auf.

ARZNEIFORMEN

HERSTELLUNG

Urtinktur und flüssige Verdünnungen nach Vorschrift 3a.

EIGENSCHAFTEN

Die Urtinktur ist eine hellgelbe Flüssigkeit von erdigem, schwach bitterem Geschmack.

PRÜFUNG AUF IDENTITÄT

A. 1 ml Urtinktur wird mit 2 ml Wasser versetzt. Die Mischung erscheint schwach gelblich opaleszierend. Nach Zugabe von 0,1 ml verdünnter Ammoniaklösung R 1 wird die Mischung wieder klar und kräftig gelb.

B. Wird die Mischung von 1 ml Urtinktur mit 10 ml Wasser mehrere Male kräftig geschüttelt, so entsteht ein mehrere Stunden lang beständiger Schaum.

C. Wird 1 ml Urtinktur mit 1,0 ml einer 1prozentigen Lösung (G/V) von Resorcin R in Salzsäure R erhitzt, so tritt eine intensiv rote Färbung auf.

D. 1,0 ml Urtinktur wird auf dem Wasserbad zur Trockne eingedampft und der Rückstand in 2,0 ml Phosphat-Pufferlösung pH 7,4 R aufgenommen. 1,0 ml dieser Lösung wird in einem Reagenzglas mit 1,0 ml Blutkörperchensuspension RH leicht geschüttelt; nach 30 Minuten wird erneut geschüttelt. Nach 6 Stunden langem Stehenlassen bei Raumtemperatur muß eine klare, rote Lösung ohne Bodensatz entstanden sein.

E. Chromatographie: Die Prüfung erfolgt dünnschichtchromatographisch auf einer Schicht von Kieselgel H R.

Untersuchungslösung: 10 ml Urtinktur werden mit 50 ml Methanol R und 20 ml Salzsäure R 1 versetzt und 90 Minuten lang unter Rückfluß erhitzt. Die Mischung wird unter vermindertem Druck (höchstens 27 mbar) auf 1 bis 2 ml eingeengt, mit 30 ml Wasser verdünnt und dreimal mit je 20 ml peroxidfreiem Äther R ausgeschüttelt. Die ätherischen Phasen werden vereinigt und zweimal mit je 10 ml Natriumcarbonat-Lösung R ausgeschüttelt. Die vereinigten wäßrigen Phasen werden mit etwa 5 ml Salzsäure R 1 angesäuert und zweimal mit je 20 ml peroxidfreiem Äther R ausgeschüttelt.

Die vereinigten Ätherphasen werden schonend auf dem Wasserbad zur Trockne eingeengt und der Rückstand in 5,0 ml Methanol R aufgenommen.

Vergleichslösung: 10 mg Hydrochinon R und 10 mg Kaffeesäure R werden in 10 ml Methanol R gelöst.

Aufgetragen werden getrennt je 50 µl Untersuchungs- und Vergleichslösung. Die Chromatographie erfolgt über eine Laufstrecke von 15 cm mit einer Mischung aus 83 Volumteilen Chloroform R, 15 Volumteilen Aceton R und 2 Volumteilen Essigsäure 98 % R. Nach dem Verdunsten des Fließmittels bei Raumtemperatur wird die Platte mit etwa 10 ml frisch bereitetem Sprühreagenz behandelt. Zur Herstellung des Sprühreagenzes werden 2 ml Acetanhydrid R und 2 ml Schwefelsäure R unter Kühlen vorsichtig gemischt und die kalte Mischung mit 20 ml Äthanol R versetzt. Die besprühte Platte wird 8 bis 10 Minuten lang auf 100 bis 110 °C erhitzt und anschließend unter ultraviolettem Licht von 365 nm ausgewertet. Im Chromatogramm der Vergleichslösung erscheint im mittleren Rf-Bereich der braune Fleck des Hydrochinons

(Rst 1,0) und darunter der hellgelbe Fleck der Kaffeesäure. Im Chromatogramm der Untersuchungslösung liegen ein kräftig rosa-violetter Fleck auf der Höhe der Kaffeesäure und ein weiterer bei Rst 0,37 bis 0,43. Außerdem treten folgende Flecke geringerer Intensität auf: ein rosa-violetter bei Rst 2,1 bis 2,2, ein gelber bei Rst 1,6 bis 1,8 und eine hellblauer bei Rst 1,2 bis 1,3.

PRÜFUNG AUF REINHEIT

Relative Dichte (Ph. Eur.): 0,900 bis 0,915.

Trockenrückstand (DAB): Mindestens 2,2 und höchstens 3,5 Prozent.

LAGERUNG

Vor Licht geschützt.

Vorsichtig zu lagern!

Picrasma excelsa, Quassia amara

Verwendet wird das getrocknete Holz der Stämme und Äste von *Quassia amara* L. und von *Picrasma excelsa* (Sw.) Planch. mit einem Bitterwert von mindestens 25 000.

BESCHREIBUNG

Das Holz hat keinen Geruch, aber stark und anhaltend bitteren Geschmack.

Das Holz von *Picrasma excelsa* ist gelblichweiß bis gelblich, locker und leicht. Auf einem geglätteten Querschnitt sind 2 bis 10 mm breite, durch wellig gebogene, zum Teil netzartig verbundene, hellere Linien begrenzte falsche Jahresringe zu erkennen, die von radial verlaufenden, feinen, helleren Streifen durchzogen sind.

Das Holz von *Quassia amara* ist weiß oder gelblichweiß, zäh, aber leicht spaltbar. Auf einem geglätteten Querschnitt sind durch feine, konzentrische, hellere Kreislinien begrenzte Jahresringe zu erkennen, die von sehr feinen, radial verlaufenden, oft etwas geschlängelten Streifen durchzogen sind.

Mikroskopische Merkmale: Das Holz von *Picrasma excelsa* besteht zum größten Teil aus radialen Reihen polygonaler, lang zugespitzter, relativ dünnwandiger, getüpfelter Sklerenchymfasern. Diese sind axial in gleichmäßig übereinanderliegenden, sich aber weit ineinander verzahnenden Lagen angeordnet, wobei die dünnen Enden jeweils an den radialen Seiten des mittleren, breiten Teiles der nächstfolgenden liegen. Daher scheinen im Querschnitt radiale Reihen weitlumiger Fasern mit solchen englumiger abzuwechseln. Die das Holz in schmalen Abständen durchziehenden Markstrahlen sind 1 bis 5, meist 2 oder 3 Zellreihen breit, im tangentialen Längsschnitt meist zugespitzt spindelförmig, 5 bis 25, meist 10 bis 15 Zellen hoch. Sie bestehen aus radial gestreckten und getüpfelten Zellen mit geraden, abgerundeten oder schiefen Enden. Die als falsche Jahresringgrenzen erscheinenden helleren Komplexe sind tangential zwischen den Markstrahlen verlaufende, radial bis 15 Zellen breite Holzparenchymbänder. Sie sind aus rechteckigen, reich getüpfelten Zellen zusammengesetzt. Die weitlumigen, einzeln, häufig zu 2 oder 3 in radialen Reihen oder in unregelmäßigen Gruppen zwischen den Markstrahlen liegenden, derbwandigen Gefäße besitzen sehr dicht stehende, kleine, spaltenförmige, vieleckig behöfte Tüpfel. Sie grenzen an Markstrahlen, an die tangentialen Holzparenchymbänder oder sind von 1 oder 2 Reihen von Parenchymzellen umgeben. In den Parenchymbändern, aber auch in den Markstrahlen enthalten einzelne oder in Längsreihen angeordnete Zellen einen bis 30 µm großen oder mehrere kleinere Calciumoxalatkristalle. Alle Zellen besitzen mehr oder weniger stark verholzte Wände.

Das Holz von *Quassia amara* gleicht im Aufbau dem von *Picrasma excelsa,* wirkt allgemein aber viel dichter. Die Sklerenchymfasern besitzen eine stärker verdickte Wand, die Markstrahlen sind nur 1, selten 2 Zellreihen breit und 2 bis 10, selten bis 20 Zellen hoch. Die tangentialen Holzparenchymbänder sind schmaler und weniger ausgeprägt. Die Gefäße sind englumiger. Calciumoxalatkristalle werden im Holzparenchym nicht gebildet.

PRÜFUNG AUF IDENTITÄT

Prüflösung: 2 g grob gepulverte Droge (710) werden mit 20 ml Äthanol 70 % *RN* 20 Minuten lang unter Rückfluß im Wasserbad erhitzt. Nach dem Abkühlen wird filtriert.

A. Werden 5 ml Prüflösung mit 0,5 ml Phloroglucin-Lösung *R* und 0,5 ml Salzsäure *R* versetzt, färbt sich die Mischung kirschrot.
B. 1 ml Prüflösung fluoresziert im ultravioletten Licht bei 365 nm hellblau. Nach Zusatz von 0,1 ml verdünnter Schwefelsäure *R* wird die Fluoreszenz leuchtend blau und verschwindet nach Zugabe von 2 ml konzentrierter Natriumhydroxid-Lösung *R*.
C. Chromatographie: Die Prüfung erfolgt dünnschichtchromatographisch auf einer Schicht von Kieselgel HF$_{254}$ *R*.

   Untersuchungslösung: Prüflösung.

Vergleichslösung: 20 µl Anisaldehyd *R*, 5 mg Scopoletin *RN* und 20 mg Resorcin *R* werden in 10 ml Methanol *R* gelöst.

Aufgetragen werden getrennt 40 µl Untersuchungslösung und 10 µl Vergleichslösung. Die Chromatographie erfolgt über eine Laufstrecke von 15 cm mit einer Mischung von 95 Volumteilen Chloroform *R* und 5 Volumteilen Methanol *R*. Nach Verdunsten der mobilen Phase werden die Chromatogramme zunächst im ultravioletten Licht bei 254 nm und bei 365 nm ausgewertet.

Das Chromatogramm der Vergleichslösung zeigt bei 254 nm im unteren Drittel des Rf-Bereiches den Fleck des Resorcins, im mittleren Drittel den Fleck des Scopoletins und im oberen Drittel den Fleck des Anisaldehyds; die Flecke werden markiert.

Das Chromatogramm der Untersuchungslösung zeigt bei 254 nm einen Fleck wenig unterhalb der Vergleichssubstanz Scopoletin, der im Chromatogramm von *Quassia amara* fehlt. Etwa in der Mitte zwischen den Vergleichssubstanzen Scopoletin und Anisaldehyd sowie wenig oberhalb des Anisaldehyds liegt je ein weiterer Fleck. Im ultravioletten Licht bei 365 nm zeigt das Chromatogramm von *Quassia amara* je einen violettblauen Fleck knapp unterhalb und knapp oberhalb des Resorcins, einen blaugrünen Fleck etwa in der Mitte zwischen Scopoletin und Anisaldehyd und einen blaugrünen Fleck etwa auf Höhe des Anisaldehyds. Das Chromatogramm von *Picrasma excelsa* zeigt zusätzlich noch einen violettblauen Fleck knapp unterhalb des Scopoletins und in der Mitte zwischen den beiden bei *Quassia amara* beschriebenen blaugrünen Flecken einen weiteren blaugrünen Fleck.

Danach werden die Chromatogramme mit Vanillin-Phosphorsäure *RN* besprüht, 10 Minuten lang auf 105 bis 110 °C erhitzt und im Tageslicht ausgewertet.

Das Chromatogramm der Vergleichslösung zeigt den kräftig roten Fleck des Resorcins und den gelben Fleck des Scopoletins.

Das Chromatogramm von *Quassia amara* zeigt einen blauvioletten Fleck in der Mitte zwischen Scopoletin und Anisaldehyd, das von *Picrasma excelsa* außerdem noch einen blauvioletten Fleck wenig oberhalb des Resorcins. Etwa in der Mitte des Rf-Bereiches kann ein gelber Fleck auftreten.

PRÜFUNG AUF REINHEIT

Fremde Bestandteile (Ph. Eur.): Höchstens 3 Prozent.

Trocknungsverlust (Ph. Eur.): Höchstens 10,0 Prozent, mit 1,000 g grob gepulverter Droge (710) durch Trocknen im Trockenschrank bei 100 bis 105 °C bestimmt.

Sulfatasche (Ph. Eur.): Höchstens 7,0 Prozent, mit 1,000 g grob gepulverter Droge (710) bestimmt.

Asche (DAB): Höchstens 4,0 Prozent.

GEHALTSBESTIMMUNG

Bitterwert (DAB): Mindestens 25000, unter Verwendung einer Verdünnung der Prüflösung.

ARZNEIFORMEN

Die Urtinktur hat einen Bitterwert von mindestens 2000.

HERSTELLUNG

Urtinktur aus der grob gepulverten Droge (710) und flüssige Verdünnungen nach Vorschrift 4a mit Äthanol 62 Prozent.

EIGENSCHAFTEN

Die Urtinktur ist eine hellgelbe Flüssigkeit mit anhaltend stark bitterem Geschmack.

PRÜFUNG AUF IDENTITÄT

Die Urtinktur gibt die bei der Droge beschriebenen Identitätsreaktionen A, B und C. Prüflösung ist die Urtinktur, von der bei Prüfung C 40 µl aufgetragen werden.

PRÜFUNG AUF REINHEIT

Relative Dichte (Ph. Eur.): 0,885 bis 0,900.

Trockenrückstand (DAB): Mindestens 0,3 Prozent.

GEHALTSBESTIMMUNG

Bitterwert (DAB): Mindestens 2000, unter Verwendung einer Verdünnung der Urtinktur.

LAGERUNG

Vor Licht geschützt.

Pilocarpus

Jaborandi

Verwendet werden die getrockneten Fiederblättchen von *Pilocarpus jaborandi* Holmes oder *Pilocarpus pennatifolius* Lem. oder *Pilocarpus microphyllus* Stapf. Sie enthalten mindestens 0,5 Prozent Alkaloide, berechnet als Pilocarpin ($C_{11}H_{16}N_2O_2$, MG 208,3).

BESCHREIBUNG

Die Fiederblättchen entwickeln beim Zerreiben schwach aromatischen Geruch und haben bitteren Geschmack.

Sie sind bei *Pilocarpus jaborandi* bis 16 cm lang und bis 6,5 cm breit, bei *Pilocarpus pennatifolius* bis 14 cm lang und bis 4,5 cm breit und bei *Pilocarpus microphyllus* bis 5,5 cm lang und bis 3 cm breit. Die Spreite ist oval oder versetzt eiförmig, mehr oder wenig verlängert und häufig asymmetrisch. Gelegentlich ist sie in ein geflügeltes, höchstens 1 cm langes Stielchen verschmälert. Die Spitze ist abgerundet oder schwach ausgerandet, der Rand ganz oder nur sehr wenig umgerollt.

Die Oberseite ist kahl, graugrün bis grünbraun, die Unterseite heller, gelb bis grünbraun und längs der stark vorspringenden Hauptnerven schwach behaart. Die gefiederten Nerven zeigen am Rand bogenförmige Anastomosen. In der Durchsicht sind zahlreiche Öldrüsen sichtbar.

Mikroskopische Merkmale: Die Epidermis der Blattoberseite besteht aus polygonalen bis schwach welligen Zellen, deren Außenwand eine sehr dicke, gestreifte Kutikula aufliegt. Die Zellen des einlagigen Palisadenparenchyms sind schmal, gelegentlich sehr kurz. Einzelne können in zwei bis drei übereinander liegende, kleine Zellen unterteilt sein, von denen jede eine Oxalatdruse aufweist. Die Palisadenschicht ist oft durch lysigene, 100 bis 200 μm messende Exkretbehälter unterbrochen. Das Schwammgewebe umfaßt mehr als zwei Drittel des Mesophylls. Die Epidermis der Blattunterseite besitzt Spaltöffnungen mit 4 bis 6 oft ungleich großen Nebenzellen. Die einzelligen, gestreckten Haare sind auf der oberen Epidermis selten, auf der unteren Epidermis etwas häufiger.

PRÜFUNG AUF IDENTITÄT

Prüflösung I: 0,5 g grob gepulverte Droge (710) werden 2 Stunden lang mit 5 ml Äthanol 70% *RN* gerührt; anschließend wird abfiltriert.

Prüflösung II: 1,0 g grob gepulverte Droge (710) wird mit verdünnter Ammoniaklösung R 2 befeuchtet und 30 Minuten lang mit 10 ml Chloroform R unter Rühren extrahiert. Die Chloroformphase wird in einen 50-ml-Scheidetrichter filtriert und zweimal mit je 10 ml einer Mischung aus 1 Teil Salzsäure R und 99 Teilen Wasser ausgeschüttelt. Die vereinigten salzsauren Lösungen werden mit verdünnter Ammoniaklösung R alkalisiert und zweimal mit je 10 ml Chloroform R ausgeschüttelt. Die vereinigten organischen Phasen werden unter vermindertem Druck eingeengt. Der Rückstand wird in 3 ml Äthanol 70% RN unter Zusatz von 0,1 ml der Mischung aus 1 Teil Salzsäure R und 99 Teilen Wasser aufgenommen.

A. Wird 1 ml Prüflösung I mit 5 ml Äthanol 70% RN und 0,5 ml verdünnter Natriumhydroxid-Lösung R versetzt, färbt sich die Mischung dunkelgelb. Innerhalb von etwa 30 Minuten bildet sich ein gallertartiger Niederschlag.
B. Wird 1 ml Prüflösung I mit 15 ml Wasser und 0,5 ml Eisen(III)-chlorid-Lösung R 1 versetzt, färbt sich die Mischung dunkelgrün.
C. Wird 1 ml Prüflösung II mit 0,3 ml Mayers Reagenz R versetzt, tritt Trübung auf.
D. Chromatographie: Die Prüfung erfolgt dünnschichtchromatographisch auf einer Schicht von Kieselgel H R.

Untersuchungslösung: Prüflösung II.

Vergleichslösung: 35 mg Pilocarpinhydrochlorid RH werden in 10 ml Äthanol R gelöst.

Aufgetragen werden getrennt 30 µl Untersuchungslösung und 10 µl Vergleichslösung. Die Chromatographie erfolgt über eine Laufstrecke von 10 cm mit einer Mischung von 50 Volumteilen Chloroform R, 40 Volumteilen Aceton R und 10 Volumteilen Diäthylamin R. Die Chromatogramme werden 10 Minuten lang bei 105 bis 110 °C getrocknet, mit einer Mischung von 1,6 ml Dragendorffs-Reagenz R, 1,2 ml konzentrierter Salzsäure R und 25 ml Wasser besprüht und im Tageslicht ausgewertet.

Das Chromatogramm der Vergleichslösung zeigt etwa in der Mitte des Rf-Bereiches den orangefarbenen Fleck des Pilocarpins. Das Chromatogramm der Untersuchungslösung zeigt einen in Rf-Wert und Farbe mit der Vergleichssubstanz übereinstimmenden Fleck. Unterhalb und oberhalb desselben können schwächere orangefarbene Flecke vorhanden sein.

PRÜFUNG AUF REINHEIT

Fremde Bestandteile (Ph. Eur.): Blattspindeln höchstens 5 Prozent, sonstige fremde Bestandteile höchstens 1 Prozent.

Asche (DAB): Höchstens 8,0 Prozent.

GEHALTSBESTIMMUNG

10,00 g grob gepulverte Droge (710) werden in die Hülse eines Soxhletapparates eingefüllt. Nach dem Anfeuchten mit 10 ml verdünnter Ammoniaklösung R 2 wird 3 Stunden lang mit Chloroform R extrahiert. Der Chloroformauszug wird auf 40 ml eingeengt und in einem 250-ml-Scheidetrichter mit 150 ml Äther R, 5 ml verdünnter Schwefelsäure R und 15 ml Wasser versetzt. Nach kräftigem Schütteln wird die wäßrige Schicht abgetrennt. Die organische Schicht wird noch dreimal mit je 10 ml 0,1 N-Schwefelsäure ausgeschüttelt. Die vereinigten wäßrigen Lösungen werden in einem 100-ml-Scheidetrichter, der 10 ml Chloroform R enthält, unter Zusatz von 10 ml verdünnter Ammoniaklösung R 2 ausgeschüttelt. Die Chloroformschicht wird abgetrennt. Die wäßrige Schicht wird noch dreimal mit je 10 ml Chloroform R ausgeschüttelt. Die vereinigten Chloroformphasen werden mit 3 ml Wasser gewaschen und eingeengt.

Der Rückstand wird in 35 ml kohlendioxidfreiem Wasser R aufgenommen und nach Zusatz von 0,1 ml Methylrot-Mischindikator-Lösung R mit 0,1 N-Salzsäure bis zur Violettfärbung titriert.

1 ml 0,1 N-Salzsäure entspricht 20,83 mg Alkaloiden, berechnet als Pilocarpin.

ARZNEIFORMEN

HERSTELLUNG

Urtinktur aus der grob gepulverten Droge (710) und flüssige Verdünnungen nach Vorschrift 4a mit Äthanol 62 Prozent.

EIGENSCHAFTEN

Die Urtinktur ist eine gelbbraune Flüssigkeit mit eigenartigem Geruch.

PRÜFUNG AUF IDENTITÄT

Die Urtinktur gibt die bei der Droge beschriebenen Identitätsreaktionen A und B. Prüflösung ist die Urtinktur.

C. Chromatographie: Die Prüfung erfolgt dünnschichtchromatographisch auf einer Schicht von Kieselgel H R.

Untersuchungslösung: 3 ml Urtinktur werden in einem Scheidetrichter zweimal mit je 10 ml Pentan R ausgeschüttelt. Die organischen Phasen werden unter vermindertem Druck eingeengt. Der Rückstand wird in 0,5 ml Äthanol R aufgenommen.

Vergleichslösung: 10 mg Linalool R, 10 mg Terpineol R und 20 mg Anethol R werden in 10 ml Äthanol R gelöst.

Aufgetragen werden getrennt 20 µl Untersuchungslösung und 10 µl Vergleichslösung. Die Chromatographie erfolgt über eine Laufstrecke von 15 cm mit einer Mischung von 92 Volumteilen Toluol *R* und 8 Volumteilen Äthylacetat *R*. Die Chromatogramme werden 5 Minuten lang im warmen Luftstrom getrocknet und dann bis zum Verschwinden des Lösungsmittelgeruches auf 105 bis 110 °C erhitzt. Nach dem Abkühlen werden die Chromatogramme mit Anisaldehyd-Lösung *R* besprüht, 5 bis 10 Minuten lang auf 105 bis 110 °C erhitzt und innerhalb von 10 Minuten im Tageslicht ausgewertet.

Das Chromatogramm der Vergleichslösung zeigt im unteren Drittel des Rf-Bereiches den grauvioletten Fleck des Terpineols, am oberen Rand des unteren Drittels den violetten Fleck des Linalools und im unteren Teil des oberen Drittels den violetten Fleck des Anethols.

Das Chromatogramm der Untersuchungslösung zeigt folgende rotviolette bis violette Flecke: etwa in Höhe der Vergleichssubstanz Terpineol eine Gruppe von zwei oder drei Flecken, in Höhe der Vergleichssubstanz Linalool einen Fleck und etwa in der Mitte zwischen den beiden Vergleichssubstanzen Linalool und Anethol einen kräftigen Fleck. Unterhalb, in Höhe und oberhalb der Vergleichssubstanz Anethol kann je ein Fleck vorhanden sein.

PRÜFUNG AUF REINHEIT

Relative Dichte (Ph. Eur.): 0,885 bis 0,905

Trockenrückstand (DAB): Mindestens 1,2 und höchstens 2,2 Prozent.

LAGERUNG

Vor Licht geschützt.

Vorsichtig zu lagern!

Pimpinella anisum, äthanol. Decoctum

Verwendet werden die getrockneten, reifen Früchte von *Pimpinella anisum* L. Sie enthalten mindestens 2,0 Prozent (V/G) ätherisches Öl.

BESCHREIBUNG

Die Droge hat aromatischen Geruch und süßen, aromatischen Geschmack.

Die zweiteilige Spaltfrucht ist meist ganz und trägt oft noch ein kleines Stück des dünnen, steifen und leicht gebogenen Fruchtstieles; sie ist eiförmig oder birnenförmig, an den Rückenseiten leicht zusammengedrückt, gelblichgrün oder grünlichgrau, etwa 3 bis 5 mm lang und bis 3 mm breit und trägt ober ein Griffelpolster mit 2 kurzen, umgebogenen Griffeln. Die an ihrem oberen Ende mit dem Karpophor verwachsenen Teilfrüchte weisen eine ebene Fugenfläche und eine konvexe, mit kurzen, warzigen, unter der Lupe sichtbaren Haaren besetzte Rückenseite auf; auf ihr verlaufen 5 wenig hervorragende, hellere Rippen, von denen sich 2 an der Fugenfläche und 3 über die Rückenfläche verteilt finden.

Mikroskopische Merkmale: Im Querschnitt der Spaltfrucht trägt das Perikarp zahlreiche kurze, meist einzellige, kegelförmige, dickwandige Deckhaare mit warziger Kutikula. Im Mesokarp findet sich auf der Rückenseite eine praktisch nicht unterbrochene Reihe von schizogenen Exkretgängen. In den Rippen verläuft ein schlankes Leitbündel. An den Fugenflächen kommen reich getüpfelte, in der Längsrichtung der Frucht gestreckte Steinzellen vor. Das nicht eingebuchtete Endosperm besteht aus polygonalen, dickwandigen, farblosen Zellen, die zahlreiche Tröpfchen von fettem Öl, Aleuronkörner und sehr kleine Oxalatdrusen enthalten.

PRÜFUNG AUF REINHEIT

Chromatographie: Die Prüfung erfolgt dünnschichtchromatographisch auf einer Schicht von Kieselgel GF_{254} R.

Untersuchungslösung: 0,10 g grob gepulverte Droge (710) werden 15 Minuten lang mit 2 ml Methylenchlorid R geschüttelt und abfiltriert. Das Filtrat wird im Wasserbad bei etwa 60 °C eingeengt und der Rückstand in 0,5 ml Toluol R gelöst.

Vergleichslösung: 3 µl Anethol R und 40 µl Olivenöl R werden in 1 ml Toluol R gelöst.

Aufgetragen werden punktförmig in Abständen von jeweils 2 cm je 2 µl und 3 µl der Untersuchungslösung und 1 µl, 2 µl und 3 µl der Vergleichslösung. Die Chromatographie erfolgt über eine Laufstrecke von 10 cm mit Methylenchlorid R. Nach Verdunsten der mobilen Phase werden die Chromatogramme im ultravioletten Licht bei 254 nm ausgewertet.

Im oberen Drittel des Rf-Bereiches ist im Chromatogramm der Vergleichslösung und in gleicher Höhe auch im Chromatogramm der Untersuchungslösung je ein dunkler Fleck zu sehen.

Danach werden die Chromatogramme mit einer frisch hergestellten 20prozentigen Lösung (G/V) von Molybdatophosphorsäure R in wasserfreiem Äthanol R besprüht, 5 Minuten lang auf 115 bis 120 °C erhitzt und im Tageslicht ausgewertet.

Das Chromatogramm der Vergleichslösung zeigt im oberen Drittel des Rf-Bereiches den blauen Fleck des Anethols und im mittleren Drittel den ebenfalls blauen Fleck des Olivenöls.

Im Chromatogramm der Untersuchungslösung ist jeweils in Höhe der beiden Vergleichssubstanzen ein blauen Fleck zu sehen.

Die Größe des Anetholfleckes bei 2 µl Untersuchungslösung muß zwischen der liegen, die mit 1 µl und 3 µl Vergleichslösung erhalten wird.

Fremde Bestandteile (Ph. Eur.): Höchstens 2 Prozent.

Wasser (Ph. Eur.): Höchstens 7,0 Prozent, mit 20,0 g grob gepulverter Droge (710) durch azeotrope Destillation bestimmt.

Sulfatasche (Ph. Eur.): Höchstens 12,0 Prozent, mit 2,00 g grob gepulverter Droge (710) bestimmt.

Salzsäureunlösliche Asche (Ph. Eur.): Höchstens 2,5 Prozent.

GEHALTSBESTIMMUNG

Ätherisches Öl (Ph. Eur.): Die Bestimmung erfolgt mit 25 g der unmittelbar vorher grob gepulverten Droge (710) und mit 200 ml Wasser als Destillationsflüssigkeit in einem 500-ml-Rundkolben; Destillation 2 Stunden lang bei 2 bis 3 ml in der Minute; 1,0 ml Xylol R als Vorlage.

ARZNEIFORMEN

HERSTELLUNG

Urtinktur aus der frisch zerquetschten Droge und flüssige Verdünnungen nach Vorschrift 19 f mit Äthanol 62 Prozent.

EIGENSCHAFTEN

Die Urtinktur ist eine gelbbraune Flüssigkeit mit arteigenem Geruch und Geschmack.

PRÜFUNG AUF IDENTITÄT

Prüflösung: 10 ml Urtinktur werden 3 mal mit je 10 ml Pentan R ausgeschüttelt. Die vereinigten organischen Phasen werden filtriert und unter vermindertem Druck eingeengt. Der Rückstand wird in 2,0 ml Chloroform R aufgenommen.

A. Werden 0,2 ml Prüflösung mit 1 ml Acetanhydrid R und 0,1 ml Schwefelsäure R versetzt, färbt sich die Lösung rotviolett.

B. Chromatographie: Die Prüfung erfolgt dünnschichtchromatographisch auf einer Schicht von Kieselgel GF$_{254}$ R.

Untersuchungslösung: Urtinktur.

Vergleichslösung: 3 µl Anethol R werden in 1 ml Toluol R gelöst.

Aufgetragen werden getrennt 20 µl Untersuchungslösung und 10 µl Vergleichslösung. Die Chromatographie erfolgt über eine Laufstrecke von 10 cm mit Methylenchlorid R. Nach Verdunsten der mobilen Phase werden die Chromatogramme im ultravioletten Licht bei 254 nm ausgewertet.

Im oberen Drittel des Rf-Bereiches ist im Chromatogramm der Vergleichslösung und in gleicher Höhe auch im Chromatogramm der Untersuchungslösung je ein dunkler Fleck zu sehen.

Danach werden die Chromatogramme mit einer frisch hergestellten 20prozentigen Lösung (G/V) von Molybdatophosphorsäure R in wasserfreiem Äthanol R besprüht, 5 Minuten lang auf 115 bis 120 °C erhitzt und im Tageslicht ausgewertet.

Im oberen Drittel des Rf-Bereiches ist im Chromatogramm der Vergleichslösung und in gleicher Höhe auch im Chromatogramm der Untersuchungslösung je ein blauer Fleck zu sehen.

PRÜFUNG AUF REINHEIT

Relative Dichte (Ph. Eur.): 0,888 bis 0,898.

Trockenrückstand (DAB): Mindestens 1,3 Prozent.

LAGERUNG

Vor Licht geschützt.

Plumbum aceticum

$C_4H_6O_4Pb \cdot 3\ H_2O$ \hfill MG 379,3

Verwendet wird Bleiacetat, das mindestens 99,0 und höchstens 102,5 Prozent $C_4H_6O_4Pb \cdot 3\ H_2O$ enthält.

EIGENSCHAFTEN

Farblose, verwitternde Kristalle mit schwachem Geruch nach Essigsäure; leicht löslich in Wasser, sehr schwer löslich in Äthanol.

PRÜFUNG AUF IDENTITÄT

Die Substanz gibt die Identitätsreaktionen auf Blei (Ph. Eur.) und die Identitätsreaktion a) auf Acetat (Ph. Eur.).

PRÜFUNG AUF REINHEIT

Prüflösung I: 10,0 g Substanz werden mit 2,0 ml verdünnter Essigsäure *R* und 40 ml Wasser versetzt. Die Lösung wird 1 Stunde lang verschlossen stehengelassen und anschließend mit Wasser zu 50,0 ml aufgefüllt.

Prüflösung II: 5,0 ml Prüflösung I werden nach Zusatz von 5 ml verdünnter Schwefelsäure *R* zum Sieden erhitzt; nach dem Erkalten wird filtriert. Das Filtrat wird mit Ammoniaklösung *R* gegen Lackmuspapier *R* neutralisiert und danach mit Wasser zu 20 ml aufgefüllt.

Aussehen der Lösung: Die Prüflösung I muß klar (Ph. Eur., Methode B) und farblos (Ph. Eur., Methode II) sein.

Eisen (Ph. Eur.): 10 ml Prüflösung II müssen der Grenzprüfung B auf Eisen entsprechen (20 ppm).

Chlorid (Ph. Eur.): Die Mischung von 5 ml Prüflösung I mit 10 ml Wasser muß der Grenzprüfung auf Chlorid entsprechen (50 ppm).

Nitrat: 4 ml Prüflösung II werden mit 2 ml Wasser, 0,15 ml Natriumchlorid-Lösung *R* und vorsichtig mit 6 ml Diphenylamin-Lösung *R* versetzt. Nach 15 Minuten darf die Mischung nicht stärker gefärbt sein als eine gleichzeitig unter gleichen Bedingungen aus 1 ml Nitrat-Standardlösung (10 ppm NO_3) *R*, 5 ml Wasser, 0,15 ml Natriumchlorid-Lösung *R* und 6 ml Diphenylamin-Lösung *R* hergestellte Vergleichslösung (50 ppm).

Kupfer: 5 ml Prüflösung I werden mit 1 ml Ammoniaklösung *R* versetzt und filtriert. Das Filtrat muß farblos sein (Ph. Eur., Methode A).

Mit Schwefelsäure nicht fällbare Bestandteile: Höchstens 0,1 Prozent; 10,0 g Substanz werden unter Erwärmen in 20 ml Wasser gelöst. Die Lösung wird nach dem Erkalten mit 9 ml einer Mischung aus 2 Teilen Schwefelsäure *R* und 1 Teil Wasser versetzt; nach Zugabe von 20 ml Äthanol *R* wird 2 Stunden lang stehengelassen. Danach wird durch ein gehärtetes Filter filtriert. Das Filtrat wird in einem Tiegel eingeengt und der Rückstand 30 Minuten lang bei etwa 600 °C geglüht.

Trocknungsverlust (Ph. Eur.): Mindestens 12,0 und höchstens 15,0 Prozent, mit 1,00 g Substanz durch Trocknen im Trockenschrank bei 100 bis 105 °C bestimmt.

GEHALTSBESTIMMUNG

Etwa 0,300 g Substanz, genau gewogen, werden nach Zugabe von etwa 0,5 ml Essigsäure *R* in einem 250-ml-Erlenmeyerkolben in 50 ml Wasser gelöst. Die Lösung wird mit 50 mg Xylenolorange-Indikator *R* und mit soviel Hexamethylentetramin *R* versetzt, daß eine bleibende Rotfärbung entsteht. Dann wird mit 0,05 M-Natrium-ÄDTA-Lösung bis zum Farbumschlag nach gelb titriert.

1 ml 0,05 M-Natrium-ÄDTA-Lösung entspricht 18,97 mg $C_4H_6O_4Pb \cdot 3\ H_2O$.

ARZNEIFORMEN

Die Lösung (D 2) muß mindestens 0,95 und darf höchstens 1,05 Prozent $C_4H_6O_4Pb \cdot 3\ H_2O$ enthalten.

Die 1. Dezimalverreibung muß mindestens 9,5 und darf höchstens 11,0 Prozent $C_4H_6O_4Pb \cdot 3\ H_2O$ enthalten.

HERSTELLUNG

Zur Lösung (D 2) wird 1 Teil Substanz in 53,7 Teilen Wasser und 1 Teil Eisessig gelöst; danach werden 44,3 Teile Äthanol zugesetzt. Die folgenden Verdünnungen werden nach Vorschrift 5a mit Äthanol 43 Prozent bereitet.

Verreibungen nach Vorschrift 6.

EIGENSCHAFTEN

Die Lösung (D 2) ist eine farblose Flüssigkeit; die 1. Dezimalverreibung ist ein weißes Pulver, das schwach nach Essigsäure riecht.

PRÜFUNG AUF IDENTITÄT

A. Die Lösung (D 2) gibt die Identitätsreaktionen auf Blei (Ph. Eur.).
B. Die Lösung von 1 g der 1. Dezimalverreibung in 5 ml Wasser gibt die Identitätsreaktionen auf Blei (Ph. Eur.).
C. 0,5 g der 1. Dezimalverreibung werden mit 0,5 g Kaliumhydrogensulfat *R* verrieben; dabei tritt der charakteristische, stechende Geruch der Essigsäure auf.

PRÜFUNG AUF REINHEIT

Aussehen der Lösung: Die Lösung (D 2) muß klar (Ph. Eur., Methode B) und farblos (Ph. Eur., Methode II) sein.

Relative Dichte (Ph. Eur.): 0,936 bis 0,939.

GEHALTSBESTIMMUNG

Zur Gehaltsbestimmung der Lösung (D 2) werden etwa 15,00 g, genau gewogen, mit 35 ml Wasser versetzt.

Zur Gehaltsbestimmung der 1. Dezimalverreibung werden etwa 3,00 g, genau gewogen, in 50 ml Wasser gelöst.

Die Bestimmung erfolgt wie bei der Substanz unter „Gehaltsbestimmung" angegeben.

Grenzprüfung der D 4

Die Mischung aus 20,0 g der 4. Dezimalverdünnung und 80 ml Wasser beziehungsweise die Lösung von 20,0 g der 4. Dezimalverreibung in 100 ml Wasser wird mit 10 mg Xylenolorange-Indikator *R* und 20 mg Hexamethylentetramin *R* versetzt. Bei der Titration mit 0,05 M-Natrium-ÄDTA-Lösung dürfen bis zum Farbumschlag nach Gelb höchstens 0,50 ml verbraucht werden.

LAGERUNG

Dicht verschlossen.

Vorsichtig zu lagern!

Plumbum metallicum

Pb   AG 207,2

Verwendet wird Blei, das mindestens 99,0 und höchstens 101,0 Prozent Pb enthält.

EIGENSCHAFTEN

Dunkelgraues bis schwarzgraues Pulver oder graue, metallisch glänzende, kristalline Stücke, geruchlos.

PRÜFUNG AUF IDENTITÄT

A. Werden 0,5 ml Prüflösung I (siehe „Prüfung auf Reinheit") mit Wasser zu 10 ml verdünnt und mit 1 ml Kaliumchromat-Lösung R versetzt, entsteht ein gelber Niederschlag, der in verdünnter Natriumhydroxid-Lösung R und in Salpetersäure R löslich ist.

B. Werden 0,5 ml Prüflösung I (siehe „Prüfung auf Reinheit") mit Wasser zu 10 ml verdünnt und mit 1 ml Kaliumjodid-Lösung R versetzt, entsteht ein gelber Niederschlag. Die überstehende Flüssigkeit wird dekantiert und der Niederschlag mit 5 ml Wasser aufgekocht. Beim Abkühlen scheiden sich gelbe, glitzernde Kristallplättchen ab.

PRÜFUNG AUF REINHEIT

Prüflösung I: 2,50 g gepulverte Substanz (180) werden in 18 ml heißer, verdünnter Salpetersäure R gelöst. Die Lösung wird bis zum Verschwinden der braunen Dämpfe erhitzt. Nach dem Erkalten wird durch einen Glassintertiegel Nr. 16 (Ph. Eur.) in einen 50-ml-Meßkolben filtriert und mit Wasser aufgefüllt. Der Rückstand wird zur Bestimmung der „säureunlöslichen Bestandteile" aufbewahrt.

Prüflösung II: 20,0 ml Prüflösung I werden in einem 50-ml-Meßkolben mit 5 ml verdünnter Schwefelsäure R versetzt, umgeschüttelt und mit 20 ml Äthanol R unter ständigem Umschwenken verdünnt. Nach dem Abkühlen wird mit Äthanol R aufgefüllt. Nach Absetzen des gebildeten Niederschlages wird durch ein trockenes Papierfilter abfiltriert.

Säureunlösliche Bestandteile: Höchstens 0,1 Prozent. Der bei der Herstellung der Prüflösung I verwendete Glassintertiegel wird bei 105 bis 110 °C 2 Stunden lang getrocknet. Nach dem Erkalten wird gewogen.

Arsen: 1,0 ml Prüflösung II wird in einem Porzellantiegel auf dem Wasserbad eingeengt. Der Rückstand wird mit 1 ml einer 10prozentigen Lösung (G/V) von Hydroxylaminhydrochlorid R versetzt und mit Wasser zu 2 ml verdünnt. Die Lösung muß der Grenzprüfung A auf Arsen (Ph. Eur.) entsprechen. Die Vergleichslösung wird mit 2,0 ml Arsen-Standardlösung (1 ppm As) R hergestellt (100 ppm).

Eisen: 1,0 ml Prüflösung II wird mit Wasser zu 10 ml verdünnt. Diese Lösung muß der Grenzprüfung auf Eisen, Methode B (Ph. Eur.) entsprechen (0,05 Prozent).

Kupfer: 5 ml Prüflösung I werden mit 1 ml konzentrierter Ammoniaklösung R versetzt. Das Filtrat darf nicht stärker gefärbt sein als eine Mischung von 5 ml Kupfer-Standardlösung (10 ppm Cu) R und 1 ml konzentrierter Ammoniaklösung R (200 ppm).

Silber: 1,3 ml Prüflösung I werden mit 5 ml verdünnter Salpetersäure R und 3,7 ml Chlorid-Verdünnung II (Ph. Eur.) versetzt. Das Gemisch wird nach der Vorschrift

"Prüfung auf Klarheit oder Opaleszenz von farblosen Lösungen", Methode B (Ph. Eur.), geprüft. Nach 5 Minuten darf die Probe keine stärkere Opaleszenz zeigen als die Vergleichslösung B 3 (0,05 Prozent).

Wismut: 5,0 ml Prüflösung I werden mit 2 ml verdünnter Salpetersäure *R*, 2 ml einer 20prozentigen Lösung (G/V) von Weinsäure *R* und 8 ml Wasser gemischt. Danach wird 1 ml einer 10prozentigen Lösung (G/V) von Thioharnstoff *R* zugegeben und umgeschüttelt. Die Vergleichslösung wird durch Mischen von 12 ml Blei(II)-nitrat-Lösung *R*, 1,0 ml Wismut-Standardlösung (100 ppm Bi) *RH*, 2 ml verdünnter Salpetersäure *R*, 2 ml der beschriebenen Weinsäure-Lösung und 1 ml der beschriebenen Thioharnstoff-Lösung bereitet. Die Probe darf nicht stärker gelb gefärbt sein als die Vergleichslösung (400 ppm).

Zink: 0,5 ml Prüflösung II werden mit einer 10prozentigen (G/V) von Natriumacetat *R* zu 5 ml verdünnt. Nach Zugabe von 5 ml Tarnlösung *RH* und 5 ml einer frisch bereiteten 0,003prozentigen Lösung (G/V) von Dithizon *R* in Tetrachlorkohlenstoff *R* wird 2 Minuten lang kräftig geschüttelt. Die abgetrennte organische Phase muß in der Aufsicht violett und darf in der Durchsicht nicht stärker rot gefärbt sein als die aus einer in gleicher Weise behandelten Mischung von 0,5 ml Zink-Standardlösung (10 ppm Zn) *R* und 4,5 ml einer 10prozentigen Lösung (G/V) von Natriumacetat *R* erhaltene Vergleichslösung (0,05 Prozent).

GEHALTSBESTIMMUNG

Etwa 0,20 g gepulverte Substanz (180), genau gewogen, werden auf dem Wasserbad in 5 ml verdünnter Salpetersäure *R* gelöst und nach dem Verschwinden der braunen Dämpfe und Erkalten mit 50 ml Wasser, etwa 50 mg Xylenolorange-Indikator *R* und 2 g Hexamethylentetramin *R* versetzt. Die Lösung wird mit 0,1 M-Natrium-ÄDTA-Lösung bis zum Farbumschlag von Rot nach Gelb titriert.

1 ml 0,1 M-Natrium-ÄDTA-Lösung entspricht 20,72 mg Pb.

ARZNEIFORMEN

Die 1. Dezimalverreibung muß mindestens 9,5 und darf höchstens 10,5 Prozent Pb enthalten.

HERSTELLUNG

Verreibungen nach Vorschrift 6.

EIGENSCHAFTEN

Die 1. Dezimalverreibung ist ein graues Pulver.

PRÜFUNG AUF IDENTITÄT

0,5 g der 1. Dezimalverreibung werden unter Erwärmen in 2 ml verdünnter Salpetersäure *R* gelöst. Die erkaltete Lösung gibt die bei der Substanz beschriebenen Identitätsreaktionen A und B.

GEHALTSBESTIMMUNG

Etwa 1,50 g der 1. Dezimalverreibung, genau gewogen, werden unter Erwärmen in 5 ml verdünnter Salpetersäure *R* gelöst und wie bei der Substanz unter „Gehaltsbestimmung" beschrieben weiterbehandelt.

Vorsichtig zu lagern!

Podophyllum peltatum

Podophyllum

Verwendet werden die frischen, nach völliger Reife der Früchte geernteten unterirdischen Teile von *Podophyllum peltatum* L.

BESCHREIBUNG

Der Wurzelstock hat schwach dumpfen Geruch und etwas süßlichen, später bitteren und scharfen Geschmack.
  Der kriechende, fast waagerecht wachsende Wurzelstock der ausdauernden Pflanze ist oft bis 1 m lang und 6 bis 10 mm dick, stielrund, in häufig weiten Abständen knotig gegliedert, hell bis dunkel rötlichbraun, durch die anliegenden, ringsum verlaufenden, seitlich V-förmig eingerissenen Niederblattnarben in etwa 10 bis 15, selten bis 25 mm weiten Abständen kaum deutlich geringelt, sonst glatt. An den Knoten sind oberseits die Abbruchstellen je eines alten Stengels als kreisrunde, siegelartige Narben zu erkennen. Die meist einfachen, schmutzig gelblichen bis blaßbraunen, 12 bis 15 cm langen und meist 2 bis 3, selten bis 4 mm dicken Wurzeln entspringen an der Unterseite der Knoten. Ein Querschnitt durch den Wurzelstock ist gelblichweiß und läßt innerhalb einer schmalen Rinde ein breites, durch einen unterbrochenen, dunkler erscheinenden Ring begrenztes Mark erkennen. Ein Querschnitt durch die Wurzel ist gelblichweiß, zeigt eine sehr breite, außen nur wenig dunkler gefärbte Rinde und einen kleinen, etwas dunkleren Zentralzylinder.

ARZNEIFORMEN

HERSTELLUNG

Urtinktur und flüssige Verdünnungen nach Vorschrift 3a.

EIGENSCHAFTEN

Die Urtinktur ist eine gelbbraune Flüssigkeit mit eigenartigem, harzigem Geruch und bitterem Geschmack.

PRÜFUNG AUF IDENTITÄT

A. Wird 1 ml Urtinktur mit der Lösung von 0,2 g Resorcin *R* in 2 ml Salzsäure *R* versetzt, tritt beim Erhitzen Rotfärbung ein.
B. Werden 2 ml Urtinktur mit 0,1 g Zinkstaub *R*, 50 mg Magnesium *R* als Spänen und 1 ml Salzsäure *R* versetzt, färbt sich die Mischung rot.
C. Werden 0,5 ml Urtinktur mit 0,05 ml Eisen(III)-chlorid-Lösung *R* 1 versetzt, entsteht Schwarzgrünfärbung. Wird die Mischung nach Zugabe von 10 ml Wasser kräftig geschüttelt, entsteht ein mehrere Stunden lang beständiger Schaum.
D. Chromatographie: Die Prüfung erfolgt dünnschichtchromatographisch auf einer Schicht von Kieselgel GF_{254} *R*.

Untersuchungslösung: Urtinktur.

Vergleichlösung: 10 mg Coffein *RH*, 10 mg Dihydroxyanthrachinon *R* und 10 mg Paracetamol *R* werden in 10 ml einer Mischung aus gleichen Volumteilen Chloroform *R* und Methanol *R* gelöst.

Aufgetragen werden getrennt 40 µl Untersuchungslösung und 10 µl Vergleichslösung. Die Chromatographie erfolgt über eine Laufstrecke von 10 cm mit einer Mischung von 93 Volumteilen Chloroform *R* und 7 Volumteilen Äthanol *R*. Nach Verdunsten der mobilen Phase werden alle Flecke im ultravioletten Licht bei 254 nm eingezeichnet.

Das Chromatogramm der Vergleichslösung zeigt im unteren Drittel des Rf-Bereiches den blaugrauen Fleck des Paracetamols, im mittleren Drittel den blaugrauen Fleck des Coffeins und im oberen Drittel den braunen Fleck des Dihydroxyanthrachinons.

Das Chromatogramm der Untersuchungslösung zeigt folgende Flecke: unterhalb der Vergleichssubstanz Paracetamol einen blaugrauen Fleck, im Bereich zwischen Paracetamol und Coffein zwei blaugraue Flecke, im Bereich zwischen Coffein und Dihydroxyanthrachinon einen blauen und zwei blaugraue Flecke und in Höhe des Dihydroxyanthrachinons einen weiteren blaugrauen Fleck.

Danach werden die Chromatogramme mit einer 1prozentigen Lösung (G/V) von Diphenylboryloxyäthylamin *R* in Methanol *R* und anschließend mit einer

5prozentigen Lösung (G/V) von Polyäthylenglykol 400 *R* in Methanol *R* besprüht und im ultravioletten Licht bei 365 nm ausgewertet.

Hier zeigt das Chromatogramm der Untersuchungslösung auf der Startlinie einen gelbbraunen Fleck, etwa in Höhe der Vergleichssubstanz Paracetamol einen orangegelben Fleck, zwischen Paracetamol und Coffein einen gelben Fleck und oberhalb des Coffeins einen blauen, einen schwachen, rosaroten und einen weiteren blauen Fleck.

PRÜFUNG AUF REINHEIT

Relative Dichte (Ph. Eur.): 0,898 bis 0,913.

Trockenrückstand (DAB): Mindestens 1,7 und höchstens 4,0 Prozent.

Grenzprüfung der D 4

2,0 ml der 4. Dezimalverdünnung werden mit 0,05 ml einer 1prozentigen Lösung (G/V) von Aluminiumchlorid *RN* versetzt. Die Mischung darf im ultravioletten Licht bei 365 nm höchstens schwache, grünliche Fluoreszenz zeigen.

LAGERUNG

Vor Licht geschützt.

Vorsichtig zu lagern!

Potentilla anserina

Verwendet werden die zur Blütezeit geernteten, frischen, oberirdischen Teile von *Potentilla anserina* L.

BESCHREIBUNG

Die dünnen, seitenständigen Stengel der zweiachsigen Staude sind bis zu 80 cm lang, weich behaart und kriechend. Die Grundblätter sind bis zu 20 cm lang, schmal länglich bis verkehrt eiförmig, gestielt und 13- bis 21zählig unterbrochen gefiedert. Die unteren Stengelblätter ähneln den Grundblättern, die oberen besitzen nur wenige Fiederblättchen oder bestehen fast nur aus Nebenblättern.

Die Blättchen sind sitzend, selten kurz gestielt, gegen- oder wechselständig, lineal-länglich bis länglich verkehrt eiförmig, 1 bis 3cm lang, am ganzen Rand scharf eingeschnitten gesägt bis fiederspaltig, Oberseite meist kahl, Unterseite weißgrau seidenartig bis filzig behaart. Die Blüten sitzen fast immer einzeln auf den Stengelknoten entspringenden Stielen und haben einen Durchmesser von bis zu 2 cm. Die Kelchblätter, insgesamt 10, unterteilt in 5 Außen- und 5 Innenblätter, sind spitz, meist ungeteilt und halb so lang wie die Kronblätter. Diese sind eiförmig und hell goldgelb. Die Blüte besitzt 20 Staubblätter mit eiförmigen Staubbeuteln. Die Griffel sind seitenständig und fadenförmig.

ARZNEIFORMEN

HERSTELLUNG

Urtinktur und flüssige Verdünnungen nach Vorschrift 3a.

EIGENSCHAFTEN

Die Urtinktur ist eine grünlichbraune Flüssigkeit mit schwach krautartigem Geruch.

PRÜFUNG AUF IDENTITÄT

A. Werden 2 ml Urtinktur mit 0,1 ml Eisen(III)-chlorid-Lösung R 1 versetzt, entsteht ein dunkler Niederschlag.

B. 1 ml Urtinktur wird auf dem Wasserbad vorsichtig bis zum Verschwinden des Äthanolgeruchs eingeengt. Der Rückstand wird in einen kleinen Scheidetrichter überführt und mit 3 ml Äther R ausgeschüttelt. Werden 0,1 ml der wäßrigen Unterphase auf einer Tüpfelplatte mit 0,2 ml Natriumnitrit-Lösung R versetzt, entsteht Rotfärbung, die binnen weniger Minuten in schmutziges Blau übergeht. Werden 0,1 ml dieser Mischung mit 0,3 ml 0,1 N-Natriumhydroxid-Lösung versetzt, schlägt die Farbe sofort nach Gelb um.

C. Chromatographie: Die Prüfung erfolgt dünnschichtchromatographisch auf einer Schicht von Kieselgel $HF_{254} R$.

   Untersuchungslösung: Urtinktur.

   Vergleichslösung: 5 mg Kaffeesäure R, 5 mg Chlorogensäure RN und 5 mg Rutin R werden in 10 ml Methanol R gelöst.

   Aufgetragen werden getrennt 60 µl Untersuchungslösung und 10 µl Vergleichslösung. Die Chromatographie erfolgt über eine Laufstrecke von 15 cm mit einer Mischung von 80 Volumteilen Äthylacetat R, 10 Volumteilen wasserfreier Ameisensäure *R* und 10 Volumteilen Wasser. Nach Verdunsten der mobilen Phase werden die Chromatogramme zuerst mit einer 1prozentigen Lösung (G/V) von Diphenylboryloxyäthylamin *R* in Methanol *R*, danach mit einer 5prozentigen Lösung (G/V) von Polyäthylenglykol 400 *R* in Methanol *R* besprüht und im ultravioletten Licht bei 365 nm ausgewertet.

Das Chromatogramm der Vergleichslösung zeigt im unteren Drittel des Rf-Bereiches den gelbroten Fleck des Rutins, etwa an der Grenze von unterem und mittlerem Drittel den blaugrünen Fleck der Chlorogensäure und im oberen Drittel den grünen Fleck der Kaffeesäure.

Das Chromatogramm der Untersuchungslösung zeigt folgende Flecke: In Höhe der Vergleichssubstanz Rutin, in Höhe der Vergleichssubstanz Chlorogensäure und dazwischen insgesamt 3 oder 4 gelbrote Flecke, in Höhe der Vergleichssubstanz Kaffeesäure und direkt darunter je 1 grünen Fleck, im Bereich zwischen den Vergleichssubstanzen Kaffeesäure und Chlorogensäure bis zu 4 orangegelbe Flecke. Etwa in der Mitte zwischen den Vergleichssubstanzen Kaffeesäure und Chlorogensäure kann ein hellgelbgrüner Fleck auftreten.

PRÜFUNG AUF REINHEIT

Relative Dichte (Ph. Eur.): 0,895 bis 0,915.

Trockenrückstand (DAB): Mindestens 1,3 Prozent.

LAGERUNG

Vor Licht geschützt.

Potentilla erecta, äthanol. Decoctum

Tormentilla, äthanol. Decoctum

Verwendet wird der getrocknete Wurzelstock von *Potentilla erecta* (L.) RAEUSCH. Er enthält mindestens 5,0 Prozent mit Hautpulver fällbare Gerbstoffe, berechnet als Pyrogallol.

BESCHREIBUNG

Der sehr harte, zylindrische, keulenförmige oder unregelmäßig knollig verdickte Wurzelstock ist bis 10 cm lang und bis 2 cm dick. Die Außenfläche ist schwarzbraun, oft höckerig und zeigt Reste oder Narben von Stengeln und Wurzeln. Am rotbraunen Querschnitt sieht man in radialen Reihen angeordnete hellere Punkte. Der Bruch ist unregelmäßig, kurzfaserig.

Mikroskopische Merkmale: Der Wurzelstock wird von einem mehrlagigen, aus tafelförmigen Zellen bestehenden, tiefbraunen Kork bedeckt, der oft als Polyderm ausgebildet ist, in dem Lagen von Korkzellen mit Lagen stärkehaltiger Zellen (Phelloid) abwechseln. Auf ein wenige Lagen hohes Phelloderm folgt eine schmale, bastfaserfreie, sekundäre Rinde mit kleinen Siebteilen und breiten Markstrahlen, die aus außen tangential gestreckten, innen fest polygonalen, in radialen Reihen angeordneten Strahlzellen bestehen. Im Holzteil wechseln fast konzentrisch angeordnete, durch breite Markstrahlen voneinander getrennte Gruppen aus faserartigen Zellen und kleinen Tüpfelgefäßen mit zusammenhängenden, in tangentialen Schichten angeordneten Parenchymzellen ab. Die einzelnen Gruppen alternieren mit den schmalen, in radialen Reihen angeordneten Hoftüpfelgefäßen mit seitlichen Perforationsplatten. An der Grenze zu dem parenchymatischen Mark haben die Zellen des Holzparenchyms verdickte Wände. Alle Parenchymzellen enthalten zum Teil kleinkörnige, 3 bis 14 μm große, längliche Stärke oder Gerbstoffmassen oder zum Teil auch Calciumoxalatdrusen.

PRÜFUNG AUF IDENTITÄT

Prüflösung: 1 g grob gepulverte Droge (710) wird mit 10 ml Äthanol 50% *RN* 30 Minuten lang unter Rückfluß im Wasserbad erhitzt. Nach dem Abkühlen wird abfiltriert.

A. 0,5 ml Prüflösung werden mit 10 ml Wasser versetzt. Nach Zugabe von 2 ml einer 10prozentigen Lösung (G/V) von Ammoniumeisen(II)-sulfat *R* entstehen graublaue Färbung und Trübung; nach dem Absetzen ist die überstehende Flüssigkeit graugrün gefärbt.

B. 0,1 ml Prüflösung werden mit 100 ml Wasser verdünnt. Nach Zugabe von 0,1 ml einer 10prozentigen Lösung (G/V) von Eisen(III)-chlorid *R* in Äthanol *R* und Umschütteln entsteht Graugrünfärbung.

C. Wird 1 ml Prüflösung mit 2 ml einer 1prozentigen Lösung (G/V) von Vanillin *R* in Salzsäure *R* versetzt, färbt sich die Mischung rot.

D. Chromatographie: Die Prüfung erfolgt dünnschichtchromatographisch auf einer Schicht von Kieselgel H *R*.

Untersuchungslösung: Prüflösung.

Vergleichslösung: 30 mg Tannin *R* und 10 mg Gallussäure *RN* werden in 10 ml Aceton *R* gelöst.

Aufgetragen werden getrennt je 20 μl Untersuchungs- und Vergleichslösung. Die Chromatographie erfolgt über eine Laufstrecke von 15 cm mit einer Mischung von 80 Volumteilen Äthylacetat R, 10 Volumteilen wasserfreier Ameisensäure R und 10 Volumteilen Wasser. Nach Verdunsten der mobilen Phase werden die Chromatogramme zuerst mit einer 1prozentigen Lösung (G/V) von Diphenylboryloxyäthylamin R in Methanol R und danach mit einer 5prozentigen Lösung (G/V) von Polyäthylenglykol 400 R in Methanol R besprüht und anschließend im ultravioletten Licht bei 365 nm ausgewertet.

Das Chromatogramm der Vergleichslösung zeigt im mittleren Drittel des Rf-Bereiches den etwas langgezogenen Fleck des Tannins und im oberen Drittel den leuchtend blauen Fleck der Gallussäure.

Das Chromatogramm der Untersuchungslösung zeigt in Höhe der Vergleichssubstanz Tannin einen langgezogenen blaugrünen Fleck und darunter zwei ebenfalls blaugrüne Flecke.

PRÜFUNG AUF REINHEIT

Fremde Bestandteile (Ph. Eur.): Höchstens 4 Prozent Wurzeln und höchstens 2 Prozent andere fremde Bestandteile.

Sulfatasche (Ph. Eur.): Höchstens 8,0 Prozent, bestimmt mit 1,0 g grob gepulverter Droge (710).

Asche (DAB): Höchstens 5,0 Prozent.

GEHALTSBESTIMMUNG

Etwa 0,5 g grob gepulverte Droge (710), genau gewogen, werden mit 150 ml Wasser in einen Erlenmeyerkolben gegeben, zum Sieden erhitzt und anschließend im Wasserbad 30 Minuten lang erwärmt. Die unter fließendem Wasser abgekühlte Mischung wird in einem 250-ml-Meßkolben überführt und mit Wasser aufgefüllt. Nach dem Absetzen wird die Flüssigkeit durch ein Papierfilter von 12 cm Durchmesser filtriert. Die ersten 50 ml Filtrat werden verworfen. Der Rest wird für die Gehaltsbestimmung verwendet.

Bestimmung der Gesamtgerbstoffe: 5,0 ml Filtrat werden in einem Meßkolben mit Wasser zu 25,0 ml verdünnt. 2,0 ml dieser Lösung werden mit 1,0 ml Wolframatophosphorsäure-Lösung R und 17,0 ml einer 38prozentigen Lösung (G/V) von Natriumcarbonat R versetzt. Die Extinktion (E_1) wird genau 2 Minuten nach dem letzten Reagenzzusatz bei 750 nm in einer Schichtdicke von 1 cm gegen Wasser gemessen.

Bestimmung der durch Hautpulver nicht gefällten Gerbstoffe: 10,0 ml Filtrat werden mit 0,10 g Hautpulver CRS versetzt und 60 Minuten lang kräftig geschüttelt. Nach dem Filtrieren werden 5,0 ml Filtrat in einem Meßkolben mit Wasser zu 25,0 ml verdünnt. 2,0 ml dieser Lösung werden mit den unter „Bestimmung der Gesamtgerbstoffe" angegebenen Reagenzmengen versetzt und die Extinktion (E_2) unter gleichen Bedingungen gemessen.

Vergleichslösung: 50,0 mg Pyrogallol *R*, genau gewogen, werden in einem 100-ml-Meßkolben mit Wasser zu 100,0 ml gelöst. In einem zweiten 100-ml-Meßkolben werden 5,0 ml dieser Lösung mit Wasser zu 100,0 ml verdünnt. 2,0 ml dieser Lösung werden mit den unter „Bestimmung der Gesamtgerbstoffe" angegebenen Reagenzmengen versetzt und die Extinktion (E_3) unter gleichen Bedingungen gemessen.

Die Vergleichslösung ist während der Bestimmung vor Licht und Luft geschützt aufzubewahren. Die Extinktion muß innerhalb von 30 Minuten nach Herstellen der Vergleichslösung gemessen werden.

Der Prozentgehalt $x_{proz.}$ an mit Hautpulver fällbaren Gerbstoffen, berechnet als Pyrogallol, wird nach folgender Formel berechnet:

$$x_{proz.} = \frac{(E_1 - E_2) \times 3{,}125}{E_3 \times e}$$

e = Einwaage Droge in g.

ARZNEIFORMEN

HERSTELLUNG

Urtinktur aus der zerschnittenen Droge (2000) und flüssige Verdünnungen nach Vorschrift 19f mit Äthanol 43 Prozent.

EIGENSCHAFTEN

Die Urtinktur ist eine dunkelrote Flüssigkeit ohne besonderen Geruch und mit bitterem und zusammenziehendem Geschmack.

PRÜFUNG AUF IDENTITÄT

Die Urtinktur gibt die bei der Droge beschriebenen Identitätsreaktionen A bis D. Prüflösung ist die Urtinktur.

PRÜFUNG AUF REINHEIT

Relative Dichte (Ph. Eur.): 0,935 bis 0,950.

Trockenrückstand (DAB): Mindestens 3,0 Prozent.

LAGERUNG

Vor Licht geschützt.

Prunus laurocerasus

Laurocerasus

Verwendet werden die frischen Blätter von *Prunus laurocerasus* L.

BESCHREIBUNG

Die Blätter entwickeln beim Zerreiben Geruch nach bitteren Mandeln.

Sie sind etwa 1 cm lang gestielt, verkehrt eiförmig bis lanzettlich, oberseits glänzend dunkelgrün, lederartig derb, kahl und 8 bis 15 cm lang. Die Blätter sind ganzrandig oder entfernt kleingesägt, mit allseits umgebogenem Rand und zeigen unterseits eine stark hervortretende Mittelrippe sowie in den Achseln der unteren Nerven 1 bis 4 rundliche Nektarien.

ARZNEIFORMEN

Die Urtinktur enthält mindestens 0,050 und höchstens 0,100 Prozent Blausäure in freier oder gebundener Form (HCN; MG 27,03).

HERSTELLUNG

Urtinktur und flüssige Verdünnungen nach Vorschrift 2a.

EIGENSCHAFTEN

Die Urtinktur ist eine dunkelbraune bis rotbraune Flüssigkeit mit Geruch und Geschmack nach Bittermandeln.

PRÜFUNG AUF IDENTITÄT

A. Wird 1 ml Urtinktur mit 0,1 ml verdünnter Natriumhydroxid-Lösung *R* versetzt, bildet sich ein rotbrauner, gallertiger Niederschlag.

B. Ein Papierstreifen wird mit einer Mischung aus 10 Volumteilen einer 0,3prozentigen Lösung (G/V) von Kupfer(II)-acetat *R*, 50 Volumteilen Äthanol *R* und 5 Volumteilen Guajak-Tinktur *R* getränkt.

In ein kleines Becherglas werden 10 ml Urtinktur gegeben und mit einem Uhrglas abgedeckt. Zwischen Uhrglas und Becherglas wird das noch feuchte Reagenzpapier geklemmt, das sich innerhalb 30 Sekunden blau färbt.

C. Chromatographie: Die Prüfung erfolgt dünnschichtchromatographisch auf einer Schicht von Kieselgel H R.

Untersuchungslösung: Urtinktur.

Vergleichslösung: 10 mg Chlorogensäure RN und 10 mg Rutin R werden in 10 ml Methanol R gelöst.

Aufgetragen werden getrennt je 10 µl Untersuchungs- und Vergleichslösung. Die Chromatographie erfolgt über eine Laufstrecke von 15 cm mit einer Mischung aus 80 Volumteilen Äthylacetat R, 10 Volumteilen wasserfreier Ameisensäure R und 10 Volumteilen Wasser. Nach Verdunsten der mobilen Phase werden die Chromatogramme zuerst mit einer 1prozentigen Lösung (G/V) von Diphenylboryloxyäthylamin R in Methanol R, danach mit einer 5prozentigen Lösung (G/V) von Polyäthylenglykol 400 R in Methanol R besprüht und im ultravioletten Licht bei 365 nm ausgewertet.

Das Chromatogramm der Vergleichslösung zeigt im unteren Drittel des Rf-Bereiches den orangefarbenen Fleck des Rutins und im mittleren Drittel den blaugrünen Fleck der Chlorogensäure.

Das Chromatogramm der Untersuchungslösung zeigt knapp unterhalb der Vergleichssubstanz Rutin einen orangefarbenen Fleck, unterhalb der Vergleichssubstanz Chlorogensäure und in gleicher Höhe je einen blaugrünen Fleck sowie im Bereich zwischen der Vergleichssubstanz Chlorogensäure und der Front noch mehrere blaugrüne Flecke.

PRÜFUNG AUF REINHEIT

Relative Dichte (Ph. Eur.): 0,945 bis 0,965.

Trockenrückstand (DAB): Mindestens 4,5 Prozent.

GEHALTSBESTIMMUNG

Apparatur zur Wasserdampfdestillation: Ein schräg absteigender, 30 cm langer Intensivkühler mit Vorstoß wird über einen einfachen Destillationsaufsatz mit einem 500-ml-Zweihalskolben verbunden. Der Vorstoß muß bei der Destillation mindestens 3 cm tief in die in der Vorlage befindliche Flüssigkeit eintauchen. In den zweiten Hals des Kolbens wird ein Einleitungsrohr geführt, das über eine Schlauchverbindung, in die ein Dreiwegehahn eingesetzt ist, mit einem Dampferzeuger verbunden wird. Das Einleitungsrohr muß bei der Destillation mindestens 3 cm tief in die in dem Zweihalskolben befindliche Flüssigkeit eintauchen.

Etwa 25,0 g Urtinktur, genau gewogen, werden in dem Zweihalskolben mit 50 ml Wasser verdünnt und die Apparatur geschlossen. Als Vorlage dient ein 250-ml-Erlenmeyerkolben, der mit 50 ml Äthanol *R* und 2 ml konzentrierter Ammoniaklösung *R* gefüllt wird. Bei geöffnetem Dreiwegehahn wird das Wasser im Dampferzeuger zum kräftigen Sieden erhitzt, bis gespannter Dampf austritt. Darauf wird der Hahn geschlossen. Mit einer Destillationsgeschwindigkeit von 6 bis 8 ml in der Minute wird solange destilliert, bis 150 ml Destillat übergegangen sind. Die Lösung wird mit 2 ml Kaliumjodid-Lösung *R* versetzt und mit 0,1 N-Silbernitrat-Lösung bis zur ersten gelblichen Opaleszenz titriert.

1 ml 0,1 N-Silbernitrat-Lösung entspricht 5,41 mg HCN.

LAGERUNG

Vor Licht geschützt und dicht verschlossen.

Vorsichtig zu lagern!

Prunus spinosa

Verwendet werden die frischen, vor dem Abfallen der Kronblätter geernteten Blüten von *Prunus spinosa* L.

BESCHREIBUNG

Die Blüten stehen meist einzeln an dicht gehäuften Kurztrieben. Die Blütenstiele sind kahl, selten zerstreut behaart. Die fünf Kelchblätter sind dreieckig-eiförmig und etwa 2 mm lang. Die fünf Kronblätter sind länglich-eiförmig, reinweiß, kurz genagelt und etwa 5 bis 8 mm lang. Die etwa 20 Staubblätter sind bis zu 5 mm lang und tragen gelbe oder rote Staubbeutel. Der aus einem Fruchtblatt bestehende Stempel ist mittelständig.

ARZNEIFORMEN

HERSTELLUNG

Urtinktur und flüssige Verdünnungen nach Vorschrift 3a.

EIGENSCHAFTEN

Die Urtinktur ist eine goldbraune Flüssigkeit mit schwach nußartigem Geruch und schwach adstringierendem Geschmack.

PRÜFUNG AUF IDENTITÄT

A. Wird 1 ml Urtinktur mit 0,1 ml verdünnter Natriumhydroxid-Lösung *R* versetzt, entsteht ein voluminöser Niederschlag.

B. Wird 1 ml Urtinktur mit 5 ml Wasser und 2 ml Blei(II)-acetat-Lösung *R* versetzt, entsteht ein orangegelber Niederschlag.

C. Wird 1 ml Urtinktur mit 0,1 g Magnesium *R* als Späne und 1 ml Salzsäure *R* versetzt, entsteht eine in Amylalkohol ausschüttelbare, intensive Rotfärbung.

D. Chromatographie: Die Prüfung erfolgt dünnschichtchromatographisch auf einer Schicht von Kieselgel H *R*.

Untersuchungslösung: Urtinktur.

Vergleichslösung: 10 mg Rutin *R* und 10 mg Quercetin *RN* werden in 10 ml Methanol *R* gelöst.

Aufgetragen werden getrennt je 10 µl Untersuchungs- und Vergleichslösung. Die Chromatographie erfolgt über eine Laufstrecke von 15 cm mit einer Mischung aus 50 Volumteilen Chloroform *R*, 42 Volumteilen Essigsäure 98 % *R* und 8 Volumteilen Wasser. Nach Verdunsten der mobilen Phase werden die Chromatogramme zuerst mit einer 1prozentigen Lösung (G/V) von Diphenylboryloxyäthylamin *R* in Methanol *R* und danach mit einer 5prozentigen Lösung (G/V) von Polyäthylenglykol 400 *R* in Methanol *R* besprüht und anschließend im ultravioletten Licht bei 365 nm ausgewertet.

Das Chromatogramm der Vergleichslösung zeigt im unteren Drittel des Rf-Bereiches den gelbroten Fleck des Rutins und im mittleren Drittel den gelbroten Fleck des Quercetins.

Das Chromatogramm der Untersuchungslösung zeigt folgende Flecke: in Höhe des Rutins einen kräftig gelbroten und knapp darüber einen blaugrünen Fleck, im Bereich zwischen Rutin und Quercetin weitere zwei oder drei gelbe bis gelbrote Flecke, knapp über dem Fleck des Quercetins einen blaugrünen und einen gelben Fleck sowie im oberen Drittel des Rf-Bereiches einen weiteren blaugrünen Fleck.

PRÜFUNG AUF REINHEIT

Relative Dichte (Ph.Eur.): 0,900 bis 0,920.

Trockenrückstand (DAB): Mindestens 2,5 Prozent.

LAGERUNG

Vor Licht geschützt.

Prunus spinosa e summitatibus

Prunus spinosa, Summitates

Verwendet werden die frischen, krautigen, einige Wochen nach der Blüte geernteten, noch jungen Triebspitzen von *Prunus spinosa* L.

BESCHREIBUNG

Die jungen, krautigen Blatt- und Stengelanteile der Triebspitzen sind saftig und von frischer grüner Farbe. Sie verströmen einen zarten Bittermandelduft. Die kleinen Laubblätter stehen teils in Büscheln und sind im Jugendstadium oft eingerollt.

Die Laubblätter sind meistens kurz gestielt, die Blattstiele sind drüsenlos und behaart. Die Blattspreite hat einen mehr oder weniger keilförmigen Grund und verkehrt eiförmige oder elliptische Form. Das Adernetz, besonders der Hauptnerv, ist eingesenkt. Junge Blätter sind flaumhaarig. Haare finden sich selten auf dem Hauptnerv der Unterseite oder fehlen ganz. Die Nebenblätter sind lineal, drüsig gezähnt, meist etwas länger als der Blattstiel.

ARZNEIFORMEN

HERSTELLUNG

Urtinktur und flüssige Verdünnung nach Vorschrift 3c.

EIGENSCHAFTEN

Die Urtinktur ist eine goldgelbe bis rotbraune Flüssigkeit mit fruchtigem und leicht an Bittermandeln erinnerndem Geruch und etwas bitterem Geschmack.

PRÜFUNG AUF IDENTITÄT

A. Wird 1 ml Urtinktur mit 0,1 ml verdünnter Natriumhydroxid-Lösung *R* versetzt, so tritt eine Farbvertiefung nach Braunrot ein.

B. Ein Papierstreifen wird mit einer Mischung aus 10 Volumteilen einer 0,3prozentigen Lösung (G/V) von Kupfer(II)-acetat *R*, 50 Volumteilen Äthanol *R* und 5 Volumteilen Guajak-Tinktur *R* getränkt. 5 ml Urtinktur werden in ein Reagenzglas gegeben, das mit dem noch feuchten Reagenzpapier abgedeckt wird, und vorsichtig bis fast zum Sieden erhitzt; dabei färbt sich der Papierstreifen blau.

C. Chromatographie: Die Prüfung erfolgt dünnschichtchromatographisch auf einer Schicht von Kieselgel H *R*.

Untersuchungslösung: Urtinktur.

Vergleichslösung: 10 mg Rutin *R* und 10 mg Quercetin *RN* werden in 10 ml Methanol *R* gelöst.

Aufgetragen werden getrennt je 10 µl Untersuchungs- und Vergleichslösung. Die Chromatographie erfolgt über eine Laufstrecke von 15 cm mit einer Mischung aus 50 Volumteilen Chloroform *R*, 42 Volumteilen Essigsäure 98 % *R* und 8 Volumteilen Wasser. Nach dem Verdunsten der mobilen Phase werden die Chromatogramme zuerst mit einer 1prozentigen Lösung (G/V) von Diphenylboryloxyäthylamin *R* in Methanol *R*, danach mit einer 5prozentigen Lösung (G/V) von Polyäthylenglycol 400 *R* besprüht und im ultravioletten Licht bei 365 nm ausgewertet.

Das Chromatogramm der Vergleichslösung zeigt im mittleren Rf-Bereich den gelbroten Fleck des Quercetins und im unteren Rf-Bereich den ebenfalls gelbroten Fleck des Rutins.

Im Chromatogramm der Untersuchungslösung treten folgende Flecke auf: In Höhe des Rutins ein gelbroter und knapp darüber ein blaugrüner Fleck, im Bereich zwischen Rutin und Quercetin weitere zwei bis drei gelbe und gelbrote Flecke, knapp über dem Fleck des Quercetins ein blaugrüner und ein gelber Fleck sowie im oberen Rf-Bereich ein weiterer blaugrüner Fleck.

PRÜFUNG AUF REINHEIT

Relative Dichte (Ph. Eur.): 0,965 bis 0,976.

Trockenrückstand (DAB): Mindestens 3,0 Prozent.

LAGERUNG

Vor Licht geschützt.

Pulmonaria officinalis

Pulmonaria vulgaris

Verwendet werden die frischen, oberirdischen Teile blühender Pflanzen von *Pulmonaria officinalis* L.

BESCHREIBUNG

Der Stengel der perennierenden Pflanze ist meist 10 bis 20 oder auch bis 30 cm hoch, locker mit abstehenden, etwas starren Borstenhaaren und besonders im Bereich des Blütenstandes mit kurzen, nicht klebrigen Drüsenhaaren besetzt. Er trägt 4 bis 7 wechselständige Laubblätter.

Die unteren Laubblätter sind spatelig eiförmig, in einen kurzen, geflügelten Blattstiel verschmälert. Die oberen sind länglich eiförmig und sitzend. Sie sind meist 4 bis 6 cm lang, etwa 1 bis 2, selten bis 3 cm breit, mehr oder weniger scharf zugespitzt und ganzrandig. Die rauh behaarte Oberseite erscheint frisch grün, nur selten schwach weißlich gefleckt, die Unterseite bläulichgrün. Nur die tiefersitzenden Blätter lassen unterseits eine schwach hervortretenden Nervatur erkennen.

Die Blüten stehen in endständigen, vielblütigen, nur am Grund mit Hochblättern versehenen Doppelwickeln auf einem kurzen, dicht mit langen und kurzen Borsten- sowie Drüsenhaaren besetzten Stiel. Der Kelch ist röhrigglockig, zur Blütezeit 3 bis 6 mm lang, schwach netznervig. Die fünf freien, dreieckigen, gerade vorgestreckten, zuweilen bläulich überlaufenen Zähne der Kelchblätter erreichen nur ein Fünftel bis ein Drittel der Länge der Kelchröhre. Die Krone ist röhrigglockig mit fünf abgerundeten Zipfeln, 13 bis 18 mm lang, anfangs rosafarben, später bläulich violett bis mehr rötlichviolett, selten weiß, außen kahl und nur in der Röhre mit einem Haarring aus fünf Gruppen von Schlundhaaren versehen. Die fünf Staubblätter sind mit ihren kurzen Filamenten im Schlund oder in der Mitte der Kronröhre mit dieser verwachsen. Der aus zwei Fruchtblättern gebildete Fruchtknoten ist oberständig, viergeteilt, kurz behaart und trägt einen zwischen den Fruchtblättern eingeschlossenen, kurzen oder längeren Griffel mit kopfiger oder etwas geteilter Narbe.

ARZNEIFORMEN

HERSTELLUNG

Urtinktur und flüssige Verdünnungen nach Vorschrift 2a.

EIGENSCHAFTEN

Die Urtinktur ist eine goldbraune Flüssigkeit ohne besonderen Geruch und Geschmack.

PRÜFUNG AUF IDENTITÄT

A. Wird 1 ml Urtinktur mit 0,1 ml Blei(II)-acetat-Lösung *R* versetzt, entsteht ein brauner, voluminöser Niederschlag.

B. 5 ml Urtinktur werden in einem Metalltiegel auf dem Wasserbad eingeengt. Der Tiegel wird anschließend noch 1 Minute lang bei leuchtender Flamme erhitzt. Wird der Rückstand mit 0,1 g Calciumfluorid *R* und 1 ml Schwefelsäure *R* versetzt, färbt das entstehende Gas ein mit einer 20prozentigen Lösung (G/V) von Ammoniummolybdat *R* getränktes Filterpapier gelb.

C. Wird 1 ml Urtinktur mit 10 ml Wasser versetzt und kräftig geschüttelt, entsteht ein mindestens 1 Stunde lang beständiger Schaum.

D. 1,0 ml Urtinktur wird auf dem Wasserbad eingeengt. Der Rückstand wird mit 3,0 ml Phosphat-Pufferlösung *p*H 7,4 *R* gut durchmischt und 10 Minuten lang auf dem Wasserbad erhitzt. Nach dem Abkühlen wird durch ein Faltenfilter filtriert. 1,0 ml des Filtrats wird mit 1,0 ml Blutkörperchensuspension *RH* leicht geschüttelt; nach 30 Minuten wird erneut geschüttelt. Nach 3 Stunden langem Stehenlassen bei Raumtemperatur muß eine klare, rote Lösung ohne Bodensatz entstanden sein.

E. Chromatographie: Die Prüfung erfolgt dünnschichtchromatographisch auf einer Schicht von Kieselgel HF$_{254}$ *R*.

Untersuchungslösung: Urtinktur.

Vergleichslösung: 10 mg Phenazon *R*, 10 mg Quercetin *RN* und 10 mg Sennosid B *R* werden in 10 ml Methanol gelöst.

Aufgetragen werden getrennt 30 μl Untersuchungslösung und 10 μl Vergleichslösung. Die Chromatographie erfolgt über eine Laufstrecke von 15 cm mit einer Mischung von 40 Volumteilen n-Propanol *R*, 40 Volumteilen Äthylacetat *R* und 20 Volumteilen Wasser. Nach Verdunsten der mobilen Phase werden die Chromatogramme im ultravioletten Licht bei 254 nm ausgewertet.

Das Chromatogramm der Vergleichslösung zeigt im unteren Drittel der Rf-Bereiches den Fleck des Sennosids B, am Übergang vom mittleren zum oberen Drittel den Fleck des Phenazons und knapp unterhalb der Front den Fleck des Quercetins.

Das Chromatogramm der Untersuchungslösung zeigt folgende Flecke: knapp unterhalb der Vergleichssubstanz Sennosid B einen Fleck und wenig darüber zwei Flecke, unterhalb der Vergleichssubstanz Phenazon zwei Flecke, knapp darüber einen schwachen Fleck und etwa in Höhe der Vergleichssubstanz Quercetin einen Fleck.

PRÜFUNG AUF REINHEIT

Relative Dichte (Ph. Eur.): 0,934 bis 0,954.

Trockenrückstand (DAB): Mindestens 1,6 Prozent.

LAGERUNG

Vor Licht geschützt.

Punica granatum

Granatum

Verwendet wird die getrocknete Rinde der oberirdischen Achsen und der Wurzeln von *Punica granatum* L. Sie enthält mindestens 4,0 Prozent mit Hautpulver fällbare Gerbstoffe, berechnet als Pyrogallol.

BESCHREIBUNG

Die Droge hat keinen Geruch, aber herben, nicht bitteren Geschmack.

Sie besteht aus verschieden langen, einfach oder doppelt eingerollten oder ziemlich flachen oder unregelmäßig verbogenen, bis 3 mm dicken, außen meist grauen bis bräunlichen, stumpfen, längsrunzeligen Stücken. Sie tragen längsgestreckte, hellbräunliche Lenticellen und gelegentlich Seitenastnarben (junge Achsenrinde) oder längsgefurchte Borke (ältere Achsenrinde). Innen sind sie längsgestreift, hell gelblichbraun bis dunkel rötlich braun. Die Stücke können auch sehr unregelmäßig, häufig wenig gewölbt, beiderseits gräulich gelblichbraun, außen verschieden strukturiert und innen meist glatt sein (Wurzelrinde).

Mikroskopische Merkmale: Die Rinde dünner Achsen wird außen begrenzt von nur wenigen Lagen im Querschnitt wenig tangential gestreckter Korkzellen, deren Innenwände stark verdickt, fein getüpfelt und verholzt sind. Das Lumen ist bisweilen von dunkel gelblichem, körnigem Inhalt erfüllt. Unter dem Phellogen folgen 1 bis 3 Lagen Phellodermzellen. Die relativ schmale primäre Rinde besteht aus tangential gestreckten, derbwandigen Zellen, die meist Stärke und nur vereinzelt je einen Calciumoxalateinzelkristall enthalten. Die breite sekundäre Rinde ist aus jeweils dreireihigen Bändern zusammengesetzt: eine Reihe besteht aus meist isodiametrischen, je eine etwa 15 μm große, etwas unregelmäßige Calciumoxalatdruse führenden Zellen, eine weitere aus obliterierten Siebelementen und die dritte aus etwas tangential gestreckten, stärkeführenden Parenchymzellen. Sie wird durchzogen von nur wenig geschlängelten, meist einreihigen, außen stark trichterförmig verbreiterten primären sowie sekundären Markstrahlen. In den inneren Teilen der primären und in den äußeren Teilen der sekundären Rinde finden sich einzeln oder in kleinen Gruppen ovale bis unregelmäßige, etwa 35 bis 150, selten bis 200 μm große Steinzellen mit deutlich geschichteter, getüpfelter, häufig schwach verholzter Wand. Die stärkeführenden Parenchymzellen enthalten einzelne, selten zusammengesetzte, bis etwa 8 μm große Stärkekörner.

Die Rinde stärkerer Achsen sowie der Wurzeln wird außen von einer verschieden dicken Borke begrenzt und besteht nur aus sekundärer Rinde, ist aber sonst wie die Rinde dünner Achsen gebaut.

PRÜFUNG AUF IDENTITÄT

Prüflösung: 1g grob gepulverte Droge (710) wird mit 10 ml Äthanol 90% *RN* 5 Minuten lang auf dem Wasserbad unter Rückfluß erhitzt; anschließend wird abfiltriert.

A. Wird 1 ml Prüflösung mit 0,1 ml verdünnter Natriumhydroxid-Lösung *R* versetzt, fällt ein gelblichbrauner Niederschlag aus.
B. Wird 1 ml Prüflösung mit 0,1 ml Eisen(III)-chlorid-Lösung *R* 1 versetzt, färbt sich die Mischung blauschwarz.
C. 0,5 g grob gepulverte Droge (710) werden mit 5 ml Äther *R* und 1 ml einer 15prozentigen Lösung (G/V) von Natriumhydroxid *R* 10 Minuten lang geschüttelt. Die abgetrennte Ätherphase wird filtriert und nach Zugabe von 0,1 ml 0,5 N-Salzsäure vorsichtig eingeengt. Der Rückstand färbt sich nach Zugabe von 0,1 ml Dragendorffs-Reagenz *R* orangerot.
D. Chromatographie: Die Prüfung erfolgt dünnschichtchromatographisch auf einer Schicht von Kieselgel HF$_{254}$ *R*.

   Untersuchungslösung: Prüflösung.

   Vergleichslösung: 30 mg Tannin *R* und 10 mg Gallussäure *RN* werden in 10 ml Aceton *R* gelöst.

   Aufgetragen werden getrennt je 15 μl Untersuchungs- und Vergleichslösung. Die Chromatographie erfolgt über eine Laufstrecke von 15 cm mit einer Mischung von 80 Volumteilen Äthylacetat *R*, 10 Volumteilen wasserfreier Ameisensäure *R* und 10 Volumteilen Wasser. Nach Verdunsten der mobilen Phase werden die Chromatogramme zunächst im ultravioletten Licht bei 254 nm ausgewertet.

   Das Chromatogramm der Vergleichslösung zeigt im mittleren Drittel des Rf-Bereiches den langgezogenen Fleck des Tannins und im oberen Drittel den Fleck der Gallussäure.

Das Chromatogramm der Untersuchungslösung zeigt wenig über dem Start einen Fleck, am Übergang vom unteren zum mittleren Drittel einen Fleck, in Höhe der Vergleichssubstanz Tannin einen auseinandergezogenen Fleck und oberhalb der Vergleichssubstanz Gallussäure einen Fleck.

Dann werden die Chromatogramme mit einer 1prozentigen Lösung (G/V) von Diphenylboryloxyäthylamin *R* in Methanol *R* und danach mit einer 5prozentigen Lösung (G/V) von Polyäthylenglykol 400 *R* in Methanol *R* besprüht und im ultravioletten Licht bei 365 nm ausgewertet.

Das Chromatogramm der Vergleichslösung zeigt im mittleren Drittel des Rf-Bereiches den langgezogenen, blauen Fleck des Tannins und im oberen Drittel den leuchtend blauen Fleck der Gallussäure.

Das Chromatogramm der Untersuchungslösung zeigt wenig über dem Start einen dunkelorangefarbenen Fleck, am Übergang vom unteren zum mittleren Drittel einen blauen Fleck, in Höhe der Vergleichssubstanz Tannin einen langgezogenen gelbgrünen Fleck sowie knapp oberhalb der Vergleichssubstanz Gallussäure einen grünen und dicht darüber einen blauen Fleck.

PRÜFUNG AUF REINHEIT

Fremde Bestandteile (Ph. Eur.): Höchstens 2 Prozent; ein mikroskopisches Präparat der grob gepulverten Droge (710) mit Eisen(III)-chlorid-Lösung *R* 1 darf nur blauschwarz gefärbte Teilchen erkennen lassen.

Asche (DAB): Höchstens 15,0 Prozent.

GEHALTSBESTIMMUNG

Etwa 0,50 g grob gepulverte Droge (710), genau gewogen, werden mit 150 ml Wasser in einen Erlenmeyerkolben gegeben, zum Sieden erhitzt und anschließend im Wasserbad 30 Minuten lang erwärmt. Die unter fließendem Wasser abgekühlte Mischung wird in einen 250-ml-Meßkolben gebracht und mit Wasser aufgefüllt. Nach dem Absetzen wird die Flüssigkeit durch ein Papierfilter von 12 cm Durchmesser filtriert. Die ersten 50 ml Filtrat werden verworfen. Der Rest wird für die Gehaltsbestimmung verwendet.

Bestimmung der Gesamtgerbstoffe: 5,0 ml Filtrat werden in einem Meßkolben mit Wasser zu 25,0 ml verdünnt. 2,0 ml dieser Lösung werden mit 1,0 ml Wolframatophosphorsäure-Lösung *R* und 17,0 ml einer 38prozentigen Lösung (G/V) von Natriumcarbonat *R* versetzt. Die Extinktion (E_1) wird genau 2 Minuten nach dem letzten Reagenzzusatz bei 750 nm in einer Schichtdicke von 1 cm gegen Wasser gemessen.

Bestimmung der durch Hautpulver nicht gefällten Gerbstoffe: 10,0 ml Filtrat werden mit 0,10 g Hautpulver *CRS* versetzt und 60 Minuten lang kräftig geschüttelt. Nach dem Filtrieren werden 5,0 ml Filtrat in einem Meßkolben mit Wasser zu 25,0 ml verdünnt. 2,0 ml dieser Lösung werden mit den unter „Bestimmung der Gesamtgerbstoffe" angegebenen Reagenzmengen versetzt und die Extinktion (E_2) unter gleichen Bedingungen gemessen.

Vergleichslösung: 50,0 mg Pyrogallol R, genau gewogen, werden in einem 100-ml-Meßkolben mit Wasser zu 100,0 ml gelöst. In einem zweiten 100-ml-Meßkolben werden 5,0 ml dieser Lösung mit Wasser zu 100,0 ml verdünnt. 2,0 ml dieser Lösung werden mit den unter „Bestimmung der Gesamtgerbstoffe" angegebenen Reagenzmengen versetzt und die Extinktion (E_3) unter gleichen Bedingungen gemessen.

Die Lösung ist während der Bestimmung vor Licht und Luft geschützt aufzubewahren. Die Extinktion muß innerhalb von 30 Minuten nach Herstellen der Lösung gemessen werden.

Der Prozentgehalt x_{proz} an mit Hautpulver fällbaren Gerbstoffen, berechnet als Pyrogallol, wird nach folgender Formel berechnet:

$$x_{proz} = \frac{(E_1 - E_2) \times 3{,}125}{E_3 \times e}$$

e = Einwaage an Droge in g.

ARZNEIFORMEN

HERSTELLUNG

Urtinktur aus der grob gepulverten Droge (710) und flüssige Verdünnungen nach Vorschrift 4a mit Äthanol 86 Prozent.

EIGENSCHAFTEN

Die Urtinktur ist eine orangebraune Flüssigkeit ohne besonderen Geruch und mit leicht zusammenziehendem Geschmack.

PRÜFUNG AUF IDENTITÄT

Die Urtinktur gibt die bei der Droge beschriebenen Identitätsreaktionen A, B und D. Prüflösung ist die Urtinktur.

C. 5 ml Urtinktur werden auf dem Wasserbad eingeengt. Der Rückstand färbt sich nach Zugabe von 0,1 ml Dragendorffs-Reagenz R orangerot.

PRÜFUNG AUF REINHEIT

Relative Dichte (Ph. Eur.): 0,834 bis 0,852.

Trockenrückstand (DAB): Mindestens 1,1 Prozent.

LAGERUNG

Vor Licht geschützt.

Pyrit

Verwendet wird das natürlich vorkommende Mineral Pyrit mit einem Gehalt von mindestens 90 Prozent FeS_2 (MG 120,0).

BESCHREIBUNG

Messinggelbe, oft goldgelb, braun oder bunt angelaufene, metallisch glänzende Einzelkristalle oder Kristallaggregate. Der Habitus der Kristalle ist hexaedrisch, oktaedrisch, pentagondodekaedrisch, kubooktaedrisch oder ikosaedrisch. Die Härte nach Mohs beträgt 6,0 bis 6,5.
Die Farbe des gepulverten Minerals ist grünlichschwarz bis bräunlichschwarz.

PRÜFUNG AUF IDENTITÄT

A. Etwa 100 mg gepulverte Substanz (90) werden in einem Reagenzglas mit 3 ml Salzsäure *R* 1 versetzt und 2 Minuten lang zum Sieden erhitzt. Dann wird mit 2 ml Wasser verdünnt und filtriert. Wird das Filtrat mit 1 ml Kaliumhexacyanoferrat(III)-Lösung *R* versetzt, entsteht ein tiefblauer, in Salzsäure *R* unlöslicher Niederschlag.

B. Etwa 50 mg gepulverte Substanz (90) werden in einem Reagenzglas mit 2 ml verdünnter Salzsäure *R* versetzt und mit eingelegtem, feuchtem Blei(II)-acetat-Papier *R* eine Stunde lang stehengelassen. Nach Zugabe von 0,2 g Zinkstaub *R* zu der Suspension färbt sich das bis dahin unveränderte Blei(II)-acetat-Papier *R* augenblicklich schwarzbraun.

PRÜFUNG AUF REINHEIT

Fremde Minerale: Kristalle die in Habitus, Farbe, Glanz oder Härte abweichen, dürfen nicht enthalten sein. Besonders zu achten ist auf Kristalle, die in Farbe, Glanz und Härte mit Pyrit übereinstimmen, jedoch tafeligen, säuligen, pyramidalen oder nadeligen Habitus aufweisen (Markasit).

Säureunlösliche Bestandteile: Höchstens 5 Prozent; der unter „Gehaltsbestimmung" im Tiegel verbliebene Rückstand wird 2 Stunden lang bei 105 bis 110 °C getrocknet. Nach dem Erkalten wird gewogen.

GEHALTSBESTIMMUNG

Etwa 0,500 g gepulverte Substanz (90), genau gewogen, werden in einem Porzellantiegel 1 Stunde lang bei 600 °C erhitzt. Nach dem Abkühlen wird der rötlichbraune Rückstand mit 5 ml Salzsäure R 1 versetzt. Mit einem Uhrglas wird abgedeckt und auf kleiner Flamme erwärmt, bis alle dunklen Teilchen gelöst sind. Danach wird mit 5 ml Wasser verdünnt und durch einen tarierten Glassintertiegel Nr. 40 (Ph. Eur.) in einen 50-ml-Meßkolben filtriert. Mit einer auf etwa 40 °C erwärmten Mischung von 1 Volumteil Salzsäure R 1 und 24 Volumteilen Wasser wird nachgespült und nach dem Erkalten zur Marke aufgefüllt. 10,0 ml dieser Lösung werden in einem Erlenmeyerkolben mit Schliffstopfen mit 5 ml verdünnter Schwefelsäure R und 1,5 g Kaliumjodid R versetzt. Nach fünfminütigem Stehenlassen in verschlossenem Gefäß wird mit 0,1 N-Natriumthiosulfat-Lösung unter Zusatz von Stärke-Lösung R titriert.

1 ml 0,1 N-Natriumthiosulfat-Lösung entspricht 12,00 mg FeS_2.

ARZNEIFORMEN

Die 1. Dezimalverreibung muß mindestens 8,5 und darf höchstens 10,3 Prozent FeS_2 enthalten.

HERSTELLUNG

Verreibungen nach Vorschrift 6.

EIGENSCHAFTEN

Die 1. Dezimalverreibung ist ein graues Pulver.

PRÜFUNG AUF IDENTITÄT

A. 1 g der 1. Dezimalverreibung wird mit 10 ml Wasser in einem Zentrifugenglas aufgeschüttelt. Nach dem Zentrifugieren wird die überstehende Flüssigkeit verworfen; der Vorgang wird zweimal wiederholt. Der verbliebene Bodensatz wird wie für die Substanz unter ,,Prüfung auf Identität" beschrieben gelöst. Die erhaltene Lösung gibt die Identitätsreaktion A der Substanz.

B. 0,5 g der 1. Dezimalverreibung werden wie unter Identitätsreaktion A beschrieben vom Milchzucker befreit. Der erhaltene Bodensatz wird wie bei der Substanz unter Identitätsreaktion B angegeben geprüft.

GEHALTSBESTIMMUNG

Etwa 1,00 g der 1. Dezimalverreibung, genau gewogen, wird in einem Porzellantiegel auf kleiner Flamme verascht und der Rückstand 1 Stunde lang bei 600 °C erhitzt. Nach dem Abkühlen wird der rötlichbraune Rückstand mit 1 ml Salzsäure R 1 auf kleiner Flamme bei aufgelegtem Uhrglas erwärmt, bis keine dunklen Teilchen mehr zu erkennen sind. Die Lösung wird mit insgesamt etwa 10 ml Wasser quantitativ in einen 100-ml-Erlenmeyerkolben mit Schliffstopfen gespült. Nach Zusatz von 5 ml verdünnter Schwefelsäure R und 1,5 g Kaliumjodid R wird der Eisengehalt wie bei der Substanz unter ,,Gehaltsbestimmung" angegeben bestimmt.

Quarz

Verwendet wird Bergkristall mit einem Gehalt von mindestens 99 Prozent Siliciumdioxid (SiO_2, MG 60,1).

BESCHREIBUNG

Bergkristall bildet glasklare, farblose Kristalle mit Glasglanz, die einzeln oder in Drusen vorkommen. Die Habitusarten sind hexagonal, z. B. hexagonal-dipyramidal (Dihexaeder) oder hexagonalsäulig rhomboedrisch terminiert. Häufig sind die Kristalle verzerrt oder gedreht. Die Prismenflächen weisen horizontale Streifung auf.

Die Härte nach Mohs beträgt 7.

Die Farbe der gepulverten Substanz ist weiß bis grauweiß. Die Substanz ist unlöslich in Wasser, Laugen und Säuren außer Flußsäure.

PRÜFUNG AUF IDENTITÄT

A. Beim Glühen in einem Metalltiegel bleibt die Substanz unverändert. Sie gibt die Reaktion b) auf Silikat (Ph. Eur.).

B. 0,5 g Substanz werden in einem Metalltiegel mit 3 g Natriumhydroxid *R* geschmolzen. Die Schmelze wird in heißem Wasser gelöst; das Filtrat gibt mit einem geringen Überschuß Salzsäure *R* beim Kochen einen weißen, gallertartigen Niederschlag.

C. Die gepulverte Substanz (90) zeigt unter dem Mikroskop farblose Teilchen, die wie Glassplitter aussehen.

PRÜFUNG AUF REINHEIT

pH-Wert (Ph. Eur.): 1,0 g Substanz wird mit 25 ml kohlendioxidfreiem Wasser *R* geschüttelt. Der pH-Wert der Suspension muß zwischen 5 und 7 liegen.

Eisen (Ph. Eur.): 1,0 g gepulverte Substanz (90) wird mit 2 ml Salzsäure *R* 1 und 38 ml Wasser eine Minute lang zum Sieden erhitzt. Nach dem Erkalten wird filtriert und das Filtrat mit verdünnter Ammoniaklösung *R* 1 neutralisiert. Mit Wasser wird zu 50 ml ergänzt; 1,25 ml dieser Lösung werden mit Wasser zu 10 ml verdünnt. Mit dieser Lösung wird die Grenzprüfung auf Eisen Methode B durchgeführt (400 ppm).

Mit Flußsäure nicht flüchtige Bestandteile: Höchstens 0,7 Prozent. Der unter ,,Glühverlust" erhaltene Rückstand wird mit 0,5 ml Schwefelsäure *R* und 15 ml Flußsäure *R* befeuchtet und vorsichtig auf einem Sandbad erhitzt, bis sich die Säure verflüchtigt hat. Nach dem Abkühlen wird erneut mit 5 ml Flußsäure *R* und 0,1 ml Schwefelsäure *R* versetzt, zunächst bis zur Trockne erhitzt und dann bei etwa 800 °C bis zum konstanten Gewicht geglüht. Nach dem Erkalten wird gewogen.

Glühverlust: Höchstens 0,5 Prozent, bestimmt mit 0,50 g der bei 105 °C getrockneten Substanz durch Glühen bei etwa 800 °C in einem Platintiegel.

ARZNEIFORMEN

Die 1. Dezimalverreibung muß mindestens 9,5 und darf höchstens 10,5 Prozent Siliciumdioxid enthalten.

HERSTELLUNG

Verreibungen nach Vorschrift 6.

EIGENSCHAFTEN

Die 1. Dezimalverreibung ist ein weißes Pulver.

PRÜFUNG AUF IDENTITÄT

Der bei der Gehaltsbestimmung erhaltene Rückstand wird in einem Metalltiegel mit 3 g Natriumhydroxid R geschmolzen. Die Schmelze wird nach Zusatz von 10 ml Wasser unter Erwärmen gelöst; das Filtrat gibt mit einem geringen Überschuß Salzsäure R beim Kochen einen weißen, gallertartigen Niederschlag.

GEHALTSBESTIMMUNG

Etwa 2,00 g der 1. Dezimalverreibung, genau gewogen, werden in einem bei 800 °C bis zur Gewichtskonstanz geglühten Porzellantiegel genau eingewogen und vorsichtig unter langsamer Temperatursteigerung zuerst bis zum Verglimmen und dann auf etwa 800 °C erhitzt, bis der Rückstand farblos ist. Falls kein weißer Rückstand hinterbleibt, werden zu der erkalteten Masse wiederholt einige Tropfen Salpetersäure R gegeben; nach vorsichtigem Erhitzen wird der Rückstand erneut bei etwa 800 °C geglüht. Nach Erkalten im Exsikkator wird gewogen. Dabei muß der Rückstand mindestens 9,5 und darf höchstens 10,5 Prozent betragen.

Quercus, äthanol. Decoctum

Verwendet wird die getrocknete Rinde junger Zweige und Stockausschläge von *Quercus robur* L. und *Quercus petraea* (MATT.) LIEBL. Sie enthält mindestens 3,0 Prozent mit Hautpulver fällbare Gerbstoffe, berechnet als Pyrogallol.

BESCHREIBUNG

Die rinnen- bis röhrenförmig eingerollten, bis 3 mm dicken Rindenstücke sind außen graubraun bis silbergrau, glatt, glänzend und mit wenigen, etwas quergestreckten Lentizellen besetzt. Die Innenseite ist hellbraun bis rotbraun und matt.

Sie besitzt auffällig hervortretende, 0,5 bis 1,0 mm breite Längsleisten. Der Bruch ist splitterig und grobfaserig.

Mikroskopische Merkmale: Die rotbraune Korkschicht besteht aus zahlreichen Lagen dünnwandiger, flacher Zellen. Darunter folgen zumeist einige Lagen kollenchymatisch verdickter Zellen. Die Außenrinde besteht aus dünnwandigem Parenchym. An der Grenze zwischen Außen- und Innenrinde verläuft ein Ring aus vereinzelten Bündeln stark verdickter, farbloser Fasern und Steinzellgruppen.

Die Innenrinde wird von einreihigen, seltener zweireihigen Markstrahlen durchzogen. In tangentialen Bändern angeordnete Gruppen von englumigen Fasern mit gelber, getüpfelter Wand wechseln mit Schichten von Parenchymzellen und Siebröhren ab. Die Faserbündel werden von zahlreichen Kristallzellreihen mit Einzelkristallen umgeben. In der gesamten Rinde kommen Zellen mit Calciumoxalatdrusen sowie einzelne oder in Gruppen vereinigte Steinzellen vor, deren stark verdickte, verholzte und geschichtete Wände deutlich sichtbare Tüpfelkanäle aufweisen.

PRÜFUNG AUF IDENTITÄT

Prüflösung: 1 g grob gepulverte Droge (710) wird mit 10 ml Äthanol 30 Prozent 30 Minuten lang im Wasserbad unter Rückfluß erhitzt. Nach dem Abkühlen wird abfiltriert.

A. Werden 0,5 ml Prüflösung mit 10 ml Wasser und 2 ml einer 10prozentigen Lösung (G/V) von Ammoniumeisen(II)-sulfat *R* versetzt, wird die Mischung trüb und färbt sich graublau; nach dem Absetzen ist die überstehende Flüssigkeit bläulich gefärbt.

B. Werden 0,1 ml Prüflösung mit 100 ml Wasser und 0,1 ml einer 10prozentigen Lösung (G/V) von Eisen(III)-chlorid *R* in Äthanol *R* versetzt, entsteht nach Umschütteln eine graublaue bis graugrüne Färbung.

C. Wird 1 ml Prüflösung mit 2 ml einer 1prozentigen Lösung (G/V) von Vanillin *R* in Salzsäure *R* versetzt, färbt sich die Flüssigkeit rot.

D. Chromatographie: Die Prüfung erfolgt dünnschichtchromatographisch auf einer Schicht von Kieselgel H *R*.

Untersuchungslösung: Prüflösung.

Vergleichslösung: 30 mg Tannin *R* und 10 mg Gallussäure *RN* werden in 10 ml Aceton *R* gelöst.

Aufgetragen werden getrennt je 20 µl Untersuchungs- und Vergleichslösung. Die Chromatographie erfolgt über eine Laufstrecke von 15 cm mit einer Mischung aus 80 Volumteilen Äthylacetat *R*, 10 Volumteilen wasserfreier Ameisensäure *R* und 10 Volumteilen Wasser. Nach Verdunsten der mobilen

Phase werden die Chromatogramme mit einer 1prozentigen Lösung (G/V) von Diphenylboryläthylamin R in Methanol R und danach mit einer 5prozentigen Lösung (G/V) von Polyäthylenglykol 400 R in Methanol R besprüht und im ultravioletten Licht bei 365 nm ausgewertet.

Das Chromatogramm der Vergleichslösung zeigt im mittleren Drittel des Rf-Bereiches den etwas langgezogenen blauen Fleck des Tannins und im oberen Drittel den leuchtend blauen Fleck der Gallussäure.

Das Chromatogramm der Untersuchungslösung zeigt folgende Flecke: in Höhe der Vergleichssubstanz Tannin einen etwas langgezogenen blaugrünen Fleck, unterhalb davon einen blauen und einen rötlichen Fleck sowie im unteren Drittel des Rf-Bereiches einige gelbliche und blaue Flecke; in Höhe der Vergleichssubstanz Gallussäure liegen ein blaugrüner und ein blauer Fleck und darüber ein rötlicher Fleck.

PRÜFUNG AUF REINHEIT

Fremde Bestandteile (Ph. Eur.): Höchstens 5 Prozent.

Sulfatasche (Ph. Eur.): Höchstens 8,0 Prozent, bestimmt mit 1,00 g grob gepulverter Droge (710).

Asche (DAB): Höchstens 4,5 Prozent.

GEHALTSBESTIMMUNG

Etwa 0,5 g grob gepulverte Droge (710), genau gewogen, werden mit 150 ml Wasser in einen Erlenmeyerkolben gegeben, zum Sieden erhitzt und anschließend im Wasserbad 30 Minuten lang erwärmt. Die unter fließendem Wasser abgekühlte Mischung wird in einen 250-ml-Meßkolben überführt und mit Wasser aufgefüllt. Nach dem Absetzen wird durch ein Papierfilter von 12 cm Durchmesser filtriert. Die ersten 50 ml Filtrat werden verworfen. Der Rest wird für die Gehaltsbestimmung verwendet.

Bestimmung der Gesamtgerbstoffe: 5,0 ml Filtrat werden in einem Meßkolben mit Wasser zu 25,0 ml verdünnt. 2,0 ml dieser Lösung werden mit 1,0 ml Wolframatophosphorsäure-Lösung R und 17,0 ml einer 38prozentigen Lösung (G/V) von Natriumcarbonat R versetzt. Die Extinktion (E_1) wird genau 2 Minuten nach dem letzten Reagenzzusatz bei 750 nm in einer Schichtdicke von 1 cm gegen Wasser gemessen.

Bestimmung der durch Hautpulver nicht gefällten Gerbstoffe: 10,0 ml Filtrat werden mit 0,10 g Hautpulver CRS versetzt und 60 Minuten lang kräftig geschüttelt. Nach dem Filtrieren werden 5,0 ml Filtrat in einem Meßkolben mit Wasser zu 25,0 ml verdünnt. 2,0 ml dieser Lösung werden mit den unter ,,Bestimmung der

Gesamtgerbstoffe" angegebenen Reagenzmengen versetzt und die Extinktion (E_2) unter gleichen Bedingungen gemessen.

Vergleichslösung: 50,0 mg Pyrogallol R, genau gewogen, werden in einem 100-ml-Meßkolben mit Wasser zu 100,0 ml gelöst. In einem zweiten 100-ml-Meßkolben werden 5,0 ml dieser Lösung mit Wasser zu 100,0 ml verdünnt. 2,0 ml dieser Lösung werden mit den unter „Bestimmung der Gesamtgerbstoffe" angegebenen Reagenzmengen versetzt und die Extinktion (E_3) unter gleichen Bedingungen gemessen.

Die Lösung ist während der Bestimmung vor Licht und Luft geschützt aufzubewahren. Die Extinktion muß innerhalb von 30 Minuten nach Herstellen der Lösung gemessen werden.

Der Prozentgehalt x_{proz} an mit Hautpulver fällbaren Gerbstoffen, berechnet als Pyrogallol, wird nach folgender Formel berechnet:

$$x_{proz} = \frac{(E_1 - E_2) \times 3{,}125}{E_3 \times e}$$

e = Einwaage Droge in g.

ARZNEIFORMEN

HERSTELLUNG

Urtinktur aus der grob gepulverten Droge (710) und flüssige Verdünnungen nach Vorschrift 19f mit Äthanol 30 Prozent.

EIGENSCHAFTEN

Die Urtinktur ist eine rotbraune Flüssigkeit ohne besonderen Geruch und mit stark zusammenziehendem Geschmack.

PRÜFUNG AUF IDENTITÄT

Die Urtinktur gibt die bei der Droge beschriebenen Identitätsreaktionen A bis D. Prüflösung ist die Urtinktur.

PRÜFUNG AUF REINHEIT

Relative Dichte (Ph. Eur.): 0,954 bis 0,969.

Trockenrückstand (DAB): Mindestens 1,4 Prozent.

LAGERUNG

Vor Licht geschützt.

Ranunculus bulbosus

Verwendet wird die ganze, frische, blühende Pflanze von *Ranunculus bulbosus* L.

BESCHREIBUNG

Die Pflanze ist ausdauernd, 20 bis 40 cm hoch, am Grunde unterirdisch knollig verdickt, mit kurzem, wie abgebissenem Wurzelstock und zahlreichen Seitenwurzeln. Der Stengel ist aufrecht, wenig verzweigt, unten abstehend, oben anliegend behaart und gefurcht.

Die grundständigen Laubblätter sind langgestielt, dreizählig, das mittlere Blättchen ist langgestielt, alle sind dreispaltig bis dreiteilig mit unregelmäßig gesägt gelappten Abschnitten. Die unteren Stengelblätter sind den Grundblättern gleichgestaltet, fast sitzend, die mittleren und oberen allmählich einfacher geteilt mit schmaleren, fast lanzettlichen Abschnitten, alle stark behaart bis kahl.

Die Blüten sind glänzend goldgelb, im Durchmesser 2 bis 3 cm groß. Sie besitzen zahlreiche Staub- und Fruchtblätter sowie 5 Perianthblätter, die eiförmig, spitz, zottig behaart und an den Stengel zurückgeschlagen sind. Die 5 rundlich-eiförmigen, glänzenden, 6 bis 22 mm langen Honigblätter, deren breiter Nagel eine bedeckte Honiggrube aufweist, sind länger als die Perianthblätter.

ARZNEIFORMEN

HERSTELLUNG

Urtinktur und flüssige Verdünnungen nach Vorschrift 3a.

EIGENSCHAFTEN

Die Urtinktur ist eine grünlichgelbe bis gelbbraune Flüssigkeit ohne besonderen Geruch.

PRÜFUNG AUF IDENTITÄT

A. Wird 1 ml Urtinktur mit 0,05 ml Eisen(III)-chlorid-Lösung *R* 1 versetzt, so färbt sich die Lösung grünschwarz.

B. Die Urtinktur fluoresziert im ultravioletten Licht bei 365 nm gelb bis gelbrot.

C. Wird 1 ml Urtinktur mit 0,15 ml einer 10prozentigen Lösung (G/V) von Natriumpentacyanonitrosylferrat(II) *R* und 0,15 ml verdünnter Natriumhydroxid-Lösung *R* versetzt, so tritt Rotfärbung auf, die bei sofortigem Zusatz von 0,2 ml Essigsäure 98 % *R* kurz in Violettrot übergeht und dann verblaßt.

D. Chromatographie: Die Prüfung erfolgt dünnschichtchromatographisch auf einer Schicht von Kieselgel GF$_{254}$ *R*.

Untersuchungslösung: Urtinktur.

Vergleichslösung: 10 mg Phenacetin *RH* und 10 mg Pikrinsäure *R* werden in 10 ml Methanol *R* gelöst.

Aufgetragen werden getrennt 50 µl Untersuchungslösung und 20 µl Vergleichslösung. Die Chromatographie erfolgt über eine Laufstrecke von 10 cm mit einer Mischung von 75 Volumteilen Äthylacetat *R*, 20 Volumteilen Äthylmethylketon *R* und 5 Volumteilen wasserfreier Ameisensäure *R*. Nach Verdunsten der mobilen Phase werden im ultravioletten Licht bei 254 nm die Flecke im Chromatogramm der Vergleichslösung eingezeichnet. Phenacetin (unterer Fleck) besitzt, bezogen auf Pikrinsäure (Rst 1,0), einen Rst-Wert von 0,9. Im Chromatogramm der Untersuchungslösung sind im ultravioletten Licht bei 365 nm Flecke mit den Rst-Werten 1,07 (hellblau) und 1,22 (rötlich) (bezogen auf Pikrinsäure als Vergleich: Rst 1,0) sichtbar.

Das Chromatogramm der Untersuchungslösung wird mit einer 1prozentigen Lösung (G/V) von Natriumpentacyanonitrosylferrat(II) *R* und nach etwa 5 Minuten mit Kaliumhydroxid-Lösung *RN* besprüht. Danach wird sofort ausgewertet.

Flecke mit dem Rst-Wert 0,83 (rotviolett) (bezogen auf Phenacetin als Vergleich: Rst 1,0) und 1,06 (rotviolett) sowie 1,14 (grau) (bezogen auf Pikrinsäure als Vergleich: Rst 1,0) sind vorhanden.

PRÜFUNG AUF REINHEIT

Relative Dichte (Ph. Eur.): 0,900 bis 0,915.

Trockenrückstand (DAB): Mindestens 1,5 und höchstens 3,0 Prozent.

LAGERUNG

Vor Licht geschützt.

Vorsichtig zu lagern!

Rauwolfia serpentina

Rauwolfia

Verwendet werden die getrockneten Wurzeln von *Rauwolfia serpentina* (L.) BENTHAM ex KURZ.

Sie enthalten mindestens 1,0 Prozent Alkaloide, berechnet als Reserpin ($C_{33}H_{40}N_2O_9$, MG 609).

BESCHREIBUNG, PRÜFUNG AUF IDENTITÄT, PRÜFUNG AUF REINHEIT, GEHALTSBESTIMMUNG

Die Droge muß der Monographie RAUWOLFIAWURZEL des Arzneibuches entsprechen.

ARZNEIFORMEN

Die Urtinktur enthält mindestens 0,10 und höchstens 0,20 Prozent Alkaloide, berechnet als Reserpin.

HERSTELLUNG

Urtinktur und flüssige Verdünnungen aus der grob gepulverten Droge (710) nach Vorschrift 4a mit Äthanol 62 Prozent.

EIGENSCHAFTEN

Die Urtinktur ist eine gelbbraune Flüssigkeit von bitterem Geschmack.

PRÜFUNG AUF IDENTITÄT

A. Eine Mischung aus 1 ml Urtinktur und 3 ml verdünnter Essigsäure *R* zeigt im ultravioletten Licht bei 365 und 254 nm eine helle Fluoreszenz.

B. In der getrübten Mischung aus 1 ml Urtinktur und 2 ml Wasser bildet sich mit 0,1 ml Jod-Lösung *R* ein brauner Niederschlag.

C. Eine Mischung aus 1 ml Urtinktur und 0,5 ml Salpetersäure *R* wird intensiv rot.

D. Chromatographie: Die Prüfung erfolgt dünnschichtchromatographisch in gleicher Weise, wie unter „Prüfung auf Identität" der Droge angegeben, mit 40 µl Urtinktur als Untersuchungslösung.

PRÜFUNG AUF REINHEIT

Relative Dichte (Ph. Eur.): 0,885 bis 0,905.

Trockenrückstand (DAB): Mindestens 1,3 Prozent.

GEHALTSBESTIMMUNG

Etwa 5,00 g Urtinktur, genau gewogen, werden mit 0,20 g wasserfreiem Natriumcarbonat R und 1,0 g Kieselgur-Filtrierhilfsmittel RN gemischt und unter vermindertem Druck (höchstens 27 mbar) bis fast zur Trockne eingedampft. Der Rückstand wird vollständig in ein Chromatographierohr von etwa 1,5 cm Durchmesser und mindestens 15 cm Länge übergeführt und mit 500 ml Chloroform R eluiert. Das Eluat wird unter vermindertem Druck (höchstens 27 mbar) bis fast zur Trockne eingeengt und der Rückstand mit Chloroform R in einen 50-ml-Meßkolben übergeführt und mit Chloroform R aufgefüllt. 10,0 ml dieser Lösung werden in einem Scheidetrichter mit 20,0 ml Chloroform R, 20,0 ml Citrat-Pufferlösung pH 4,0 RN und 5,0 ml Eriochromschwarz-T-Lösung RN versetzt und kräftig geschüttelt. Die rotgefärbte, organische Phase wird durch ein Papierfilter in einen 100-ml-Meßkolben filtriert, der 10,0 ml Methanol R enthält. Die wäßrige Phase wird noch zweimal mit je 30,0 ml Chloroform R ausgeschüttelt, und die vereinigten organischen Phasen werden mit Chloroform R zu 100,0 ml verdünnt.

Die Extinktion der Lösung wird bei 520 nm in einer Schichtdicke von 1 cm gegen Chloroform R gemessen.

Der Berechnung des Gehaltes an Alkaloiden, berechnet als Reserpin, wird eine spezifische Extinktion $A_{1\,cm}^{1\%} = 350$ zugrunde gelegt.

Grenzprüfung der D 4

Die Extinktion der 4. Dezimalverdünnung wird bei 275 nm in einer Schichtdicke von 1 cm gegen Äthanol 43 Prozent gemessen. Sie darf höchstens 0,25 betragen.

LAGERUNG

Vor Licht geschützt.

Vorsichtig zu lagern!

Resina piceae

Abies nigra

Verwendet wird das getrocknete, durch Einschneiden der Rinde von *Picea mariana* (Mill.) B.S.P. gewonnene Harz.

EIGENSCHAFTEN

Gelbliche bis rötlichbraune, glasige Stücke mit glänzendem, gelblichweißem, goldgelbem oder bräunlichem Bruch, harzartigem Geruch und aromatischem Geschmack.

PRÜFUNG AUF IDENTITÄT

Prüflösung: 2 g Substanz werden 2 Stunden lang mit 20 ml Äthanol 90% *RN* gerührt und danach abfiltriert.

A. Wird 1 ml Prüflösung mit 1 ml Wasser versetzt, entsteht eine weißliche bis gelbliche Trübung, die in 2 ml verdünnter Natriumhydroxid-Lösung *R* unlöslich ist.
B. Wird 1 ml Prüflösung mit 0,5 ml Bariumhydroxid-Lösung *R* versetzt, entsteht eine gelbe Ausflockung.
C. Wird 1 ml Prüflösung mit 1 ml Salzsäure *R* 1 versetzt, entsteht ein gelbbrauner, sich rasch zusammenballender Niederschlag.
D. 3 ml Prüflösung werden auf dem Wasserbad eingeengt. Der Rückstand wird mit 2 ml Acetanhydrid *R* gründlich gemischt und über Watte abfiltriert. Wird das Filtrat mit 0,05 ml Schwefelsäure *R* versetzt, entsteht sofort eine violette Färbung, die nach 1 bis 2 Minuten in dunkelbraun übergeht.
E. Wird 1 ml Prüflösung mit 0,1 ml Eisen(III)-chlorid-Lösung *R* 1 versetzt, entsteht eine braune Färbung.
F. 2 ml Prüflösung werden mit 10 ml Petroläther *R* ausgeschüttelt. Wird die abgetrennte Petrolätherphase mit 3 ml einer 0,1prozentigen Lösung (G/V) von Kupfer(II)-acetat *R* versetzt und geschüttelt, färbt sich die organische Phase blaugrün.
G. Chromatographie: Die Prüfung erfolgt dünnschichtchromatographisch auf einer Schicht von Kieselgel HF_{254} *R*.

Untersuchungslösung: Prüflösung.

Vergleichslösung: 10 mg Eugenol *R*, 25 mg Hydrochinon *R* und 5 mg Vanillin *R* werden in 10 ml Methanol *R* gelöst.

Aufgetragen werden getrennt 10 µl Untersuchungslösung und 20 µl Vergleichslösung. Die Chromatographie erfolgt zweimal unter Zwischentrocknung im Warmluftstrom über eine Laufstrecke von 15 cm mit einer Mischung von 80 Volumteilen Toluol *R* und 20 Volumteilen Methanol *R*. Nach Verdunsten der mobilen Phasen werden die Chromatogramme im ultravioletten Licht bei 254 nm ausgewertet.

Das Chromatogramm der Vergleichslösung zeigt im oberen Teil des unteren Drittels des Rf-Bereiches den Fleck des Hydrochinons, im mittleren Drittel den Fleck des Vanillins und im unteren Teil des oberen Drittels den Fleck des Eugenols.

Das Chromatogramm der Untersuchungslösung zeigt etwa in Höhe der Vergleichssubstanz Hydrochinon ein oder zwei Flecke und zwischen den Vergleichssubstanzen Hydrochinon und Vanillin zwei Flecke; etwa in Höhe der Vergleichssubstanz Vanillin kann ein weiterer Fleck vorhanden sein. Knapp unterhalb der Vergleichssubstanz Eugenol und knapp unterhalb der Lösungsmittelfront liegt je ein weiterer Fleck.

PRÜFUNG AUF REINHEIT

Trocknungsverlust (Ph. Eur.): Höchstens 0,2 Prozent, bestimmt mit 1,00 g gepulverter Substanz (500) durch 4 Stunden langes Trocknen im Vakuumtrockenschrank.

Säurezahl (Ph. Eur.): Mindestens 140; 0,50 g Substanz werden in 50 ml des vorgeschriebenen Lösungsmittelgemisches gelöst.

Sulfatasche (Ph. Eur.): Höchstens 0,1 Prozent, bestimmt mit 1,00 g Substanz.

ARZNEIFORMEN

HERSTELLUNG

Urtinktur und flüssige Verdünnungen nach Vorschrift 4 a mit Äthanol 86 Prozent. Die 2. und 3. Dezimalverdünnung wird mit Äthanol 86 Prozent, die 4. Dezimalverdünnung mit Äthanol 62 Prozent hergestellt; die folgenden Verdünnungen werden mit Äthanol 43 Prozent hergestellt.

EIGENSCHAFTEN

Die Urtinktur ist eine gelbe bis gelbbraune Flüssigkeit mit aromatisch harzartigem Geruch und aromatischem Geschmack.

PRÜFUNG AUF IDENTITÄT

Die Urtinktur gibt die bei der Substanz beschriebenen Identitätsreaktionen A bis G. Prüflösung ist die Urtinktur.

PRÜFUNG AUF REINHEIT

Relative Dichte (Ph. Eur.): 0,840 bis 0,860.

Trockenrückstand (DAB): Mindestens 8,5 Prozent.

LAGERUNG

Vor Licht geschützt.

Rhamnus frangula

Frangula

Verwendet wird die frische Rinde der Stämme und Zweige von *Rhamnus frangula* L.

BESCHREIBUNG

Die Rinde hat keinen besonderen Geruch und stark bitteren Geschmack.
Sie ist bis 3 mm dick, außen braun bis graubraun, glatt bis längsrissig. Ihre Oberfläche ist von zahlreichen, quergestellten, weißen bis grauweißen Lentizellen durchsetzt. Unter der äußeren Korkschicht befinden sich kräftig rot gefärbte Korkzellen. Die Innenseite der Rinde ist glatt, fein längsfaserig und grün bis gelb gefärbt.

ARZNEIFORMEN

HERSTELLUNG

Urtinktur und flüssige Verdünnungen nach Vorschrift 3a.

EIGENSCHAFTEN

Die Urtinktur ist eine rötlichbraune Flüssigkeit mit aromatischem Geruch und bitterem Geschmack.

PRÜFUNG AUF IDENTITÄT

3 ml Urtinktur werden mit 25 ml verdünnter Salzsäure *R* im Wasserbad 15 Minuten lang erhitzt. Nach dem Abkühlen wird die Lösung in einem Scheidetrichter mit 20 ml Äther *R* ausgeschüttelt. Wird die abgetrennte Ätherschicht mit 10 ml verdünnter Ammoniaklösung *R* 1 ausgeschüttelt, färbt sich die ammoniakalische Schicht purpurrot.

PRÜFUNG AUF REINHEIT

Chromatographie: Die Prüfung erfolgt dünnschichtchromatographisch auf einer Schicht von Kieselgel HF_{254} *R*.

Untersuchungslösung: Urtinktur.

Vergleichslösung: 10 mg Dihydroxyanthrachinon *R*, 10 mg Khellin *RN* und 10 mg Barbaloin *R* werden in 10 ml Methanol *R* gelöst.

Aufgetragen werden getrennt je 10 μl Untersuchungs- und Vergleichslösung. Die Chromatographie erfolgt über eine Laufstrecke von 10 cm mit einer Mischung von 77 Volumteilen Äthylacetat *R*, 13 Volumteilen Methanol *R* und 10 Volumteilen Wasser. Nach Verdunsten der mobilen Phase werden die Chromatogramme im ultravioletten Licht bei 254 nm ausgewertet.

Das Chromatogramm der Vergleichslösung zeigt im unteren Teil des mittleren Drittels des Rf-Bereiches den Fleck des Barbaloins, im oberen Teil des mittleren Drittels den Fleck des Khellins und im oberen Drittel den Fleck des Dihydroxyanthrachinons.

Die Chromatogramme werden mit einer 5prozentigen Lösung (G/V) von Kaliumhydroxid *R* in Äthanol 50% *RN* besprüht, 15 Minuten lang auf 100 bis 105 °C erhitzt und sofort nach dem Erhitzen im Tageslicht ausgewertet.

Im Chromatogramm der Vergleichslösung erscheint der Fleck des Barbaloins rotbraun und derjenige des Dihydroxyanthrachinons rot.

Das Chromatogramm der Untersuchungslösung zeigt auf Höhe der Vergleichssubstanz Khellin zwei rote Flecke und auf Höhe der Vergleichssubstanz Dihydroxyanthrachinon einen roten Fleck. Unterhalb der Vergleichssubstanz Khellin dürfen keine roten Flecke vorhanden sein. Im ultravioletten Licht bei 365 nm darf das Chromatogramm keine intensiv gelb oder blau fluoreszierenden Flecke zeigen.

Relative Dichte (Ph. Eur.): 0,907 bis 0,925.

Trockenrückstand (DAB): Mindestens 5,3 Prozent.

LAGERUNG

Vor Licht geschützt.

Rheum

Verwendet werden die von Stengelanteilen, kleineren Wurzeln und dem größten Teil der Rinde befreiten, getrockneten unterirdischen Teilen von *Rheum palmatum* L., *Rheum officinale* Baillon oder von Hybriden beider Arten mit einem Gehalt von mindestens 3,0 Prozent Hydroxyanthracen-Derivaten, berechnet als Rhein ($C_{15}H_8O_6$; MG 284,2).

BESCHREIBUNG

Die Droge hat eigenartigen Geruch und bitteren, schwach zusammenziehenden Geschmack.

Sie besteht aus gelblichbraunen oder hell- bis dunkelbraunen Stücken von unterschiedlicher Form: etwa 1 bis 5 cm dicke scheibenförmige Stücke von bis zu 10 cm Durchmesser oder zylindrisch rundlich-ovalen oder plankonvexen, gelegentlich durchbohrten Stücken. Der Bruch ist körnig; frische Bruchflächen zeigen eine feine rötliche Sprenkelung auf hellerem Untergrund. Das Rhizom zeigt auf dem Querschnitt eine schmale äußere Zone mit dunkleren radialen, etwas geschlängelten Streifen, die von dem dunkleren Kambiumstreifen durchzogen werden. Innerhalb dieses Rings ist eine Zone mit zahlreichen runden oder ovalen sternförmig gezeichneten Kreisen (anormale Leitbündel), den sogenannten Masern, zu erkennen und schließlich ein Mark mit unregelmäßiger marmorartiger Zeichnung. Den dünneren Wurzeln fehlt in der Regel die Maserzone, sie zeigen eine mehr radiale Struktur.

Mikroskopische Merkmale: Bei der geschälten Droge fehlen die äußeren Gewebe der Wurzel: ein aus etwa 20 Lagen tafelförmiger Zellen bestehender Kork mit deutlich verdickten, hellbraunen Zellwänden und rotbraunem Zellinhalt; eine

Phellogenzone mit 2 oder 3 Lagen dünnwandiger Zellen, 6 bis 10 Lagen Phellodermzellen und 6 bis 8 Lagen rundlicher Rindenparenchymzellen mit verdickten, bräunlichen Zellwänden; dünnwandiges Rindenparenchym mit Schleimlücken. Die durch strahligen Bau gekennzeichnete Zone von Rinde und Holz besteht überwiegend aus dünnwandigen, rundlichen bis polygonalen, reichlich Stärke- oder Calciumoxalatdrusen führenden Parenchymzellen. Das Kambium liegt in einem dunkleren Ring von 3 bis 4, selten bis 6 Lagen dünnwandiger Zellen. Die in den äußeren Teilen des Siebteils meist obliterierten Siebröhren sind in Kambiumnähe als hellere Zellkomplexe mit etwas verdickten Wänden zu erkennen. Im Holzteil finden sich einzelne oder in Grupen von 2 bis 5 angeordnete, unverholzte Gefäße mit einem Durchmesser von 20 bis 175 µm, meist 20 bis 100 µm; ihre Wände sind meist netzleisten-, seltener ring-, schrauben- oder leiterförmig verdickt. Die zahlreichen Markstrahlen sind 1 bis 4, meist 2 oder 3 Zellen breit und 5 bis 30, meist 5 bis 15 Zellen hoch; sie besitzen gelben bis rotbraunen Inhalt, der sich in verdünnter Natriumhydroxid-Lösung R leuchtend rot färbt. In den inneren Teilen der Wurzel liegen zahlreiche, anormal gebaute Leitbündel mit dem Holzteil außerhalb und dem Siebteil innerhalb des Kambiumringes. Diese Leitbündel verlaufen in der Maserzone mehr oder weniger in der Längsrichtung, in der marmorierten Zone mehr oder weniger in der Querrichtung. Ihre Gefäße und Siebröhren haben die gleiche Form wie im äußeren, normal gebauten Leitbündel. Die Stärkekörner der Droge sind rundlich, 20 bis 35 µm, meist 10 bis 20 µm groß, einfach oder aus 2 bis 4 Teilkörnern zusammengesetzt und oft mit einer Kernspalte versehen. Die Calciumoxalatdrusen sind 60 bis 120 µm, mitunter bis 200 µm groß. Sklerenchymatische Elemente fehlen.

PRÜFUNG AUF IDENTITÄT

Prüflösung: 75 mg gepulverte Droge (180) werden im Wasserbad 15 Minuten lang mit einer Mischung von 30 ml Wasser und 1 ml Salzsäure R erhitzt. Nach dem Abkühlen wird mit 30 ml Äther R ausgeschüttelt; die abgetrennte organische Phase wird über wasserfreiem Natriumsulfat R getrocknet und filtriert.

A. Werden 5 ml Prüflösung mit 5 ml verdünnter Ammoniaklösung R 1 geschüttelt, so färbt sich die wäßrige Schicht rot.

B. Chromatographie: Die Prüfung erfolgt dünnschichtchromatographisch auf einer Schicht von Kieselgel $GF_{254} R$.

   Untersuchungslösung: Der für die Identitätsprüfung A nicht benötigte Anteil der Prüflösung wird eingeengt und der Rückstand in 0,5 ml Äther R gelöst.

   Vergleichslösung: 10 mg Emodin RN und 10 mg 1,3-Dinitrobenzol R werden in 10 ml Methanol R gelöst.

   Aufgetragen werden getrennt 50 µl Untersuchungslösung und 20 µl Vergleichslösung. Die Chromatographie erfolgt über eine Laufstrecke von 15 cm

mit einer Mischung von 75 Volumenteilen Petroläther *R*, 24 Volumteilen Äthylacetat und 1 Volumteil Essigsäure *R*. Nach Verdunsten der mobilen Phase zeigt das Chromatogramm der Vergleichslösung im ultravioletten Licht bei 254 nm den orangefluoreszierenden Fleck des Emodins (Rst 1,0) und wenig darüber den dunkleren Fleck des 1,3-Dinitrobenzols (Rst 1,17 bis 1,23).

Im ultravioletten Licht bei 365 nm sind im Chromatogramm der Untersuchungslösung orangefarbene Flecke bei Rst 1,8 bis 2,1, bei Rst 1,5 bis 1,8, bei Rst 1,0, bei Rst 0,64 bis 0,71 und bei Rst 0,4 bis 0,47 sichtbar, die sich nach dem Besprühen mit methanolischer Kaliumhydroxid-Lösung *RN* alle rot färben (Tageslicht).

PRÜFUNG AUF REINHEIT

Fremde Bestandteile (Ph. Eur.): Höchstens 1 Prozent.

Rhaponticinhaltige Rheum-Arten: Die Prüfung erfolgt dünnschichtchromatographisch auf einer Schicht von Kieselgel GF_{254} *R*.

Untersuchungslösung: 0,20 g gepulverte Droge (180) werden mit 2 ml Methanol *R* zum Sieden erhitzt. Nach dem Abkühlen wird filtriert; das Filtrat dient als Untersuchungslösung.

Vergleichslösung: 10 mg Rhaponticin *RN* werden in 10 ml Methanol *R* gelöst.

Aufgetragen werden getrennt je 20 µl Untersuchungslösung und Vergleichslösung. Die Chromatographie erfolgt über eine Laufstrecke von 10 cm mit einer Mischung aus 80 Volumteilen Chloroform *R* und 20 Volumteilen Methanol *R*. Nach dem Verdunsten des Fließmittels wird das Chromatogramm zunächst im ultravioletten Licht bei 365 nm betrachtet und dann mit einer frisch hergestellten Lösung besprüht, die durch vorsichtige Zugabe von 60 ml Schwefelsäure *R* zu 40 ml einer abgekühlten 10prozentigen Lösung (G/V) von Molybdatophosphorsäure *R* hergestellt wurde. Das Chromatogramm der Vergleichslösung zeigt im ultravioletten Licht bei 365 nm einen hellblau fluoreszierenden Fleck, der nach dem Besprühen mit der Molybdatophosphorsäure-Lösung *R* am Tageslicht blau erscheint. Das Chromatogramm der Untersuchungslösung darf keinen gleichartigen Fleck zeigen.

Sulfatasche (Ph. Eur.): Höchstens 12 Prozent, mit 1,00 g gepulverter Droge (180) bestimmt.

Salzsäureunlösliche Asche (Ph. Eur): Höchstens 1,0 Prozent.

GEHALTSBESTIMMUNG

Die Gehaltsbestimmung muß unter Ausschluß direkter Lichteinwirkung durchgeführt werden.

Etwa 0,100 g gepulverte Droge (180), genau gewogen, werden in einem 100-ml-Rundkolben mit 30,0 ml Wasser gemischt. Der Kolben wird gewogen und 15 Minuten lang unter Rückfluß erhitzt. Nach dem Abkühlen werden 50 mg Natriumhydrogencarbonat R hinzugefügt und der Kolben mit Wasser auf das ursprüngliche Gewicht ergänzt. Nach Zentrifugieren werden 10,0 ml der Flüssigkeit mit einem 100-ml-Schliffrundkolben mit 20 ml Eisen(III)-chlorid-Lösung R 1 versetzt und nach Mischen 20 Minuten lang unter Rückfluß im Wasserbad erhitzt. Nach Hinzufügen von 1 ml Salzsäure R wird das Erhitzen 20 Minuten lang unter häufigem Schütteln fortgesetzt. Nach dem Abkühlen wird die Flüssigkeit in einem Scheidetrichter dreimal mit je 25 ml Äther R ausgeschüttelt, nachdem zuvor der Kolben mit den ersten Portionen Äther R ausgespült wurde. Die Ätherauszüge werden vereinigt und zweimal mit je 15 ml Wasser gewaschen. Die Ätherauszüge werden durch Watte in einen 100-ml-Meßkolben filtriert und mit Äther R aufgefüllt. 10,0 ml dieser Lösung werden schonend zur Trockne eingedampft. Der Rückstand wird in 10,0 ml einer 0,5prozentigen Lösung (G/V) von Magnesiumacetat R in Methanol R aufgenommen.

Die Extinktion der Lösung wird bei 515 nm in einer Schichtdicke von 1 cm gegen Methanol R gemessen. Der Berechnung des Gehaltes an Hydroxyanthracen-Derivaten, berechnet als Rhein, wird eine spezifische Extinktion $E_{1cm}^{1\%} = 440$ zugrunde gelegt.

ARZNEIFORMEN

HERSTELLUNG

Urtinktur aus der grob gepulverten Droge (710) und flüssige Verdünnungen nach Vorschrift 4a mit Äthanol 62 Prozent.

EIGENSCHAFTEN

Die Urtinktur ist eine tief rotbraune Flüssigkeit von charakteristischem Geruch und leicht bitterem Geschmack.

PRÜFUNG AUF IDENTITÄT

Die Urtinktur gibt die bei der Droge beschriebenen Identitätsreaktionen A und B mit der nachfolgend beschriebenen Prüflösung.

Prüflösung: Mit 0,75 g Urtinktur wird in gleicher Weise, wie unter ,,Prüfung auf Identität'' der Droge beschrieben, die Prüflösung hergestellt.

PRÜFUNG AUF REINHEIT

Rhaponticinhaltige Rheum-Arten: Die Prüfung erfolgt dünnschichtchromatographisch, wie unter ,,Prüfung auf Reinheit'' bei der Droge angegeben, auf einer

Schicht von Kieselgel GF$_{254}$ R. Als Untersuchungslösung werden 50 µl Urtinktur aufgetragen.

Relative Dichte (Ph. Eur.): 0,908 bis 0,916.

Trockenrückstand (DAB 8): Mindestens 2,7 Prozent.

LAGERUNG

Vor Licht geschützt.

Rhododendron

Verwendet werden die getrockneten, beblätterten Zweige von *Rhododendron campylocarpum* HOOKER und von *Rhododendron aureum* GEORGI (Syn. *Rhododendron chrysanthum* PALLAS) oder von Hybriden beider Arten.

BESCHREIBUNG

Die jüngeren, wenig verholzten Zweige von *Rhododendron campylocarpum* sind bis zu 6 mm dick und hellgrün, ältere Zweige sind stärker verholzt, schmutzigbraungrün mit rostfarbenen Flecken.

Die 4 bis 7 cm langen, 2,5 bis 3,5 cm breiten, ledrigen, elliptischen bis umgekehrt herzeiförmigen Blätter haben einen 1 bis 2 cm langen Stiel und stehen wechselständig zusammengedrängt am oberen Ende der Sproßachse. Die Blätter sind ganzrandig, kurzstachelspitzig, oberseits hell- bis dunkelgrün, schwach glänzend, unterseits matt, graugrün mit braunen Nerven und leicht hervortretendem Hauptnerv. Die Sproßachsen enden in einer kegelförmigen, kurz zugespitzten, von mehreren annähernd gleich langen Knospenschuppen bedeckten Knospe. In der Achse der jüngeren Blätter steht jeweils eine kleinere Knospe.

Die Zweige von *Rhododendron aureum* sind holzig und etwa 2 bis 3 mm dick mit einer dunkelbraunen, glatten Rinde.

Die 2,5 bis 7 cm langen, 1,5 bis 3 cm breiten ledrigen, länglich elliptischen bis verkehrt eiförmigen Blätter haben einen 8 bis 15 mm langen Stiel und stehen wechselständig zusammengedrängt am oberen Ende der Sproßachse. Die Blätter sind ganzrandig, vorne abgerundet mit einer sehr kleinen Spitze, oberseits schmutziggrün, glänzend, unterseits heller gelblichgrün oder etwas rostfarben mit braunen Nerven und leicht hervortretendem Hauptnerv. Die Sproßachsen tragen an der Spitze kleine mit schuppenförmigen Blättchen besetzte Knospen.

Mikroskopische Merkmale: Die Epidermis der Blattoberseite von *Rhododendron campylocarpum* besteht aus 20 bis 40 µm großen, polygonalen derb- und geradwandigen bis leicht wellig buchtigen Zellen, deren stark verdickter Außenwand eine grobstreifige bis körnige Kutikula aufliegt. Die Zellen des unter der Epidermis liegenden einschichtigen Hypoderms sind bei annähernd gleich großer polygonaler Grundfläche fast doppelt so hoch wie die Epidermiszellen und haben leicht welligbuchtige, getüpfelte Wände. Im Bereich der größeren Leitbündel kann das Hypoderm mehrschichtig sein und auch an der Blattunterseite auftreten. Drei Fünftel bis etwa die Hälfte des Mesophylls werden von einem dichtgepackten, 3 bis 4 Lagen hohen Palisadenparenchym mit ungleich großen, langgestreckt zylindrischen, in der untersten Lage deutlich kürzeren Zellen eingenommen. Die andere Hälfte besteht aus einem 5 bis 8, selten mehr, Zellagen hohen Schwammparenchym aus rundlichen Zellen mit kurzen Ausstülpungen. Im gesamten Mesophyll kommen rundliche Zellen mit je einer 10 bis 25 µm großen Oxalatdruse vor.

Die Epidermis der Unterseite besteht aus kleinen derbwandigen Zellen mit papillös ausgestülpter, besonders an der Spitze stark verdickter Außenwand mit einer körnigrauhen Kutikula. Die in großer Zahl vorkommenden 20 bis 30 µm großen Spaltöffnungsapparate sind rundlich bis breit-elliptisch und von 5 bis 8 Nebenzellen umgeben. Einzellige, derbwandige Haare treten am Blattstiel, gelegentlich auch auf der Blattspreite und den Deckschuppen auf, die außerdem am Rand Haare tragen mit einem Stiel aus zwei parallelen Reihen mehrerer kleiner Zellen, der in 1 oder 2 peitschenförmig gewundene, ein- oder mehrzellige Enden ausläuft. Sehr selten kommen Schildhaare mit einer relativ geringen Anzahl von querliegenden Haarzellen auf dem mehrzelligen Stiel vor. Am Blattstiel und an der Basis treten 350 bis 400 µm lange Zotten mit einem breiten, aus vielen Zellreihen gebildeten Fuß und einem elliptischen vielzelligen Köpfchen auf.

Die stärkeren Seitennerven werden von einer mehr oder weniger vollständigen, aus verholzten dickwandigen Fasern gebildeten Leitbündelscheide umgeben, die oberseits oft keilförmig zugespitzt bis ans Hypoderm reicht und unterseits in ein wenige Lagen hohes, undeutlich ausgebildetes Kollenchym oder derbwandige, getüpfelte Parenchymzellen übergeht. Das Xylem mit strahlig angeordneten, verholzten Gefäßen wird U-förmig zur Hälfte bis zu Dreiviertel von dem Phloem umschlossen.

Der anatomische Aufbau der Blätter von *Rhododendron aureum* ähnelt weitgehend dem der Blätter von *Rhododendron campylocarpum*. Das Palisadenparenchym besteht jedoch aus 4 bis 5 Lagen ungleich langer, zylindrischer bis elliptischer Palisadenzellen, die höchstens dreimal so lang wie breit sind. Das Schwammparenchym ist von großen Interzellularen durchsetzt, die bei jungen Blättern mehr oder weniger vollständig von großen dünnwandigen, hinfälligen, chlorophyllfreien

Zellen erfüllt sind. Die im Umriß wellig buchtigen Epidermiszellen der Unterseite haben derbe, getüpfelte Wände und sind nicht papillös ausgestülpt und von einer kaum strukturierten Kutikula bedeckt. Die selten auftretenden Haarbildungen entsprechen denen von *Rhododendron campylocarpum*. Insbesondere die Knospenschuppen sind von vielen einzelligen, oft sehr kurzen Haaren bedeckt.

PRÜFUNG AUF IDENTITÄT

Prüflösung: 2,0 g grob gepulverte Droge (710) werden 1 Stunde lang mit 20 ml Äthanol 90 % *RN* gerührt; anschließend wird filtriert.

A. Wird 1 ml Prüflösung mit 5 ml Wasser und 0,1 ml Eisen(III)-chlorid-Lösung *R* 1 versetzt, so färbt sich die Mischung dunkelgrün.

B. 1,5 ml Prüflösung werden auf dem Wasserbad zur Trockne eingedampft. Der Rückstand wird mit 2 ml Wasser aufgenommen. Die Lösung wird durch eine kleine Säule (Durchmesser 0,5 cm, Höhe 2 bis 3 cm) von neutralem Aluminiumoxid *R* filtriert. Wird das Filtrat mit 0,1 ml Natriumcarbonat-Lösung *R* und 0,1 ml einer 2prozentigen Lösung (G/V) von Dichlorchinonchlorimid *R* in Äthanol *R* versetzt, so färbt sich die Mischung blau.

C. 10 ml Prüflösung werden mit 10 ml Wasser und 3 ml Blei(II)-acetat-Lösung *R* versetzt und kurz erwärmt; anschließend wird filtriert. Das Filtrat wird mit 4 ml Natriummonohydrogenphosphat-Lösung *R* versetzt, bis zum beginnenden Sieden erhitzt und abermals filtriert. Dieses Filtrat wird mit 10 ml Äther *R* ausgeschüttelt. Der Ätherauszug wird auf dem Wasserbad zur Trockne eingeengt. Der Rückstand wird mit 0,1 ml verdünnter Salpetersäure *R* versetzt. Beim Erwärmen entsteht eine rote bis gelbrote Färbung.

D. Chromatographie: Die Prüfung erfolgt dünnschichtchromatographisch auf einer Schicht von Kieselgel H *R*.

Untersuchungslösung: Prüflösung.

Vergleichslösung: 10 mg Cholesterin *R* werden in 10 ml Äthanol *R* gelöst.

Aufgetragen werden getrennt 30 µl Untersuchungslösung und 10 µl Vergleichslösung. Die Chromatographie erfolgt über eine Laufstrecke von 15 cm mit einer Mischung aus 85 Volumteilen Toluol *R* und 15 Volumteilen Äthylacetat *R*. Nach dem Trocknen werden die Chromatogramme mit Antimon(III)-chlorid-Lösung *R* besprüht und 5 Minuten lang auf 105 bis 110 °C erhitzt.

Die Chromatogramme werden sofort im Tageslicht ausgewertet. Das Chromatogramm der Untersuchungslösung zeigt (bezogen auf den violetten Fleck des Cholesterins als Vergleich: Rst 1,0) folgende Flecke: Rst 0,5 bis 0,6 (violett), Rst 0,8 (blau), Rst 1,0 (violett), Rst 1,4 (graublau).

Bei der Auswertung im ultravioletten Licht bei 365 nm zeigt das Chromatogramm der Untersuchungslösung (bezogen auf den rötlichen Fleck des Cholesterins als Vergleich: Rst 1,0) folgende Flecke: Rst 0,5 bis 0,6 (gelbrötlich), Rst 0,8 (rötlich), Rst 1,0 (rötlich), Rst 1,4 (gelb).

PRÜFUNG AUF REINHEIT

Fremde Bestandteile (Ph. Eur.): Höchstens 1,5 Prozent.

Sulfatasche (Ph. Eur.): Höchstens 10 Prozent, bestimmt mit 1,00 g grob gepulverter Droge (710).

ARZNEIFORMEN

HERSTELLUNG

Urtinktur aus der grob gepulverten Droge (710) und flüssige Verdünnungen nach Vorschrift 4a mit Äthanol 86 Prozent.

EIGENSCHAFTEN

Die Urtinktur ist eine braune Flüssigkeit.

PRÜFUNG AUF IDENTITÄT

Die Urtinktur gibt die bei der Droge beschriebenen Identitätsreaktionen A bis D. Prüflösung ist die Urtinktur.

PRÜFUNG AUF REINHEIT

Relative Dichte (Ph. Eur.): 0,836 bis 0,846.

Trockenrückstand (DAB): Mindestens 2,0 und höchstens 3,5 Prozent.

LAGERUNG

Vor Licht geschützt.

Rosmarinus officinalis

Verwendet werden die getrockneten Blätter von *Rosmarinus officinalis* L. Sie enthalten mindestens 1,2 Prozent (V/G) ätherisches Öl.

BESCHREIBUNG

Die Blätter haben kampferartigen, würzigen Geruch und aromatisch-bitteren Geschmack.
    Sie sind 1 bis 3,5 cm lang, 1,5 bis 4 mm breit, schmallanzettlich, sehr kurz gestielt, lederig und sehr brüchig. Der Rand ist ganz und nach unten umgerollt. Junge Blätter sind oberseits behaart. Ältere Blätter sind auf der Oberseite kahl, runzelig und durch die eingesenkte Mittelrippe gefurcht; diese springt auf der dicht weißhaarigen Unterseite stark hervor.

Mikroskopische Merkmale: Im Querschnitt schließt sich an die dickwandige, obere Epidermis eine farblose, meist ein- bis zweireihige, großzellige, kollenchymatisch verdickte Hypodermis an, von der Vorsprünge trichterförmig durch das Mesophyll zu den Leitbündeln ziehen. Das Palisadenparenchym ist ein- bis dreireihig. Das Schwammparenchym ist locker und 3 bis 5 Lagen hoch. Die Epidermis der Unterseite besteht aus dünnwandigen, schwach wellig buchtigen Epidermiszellen. Sie trägt bis zu 350 µm lange, monopodial verzweigte, strauchig ästige und mehrzellige Gliederhaare sowie zahlreiche Drüsenhaare vom Typ B (DAB). In der Aufsicht erscheinen die Zellen der oberen Epidermis polygonal geradwandig. Auf beiden Blattseiten treten Köpfchenhaare mit ein- oder zweizelligem Stiel auf. Die nur auf der Blattunterseite vorhandenen Spaltöffnungen sind diacytisch. Die Mittelnerven sind von einem Faserbelag überzogen.

PRÜFUNG AUF IDENTITÄT

Prüflösung: 1 g grob gepulverte Droge (710) wird mit 10 ml Äthanol 90 % *RN* 30 Minuten lang unter Rückfluß im Wasserbad erhitzt. Nach dem Abkühlen wird abfiltriert.

    A. Wird 1 ml Prüflösung mit 1 ml Wasser versetzt, entsteht Trübung.

    B. Werden 0,5 ml Prüflösung mit 0,5 ml Eisen(III)-chlorid-Lösung *R* 1 versetzt, entsteht dunkelgrüne Färbung.

C. Werden 2 ml Prüflösung mit 1 ml ammoniakalischer Silbernitrat-Lösung *R* versetzt, entsteht grauschwarzer Niederschlag.

D. Chromatographie: Die Prüfung erfolgt dünnschichtchromatographisch auf einer Schicht von Kieselgel G *R*.

Untersuchungslösung: 125 µl der bei der Gehaltsbestimmung erhaltenen Mischung aus ätherischem Öl und Xylol werden in 1 ml Toluol *R* gelöst.

Vergleichslösung: 5 mg Borneol *R*, 5 mg Bornylacetat *R* und 10 µl Cineol *R* werden in 1 ml Toluol *R* gelöst.

Aufgetragen werden getrennt 30 µl Untersuchungslösung und 10 µl Vergleichslösung. Die Chromatographie erfolgt über eine Laufstrecke von 10 cm mit Methylenchlorid *R*. Nach 5 Minuten Zwischentrocknung wird erneut über eine Laufstrecke von 10 cm mit Methylenchlorid *R* entwickelt. Nach Verdunsten der mobilen Phase werden die Chromatogramme mit Anisaldehyd-Lösung *R* besprüht, 5 bis 10 Minuten lang unter Beobachtung auf 100 bis 105 °C erhitzt und innerhalb von 10 Minuten im Tageslicht ausgewertet.

Das Chromatogramm der Vergleichslösung zeigt im unteren Teil des mittleren Drittels des Rf-Bereiches den Fleck des Borneols, im oberen Teil des mittleren Drittels den Fleck des Cineols und im oberen Drittel den Fleck des Bornylacetates; die Flecke sind blaugrün bis graublau gefärbt.

Das Chromatogramm der Untersuchungslösung zeigt je einen deutlich ausgeprägten, blaugrünen bis graublauen Fleck auf Höhe jeder der drei Vergleichssubstanzen. Daneben treten in der Regel folgende schwach ausgeprägte, rötlichviolette Flecke auf: vier Flecke zwischen Start und Borneol, ein Fleck zwischen Borneol und Cineol, drei Flecke zwischen Cineol und Bornylacetat sowie ein Fleck wenig unter der Fließmittelfront.

PRÜFUNG AUF REINHEIT

Fremde Bestandteile (Ph. Eur.): Höchstens 1,5 Prozent.

Blätter von *Ledum palustre* L. sind oberseits tiefgrün und auf der Unterseite mit einem rotbraunen Haarfilz versehen. Blätter von *Teucrium montanum* L. sind stachelspitzig, auf der Unterseite weiß filzig, mit unverzweigten Haaren bedeckt, seltener unbehaart.

Asche (DAB): Höchstens 7,0 Prozent.

GEHALTSBESTIMMUNG

Ätherisches Öl (Ph. Eur.): Die Bestimmung erfolgt mit 20,0 g der unmittelbar vorher grob gepulverten Droge (710) und 500 ml Wasser als Destillationsflüssigkeit in einem 1000-ml-Rundkolben; Destillation 2 Stunden lang bei 2 bis 3 ml in der Minute; 1,0 ml Xylol *R* als Vorlage.

ARZNEIFORMEN

HERSTELLUNG

Urtinktur aus der grob gepulverten Droge (710) und flüssige Verdünnungen nach Vorschrift 4a mit Äthanol 86 Prozent.

EIGENSCHAFTEN

Die Urtinktur ist eine grünbraune Flüssigkeit mit kampferartigem Geruch und aromatisch-würzigem Geschmack.

PRÜFUNG AUF IDENTITÄT

Die Urtinktur gibt die bei der Droge beschriebenen Identitätsreaktionen A bis D. Prüflösung ist die Urtinktur.

PRÜFUNG AUF REINHEIT

Relative Dichte (Ph. Eur.): 0,830 bis 0,845.

Trockenrückstand (DAB): Mindestens 2,0 Prozent.

LAGERUNG

Vor Licht geschützt.

Rosmarinus officinalis e foliis recentibus

Rosmarinus recens

Verwendet werden die frischen Blätter von *Rosmarinus officinalis* L.

BESCHREIBUNG

Die Blätter entwickeln beim Zerreiben kampferartigen, würzigen Geruch und haben herben, bitteren Geschmack.

Die derben Blätter sind 1 bis 3,5 cm lang, 1,5 bis 4 mm breit, sehr kurz gestielt, schmallanzettlich mit kurzer Spitze. Der Rand ist ganz und umgerollt. Junge Blätter sind oberseits behaart. Ältere Blätter sind auf der Oberseite kahl, etwas runzelig und durch die eingesenkte Mittelrippe gefurcht; diese springt auf der dicht weißhaarigen Unterseite stark hervor.

ARZNEIFORMEN

HERSTELLUNG

Urtinktur und flüssige Verdünnungen nach Vorschrift 3a.

EIGENSCHAFTEN

Die Urtinktur ist eine gelb- bis rotbraune Flüssigkeit mit arteigenem Geruch und Geschmack.

PRÜFUNG AUF IDENTITÄT

Prüflösung: 10 ml Urtinktur werden 3 mal mit je 10 ml Hexan *R* ausgeschüttelt. Die vereinigten organischen Phasen werden filtriert und unter vermindertem Druck im Wasserbad bei etwa 30 °C eingeengt. Der Rückstand wird in 1 ml Chloroform *R* aufgenommen.

A. Wird 1 ml Urtinktur mit 2 ml Äthanol *R* verdünnt, färbt sich die hellgrüne Flüssigkeit nach Zugabe von 0,1 ml Eisen(III)-chlorid-Lösung *R* 1 schwarz.

B. Wird 0,1 ml Prüflösung mit 1 ml Acetanhydrid *R* und 0,1 ml Schwefelsäure *R* versetzt, färbt sich die Mischung von hellgrün über dunkelrot nach graugrün.

C. Chromatographie: Die Prüfung erfolgt dünnschichtchromatographisch auf einer Schicht von Kieselgel G *R*.

   Untersuchungslösung: Prüflösung.

   Vergleichslösung: 5 mg Borneol *R*, 5 mg Bornylacetat *R* und 10 µl Cineol *R* werden in 1 ml Toluol *R* gelöst.

   Aufgetragen werden getrennt je 10 µl Untersuchungs- und Vergleichslösung. Die Chromatographie erfolgt zweimal über eine Laufstrecke von jeweils 10 cm mit Methylenchlorid *R* bei 5 Minuten langer Zwischentrocknung. Nach Verdunsten der mobilen Phase werden die Chromatogramme mit Anisaldehyd-Lösung *R* besprüht, 5 bis 10 Minuten lang unter Beobachtung auf 100 bis 105 °C erhitzt und innerhalb von 10 Minuten im Tageslicht ausgewertet.

   Das Chromatogramm der Vergleichslösung zeigt im unteren Teil des mittleren Drittels des Rf-Bereiches den Fleck des Borneols, im oberen Teil des mittleren Drittels den Fleck des Cineols und im oberen Drittel den Fleck des Bornylacetates; die Flecke sind blaugrün bis graublau gefärbt.

Das Chromatogramm der Untersuchungslösung zeigt zwischen Startzone und der Vergleichssubstanz Borneol drei graublaue Flecke, in Höhe des Borneols und des Cineols je einen graublauen Fleck, oberhalb des Cineols einen rötlichvioletten Fleck, in Höhe des Bornylacetates einen oder zwei graublaue bis rötlichviolette Flecke und zwischen Bornylacetat und Front zwei Flecke ähnlicher Farbe.

PRÜFUNG AUF REINHEIT

Relative Dichte (Ph. Eur.): 0,885 bis 0,905.

Trockenrückstand (DAB): Mindestens 2,3 Prozent.

LAGERUNG

Vor Licht geschützt.

Rosmarinus officinalis spag. Zimpel

Verwendet werden die frischen, zur Blütezeit gesammelten oberirdischen Teile von *Rosmarinus officinalis* L.

BESCHREIBUNG

Alle Pflanzenteile entwickeln beim Zerreiben kampferartigen, würzigen Geruch und haben herben, bitteren Geschmack.

Die Pflanze ist ein immergrüner, etwa 1 bis 2 m hoher Kleinstrauch mit mehr oder weniger aufsteigenden oder aufrechten, dicht verzweigten, von grauer, sich ablösender Borke bekleideten Ästen. Die jungen Zweige sind stumpf vierkantig, flaumig behaart. Sie tragen sehr häufig in den Achseln der kreuzweise gegenständigen Laubblätter zum Teil mit Blüten besetzte Kurztriebe. Die derben Laubblätter sind 1 bis 3,5 cm lang, 1,5 bis 4 mm breit sehr kurz gestielt, schmal lanzettlich mit kurzer Spitze. Der Rand ist ganz und umgerollt. Junge Blätter sind oberseits behaart. Ältere Blätter sind auf der Oberseite kahl, etwas runzelig und durch die eingesenkte Mittelrippe gefurcht; diese springt auf der dicht weißhaarigen Unterseite stark hervor. Die Blüten bilden fünf- bis zehnblütige, an den Kurztrieben endständige Scheintrauben; jede hat ein 1 bis 3 mm langes, dicht graufilziges Tragblatt und einen etwa doppelt so langen Stiel. Der Kelch ist glockig, zweilippig, bräunlichgrün graufilzig, mit abstehender, kurz dreispitziger Oberlippe und zweispaltiger Unterlippe. Er ist etwa acht- bis zwölfnervig mit kahlem Schlund. Die zweilippige Krone ist blauviolett, selten weiß, außen schwach flaumig, mit aus dem Kelch etwas hervorragender Röhre. Die Oberlippe ist etwas zurückgebogen, tief ausgerandet, die Unterlippe etwas länger, mit großem, konkavem, gezäheltem, fast gestieltem, herabgeschlagenem Mittellappen und kleinen, vorgestreckten Seitenlappen. Die zwei Staubblätter sind aufsteigend, viel länger als die Oberlippe, unter der Mitte der Fäden mit einem kleinen Zahn. Jedes trägt einen herabgekrümmten, einfächerigen Staubbeutel. Die Fruchtknoten sind tief vierteilig, mit hoch inseriertem, langem, vorn in 2 sehr ungleiche Narbenäste geteiltem Griffel. Die Nüßchen sind verkehrt eiförmig, 1,5 bis 2 mm lang, glatt, mit rundlicher, etwa ⅓ der Länge einnehmender, von einer als Elaiosom wirkenden Pseudostrophiole bedeckten Ansatzfläche.

ARZNEIFORMEN

HERSTELLUNG

Urtinktur und flüssige Verdünnungen nach Vorschrift 25.

EIGENSCHAFTEN

Die Urtinktur ist eine gelbe Flüssigkeit mit kampferartigem Geruch und fruchtigem Geschmack.

PRÜFUNG AUF IDENTITÄT

A. Werden 2 ml Urtinktur mit 0,1 ml Eisen(III)-chlorid-Lösung *R* 1 versetzt und erwärmt, färbt sich die Mischung orangegelb.

B. Chromatographie: Die Prüfung erfolgt dünnschichtchromatographisch auf einer Schicht von Kieselgel G *R*.

   Untersuchungslösung: 10 ml Urtinktur werden 2 mal mit je 5 ml Äther *R* ausgeschüttelt. Die vereinigten Ätherphasen werden über Calciumchlorid *R* getrocknet und filtriert. Das Filtrat wird vorsichtig eingeengt und der Rückstand in 1 ml Äthanol *R* aufgenommen.

   Vergleichslösung: 5 mg Borneol *R*, 5 mg Bornylacetat *R* und 10 µl Cineol *R* werden in 1 ml Toluol *R* gelöst.

Aufgetragen werden getrennt 30 µl Untersuchungslösung und 10 µl Vergleichslösung. Die Chromatographie erfolgt über eine Laufstrecke von 10 cm mit Methylenchlorid R. Nach 5 Minuten Zwischentrocknung wird erneut über eine Laufstrecke von 10 cm mit Methylenchlorid R entwickelt. Nach Verdunsten der mobilen Phase werden die Chromatogramme mit Anisaldehyd-Lösung R besprüht, 5 bis 10 Minuten lang unter Beobachtung auf 100 bis 105 °C erhitzt und innerhalb von 10 Minuten im Tageslicht ausgewertet.

Das Chromatogramm der Vergleichslösung zeigt im unteren Teil des mittleren Drittels des Rf-Bereiches den Fleck des Borneols, im oberen Teil des mittleren Drittels den Fleck des Cineols und im oberen Drittel den Fleck des Bornylacetates; die Flecke sind blaugrün bis graublau gefärbt.

Das Chromatogramm der Untersuchungslösung zeigt je einen deutlich ausgeprägten, blaugrünen bis graublauen Fleck auf Höhe jeder der drei Vergleichssubstanzen. Daneben treten in der Regel folgende schwach ausgeprägte, rötliche bis violete Flecke auf: fünf Flecke zwischen Start und Borneol, zwei Flecke über dem Cineol und ein Fleck wenig unter der Fließmittelfront.

PRÜFUNG AUF REINHEIT

Relative Dichte (Ph. Eur.): 0,980 bis 0,990.

Trockenrückstand (DAB): Mindestens 0,1 und höchstens 0,3 Prozent.

LAGERUNG

Vor Licht geschützt.

Rumex crispus

Rumex

Verwendet werden die frischen, unterirdischen Teile von *Rumex crispus* L.

BESCHREIBUNG

Die hellbraune bis rotbraune Wurzel hat erdigen Geruch und herb bitteren Geschmack.

Die pfahlförmige Primärwurzel ist im oberen Abschnitt rübenförmig bis zu 3,0 cm dick, entweder als einziger Wurzelstrang tiefstrebend oder nahe dem Wurzelhals in wenige, fast gleich starke, tiefstrebende Wurzelstränge gegliedert. Die Seitenwurzeln sind mehr oder weniger dick strangförmig waagerecht im Boden ausgebreitet. Faserwurzeln sind mäßig bis reichlich vorhanden. Die Wurzellänge kann mehr als 1 m betragen. Im Querschnitt ist die dünne, gelbe Rinde von einem dicken Holzkörper scharf abgesetzt.

ARZNEIFORMEN

HERSTELLUNG

Urtinktur und flüssige Verdünnungen nach Vorschrift 2a.

EIGENSCHAFTEN

Die Urtinktur ist eine gelbbraune bis hell rötlichbraune Flüssigkeit mit erdigem Geruch und schwach bitterem Geschmack.

PRÜFUNG AUF IDENTITÄT

A. Wird 1 ml Urtinktur mit 0,1 ml Eisen(III)-chlorid-Lösung *R* 1 versetzt, färbt sich die Mischung dunkel olivgrün.

B. Werden 2 ml Urtinktur mit 5 ml Wasser und 1 ml verdünnter Salzsäure *R* zum Sieden erhitzt und nach dem Erkalten mit Äther *R* ausgeschüttelt, färbt sich die Ätherphase gelb. Wird die abgetrennte Ätherphase mit verdünnter Ammoniaklösung *R* 2 ausgeschüttelt, färbt sich die wäßrige Phase rot.

PRÜFUNG AUF REINHEIT

Chromatographie: Die Prüfung erfolgt dünnschichtchromatographisch auf einer Schicht von Kieselgel GF$_{254}$ *R*.

Untersuchungslösung: Urtinktur

Vergleichslösung: 10 mg Scopoletin *RN*, 10 mg Vanillin *R* und 10 mg Dihydroxyanthrachinon *R* werden in 10 ml Methanol *R* gelöst.

Aufgetragen werden getrennt 40 μl Untersuchungslösung und 10 μl Vergleichslösung. Die Chromatographie erfolgt über eine Laufstrecke von 15 cm mit einer Mischung aus 70 Volumteilen Toluol *R*, 25 Volumteilen Äthylacetat *R* und 5 Volumteilen wasserfreier Ameisensäure *R*. Die Chromatogramme werden bei 105 bis 110 °C bis zum Verschwinden des Geruchs der mobilen Phase getrocknet und anschließend im ultravioletten Licht bei 254 nm beziehungsweise bei 365 nm ausgewertet.

Das Chromatogramm der Vergleichslösung zeigt bei 254 nm im oberen Teil des unteren Drittels des Rf-Bereiches den leuchtend blau fluoreszierenden Fleck des Scopoletins, im oberen Teil des mittleren Drittels den dunklen Fleck des Vanillins und im oberen Teil des oberen Drittels den orange fluoreszierenden Fleck des Dihydroxyanthrachinons.

Das Chromatogramm der Untersuchungslösung zeigt bei 365 nm wenig oberhalb des Vanillins und auf Höhe des Dihydroxyanthrachinons je einen orange fluoreszierenden Fleck.

Danach werden die Chromatogramme mit äthanolischer Kaliumhydroxid-Lösung R besprüht. Nach dem Besprühen zeigt das Chromatogramm der Untersuchungslösung im ultravioletten Licht bei 365 nm zusätzlich drei dicht aneinanderliegende blaue Flecke in der Mitte zwischen Start und der Vergleichssubstanz Scopoletin und einen weiteren blauen Fleck deutlich oberhalb des Scopoletins. Auf der Höhe des Scopoletins darf kein blauer Fleck auftreten.

Relative Dichte (Ph. Eur.): 0,930 bis 0,950.

Trockenrückstand (DAB): Mindestens 2,0 Prozent.

LAGERUNG

Vor Licht geschützt.

Ruta graveolens

Ruta

Verwendet werden die frischen, zu Beginn der Blüte gesammelten oberirdischen Teile von *Ruta graveolens* L.

BESCHREIBUNG

Das Kraut hat eigenartigen, aromatischen Geruch.

Der 50 bis 90 cm hohe, aufrechte Halbstrauch ist bleichgrün oder bläulichgrün und kahl; er verästelt sich vom Grund an. Die Sprosse sind mehr oder weniger dicht mit punktförmig durchscheinenden bis warzig hervortretenden Öldrüsen besetzt. Jeder Stengel trägt 9 bis 10 wechselständige, im Umriß dreieckige Laubblätter, die eine Länge von 4 bis 11 cm und eine Breite von 3 bis 7 cm erreichen. Sie sind unpaarig gefiedert und besitzen 1 bis 3 fiederspaltige Fiederchen mit spateligen bis lanzettlichen, vorn sehr fein gekerbten Endabschnitten. Sie sind fleischig, von gelber bis bläulich-grüner Farbe und nur unterseits mit einem deutlich hervortretenden Mittelnerv. Die Blüten des trugdoldigen, mit dreispaltigen Hochblättern besetzten Blütenstandes sind vierzählig. Die Kelchblätter sind eiförmig-lanzettlich, an der Basis verbunden. Die lebhaft grünlich-gelben, drüsig punktierten, 6 bis 7 mm langen Kronblätter sind spatelig, löffelförmig ausgehöhlt und kapuzenförmig eingekrümmt. Die 8 Staubblätter sind außen an dem kugelförmigen Diskus inseriert. Die Fruchtblätter bilden einen gelappten, mit eingesenkten Drüsen und kurzem Griffel besetzten Fruchtknoten.

ARZNEIFORMEN

HERSTELLUNG

Urtinktur und flüssige Verdünnungen nach Vorschrift 3a.

EIGENSCHAFTEN

Die Urtinktur ist eine grünbraune bis gelbbraune Flüssigkeit mit stark aromatischem Geruch.

PRÜFUNG AUF IDENTITÄT

A. 0,1 ml Urtinktur werden mit 1 ml Äthanol *R* und 0,2 ml einer frisch bereiteten 2prozentigen Lösung von Furfurol *R* in Äthanol *R* versetzt. Nach Zugabe von 0,5 ml Schwefelsäure *R* färbt sich die Mischung intensiv grün.

B. 1 ml Urtinktur wird mit 5 ml Äthanol *R*, 0,5 g Zink *R* und 0,2 g Magnesium *R* versetzt. Nach Zugabe von 2 ml Salzsäure *R* tritt nach einiger Zeit Rotfärbung ein.

C. Chromatographie: Die Prüfung erfolgt dünnschichtchromatographisch auf einer Schicht von Kieselgel G *R*.

   Untersuchungslösung: Urtinktur.

   Vergleichslösung: 5 mg Rutin *R* werden in 10 ml Methanol *R* gelöst.

   Aufgetragen werden getrennt 50 µl Untersuchungslösung und 10 µl Vergleichslösung. Die Chromatographie erfolgt über eine Laufstrecke von 15 cm mit einer Mischung von 80 Volumteilen Äthylacetat *R*, 10 Volumteilen wasserfreier Ameisensäure *R* und 10 Volumteilen Wasser. Nach Verdunsten der mobilen Phase werden die Chromatogramme nacheinander mit einer 1prozentigen Lösung (G/V) von Diphenylboryloxyäthylamin *R* in Methanol *R* und mit einer 5prozentigen Lösung (G/V) von Polyäthylenglykol 400 R in Methanol R besprüht und anschließend im ultravioletten Licht bei 365 nm ausgewertet.

Das Chromatogramm der Vergleichslösung zeigt im unteren Drittel des Rf-Bereiches den orangefarbenen Fleck des Rutins (Rst 1,0).

Das Chromatogramm der Untersuchungslösung zeigt folgende Flecke: Rst 1,0 (rot), Rst 1,2 (rosa), Rst 1,4 (blaßrosa), Rst 1,7 (blau), Rst 2,0 (blaßbraun), Rst 2,7 (blaßblau), Rst 3,1 (blau), Rst 3,2 (blau) und Rst 3,6 (blau).

PRÜFUNG AUF REINHEIT

Relative Dichte (Ph. Eur.): 0,897 bis 0,917.

Trockenrückstand (DAB): Mindestens 2,4 Prozent.

LAGERUNG

Vor Licht geschützt.

Salvia officinalis

Verwendet werden die frischen Blätter von *Salvia officinalis* L.

BESCHREIBUNG

Die Blätter entwickeln beim Zerreiben würzigen Geruch und würzigen, schwach bitteren Geschmack.

Die Spreite der kurz gestielten bis fast sitzenden Laubblätter ist länglich-lanzettlich, etwas zugespitzt, am Grunde mehr oder weniger keilförmig verschmälert, 3,5 bis 6 cm lang und 1 bis 2 cm breit, am Rand fein gekerbt bis fast glatt. Die Blattfläche erscheint oberseits runzelig, unterseits grubig, verursacht durch die zwischen dem unterseits neben den Haupt- und Seitennerven hervortretenden feinen Nervennetz nach oben aufgewölbten Intercostalfelder. Sie ist anfangs beiderseits graufilzig behaart, später oberseits mehr oder weniger verkahlend.

ARZNEIFORMEN

HERSTELLUNG

Urtinktur und flüssige Verdünnungen nach Vorschrift 3a.

EIGENSCHAFTEN

Die Urtinktur ist ein grünbraune Flüssigkeit mit würzigem Geruch und würzigem, schwach bitterem Geschmack.

PRÜFUNG AUF IDENTITÄT

A. 5 ml Urtinktur werden 15 Minuten lang mit 5 ml Petroläther R gerührt. Wird die organische Phase mit 1 ml 1 N-Natriumhydroxid-Lösung unterschichtet und kräftig geschüttelt, färbt sich die wäßrige Schicht innerhalb von 2 Stunden rosa bis rotbraun.
B. Werden 2 ml Urtinktur mit 2 ml Wasser versetzt, entsteht Trübung.
C. Werden 2 ml Urtinktur mit 0,1 ml Eisen(III)-chlorid-Lösung R 1 versetzt, entsteht olivgrüne Färbung.
D. 2 ml Urtinktur werden mit 2 ml Wasser versetzt und mit 3 ml Petroläther R ausgeschüttelt. Die organische Phase wird unter vermindertem Druck eingeengt. Wird der Rückstand mit 0,1 ml einer 2prozentigen Lösung (G/V) von Vanillin R in Schwefelsäure R versetzt, tritt Dunkelrotfärbung auf.
E. Chromatographie: Die Prüfung erfolgt dünnschichtchromatographisch auf einer Schicht von Kieselgel H R.

Untersuchungslösung: 10 ml Urtinktur werden dreimal mit je 5 ml Pentan R ausgeschüttelt. Die vereinigten organischen Phasen werden mit wasserfreiem Natriumsulfat R getrocknet, filtriert und unter vermindertem Druck bei Raumtemperatur eingeengt. Der Rückstand wird in 1,0 ml Methanol R gelöst.

Vergleichslösung: 10 mg Borneol R, 10 mg Cineol R und 10 mg Thujon RN werden in 1 ml Methanol R gelöst.

Aufgetragen werden getrennt je 10 µl Untersuchungs- und Vergleichslösung. Die Chromatographie erfolgt zweimal über eine Laufstrecke von 10 cm mit Methylenchlorid R. Nach Verdunsten der mobilen Phase werden die Chromatogramme mit Anisaldehyd-Lösung R besprüht, 10 Minuten lang auf 105 bis 110 °C erhitzt und innerhalb von 10 Minuten im ultravioletten Licht bei 365 nm ausgewertet.

Das Chromatogramm der Vergleichslösung zeigt im oberen Teil des unteren Drittels des Rf-Bereiches den rotbraunen Fleck des Borneols, im unteren Teil des mittleren Drittels den graublauen Fleck des Cineols und am Übergang vom mittleren zum oberen Drittel die zwei dicht übereinander liegenden ziegelroten Flecke des Thujons.

Das Chromatogramm der Untersuchungslösung zeigt knapp oberhalb der Startlinie einen orangefarbenen Fleck, knapp unterhalb der Vergleichssubstanz Borneol einen grauen Fleck und auf Höhe des Borneols einen rotbraunen Fleck. Zwischen den Vergleichssubstanzen Borneol und Cineol liegt ein orangefarbener Fleck; knapp oberhalb der Vergleichssubstanz Cineol liegen ein orangefarbener und ein rosafarbener Fleck. Auf gleicher Höhe mit den beiden Flecken des Thujons finden sich zwei ziegelrote Flecke. Oberhalb des Thujons treten ein orangefarbener und ein grüner Fleck auf. Etwas unterhalb der Lösungsmittelfront kann ein rosafarbener Fleck vorhanden sein.

PRÜFUNG AUF REINHEIT

Relative Dichte (Ph. Eur.): 0,895 bis 0,915.

Trockenrückstand (DAB): Mindestens 1,2 Prozent.

LAGERUNG

Vor Licht geschützt.

Sanguinaria canadensis

Sanguinaria

Verwendet werden die im Herbst gesammelten, getrockneten unterirdischen Teile von *Sanguinaria canadensis* L. Sie enthalten mindestens 2,0 Prozent Alkaloide, berechnet als Chelidonin ($C_{20}H_{19}NO_5$, MG 353,4).

BESCHREIBUNG

Der Wurzelstock hat schwachen Geruch.

Die deutlich quergeringelten, runzeligen, bis 10 cm langen, bis über 1 cm dicken, außen rötlich-braunen Stücke zeigen häufig Reste der zahlreichen kurzen, dünnen, spröden Wurzeln oder deren Ansatzstellen. Die harten Stücke sind oft sehr geschrumpft, gedreht und ungleich zusammengedrückt, meist einfach und selten verzweigt. Der Bruch ist glatt, die Bruchfläche weißlich bis hell bräunlich-weiß, zum Teil mit unscharf rötlichen Zonen. Bei Lupenbetrachtung erscheint die ganze Fläche durch zahlreiche, zerstreute, rote, glänzende Punkte gesprenkelt, bisweilen ist sie auch im Ganzen dunkelrotbraun.

Mikroskopische Merkmale: Der Wurzelstock wird außen begrenzt von einer Epidermis aus quadratischen bis etwa tangential gestreckten, bräunlich gefärbten Zellen. Daran schließt eine unterschiedlich hohe, aus tangential gestreckten, parenchymatischen Zellen bestehende Schicht an, die allmählich in große, rundliche Rindenparenchymzellen übergeht. Die kleinen, rundlichen, kollateralen, etwa auf einem Ring angeordneten Leitbündel bestehen aus einem wenige Lagen hohen Phloem und einem Xylem aus Gefäßen mit kurzen, meist nur 80 bis 130 μm langen Gefäßgliedern mit getüpfelter Wand. Interfaszikuläres Kambium ist nur bisweilen zu erkennen. Das Mark, das den Hauptteil des Wurzelstockes ausmacht, besteht aus großen, rundlichen Zellen, die zwischen sich Interzellularen einschließen. In der Rinde finden sich bis 60 μm breite Milchröhren mit gelbrotem, amorphem Inhalt und öligen Tropfen und seltener als im Mark 70 bis 140 μm große, mehr oder weniger rundliche, oft in senkrechten Reihen angeordnete, milchsaftführende Einzelzellen. Die in fast allen Parenchymzellen vorkommende Stärke ist einzeln oder unterschiedlich stark zusammengesetzt. Die Einzelkörner sind kugelig, 5 bis 18 μm groß, zum Teil durch verschiedengestaltige, unregelmäßige Spalten ausgezeichnet.

PRÜFUNG AUF IDENTITÄT

Prüflösung: 1,0 g grob gepulverte Droge (710) wird mit 10 ml Äthanol 70% *RN* 1 Stunde lang geschüttelt und danach abfiltriert.

A. 0,5 ml Prüflösung fluoreszieren im ultravioletten Licht bei 365 nm orange und nach Zusatz von 0,2 ml verdünnter Salzsäure *R* rot. Nach Zusatz von 0,5 ml verdünnter Natriumhydroxid-Lösung *R* entsteht ein brauner Niederschlag.

B. Chromatographie: Die Prüfung erfolgt dünnschichtchromatographisch auf einer Schicht von Kieselgel HF$_{254}$ *R*.

Untersuchungslösung: Prüflösung.

Vergleichslösung: 10 mg Khellin *RN* und 20 mg Thymol *R* werden in 10 ml Methanol *R* gelöst.

Aufgetragen werden getrennt je 10 μl Untersuchungs- und Vergleichslösung. Die Chromatographie erfolgt über eine Laufstrecke von 10 cm mit einer Mischung von 90 Volumteilen Toluol *R* und 10 Volumteilen Methanol *R*. Nach Verdunsten der mobilen Phase werden die Chromatogramme im ultravioletten Licht bei 254 nm beziehungsweise bei 365 nm ausgewertet.

Das Chromatogramm der Vergleichslösung zeigt bei 254 nm im unteren Drittel des Rf-Bereiches den blaugrauen Fleck des Khellins und im mittleren Drittel den grauen Fleck des Thymols; die Flecke werden markiert.

Das Chromatogramm der Untersuchungslösung zeigt bei 365 nm folgende Flecke: auf der Startlinie einen gelblichen Fleck, unterhalb des Flecks der Vergleichssubstanz Khellin einen schwach rosaroten Fleck, etwa auf Höhe des Khellins einen orangeroten Fleck, zwischen den beiden Vergleichssubstanzen einen blauen, einen gelben und einen orangeroten Fleck, wenig oberhalb des Thymols einen orangeroten und deutlich darüber einen schwach rosaroten Fleck.

Die Chromatogramme werden anschließend mit einer Mischung von 1 Volumteil Dragendorffs-Reagenz R, 2 Volumteilen Essigsäure 98 % R und 10 Volumteilen Wasser besprüht. Alle im Chromatogramm der Untersuchungslösung bezeichneten Flecke mit Ausnahme des blauen Fleckes färben sich braun.

PRÜFUNG AUF REINHEIT

Fremde Bestandteile (Ph. Eur.): Höchstens 2 Prozent.

Sulfatasche (Ph. Eur.): Höchstens 8,0 Prozent, bestimmt mit 1,00 g grob gepulverter Droge (710).

Asche (DAB): Höchstens 6,0 Prozent.

GEHALTSBESTIMMUNG

Etwa 0,200 g grob gepulverte Droge (710), genau gewogen, werden 30 Minuten lang mit 90 ml Essigsäure 12 % R unter kräftigem Umschwenken im Wasserbad extrahiert. Nach dem Abkühlen wird mit Essigsäure 12 % R zu 100,0 ml verdünnt und filtriert; die ersten 10 ml Filtrat werden verworfen. 25,0 ml Filtrat werden mit 5 ml konzentrierter Ammoniaklösung R und 90 ml Chloroform R versetzt und 30 Minuten lang kräftig geschüttelt, wobei auf gute Mischung der Phasen zu achten ist. Die abgetrennte organische Phase wird mit Chloroform R zu 100,0 ml verdünnt; davon werden 25,0 ml in einem 100-ml-Rundkolben bei einer 40 °C nicht überschreitenden Temperatur unter vermindertem Druck eingeengt. Der Rückstand wird unter schwachem Erwärmen in etwa 2,5 ml Äthanol R gelöst, mit verdünnter Schwefelsäure R in einen 25-ml-Meßkolben überführt und unter Nachspülen des Rundkolbens mit dem gleichen Lösungsmittel zu 25,0 ml verdünnt (Probelösung).

5,0 ml Probelösung werden in einem 25-ml-Meßkolben mit 5,0 ml Chromotropsäure-Reagenz RN versetzt. Der Kolben wird verschlossen und der Inhalt vorsichtig gemischt; anschließend wird mit Schwefelsäure R zu 25,0 ml verdünnt und verschlossen (Untersuchungslösung).

Gleichzeitig und unter gleichen Bedingungen wird mit 5,0 ml verdünnter Schwefelsäure *R* und 5,0 ml Chromotropsäure-Reagenz *RN* ein Blindversuch angesetzt, der nach sorgfältigem Mischen ebenfalls mit Schwefelsäure *R* zu 25,0 ml verdünnt wird (Vergleichslösung A).

5,0 ml Probelösung werden mit Schwefelsäure *R* zu 25,0 ml verdünnt (Vergleichslösung B).

Die drei Meßkolben werden 10 Minuten lang im Wasserbad erhitzt und anschließend rasch auf 20 °C abgekühlt. In einer Schichtdicke von 1 cm wird die Extinktion E_1 der Untersuchungslösung gegen die Vergleichslösung A und die Extinktion E_2 der Vergleichslösung B gegen Wasser bei 570 nm gemessen.

Unter Zugrundelegung einer spezifischen Extinktion $E_{1cm}^{1\%}$ = 933 für Chelidonin wird der Gehalt an Alkaloiden (x_{proz}) berechnet nach der Formel:

$$x_{proz} = \frac{(E_1 - E_2) \cdot 2{,}144}{e}$$

e = Einwaage an Droge in g

ARZNEIFORMEN

Die Urtinktur enthält mindestens 0,20 und höchstens 0,50 Prozent Alkaloide, berechnet als Chelidonin ($C_{20}H_{19}NO_5$, MG 353,4).

HERSTELLUNG

Urtinktur aus der grob gepulverten Droge (710) und flüssige Verdünnungen nach Vorschrift 4a mit Äthanol 62 Prozent.

EIGENSCHAFTEN

Die Urtinktur ist eine rote Flüssigkeit ohne besonderen Geruch.

PRÜFUNG AUF IDENTITÄT

Die Urtinktur gibt die bei der Droge beschriebenen Identitätsreaktionen A und B. Prüflösung ist die Urtinktur.

PRÜFUNG AUF REINHEIT

Relative Dichte (Ph. Eur.): 0,890 bis 0,905.

Trockenrückstand (DAB): Mindestens 1,5 Prozent.

GEHALTSBESTIMMUNG

Etwa 1,0 g Urtinktur, genau gewogen, wird auf dem Wasserbad bis zum Verschwinden des Äthanolgeruches erhitzt, mit 1 ml konzentrierter Ammoniaklösung *R* und 90 ml Chloroform *R* versetzt und 5 Minuten lang kräftig geschüttelt. Die durch wenig Watte filtrierte organische Phase wird mit Chloroform *R* zu 100,0 ml verdünnt; davon werden 25,0 ml in einem 100 ml Rundkolben unter vermindertem Druck eingeengt und weiterbehandelt wie bei der Droge unter „Gehaltsbestimmung" beschrieben.

Unter Zugrundelegung einer spezifischen Extinktion $E_{1cm}^{1\%} = 933$ für Chelidonin wird der Gehalt an Alkaloiden (x_{proz}) berechnet nach der Formel:

$$x_{proz} = \frac{(E_1 - E_2) \cdot 0{,}536}{e}$$

e = Einwaage an Urtinktur in g

LAGERUNG

Vor Licht geschützt.

Vorsichtig zu lagern!

Schoenocaulon officinale

Sabadilla

Verwendet werden die reifen Samen von *Schoenocaulon officinale* (Cham. et Schlechtend.) A. Gray. Sie enthalten mindestens 3,5 Prozent Alkaloide, berechnet als Cevadin ($C_{32}H_{49}NO_9$, MG 591,8).

BESCHREIBUNG

Die Samen sind geruchlos und haben anhaltend bitteren und scharfen Geschmack.

Sie sind länglich bis lanzettlich, an einem Ende abgerundet, am anderen scharf zugespitzt, etwas gekrümmt, unregelmäßig kantig mit fein längsrunzeliger, glänzend schwarzbrauner, dünner Samenschale. An einem medianen Längsschnitt läßt sich mit der Lupe erkennen, daß die sehr dünne Samenschale ein umfangreiches, hornartiges, weißliches bis graubräunliches Endosperm umschließt, das an der abgerundeten Basis einen kleinen Keimling enthält.

Schoenocaulon officinale

Mikroskopische Merkmale: Die Oberhaut der Samenschale besteht aus in der Längsrichtung des Samens gestreckten, kurzprismatischen, in der Oberflächenansicht vieleckigen, weiten Zellen, deren tiefbraune Außenwand stark verdickt ist. Die darauf folgenden Schichten der Samenschale sind dünnwandig. Das Endosperm besteht aus vieleckigen Zellen, deren derbe Wände unregelmäßig knotig verdickt, nicht scharf getüpfelt, ungefärbt und glänzend sind. Sie enthalten fettes Öl, Aleuronkörner und vereinzelte, kleine Stärkekörner.

PRÜFUNG AUF IDENTITÄT

A. 3 ml der unter ,,Gehaltsbestimmung" erhaltenen Ätherphase werden in einer Porzellanschale eingeengt. Der Rückstand löst sich in 1 ml Schwefelsäure *R* unter Gelbfärbung. Die gelbe Farbe geht beim Erwärmen in Rot und nach Zusatz von 0,5 ml Salzsäure *R* 1 in Rotviolett über.

B. 3 ml der unter ,,Gehaltsbestimmung" erhaltenen Ätherphase werden in einer Porzellanschale eingeengt. Der Rückstand wird in 1 ml Äthanol *R* aufgenommen und mit 1 ml einer 2prozentigen Lösung (G/V) von Furfurol *R* in Äthanol *R* sowie 1 ml Schwefelsäure *R* versetzt. Die Mischung färbt sich blauviolett.

C. Chromatographie: Die Prüfung erfolgt dünnschichtchromatographisch auf einer Schicht von Kieselgel H *R*.

Untersuchungslösung: 10 ml der unter ,,Gehaltsbestimmung" erhaltenen Ätherphase werden eingeengt; der Rückstand wird in 1 ml Methanol *R* aufgenommen.

Vergleichslösung: 10 mg Noscapinhydrochlorid *RN* und 10 mg Chinolin *R* werden in 10 ml Methanol *R* gelöst.

Aufgetragen werden getrennt je 20 µl Untersuchungs- und Vergleichslösung. Die Chromatographie erfolgt über eine Laufstrecke von 15 cm mit einer Mischung von 70 Volumteilen Cyclohexan *R* und 30 Volumteilen Diäthylamin *R*. Zum Verdunsten der mobilen Phase werden die Chromatogramme 30 Minuten lang bei Raumtemperatur und anschließend 1 Stunde lang bei 105 bis 110 °C getrocknet. Danach wird mit Jodplatin-Reagenz *R* besprüht und im Tageslicht ausgewertet.

Das Chromatogramm der Vergleichslösung zeigt im unteren Drittel des Rf-Bereiches den rötlichblauen Fleck des Noscapins und im mittleren Drittel den grünlichgrauen Fleck des Chinolins.

Das Chromatogramm der Untersuchungslösung zeigt einen rötlichblauen Fleck in Höhe der Vergleichssubstanz Noscapin und einen rötlichblauen Fleck knapp oberhalb der Vergleichssubstanz Chinolin.

PRÜFUNG AUF REINHEIT

Fremde Bestandteile (Ph. Eur.): Höchstens 3 Prozent.

Asche (DAB): Höchstens 10,0 Prozent.

Salzsäureunlösliche Asche (Ph. Eur.): Höchstens 8,0 Prozent.

GEHALTSBESTIMMUNG

Etwa 4,00 g fein gepulverte Droge (500), genau gewogen, werden in einem Kolben mit Schliffverschluß mit 60,0 g peroxidfreiem Äther R und 3 ml verdünnter Ammoniaklösung R 1 30 Minuten lang häufig und kräftig geschüttelt. Nach dem Absetzen werden 40,0 g des Ätherauszuges durch etwas Watte in einen zweiten Kolben filtriert, während der Rest des Ätherauszuges für die ,,Prüfung auf Identität" aufbewahrt wird.

Das Filtrat wird eingeengt, zweimal mit je 5 ml Äther R aufgenommen und wieder eingeengt. Nach Lösen des Rückstandes in 5 ml Äthanol R werden 20 ml Petroläther R, 10 ml kohlendioxidfreies Wasser R, 0,3 ml Methylrot-Mischindikator R und 20,0 ml 0,02 N-Salzsäure zugegeben. Die rotviolette Lösung wird mit 0,02 N-Natriumhydroxid-Lösung bis zum Farbumschlag nach Grün titriert, wobei nach jedem Laugenzusatz kräftig geschüttelt und kurze Zeit stehengelassen werden muß.

1 ml 0,02 N-Salzsäure entspricht 11,84 mg Alkaloiden, berechnet als Cevadin.

ARZNEIFORMEN

Die Urtinktur enthält mindestens 0,32 und höchstens 0,60 Prozent Alkaloide, berechnet als Cevadin.

HERSTELLUNG

Urtinktur aus der grob gepulverten Droge (710) und flüssige Verdünnungen nach Vorschrift 4a mit Äthanol 62 Prozent.

EIGENSCHAFTEN

Die Urtinktur ist eine dunkelrotbraune Flüssigkeit mit stark bitterem Geschmack und ohne besonderen Geruch.

PRÜFUNG AUF IDENTITÄT

A. 2 ml Urtinktur zeigen im ultravioletten Licht bei 365 nm eine schwach blaue Fluoreszenz. Nach Zugabe von 0,1 ml Kaliumhydroxid-Lösung RN schlägt die Farbe nach schwach Braungelb um.

Die Urtinktur gibt außerdem die Identitätsreaktionen A, B und C der Droge. Prüflösung ist der Rest der unter ,,Gehaltsbestimmung" erhaltenen Ätherphase.

PRÜFUNG AUF REINHEIT

Veratrum-Arten: Die Mischung von 2 ml Urtinktur und 0,1 ml Kaliumhydroxid-Lösung *RN* darf im ultravioletten Licht von 365 nm keine gelbgrüne Fluoreszenz zeigen.

Relative Dichte (Ph. Eur.): 0,890 bis 0,905.

Trockenrückstand (DAB): Mindestens 1,4 Prozent.

GEHALTSBESTIMMUNG

Etwa 30,0 g Urtinktur, genau gewogen, werden unter vermindertem Druck in einem 250-ml-Erlenmeyerkolben auf dem Wasserbad auf die Hälfte des Volumens eingeengt. Nach Zugabe von 3 ml verdünnter Ammoniaklösung *R* 1 und 60,0 g peroxidfreiem Äther *R* wird der Kolben gewogen und danach 10 Minuten lang geschüttelt. Nach Kontrolle des Gewichtes, das falls nötig mit peroxidfreiem Äther *R* ergänzt werden muß, wird 1 g gepulverter Tragant *RN* zugegeben und noch einmal 1 Minute lang geschüttelt. Nach dem Absetzen werden 40,0 g des Ätherauszuges durch etwas Watte in einen zweiten Kolben filtriert, während der Rest des Ätherauszuges für die ,,Prüfung auf Identität" aufbewahrt wird. Die weitere Ausführung erfolgt wie bei der Droge unter ,,Gehaltsbestimmung" angegeben.

LAGERUNG

Vor Licht geschützt.

Vorsichtig zu lagern!

Scrophularia nodosa

Verwendet werden die frischen, vor Beginn der Blüte gesammelten oberirdischen Teile von *Scrophularia nodosa* L.

BESCHREIBUNG

Der Stengel ist aufrecht und unverzweigt, vierkantig, aber nicht geflügelt und unten kahl. Die Blätter sind kreuzgegenständig, die unteren kurz gestielt, die oberen mehr sitzend, im Umriß länglich-eiförmig mit abgerundeter oder leicht herzförmiger Basis, die unteren stumpf, die oberen meist zugespitzt, am Rande scharf gesägt und kahl.

ARZNEIFORMEN

HERSTELLUNG

Urtinktur und flüssige Verdünnungen nach Vorschrift 3a.

EIGENSCHAFTEN

Die Urtinktur ist eine grünbraune bis braune Flüssigkeit mit leicht brennendem Geschmack ohne besonderen Geruch.

PRÜFUNG AUF IDENTITÄT

A. Wird 1 ml Urtinktur mit 10 ml Wasser verdünnt und geschüttelt, vergeht der entstandene Schaum sehr rasch. Nach Zugabe von 0,05 ml Eisen(III)-chlorid-Lösung *R* 1 und erneutem Schütteln ist der Schaum mindestens 3 Stunden lang beständig.

B. Werden 2 ml Urtinktur mit 1 ml frisch hergestellter Phloroglucinlösung *R* und 0,5 ml Salzsäure *R* 1 versetzt und kurz erhitzt, färbt sich die Mischung grün. Wird nach dem Abkühlen die Mischung mit 3 ml Chloroform *R* ausgeschüttelt, färbt sich die organische Phase ebenfalls grün.

C. Chromatographie: Die Prüfung erfolgt dünnschichtchromatographisch auf einer Schicht von Kieselgel HF_{254} *R*.

Untersuchungslösung: Urtinktur.

Vergleichslösung: 10 mg Aescin *RN*, 5 mg Gallussäure *RN* und 2 mg Hyperosid *RN* werden in 2 ml Methanol *R* gelöst.

Aufgetragen werden getrennt auf der linken und der rechten Seite der Dünnschichtplatte je einmal je 20 µl Untersuchungs- und Vergleichslösung. Die Chromatographie erfolgt über eine Laufstrecke von 10 cm mit der Oberphase des Systems aus 50 Volumteilen n-Butanol *R*, 40 Volumteilen Wasser und 10 Volumteilen Essigsäure 98% *R*. Nach Verdunsten der mobilen Phase zeigen die Chromatogramme der Vergleichslösung im ultravioletten Licht bei 254 nm im unteren Drittel des Rf-Bereiches den dunklen Fleck des Aescins, im mittleren Drittel den dunklen Fleck des Hyperosids und im oberen Drittel den dunklen Fleck der Gallussäure. Diese Flecke werden markiert.

Danach wird die eine Hälfte der Schicht mit einer Glasplatte abgedeckt und die freie Hälfte mit einer 1prozentigen Lösung (G/V) von Diphenylboryloxyäthylamin R in Methanol R besprüht, an der Luft getrocknet, danach mit einer 5prozentigen Lösung (G/V) von Polyäthylenglykol 400 R in Methanol R besprüht, 5 Minuten lang auf 100 bis 105 °C erhitzt und im ultravioletten Licht bei 365 nm ausgewertet.

Das Chromatogramm der Vergleichslösung zeigt im mittleren Drittel des Rf-Bereiches den gelbroten Fleck des Hyperosids und im oberen Drittel den blauen Fleck der Gallussäure.

Das Chromatogramm der Untersuchungslösung zeigt einen gelben Fleck wenig unterhalb des markierten Aescinflecks, einem rosafarbenen Fleck unter dem Hyperosidfleck und einen gelben Fleck auf Höhe des Flecks der Gallussäure.

Danach wird die besprühte Hälfte der Schicht abgedeckt und die unbesprühte Hälfte mit Anisaldehyd-Lösung R besprüht. Die Chromatogramme werden 10 Minuten lang auf 105 bis 110 °C erhitzt und innerhalb von 10 Minuten im Tageslicht ausgewertet.

Das Chromatogramm der Vergleichslösung zeigt im unteren Drittel des Rf-Bereiches den blauen Fleck des Aescins und im oberen Drittel den violetten Fleck der Gallussäure.

Das Chromatogramm der Untersuchungslösung zeigt einen graugrünen Fleck wenig unterhalb des Aescinfleckes und knapp darunter einen schwachen, hellgrünen Fleck, einen roten Fleck wenig über dem Aescinfleck und knapp darüber einen grünen Fleck, einen roten Fleck knapp unterhalb des Hyperosidflecks und einen graublauen Fleck deutlich über dem Fleck der Gallussäure.

PRÜFUNG AUF REINHEIT

Relative Dichte (Ph. Eur.): 0,895 bis 0,915.

Trockenrückstand (DAB): Mindestens 1,2 Prozent.

LAGERUNG

Vor Licht geschützt.

Scrophularia nodosa spag. Krauß

Verwendet wird die ganze, frische, vor Beginn der Blüte gesammelte Pflanze von *Scrophularia nodosa* L.

BESCHREIBUNG

Die Pflanze hat einen horizontal gewachsenen, walzlichen Wurzelstock mit vielen, eiförmigen, fleischigen, hellbraunen Knollen und wenigen, fadenförmigen Wurzeln. Der Stengel ist aufrecht und unverzweigt, vierkantig, aber nicht geflügelt und unten kahl. Die Blätter sind kreuzgegenständig, die unteren kurz gestielt, die oberen mehr sitzend, im Umriß länglich-eiförmig mit abgerundeter oder leicht herzförmiger Basis, die unteren stumpf, die oberen meist zugespitzt, am Rande scharf gesägt und kahl.

ARZNEIFORMEN

HERSTELLUNG

Urtinktur und flüssige Verdünnungen nach Vorschrift 27.

EIGENSCHAFTEN

Die Urtinktur ist eine hellbraune Flüssigkeit mit leicht brennendem Geschmack und schwachem, hefeartigem Geruch.

PRÜFUNG AUF IDENTITÄT

A. Der pH-Wert (Ph. Eur.) der Urtinktur muß zwischen 4,3 und 4,6 liegen.

B. Werden 2 ml Urtinktur mit 10 ml Wasser verdünnt und geschüttelt, vergeht der entstandene Schaum sehr rasch. Nach Zugabe von 0,05 ml Eisen(III)-chlorid-Lösung *R* 1 und erneutem Schütteln ist der Schaum mindestens 3 Stunden lang beständig.

C. Werden 2 ml Urtinktur mit 1 ml frisch hergestellter Phloroglucinlösung *R* und 0,5 ml Salzsäure *R* 1 versetzt und kurz erhitzt, so färbt sich die Mischung braun.

D. Chromatographie: Die Prüfung erfolgt dünnschichtchromatographisch auf einer Schicht von Kieselgel HF_{254} R.

Untersuchungslösung: 10 ml Urtinktur werden unter vermindertem Druck im Wasserbad bei etwa 50 °C eingeengt. Der Rückstand wird in 2 ml Äthanol 30 Prozent gelöst.

Vergleichslösung: 10 mg Aescin *RN*, 5 mg Gallussäure *RN* und 2 mg Hyperosid *RN* werden in 2 ml Methanol *R* gelöst.

Aufgetragen werden getrennt auf der linken und der rechten Seite der Dünnschichtplatte jeweils 10 µl Untersuchungslösung und 20 µl Vergleichslösung. Die Chromatographie erfolgt über eine Laufstrecke von 10 cm mit der Oberphase des Systems aus 50 Volumteilen n-Butanol *R*, 40 Volumteilen Wasser und 10 Volumteilen Essigsäure 98 % *R*. Nach Verdunsten der mobilen Phase zeigen die Chromatogramme der Vergleichslösung im ultravioletten Licht bei 254 nm im unteren Drittel des Rf-Bereiches den dunklen Fleck des Aescins, im mittleren Drittel den dunklen Fleck des Hyperosids und im oberen Drittel den dunklen Fleck der Gallussäure. Diese Flecke werden markiert.

Danach wird die eine Hälfte der Schicht mit einer Glasplatte abgedeckt und die freie Hälfte mit einer 1prozentigen Lösung (G/V) von Diphenylboryloxyäthylamin *R* in Methanol *R* besprüht, an der Luft getrocknet, danach mit einer 5prozentigen Lösung (G/V) von Polyäthylenglykol 400 *R* in Methanol *R* besprüht, 5 Minuten lang auf 100 bis 105 °C erhitzt und im ultravioletten Licht bei 365 nm ausgewertet.

Das Chromatogramm der Vergleichslösung zeigt im mittleren Drittel des Rf-Bereiches den gelbroten Fleck des Hyperosids und im oberen Drittel den blauen Fleck der Gallussäure.

Das Chromatogramm der Untersuchungslösung zeigt zwischen Start und dem markierten Fleck des Aescins drei hellgelbe Flecke, zwischen Aescinfleck und Hyperosidfleck in etwa gleichen Abständen einen hellgelben und einen gelbroten Fleck sowie wenig unter der Fließmittelfront einen gelben Fleck.

Danach wird die besprühte Hälfte der Schicht abgedeckt und die unbesprühte Hälfte mit Anisaldehyd-Lösung *R* besprüht. Die Chromatogramme werden 10 Minuten lang auf 105 bis 110 °C erhitzt und innerhalb von 10 Minuten im Tageslicht ausgewertet.

Das Chromatogramm der Vergleichslösung zeigt im unteren Drittel des Rf-Bereiches den blauen Fleck des Aescins und im oberen Drittel den violetten Fleck der Gallussäure.

Das Chromatogramm der Untersuchungslösung zeigt zwei graublaue Flecke wenig unterhalb des Aescinflecks, einen hellgelben Fleck etwa in der Mitte zwischen den Vergleichssubstanzen Aescin und Hyperosid sowie einen graublauen Fleck wenig unter der Fließmittelfront.

PRÜFUNG AUF REINHEIT

Relative Dichte (Ph. Eur.): 0,959 bis 0,979.

Trockenrückstand (DAB): Mindestens 1,5 Prozent.

LAGERUNG

Vor Licht geschützt.

Selenicereus grandiflorus

Cactus

Verwendet werden die frischen, jungen Stengel und Blüten von *Selenicereus grandiflorus* (L.) Britt. et Rose.

BESCHREIBUNG

Die stammsukkulente Pflanze hat einen schlangenförmig kriechenden oder kletternden, verzweigten, 4- bis 8-, in der Regel 5- bis 6kantigen, ästigen, 1 bis 4 cm dicken Stengel, der 10 und mehr Meter lang sein kann. Er ist grün bis bläulich, ohne Höcker, mit zahlreichen Luftwurzeln besetzt und trägt an den vorspringenden Längsrippen weißfilzige Areolen (ruhende Achsenknospen) im Abstand von 10 bis 15 mm mit 6 bis 11 nadelförmigen, 4 bis 6 mm langen Stacheln. Die 18 bis 25 cm langen, im Durchmesser 15 bis 27 cm großen, nach Vanille duftenden Blüten besitzen zahlreiche spiralig gestellte, langgespitzte, lanzettförmige, braune äußere sowie hellgelbe mittlere Blütenhüllblätter und spatelige bis spitze, lanzettförmige, schneeweiße innere Blütenhüllblätter. Die zahlreichen Staubblätter sind weiß, mit gelben Antheren, die Griffel mit der vielstrahligen Narbe nach oben zu gelb. Der Fruchtknoten ist kugelig, gehöckert, mit dreieckigen Schuppen, vielen bräunlichgrauen Haaren und etwa 10 mm langen, dunkelbraunen, borstenförmigen Stacheln.

ARZNEIFORMEN

HERSTELLUNG

Urtinktur und flüssige Verdünnungen nach Vorschrift 3a.

EIGENSCHAFTEN

Die Urtinktur ist eine grünlichgelbe Flüssigkeit.

PRÜFUNG AUF IDENTITÄT

A. Wird 1 ml Urtinktur mit 0,5 ml Salzsäure *R* versetzt, färbt sich die Mischung grün.
B. Werden 2 ml Urtinktur mit 0,5 ml Neßlers Reagenz *R* versetzt, entsteht innerhalb von 1 Stunde ein graugrüner Niederschlag.
C. Chromatographie: Die Prüfung erfolgt dünnschichtchromatographisch auf einer Schicht von Kieselgel HF$_{254}$ *R*.

Untersuchungslösung: Urtinktur.

Vergleichslösung a): 3 mg Kaffeesäure *R* und 10 mg Rutin *R* werden in 10 ml Methanol *R* gelöst.

Vergleichslösung b): 10 mg Serin *R* werden in 5 ml Wasser gelöst. Die Lösung wird mit 5 ml Methanol *R* versetzt.

Aufgetragen werden getrennt 20 µl Untersuchungslösung und je 10 µl der beiden Vergleichslösungen. Die Chromatographie erfolgt über eine Laufstrecke von 10 cm mit einer Mischung von 68 Volumteilen n-Butanol *R*, 16 Volumteilen Essigsäure 98 % *R* und 16 Volumteilen Wasser.

Nach Verdunsten der mobilen Phase zeigt das Chromatogramm der Vergleichslösung a) im ultravioletten Licht bei 365 nm im mittleren Drittel des Rf-Bereiches den rotbraunen Fleck des Rutins und im oberen Drittel den blauen Fleck der Kaffeesäure.

Die Chromatogramme der Untersuchungslösung und der Vergleichslösung a) werden mit Anisaldehyd-Lösung *R*, das Chromatogramm der Vergleichslösung b) wird mit einer Lösung von 30 mg Ninhydrin *R* in 10 ml n-Butanol *R* und 0,3 ml Essigsäure 98 % *R* besprüht. Die Chromatogramme werden anschließend 10 Minuten lang auf 105 bis 110 °C erhitzt und innerhalb von 10 Minuten im Tageslicht ausgewertet.

Das Chromatogramm der Vergleichslösung b) zeigt im unteren Drittel des Rf-Bereiches den orangeroten Fleck des Serins.

Das Chromatogramm der Untersuchungslösung zeigt knapp unterhalb der Vergleichssubstanz Serin einen gelben Fleck, zwischen den Vergleichssubstanzen Serin und Rutin einen grünen Fleck, knapp unterhalb der Vergleichssubstanz Rutin einen gelben Fleck und knapp oberhalb der Vergleichssubstanz Kaffeesäure einen violetten Fleck.

PRÜFUNG AUF REINHEIT

Relative Dichte (Ph. Eur.): 0,890 bis 0,910.

Trockenrückstand (DAB): Mindestens 0,6 Prozent.

LAGERUNG

Vor Licht geschützt.

Semecarpus anacardium

Anacardium

Verwendet werden die reifen, getrockneten Früchte von *Semecarpus anacardium* L.

BESCHREIBUNG

Die Früchte sind etwa 1,5 bis 3,0 cm lang, 1,0 bis 2,5 cm breit, 0,5 bis 1,5 cm dick, plattgedrückt, herzförmig bis stumpf, viereckig oder eiförmig; sie tragen teilweise einen bis zu 1,5 cm langen, schwer abtrennbaren Fruchtstiel. Die braunschwarze, harte, feingrubige bis grob runzelige Fruchtschale ist etwa 2 mm dick und enthält in großen Lücken einen schwarzen, glänzenden, scharfätzenden Balsam. Die mandelförmigen Samen sind von einer rotbraunen, dünnen, leicht ablösbaren Samenschale umgeben.

Mikroskopische Merkmale: Die Epidermis der Fruchtschale besteht aus 1 oder 2 Reihen etwa 100 µm langer, radial gestreckter Zellen. Die Außenwände sind stark verdickt, die Seitenwände sind dünn. Die Zellen sind mit einem braunen, in dünnen Schichten gelbbraunen Farbstoff gefüllt. In der Epidermis kommen Anlagen von Spaltöffnungen vor, die jedoch keine Schließzellen aufweisen. Die Zellen des Mesokarps sind teilweise tangential gestreckt, ihre Wände sind nicht stark verdickt. Durch das gesamte Gewebe verlaufen parallel zueinander zahlreiche Leitbündel, deren Gefäßteil nach innen und deren Siebteil nach außen gerichtet ist. Außerdem kommen kleinere und etwa 3 bis 8 mm große, von einigen Reihen zusammengedrückter, tangential gestreckter Zellen begrenzte schizogene Sekretbehälter vor. Die innere Wand der Sekretbehälter ist mit sehr feinwandigen Sekretzellen belegt, deren Ausstülpungen in das Zentrum hineinragen.

Den Übergang vom Mesokarp zum Endokarp bildet eine stellenweise von Parenchymzellen unterbrochene Zellreihe aus kleinen, runden, verdickten Zellen. Das sklerenchymatische Endokarp besteht aus je einer Schicht Mikro- und Makrosklereiden. Die Mikrosklereiden sind 30 bis 60 µm lang und 5 bis 15 µm breit; die

Makrosklereiden haben eine Länge von 300 bis 400 µm und eine Breite von 20 bis 45 µm. Ihre engen Lumina erweitern sich an beiden Enden der Zellen trichterförmig.

Die Epidermis der Samenschale besteht aus gleichmäßigen, abgerundeten Parenchymzellen mit nach außen verdickten Wänden. Darauf folgen 2 bis 3 Reihen dünnwandiger Parenchymzellen, 6 bis 8 Reihen dickwandiger Parenchymzellen sowie eine Leitbündelzone. Darunter liegt eine kollabierte Schicht aus mehreren Reihen großlumiger Zellen mit dicker Wandung.

Die Kotyledonen besitzen am Rand stehende, mit den Leitbündeln zusammenhängende Sekretbehälter. Diese weisen palisadenartig ausgebildete, an der inneren Seite abgerundete Zellen auf. Die Zellen des Siebteils sind vier- bis achteckig, im Längsschnitt gestreckt, zartwandig und klein. Im Holzteil des Bündels finden sich spiralig verdickte, runde oder auch ovale Gefäße. Der Keimling führt 5 bis 8 µm lange und 2,5 bis 6,5 µm breite Stärkekörner mit länglichem oder sternförmigem Spalt, zahlreiche Aleuronkörner und fettes Öl.

PRÜFUNG AUF IDENTITÄT

Prüflösung: 0,20 g zerstoßene Droge (2000) werden mit 10 ml Äthanol 90 % *RN* im Wasserbad 2 Minuten lang zum Sieden erhitzt und abfiltriert.

A. Wird 1 ml Prüflösung mit 1 ml konzentrierter Ammoniaklösung *R* versetzt, färbt sich die Mischung grünblau.

B. Wird 1 ml Prüflösung mit 10 ml Wasser und 1 ml Echtblausalz-B-Lösung *RN* versetzt, färbt sich die Mischung braunviolett.

PRÜFUNG AUF REINHEIT

Fremde Bestandteile (Ph. Eur.): Früchte von *Anacardium occidentale* L. dürfen nicht vorhanden sein. Sie sind bis 3,5 cm lang, bis 3 cm breit, bis 2,0 cm dick, hellbraun und deutlich nierenförmig. Die Fruchtschale ist glatt bis leicht faltig und stellenweise dunkel marmoriert. Andere fremde Bestandteile höchstens 1,0 Prozent.

Chromatographie: Die Prüfung erfolgt dünnschichtchromatographisch auf einer Schicht von Kieselgel H *R*.

Untersuchungslösung: Prüflösung.

Vergleichslösung: 5 mg 2-Naphthol *R* werden in 10 ml Methanol *R* gelöst.

Aufgetragen werden getrennt je 20 µl Untersuchungs- und Vergleichslösung. Die Chromatographie erfolgt über eine Laufstrecke von 15 cm mit einer Mischung von 90 Volumteilen Toluol *R* und 10 Volumteilen Methanol *R*. Nach Verdunsten der mobilen Phase werden die Chromatogramme mit Echtblausalz-B-Lösung *RN* besprüht und nach 15 Minuten im Tageslicht ausgewertet.

Das Chromatogramm der Vergleichslösung zeigt im mittleren Drittel des Rf-Bereiches den violetten Fleck des 2-Naphthols (Rst 1,0). Das Chromatogramm der Untersuchungslösung zeigt bei Rst 0,25 bis 0,30 einen rosafarbenen Fleck, bei Rst 0,60 bis 0,70 einen braungrauen Fleck, bei Rst 1,00 bis 1,10 einen braunvioletten Fleck und bei Rst 1,30 bis 1,40 einen schwach gelben Fleck. Der rosafarbene und der schwach gelbe Fleck können fehlen. Im Chromatogramm der Untersuchungslösung dürfen bei Rst 0,50 bis 0,60 und bei Rst 1,20 bis 1,30 keine orangegelben Flecke und bei Rst 0,60 bis 0,70 kein hellvioletter Fleck sichtbar sein.

ARZNEIFORMEN

HERSTELLUNG

Urtinktur aus der zerstoßenen Droge (2000) und flüssige Verdünnungen nach Vorschrift 4a mit Äthanol 86 Prozent. Die 4. Dezimalverdünnung wird mit Äthanol 62 Prozent, die folgenden Verdünnungen werden mit Äthanol 43 Prozent bereitet.

EIGENSCHAFTEN

Die Urtinktur ist eine gelbbraune bis rötlichbraune Flüssigkeit.

PRÜFUNG AUF IDENTITÄT

Die Mischung von 1 ml Urtinktur und 4 ml Methanol *R* gibt die bei der Droge beschriebenen Identitätsreaktionen A und B.

PRÜFUNG AUF REINHEIT

Die Urtinktur muß der bei der Prüfung auf Reinheit der Droge unter ,,Chromatographie" gegebenen Beschreibung genügen. Untersuchungslösung ist die Mischung von 1 ml Urtinktur und 4 ml Methanol *R*.

Relative Dichte (Ph. Eur.): 0,830 bis 0,845.

Trockenrückstand (DAB): Mindestens 2,0 und höchstens 3,2 Prozent.

LAGERUNG

Vor Licht geschützt.

Vorsichtig zu lagern!

Siderit

Verwendet wird das natürlich vorkommende Mineral *Siderit* mit einem Gehalt von mindestens 70 Prozent Eisencarbonaten, berechnet als $FeCO_3$ (MG 115,9).

BESCHREIBUNG

Gelblichgraues oder bräunlichgelbes bis gelbes Mineral mit mattem oder Perlmuttglanz, selten mit Glasglanz. Es bildet Kristalle von trigonal-rhomboedrischem Habitus und sattelförmige, radial faserige, kugelige, nierige oder oolithische Aggregate. Die Härte nach Mohs beträgt 4 bis 4½. Das Mineral ist mangan-, calcium- und magnesiumhaltig.

PRÜFUNG AUF IDENTITÄT

A. 50 mg gepulverte Substanz (180) werden mit 2 ml Salzsäure *R* versetzt; die Mischung wird erhitzt, mit 8 ml Wasser versetzt und falls erforderlich filtriert. Die Lösung gibt die Identitätsreaktion a) auf Eisen (Ph. Eur.).

B. 0,1 g gepulverte Substanz (180) werden mit 4 ml verdünnter Salzsäure *R* versetzt; die Mischung wird erhitzt und falls erforderlich filtriert. Nach Verdünnen mit 6 ml Wasser werden 0,1 ml Silbernitrat-Lösung *R* 2 und 0,5 g Kaliumpersulfat *R* zugegeben; danach wird 30 Minuten lang auf dem Wasserbad erwärmt. Nach dem Abkühlen und nach Absetzen des Niederschlags muß die überstehende Lösung violett gefärbt sein.

C. 0,2 g gepulverte Substanz (180) werden mit 2 ml Salzsäure *R* 1 versetzt und erhitzt. Nach Zugabe von 0,2 ml Salpetersäure *R* wird bis zum Verschwinden der nitrosen Gase erhitzt. Danach wird mit Wasser auf 5 ml verdünnt und mit so viel verdünnter Ammoniaklösung *R* 1 versetzt, daß die Mischung deutlich alkalisch reagiert (*p*H 10). Nach Zusatz von 0,5 g Kaliumpersulfat *R* wird die Flüssigkeit 10 Minuten lang auf dem Wasserbad erhitzt.

Die filtrierte Lösung wird zum Sieden erhitzt und mit 1 ml Ammoniumcarbonat-Lösung *R* versetzt. Dann wird 5 Minuten lang auf dem Wasserbad erwärmt und nach dem Abkühlen wieder filtriert. Das Filtrat wird für die Identitätsreaktion D verwendet; der Filterrückstand wird mit einigen ml Wasser gewaschen und danach mit 1 ml Essigsäure 30% *R* gelöst. Diese Lösung gibt die Identitätsreaktion b) auf Calcium (Ph. Eur.).

D. Das Filtrat der Identitätsreaktion C gibt die Identitätsreaktion auf Magnesium (Ph. Eur.).

E. Die gepulverte Substanz (180) gibt die Identitätsreaktion auf Carbonat (Ph. Eur.).

PRÜFUNG AUF REINHEIT

Fremde Minerale: In Habitus, Farbe, Glanz oder Härte abweichende Kristalle oder Aggregate dürfen nicht enthalten sein. Besonders zu achten ist auf Kristalle mit ähnlichem Habitus oder sattelförmige Aggregate mit gleichem Glanz und Farbe, jedoch mit Härte 3½ bis 4 (Dolomit).

Säureunlösliche Bestandteile: Höchstens 6,0 Prozent; der unter ,,Gehaltsbestimmung" in dem Glassintertiegel verbliebene Rückstand wird bei 100 bis 105 °C 2 Stunden lang getrocknet und nach dem Abkühlen gewogen.

GEHALTSBESTIMMUNG

Etwa 1,0 g gepulverte Substanz (180), genau gewogen, wird mit 20 ml verdünnter Salzsäure R versetzt und 30 Minuten lang auf dem Wasserbad erhitzt. Nach dem Abkühlen wird die Lösung durch einen Glassintertiegel Nr. 16 (Ph. Eur.) in einen 100-ml-Meßkolben unter Nachwaschen des Tiegels mit Wasser filtriert; der Tiegel mit Rückstand wird zur Prüfung auf ,,säureunlösliche" Bestandteile verwendet. Der Meßkolben wird mit Wasser zur Marke aufgefüllt.

20,0 ml dieser Lösung werden mit 0,75 g Zinkstaub R versetzt; der Kolben wird mit einem Bunsen-Ventil verschlossen. Nachdem die Mischung farblos geworden ist, wird sie durch einen mit einer dünnen Schicht von Zinkstaub R bedeckten Glassintertiegel Nr. 16 (Ph. Eur.) filtriert. Der Glassintertiegel wird mit 20 ml kohlendioxidfreiem Wasser R nachgewaschen; die vereinigten Filtrate werden nach Zusatz von 0,2 ml Ferroin-Lösung R mit 0,1 N-Ammoniumcer(IV)-nitrat-Lösung bis zum Farbumschlag nach Grün titriert.

1 ml 0,1 N-Ammoniumcer(IV)-nitrat-Lösung entspricht 11,59 mg $FeCO_3$.

ARZNEIFORMEN

Die 1. Dezimalverreibung muß mindestens 6,7 und darf höchstens 10,0 Prozent Eisencarbonate, berechnet als $FeCO_3$, enthalten.

HERSTELLUNG

Verreibungen nach Vorschrift 6.

EIGENSCHAFTEN

Die 1. Dezimalverreibung ist ein gelbliches bis bräunliches Pulver.

PRÜFUNG AUF IDENTITÄT

4 g der 1. Dezimalverreibung werden in 25 ml Wasser suspendiert und zentrifugiert. Der Vorgang wird 2mal wiederholt. Der verbleibende Rückstand wird bei 100 bis 105 °C getrocknet; er gibt die bei der Substanz beschriebenen Identitätsreaktionen.

GEHALTSBESTIMMUNG

Etwa 1,0 g der 1. Dezimalverreibung, genau gewogen, wird in einem Porzellantiegel verascht und der Rückstand 1 Stunde lang auf etwa 600 °C erhitzt. Nach Zugabe von 1,5 ml Salzsäure *R* wird 30 Minuten lang auf dem Wasserbad erwärmt. Die Lösung wird eingeengt und der Rückstand nach dem Abkühlen in 2 ml verdünnter Salzsäure *R* aufgenommen. Unter Nachspülen des Tiegels mit insgesamt 50 ml Wasser wird die Lösung in einen 250-ml-Erlenmeyerkolben überführt. Nach Zugabe von 0,75 g Zinkstaub *R* wird weiter verfahren wie bei der Substanz unter „Gehaltsbestimmung" beschrieben.

Silybum marianum

Carduus marianus

Verwendet werden die reifen, getrockneten, vom Pappus befreiten Früchte von *Silybum marianum* (L.) GAERTN. Sie enthalten mindestens 1,0 Prozent Silymarin, berechnet als Silybin ($C_{25}H_{22}O_{10}$; MG 482,4).

BESCHREIBUNG

Die Früchte sind nahezu geruchlos; die Fruchtschale besitzt bitteren, der Same öligen Geschmack.

Die schief eiförmiglänglichen, etwas flachgedrückten, etwa 6 bis 7 mm langen, bis etwa 3 mm breiten und etwa 1,5 mm dicken Früchte (Achänen) sind oberseits mit einem vorspringenden, knorpeligen, glänzend-gelblichen Rand und an der

Basis mit einem rinnenförmigen Nabel versehen. Die Fruchtschale ist glänzend braunschwarz oder matt graubraun, dunkel- oder weißgrau gestrichelt und umschließt den geraden Embryo mit den 2 dicken, abgeflachten Kotyledonen, die fettes Öl und Aleuronkörner enthalten.

Mikroskopische Merkmale: Die Fruchtwandepidermis besteht aus fast farblosen, senkrecht zur Oberfläche der Frucht palisadenartig gestreckten Zellen mit stark verdickten Außenwänden, in die sich das Lumen schlitzförmig ein Stück nach außen fortsetzt. In Aufsicht zeigen die Zellen bei Hocheinstellung nur ein schlitzförmiges Lumen. Sie tragen Verdickungsleisten, die in Aufsicht als knotige Zellwandverdickungen erscheinen. Die subepidermale Schicht der Fruchtwand besteht aus unverholzten, dünnwandigen Parenchymzellen und ist als Pigmentschicht ausgebildet. Farblose Zellen und Zellgruppen alternieren mit Pigmentzellen, deren Anzahl variabel ist, wodurch das oft gemusterte Aussehen der Fruchtwand zustande kommt. Nach innen folgt das etwa 8 Zellreihen breite Fruchtwandgewebe mit in Längsrichtung der Frucht gestreckten, getüpfelten Parenchymzellen. Die innerste Schicht der Fruchtwand kann kollabiert sein und enthält große ,,zigarrenförmige" oder monokline Calciumoxalatprismen. Die Samenschalenepidermis wird von großen, zitronengelben, palisadenartig gestreckten Zellen gebildet. Die Zellen besitzen ein schmales Lumen, das sich nur an den Zellenden etwas erweitert, die Zellwände eine auffallend hervortretende Schichtung. Die subepidermalen Schichten der Samenschale bestehen aus eigenartig getüpfelten Zellen, deren verholzte Zellmembranen mit eng beieinander stehenden starken Verdickungsleisten (,,Netzzellen") versehen sind. Es schließt sich eine 1reihige Zellschicht an mit derben, etwas ,,verquollenen" Wänden und lipophilem Zellinhalt (Endospermrest). Der Keimling besteht aus zartwandigen Zellen, die neben kleinen Drusen zahlreiche klumpige Kristalle und Fetttropfen enthalten.

PRÜFUNG AUF IDENTITÄT

Prüflösung: 4 g grob gepulverte Droge (710) werden mit 20 ml Methanol R 20 Minuten lang unter Rückfluß im Wasserbad erhitzt. Nach dem Abkühlen wird abfiltriert.

A. Wird 1 ml Prüflösung mit 10 ml Wasser versetzt, färbt sich die Mischung nach Zusatz von 1 ml 1 N-Natriumhydroxid-Lösung R gelb.

B. Wird 1 ml Prüflösung mit 1 ml Blei(II)-acetat-Lösung R versetzt, bildet sich ein gelber Niederschlag.

C. Wird 1 ml Prüflösung mit 1 ml Aceton R versetzt und zusammen mit 10 mg Borsäure R und 10 mg Oxalsäure R eingeengt, fluoresziert der in Äther aufgenommene Rückstand im ultravioletten Licht bei 365 nm intensiv hellgrün.

D. Chromatographie: Die Prüfung erfolgt dünnschichtchromatographisch auf einer Schicht von Kieselgel HF$_{254}$ R.

Untersuchungslösung: Prüflösung.

Vergleichslösung: 5 mg Hyperosid RN, 5 mg Quercetin RN und 5 mg Scopoletin RN werden in 10 ml Methanol R gelöst.

Aufgetragen werden getrennt 40 µl Untersuchungslösung und 10 µl Vergleichslösung. Die Chromatographie erfolgt über eine Laufstrecke von 15 cm mit einer Mischung von 50 Volumteilen Chloroform R, 42 Volumteilen Essigsäure 98 % R und 8 Volumteilen Wasser. Nach Verdunsten der mobilen Phase werden die Chromatogramme zuerst mit einer 1prozentigen Lösung (G/V) von Diphenylboryloxyäthylamin R in Methanol R und danach mit einer 5prozentigen Lösung (G/V) von Polyäthylenglykol 400 R in Methanol R besprüht und anschließend im ultravioletten Licht bei 365 nm ausgewertet.

Das Chromatogramm der Vergleichslösung zeigt im unteren Drittel des Rf-Bereiches den gelbroten Fleck des Hyperosids, im mittleren Drittel den gelbroten Fleck des Quercetins und im oberen Drittel den leuchtend violettblauen Fleck des Scopoletins.

Das Chromatogramm der Untersuchungslösung zeigt unterhalb der Vergleichssubstanz Hyperosid ein oder zwei blaue Flecke, etwa in Höhe des Quercetins einen gelbroten Fleck sowie zwischen den Vergleichssubstanzen Quercetin und Scopoletin drei gelbe bis gelbrote Flecke. Auf der Höhe der Vergleichssubstanz Scopoletin ist ein schwacher, hellblau fluoreszierender Fleck zu erkennen.

PRÜFUNG AUF REINHEIT

Verdorbenheit: Die Droge darf weder ranzig riechen noch schmecken.

Fremde Bestandteile: (Ph. Eur.): Höchstens 1,0 Prozent.

Trocknungsverlust (Ph. Eur.): Höchstens 8,0 Prozent, mit 1,000 g grob gepulverter Droge (710) durch Trocknen im Trockenschrank bei 100 bis 105 °C bestimmt.

Sulfatasche (Ph. Eur.): Höchstens 6,0 Prozent, mit 1,00 g grob gepulverter Droge (710) bestimmt.

GEHALTSBESTIMMUNG

Etwa 5,00 g grob gepulverte Droge (710), genau gewogen, werden 4 Stunden lang mit Petroläther R 1 und nach dem Trocknen an der Luft 5 Stunden lang mit Methanol R in einem Extraktionsapparat nach Soxhlet extrahiert.

Der Methanolauszug wird unter vermindertem Druck auf etwa 25 bis 30 ml eingeengt; die Lösung wird in einem 50-ml-Meßkolben filtriert und unter Waschen des Filters mit Methanol R zu 50,0 ml verdünnt (Prüflösung). 1,0 ml Prüflösung wird in einem 10-ml-Meßkolben mit 2 ml Dinitrophenylhydrazin-Schwefelsäure-Reagenz RN versetzt und nach Verschließen des Meßkolbens 50 Minuten lang auf etwa 50 °C erwärmt. Nach dem Abkühlen wird mit methanolischer Kaliumhydroxid-Lösung RN auf 10,0 ml verdünnt und gut gemischt. 120 Sekunden nach dem Auffüllen wird 1,0 ml der Lösung in einem Zentrifugenglas mit 20 ml Methanol R verdünnt und zentrifugiert. Die überstehende, gefärbte Lösung wird in einen 50-ml-Meßkolben abgegossen, der Rückstand in 20 ml Methanol R verteilt und erneut zentrifugiert. Die überstehende Lösung wird in den Meßkolben abgegossen; anschließend wird mit Methanol R zu 50,0 ml verdünnt.

Die Extinktion der Lösung wird bei 490 nm in einer Schichtdicke von 1 cm gegen eine Vergleichslösung gemessen, die mit 1,0 ml Methanol R statt der Prüflösung hergestellt worden ist.

Der Berechnung des Prozentgehaltes (x_{proz}) an Silymarin, berechnet als Silybin, wird eine spezifische Extinktion $E_{1cm}^{1\%} = 537$ zugrunde gelegt. Die Berechnung erfolgt nach der Formel

$$x_{proz} = \frac{E_{490}}{e} \cdot 46{,}56$$

e = Einwaage an Droge in Gramm.

ARZNEIFORMEN

HERSTELLUNG

300 Teile unzerkleinerte Früchte werden mit 250 Teilen Wasser versetzt. Das Gemisch wird 1 bis 2 Tage lang bei einer 20 °C nicht übersteigenden Temperatur stehengelassen, mit 175 Teilen Äthanol 86 Prozent gut durchgemischt und 5 Tage lang mazeriert. Nach Zusatz weiterer 175 Teile Äthanol 86 Prozent wird erneut 10 Tage lang mazeriert. Beim Abpressen ist hoher Druck zweckmäßigerweise zu vermeiden. Die flüssigen Verdünnungen werden nach Vorschrift 3a mit Äthanol 43 Prozent hergestellt.

EIGENSCHAFTEN

Die Urtinktur ist eine braune bis rotbraune Flüssigkeit mit aminartigem Geruch und herbem Geschmack.

PRÜFUNG AUF IDENTITÄT

Die Urtinktur gibt die bei der Droge beschriebenen Identitätsreaktionen A bis D. Prüflösung ist die Urtinktur, von der 20 µl aufgetragen werden.

Bei der Identitätsprüfung D tritt abweichend von der Droge noch ein zusätzlicher, leuchtend blau fluoreszierender Fleck zwischen den Vergleichssubstanzen Quercetin und Scopoletin auf.

PRÜFUNG AUF REINHEIT

Relative Dichte (Ph. Eur.): 0,910 bis 0,935.

Trockenrückstand (DAB): Mindestens 2,0 Prozent.

Verdorbenheit: Die Urtinktur darf weder ranzig riechen noch schmecken.

LAGERUNG

Vor Licht geschützt.

Silybum marianum, äthanol. Decoctum

Carduus marianus, äthanol. Decoctum

Verwendet werden die reifen, getrockneten, vom Pappus befreiten Früchte von Silybum marianum (L.) GAERTN. Sie enthalten mindestens 1,0 Prozent Silymarin, berechnet als Silybin ($C_{25}H_{22}O_{10}$; MG 482,4).

BESCHREIBUNG

Die Früchte sind nahezu geruchlos; die Fruchtschale besitzt bitteren, der Samen öligen Geschmack.

Die schief eiförmig-länglichen, etwas flachgedrückten, etwa 6 bis 7 mm langen, bis etwa 3 mm breiten und etwa 1,5 mm dicken Früchte (Achänen) sind oberseits mit einem vorspringenden, knorpeligen, glänzend-gelblichen Rand und an der Basis mit einem rinnenförmigen Nabel versehen. Die Fruchtschale ist glänzend braunschwarz oder matt graubraun, dunkel- oder weißgrau gestrichelt und umschließt den geraden Embryo mit den 2 dicken, abgeflachten Kotyledonen, die fettes Öl und Aleuronkörner enthalten.

Mikroskopische Merkmale: Die Fruchtwandepidermis besteht aus fast farblosen, senkrecht zur Oberfläche der Frucht palisadenartig gestreckten Zellen mit stark verdickten Außenwänden, in die sich das Lumen schlitzförmig ein Stück nach außen fortsetzt. In Aufsicht zeigen die Zellen bei Hocheinstellung nur ein schlitzförmiges Lumen. Sie tragen Verdickungsleisten, die in Aufsicht als knotige Zellwandverdickungen erscheinen. Die subepidermale Schicht der Fruchtwand besteht aus unverholzten, dünnwandigen Parenchymzellen und ist als Pigmentschicht ausgebildet. Farblose Zellen und Zellgruppen alternieren mit Pigmentzellen, deren Anzahl variabel ist, wodurch das oft gemusterte Aussehen der Fruchtwand zustande kommt. Nach innen folgt das etwa 8 Zellreihen breite Fruchtwandgewebe mit in Längsrichtung der Frucht gestreckten, getüpfelten Parenchymzellen. Die innerste Schicht der Fruchtwand kann kollabiert sein und enthält große, ,,zigarrenförmige" oder monokline Calciumoxalatprismen. Die Samenschalenepidermis wird von großen, zitronengelben, palisadenartig gestreckten Zellen gebildet. Die Zellen besitzen ein schmales Lumen, das sich nur an den Zellenden etwas erweitert, die Zellwände eine auffallend hervortretende Schichtung. Die subepidermalen Schichten der Samenschale bestehen aus eigenartig getüpfelten Zellen, deren verholzte Zellmembranen mit eng beieinander stehenden, starken Verdikkungsleisten (,,Netzzellen") versehen sind. Es schließt sich eine 1reihige Zellschicht an mit derben, etwas ,,verquollenen" Wänden und lipophilem Zellinhalt (Endospermrest). Der Keimling besteht aus zartwandigen Zellen, die neben kleinen Drusen zahlreiche klumpige Kristalle und Fetttropfen enthalten.

PRÜFUNG AUF IDENTITÄT

Prüflösung: 4 g grob gepulverte Droge (710) werden mit 20 ml Methanol R 20 Minuten lang unter Rückfluß im Wasserbad erhitzt. Nach dem Abkühlen wird abfiltriert.

A. Wird 1 ml Prüflösung mit 10 ml Wasser versetzt, färbt sich die Mischung nach Zusatz von 1 ml 1 N-Natriumhydroxid-Lösung gelb.

B. Wird 1 ml Prüflösung mit 1 ml Blei(II)-acetat-Lösung R versetzt, bildet sich ein gelber Niederschlag.

C. Wird 1 ml Prüflösung mit 1 ml Aceton R versetzt und zusammen mit 10 mg Borsäure R und 10 mg Oxalsäure R eingeengt, fluoresziert der in Äther aufgenommene Rückstand im ultravioletten Licht bei 365 nm intensiv hellgrün.

D. Chromatographie: Die Prüfung erfolgt dünnschichtchromatographisch auf einer Schicht von Kieselgel HF_{254} R.

Untersuchungslösung: Prüflösung.

Vergleichslösung: 5 mg Hyperosid RN, 5 mg Quercetin RN und 5 mg Scopoletin RN werden in 10 ml Methanol R gelöst.

Aufgetragen werden getrennt 40 µl Untersuchungslösung und 10 µl Vergleichslösung. Die Chromatographie erfolgt über eine Laufstrecke von 15 cm

mit einer Mischung von 50 Volumteilen Choroform *R*, 42 Volumteilen Essigsäure 98 % *R* und 8 Volumteilen Wasser. Nach Verdunsten der mobilen Phase werden die Chromatogramme zuerst mit einer 1prozentigen Lösung (G/V) von Diphenylboryloxyäthylamin *R* in Methanol *R* und danach mit einer 5prozentigen Lösung (G/V) von Polyäthylenglykol 400 *R* in Methanol *R* besprüht und anschließend im ultravioletten Licht bei 365 nm ausgewertet.

Das Chromatogramm der Vergleichslösung zeigt im unteren Drittel des Rf-Bereiches den gelbroten Fleck des Hyperosids, im mittleren Drittel den gelbroten Fleck des Quercetins und im oberen Drittel den leuchtend violettblauen Fleck des Scopoletins.

Das Chromatogramm der Untersuchungslösung zeigt unterhalb der Vergleichssubstanz Hyperosid ein oder zwei blaue Flecke, etwa in Höhe des Quercetins einen gelbroten Fleck sowie zwischen den Vergleichssubstanzen Quercetin und Scopoletin drei gelbe bis gelbrote Flecke. Auf Höhe der Vergleichssubstanz Scopoletin ist ein schwacher, hellblau fluoreszierender Fleck zu erkennen.

PRÜFUNG AUF REINHEIT

Verdorbenheit: Die Droge darf weder ranzig riechen noch schmecken.

Fremde Bestandteile (Ph. Eur.): Höchstens 1,0 Prozent.

Trocknungsverlust (Ph. Eur.): Höchstens 8,0 Prozent, mit 1,000 g grob gepulverter Droge (710) durch Trocknen im Trockenschrank bei 100 bis 105 °C bestimmt.

Sulfatasche (Ph. Eur.): Höchstens 6,0 Prozent, mit 1,00 g grob gepulverter Droge (710) bestimmt.

GEHALTSBESTIMMUNG

Etwa 5,00 g grob gepulverte Droge (710), genau gewogen, werden 4 Stunden lang mit Pertroläther *R* 1 und nach dem Trocknen an der Luft 5 Stunden lang mit Methanol *R* in einem Extraktionsapparat nach Soxhlet extrahiert.

Der Methanolauszug wird unter vermindertem Druck auf etwa 25 bis 30 ml eingeengt; die Lösung wird in einen 50-ml-Meßkolben filtriert und unter Waschen des Filters mit Methanol *R* zu 50,0 ml verdünnt (Prüflösung). 1,0 ml Prüflösung wird in einem 10-ml-Meßkolben mit 2 ml Dinitrophenylhydrazin-Schwefelsäure-Reagenz *RN* versetzt und nach Verschließen des Meßkolbens 50 Minuten lang auf etwa 50 °C erwärmt.

Nach dem Abkühlen wird mit methanolischer Kaliumhydroxid-Lösung *RN* auf 10,0 ml verdünnt und gut gemischt. 120 Sekunden nach dem Auffüllen wird 1,0 ml der Lösung in einem Zentrifugenglas mit 20 ml Methanol *R* verdünnt und zentrifugiert. Die überstehende, gefärbte Lösung wird in einen 50-ml-Meßkolben abgegossen, der Rückstand in 20 ml Methanol R verteilt und erneut zentrifugiert. Die überstehende Flüssigkeit wird in den Meßkolben abgegossen; anschließend wird mit Methanol R zu 50,0 ml verdünnt.

Extinktion der Lösung (E_1) wird bei 490 nm in einer Schichtdicke von 1 cm gegen eine Vergleichslösung (E_2) gemessen, die mit 1,0 ml Methanol R statt der Prüflösung hergestellt worden ist.

Der Berechnung des Prozentgehaltes x_{proz} an Silymarin, berechnet als Silybin, wird eine spezifische Extinktion $E_{1cm}^{1\%} = 537$ zugrunde gelegt. Die Berechnung erfolgt nach der Formel

$$x_{proz} = \frac{(E_1 - E_2) \cdot 46{,}56}{e}$$

e = Einwaage an Droge in g.

ARZNEIFORMEN

HERSTELLUNG

100 Teile unzerkleinerte Früchte werden mit 250 Teilen Wasser versetzt. Das Gemisch wird etwa 24 Stunden lang bei einer 20 °C nicht übersteigenden Temperatur stehengelassen. Danach werden 250 Teile Äthanol 86 Prozent zugefügt, dann wird unter Rückfluß zum Sieden erhitzt und 30 Minuten lang am Sieden gehalten. Nach dem Abkühlen bleibt die Mischung 24 Stunden lang verschlossen stehen. Danach wird ohne Aufwendung höheren Druckes abgepreßt und filtriert. Die 1. Dezimalverdünnung (D 1) wird aus 5 Teilen Urtinktur und 5 Teilen Äthanol 43 Prozent hergestellt. Von der 2. Dezimalverdünnung an wird im Verhältnis 1 zu 10 potenziert; dabei werden die 2. Dezimalverdünnung mit Äthanol 43 Prozent und die 3. Dezimalverdünnung mit Äthanol 30 Prozent hergestellt. Von der 4. Dezimalverdünnung an wird mit Äthanol 15 Prozent hergestellt.

EIGENSCHAFTEN

Die Urtinktur ist eine braune bis rotbraune Flüssigkeit mit aminartigem Geruch und herbem Geschmack.

PRÜFUNG AUF IDENTITÄT

Die Urtinktur gibt die bei der Droge beschriebenen Identitätsreaktionen A bis D. Prüflösung ist die Urtinktur, von der 40 µl aufgetragen werden.

Bei der Identitätsprüfung D tritt abweichend von der Droge noch ein zusätzlicher, leuchtend blau fluoreszierender Fleck zwischen den Vergleichssubstanzen Quercetin und Scopoletin auf, während der schwache, hellblau fluoreszierende Fleck auf Höhe der Vergleichssubstanz Scopoletin meist fehlt.

Solidago virgaurea

Verwendet werden die frischen Blütenstände von *Solidago virgaurea* L.

BESCHREIBUNG

Die 7 bis 18 mm langen und 10 bis 15 mm breiten Köpfchen stehen in dichten endständigen, walzlichen oder kugeligen einfachen oder meist zusammengesetzten, kurzgestielten Trauben. An den Stielen befinden sich kleine, dünnrandige Hochblätter. Der Hüllkelch ist glockenförmig, 5 bis 9 mm lang und besteht aus locker in 2 bis 4 Reihen angeordneten, 5 bis 7 mm langen, kahlen oder leicht behaarten dünnen Hüllkelchblättern, die am Rand, besonders zur Spitze hin, mehr oder weniger fein gefranst sein können. Der Blütenstandsboden ist flachgrubig, ohne Spreublätter. Das Köpfchen hat 6 bis 12 weibliche, 7 bis 9 mm lange, den Hüllkelch deutlich überragende Randblüten mit 1,5 mm langer Zunge sowie 10 bis 30 zwittrige, röhrenförmige Scheibenblüten. Alle Blüten sind gelb. Der unterständige Fruchtknoten ist zum Grunde hin verschmälert, vielrippig, braun und zerstreut behaart. Er wird schon zur Blütezeit von einem einreihigen Pappus gekrönt, der aus 4 bis 5 mm langen, feinen oder mehr oder weniger rauhen Borsten gebildet wird.

PRÜFUNG AUF REINHEIT

Andere Solidago-Arten: Blütenstände mit einseitswendigen, gebogenen Trauben und 3 bis 5 mm langem Hüllkelch *(Solidago gigantea* Aiton) oder solche mit 2 bis 3 mm langem Hüllkelch und diesen kaum überragenden Zungenblüten *(Solidago canadensis* L.) dürfen nicht vorhanden sein.

(Vorangegangener Abschnitt: Silybum marianum, äthanol. Decoctum)

PRÜFUNG AUF REINHEIT

Relative Dichte (Ph. Eur.): 0,928 bis 0,948.
Trockenrückstand (DAB): Mindestens 1,2 Prozent.
Verdorbenheit: Die Urtinktur darf weder ranzig riechen noch schmecken.

LAGERUNG

Vor Licht geschützt.

ARZNEIFORMEN

HERSTELLUNG

Urtinktur und flüssige Verdünnungen nach Vorschrift 3a.

EIGENSCHAFTEN

Die Urtinktur ist eine grünlichbraune Flüssigkeit von eigenartigem Geruch und schwach bitterem Geschmack.

PRÜFUNG AUF IDENTITÄT

A. Werden 3 ml Urtinktur mit einer Lösung von 50 mg Resorcin *R* in 1 ml Salzsäure *R* 1 drei bis vier Minuten lang auf dem Wasserbad erhitzt, so entsteht eine dunkelrote Färbung.

B. 5 ml Urtinktur werden auf dem Wasserbad zur Trockne eingedampft. Wird der Rückstand in 1 ml Äthanol 90 % *RN* aufgenommen und mit 50 mg Zinkfeile *R*, 50 mg Magnesiumspänen *R* und 1 ml Salzsäure *R* 1 versetzt, so färbt sich die Mischung rosarot.

C. Wird 1 ml Urtinktur mit 10 ml Wasser versetzt und die Mischung mehrere Male kräftig geschüttelt, so entsteht ein mehrere Stunden lang beständiger Schaum.

D. Chromatographie: Die Prüfung erfolgt dünnschichtchromatographisch auf einer Schicht von Kieselgel H *R*.

Untersuchungslösung: 5,0 ml Urtinktur werden auf dem Wasserbad auf etwa 0,5 ml eingeengt; der Rückstand wird in 25 ml Wasser aufgenommen und erforderlichenfalls filtriert. Die Lösung wird zweimal mit je 25 ml n-Butanol *R* ausgeschüttelt; die vereinigten organischen Phasen werden unter vermindertem Druck eingeengt. Dieser Rückstand wird in 20 ml Wasser und 3 ml Salzsäure *R* aufgenommen und eine Stunde lang auf dem Wasserbad unter Rückfluß erhitzt. Die erkaltete Mischung wird dreimal mit je 20 ml peroxidfreiem Äther *R* ausgeschüttelt; die vereinigten Ätherphasen werden eingeengt. Der Rückstand wird in 5 ml Methanol *R* aufgenommen.

Vergleichslösung: 10 mg Thymol *R* werden in 10 ml Methanol *R* gelöst.

Aufgetragen werden getrennt 50 µl Untersuchungslösung und 10 µl Vergleichslösung. Die Chromatographie erfolgt über eine Laufstrecke von 10 cm mit einer Mischung aus 90 Volumteilen Chloroform *R* und 10 Volumteilen Methanol *R*. Nach Verdunsten des Fließmittels bei Raumtemperatur wird die Platte mit Anisaldehyd-Lösung *R* besprüht, 5 bis 10 Minuten lang auf 105 bis 110 °C erhitzt und innerhalb von 10 Minuten im Tageslicht ausgewertet.

Das Chromatogramm der Vergleichslösung zeigt im oberen Drittel des Rf-Bereiches den orangerot gefärbten Fleck des Thymols (Rst 1,0).

Das Chromatogramm der Untersuchungslösung zeigt einen intensiv graublauen Fleck bei Rst 0,8 bis 0,9 und einen dunkelvioletten Fleck bei Rst 1,2 bis 1,3. Zwischen diesen beiden Flecken liegen zwei hellviolette Flecke; bei Rst 0,6 bis 0,7 findet sich ein grünlichblauer Fleck.

PRÜFUNG AUF REINHEIT

Relative Dichte (Ph. Eur.): 0,900 bis 0,915.

Trockenrückstand (DAB): Mindestens 2,5 Prozent.

LAGERUNG

Vor Licht geschützt.

Spigelia anthelmia

Spigelia

Verwendet werden die getrockneten, oberirdischen Teile von *Spigelia anthelmia* L.

BESCHREIBUNG

Die Droge hat würzig-aromatischen Geruch.

An den Knoten des hohlen, verzweigten, rundlichen Stengels stehen die gegenständig angeordneten Blätter und 2 kleine Nebenblätter (Interpetiolarstipel). Die Blätter des einjährigen Krautes sind eiförmig, zugespitzt, ganzrandig, dünn, fiedernervig, etwa 10 cm lang, sehr kurz gestielt und schwach rauhhaarig. Der Fruchtstand entspringt in einem scheinbar viergliedrigen Blattquirl, der aus zwei großen Laubblättern und zwei kleineren, ähnlich gestalteten Nebenblättern gebildet wird. Die Blüten sind fünfzählig mit schmalen Kelchblättern und einer röhrigen Blumenkrone. Die seitlich flachgedrückten, breit herzförmigen Früchte sind wenig-samige, längsgefurchte Kapseln. Sie zerfallen septicid in zwei rundliche Teilfrüchte, die zweiklappig aufspringen.

Mikroskopische Beschreibung: Die Blätter (alle Größenangaben beziehen sich auf die unteren Hauptblätter) sind bifacial aufgebaut und von einer dünnen Cuticula überzogen. Die oberen, geradwandigen Epidermiszellen haben einen Durchmesser von 25 bis 75 µm. Auf die obere Epidermis folgt ein einschichtiges Palisadengewebe aus etwa 50 µm hohen, tonnenförmigen Zellen mit einem Durchmesser von etwa 25 µm. Die isodiametrischen Zellen des Schwammparenchyms haben einen Durchmesser von etwa 30 µm. Es schließt eine Hypodermis mit dünnwandigen, quaderförmigen Zellen an. Die Zellwände der unteren Epidermis sind stark gewellt. Zwei parazytisch angeordnete Nebenzellen bilden mit den beiden Schließzellen einen Spaltöffnungsapparat von der Größe einer unterseitigen Epidermiszelle.

Im Bereich der Mittelrippe fehlen Palisadengewebe und Hypodermis. Das Leitbündel ist bikollateral aufgebaut und in ein kollenchymatisches Gewebe eingebettet. Im Bereich des Kollenchyms sind die Epidermiszellen papillös. Hauptsächlich auf der Blattunterseite sind einzellige Kegel- und Eckzahnhaare anzutreffen.

Die im Querschnitt quaderförmigen Zellen der Epidermis des Stengels haben eine Grundfläche von etwa 60 mal 60 µm. Auf wenige Zellen der primären Rinde folgt die lückenlos durchgehende Faserscheide der sekundären Rinde (Bast), der daran anschließende Holzteil ist durch im Querschnitt quadratische, verholzte Tracheen charakterisiert. Radialsymmetrisch schließt an 4 bis 6 Stellen ein flaches Phloem an. Die wenigen noch vorhandenen Zellen des Marks bilden ein lockeres interzellularenreiches Gewebe.

Die Kapsel ist auf der Oberfläche leicht gerieft. Die Epidermiszellen sind quaderförmig und haben einen Durchmesser von etwa 60 µm. Nach innen schließt sich ein mehrschichtiges parenchymatisches Gewebe an. Der Holzteil der Kapsel ist stark getüpfelt.

PRÜFUNG AUF IDENTITÄT

Prüflösung: 1,0 g gepulverte Droge (500) werden mit 10 ml Äthanol 90% *R* N 2 Stunden lang geschüttelt und danach abfiltriert.

A. 2 ml Prüflösung werden durch 0,1 ml Eisen(III)-chlorid-Lösung *R* 1 dunkelolivgrün gefärbt.

B. Wird 1 ml Prüflösung mit je etwa 50 mg Borsäure *R* und Oxalsäure *R* auf dem Wasserbad eingeengt und der Rückstand mit 2 ml Äther *R* extrahiert, fluoresziert diese Lösung im ultravioletten Licht bei 365 nm intensiv hellgrün.

C. Werden 0,5 ml Prüflösung mit 1 ml Äthanol *R* und 0,2 ml einer Lösung von 0,2 g Furfurol *R* in 10 ml Äthanol *R* versetzt, entsteht nach tropfenweiser Zugabe von Schwefelsäure *R* eine blaugrüne, bei weiterer Zugabe eine dunkelviolette Färbung.

D. Chromatographie: Die Prüfung erfolgt dünnschichtchromatographisch auf einer Schicht von Kieselgel HF_{254} R.

Untersuchungslösung: Prüflösung.

Vergleichslösung: 20 mg Quercetin *RN* und 25 mg Arbutin *RN* werden in 10 ml Methanol *R* gelöst.

Aufgetragen werden getrennt je 20 µl Untersuchungs- und Vergleichslösung. Die Chromatographie erfolgt über eine Laufstrecke von 15 cm mit einer Mischung von 40 Volumteilen Toluol *R*, 40 Volumteilen Äthylacetat *R* und 20 Volumteilen Äthanol *R*. Nach Verdunsten der mobilen Phase durch Trocknen in strömender Warmluft werden die Chromatogramme mit äthanolischer Molybdatophosphorsäure-Lösung *RN* besprüht, 10 Minuten lang auf 105 bis 110 °C erhitzt und im Tageslicht ausgewertet.

Das Chromatogramm der Vergleichslösung zeigt an der Grenze zwischen unterem und mittlerem Drittel des Rf-Bereiches den blauen Fleck des Arbutins und an der Grenze zwischen mittlerem und oberem Drittel den grünen Fleck des Quercetins.

Das Chromatogramm der Untersuchungslösung zeigt folgende blaue Flecke: einen oder zwei zwischen den beiden Vergleichssubstanzen, einen auf Höhe der Vergleichssubstanz Quercetin und zwei über dem Quercetin, von denen der obere etwa in der Mitte zwischen Quercetin und der Laufmittelfront liegt.

PRÜFUNG AUF REINHEIT

Fremde Bestandteile (Ph.Eur.): Höchstens 1 Prozent.

Asche (DAB): Höchstens 9,0 Prozent.

ARZNEIFORMEN

HERSTELLUNG

Urtinktur aus der gepulverten Droge (500) und flüssige Verdünnungen nach Vorschrift 4a mit Äthanol 86 Prozent.

EIGENSCHAFTEN

Die Urtinktur ist eine grünlichbraune Flüssigkeit mit bitterem Geschmack und leicht würzigem Geruch.

PRÜFUNG AUF IDENTITÄT

Die Urtinktur gibt die bei der Droge beschriebenen Identitätsreaktionen A bis D. Prüflösung ist die Urtinktur.

PRÜFUNG AUF REINHEIT

Relative Dichte (Ph.Eur.): 0,830 bis 0,852.

Trockenrückstand (DAB): Mindestens 0,6 und höchstens 1,8 Prozent.

LAGERUNG

Vor Licht geschützt.

Vorsichtig zu lagern!

Stachys officinalis

Betonica

Verwendet werden die frischen, zur Blütezeit gesammelten oberirdischen Teile von *Stachys officinalis* (L.) Trev.

BESCHREIBUNG

Die aufsteigenden, 20 bis 60 cm langen, vierkantigen Stengel sind einfach oder tragen im Blütenstand ein Paar Seitenäste. Die Laubblätter sind mit Ausnahme von 2 bis 3 Paar kurz gestielten bis sitzenden, kreuzgegenständigen Stengelblättern und 5 bis 10 Paar kleinen, sitzenden Blütentragblättern zu einer grundständigen Rosette vereinigt. Die Grundblätter haben 4 bis 12 cm lange Stiele und 3 bis 12 cm lange und 1 bis 4 cm breite, länglich-eiförmige bis elliptische, an beiden Enden abgerundete oder am Grunde tief herzförmige, ringsum mit halbkreisförmigen, etwa 2 bis 5 mm breiten Kerbzähnen versehene, besonders unterseits behaarte, schwach glänzende Spreiten. Die unteren Blütentragblätter sind etwa 2 cm lang, ähnlich den Grundblättern gekerbt, die oberen sind meist ganzrandig und kaum länger als die Kelche. Die etwa 10blütigen Scheinwirtel sind zu 3 bis 6 cm langen, dichten oder in der unteren Hälfte unterbrochenen Scheinähren vereinigt. Die Kelche sind glockig mit schwach nerviger, etwa 5 mm langer Röhre und haben höchstens halb so lange, durch weite Buchten getrennte, lanzettliche, begrannte Zähne. Die oberen Kelche sind oft violett überlaufen. Die Blumenkronen haben eine weiße Röhre und meist hellkarminrote Lippen. Die Oberlippe ist flach oder aufwärts gekrümmt, die Unterlippe etwas länger ausgebreitet und deutlich dreilappig mit einem großen, etwas gezähnten Mittellappen. Die Blüten tragen 4 Staubblätter mit violett-braunen, wenig spreizenden Pollensäcken.

ARZNEIFORMEN

HERSTELLUNG

Urtinktur und flüssige Verdünnungen nach Vorschrift 3a.

EIGENSCHAFTEN

Die Urtinktur ist eine braune Flüssigkeit mit schwach krautigem Geruch und Geschmack.

PRÜFUNG AUF IDENTITÄT

A. 1 ml Urtinktur wird mit 10 ml Wasser und 2 ml Dimethylaminobenzaldehyd-Lösung *R* 1 gemischt und 5 Minuten lang im Wasserbad erwärmt. Nach Zugabe von 2 ml Amylalkohol *R* werden die Phasen durch vorsichtiges Schwenken unter Vermeidung starken Schüttelns durchmischt. Die obere Phase färbt sich violett.

B. Chromatographie: Die Prüfung erfolgt dünnschichtchromatographisch auf einer Schicht von Kieselgel H *R*.

Untersuchungslösung: 10 ml Urtinktur werden mit 10 ml Wasser verdünnt und 2mal mit je 10 ml Äthylacetat *R* ausgeschüttelt. Die vereinigten organischen Phasen werden unter vermindertem Druck im Wasserbad bei etwa 50 °C eingeengt. Der Rückstand wird in 1 ml Methanol R aufgenommen.

Vergleichslösung: 10 mg Hyperosid *RN*, 5 mg Kaffeesäure *R* und 5 mg Scopoletin *RN* werden in 10 ml Methanol *R* gelöst.

Aufgetragen werden getrennt 20 µl Untersuchungslösung und 10 µl Vergleichslösung. Die Chromatographie erfolgt über eine Laufstrecke von 15 cm mit einer Mischung aus 50 Volumteilen Chloroform *R*, 42 Volumteilen Essigsäure 98 % *R* und 8 Volumteilen Wasser. Nach Verdunsten der mobilen Phase werden die Chromatogramme zunächst mit einer 1prozentigen Lösung (G/V) von Diphenylboryloxyäthylamin *R* in Methanol *R* und danach mit einer 5prozentigen Lösung (G/V) von Polyäthylenglykol 400 *R* in Methanol *R* besprüht und im ultravioletten Licht bei 365 nm ausgewertet.

Das Chromatogramm der Vergleichslösung zeigt im unteren Drittel des Rf-Bereiches den gelbroten Fleck des Hyperosids, im mittleren Drittel den grünen Fleck der Kaffeesäure und im oberen Drittel den leuchtend blauen Fleck des Scopoletins.
Das Chromatogramm der Untersuchungslösung zeigt folgende gelbe Flecke: je einen Fleck in Höhe der Vergleichssubstanz Hyperosid und knapp darüber, zwei oder drei Flecke auf der Höhe bis knapp unterhalb der Vergleichssubstanz Kaffeesäure, zwei Flecke im Bereich zwischen den Vergleichssubstanzen Kaffeesäure und Scopoletin und einen Fleck zwischen Scopoletin und Front.

PRÜFUNG AUF REINHEIT

Relative Dichte (Ph.Eur.): 0,895 bis 0,915.

Trockenrückstand (DAB): Mindestens 2,0 Prozent.

LAGERUNG

Vor Licht geschützt.

Stannum metallicum

Sn   AG 118,7

Verwendet wird metallisches Zinn, das mindestens 98,5 und höchstens 100,5 Prozent Sn enthält.

EIGENSCHAFTEN

Weißgraues, feines Pulver, ohne Geruch und Geschmack; in Wasser unlöslich, in heißer Salzsäure und konzentrierter Salpetersäure löslich.

PRÜFUNG AUF IDENTITÄT

A. 0,10 g Substanz werden in 10 ml Salzsäure *R* 1 bis zum Ende der Gasentwicklung erhitzt. Nach dem Erkalten wird die Mischung filtriert. 3 ml des Filtrates geben nach Zusatz von 5 ml Wasser, 1 ml Quecksilber(II)-chlorid-Lösung *R* und 2 ml verdünnter Ammoniaklösung *R* 1 einen grauen bis dunkelschwarzgrauen Niederschlag.

B. 1 ml des unter Identitätsprüfung A erhaltenen salzsauren Filtrates wird mit 0,1 ml Eisen(III)-chlorid-Lösung *R* 1, 0,1 ml einer 2prozentigen Lösung (G/V) von Weinsäure *R* und 0,1 ml einer Lösung von 0,10 g Dimethylglyoxim *R* in 10 ml Äthanol *R* versetzt. Nach Zusatz von verdünnter Ammoniaklösung *R* 1 bis zur alkalischen Reaktion färbt sich die Mischung intensiv rot.

PRÜFUNG AUF REINHEIT

Prüflösung: Zu 1,0 g Substanz werden 4,0 ml Salzsäure *R* und vorsichtig tropfenweise 2,0 ml Salpetersäure *R* gegeben. Die Mischung wird bis zur Lösung auf dem Wasserbad erhitzt und nach dem Erkalten mit Wasser auf 25,0 ml aufgefüllt.

Arsen: 0,50 g Substanz werden vorsichtig mit 2,0 ml Salpetersäure *R* versetzt und über der Flamme langsam bis fast zur Trockne eingedampft. Der Rückstand wird mit 5 ml Wasser übergossen, kurz zum Sieden erhitzt und in einen 10-ml-Meßkolben filtriert. Unter Nachspülen der Geräte und des Filters mit Wasser wird aufgefüllt. 1,0 ml der Lösung muß der Grenzprüfung A (Ph. Eur.) auf Arsen entsprechen (20 ppm).

Eisen: 5,0 ml Prüflösung werden mit Wasser auf 25 ml verdünnt. 10,0 ml der Lösung werden mit 3,0 ml Kaliumthiocyanat-Lösung *R* versetzt. Die Mischung darf nach 5 Minuten nicht stärker gefärbt sein als die Vergleichslösung der Grenzprüfung A (Ph. Eur.) auf Eisen, die unter Verwendung von 10 ml Eisen-Standardlösung (1 ppm Fe) *R* hergestellt wurde (125 ppm).

Schwermetalle: 5,0 ml Prüflösung werden mit 5,0 ml konzentrierter Natriumhydroxid-Lösung *R* bis zur Auflösung des Niederschlages erwärmt. Nach Zugabe von 0,5 ml Thioacetamid-Reagenz *R* darf die Lösung nicht stärker gefärbt sein als eine Mischung aus 2,0 ml Blei-Standardlösung (10 ppm Pb) *R*, 3,0 ml Wasser, 5,0 ml konzentrierter Natriumhydroxid-Lösung *R* und 0,5 ml Thioacetamid-Reagenz *R* (100 ppm).

GEHALTSBESTIMMUNG

Etwa 0,100 g Substanz, genau gewogen, werden in einem 250-ml-Erlenmeyerkolben mit eingeschliffenem Stopfen mit 3 ml Salzsäure *R* übergossen. Das Gefäß wird mit einem Uhrglas abgedeckt und die Mischung auf dem Wasserbad bis zur Lösung erhitzt. Die Lösung wird mit 20 ml Wasser und 25,0 ml 0,1 N-Jod-Lösung versetzt. Nach 15 Minuten wird mit 0,1 N-Natriumthiosulfat-Lösung zurücktitriert. Gegen Ende der Titration wird Stärke-Lösung *R* zugesetzt.

1 ml 0,1 N-Jod-Lösung entspricht 5,934 mg Zinn.

ARZNEIFORMEN

Die 1. Dezimalverreibung muß mindestens 9,5 und darf höchstens 10,5 Prozent Sn enthalten.

HERSTELLUNG

Verreibungen nach Vorschrift 6.

EIGENSCHAFTEN

Die 1. Dezimalverreibung ist ein hellgraues bis graues Pulver.

PRÜFUNG AUF IDENTITÄT

1 g der 1. Dezimalverreibung wird in 10 ml Salzsäure R 1 bis zum Ende der Gasentwicklung erhitzt. Die nach dem Erkalten filtrierte Lösung gibt die Identitätsreaktionen A und B der Substanz.

GEHALTSBESTIMMUNG

1,00 g der 1. Dezimalverreibung, bis zur 3. Dezimale des Grammgewichtes genau gewogen, werden in einem Zentrifugenglas mit 25 ml Wasser versetzt. Nach Auflösung des Milchzuckers wird die Mischung zentrifugiert und die überstehende Flüssigkeit vorsichtig dekantiert. Der Rückstand wird mit 10 ml Salzsäure R übergossen, das Glasgefäß mit einem Uhrglas abgedeckt, die Mischung auf dem Wasserbad bis zur Lösung erhitzt und unter Nachspülen des Zentrifugenglases mit 40 ml Wasser in einen 250-ml-Erlenmeyerkolben mit eingeschliffenem Stopfen überführt. Nach Zugabe von 25,0 ml 0,1 N-Jod-Lösung erfolgt die Bestimmung wie bei der Substanz unter Gehaltsbestimmung ab Satz 3 angegeben.

Stibium arsenicosum

Antimonium arsenicosum

Verwendet wird ein Gemisch gleicher Teile Antimon(V)-oxid und Arsen(III)-oxid, das mindestens 49,0 und höchstens 51,0 Prozent Sb_2O_5 (MG 323,5) und mindestens 49,0 und höchstens 51,0 Prozent As_2O_3 (MG 197,8) enthält.

HERSTELLUNG

Gleiche Teile Antimon(V)-oxid und Arsen(III)-oxid werden sorgfältig gemischt.

EIGENSCHAFTEN

Gelblichweißes Pulver ohne Geruch; schwer löslich in Wasser, nur zum Teil löslich in Alkalilaugen und warmer Salzsäure.

PRÜFUNG AUF IDENTITÄT

A. 0,1 g Substanz werden mit 0,1 g Natriumcarbonat R und 2,5 ml Wasser versetzt, erhitzt und filtriert. Das eventuell noch trübe Filtrat wird mit 1 ml Salzsäure R und 5 ml Hypophosphit-Reagenz R versetzt und 15 Minuten lang auf dem Wasserbad erhitzt. Es entsteht ein schwarzer Niederschlag.

B. Etwa die Hälfte des unter ,,Glührückstand" erhaltenen Pulvers wird in einer Reibschale intensiv mit 0,25 g wasserfreiem Natriumcarbonat R und 0,25 g Schwefel R verrieben. Diese Mischung wird in einem bedeckten Porzellantiegel zuerst gelinde erhitzt und dann 15 Minuten lang geglüht. Die erkaltete Schmelze wird mit 5 ml Wasser ausgekocht und die Mischung filtriert. Das Filtrat gibt nach Zusatz von 1 ml verdünnter Salzsäure R einen orangefarbenen Niederschlag.

C. Etwa die Hälfte des unter ,,Glührückstand" erhaltenen Pulvers wird mit 0,2 g Kaliumjodid R und 2 ml Salzsäure R erwärmt. Es entwickelt sich eine rote Färbung.

PRÜFUNG AUF REINHEIT

Aussehen der Lösung: 0,50 g Substanz werden einige Minuten lang mit 5,0 ml verdünnter Ammoniaklösung R 1 geschüttelt und abzentrifugiert. Der Überstand muß farblos (Ph. Eur., Methode I) sein.

Sauer oder alkalisch reagierende Verunreinigungen: 0,50 g Substanz werden mit 10,0 ml Wasser eine Minute lang geschüttelt. Das leicht getrübte Filtrat wird mit 0,10 ml Methylorange-Lösung R versetzt. Bis zum Farbumschlag nach Gelb dürfen höchstens 0,5 ml 0,01 N-Natriumhydroxid-Lösung, anschließend bis zum Farbumschlag nach Rot höchstens 0,75 ml 0,01 N-Salzsäure verbraucht werden.

Glührückstand: Mindestens 49,0 Prozent und höchstens 51,0 Prozent, mit 0,500 g Substanz durch Glühen bei etwa 600 °C bestimmt.

GEHALTSBESTIMMUNG

A. Etwa 0,200 g Substanz, genau gewogen, werden in einem 50-ml-Meßkolben mit 10 ml Wasser und 10 ml verdünnter Natriumhydroxid-Lösung R versetzt;

die Mischung wird unter häufigem Schütteln 30 Minuten lang in einem Wasserbad von etwa 40 °C erwärmt. Nach dem Erkalten wird auf 50,0 ml aufgefüllt, geschüttelt, in ein Zentrifugenglas überführt und 10 Minuten lang bei etwa 3000 g zentrifugiert. 25,0 ml des klaren Überstandes werden in einem 100-ml-Meßkolben mit 5,0 ml konzentrierter Wasserstoffperoxid-Lösung R versetzt und auf dem Wasserbad bis zur Beendigung der Gasentwicklung erhitzt. Nach dem Erkalten wird die Lösung mit 1,0 g Ammoniumchlorid R, 5,0 ml konzentrierter Ammoniaklösung R und 25,0 ml 0,05 M-Magnesiumsulfat-Lösung versetzt. Nach dem Auffüllen auf 100,0 ml wird die Mischung unter wiederholtem Schütteln 30 Minuten lang stehengelassen und anschließend durch ein Filter zur Filtration für feinkristalline Niederschläge filtriert. Die ersten 20 ml Filtrat werden verworfen. 50,0 ml Filtrat werden nach Zusatz von Eriochromschwarz-T-Mischindikator R mit 0,05 M-Natrium-ÄDTA-Lösung bis zum Farbumschlag nach Grün titriert.

1 ml 0,05 M-Magnesiumsulfat-Lösung entspricht 4,946 mg As_2O_3.

B. Der Gehalt an Antimon(V)-oxid entspricht dem „Glührückstand".

ARZNEIFORMEN

Die 1. Dezimalverreibung muß mindestens 4,7 und darf höchstens 5,3 Prozent As_2O_3 und muß mindestens 4,7 und darf höchstens 5,3 Prozent Sb_2O_5 enthalten.

HERSTELLUNG

Verreibungen nach Vorschrift 6.

EIGENSCHAFTEN

Die 1. Dezimalverreibung ist ein weißliches Pulver ohne Geruch.

PRÜFUNG AUF IDENTITÄT

A. 1,0 g der 1. Dezimalverreibung wird nach Zusatz von 0,1 g Natriumcarbonat R und 5 ml Wasser erhitzt und filtriert. Die leicht getrübte Lösung gibt die Identitätsprüfung A der Substanz.

B. Der Rückstand der „Gehaltsbestimmung B" der 1. Dezimalverreibung gibt die Identitätsprüfungen B und C der Substanz.

GEHALTSBESTIMMUNG

A. Etwa 2,00 g der 1. Dezimalverreibung, genau gewogen, werden wie bei der Substanz unter „Gehaltsbestimmung" angegeben behandelt. Nach dem Verkochen der konzentrierten Wasserstoffperoxid-Lösung *R* muß die Mischung fast farblos sein.

B. Zur Ermittlung des Gehaltes an Antimon(V)-oxid wird der bei der Gehaltsbestimmung A verwendete 50-ml-Meßkolben dreimal unter kräftigem Schütteln mit 20,0 ml Wasser ausgespült. Die Waschflüssigkeit wird jeweils zu dem Rückstand in dem bei der Gehaltsbestimmung A verwendeten Zentrifugenglas gegeben, der Bodensatz aufgewirbelt und wieder abzentrifugiert; dann wird vorsichtig dekantiert. Der Rückstand wird bei 200 °C bis zur Gewichtskonstanz getrocknet.

Grenzprüfung der D 4
1,0 g der 4. Dezimalverreibung wird mit 3,0 ml verdünnter Natriumhydroxid-Lösung *R* und 10 ml Wasser 15 Minuten lang in einem Wasserbad erhitzt. Nach dem Erkalten wird auf 50 ml aufgefüllt und die Lösung durch ein Filter zur Filtration für feinkristalline Niederschläge filtriert. Die ersten 20 ml des Filtrats werden verworfen. 2,0 ml des Filtrats müssen der Grenzprüfung A auf Arsen (Ph. Eur.) entsprechen. Zur Herstellung der Vergleichslösung werden 3,0 ml Arsen-Standard-Lösung (1 ppm As) *R* verwendet.

Sehr vorsichtig zu lagern!

Stibium metallicum

Sb AG 121,7

Verwendet wird Antimon, das mindestens 99,0 und höchstens 101,0 Prozent Sb enthält.

EIGENSCHAFTEN

Hellgraues, metallisch glänzendes Pulver oder kristalline Stücke, geruchlos.

PRÜFUNG AUF IDENTITÄT

10 mg Substanz werden in 1 ml Schwefelsäure *R* unter Erhitzen gelöst. Nach dem Erkalten wird vorsichtig mit 9 ml Wasser verdünnt und mit 1 ml Thioacetamid-Lösung *R* versetzt. Beim Erwärmen im Wasserbad fällt ein zunächst hell-, später dunkelorangeroter Niederschlag aus.

PRÜFUNG AUF REINHEIT

Prüflösung: 0,20 g Substanz werden in einem 50-ml-Becherglas mit 2 ml Salpetersäure *R* bis zum Verschwinden der nitrosen Gase erhitzt. Nach Zusatz von 10 ml Wasser wird 30 Minuten lang auf dem Wasserbad bei 80 °C erwärmt. Nach dem Erkalten wird unter Nachspülen mit 35 ml einer Mischung von 1 Volumteil verdünnter Salpetersäure *R* und 9 Volumteilen Wasser in einen 100-ml-Meßkolben filtriert und mit Wasser aufgefüllt.

Arsen (Ph. Eur.): 1,0 ml Prüflösung wird in einem Porzellantiegel mit 0,5 ml Schwefelsäure *R* versetzt und bis zum Auftreten weißer Dämpfe eingeengt. Der Rückstand wird mit 1 ml einer 10prozentigen Lösung (G/V) von Hydroxylaminhydrochlorid *R* versetzt und mit Wasser zu 2,0 ml verdünnt. Diese Lösung muß der Grenzprüfung A auf Arsen entsprechen. Die Vergleichslösung wird mit 2,0 ml Arsen-Standardlösung (2 ppm As) *R* hergestellt (0,2 Prozent).

Eisen (Ph. Eur.): 10 ml Prüflösung müssen der Grenzprüfung A auf Eisen entsprechen (0,1 Prozent).

Kupfer und Silber: 1,0 ml Prüflösung wird mit 0,1 ml verdünnter Ammoniaklösung *R* 1 und 10 ml Wasser versetzt. Die Mischung wird mit Essigsäure 30 % *R* auf *p*H 4 eingestellt. Nach Zugabe von 2 ml einer 0,0003prozentigen Lösung (G/V) von Dithizon *R* in Chloroform *R* wird 3 Minuten lang durchgeschüttelt. Die organische Phase darf nicht stärker violett gefärbt sein als bei einer auf gleiche Weise behandelten Vergleichslösung aus 0,2 ml Kupfer-Standardlösung (10 ppm Cu) und 0,25 ml 1 N-Salpetersäure (0,1 Prozent).

Schwermetalle, Zink: 1,0 ml Prüflösung wird mit 1 ml einer 10prozentigen Lösung (G/V) von Hydroxylaminhydrochlorid *R*, 1 ml einer 10prozentigen Lösung (G/V) von Kaliumnatriumtartrat *R* und 10 ml Wasser versetzt. Die Mischung wird mit verdünnter Ammoniaklösung *R* 1 auf *p*H 9 eingestellt. Nach Zugabe von 5 ml einer 0,0003prozentigen Lösung (G/V) von Dithizon *R* in Chloroform *R* wird 1 Minute lang durchgeschüttelt. Die organische Phase darf nicht stärker rot gefärbt sein als bei einer auf gleiche Weise behandelten Vergleichslösung aus 1 ml Blei-Standardlösung (10 ppm Pb) und 0,25 ml 1 N-Salpetersäure (0,5 Prozent).

GEHALTSBESTIMMUNG

Etwa 0,200 g gepulverte Substanz (90), genau gewogen, werden in 20 ml Schwefelsäure *R* unter Erwärmen gelöst. Nach dem Erkalten werden 125 ml

Wasser und 40 ml Salzsäure *R* zugegeben. Die Lösung wird auf 40 bis 50 °C erwärmt, mit 0,2 ml Methylorange-Lösung *R* versetzt und mit 0,1 N-Ammoniumcer(IV)-sulfat-Lösung bis zur Entfärbung titriert.

1 ml 0,1 N-Ammoniumcer(IV)-sulfat-Lösung entspricht 6,09 mg Sb.

ARZNEIFORMEN

Die 1. Dezimalverreibung muß mindestens 9,5 und darf höchstens 10,5 Prozent Sb enthalten.

HERSTELLUNG

Verreibungen nach Vorschrift 6.

EIGENSCHAFTEN

Die 1. Dezimalverreibung ist ein graues Pulver.

PRÜFUNG AUF IDENTITÄT

0,1 g der 1. Dezimalverreibung werden in einem Zentrifugenglas in 10 ml Wasser suspendiert und zentrifugiert. Der Überstand wird abpipettiert. Mit dem Rückstand wird die Prüfung auf Identität wie bei der Substanz durchgeführt.

GEHALTSBESTIMMUNG

Etwa 1,00 g der 1. Dezimalverreibung, genau gewogen, wird in einem Zentrifugenglas in 10 ml Wasser suspendiert und zentrifugiert. Der Überstand wird abpipettiert. Der Bodensatz wird in 10 ml Wasser aufgeschüttelt erneut zentrifugiert. Dieser Vorgang wird noch dreimal wiederholt. Danach wird der Rückstand mit 10 ml Schwefelsäure *R* versetzt und unter Erwärmen gelöst. Die erkaltete Lösung wird vorsichtig in einen Titrationskolben gegeben, der 60 ml Wasser enthält. Das Zentrifugenglas wird zweimal mit je 10 ml Salzsäure *R* ausgespült; die vereinigten Lösungen werden auf 50 °C erwärmt. Nach Zugabe von 0,1 ml Methylorange-Lösung *R* wird mit 0,1 N-Ammoniumcer(IV)-sulfat-Lösung bis zur Entfärbung titriert.

1 ml 0,1 N-Ammoniumcer(IV)-sulfat-Lösung entspricht 6,09 mg Sb.

Stibium sulfuratum nigrum

Antimonium crudum

Sb_2S_3 MG 339,7

Verwendet wird Antimon(III)-sulfid, das mindestens 98,0 und höchstens 100,5 Prozent Sb_2S_3 enthält.

EIGENSCHAFTEN

Grauschwarzes, glänzendes, schweres, sehr feines Pulver ohne Geruch, das unter Erhitzen in Salzsäure löslich ist.

PRÜFUNG AUF IDENTITÄT

0,1 g Substanz werden in 2 ml Salzsäure R bis zum Lösen erhitzt. Nach Zusatz von 5 ml Wasser tritt Gelborangefärbung auf.

PRÜFUNG AUF REINHEIT

In Salzsäure unlösliche Verunreinigungen: Höchstens 1 Prozent; etwa 2,00 g Substanz, genau gewogen, werden nach Zusatz von 40 ml Salzsäure R 10 Minuten lang zum Sieden erhitzt, durch einen Glassintertiegel Nr. 16 (Ph. Eur.) filtriert und 3mal mit je 10 ml verdünnter Salzsäure R nachgewaschen. Der Tiegel wird bei 105 C getrocknet und nach dem Erkalten gewogen.

Arsen: 0,50 g Substanz werden 2 Minuten lang mit 5 ml Ammoniumcarbonat-Lösung R bei 50 bis 60 °C unter wiederholtem Umschütteln stehengelassen und danach filtriert. Im Filtrat darf nach Zusatz von 2 ml Salzsäure R innerhalb von 6 Stunden keine gelbe, flockige Ausscheidung entstehen.

Kupfer: Die Lösung von 0,10 g Substanz in 5 ml Salzsäure R darf sich nach Zusatz von 8 ml konzentrierter Ammoniaklösung R nicht blau färben.

GEHALTSBESTIMMUNG

Etwa 0,100 g Substanz, genau gewogen, werden in 30 ml Salzsäure R gelöst. Die Mischung wird mit 30 ml Wasser verdünnt und bis zum Verschwinden des Schwefelwasserstoffgeruchs zum Sieden erhitzt. Die Mischung wird bei 50 bis

60 °C nach Zusatz von 0,2 ml Methylorange-Lösung *R* mit 0,1 N-Kaliumbromat-Lösung langsam bis zur Entfärbung titriert.

1 ml 0,1 N-Kaliumbromat-Lösung entspricht 8,49 mg Sb_2S_3.

ARZNEIFORMEN

Die Verreibung (D 1) muß mindestens 9,5 und darf höchstens 10,5 Prozent Sb_2S_3 enthalten.

HERSTELLUNG

Verreibungen nach Vorschrift 6.

EIGENSCHAFTEN

Die 1. Dezimalverreibung ist ein schwarzgraues Pulver.

PRÜFUNG AUF IDENTITÄT

1,0 g der 1. Dezimalverreibung gibt die Identitätsreaktion der Substanz.

GEHALTSBESTIMMUNG

Etwa 0,500 g der 1. Dezimalverreibung, genau gewogen, werden in 15 ml Salzsäure *R* gelöst. Nach Zugabe von 65 ml Wasser wird auf dem Wasserbad erhitzt und 30 Minuten lang Schwefelwasserstoff *R* eingeleitet. Dabei entsteht ein zunächst orangefarbener und bald grau werdender dichter Niederschlag. Nach Zusatz von 80 ml siedendem Wasser wird der Niederschlag kurze Zeit absitzen gelassen, durch einen Glassintertiegel Nr. 40 (Ph. Eur.) abgesaugt und mit einer Mischung von 30 ml Schwefelwasserstoff-Lösung *R* und 1 ml Essigsäure 98 % *R* gewaschen.

Der Niederschlag wird durch viermalige Behandlung mit je 10 ml heißer Salzsäure *R* aus dem Glassintertiegel gelöst, wobei die Lösung jedesmal abgesaugt wird; dann wird mit 30 ml Wasser nachgewaschen. Die Lösung wird bis zum Verschwinden des Schwefelwasserstoffgeruchs zum Sieden erhitzt und bei 50 bis 60 °C nach Zusatz von 0,2 ml Methylorange-Lösung *R* mit 0,1 N-Kaliumbromat-Lösung langsam bis zur Entfärbung titriert.

1 ml 0,1 N-Kaliumbromat-Lösung entspricht 8,49 mg Sb_2S_3.

Strophanthus gratus

Strophanthus

Verwendet werden die von dem grannenartigen Fortsatz befreiten, reifen, getrockneten Samen von *Strophanthus gratus* (Wall. et Hooker) Franchet. Sie enthalten mindestens 4,0 Prozent herzwirksame Glykoside, berechnet als wasserfreies g-Strophanthin (Ouabain, $C_{29}H_{44}O_{12}$; MG 584,7).

BESCHREIBUNG

Die Samen haben eine leuchtend gelbe bis gelbbraune Farbe. Sie sind kahl, spindelförmig, 11 bis 19 mm lang, 3 bis 5 mm breit und 1 bis 1,3 mm dick. An der Basis sind sie abgerundet oder scharf abgeschnitten. Zur Spitze hin laufen sie scharfkantig, manchmal geflügelt oder auch abgerundet in den kurzen Rest des grannenartigen Fortsatzes aus.

Mikroskopische Merkmale: Die Epidermis der Samen besteht aus tafelförmigen, langgestreckten Zellen, von denen einige zu kegelförmigen Papillen ausgestülpt sind. Die antiklinen Wände sind wulstartig verdickt. Die Kutikula ist rauh und körnig. Unter der Epidermis liegen mehrere Lagen zusammengedrückter Zellschichten. Das etwa ⅓ des Querschnitts einnehmende Endosperm besteht aus dickwandigen, ungetüpfelten Zellen. Sie enthalten Öltropfen, Aleuronkörper und zuweilen wenig Stärkekörner von etwa 8 µm Durchmesser. Der Keimling besteht aus kleinen, dünnwandigen Zellen.

PRÜFUNG AUF IDENTITÄT

Prüflösung: Etwa 0,500 g gepulverte Droge (500), genau gewogen, werden mit 30 ml Petroläther *R* 1 Stunde lang unter öfterem Umschütteln stehengelassen. Der Überstand wird vorsichtig dekantiert und über ein Rundfilter von etwa 70 mm Durchmesser abfiltriert. Die Droge wird noch einmal in gleicher Weise mit Petroläther behandelt und mit Petroläther quantitativ in das Filter überführt. Die an der Luft getrocknete Droge und das Filterpapier werden mit 50 ml Äthanol 70% *RN* übergossen, auf dem Wasserbad etwa 1 Minute lang zum Sieden erhitzt und unter gelegentlichem Umschütteln 30 Minuten lang stehengelassen. Der Überstand wird vorsichtig dekantiert und über ein Rundfilter in einen 250-mm-Rundkolben filtriert. Der Drogenrückstand wird noch zweimal mit je 30 ml Äthanol 70% *RN* übergossen, kurz zum Sieden erhitzt und nach jeweils etwa

10 Minuten durch das gleiche Filter in den Rundkolben filtriert. Die Filtrate werden unter vermindertem Druck (höchstens 27 mbar) eingeengt; der Rückstand wird, nötigenfalls unter Erwärmen auf etwa 50 °C, in 20,0 ml Äthanol 70 % *RN* gelöst und in einen 25-ml-Meßkolben filtriert. Unter Nachwaschen des Kolbens und Filters wird mit Äthanol 70 % *RN* aufgefüllt.

A. Wird die zerschnittene Droge in ein Gemisch aus 3 Volumteilen Schwefelsäure *R* und einem Volumteil Glycerol *R* eingelegt, so färbt sich die ganze Schnittfläche innerhalb einiger Minuten hellrosa bis rotviolett.

B. 0,2 ml Prüflösung werden vorsichtig auf dem Wasserbad eingeengt. Wird der Rückstand mit 0,1 ml Dinitrobenzoesäure-Lösung *R* und 0,2 ml verdünnter Natriumhydroxid-Lösung *R* versetzt, so färbt sich die Mischung rotviolett.

PRÜFUNG AUF REINHEIT

Chromatographie: Die Prüfung erfolgt dünnschichtchromatographisch auf einer Schicht von Kieselgel HF_{254} *R*.

Untersuchungslösung: Prüflösung.

Vergleichslösung: Die unter ,,Gehaltsbestimmung" beschriebene Vergleichslösung wird verwendet.

Aufgetragen werden getrennt 100 µl Untersuchungslösung und 50 µl Vergleichslösung. Die Chromatographie erfolgt über eine Laufstrecke von 15 cm mit der Oberphase einer Mischung aus 40 Volumteilen n-Butanol *R*, 10 Volumteilen Essigsäure 98 % *R* und 50 Volumteilen Wasser. Die Platte wird im Kaltluftstrom bis zum Verschwinden des Fließmittelgeruches getrocknet, mit Schwefelsäure *R* besprüht, 5 Minuten lang auf 100 bis 105° erhitzt und am Tageslicht ausgewertet.

Das Chromatogramm der Vergleichslösung zeigt als oberen Fleck die schmutziggraue Zone des Digitoxins (Rst 1,0). Die gelbgrün gefärbte Zone des g-Strophanthins muß bei Rst 0,35 bis 0,40 liegen. Im Chromatogramm der Untersuchungslösung muß ein dem g-Strophanthin der Vergleichslösung in Farbe und Rf-Wert entsprechender Fleck zu erkennen sein. Es dürfen keine intensiv graublauen bis violetten Flecke kurz oberhalb (Rst etwa 0,24) und unterhalb (Rst etwa 0,20) des g-Strophanthins zu erkennen sein.

Fremde Bestandteile (Ph. Eur.): (andere Strophanthus-Arten).
a) In dem Pulver der Samen (500) dürfen Haare und Calciumoxalatkristalle mikroskopisch nicht nachweisbar sein.
b) Bei der Identitätsprüfung A dürfen keine grün werdenden Samen nachweisbar sein.

Sulfatasche (Ph. Eur.): Höchstens 4,0 Prozent, bestimmt mit 1,00 g gepulverter Droge (500).

GEHALTSBESTIMMUNG

Die Gehaltsbestimmung erfolgt nach dünnschichtchromatographischer Trennung auf einer Schicht von Kieselgel HF_{254} R.

Untersuchungslösung: Prüflösung.

Vergleichslösung: 20,0 mg g-Strophanthin RN, genau gewogen, und 10,0 mg Digitoxin R werden in Methanol R zu 10,0 ml gelöst.

Für die Gehaltsbestimmung werden an zwei Stellen der Dünnschichtplatte bandförmig (3 cm breit) je 100 µl Untersuchungslösung und an einer dritten Stelle 50 µl Vergleichslösung aufgetragen. Ein Streifen von etwa 4 cm Breite muß unbeschickt bleiben.

Die Chromatographie erfolgt über eine Laufstrecke von 15 cm mit der Oberphase einer Mischung aus 40 Volumteilen n-Butanol R, 10 Volumteilen Essigsäure 98% R und 50 Volumteilen Wasser. Die Platte wird im Kaltluftstrom bis zum Verschwinden des Fließmittelgeruches getrocknet.

Im ultravioletten Licht von 254 nm werden die dunkel erscheinenden, dem g-Strophanthin entsprechenden Zonen markiert; das g-Strophanthin hat einen kleineren Rf-Wert als das Digitoxin.

An den markierten Stellen wird das Kieselgel sorgfältig abgeschabt und mit je 4,0 ml Methanol R in einem Reagenzglas mit eingeschliffenem Stopfen unter häufigem Umschütteln 15 Minuten lang in einem Wasserbad von 50 °C eluiert. Von dem nicht beschickten Teil der Platte wird eine gleichgroße Fläche des Sorptionsmittels abgeschabt und ebenso behandelt (Blindprobe).

Nach dem Erkalten werden alle 4 Ansätze mit je 3,0 ml Pikrinsäure-Lösung RH versetzt, geschüttelt und nach 20 Minuten filtriert. Nach Zusatz der Pikrinsäure-Lösung RH müssen die Ansätze vor intensiver Lichteinwirkung geschützt werden. 30 bis 40 Minuten nach Reagenzzusatz wird die Extinktion bei 492 nm in einer Schichtdicke von 1 cm gegen die Blindprobe gemessen. Der Strophanthingehalt wird aus dem Mittelwert der beiden Proben nach folgender Formel berechnet:

$$\text{Gehalt in \%} = \frac{E_u \cdot e_{st} \cdot 125}{E_v \cdot e_D}$$

E_u = Mittelwert der Extinktionen der Proben mit Untersuchungslösung
E_v = Extinktion der Probe mit Vergleichslösung
e_{st} = wasserfreie Substanz in der Einwaage g-Strophanthin in g
e_D = Einwaage an Droge in g

ARZNEIFORMEN

Die Urtinktur enthält mindestens 0,35 und höchstens 0,45 Prozent g-Strophanthin, berechnet als wasserfreies g-Strophanthin (Ouabain $C_{29}H_{44}O_{12}$; MG 584,7).

HERSTELLUNG

Urtinktur nach Vorschrift 4a aus der grob gepulverten Droge (710) und flüssige Verdünnungen mit Äthanol 62 Prozent. Die gewogene Droge muß vor der

Extraktion durch Behandlung mit der 20fachen Menge Petroläther *R* entfettet und wieder getrocknet werden.

EIGENSCHAFTEN

Die Urtinktur ist eine gelbe Flüssigkeit von eigenartigem Geruch.

PRÜFUNG AUF IDENTITÄT

A. 0,2 ml Urtinktur werden wie unter Identitätsprüfung B bei der Droge beschrieben, behandelt.

B. Wird eine Mischung aus 2 ml Urtinktur und 1 ml verdünnter Schwefelsäure *R* 10 Minuten lang auf dem Wasserbad erhitzt, so färbt sie sich gelb und wird trüb; nach dem Abkühlen wird filtriert. Wird das Filtrat mit 1 ml verdünnter Natriumhydroxid-Lösung *R* und 0,5 ml Kupfer(II)-citrat-Lösung *R* versetzt und auf dem Wasserbad erhitzt, so bildet sich ein orangeroter Niederschlag.

PRÜFUNG AUF REINHEIT

Chromatographie: Die Prüfung erfolgt dünnschichtchromatographisch in gleicher Weise, wie unter „Prüfung auf Reinheit" bei der Droge angegeben, auf einer Schicht von Kieselgel HF_{254} *R* mit 20 µl Urtinktur als Untersuchungslösung.

Relative Dichte (Ph. Eur.): 0,890 bis 0,906.

Trockenrückstand (DAB): Mindestens 1,2 Prozent.

GEHALTSBESTIMMUNG

Etwa 5,00 g Urtinktur, genau gewogen, werden mit Äthanol 70 % *RN* auf 25,0 ml aufgefüllt. Mit je 100 µl dieser Verdünnung wird die Gehaltsbestimmung wie bei der Droge beschrieben durchgeführt. Die Berechnung erfolgt analog nach der Formel:

$$\text{Gehalt in \%} = \frac{E_u \cdot e_{st} \cdot 125}{E_v \cdot e_T}$$

e_T = Einwaage an Urtinktur in g.

Grenzprüfung der D 4

Die Extinktion der 4. Dezimalverdünnung wird bei 325 nm in einer Schichtdicke von 1 cm gegen Äthanol 50 % *RN* gemessen. Werden 10,0 ml der 4. Dezimalverdünnung mit 3,0 ml äthanolischer Kalilauge *R* versetzt, so darf die Extinktion bei 325 nm nach 30 Minuten höchstens um 0,01 größer sein als vor Zugabe der Lauge.

LAGERUNG

Vor Licht geschützt.

Vorsichtig zu lagern!

Succinum

Verwendet wird das fossile Harz *Bernstein*.

BESCHREIBUNG

Frisch gepulverte Substanz hat schwach kampferartigen Geruch.

Durchsichtige, durchscheinende oder opake, hellgelbe, rötlichgelbe, bräunlichgelbe bis braune, rundliche bis stumpfeckige Körner oder Stücke mit Fett- oder Harzglanz und muscheligem Bruch; sie können Einschlüsse enthalten.

PRÜFUNG AUF IDENTITÄT

A. Wird 0,1 g gepulverte Substanz (180) in einem offenen Tiegel erhitzt, verbrennt sie mit leuchtender Flamme und unter starker Rußentwicklung.

B. 0,1 g gepulverte Substanz (180) wird in einem Reagenzglas langsam bis zur beginnenden Rotglut erhitzt. Nach dem Abkühlen wird nach Zusatz von 5 ml kochendem Wasser 30 Sekunden lang geschüttelt und anschließend noch heiß in einen kleinen Kolben abfiltriert. Das Filtrat wird auf dem Wasserbad eingeengt. Zum Rückstand werden 1 g Hydrochinon *R* und 2 ml Schwefelsäure *R* gegeben. Die Mischung wird unter Umschwenken auf 190 °C erhitzt und wieder abgekühlt. Nach Zugabe von 25 ml Wasser und 10 ml Äthanol *R* wird die Mischung mit 30 ml Toluol *R* ausgeschüttelt und die wäßrige Phase verworfen. Die organische Phase wird unter kräftigem Schütteln 2mal mit je 20 ml Wasser gewaschen. Darauf wird die rotgefärbte Toluolphase mit einer Mischung von 10 ml Wasser und 5 ml Natriumhydroxid-Lösung *R* geschüttelt. Dabei färbt sich die wäßrige Phase blau und die organische Phase wird farblos.

C. Chromatographie: Die Prüfung erfolgt dünnschichtchromatographisch auf einer Schicht von Kieselgel H *R*.

Untersuchungslösung: 0,1 g gepulverte Substanz (180) wird eine Stunde lang mit 4 ml Chloroform *R* auf dem Wasserbad unter Rückfluß und gelegentlichem Umschwenken erhitzt. Nach dem Abkühlen wird abfiltriert.

Vergleichslösung: 10 mg Anethol *R*, 5 mg Borneol *R* und 0,1 ml Cineol *R* werden in 10 ml Methanol *R* gelöst.

Aufgetragen werden getrennt 50 µl Untersuchungslösung und 10 µl Vergleichslösung. Die Chromatographie erfolgt über eine Laufstrecke von 15 cm mit einer Mischung aus 90 Volumteilen Methylenchlorid *R* und 10 Volumteilen Äthylacetat *R*. Nach Verdunsten der mobilen Phase werden die Chromatogramme mit Anisaldehyd-Lösung *R* besprüht, 10 Minuten lang auf 110 bis 120 °C erhitzt und anschließend innerhalb von 10 Minuten im Tageslicht ausgewertet.

Das Chromatogramm der Vergleichslösung zeigt am Übergang vom unteren zum mittleren Drittel des Rf-Bereiches den gelbbraunen Fleck des Borneols, im mittleren Drittel den grauvioletten Fleck des Cineols und im oberen Drittel den bläulichen Fleck des Anethols.

Das Chromatogramm der Untersuchungslösung zeigt am Start und knapp darüber je einen violetten Fleck, in Höhe der Vergleichssubstanz Borneol einen gelbbraunen Fleck, knapp unterhalb der Vergleichssubstanz Cineol einen grauvioletten Fleck und oberhalb der Vergleichssubstanz Anethol zwei violette Flecke. Weitere schwach ausgebildete Flecke können vorhanden sein.

PRÜFUNG AUF REINHEIT

Fremde Bestandteile (Ph. Eur.): Höchstens 3 Prozent.

Wasserlösliche Bestandteile: Höchstens 4 Prozent; etwa 1,0 g fein gepulverte Substanz (90), genau gewogen, wird mit 100 ml Wasser versetzt und 5 Minuten lang gerührt, wobei auf gute Benetzung aller Teilchen zu achten ist. Die Suspension wird durch einen tarierten Glassintertiegel Nr. 16 (Ph. Eur.) filtriert und mit 100 ml Wasser nachgewaschen. Sollten die ersten Anteile des Filtrats schwach trüb durchfließen, werden sie nochmals auf das Filter gebracht. Der Rückstand wird 2 Stunden lang bei 105 bis 110 °C getrocknet. Nach dem Abkühlen wird gewogen.

Sulfatasche (Ph. Eur.): Höchstens 1,0 Prozent, bestimmt mit 1,00 g gepulverter Substanz (180).

Asche (DAB): Höchstens 1,0 Prozent.

ARZNEIFORMEN

Die 1. Dezimalverreibung enthält mindestens 9,5 und höchstens 10,5 Prozent Bernstein.

HERSTELLUNG

Verreibungen nach Vorschrift 6.

EIGENSCHAFTEN

Die 1. Dezimalverreibung ist ein gelblichweißes Pulver mit schwachem, kampferartigem Geruch.

PRÜFUNG AUF IDENTITÄT

5,0 g der 1. Dezimalverreibung werden mit 100 ml Wasser 10 Minuten lang gerührt, wobei auf gute Benetzung aller Teilchen zu achten ist. Die Suspension wird durch ein Papierfilter abfiltriert und der Rückstand mit 100 ml Wasser nachgewaschen. Der getrocknete Rückstand gibt die bei der Substanz beschriebenen Identitätsreaktionen A, B und C.

LAGERUNG

Dicht verschlossen.

Sulfur

S   MG 32,06

Verwendet wird Schwefel, der mindestens 98,0 und höchstens 101,0 Prozent S enthält.

EIGENSCHAFTEN

Feines, gelbes Pulver mit schwachem, charakteristischem Geruch, das zwischen 118 und 120 °C schmilzt; löslich in Schwefelkohlenstoff.

PRÜFUNG AUF IDENTITÄT

A. Die Substanz verbrennt beim Erhitzen an der Luft mit schwach blauer Flamme unter Entwicklung von Schwefeldioxid, das angefeuchtetes blaues Lackmuspapier *R* rot färbt.

B. 0,1 g Substanz werden mit 5 ml Bromwasser *R* bis zur Farblosigkeit erhitzt. Wird das Filtrat mit 1 ml verdünnter Salzsäure *R* und 1 ml Bariumchlorid-Lösung *R* 1 versetzt, bildet sich ein weißer Niederschlag.

PRÜFUNG AUF REINHEIT

Prüflösung: 5 g Substanz werden mit 50 ml Wasser unter öfterem Umrühren 30 Minuten lang stehengelassen; anschließend wird abfiltriert.

Aussehen der Lösung: Die Prüflösung muß farblos (Ph. Eur., Methode II) sein.

Sauer oder alkalisch reagierende Verunreinigungen: 5 ml Prüflösung müssen sich nach Zusatz von 0,1 ml Phenolphthalein-Lösung *RN* und 0,2 ml 0,01 N-Natriumhydroxid-Lösung rot färben. Nach Zusatz von 0,3 ml 0,01 N-Salzsäure muß die Rotfärbung verschwinden und nach Zusatz von 0,15 ml Methylrot-Lösung *R* wieder auftreten.

Arsen, Selen (Ph. Eur.): 2,5 g Substanz werden 20 Minuten lang mit 50 ml verdünnter Ammoniaklösung *R* 1 geschüttelt und abfiltriert. 25 ml des Filtrats werden auf dem Wasserbad bis fast zur Trockne eingeengt; nach Zusatz von 2 ml Wasser und 3 ml Salpetersäure *R* wird eingeengt. Der Rückstand muß der Grenzprüfung B auf Arsen entsprechen (4 ppm). Die Lösung darf sich dabei nicht rot färben.

Chlorid (Ph. Eur.): 6,25 ml Prüflösung, mit Wasser zu 15 ml verdünnt, müssen der Grenzprüfung auf Chlorid entsprechen (80 ppm).

Sulfat (Ph. Eur.): 15 ml Prüflösung müssen der Grenzprüfung auf Sulfat entsprechen (100 ppm).

Sulfid: Die Mischung von 10 ml Prüflösung und 2 ml Pufferlösung *p*H 3,5 *R* wird mit 1 ml einer frisch hergestellten 0,16prozentigen Lösung (G/V) von Blei(II)-nitrat *R* in kohlendioxidfreiem Wasser *R* versetzt und umgeschüttelt. Nach 1 Minute darf die Mischung nicht stärker gefärbt (Ph. Eur., Methode II) sein als eine zur gleichen Zeit aus 1 ml Blei-Standardlösung (10 ppm Pb) *R*, 9 ml Wasser, 2 ml Pufferlösung *p*H 3,5 *R* und 1,2 ml Thioacetamid-Reagenz *R* hergestellte Vergleichslösung.

Glührückstand: Höchstens 0,2 Prozent, mit 1,0 g Substanz durch Glühen bei etwa 600 °C bestimmt.

GEHALTSBESTIMMUNG

Etwa 40 mg fein gepulverte Substanz, genau gewogen, werden unter Rückflußkühlung in 5 ml Chloroform *R* gelöst, mit 50 ml Äthanol *R* versetzt und zum Sieden erhitzt. Zu der noch heißen Lösung werden 50 ml einer 4prozentigen

Lösung (G/V) von Natriumsulfit *R* hinzugefügt. Dann wird eine Minute lang geschüttelt. Nach dem Erkalten werden 10 ml Formaldehyd-Lösung *R* zugegeben. Anschließend wird mit Wasser zu 400 ml verdünnt, mit 10 ml Essigsäure 98% *R* angesäuert und nach Zusatz von 2 ml Stärkelösung *R* mit 0,1 N-Jod-Lösung titriert.

1 ml 0,1 N-Jod-Lösung entspricht 3,206 mg S.

ARZNEIFORMEN

Die Lösung (D 4) muß mindestens 0,009 und darf höchstens 0,011 Prozent S enthalten.

Die 1. Dezimalverreibung muß mindestens 9,5 und darf höchstens 10,5 Prozent S enthalten.

HERSTELLUNG

Zur Herstellung der Lösung (D 4) wird 1 Teil Schwefel mit 10 000 Teilen Äthanol 86 Prozent unter Rückflußkühlung 1 Stunde lang gekocht. Die 5. Dezimalverdünnung wird mit Äthanol 86 Prozent, die 6. Dezimalverdünnung mit Äthanol 62 Prozent, die folgenden Verdünnungen werden mit Äthanol 43 Prozent bereitet.

Verreibungen nach Vorschrift 6.

EIGENSCHAFTEN

Die Lösung (D 4) ist eine klare, farblose Flüssigkeit. Die 1. Dezimalverreibung ist ein schwach gelbliches Pulver.

PRÜFUNG AUF IDENTITÄT

A. Auf 5 ml Wasser werden 5 ml der Lösung (D 4) geschichtet. Dabei tritt starke Opaleszenz auf.

B. 5 ml der Lösung (D 4) werden auf dem Wasserbad bis zum Verschwinden des Äthanolgeruches eingeengt. Der Rückstand gibt die Identitätsprüfung B der Substanz.

Zur Prüfung der 1. Dezimalverreibung werden 1,0 g eingewogen und 10 ml Bromwasser verwendet.

PRÜFUNG AUF REINHEIT

Aussehen der Lösung: Die Lösung (D 4) muß klar (Ph. Eur., Methode B) und farblos (Ph. Eur., Methode II) sein.

Relative Dichte (Ph. Eur.): 0,828 bis 0,833.

GEHALTSBESTIMMUNG

Etwa 70,0 g der Lösung (D 4), genau gewogen, werden mit 30 ml einer 4prozentigen Lösung (G/V) von Natriumsulfit R 1 Minute lang geschüttelt. Nach Zugabe von 10 ml Formaldehyd-Lösung R wird mit Wasser zu 400 ml verdünnt, mit 10 ml Essigsäure 98% R angesäuert und nach Zusatz von 2 ml Stärke-Lösung R mit 0,01 N-Jod-Lösung titriert.

1 ml 0,01 N-Jod-Lösung entspricht 0,321 mg S.

Etwa 0,200 g der 1. Dezimalverreibung, genau gewogen, werden unter Rückflußkühlung mit 5 ml Chloroform R eine Minute lang gekocht, mit 50 ml Äthanol R versetzt und eine weitere Minute lang gekocht. Zu der noch heißen Lösung werden 30 ml einer 4prozentigen Lösung (G/V) von Natriumsulfit R hinzugefügt. Dann wird eine Minute lang geschüttelt. Nach dem Erkalten werden 10 ml Formaldehyd-Lösung R zugegeben. Anschließend wird mit Wasser zu 400 ml verdünnt, mit 10 ml Essigsäure 98% R angesäuert und nach Zusatz von 2 ml Stärke-Lösung R mit 0,1 N-Jod-Lösung titriert.

1 ml 0,1 N-Jod-Lösung entspricht 3,206 mg S.

LAGERUNG

Vor Licht geschützt.

Sulfur jodatum

Verwendet wird die erkaltete Schmelze von Schwefel und Jod, die mindestens 70,0 und höchstens 80,0 Prozent J enthält.

HERSTELLUNG

Eine sorgfältig bereitete Mischung von 1 Teil SCHWEFEL und 4 Teilen fein gepulvertem JOD wird in einem möglichst kleinen, enghalsigen Glaskolben, der mit einem Tiegel lose bedeckt ist, im Sandbad bei ungefähr 80 °C bis eben zum

Schmelzen der ganzen Masse erhitzt und dann sofort vom Sandbad genommen. Die erkaltete Schmelze wird nach Zerschlagen des Kolbens vom Glas abgehoben und zu einem feinen Pulver zerrieben.

EIGENSCHAFTEN

Schwarzgraue, metallisch glänzende Masse, die deutlich nach Jod riecht.

PRÜFUNG AUF IDENTITÄT

A. 0,1 g Substanz werden in einem Reagenzglas erhitzt. Dabei verflüchtigt sich die Substanz unter Bildung violetter Dämpfe vollständig. Im oberen Teil des Reagenzglases schlägt sich ein Sublimat nieder, das blauschwarzes Jod und nach stärkerem Erhitzen gelblichen Schwefel erkennen läßt.
B. Werden 10 mg Substanz mit 1 ml Stärke-Lösung *R* versetzt, tritt Blaufärbung ein.
C. 0,05 g Substanz werden mit 0,5 ml Bromwasser *R* bis fast zur Trockne erhitzt. Der Rückstand wird in 5 ml Wasser aufgenommen. Wird die filtrierte Lösung mit 1 ml verdünnter Salzsäure *R* und 1 ml Bariumchlorid-Lösung *R* 1 versetzt, entsteht ein weißer Niederschlag.

GEHALTSBESTIMMUNG

Etwa 0,25 g Substanz, genau gewogen, werden unter Rühren in 20 ml Chloroform *R* gelöst. Die Lösung wird mit 30 ml Essigsäure 98 % *R* versetzt und nach Zugabe von 0,5 ml gesättigter Kaliumjodid-Lösung *R* genau 1 Minute lang unter öfterem Umschwenken stehengelassen, dann mit 30 ml Wasser versetzt und langsam unter ständigem, kräftigem Umschwenken mit 0,1 N-Natriumthiosulfat-Lösung titriert, bis die Gelbfärbung fast verschwunden ist. Nach Zusatz von 0,5 ml Stärke-Lösung *R* wird die Titration unter kräftigem Umschwenken bis zum Verschwinden der Blaufärbung fortgesetzt. Unter gleichen Bedingungen wird ein Blindversuch durchgeführt. Der Gehalt x_{proz} an J wird nach folgender Formel berechnet:

$$x_{proz} = \frac{(n_1 - n_2) \cdot 1269}{e}$$

n_1: Verbrauch an 0,1 N-Natriumthiosulfat-Lösung im Hauptversuch
n_2: Verbrauch an 0,1 N-Natriumthiosulfat-Lösung im Blindversuch
e: Einwaage an Substanz in mg

ARZNEIFORMEN

Die 3. Dezimalverdünnung muß mindestens 0,07 und darf höchstens 0,08 Prozent J enthalten.

HERSTELLUNG

Lösung (D 3) durch Lösen von 1 Gewichtsteil Substanz in 1000 Gewichtsteilen absolutem Äthanol in einem verschlossenen Gefäß durch Erwärmen im Wasserbad bei 50 °C. Die 4. und 5. Dezimalverdünnung werden mit Äthanol 86 Prozent, die 6. Dezimalverdünnung wird mit Äthanol 62 Prozent und die folgenden Verdünnungen werden mit Äthanol 43 Prozent hergestellt.

EIGENSCHAFTEN

Die Lösung (D 3) ist eine gelbbraune Flüssigkeit.

PRÜFUNG AUF IDENTITÄT

Wird 1 ml der Lösung (D 3) mit 1,5 ml Wasser und 0,25 ml Stärke-Lösung *R* versetzt, entsteht schmutzigblaue Färbung.

PRÜFUNG AUF REINHEIT

Aussehen der Lösung: Die Lösung (D 3) muß klar (Ph. Eur., Methode B) sein.
Relative Dichte (Ph. Eur.): 0,791 bis 0,793.

GEHALTSBESTIMMUNG

Etwa 50,0 g Lösung (D 3), genau gewogen, werden mit 20 ml Chloroform *R* und 30 ml Essigsäure 98 % *R* versetzt. Die weitere Bestimmung erfolgt wie bei der Substanz unter „Gehaltsbestimmung" angegeben.

LAGERUNG

Vor Licht geschützt, Lösung (D 3) in Glasstöpselflaschen oder anderen geeigneten Behältnissen.

Vorsichtig zu lagern!

Syzygium aromaticum

Caryophyllus

Verwendet werden die getrockneten Blütenknospen von *Syzygium aromaticum* (L.) Merr. et Perry. Sie enthalten mindestens 15 Prozent (V/G) ätherisches Öl.

BESCHREIBUNG

Die Blütenknospen haben einen intensiven aromatischen Geruch und brennend aromatischen Geschmack. Nelken lassen schon beim Drücken mit dem Fingernagel ätherisches Öl austreten. Die braunen 12 bis 20 mm langen Blütenknospen bestehen aus einem kugeligen Köpfchen und dem 3 bis 4 mm dicken, stumpfvierkantigen, feinrunzeligen, unterständigen Fruchtknoten, der in einen stielartigen Unterkelch (Hypanthium) verlängert ist und am oberen Ende 4 kurze, dicke, dreieckige Kelchblätter trägt. Das kugelige Köpfchen besteht aus 4 dünnen, muschelartig gewölbten, zusammenschließenden Kronblättern, unter denen zahlreiche, einwärts gekrümmte Staubblätter und in der Mitte ein aufrechter, säulenförmiger Griffel liegen. An der Basis wird der Griffel von einem in der Aufsicht abgerundet viereckigen, wallförmigen Diskus umschlossen. Der Längsschnitt durch die Knospe läßt dicht unter dem Griffel eine kleine, zweifächrige Fruchtknotenhöhle mit zahlreichen Samenanlagen erkennen.

Mikroskopische Merkmale: Das Hypanthium zeigt im Querschnitt einen abgerundet vierkantigen, feinbuchtigen Umriß. Die Epidermis besteht aus kleinen, tafelförmigen bis fast quadratischen Zellen mit sehr dicker und zapfenartig nach innen vorspringender Außenwand. In den in der Aufsicht gerundet polygonalen Epidermiszellen sind gelegentlich Spaltöffnungsapparate mit vielen Nebenzellen zu finden. Unter der Epidermis liegt zartwandiges, oft radial gestrecktes Parenchym zwischen dem sich in 2 bis 3 unregelmäßigen Reihen 150 bis 230 µm große schizogene Ölbehälter, umgeben von einem 2 bis 3 Lagen hohen Kranz flacher Exkretzellen finden. Ähnliche Ölbehälter finden sich auch in Kelch-, Kron-, Staubblättern, Griffel und Diskus. An diese Schicht schließt sich ein etwas dickwandigeres Gewebe mit schwach kollenchymatisch verdickten Zellen mit kleinen Interzellularen an, in dem zahlreiche, ringförmig angeordnete, kleine Leitbündel verteilt sind. Ein weiteres großes Leitbündel findet sich in dem zentralen aus lockerem Schwammparenchym bestehenden Teil des Hypanthiums. Alle Leitbündel führen auffallend zarte Ring- und Schraubengefäße sowie Kristallzellreihen mit Oxalatdrusen und vereinzelte spindelförmige, an den Enden nur schwach zugespitzte, meist nur mäßig verdickte, wenig getüpfelte, 200 bis

400 μm lange Fasern. Die Epidermiszellen der Kronblätter sind etwas größer als die des Hypanthiums und auf der Innenseite oft etwas länglich. Sie enthalten keine Spaltöffnungsapparate. Im dünnwandigen Mesophyll der Kronblätter finden sich außer Ölbehältern auch Oxalatdrusen. Ebenso können Oxalatdrusen und kleine Ölbehälter in den Filamenten und Konnektiven der Staubblätter, die von einem zentralen Leitbündel mit englumigen Schraubengefäßen durchzogen sind, nachgewiesen werden. Das Endothecium der Antherenwand ist mit vielen, auf dem Boden der Zelle sternförmig zusammenlaufenden Verdickungsleisten besetzt. Die Pollensäcke sind mit zahlreichen, in der Aufsicht abgerundet bis eingefallen dreieckigen und in der Seitenansicht elliptischen, etwa 15 μm großen Pollenkörnern mit 3 Keimöffnungen gefüllt.

PRÜFUNG AUF IDENTITÄT

Prüflösung: Die Mischung aus 1,0 g grob gepulverter Droge (710) und 10 ml Äthanol 90 % *RN* wird 1 Stunde lang unter häufigem Umschütteln stehengelassen und filtriert.

A. Wird 1 ml Prüflösung mit 1 ml Äthanol 60 % *RN* und 0,5 ml verdünnter Natriumhydroxid-Lösung *R* versetzt, so entsteht eine braune Fällung.

B. Wird 1 ml Prüflösung mit 1 ml Äthanol 60 % *RN*, 0,5 ml verdünnter Ammoniaklösung *R* 1 und 0,5 ml Silbernitrat-Lösung *R* 1 versetzt, so entsteht eine schwarze Fällung.

C. Wird 1 ml Prüflösung mit 5 ml Wasser und 0,5 ml Eisen(III)-chlorid-Lösung *R* 1 versetzt, so entsteht ein blauschwarzer Niederschlag.

D. 5 ml Prüflösung werden mit 10 ml Petroläther *R* ausgeschüttelt. Die Oberphase wird abgetrennt und filtriert.
Das Filtrat wird auf dem Wasserbad eingeengt und der Rückstand in 2,0 ml Chloroform *R* aufgenommen. Nach Zugabe von 1 ml Essigsäureanhydrid *R* und 0,1 ml Schwefelsäure *R* nimmt die Mischung eine schmutziggrüne bis blaugrüne Färbung an.

E. Chromatographie: Die Prüfung erfolgt dünnschichtchromatographisch auf einer Schicht von Kieselgel HF_{254} *R*.

Untersuchungslösung: Prüflösung.

Vergleichslösung: 10 mg Eugenol *R* und 10 mg o-Kresol *R* werden in 10 ml Methanol *R* gelöst.

Aufgetragen werden getrennt 50 μl Untersuchungslösung und 10 μl Vergleichslösung. Die Chromatographie erfolgt über eine Laufstrecke von 15 cm mit Toluol *R*. Nach dem Verdunsten des Fließmittels bei Raumtemperatur wird die Platte zunächst im ultravioletten Licht von 254 nm ausgewertet. Im

Chromatogramm der Vergleichslösung erscheint im mittleren Rf-Bereich der dunkle Fleck des Eugenols (Rst 1,0) und kurz darunter bei Rst 0,8 bis 0,85 der Fleck des o-Kresols.

Im Chromatogramm der Untersuchungslösung liegen dunkle Flecke auf der Höhe des Eugenols sowie bei Rst 0,83 bis 0,87 und bei Rst 0,15. Anschließend wird die Platte mit Anisaldehyd-Lösung R besprüht und 5 bis 10 Minuten lang auf 105 bis 110 C erhitzt. Im Chromatogramm der Untersuchungslösung nehmen der Fleck des Eugenols und der bei Rst 0,83 bis 0,87 liegende Fleck eine braunviolette bis schmutzigblaugrüne Färbung an. Außerdem treten ein rotvioletter Fleck im oberen Drittel des Chromatogramms und bis zu 4 weitere Flecke zwischen Rst 0,1 und 0,8 auf, deren oberster nicht vollständig von dem braunvioletten Fleck abgetrennt sein kann.

PRÜFUNG AUF REINHEIT

Minderwertige Droge und fremde Bestandteile: Höchstens 4 Prozent Nelkenstiele, Mutternelken, mißfarbene Nelken oder andere Bestandteile. Mutternelken sind die reifenden, bauchig spindelförmigen Früchte der Nelken, bei denen die Korolle abgefallen ist und die im oberen Teil des Hypanthiums in der Regel nur einen mehr oder weniger weit ausgewachsenen, stärkeführenden Samen enthalten. Mißfarbene Nelken sind fahlbraun mit teilweise weißlich-mehligem Aussehen.

Sulfatasche (Ph. Eur.): Höchstens 6,0 Prozent, bestimmt mit 1,00 g gepulverter Droge (710).

GEHALTSBESTIMMUNG

Ätherisches Öl (Ph. Eur.): Die Bestimmung erfolgt mit 4,00 g der unmittelbar vor der Untersuchung grob zerkleinerten Droge (710) und 40 ml Wasser in einem 100-ml-Rundkolben; Destillation 3 Stunden lang bei 3 bis 4 ml pro Minute; 1,0 ml Xylol R als Vorlage.

ARZNEIFORMEN

Die Urtinktur enthält mindestens 1,5 Prozent (G/G) ätherisches Öl.

HERSTELLUNG

Urtinktur aus der grob gepulverten Droge (710) und flüssige Verdünnungen nach Vorschrift 4a mit Äthanol 86 Prozent.

EIGENSCHAFTEN

Die Urtinktur ist eine orangebraune Flüssigkeit von intensiv aromatischem Geruch und aromatisch-brennendem Geschmack.

PRÜFUNG AUF IDENTITÄT

Die Urtinktur gibt die bei der Droge beschriebenen Identitätsreaktionen A bis E. Prüflösung ist die Urtinktur.

PRÜFUNG AUF REINHEIT

Relative Dichte (Ph. Eur.): 0,832 bis 0,848.

Trockenrückstand (DAB): Mindestens 1,5 Prozent.

GEHALTSBESTIMMUNG

Etwa 2,50 g Urtinktur, genau gewogen, werden mit 75 ml Wasser versetzt. Die Mischung wird destilliert, bis etwa 50 ml übergegangen sind. Das Destillat wird mit 16 g Natriumchlorid R versetzt und dreimal mit je 20 ml Pentan R ausgeschüttelt, nachdem zuvor mit dem Pentan Kühler, Vorstoß und Auffanggefäß der Destillationsapparatur durchgespült worden sind. Die Oberphasen werden vereinigt, 2 Stunden lang mit 2 g wasserfreiem Natriumsulfat R getrocknet und in einen tarierten Kolben filtriert. Filter und Natriumsulfat werden zweimal mit je 10 ml Pentan R nachgewaschen. Die Mischung wird unter vermindertem Druck (höchstens 27 mbar) bei 40 °C weitgehend eingeengt; der letzte Rest von Pentan wird durch etwa 3 Minuten langes Einblasen von Luft entfernt. Der Kolben wird 3 Stunden lang im Exsikkator über Phosphor(V)-oxid R und zerkleinertem Hartparaffin getrocknet und die Masse des Rückstandes ermittelt.

LAGERUNG

Vor Licht geschützt.

Syzygium cumini

Syzygium jambolanum

Verwendet werden die getrockneten Samen von *Syzygium cumini* (L.) Skeels.

BESCHREIBUNG

Die Samen sind oval, an beiden Seiten gerundet oder an einem Ende etwas gespitzt, hornartig, braun oder schwärzlich, außen zart netzrunzlig, in der Mitte schwach eingeschnürt. Der Kern zerfällt leicht in seine zwei großen, halbkugeligen bis glockenförmigen Kotyledonen, die mit ihrer flachen Seite nur lose aneinanderhaften. Zwischen den Kotyledonen ist das Würzelchen eingeschlossen. Endosperm ist nicht vorhanden.

Mikroskopische Merkmale: Die Kotyledonen zeigen im Querschnitt außen eine Lage kleiner, etwas radialgestreckter, nach außen zu etwas stärker verdickter Zellen. Das übrige Gewebe besteht aus gerundet-polyedrischen, ziemlich derbwandigen Zellen, die Stärkekörner enthalten. Diese sind einfach, eirund, birnenförmig oder gerundet dreiseitig und bis zu 36 μm lang. In der peripheren Lage des Kotyledonengewebes befinden sich meist gleich unter der Oberhaut Sekrethöhlen von etwa 70 bis 120 μm Durchmesser mit farblosem, glänzendem Inhalt.

PRÜFUNG AUF IDENTITÄT

Prüflösung: 5,0 g grob gepulverte Droge (710) werden mit 50 ml Äthanol 70 % *RN* 30 Minuten lang im Wasserbad unter Rückfluß erhitzt; nach dem Abkühlen wird abfiltriert.

A. 1 ml Prüflösung wird mit 10 ml Wasser verdünnt und mit 0,2 ml Eisen(III)-chlorid-Lösung *RN* versetzt. Die Mischung färbt sich blauschwarz. Nach etwa 10 Minuten fällt ein blauschwarzer Niederschlag aus.
B. 1 ml Prüflösung wird mit Wasser zu 100 ml verdünnt. Wird 1 ml dieser Verdünnung mit 1 ml Natriumcarbonat-Lösung *R* und 0,2 ml Folin-Reagenz *RN* versetzt, färbt sich die Mischung grünblau und danach blau.
C. 5 ml Prüflösung werden mit 10 ml Petroläther *R* ausgeschüttelt. Die abgetrennte und filtrierte Petrolätherphase wird auf dem Wasserbad eingeengt. Der Rückstand wird in 2 ml Chloroform *R* aufgenommen. Nach Zugabe von 1 ml Acetanhydrid *R* und 0,1 ml Schwefelsäure *R* färbt sich die Mischung innerhalb von 5 Minuten schwach blaugrün.
D. Chromatographie: Die Prüfung erfolgt dünnschichtchromatographisch auf einer Schicht von Kieselgel GF$_{254}$ *R*.

Untersuchungslösung: 5 ml Prüflösung werden mit 5 ml Wasser verdünnt und nach Zugabe von 0,5 g Natriumchlorid *R* zweimal mit je 15 ml Äthylacetat *R* ausgeschüttelt. Die vereinigten organischen Phasen werden über wasserfreiem Natriumsulfat *R* getrocknet und anschließend auf dem Wasserbad eingeengt. Der Rückstand wird in 1,0 ml einer Mischung aus gleichen Volumteilen Äthylacetat *R* und Methanol *R* gelöst.

Vergleichslösung: 10 mg Gallussäure *RN* und 5 mg Cholesterin *R* werden in 10 ml Methanol *R* gelöst.

Aufgetragen werden getrennt 30 μl Untersuchungslösung und 20 μl Vergleichslösung. Die Chromatographie erfolgt über eine Laufstrecke von 15 cm mit einer

Mischung von 50 Volumteilen Toluol *R*, 40 Volumteilen Äthylacetat *R* und 10 Volumteilen wasserfreier Ameisensäure *R*. Nach Verdunsten der mobilen Phase werden die Chromatogramme mit äthanolischer Molybdatophosphorsäure-Lösung *RN* besprüht, 10 Minuten lang auf 105 bis 110 °C erhitzt, anschließend so lange in eine Chromatographiekammer eingestellt, in der sich ein Gefäß mit Ammoniaklösung *R* befindet, bis die gelbe Farbe des Untergrundes verschwunden ist, und danach im Tageslicht ausgewertet.

Das Chromatogramm der Vergleichslösung zeigt im mittleren Drittel des Rf-Bereiches den graublauen Fleck der Gallussäure und im unteren Teil des oberen Drittels den graublauen Fleck des Cholesterins.

Das Chromatogramm der Untersuchungslösung zeigt folgende graublaue Flecke: einen schwachen Fleck etwa in der Mitte zwischen Start und der Vergleichssubstanz Gallussäure, einen stark ausgeprägten Fleck in Höhe der Vergleichssubstanz Gallussäure, einen Fleck unmittelbar darüber, einen Fleck etwa in Höhe der Vergleichssubstanz Cholesterin und einen Fleck unmittelbar darüber. Im oberen Drittel des Rf-Bereiches können weitere, schwach ausgeprägte Flecke auftreten.

PRÜFUNG AUF REINHEIT

Fremde Bestandteile (Ph. Eur.): Höchstens 2 Prozent.

Asche (DAB): Höchstens 2,0 Prozent.

Sulfatasche (Ph. Eur.): Höchstens 3,0 Prozent, bestimmt mit 1,00 g grob gepulverter Droge (710).

ARZNEIFORMEN

HERSTELLUNG

Urtinktur aus der grob gepulverten Droge (710) und flüssige Verdünnungen nach Vorschrift 4a mit Äthanol 62 Prozent.

EIGENSCHAFTEN

Die Urtinktur ist eine braungelbe Flüssigkeit mit aromatischem Geruch und schwach bitterem Geschmack.

PRÜFUNG AUF IDENTITÄT

Die Urtinktur gibt die bei der Droge beschriebenen Identitätsreaktionen A bis D. Prüflösung ist die Urtinktur.

PRÜFUNG AUF REINHEIT

Relative Dichte (Ph. Eur.): 0,890 bis 0,905.

Trockenrückstand (DAB): Mindestens 1,3 Prozent.

LAGERUNG

Vor Licht geschützt.

Syzygium cumini e cortice

Syzygium jambolanum e cortice

Verwendet wird die getrocknete Stammrinde von *Syzygium cumini* (L.) Skeels.

BESCHREIBUNG

Die Rinde hat schwachen, eigenartigen Geruch und adstringierenden, leicht brennend würzigen Geschmack.

Sie besteht aus leichten, fast schwammigen, flachen oder rinnenförmigen, bis etwa 5 cm breiten und bis 1,5 cm dicken, außen mit weißem und hellgrauem Kork oder Borke bedeckten Stücken. Die Innenseite ist rotbraun und grob gestreift. Der Bruch ist im äußeren, dunkelgefärbten Teil eben, aber körnig mit helleren Punkten, im inneren, heller gefärbten Teil faserig.

Mikroskopische Merkmale: Die Rinde wird außen begrenzt von einer ring- oder schuppenförmigen, unterschiedlich dicken Borke. Diese besteht im Querschnitt aus einer dicken Schicht sekundärer Rinde und einem schmalen Folgeperiderm, das gelegentlich auch in schiefer Richtung die Rinde durchzieht und oft nicht vollständig ausgebildet ist. Bisweilen sind auch mehrere Lagen von Folgeperiderm mit den dazwischenliegenden Rindenparenchymen zu erkennen. Der Kork besteht aus 6 bis 15 Lagen tangential gestreckter, in radialer Richtung abwechselnd hoher und flacher Zellen. Jede Lage ist gewöhnlich eine Zelle breit, in den äußeren Teilen können die hohen Zellen auch in zwei nebeneinander liegenden Reihen vorkommen. Die Wände der Korkzellen sind dünn, bräunlichgelb, die der hohen Zellen, die bisweilen auch rotbraune, körnige Massen enthalten, teils allseits verdickt, getüpfelt und verholzt. Die Wände des 1 bis 4 Lagen breiten Phelloderms sind in der Nähe des undeutlichen

Phellogens dünn, weiter nach innen zu jedoch hufeisenförmig verdickt. Die inneren Zellen enthalten rotbraunen, körnigen Inhalt, bisweilen auch einfache Kristalle oder Drusen aus Calciumoxalat. Das von dem Folgeperiderm abgetrennte Rindengewebe ist bis auf die sklerenchymatischen Elemente mehr oder weniger rotbraun gefärbt.

Die Rinde erscheint im Querschnitt radial gestreift durch die wenig geschlängelten, nach außen nicht verbreiterten, ein- bis fünf-, häufig dreireihigen, nur durch 3 bis 6 Reihen anderer Zellen voneinander getrennten Markstrahlen aus außen dünnen, weiter innen etwas derbwandigen Zellen mit rotbraunem Inhalt. Die Parenchymzellen der äußeren Teile sind mehr oder weniger rundlich bis tangential gestreckt, derbwandig. Die außen liegenden enthalten einfache, etwa 7 bis 40 μm große Stärkekörner, die inneren rotbraune Massen. Zwischen den Parenchymzellen finden sich einzeln oder in kleinen Gruppen unregelmäßige, teils tangential, teils radial gestreckte, glashelle, bis 150 μm große Steinzellen mit verschieden stark verdickter, aber deutlich geschichteteter und getüpfelter, verholzter Wand. Die hier nur wenig auffälligen Sklerenchymfasern sind in den inneren Teilen der Rinde meist zu rundlichen, verschieden großen Gruppen oder zu ein- bis dreilagigen, von Markstrahl zu Markstrahl reichenden Bändern vereinigt. Sie sind im Querschnitt abgerundet, vieleckig, 25 bis 45 μm weit und besitzen eine bis auf ein sehr kleines Lumen verdickte, glashelle, kaum deutlich geschichtete, aber feingetüpfelte, verholzte Wand. Sie werden von Reihen kleiner Zellen begleitet, die jeweils eine grobspitzige, 18 bis 25 μm große Calciumoxalatdruse enthalten. In den innersten Rindenteilen machen diese Zellen den größten Teil des Parenchyms aus. Die Siebelemente sind nur in Kambiumnähe erkennbar. In den äußeren Teilen sind sie zu mehr oder weniger gelblichen, dickwandig erscheinenden Komplexen obliteriert.

PRÜFUNG AUF IDENTITÄT

Prüflösung: 5,0 g grob gepulverte Droge (710) werden mit 50 ml Äthanol 70% *RN* im Wasserbad 15 Minuten lang unter Rückfluß zum Sieden erhitzt und danach abfiltriert.

A. 1 ml Prüflösung wird mit Wasser zu 100 ml verdünnt. Wird 1 ml dieser Verdünnung mit 1 ml Natriumcarbonat-Lösung *R* und 0,2 ml Folin-Reagenz *RN* versetzt, färbt sich die Mischung grünblau und danach blau.

B. 5 ml Prüflösung werden mit 10 ml Petroläther *R* ausgeschüttelt. Die abgetrennte und filtrierte Petrolätherphase wird auf dem Wasserbad eingeengt. Der Rückstand wird in 0,2 ml Chloroform *R* aufgenommen. Nach Zugabe von 1 ml Acetanhydrid *R* und 0,1 ml Schwefelsäure *R* färbt sich die Mischung innerhalb von 1 Minute schmutziggrün.

C. Wird 1 ml Prüflösung mit 1 ml Äthanol 70% *RN*, 0,5 ml verdünnter Ammoniaklösung *R* 1 und 0,5 ml Silbernitrat-Lösung *R* 1 versetzt, entsteht innerhalb von 5 Minuten eine schwarze Fällung.

D. Chromatographie: Die Prüfung erfolgt dünnschichtchromatographisch auf einer Schicht von Kieselgel H R.

Untersuchungslösung: 5 ml Prüflösung werden mit 5 ml Wasser verdünnt und nach Zugabe von 0,5 g Natriumchlorid R zweimal mit je 15 ml Äthylacetat R ausgeschüttelt. Die vereinigten organischen Phasen werden über wasserfreiem Natriumsulfat R getrocknet, filtriert und eingeengt. Der Rückstand wird in 1 ml einer Mischung aus gleichen Volumteilen Äthylacetat R und Methanol R gelöst.

Vergleichslösung: 10 mg Gallussäure RN und 10 mg Cholesterin R werden in 10 ml Methanol R gelöst.

Aufgetragen werden getrennt 30 μl Untersuchungslösung und 10 μl Vergleichslösung. Die Chromatographie erfolgt über eine Laufstrecke von 15 cm mit einer Mischung von 50 Volumteilen Toluol R, 40 Volumteilen Äthylacetat R und 10 Volumteilen wasserfreier Ameisensäure R. Nach Verdunsten der mobilen Phase werden die Chromatogramme im ultravioletten Licht bei 254 nm beziehungsweise bei 365 nm ausgewertet.

Das Chromatogramm der Vergleichslösung zeigt bei 254 nm im mittleren Drittel des Rf-Bereiches den Fleck der Gallussäure.

Das Chromatogramm der Untersuchungslösung zeigt bei 365 nm oberhalb der Vergleichssubstanz Gallussäure einen oder zwei blaue Flecke und darüber im unteren Teil des oberen Drittels des Rf-Bereiches einen grünen Fleck.

Die Chromatogramme werden mit äthanolischer Molybdatophosphorsäure RN besprüht, 10 Minuten lang auf 105 bis 110 °C erhitzt, anschließend so lange in eine Chromatographiekammer eingestellt, in der sich ein Gefäß mit Ammoniaklösung R befindet, bis die gelbe Farbe des Untergrundes verschwunden ist, und danach im Tageslicht ausgewertet.

Das Chromatogramm der Vergleichslösung zeigt im mittleren Drittel des Rf-Bereiches den graublauen Fleck der Gallussäure und im unteren Teil des oberen Drittels den graublauen Fleck des Cholesterins.

Das Chromatogramm der Untersuchungslösung zeigt folgende graublauen Flecke: einen schwachen Fleck etwa in der Mitte zwischen Start und der Vergleichssubstanz Gallussäure, einen stark ausgeprägten Fleck in Höhe der Vergleichssubstanz Gallussäure, einen schwachen Fleck wenig darüber, einen Fleck etwa in Höhe der Vergleichssubstanz Cholesterin und zwei schwache Flecke unmittelbar darüber.

PRÜFUNG AUF REINHEIT

Fremde Bestandteile (Ph. Eur.): Höchstens 2 Prozent.

Asche (DAB): Höchstens 8,0 Prozent.

ARZNEIFORMEN

HERSTELLUNG

Urtinktur aus der grob gepulverten Droge (710) und flüssige Verdünnungen nach Vorschrift 4a mit Äthanol 62 Prozent.

EIGENSCHAFTEN

Die Urtinktur ist eine orange- bis rotbraune Flüssigkeit mit dumpfem Geruch und charakteristischem, adstringierendem Geschmack.

PRÜFUNG AUF IDENTITÄT

Die Urtinktur gibt die bei der Droge beschriebenen Identitätsreaktionen A bis D. Prüflösung ist die Urtinktur.

PRÜFUNG AUF REINHEIT

Relative Dichte (Ph. Eur.): 0,885 bis 0,905.

Trockenrückstand (DAB): Mindestens 2,0 Prozent.

LAGERUNG

Vor Licht geschützt.

Taraxacum officinale Rh

Taraxacum Rh

Verwendet wird die ganze, frische, blühende Pflanze von *Taraxacum officinale* Web.

BESCHREIBUNG

Die krautige, in allen Teilen weißen Milchsaft enthaltende Pflanze hat eine fleischige, 20 bis 30 cm lange und oben bis 2 cm dicke, häufig mehrköpfige Pfahlwurzel. Alle Laubblätter sind in grundständiger Rosette angeordnet, meist kahl, verkehrt-eiförmig bis lanzettlich, schrotsägeförmig eingeschnitten mit schmal dreieckigen bis linealen Abschnitten. Die Blütenstandsstiele sind aufrecht oder aufsteigend, schaftartig, einköpfig. Die aufrechten vielblütigen Blütenköpfe haben zwei Reihen von Hüllblättern, von denen die äußere meist zurückgeschlagen ist. Die meist goldgelben Blüten sind alle zungenförmig.

ARZNEIFORMEN

HERSTELLUNG

Urtinktur und flüssige Verdünnungen nach Vorschrift 21.

EIGENSCHAFTEN

Die Urtinktur ist eine gelbbraune bis braune Flüssigkeit von schwach würzigem Geruch.

PRÜFUNG AUF IDENTITÄT

A. 1 ml Urtinktur wird mit 0,5 ml einer 0,5prozentigen Lösung (G/V) von Thymol *R* in Äthanol *R* gemischt. Wird zu dieser Mischung vorsichtig 1 ml Schwefelsäure *R* zugegeben, so färbt sich die Mischung rot.

B. 5 ml Urtinktur werden mit 1 ml verdünnter Natriumhydroxid-Lösung *R* im Reagenzglas gemischt. Über die Mündung des Glases wird ein Streifen angefeuchtetes rotes Lackmuspapier *R* gelegt. Wird die Flüssigkeit zum Sieden erhitzt, färbt sich das Papier blau und aminartiger Geruch tritt auf.

C. Chromatographie: Die Prüfung erfolgt dünnschichtchromatographisch auf einer Schicht von Kieselgel H *R*.

Untersuchungslösung: 10 ml Urtinktur werden mit 5 ml Äthylacetat *R* ausgeschüttelt. Die organische Phase wird unter vermindertem Druck (höchstens 27 mbar) eingeengt und der Rückstand in 0,5 ml Methanol *R* aufgenommen.

Vergleichslösung: 10 mg Kaffeesäure *RN* und 10 mg Chlorogensäure *RN* werden in 10 ml Methanol *R* gelöst.

Aufgetragen werden getrennt 20 µl Untersuchungslösung und 10 µl Vergleichslösung. Die Chromatographie erfolgt über eine Laufstrecke von 15 cm mit einer Mischung von 50 Volumteilen Chloroform *R*, 42 Volumteilen Essigsäure 98 % *R* und 8 Volumteilen Wasser. Nach dem Verdunsten der mobilen Phase werden die Chromatogramme zuerst mit einer 1prozentigen Lösung (G/V) von Diphenylboryloxyäthylamin *R* in Methanol *R* und danach mit einer

5prozentigen Lösung (G/V) von Polyäthylenglycol 400 *R* besprüht und im ultravioletten Licht bei 365 nm ausgewertet.

Das Chromatogramm der Vergleichslösung zeigt im unteren Rf-Bereich den gelbgrünen Fleck der Chlorogensäure und im mittleren Rf-Bereich den blaugrünen Fleck der Kaffeesäure.

Im Chromatogramm der Untersuchungslösung treten folgende Flecke auf: Unterhalb der Vergleichssubstanz Chlorogensäure ein gelbgrüner Fleck, in Höhe der Vergleichssubstanz Kaffeesäure und darunter zwei gelbgrüne Flecke und ein gelber Fleck, im oberen Rf-Bereich zwei blaue Flecke. Zwischen den gelbgrünen Flecken in Höhe der Kaffeesäure kann ein gelber Fleck auftreten.

PRÜFUNG AUF REINHEIT

Relative Dichte (Ph. Eur.): 1,015 bis 1,030.

Trockenrückstand (DAB): Mindestens 3,4 Prozent.

LAGERUNG

Vor Licht geschützt und dicht verschlossen.

Terebinthina laricina

Resina laricis

Verwendet wird das durch Anbohren der Stämme von *Larix decidua* MILL. gewonnene Harz mit einem Gehalt an wasserdampfflüchtigen Bestandteilen von mindestens 10 und höchstens 20 Prozent.

EIGENSCHAFTEN

Gelbliches bis bräunlichgelbes, klares oder höchstens schwach opalisierendes, sehr dickflüssiges Harz. Der Geruch ist terpentinartig, der Geschmack leicht bitter.

PRÜFUNG AUF IDENTITÄT

A. Werden etwa 50 mg Substanz in 2 ml Acetanhydrid *R* gelöst und mit 0,1 ml Schwefelsäure *R* versetzt, so entsteht eine violette Färbung, die rasch nach Grün umschlägt.

B. Werden etwa 50 mg Substanz in 2 ml Petroläther *R* gelöst und mit 2 ml einer 0,5prozentigen Lösung (G/V) von Kupfer(II)-acetat *R* versetzt, so färbt sich die organische Phase nach mehrmaligem Durchschütteln grün.

C. Chromatographie: Die Prüfung erfolgt dünnschichtchromatographisch auf einer Schicht von Kieselgel H *R*.

Untersuchungslösung: 0,5 g Substanz werden in 5 ml Äther *R* gelöst.

Vergleichslösung: 10 mg Eugenol *R* und 10 mg Borneol *R* werden in 10 ml Methanol *R* gelöst.

Aufgetragen werden getrennt 10 µl Untersuchungslösung und 10 µl Vergleichslösung. Die Chromatographie erfolgt über eine Laufstrecke von 15 cm mit einer Mischung von 90 Volumteilen Methylenchlorid *R* und 10 Volumteilen Äthylacetat *R*. Die Chromatogramme werden mit Anisaldehyd-Lösung *R* besprüht, 8 bis 10 Minuten lang auf 110 bis 120 °C erhitzt und innerhalb von 20 Minuten im Tageslicht ausgewertet.

Das Chromatogramm der Vergleichslösung zeigt im mittleren Rf-Bereich den gelbgrünen Fleck des Borneols und darüber den grünlichgrauen Fleck des Eugenols.

Im Chromatogramm der Untersuchungslösung treten im unteren Rf-Bereich ein violetter, in Höhe der Vergleichssubstanz Borneol ein langgezogener grauvioletter, zwischen den Vergleichssubstanzen Borneol und Eugenol drei violette und über der Vergleichssubstanz Eugenol im oberen Rf-Bereich zwei weitere violette Flecke auf.

PRÜFUNG AUF REINHEIT

Säurezahl (Ph. Eur.): Höchstens 78; 1,0 g Substanz wird in 50 ml des vorgeschriebenen Lösungsmittelgemisches gelöst.

Verseifungszahl (Ph. Eur.): 100 bis 125.

Pinusterpentine: 0,1 g Substanz werden in 2,5 ml Äther *R* gelöst. Beim Eingießen dieser Lösung in 5 ml Petroläther *R* darf höchstens eine Trübung, aber kein Niederschlag entstehen.

GEHALTSBESTIMMUNG

Ätherisches Öl (Ph. Eur.): Die Bestimmung erfolgt mit 10,0 g Substanz und 200 ml Wasser als Destillationsflüssigkeit in einem 500-ml-Rundkolben; Destillation 2 Stunden lang 2 bis 3 ml pro Minute; 1,0 ml Xylol *R* als Vorlage.

ARZNEIFORMEN

HERSTELLUNG

Urtinktur und flüssige Verdünnungen nach Vorschrift 4a mit Äthanol.

EIGENSCHAFTEN

Die Urtinktur ist eine leicht gelb gefärbte Flüssigkeit mit terpentinartigem Geruch und schwach bitterem und aromatischem Geschmack.

PRÜFUNG AUF IDENTITÄT

A. Werden 2 ml Urtinktur fast bis zur Trockne eingeengt und der Rückstand mit 2 ml Acetanhydrid *R* und 0,1 ml Schwefelsäure *R* versetzt, so entsteht eine violette Färbung, die rasch nach Grün umschlägt.

B. 2 ml Urtinktur werden mit 2 ml Petroläther *R* versetzt und durchgeschüttelt. Nach Zugabe von 2 ml einer 0,5prozentigen Lösung (G/V) von Kupfer(II)-acetat *R* und erneutem Durchschütteln färbt sich die organische Phase grün.

C. Wird 1 ml Urtinktur mit 2 ml Wasser verdünnt, so entsteht eine Trübung und teilweise Ölabscheidung.

D. Die Urtinktur gibt die Identitätsreaktion C der Substanz. Untersuchungslösung ist die Urtinktur.

PRÜFUNG AUF REINHEIT

Relative Dichte (Ph. Eur.): 0,810 bis 0,830.

Trockenrückstand (DAB): Mindestens 7,5 Prozent.

LAGERUNG

Vor Licht geschützt.

Teucrium marum

Marum verum

Verwendet werden die frischen, oberirdischen Teile von *Teucrium marum* L. ohne die verholzten unteren Zweiganteile.

BESCHREIBUNG

Die Blätter entwickeln beim Zerreiben kampferartigen Geruch und haben bitteren, scharfen Geschmack.

Der 20 bis 30, selten bis 50 cm hohe Strauch ist stark verzweigt. Die Zweige sind undeutlich vierkantig, dünn und bis auf den unteren, fast kahlen Teil weißfilzig behaart. Die Spreite der kreuzgegenständigen Laubblätter ist lineallanzettlich bis rhombisch, mehr oder weniger zugespitzt, am Grunde in den kurzen Blattstiel verschmälert, meist ganzrandig, bis 10 mm lang und 2 bis 5 mm breit. Ihre Oberseite ist grün, kahl, die Unterseite graufilzig behaart mit deutlich hervortretendem Mittelnerv. Der Blattrand ist oft nach unten umgebogen.

Die einzeln oder zu zweit in der Achsel laubblattartiger Tragblätter sitzenden Blüten sind in endständigen, etwas verlängerten, traubenartigen, einseitswendigen, dichten Blütenständen angeordnet. Der am Grunde etwas aufgetriebene, 6 bis 7 mm lange Kelch ist röhrenförmig und besitzt fünf gleiche, dreieckige, ein Drittel der Länge der Kelchröhre erreichende Zähne. Er ist außen zottig behaart. Die 10 bis 12 mm lange, purpurfarbene, außen zottig behaarte Krone geht aus einer den Kelch kaum überragenden Röhre in die fünflappige Unterlippe über. Deren Mittellappen ist stark vergrößert und herabgebogen. Die vorderen, etwas zugespitzten Seitenlappen sind ausgebreitet-aufsteigend, die hinteren, stark verschmälerten, zugespitzten Seitenlappen stehen aufrecht. Die vier Staubblätter mit den paarweise verschieden langen Filamenten sowie der Griffel mit den zwei kurzen, wenig ungleichen Narbenästen überragen die hinteren Seitenzipfel der Krone nur wenig. Der oberständige, zweiblättrige Fruchtknoten ist viergeteilt.

ARZNEIFORMEN

HERSTELLUNG

Urtinktur und flüssige Verdünnungen nach Vorschrift 3a.

EIGENSCHAFTEN

Die Urtinktur ist eine gelbgrüne bis grünbraune Flüssigkeit mit aromatischem Geruch und bitterem Geschmack.

PRÜFUNG AUF IDENTITÄT

A. Wird 1 ml Urtinktur mit 1 ml einer 1prozentigen Lösung (G/V) von Kupfer(II)-acetat *R* versetzt, entsteht eine olivgrüne Färbung.
B. 2 ml Urtinktur werden mit 2 ml Wasser versetzt und mit 5 ml Pentan *R* ausgeschüttelt. Wird die abgetrennte Pentanphase mit 1 ml einer 2prozentigen Lösung (G/V) von Vanillin *R* in Schwefelsäure *R* unterschichtet, entsteht an der Grenzfläche ein rotbrauner Ring.
C. Wird 1 ml Urtinktur mit 5 ml Wasser und 0,2 ml einer 1prozentigen Lösung

(G/V) von Ammoniumeisen(III)-sulfat *R* versetzt, entsteht eine grünbraune Färbung.

D. Chromatographie: Die Prüfung erfolgt dünnschichtchromatographisch auf einer Schicht von Kieselgel H *R*.

Untersuchungslösung: Urtinktur.

Vergleichslösung: 10 mg Rutin *R*, 5 mg Hyperosid *RN* und 5 mg Kaffeesäure *R* werden in 10 ml Methanol *R* gelöst.

Aufgetragen werden getrennt 20 µl Untersuchungslösung und 10 µl Vergleichslösung. Die Chromatographie erfolgt über eine Laufstrecke von 15 cm mit einer Mischung von 80 Volumteilen Äthylacetat *R*, 10 Volumteilen wasserfreier Ameisensäure *R* und 10 Volumteilen Wasser. Nach Verdunsten der mobilen Phase werden die Chromatogramme zuerst mit einer 1prozentigen Lösung (G/V) von Diphenylboryloxyäthylamin *R* in Methanol *R*, danach mit einer 5prozentigen Lösung (G/V) von Polyäthylenglykol 400 *R* in Methanol *R* besprüht und im ultravioletten Licht bei 365 nm ausgewertet.

Das Chromatogramm der Vergleichslösung zeigt im unteren Drittel des Rf-Bereiches den orangefarbenen Fleck des Rutins, im mittleren Drittel den orangefarbenen Fleck des Hyperosids und im oberen Drittel den blaugrünen Fleck der Kaffeesäure.

Das Chromatogramm der Untersuchungslösung zeigt knapp unterhalb und knapp oberhalb der Vergleichssubstanz Rutin je einen schwachen, orangefarbenen Fleck. Unterhalb der Vergleichssubstanz Hyperosid liegen ein orangefarbener und ein blaugrüner, etwa auf gleicher Höhe und oberhalb je ein weiterer orangefarbener Fleck. Etwa in Höhe der Vergleichssubstanz Kaffeesäure liegen ein orangefarbener und ein gelber Fleck dicht beisammen.

PRÜFUNG AUF REINHEIT

Relative Dichte (Ph. Eur.): 0,900 bis 0,920.

Trockenrückstand (DAB): Mindestens 2,5 Prozent.

LAGERUNG

Vor Licht geschützt.

Teucrium scorodonia

Verwendet werden die frischen, oberirdischen Teile blühender Pflanzen von *Teucrium scorodonia* L.

BESCHREIBUNG

Das Kraut hat beim Zerreiben widerlich gewürzhaften, knoblauchartigen Geruch und bitteren Geschmack.

Der vierkantige, zottig behaarte, bis 50 cm hohe Stengel ist nur locker beblättert und nur im oberen Teil der Pflanze verzweigt. Die etwa 1 cm lang gestielten Blätter stehen kreuz-gegenständig, sind eiförmig herzförmig, kerbig gesägt, stark netznervig und beiderseits behaart. Die Blütenstände stehen in einseitswendigen Scheintrauben endständig oder in den obersten Blattachseln. Die grünlichgelben, 9 bis 12 cm langen, nickenden Einzelblüten sind 1 bis 1,5 mm lang gestielt und sitzen in den Achseln kleiner Hochblätter. Der hellgrüne, röhrigglockige, am Grunde tief ausgesackte Kelch ist zweilippig mit vierteiliger Unterlippe und breit zugespitzter Oberlippe. Die fünfzählige, blaß grünlichgelbe, zygomorphe Blumenkrone erscheint einlippig; die dreispaltige Unterlippe besitzt einen stark verbreiterten, herabhängenden Mittellappen und 2 kleine, aufrecht abstehende Seitenlappen. Die zwei längeren und zwei kürzeren Staubgefäße ragen wie der gespaltene Griffel weit aus der Kronröhre heraus.

ARZNEIFORMEN

HERSTELLUNG

Urtinktur und flüssige Verdünnungen nach Vorschrift 3a.

EIGENSCHAFTEN

Die Urtinktur ist eine braungrüne bis braungelbe Flüssigkeit ohne besonderen Geruch und mit bitterem Geschmack.

PRÜFUNG AUF IDENTITÄT

A. Wird 1 ml Urtinktur mit einer 1prozentigen Lösung (G/V) von Kupfer(II)-acetat *R* versetzt, entsteht eine olivgrüne Färbung.

B. Wird 1 ml Urtinktur mit 20 ml Wasser und 0,1 ml Eisen(III)–chlorid-Lösung R 1 versetzt, entsteht eine grüne Färbung.

C. Chromatographie: Die Prüfung erfolgt dünnschichtchromatographisch auf einer Schicht von Kieselgel G R.

Untersuchungslösung: Urtinktur.

Vergleichslösung: 5 mg Hyperosid RN, 5 mg Kaffeesäure R und 10 mg Rutin R werden in 10 ml Methanol R gelöst.

Aufgetragen werden getrennt 20 µl Untersuchungslösung und 10 µl Vergleichslösung. Die Chromatographie erfolgt über eine Laufstrecke von 15 cm mit einer Mischung von 80 Volumteilen Äthylacetat R, 10 Volumteilen wasserfreier Ameisensäure R und 10 Volumteilen Wasser. Die Chromatogramme werden 5 bis 10 Minuten lang auf 105 bis 110 °C erhitzt, nach dem Abkühlen zuerst mit einer 1prozentigen Lösung (G/V) von Diphenylboryloxyäthylamin R in Methanol R, danach mit einer 5prozentigen Lösung (G/V) von Polyäthylenglykol 400 R in Methanol R besprüht und im ultravioletten Licht bei 365 nm ausgewertet.

Das Chromatogramm der Vergleichslösung zeigt im unteren Drittel des Rf-Bereiches den orange fluoreszierenden Fleck des Rutins, im mittleren Drittel den orange fluoreszierenden Fleck des Hyperosids und im oberen Drittel den blaugrün fluoreszierenden Fleck der Kaffeesäure.

Das Chromatogramm der Untersuchungslösung zeigt in Höhe der Vergleichssubstanz Rutin einen orange fluoreszierenden und dicht darüber einen blaugrün fluoreszierenden Fleck. Etwa auf Höhe der Vergleichssubstanz Hyperosid liegen ein oder zwei blaugrün fluoreszierende Flecke und wenig darüber ein orange fluoreszierender Fleck. In Höhe der Vergleichssubstanz Kaffeesäure liegt ein stark gelb fluoreszierender Fleck.

PRÜFUNG AUF REINHEIT

Relative Dichte (Ph. Eur.): 0,895 bis 0,915.

Trockenrückstand (DAB): Mindestens 2,0 Prozent.

LAGERUNG

Vor Licht geschützt.

Thryallis glauca

Galphimia glauca

Verwendet werden die getrockneten Blätter und Blütenstände von *Thryallis glauca* (Poir.) O. Kuntze.

BESCHREIBUNG

Die Blätter und Blüten haben etwas süßlich-würzigen Geruch und bitteren Geschmack.

Die Laubblätter besitzen einen 4 bis 12 mm langen, oberseits rinnigen, selten noch schwach flaumig dunkelrot behaarten Stiel. Ihre Spreite ist eirund oder länglich eirund, am Grund stumpf oder abgerundet, am Scheitel stumpf oder häufig bespitzt, bis 6 cm lang und 3 cm breit, oberseits meist grünlich grau, runzelig bis glatt, kahl, unterseits heller, rauh erscheinend, mit deutlich hervortretendem, weißlichem Mittelnerv und schwächeren Seitennerven. Der Rand ist etwas verdickt, glatt und besonders im unteren Teil nach unten umgebogen. Am Grunde der Spreite oder etwas darüber befindet sich seitlich je eine etwa 0,5 mm lang gestielte, bis 1 mm breite, flachtrichterförmige, bräunlich bis schwarz erscheinende Drüse.

Die zusammengesetzt traubigen Blütenstände sind bis 12 cm lang und enthalten 10 bis 30 schwach zygomorphe, goldgelbe bis gelbbraune Blüten. Die Achsenteile sind dunkelrot behaart oder kahl. Die in der Achsel eines lineal-lanzettlichen bis linealen, häufig rotbraunen Tragblattes stehenden, 6 bis 11 mm langen Blütenstiele tragen etwas oberhalb des Grundes bis unterhalb der Mitte zwei lineal-lanzettliche, rötlich-braune, 1 bis 4 mm lange Vorblättchen. Die bis 2,3 cm breiten Blüten sind häufig flach ausgebreitet. Der Kelch besteht aus 5 verkehrt-eirunden bis länglich-ovalen, grünen und am Rande etwas helleren, 3 bis 4 mm langen Blättern mit schwach zurückgebogener Spitze. Die fünf verschieden großen Kronblätter sind aus stumpfem Grund fast herzförmig oder aus etwas verschmälertem Grund eirund, unterseits gekielt, am Rand sehr fein gefranst, bis 9 mm lang und 4 bis 5 mm breit. Der 1,5 bis 2 mm lange Nagel ist häufig wenigstens an der Innenseite rötlich überlaufen; ebenso ist gelegentlich der untere Teil der Kronblätter rötlich überlaufen. Die Filamente der 10 Staubblätter sind rötlich bis braun gefärbt. Der dreiteilige Fruchtknoten ist oberständig, abgeflacht kugelig, am Rücken der von je einem Griffel gekrönten Teile deutlich gekielt, dunkelgrün bis grünlich, an den Kielen bisweilen rötlichviolett.

Mikroskopische Merkmale: Die Epidermiszellen der Laubblattoberseite sind in Aufsicht unregelmäßig, meist dreieckig bis viereckig, mit schwachwelligen, getüpfelten

Wänden und verdickter Außenwand. Das einreihige, die Hälfte bis zwei Drittel des Mesophylls einnehmende Palisadenparenchym besteht aus schmalen, dicht stehenden Zellen, das Schwammparenchym aus wenigen Lagen rundlicher bis flacher, wenigarmiger, locker angeordneter Zellen. Die in Aufsicht wellig- bis eckig-buchtigen Epidermiszellen der Unterseite sind flach oder teils einzeln, teils zu zwei oder drei miteinander verwachsen zu verschieden hohen, an der Außenseite dickwandigen Papillen aufgewölbt. Die von 4 bis 6 Nebenzellen umgebenen Spaltöffnungsapparate sind anomocytisch. Die in Aufsicht oberseits meist axial gestreckten, polygonalen, geradwandigen, unterseits mehr welligen Epidermiszellen der Kelchblätter tragen beiderseits eine fein längsgestreifte Cuticula. Im Mesophyll der Kelchblätter liegen zahlreiche, häufig in axialen Reihen angeordnete Zellen mit bis 25 μm, selten bis 40 μm großen, feinspitzigen Calciumoxalatdrusen mit dunklem Zentrum. Die Epidermiszellen der Kronblätter sind in Aufsicht oberseits fast isodiametrisch bis etwas axial gestreckt, schwach papillös, unterseits mehr axial gestreckt und kaum papillös und beiderseits mit feinwellig gestreifter Cuticula bedeckt. Das Endothecium der Staubblätter hat bügelförmige Wandverdickungen. Die Pollen sind kugelig bis breit ellipsoidisch, 14 bis 18 μm groß, mit glatter Exine und drei Keimporen. Auf den Blütenstandsachsen und gelegentlich auch auf den Kelchblättern kommen einzellige, T-förmige, mehr oder weniger rötlich-braune, glatte, beidendig stumpf-spitzige bis breit abgerundete, bis 500 μm lange und 48 μm breite Haare mit meist exzentrischer Stielansatzstelle vor.

PRÜFUNG AUF IDENTITÄT

Prüflösung: 1,0 g grob gepulverte Droge (710) wird 2 Stunden lang mit 10 ml Äthanol 70 % *RN* bei Raumtemperatur gerührt und danach abfiltriert.

A. Wird 1 ml Prüflösung mit 50 mg Magnesium *R* als Spänen und 1 ml Salzsäure *R* 1 versetzt, entsteht dunkelrote Färbung.
B. Werden 0,2 ml Prüflösung mit 10 ml Wasser und 0,1 ml Eisen(III)-chlorid-Lösung *R* 1 versetzt, entsteht starke, blauschwarze Trübung.
C. Wird 1 ml Prüflösung mit 0,1 ml Blei(II)-acetat-Lösung *R* versetzt, entsteht ockergelber, voluminöser Niederschlag.
D. Chromatographie: Die Prüfung erfolgt dünnschichtchromatographisch auf einer Schicht von Kieselgel H *R*.

Untersuchungslösung: Prüflösung.

Vergleichslösung: 5 mg Kaffeesäure *R*, 10 mg Rutin *R* und 5 mg Hyperosid *RN* werden in 10 ml Methanol *R* gelöst.

Aufgetragen werden getrennt je 10 μl Untersuchungs- und Vergleichslösung. Die Chromatographie erfolgt über eine Laufstrecke von 15 cm mit einer Mischung von 80 Volumteilen Äthylacetat *R*, 10 Volumteilen wasserfreier Ameisensäure *R* und 10 Volumteilen Wasser. Die Chromatogramme werden 10 Minuten lang bei 105 bis 110 °C getrocknet, nach dem Abkühlen zuerst mit einer 5prozentigen Lösung (G/V) von Diphenylboryloxyäthylamin *R* in Methanol *R* und danach mit einer 5prozentigen Lösung (G/V) von Polyäthylenglykol 400 *R* in Methanol *R* besprüht und nach 15 Minuten im ultravioletten Licht bei 365 nm ausgewertet.

Das Chromatogramm der Vergleichslösung zeigt im unteren Drittel des Rf-Bereiches den orange fluoreszierenden Fleck des Rutins, am Übergang vom unteren zum mittleren Drittel den orange fluoreszierenden Fleck des Hyperosids und im oberen Drittel den blaugrün fluoreszierenden Fleck der Kaffeesäure.

Das Chromatogramm der Untersuchungslösung zeigt folgende fluoreszierende Flecke: unterhalb der Vergleichssubstanz Rutin einen orangegelben und dicht unter der Vergleichssubstanz Hyperosid einen blaugrünen Fleck, oberhalb der Vergleichssubstanz Hyperosid im mittleren Drittel des Rf-Bereiches in gleichmäßigen Abständen zwei orangegelbe Flecke und einen tiefblauen Fleck sowie im oberen Drittel unterhalb der Vergleichssubstanz Kaffeesäure in gleichmäßigen Abständen zwei grüne Flecke und einen tiefblauen Fleck.

PRÜFUNG AUF REINHEIT

Fremde Bestandteile (Ph. Eur.): Höchstens 4 Prozent Stengelteile und höchstens 1 Prozent andere fremde Bestandteile.

Sulfatasche (Ph. Eur.): Höchstens 10,0 Prozent, bestimmt mit 1,00 g grob gepulverter Droge (710).

Asche (DAB): Höchstens 8,0 Prozent.

ARZNEIFORMEN

HERSTELLUNG

Urtinktur aus der grob gepulverten Droge (710) und flüssige Verdünnungen nach Vorschrift 4a mit Äthanol 62 Prozent.

EIGENSCHAFTEN

Die Urtinktur ist eine gelbbraune Flüssigkeit mit stark bitterem Geschmack.

PRÜFUNG AUF IDENTITÄT

Die Urtinktur gibt die bei der Droge beschriebenen Identitätsreaktionen A bis D. Prüflösung ist die Urtinktur.

PRÜFUNG AUF REINHEIT

Relative Dichte (Ph. Eur.): 0,900 bis 0,910.

Trockenrückstand (DAB): Mindestens 4,0 Prozent.

LAGERUNG

Vor Licht geschützt.

Thuja occidentalis

Thuja

Verwendet werden die frischen, beblätterten, einjährigen Zweige von *Thuja occidentalis* L.

BESCHREIBUNG

Die frischen Blätter entwickeln beim Zerreiben sehr starken, balsamischen Geruch.
  Die einjährigen Zweige sind noch krautig oder sehr schwach verholzt, vielfach verästelt. Sie tragen kleine, 4zeilig angeordnete, schuppenförmige und angedrückte Blätter. Die Blätter sind an jungen Bäumen schmal linealisch, an älteren breit, dreieckig, anliegend, dachziegelig, auf der Unterseite nicht oder wenig vertieft, heller, ohne weißliche Spaltöffnungslinien. Die Flächenblätter (Mittelblätter) der Ober- und Unterseite tragen auf dem Rücken eine Harzdrüse. Diese Drüse fehlt den Kantenblättern. Die beblätterten Zweige sind auf der Oberseite dunkelgrün, auf der Unterseite bedeutend heller.

ARZNEIFORMEN

HERSTELLUNG

Urtinktur und flüssige Verdünnungen nach Vorschrift 3a.

EIGENSCHAFTEN

Die Urtinktur ist eine grünliche bis grünbraune Flüssigkeit mit aromatischem Geruch.

PRÜFUNG AUF IDENTITÄT

A. Wird 1 ml Urtinktur mit 5 ml Wasser versetzt, trübt sich die Mischung.
B. Die bei A. erhaltene Mischung wird mit 0,2 ml einer 1prozentigen Lösung (G/V) von Aluminiumchlorid *RN* versetzt und filtriert. Wird das gelbe Filtrat mit 0,2 ml verdünnter Ammoniaklösung *R* versetzt, verstärkt sich die Gelbfärbung; im ultravioletten Licht bei 365 nm fluoresziert die Mischung intensiv türkis.
C. 1 ml Urtinktur wird mit 2 ml Methanol *R*, 1 ml Salzsäure *R* 1 und 10 mg Resorcin *R* versetzt und etwa 2 Minuten lang im Wasserbad erhitzt. Beim Abkühlen entsteht eine beständige, wein- bis kirschrote Färbung.
D. Chromatographie: Die Prüfung erfolgt dünnschichtchromatographisch auf einer Schicht von Kieselgel G *R*.

Untersuchungslösung: Urtinktur.

Vergleichslösung: 10 mg Borneol *R* und 10 mg Thujon *RN* werden in 10 ml Methanol *R* gelöst.

Aufgetragen werden getrennt je 10 µl Untersuchungs- und Vergleichslösung. Die Chromatographie erfolgt 2mal mit kurzer Zwischentrocknung über eine Laufstrecke von 10 cm mit Methylenchlorid *R*. Die Chromatogramme werden mit äthanolischer Molybdatophosphorsäure-Lösung *RN* besprüht, 5 bis 10 Minuten lang bis zur optimalen Farbentwicklung auf 100 bis 105 °C erhitzt und im Tageslicht ausgewertet.

Das Chromatogramm der Vergleichslösung zeigt am Übergang vom unteren zum mittleren Drittel des Rf-Bereiches den graublauen Fleck des Borneols und am Übergang vom mittleren zum oberen Drittel den braunvioletten Doppelfleck des Thujons.

Das Chromatogramm der Untersuchungslösung zeigt auf der Startlinie und direkt darüber mehrere graublaue Flecke. Etwa in Höhe des Borneolflecks der Vergleichslösung und knapp darüber liegt je ein graublauer Fleck. Der Thujondoppelfleck darf im Chromatogramm der Untersuchungslösung nicht schwächer ausgeprägt sein als im Vergleichschromatogramm. Oberhalb des Thujondoppelflecks liegt ein graublauer Fleck. Weitere schwach graublau gefärbte Flecke können vorhanden sein.

PRÜFUNG AUF REINHEIT

Relative Dichte (Ph. Eur.): 0,895 bis 0,920.

Trockenrückstand (DAB): Mindestens 3,0 Prozent.

LAGERUNG

Vor Licht geschützt.

Thymus serpyllum

Serpyllum

Verwendet werden die frischen, oberirdischen Teile blühender Pflanzen von *Thymus serpyllum* L.

BESCHREIBUNG

Beim Zerreiben der Pflanze tritt starker, aromatischer Geruch auf.

Die buschig wachsende Pflanze trägt an den nur schwach verholzten, aufrechten oder liegenden bis aufsteigenden, stielrunden bis vierkantigen, 10 bis 15 cm langen Stengeln 5 bis 15 mm lange, lineale oder elliptisch-eiförmige oder rundliche Laubblätter. Die Spreiten sind meist in einen scheinbaren bis echten Blattstiel verschmälert oder zusammengezogen und zumindest im unteren Teil bewimpert. Die Seitennerven treten auf der Blattunterseite deutlich hervor.

Der Blütenstand ist kugelig-kopfig bis stark verlängert, oft unterbrochen, mit voneinander abgesetzten Scheinwirteln. Der zweilippige Kelch ist röhrig-glockig und hat 10 erhabene Nerven. Die drei gleichartig gestalteten Zähne der Oberlippe sind kurz, spitz bis dreieckig, die beiden Zähne der Unterlippe pfriemlich, länger und meist alle bewimpert. Die schwach zweilippige, im unteren Teil röhrige Blumenkrone ist 3 bis 6 mm lang und hell bis tief purpurfarben, selten auch weiß, mit ungeteilter, flacher, ausgerandeter Oberlippe und dreizipfliger Unterlippe. Die Staubblätter sind paarweise ungleich lang. Der oberständige und vierteilige Fruchtknoten trägt einen Griffel mit zwei zugespitzten Narbenästen. Die Nüßchen sind 0,6 bis 0,7 mm lang und ellipsoidisch.

ARZNEIFORMEN

HERSTELLUNG

Urtinktur und flüssige Verdünnungen nach Vorschrift 3a.

EIGENSCHAFTEN

Die Urtinktur ist eine gelbbraune Flüssigkeit mit aromatischem Geruch und Geschmack.

PRÜFUNG AUF IDENTITÄT

A. Wird 1 ml Urtinktur mit 50 ml Wasser und 0,1 ml Eisen(III)-chlorid-Lösung R 1 versetzt, färbt sich die Mischung grün.
B. Werden 0,5 ml Urtinktur nacheinander mit 10 ml Wasser, 0,1 ml Natriumcarbonat-Lösung R und 0,1 ml einer 2prozentigen Lösung (G/V) von Dichlorchinonchlorimid R in Äthanol R versetzt, färbt sich die Mischung blaugrün.
C. Chromatographie: Die Prüfung erfolgt dünnschichtchromatographisch auf einer Schicht von Kieselgel H R.

Untersuchungslösung: Die Mischung von 5 ml Urtinktur und 5 ml Wasser wird mit 1 g Natriumchlorid R versetzt und mit 3 ml Chloroform R ausgeschüttelt. Die organische Phase wird über wasserfreiem Natriumsulfat R getrocknet, filtriert und anschließend mit Chloroform R auf 5 ml verdünnt.

Vergleichslösung: 5 mg Borneol R und 5 mg Thymol R werden in 10 ml Methanol R gelöst.

Aufgetragen werden getrennt 20 µl Untersuchungslösung und 10 µl Vergleichslösung. Die Chromatographie erfolgt über eine Laufstrecke von 15 cm mit einer Mischung aus 93 Volumteilen Toluol R und 7 Volumteilen Äthylacetat R. Nach Verdunsten der mobilen Phase werden die Chromatogramme mit Anisaldehyd-Lösung R besprüht, 10 Minuten lang auf 105 bis 110 °C erhitzt und innerhalb von 10 Minuten im Tageslicht ausgewertet.

Das Chromatogramm der Vergleichslösung zeigt im unteren Drittel des Rf-Bereiches den gelbgrünen Fleck des Borneols und im mittleren Drittel den roten Fleck des Thymols.

Das Chromatogramm der Untersuchungslösung zeigt über dem Start einen schwachen, orangefarbenen Fleck und knapp unter der Vergleichssubstanz Borneol einen blauvioletten Fleck. Auf Höhe des Borneols liegt ein schwacher, gelbgrüner Fleck und dicht darüber ein blauvioletter Fleck. Wenig unterhalb der Vergleichssubstanz Thymol liegt ein violetter Fleck. Die Intensität des roten Fleckes auf Höhe des Thymols muß deutlich geringer sein als die Intensität des Thymolfleckes im Chromatogramm der Vergleichslösung. An der Grenze vom mittleren zum oberen Drittel des Rf-Bereiches liegt ein graublauer Fleck.

PRÜFUNG AUF REINHEIT

Relative Dichte (Ph. Eur.): 0,895 bis 0,915.

Trockenrückstand (DAB): Mindestens 1,2 Prozent.

LAGERUNG

Vor Licht geschützt.

Thymus vulgaris

Verwendet werden die frischen, oberirdischen Teile blühender Pflanzen von *Thymus vulgaris* L.

BESCHREIBUNG

Alle Teile entwickeln beim Zerreiben aromatischen Geruch und haben aromatisch-scharfen, schwach bitteren Geschmack.

Der bis zu 40 cm hoch werdende, aufrechte oder aufsteigende, stark verzweigte, im unteren Teil verholzte Halbstrauch hat kreuzweise gegenständige, an den Seitenzweigen oft fast rosettig-gehäufte, lineal-lanzettliche bis elliptische, etwa 4 bis 8 mm lange und bis 3 mm breite Blätter mit meist nach unten eingerollten Rändern. Der Blattstiel ist sehr kurz oder fehlend. Die Blätter sind oberseits kahl, unterseits dicht grau filzig mit deutlich hervortretendem Mittelnerv. Auf den Blättern, Kelchen und Stengeln sind mit der Lupe kleine, gelblichbraune Drüsenschuppen zu erkennen.

Die Blüten stehen zu 3 bis 6 blattachselständig und bilden zusammen einen ährigen Blütenstand. Der 3 bis 5 mm lange Kelch ist grün, häufig violett überlaufen, röhrig, an der Spitze zweilippig mit einer dreizipfligen, meist zurückgebogenen Oberlippe und einer längeren, aus 2 pfriemlichen, bewimperten Zähnen bestehenden Unterlippe. Der Kelchschlund ist nach dem Abblühen durch einen Kranz langer, steifer Haare verschlossen. Die Krone ist 4 bis 6 mm lang, rosa bis violett und schwach zweilippig mit ungeteilter, flacher, ausgerandeter Oberlippe und dreizipfliger Unterlippe. Die Blüten sind entweder weiblich oder zwittrig mit 4 jeweils paarweise ungleich langen, die Blumenkrone nicht oder nur wenig überragenden Staubblättern. Der Fruchtknoten ist oberständig und vierteilig. Der zwischen den Teilfrüchten inserierte Griffel trägt 2 spitzzulaufende Narbenschenkel. Die bis 1 mm großen, braunen bis schwarzbraunen Nüßchen sind rundlich und manchmal seitlich abgeplattet.

Pflanzen, die beim Zerreiben zitronenartigen Geruch entwickeln, dürfen nicht verwendet werden.

ARZNEIFORMEN

HERSTELLUNG

Urtinktur und flüssige Verdünnungen nach Vorschrift 3a.

EIGENSCHAFTEN

Die Urtinktur ist eine braune Flüssigkeit mit aromatischem Geruch und Geschmack.

PRÜFUNG AUF IDENTITÄT

A. Wird 1 ml Urtinktur mit 50 ml Wasser und 0,1 ml Eisen(III)-chlorid-Lösung R 1 versetzt, färbt sich die Mischung grün.
B. Werden 0,5 ml Urtinktur nacheinander mit 10 ml Wasser, 0,1 ml Natriumcarbonat-Lösung R und 0,1 ml einer 2prozentigen Lösung (G/V) von Dichlorchinonchlorimid R in Äthanol R versetzt, färbt sich die Mischung blau.
C. Chromatographie: Die Prüfung erfolgt dünnschichtchromatographisch auf einer Schicht von Kieselgel H R.

Untersuchungslösung: Die Mischung von 5 ml Urtinktur und 5 ml Wasser wird mit 1 g Natriumchlorid R versetzt und mit 3 ml Chloroform R ausgeschüttelt. Die organische Phase wird über wasserfreiem Natriumsulfat R getrocknet, filtriert und anschließend mit Chloroform R auf 5 ml verdünnt.

Vergleichslösung: 5 mg Borneol R und 5 mg Thymol R werden in 10 ml Methanol R gelöst.

Aufgetragen werden getrennt 20 µl Untersuchungslösung und 10 µl Vergleichslösung. Die Chromatographie erfolgt über eine Laufstrecke von 15 cm mit einer Mischung aus 93 Volumteilen Toluol R und 7 Volumteilen Äthylacetat R. Nach Verdunsten der mobilen Phase werden die Chromatogramme mit Anisaldehyd-Lösung R besprüht, 10 Minuten lang auf 105 bis 110 °C erhitzt und innerhalb von 10 Minuten im Tageslicht ausgewertet.

Das Chromatogramm der Vergleichslösung zeigt im unteren Drittel des Rf-Bereiches den gelbgrünen Fleck des Borneols und im mittleren Drittel den roten Fleck des Thymols.

Das Chromatogramm der Untersuchungslösung zeigt über dem Start einen schwachen, orangefarbenen, einen violetten und einen blauvioletten Fleck. Auf Höhe der Vergleichssubstanz Borneol liegt ein gelbgrüner Fleck und dicht darüber ein blauvioletter Fleck. Wenig unterhalb der Vergleichssubstanz Thymol liegt ein violetter Fleck. Die Intensität des roten Fleckes auf Höhe des Thymols muß mindestens so stark sein wie die Intensität des Thymolflecks im Chromatogramm der Vergleichslösung. An der Grenze vom mittleren zum oberen Drittel des Rf-Bereiches liegt ein graublauer Fleck.

PRÜFUNG AUF REINHEIT

Relative Dichte (Ph. Eur.): 0,895 bis 0,915.

Trockenrückstand (DAB): Mindestens 1,4 Prozent.

LAGERUNG

Vor Licht geschützt.

Turnera diffusa

Damiana

Verwendet werden die während der Blütezeit gesammelten, getrockneten Blätter von *Turnera diffusa* WILLD. und ihren Varietäten.

BESCHREIBUNG

Die 0,5 bis 3 cm langen, 0,2 bis 1 cm breiten, 1½- bis 3mal, selten bis 4mal länger als breiten an der Spitze abestumpften Blätter sind an der Basis keilförmig in einen 1 bis 3, selten bis 7 mm langen Blattstiel verschmälert und tragen über der Basis 0,2 bis 1 mm lange, zugespitzte Nebenblätter. Die zugespitzt gekerbten bis gesägten Blätter sind oberseits meist überall dicht oder sehr kurz flaum- oder seidenhaarig oder nur auf dem Mittelnerv schwach feinhaarig, unterseits wenig oder dichter behaart oder meist filzartig und dann grau flaumig-zottig oder selten auf beiden Seiten dicht-kurzwollig. Auf der Unterseite kommen zahlreiche Drüsenhaare vor.

Mikroskopische Merkmale: Die Blätter sind äquifazial mit einem ober- wie unterseits jeweils einreihigen Palisaden- und nur wenig ausgeprägtem Schwammparenchym. Die Epidermen sind wellig-buchtig; Blattober- und -unterseite sind mit einzelligen, dickwandigen Haaren besetzt. In der Epidermis der Blattunterseite kommen Spaltöffnungsapparate mit 2 bis 3 Nebenzellen und Drüsenhaare vor, die auf einem kurzen, mehrzelligen, aber nur eine Zellage hohen Stiel ein mehrzelliges Drüsenköpfchen tragen, das mit rotbraunem Inhalt gefüllt ist. Die Blätter führen Calciumoxalatkristalle in Form von Drusen oder Einzelkristallen. Der Blattstiel hat ein offenes, von dickwandigen Fasern umgebenes Leitbündel mit kleinen, radial angeordneten Gefäßen. Im Bereich der Epidermis und des Leitbündels liegen Idioblasten mit gelbem Zellinhalt.

PRÜFUNG AUF IDENTITÄT

Prüflösung: 1,0 g gepulverte Droge (180) wird mit 10 ml Äthanol 70% *RN* 30 Minuten lang im Wasserbad unter Rückfluß erhitzt; nach dem Abkühlen wird abfiltriert.

A. 0,3 g gepulverte Droge (180) werden mit 10 ml verdünnter Salzsäure *R* zum Sieden erhitzt. Die Mischung wird nach dem Erkalten mit 20 ml Äther *R* ausgeschüttelt. Die abgetrennte Ätherphase wird auf dem Wasserbad eingeengt. Durch Mikrosublimation (DAB) des Rückstandes bilden sich bei 120 bis 140 °C farblose Kristallnadeln. Das Sublimat färbt sich nach Zusatz von 0,5 ml ammoniakalischer Silbernitrat-Lösung *R* schwarz.

B. 1,0 ml Prüflösung wird mit 1 ml Wasser verdünnt und nacheinander mit 1,0 ml einer 2prozentigen Lösung (G/V) von Aminoantipyrin *R*, 0,5 ml verdünnter Ammoniaklösung *R* 2 und 1,0 ml einer 8prozentigen Lösung (G/V) von Kaliumhexacyanoferrat(III) *R* versetzt; nach jeder Reagenzzugabe wird gemischt. Die Mischung wird 5 Minuten lang stehengelassen, danach mit 2,0 ml Chloroform *R* versetzt und geschüttelt. Die Chloroformschicht färbt sich rot.

C. Chromatographie: Die Prüfung erfolgt dünnschichtchromatographisch auf einer Schicht von Kieselgel G *R*.

Untersuchungslösung: Prüflösung.

Vergleichslösung: 20 mg Arbutin *RN* und 10 mg Hydrochinon *R* werden in 10 ml Methanol *R* gelöst.

Aufgetragen werden getrennt 50 µl Untersuchungslösung und 10 µl Vergleichslösung. Die Chromatographie erfolgt über eine Laufstrecke von 15 cm mit einer Mischung von 77 Volumteilen Äthylacetat *R*, 13 Volumteilen Methanol *R* und 10 Volumteilen Wasser. Nach Verdunsten der mobilen Phase werden die Chromatogramme mit äthanolischer Molybdatophosphorsäure-Lösung *RN* besprüht und 10 Minuten lang auf 105 bis 110 °C erhitzt. Nach dem Abkühlen werden sie in eine Chromatographiekammer, in der sich eine Schale mit Ammoniaklösung *R* befindet, so lange eingestellt, bis die gelbe Farbe des Untergrundes verschwunden ist, und dann im Tageslicht ausgewertet.

Das Chromatogramm der Vergleichslösung zeigt im mittleren Drittel des Rf-Bereiches den graublauen Fleck des Arbutins und im oberen Drittel den graublauen Fleck des Hydrochinons.

Das Chromatogramm der Untersuchungslösung zeigt im unteren Drittel des Rf-Bereiches in der Regel zwei, seltener einen graublauen Fleck geringer Intensität. Im mittleren Drittel liegen ein graublauer Fleck auf Höhe der Vergleichssubstanz Arbutin und darüber ein gelber und ein schwacher, graublauer Fleck. Im oberen Drittel liegen ein graublauer Fleck auf Höhe der Vergleichssubstanz Hydrochinon und darunter drei schwache, graublaue Flecke.

PRÜFUNG AUF REINHEIT

Fremde Bestandteile (Ph.Eur.): Höchstens 10 Prozent Stengelanteile und höchstens 2 Prozent andere fremde Bestandteile.

Asche (DAB): Höchstens 8,0 Prozent.

ARZNEIFORMEN

HERSTELLUNG

Urtinktur aus der grob gepulverten Droge (710) und flüssige Verdünnungen nach Vorschrift 4a mit Äthanol 62 Prozent.

EIGENSCHAFTEN

Die Urtinktur ist eine braungrüne Flüssigkeit mit stark aromatischem Geruch und bitterem Geschmack.

PRÜFUNG AUF IDENTITÄT

A. 30 ml Urtinktur werden unter vermindertem Druck bei etwa 50 °C auf etwa 10 ml eingeengt und anschließend mit 10 ml verdünnter Salzsäure *R* 2 Minuten lang zum Sieden erhitzt. Nach dem Erkalten wird die Mischung mit Äther ausgeschüttelt und geprüft, wie bei der Droge unter ,,Prüfung auf Identität" A angegeben.

B. Die Urtinktur gibt die bei der Droge beschriebenen Identitätsprüfungen B und C. Prüflösung ist die Urtinktur.

PRÜFUNG AUF REINHEIT

Relative Dichte (Ph.Eur.): 0,890 bis 0,905.

Trockenrückstand (DAB): Mindestens 1,7 Prozent.

LAGERUNG

Vor Licht geschützt.

Urginea maritima var. alba, äthanol. Digestio
Scilla alba, äthanol. Digestio

Verwendet werden die frischen, fleischigen Zwiebelschuppen der weißen Varietät von *Urginea maritima* (L.) Baker.

BESCHREIBUNG

Die Zwiebel ist bis zu 20 cm lang und in der Regel 10 bis 15 cm dick. Sie wird von mehreren trockenhäutigen, dünnen, bräunlichen Schuppenblättern umhüllt. Der innere Teil besteht aus etwa 40 fleischigen, schleimenden, farblosen Zwiebelschuppen.

ARZNEIFORMEN

HERSTELLUNG

Urtinktur und flüssige Verdünnungen nach Vorschrift 18c.

EIGENSCHAFTEN

Die Urtinktur ist eine blaßgelbe Flüssigkeit.

PRÜFUNG AUF IDENTITÄT

Prüflösung: 10 ml Urtinktur werden mit 20 ml Wasser und 10 ml Blei(II)-acetat-Lösung *R* versetzt und geschüttelt. Nach 5 Minuten wird filtriert. Das Filtrat wird zweimal mit je 15 ml einer Mischung aus 3 Volumteilen Chloroform *R* und 2 Volumteilen Isopropanol *R* ausgeschüttelt; bei Emulsionsbildung wird zentrifugiert. Die vereinigten organischen Phasen werden unter vermindertem Druck (höchstens 27 mbar) bei einer Wasserbadtemperatur von höchstens 50 °C eingeengt. Der Rückstand wird in 1,0 ml Methanol *R* gelöst.

A. Wird eine Mischung aus 0,5 ml Urtinktur und 2 ml Wasser mit 1 ml verdünnter Natriumhydroxid-Lösung *R* versetzt, so wird die vor dem Reagenzzusatz blaßgelbe Flüssigkeit intensiv gelb gefärbt.

B. 0,2 ml Prüflösung werden auf dem Wasserbad vorsichtig zur Trockne eingeengt. Wird der Rückstand mit 0,5 ml einer Mischung aus 2 ml Acetanhydrid *R* und 0,3 ml Schwefelsäure *R* versetzt, so färbt sich die Mischung grün.

PRÜFUNG AUF REINHEIT

Urginea maritima var. rubra: Wird eine Mischung aus 0,5 ml Urtinktur, 2 ml Wasser und 1 ml Salzsäure *R* einige Minuten lang im Wasserbad erhitzt, so wird die Lösung orangebraun gefärbt und etwas trüb; es darf jedoch kein flockiger Niederschlag entstehen.

Chromatographie: Die Prüfung erfolgt dünnschichtchromatographisch auf einer Schicht von Kieselgel H *R*.

Untersuchungslösung: Prüflösung.

Vergleichslösung: 5 mg Digitoxin *R* und 5 mg Lanatosid C *RN* werden in 1,0 ml Methanol *R* gelöst.

Aufgetragen werden getrennt 30 µl Untersuchungslösung und 10 µl Vergleichslösung. Die Chromatographie erfolgt über eine Laufstrecke von 15 cm mit einer Mischung von 81 Volumteilen Äthylacetat *R*, 11 Volumteilen Methanol *R* und 8 Volumteilen Wasser. Die Platte wird an der Luft getrocknet, mit einer Mischung aus 2 Volumteilen 3prozentiger Lösung (G/V) von Chloramin T *R* und 8 Volumteilen einer 25prozentigen Lösung (G/V) von Trichloressigsäure *R* in Äthanol *R* besprüht, 5 bis 10 Minuten lang auf 100 bis 105 °C erhitzt und umgehend im ultravioletten Licht bei 365 nm ausgewertet.

Das Chromatogramm der Vergleichslösung zeigt als oberen Fleck die gelbgrün fluoreszierende Zone des Digitoxins (Rst 1,0). Die hellblau gefärbte Zone des Lanatosids C muß zwischen Rst 0,37 und Rst 0,42 liegen.

Im Chromatogramm der Untersuchungslösung liegt ein kräftig gelbgrün fluoreszierender Fleck im Bereich der Lanatosid-C-Zone der Vergleichslösung, ein weiterer bei Rst 0,85 bis 0,89 und ein dritter etwas oberhalb des Digitoxins bei Rst 1,05 bis 1,15. Es darf keine kräftig gelbgrün fluoreszierende Zone zwischen Rst 0,6 und Rst 0,8 erkennbar sein.

Relative Dichte (Ph. Eur.): 0,914 bis 0,930.

Trockenrückstand (DAB): Mindestens 4,0 und höchstens 7,0 Prozent.

Grenzprüfung der D 4

Die Extinktion der 4. Dezimalverdünnung wird bei 352 nm in einer Schichtdicke von 1 cm gegen Methanol *R* gemessen. Werden 10,0 ml der 4. Dezimalverdünnung mit 3,0 ml methanolischer Kaliumhydroxid-Lösung *RN* versetzt, so muß die Mischung nach 15 Minuten klar sein und ihre Extinktion bei 352 nm darf höchstens um 0,02 größer sein als vor Zugabe der Lauge.

LAGERUNG

Vor Licht geschützt.

Vorsichtig zu lagern!

Urginea maritima var. rubra

Scilla

Verwendet werden die frischen, fleischigen Zwiebelschuppen der roten Varietät von *Urginea maritima* (L.) Baker.

BESCHREIBUNG

Die Zwiebel ist bis zu 20 cm lang und 15 cm dick. Sie wird von mehreren trockenhäutigen, dünnen, braunroten Schuppen umhüllt. Der innere Teil besteht aus etwa 40 fleischigen, schleimenden, auf der Schnittfläche rot gefärbten Zwiebelschuppen.

ARZNEIFORMEN

HERSTELLUNG

Urtinktur und flüssige Verdünnungen nach Vorschrift 3a.

EIGENSCHAFTEN

Die Urtinktur ist eine rötlichgelbe Flüssigkeit.

PRÜFUNG AUF IDENTITÄT

Prüflösung: 10 ml Urtinktur werden mit 20 ml Wasser und 10 ml Blei(II)-acetat-Lösung *R* versetzt und geschüttelt. Nach 5 Minuten wird filtriert. Das Filtrat wird zweimal mit je 15 ml einer Mischung aus 3 Volumteilen Chloroform *R* und 2 Volumteilen Isopropanol *R* ausgeschüttelt; bei Emulsionsbildung wird zentrifugiert. Die vereinigten organischen Phasen werden unter vermindertem Druck (höchstens 27 mbar) bei einer Wasserbadtemperatur von höchstens 50 °C eingeengt. Der Rückstand wird in 1,0 ml Methanol *R* gelöst.

A. Eine Mischung aus 0,5 ml Urtinktur, 2 ml Wasser und 1 ml Salzsäure *R* wird einige Minuten lang im Wasserbad erhitzt, bis ein flockiger Niederschlag entsteht und die überstehende Lösung orangebraun gefärbt ist.

B. Wird eine Mischung aus 0,5 ml Urtinktur und 2 ml Wasser mit 1 ml verdünnter Natriumhydroxid-Lösung *R* versetzt, so wird die vor dem Reagenzzusatz blaßgelbe Flüssigkeit kräftig gelborange gefärbt.

C. 0,2 ml Prüflösung werden auf dem Wasserbad vorsichtig eingeengt. Wird der Rückstand mit 0,5 ml einer Mischung aus 2 ml Acetanhydrid R und 0,3 ml Schwefelsäure R versetzt, so färbt sich die Mischung grün.

D. Chromatographie (Ph. Eur.): Die Prüfung erfolgt dünnschichtchromatographisch auf einer Schicht von Kieselgel H R.

Untersuchungslösung: Prüflösung.

Vergleichslösung: 5 mg Digitoxin R und 5 mg Lanatosid C RN werden in 1,0 ml Methanol R gelöst.

Aufgetragen werden getrennt 10 µl Vergleichslösung und 30 µl Untersuchungslösung. Die Chromatographie erfolgt über eine Laufstrecke von 15 cm mit einer Mischung von 81 Volumteilen Äthylacetat R, 11 Volumteilen Methanol R und 8 Volumteilen Wasser. Die Platte wird an der Luft getrocknet, mit einer Mischung aus 2 Volumteilen 3prozentiger Lösung (G/V) von Chloramin T R und 8 Volumteilen einer 25prozentigen Lösung (G/V) von Trichloressigsäure R in Äthanol R besprüht, 5 bis 10 Minuten lang auf 100 bis 105 °C erhitzt und umgehend im ultravioletten Licht bei 365 nm ausgewertet.

Das Chromatogramm der Vergleichslösung zeigt im mittleren Rf-Bereich die gelbgrün fluoreszierende Zone des Digitoxins (Rst 1,0); die hellblau gefärbte Zone des Lanatosids C muß zwischen Rst 0,37 und Rst 0,42 liegen.

Im Chromatogramm der Untersuchungslösung liegt ein kräftig gelbgrün fluoreszierender Fleck im Bereich der Lanatosid-C-Zone der Vergleichslösung, ein weiterer etwas höher bei Rst 0,45 und ein dritter bei Rst 0,75. Sowohl im Bereich von Rst 0,35 bis 1,0 wie auch oberhalb Rst 1,0 können weitere gelbgrüne Flecken erkennbar sein.

PRÜFUNG AUF REINHEIT

Relative Dichte (Ph. Eur.): 0,915 bis 0,935.

Trockenrückstand (DAB): Mindestens 4,5 und höchstens 7,0 Prozent.

Grenzprüfung der D 4

Die Extinktion der 4. Dezimalverdünnung wird bei 352 nm in einer Schichtdicke von 1 cm gegen Methanol R gemessen. Werden 10,0 ml der 4. Dezimalverdünnung mit 3,0 ml methanolischer Kaliumhydroxid-Lösung RN versetzt, so muß die Mischung nach 15 Minuten klar sein und ihre Extinktion bei 352 nm darf höchstens um 0,04 größer sein als vor Zugabe der Lauge.

LAGERUNG

Vor Licht geschützt.

Vorsichtig zu lagern!

Valeriana officinalis

Valeriana

Verwendet werden die bei einer 40 °C nicht übersteigenden Temperatur sorgfältig getrockneten unterirdischen Teile von *Valeriana officinalis* L. agg.

BESCHREIBUNG

Die Droge hat charakteristischen, durchdringenden, an Valeriansäure und Kampfer erinnernden Geruch.

Der eiförmige bis zylindrische, beigefarbene bis hell graubraune Wurzelstock ist bis 5 cm lang und bis 3 cm dick; gegen die Basis hin verjüngt er sich meistens oder erscheint gedrückt. Er trägt zahlreiche Wurzeln, die ihn oft verdecken können. Oben kann er Stengelreste tragen. Der Längsschnitt zeigt ein Mark mit Lücken und Querwänden. Die zahlreichen, fast zylindrischen Wurzeln sind von gleicher Farbe wie der Wurzelstock, 1 bis 3 mm dick und bis 10 cm lang. Die fadenförmigen Seitenwurzeln sind brüchig und wenig zahlreich, der Bruch ist glatt. Die hell beigefarbenen Ausläufer zeigen verdickte Knoten, lange, längsgestreifte Internodien von 2 bis 5 cm Länge und faserartigen Bruch.

Mikroskopische Merkmale: Der Querschnitt der Wurzeln zeigt eine Epidermis von kleinen, verkorkten, gelegentlich Saughaare tragenden Zellen und eine Hypodermis mit 1 oder seltener 2 Lagen von größeren, verkorkten Exkretzellen, die oft Tropfen von ätherischem Öl führen. Die nächsten 2 bis 4 Lagen bestehen aus dünnwandigen oder kollenchymatischen, gelegentlich verkorkten Zellen mit harzartigem Inhalt. Das reichlich entwickelte, stärkeführende Parenchym besitzt polygonale bis rundliche Zellen. Die Stärke besteht aus 5 bis 15 µm großen, rundlichen, gelegentlich einen spaltförmigen oder sternförmigen Kern tragenden sowie aus 20 µm großen, zu 2 bis 6 zusammengesetzten Körnern. Die aus einer Lage von verkorkten, tangential gestreckten Zellen bestehende Endodermis ist deutlich zu erkennen. Im Zentralzylinder umgibt eine schmale, stärkeführende Schicht die Zone des Phloems; das Kambium ist oft nicht erkennbar. Die Gefäße bilden einen gelegentlich unterbrochenen Kranz um das mehr oder weniger große, stärkeführende Mark.

Der Wurzelstock zeigt im Querschnitt die gleichen Gewebe wie die Wurzeln, wobei die Anatomie durch zahlreiche, von den Wurzeln und Ausläufern einmündende Leitbündel komplizierter ist. Epidermis und Hypodermis sind teilweise durch eine dünne Korkschicht ersetzt. Das umfangreiche Mark enthält Lücken von verschiedener Größe; die größten Lücken sind durch Gewebeschichten, die Steinzellen enthalten, getrennt.

PRÜFUNG AUF IDENTITÄT

Prüflösung: 0,5 g gepulverte Droge (180) werden mit 10 ml Methylenchlorid *R* unter mehrmaligem Schütteln 5 Minuten lang stehengelassen und danach abfiltriert. Das Filter wird mit 5 ml Methylenchlorid *R* nachgewaschen; Filtrat und Waschflüssigkeit werden vereinigt und unter vermindertem Druck eingeengt. Der Rückstand wird in 0,5 ml Methanol *R* gelöst.

A. 0,1 ml Prüflösung werden mit 3 ml einer Mischung von gleichen Volumteilen Essigsäure 30% *R* und Salzsäure *R* 1 versetzt und umgeschüttelt; innerhalb von 15 Minuten entsteht Blaufärbung.

B. Chromatographie: Die Prüfung erfolgt dünnschichtchromatographisch auf einer Schicht von Kieselgel GF_{254} *R*.

Untersuchungslösung: Prüflösung.

Vergleichslösung: 10 mg Vanillin *R* und 10 µl Anisaldehyd *R* werden in 10 ml Methanol *R* gelöst.

Aufgetragen werden getrennt je 10 µl Untersuchungs- und Vergleichslösung. Die Chromatographie erfolgt zweimal mit kurzer Zwischentrocknung über eine Laufstrecke von je 10 cm mit einer Mischung von 80 Volumteilen Hexan *R* und 20 Volumteilen Äthylmethylketon *R*. Nach Verdunsten der mobilen Phase zeigt das Chromatogramm der Vergleichslösung im ultravioletten Licht bei 254 nm die fluoreszenzmindernden Flecke des Vanillins im unteren Drittel des Rf-Bereiches und des Anisaldehyds im mittleren Drittel.

Das Chromatogramm der Untersuchungslösung zeigt mehrere fluoreszenzmindernde Flecke, von denen der größte auf Höhe der Vergleichssubstanz Anisaldehyd liegt.

Danach werden die Chromatogramme mit Dinitrophenylhydrazin-Reagenz *R* besprüht, 10 Minuten lang auf 100 bis 105 °C erhitzt und im Tageslicht ausgewertet. Im Chromatogramm der Vergleichslösung haben der Fleck des Vanillins und der Fleck des Anisaldehyds gelbe Farbe angenommen. Das Chromatogramm der Untersuchungslösung zeigt auf Höhe der Vergleichssubstanz Vanillin einen blauen Fleck und auf Höhe der Vergleichssubstanz Anisaldehyd einen grünlichgrauen Fleck; dazwischen liegen zwei schwächere Flecke.

PRÜFUNG AUF REINHEIT

Fremde Bestandteile (Ph. Eur.): Höchstens 2 Prozent.

Sulfatasche (Ph. Eur.): Höchstens 13 Prozent, bestimmt mit 1,00 g gepulverter Droge (180).

ARZNEIFORMEN

HERSTELLUNG

Urtinktur aus der grob gepulverten Droge (710) und flüssige Verdünnungen nach Vorschrift 4a mit Äthanol 62 Prozent.

EIGENSCHAFTEN

Die Urtinktur ist eine kaffeebraune Flüssigkeit mit dem kräftigen Geruch der Baldrianwurzel.

PRÜFUNG AUF IDENTITÄT

Frisch bereitete Urtinktur:

Prüflösung: 5 g Urtinktur werden mit 5 ml Wasser versetzt und 3mal mit je 5 ml Methylenchlorid R ausgeschüttelt. Die vereinigten Methylenchloridphasen werden unter vermindertem Druck eingeengt. Der Rückstand wird in 0,5 ml Methanol R gelöst.

A. 0,1 ml Prüflösung werden mit 3 ml einer Mischung von gleichen Volumteilen Essigsäure 30 % R und Salzsäure R 1 versetzt und umgeschüttelt; innerhalb von 15 Minuten entsteht Blaufärbung.

B. Chromatographie: Die Prüfung erfolgt dünnschichtchromatographisch in gleicher Weise, wie unter „Prüfung auf Identität" der Droge angegeben, mit 10 µl Prüflösung als Untersuchungslösung.

Gelagerte Urtinktur:

Chromatographie: Die Prüfung erfolgt dünnschichtchromatographisch auf einer Schicht von Kieselgel G R.

Untersuchungslösung: Urtinktur.

Vergleichslösung: 10 mg Borneol R und 10 mg Bornylacetat R werden in 10 ml Methanol R gelöst.

Aufgetragen werden getrennt 50 µl Untersuchungslösung und 10 µl Vergleichslösung. Die Chromatographie erfolgt zweimal mit kurzer Zwischentrocknung über eine Laufstrecke von je 10 cm mit Methylenchlorid R. Nach Verdunsten der mobilen Phase werden die Chromatogramme mit Anisaldehyd-Lösung R besprüht, 5 bis 10 Minuten lang unter Beobachtung auf 105 bis 110 °C bis zur optimalen Farbentwicklung erhitzt und innerhalb von 10 Minuten im Tageslicht ausgewertet.

Das Chromatogramm der Vergleichslösung zeigt im unteren Drittel des Rf-Bereiches den braunvioletten Fleck des Borneols und im oberen Drittel den braunvioletten Fleck des Bornylacetats. Borneol hat, bezogen auf Bornylacetat (Rst 1,0), einen Rst-Wert von 0,4.

Im Chromatogramm der Untersuchungslösung treten (bezogen auf Borneol als Vergleich: Rst 1,0) violette Flecke bei Rst 0,3, Rst 0,8 und Rst 1,1, ein rosafarbener Fleck bei Rst 1,6 und (bezogen auf Bornylacetat als Vergleich: Rst 1,0) violette Flecke bei Rst 0,8, Rst 1,0, Rst 1,2 und Rst 1,5 auf.

PRÜFUNG AUF REINHEIT

Relative Dichte (Ph. Eur.): 0,890 bis 0,905.

Trockenrückstand (DAB): Mindestens 1,5 Prozent.

LAGERUNG

Vor Licht geschützt und dicht verschlossen.

Verbascum thapsiforme

Verbascum

Verwendet werden die frischen, zur Blütezeit gesammelten oberirdischen Teile ohne verholzte Stengel von *Verbascum thapsiforme* Schrad.

BESCHREIBUNG

Die Laubblätter haben eine große, länglich-elliptische, am Rande grob gekerbt-gezähnte bis gesägte, durch einen dicken beidseitigen Haarfilz graugrün erscheinende Spreite; nur die großen bis 40 cm langen Blätter ganz an der Basis der Pflanze sind undeutlich gestielt, die folgenden sitzen und laufen mit ihren Rändern bis zum jeweils darunter gelegenen Blatt als Flügel am Stengel herab. Der Blütenstand ist walzlich, mit 2- bis 9- (meist 4-)blütigen, unten etwas entfernter stehenden, sonst aber dicht gedrängten, knäueligen, graufilzigen Teilblütenständen. Der Blütenstiel der obersten Blüte (Primanblüte) der Teilblütenstände ist etwa halb so lang wie der Kelch und zuweilen ein kurzes Stück mit der Abstammungsachse verbunden. Der 6 bis 12 mm lange Kelch ist schwach dorsiventral, mit 5 lanzettlichen bis eiförmig-lanzettlichen, spitzen, auf der Außenseite dicht filzig behaarten Kelchblättern. Die 35 bis 50 mm im Durchmesser messende hellgoldgelbe fünfzählige Blumenkrone ist flach ausgebreitet, deutlich dorsiventral, nicht oder nur schwach durchscheinend punktiert, auf der Unterseite filzig sternhaarig und auf der Oberseite bis auf die weiße Wimperung an der Basis der hinteren Kronzipfel kahl. Die beiden vorderen der 5 Staubblätter sind länger als die hinteren. Die beiden Antherenhälften sind orangerot, bei den vorderen Staubblättern auf einer Seite des kahlen Filamentes weiß herablaufend, bei den 3 hinteren nierenförmig und nicht an dem dort weiß wollig behaarten Filament herablaufend. Der Fruchtknoten ist konisch eiförmig und besitzt 2 unterschiedlich große Fächer. Der Griffel ist bogenförmig nach oben gekrümmt, etwa 12 mm lang und gegen die Spitze zungenförmig angeschwollen. Er endet in einer Narbe, deren Papillensäume am Griffel herablaufen, so daß die Narbe umgekehrt U-förmig erscheint.

ARZNEIFORMEN

HERSTELLUNG

Urtinktur und flüssige Verdünnungen nach Vorschrift 2a.

EIGENSCHAFTEN

Die Urtinktur ist eine hellbraune bis braune Flüssigkeit von süßlichem Geschmack.

PRÜFUNG AUF IDENTITÄT

A. Wird 1 ml Urtinktur mit 10 ml Wasser verdünnt und mit 0,1 ml Eisen(III)-chlorid-Lösung *R* versetzt, so färbt sich die Mischung grün. Beim Schütteln entsteht ein starker, weißer Schaum.

B. Wird 1 ml Urtinktur mit 1 ml Äthanol *R* versetzt und erwärmt, so bildet sich ein brauner Niederschlag.

C. Chromatographie: Die Prüfung erfolgt dünnschichtchromatographisch auf einer Schicht von Kieselgel G *R*.

Untersuchungslösung: Urtinktur.

Vergleichslösung: 10 mg Aescin *RN* werden in 1,0 ml Äthanol 70% *RN* gelöst.

Aufgetragen werden getrennt je 10 µl Untersuchungs- und Vergleichslösung. Die Chromatographie erfolgt über eine Laufstrecke von 10 cm mit einer Mischung von 56 Volumteilen n-Butanol R, 14 Volumteilen Essigsäure 30 % R und 30 Volumteilen Wasser. Nach Verdunsten der mobilen Phase wird die Platte mit Anisaldehyd-Lösung R besprüht und 5 bis 10 Minuten lang auf 105 bis 110 °C erhitzt.

Im Tageslicht zeigt das Chromatogramm der Vergleichslösung den dunkelblauen Fleck des Aescins (Rst: 1,0). Im Chromatogramm der Untersuchungslösung treten ein braungrüner Fleck bei Rst 0,8, ein roter Fleck bei Rst 1,05 und ein violetter Fleck bei Rst 1,95 auf.

PRÜFUNG AUF REINHEIT

Relative Dichte: (Ph. Eur.): 0,930 bis 0,950.

Trockenrückstand (DAB): Mindestens 2,3 Prozent.

LAGERUNG

Vor Licht geschützt.

Veronica officinalis, äthanol. Decoctum

Verwendet werden die zur Blütezeit gesammelten, getrockneten oberirdischen Teile von *Veronica officinalis* L.

BESCHREIBUNG

Die Droge hat schwachen Geruch und bitteren Geschmack.

Der gebogene, runde Stengel trägt gegenständige, verkehrteiförmige oder elliptische, am Rande gesägte Blätter, die in den kurzen Blattstiel verschmälert sind. Stengel und Blätter sind behaart. Die kleinen, kurzgestielten, blaßblauen Blüten stehen in blattwinkelständigen, langgestielten, reichblütigen Trauben. Sie sind 4zählig, haben aber nur 2 Staubblätter.

Mikroskopische Merkmale: Das undeutlich bifazial gebaute Blatt hat Spaltöffnungen auf Ober- und Unterseite. Es trägt zahlreiche vier- bis fünfzellige, starkwandige Gliederhaare und Drüsenhaare mit einzelligem Stiel und zweizelligem Köpfchen. Kelch und Blütenstiele haben Gliederhaare mit ovaler bis kugeliger Endzelle. An den Kronblättern sind stumpfkegelförmige, kutikulargestreifte Papillen und große, einzellige, dünnwandige Keulenhaare vorhanden.

PRÜFUNG AUF IDENTITÄT

Prüflösung: 1 g grob gepulverte Droge (710) wird mit 10 ml Äthanol 50 % *RN* 30 Minuten lang unter Rückfluß im Wasserbad erhitzt. Nach dem Abkühlen wird abfiltriert.

A. 1 ml Prüflösung wird mit 10 ml Wasser und 2 ml Dimethylaminobenzaldehyd-Lösung *R* 1 gemischt und 5 Minuten lang im Wasserbad erwärmt. Nach Zugabe von 2 ml Amylalkohol *R* werden die Phasen ohne Schütteln unter vorsichtigem Schwenken durchmischt. Die obere Phase färbt sich violett.

B. Chromatographie: Die Prüfung erfolgt dünnschichtchromatographisch auf einer Schicht von Kieselgel H *R*.

Untersuchungslösung: Prüflösung.

Vergleichslösung: 10 mg Hyperosid *RN*, 10 mg Kaffeesäure *R* und 10 mg Scopoletin *RN* werden in 10 ml Methanol *R* gelöst.

Aufgetragen werden getrennt 40 µl Untersuchungslösung und 10 µl Vergleichslösung. Die Chromatographie erfolgt über eine Laufstrecke von 15 cm mit einer Mischung von 50 Volumteilen Chloroform *R*, 42 Volumteilen Essigsäure 98 % *R* und 8 Volumteilen Wasser. Nach Verdunsten der mobilen Phase werden die Chromatogramme zuerst mit einer 1prozentigen Lösung (G/V) von Diphenylboryloxyäthylamin *R* in Methanol *R*, danach mit einer 5prozentigen Lösung (G/V) von Polyäthylenglykol 400 *R* in Methanol *R* besprüht und im ultravioletten Licht bei 365 nm ausgewertet.

Das Chromatogramm der Vergleichslösung zeigt im unteren Drittel des Rf-Bereiches den gelbroten Fleck des Hyperosids, im mittleren Drittel den grünen Fleck der Kaffeesäure und im oberen Drittel den leuchtend blauen Fleck des Scopoletins.

Das Chromatogramm der Untersuchungslösung zeigt einen gelbroten Fleck unterhalb der Vergleichssubstanz Hyperosid, zwischen den Vergleichssubstanzen Hyperosid und Kaffeesäure einen gelbroten, zwei grüne und einen weiteren gelbroten Fleck sowie in Höhe der Vergleichssubstanz Kaffeesäure und knapp unterhalb einen grünen Fleck.

PRÜFUNG AUF REINHEIT

Fremde Bestandteile (Ph. Eur.): Höchstens 5 Prozent.

Sulfatasche (Ph. Eur.): Höchstens 10 Prozent, mit 1,00 g grob gepulverter Droge (710) bestimmt.

Asche (DAB): Höchstens 8,0 Prozent.

ARZNEIFORMEN

HERSTELLUNG

Urtinktur aus der zerschnittenen Droge (2800) und flüssige Verdünnungen nach Vorschrift 19f mit Äthanol 43 Prozent.

EIGENSCHAFTEN

Die Urtinktur ist eine dunkelbraune Flüssigkeit mit krautigem Geruch und bitterem Geschmack.

PRÜFUNG AUF IDENTITÄT

Die Urtinktur gibt die bei der Droge beschriebenen Identitätsreaktionen A und B. Prüflösung ist die Urtinktur.

PRÜFUNG AUF REINHEIT

Relative Dichte (Ph. Eur.): 0,937 bis 0,948.

Trockenrückstand (DAB): Mindestens 2,5 Prozent.

LAGERUNG

Vor Licht geschützt.

Vinca minor

Verwendet werden die frischen, oberirdischen Teile blühender Pflanzen mit anhängenden, faserigen Wurzeln von *Vinca minor* L.

BESCHREIBUNG

Die ausdauernden, halbstrauchigen Pflanzen sind kahl. Sie besitzen eine dünnwalzliche, stielrunde, niederliegend kriechende, bis 60 cm lange Grundachse, die an den Knoten faserige Wurzeln und Büschel von aufrechten, 15 bis 20 cm hohen, blühenden Sprossen treiben kann. Die nichtblühenden Seitensprosse sind sehr lang und wurzeln erneut ein. Die aufrechten Blütensprosse verholzen am Grunde. Alle Sprosse tragen kurzgestielte, länglich lanzettliche bis elliptische, stumpfe oder etwas spitze, nach dem Grunde verschmälerte, lederartige, immergrüne Blätter, die auf der Oberseite glänzend und erhabennervig, auf der Unterseite hellgrün und matt mit hervortretendem Mittelnerv sind. Die Blätter haben glatte, etwas umgerollte Ränder. Sie werden an den aufrechten Sprossen nach oben hin etwas größer. Die Blüten entspringen einzeln mit langen Stielen aus den Blattachseln. Der trichterförmige Kelch mit lanzettlichen, 4 bis 5 mm langen Zipfeln ist viel kürzer als die Kronröhre. Die stieltellerförmige Krone ist hellblau bis rotviolett, selten weiß oder rosa und besteht in ihrem flach ausgebreiteten Saum aus 5 schräg abgestutzten, stumpfen Zipfeln.

ARZNEIFORMEN

HERSTELLUNG

Urtinktur und flüssige Verdünnungen nach Vorschrift 2a.

EIGENSCHAFTEN

Die Urtinktur ist eine braune bis gelbbraune Flüssigkeit mit leicht bitterem Geschmack und ohne besonderen Geruch.

PRÜFUNG AUF IDENTITÄT

Prüflösung: 20 ml Urtinktur werden unter vermindertem Druck auf einem Wasserbad von etwa 40 °C auf die Hälfte des Volumens eingeengt. Der Rückstand wird mit 10 ml Wasser verdünnt und mit Ammoniaklösung R auf pH 9 bis 10 eingestellt. Die Lösung wird zweimal mit je 10 ml Chloroform R ausgeschüttelt. Die vereinigten Chloroformphasen werden unter vermindertem Druck im Wasserbad bei etwa 40 °C eingeengt. Der Rückstand wird in 1 ml Methanol R aufgenommen.

A. 0,5 ml Prüflösung werden eingeengt. Wird der Rückstand mit 2 ml Wasser aufgenommen und mit 1 ml einer 1prozentigen Lösung (G/V) von Ammoniumcer(IV)-sulfat R in Phosphorsäure R versetzt, färbt sich die Mischung bräunlichrot.

B. Chromatographie: Die Prüfung erfolgt dünnschichtchromatographisch auf einer Schicht von Kieselgel H R.

Untersuchungslösung: Prüflösung.

Vergleichslösung: 5 mg Papaverinhydrochlorid RN, 10 mg Codeinphosphat RN und 20 mg Aminophenazon R werden in 10 ml Methanol R gelöst.

Aufgetragen werden getrennt je 20 µl Untersuchungs- und Vergleichslösung. Die Chromatographie erfolgt über eine Laufstrecke von 15 cm mit einer Mischung von 90 Volumteilen Chloroform R und 10 Volumteilen Methanol R. Nach Verdunsten der mobilen Phase werden die Chromatogramme mit verdünntem Dragendorffs Reagenz R besprüht und im Tageslicht ausgewertet.

Als jeweils gelbrote Flecke sind im Chromatogramm der Vergleichslösung im unteren Drittel des Rf-Bereiches der Fleck des Codeins, im mittleren Drittel der Fleck des Aminophenazons und im oberen Drittel der Fleck des Papaverins vorhanden.

Folgende gelbrote Flecke treten im Chromatogramm der Untersuchungslösung auf: drei oder vier Flecke zwischen Start und der Vergleichssubstanz Codein, ein oder zwei Flecke knapp oberhalb der Vergleichssubstanz Codein, ein oder zwei Flecke zwischen den Vergleichssubstanzen Aminophenazon und Papaverin und ein Fleck in Höhe des Papaverins.

PRÜFUNG AUF REINHEIT

Relative Dichte (Ph. Eur.): 0,932 bis 0,952.

Trockenrückstand (DAB): Mindestens 3,0 und höchstens 6,0 Prozent.

LAGERUNG

Vor Licht geschützt.

Vincetoxicum hirundinaria

Vincetoxicum

Verwendet werden die frischen Blätter von *Vincetoxicum hirundinaria* Medik.

BESCHREIBUNG

Die Blätter haben unangenehmen, süßlichen Geruch.

Die rundlich dreieckigen, länglich eiförmigen bis lanzettlichen Laubblätter sind stumpf bis lang zugespitzt, am Grunde herzförmig bis abgerundet, 6 bis 10 cm lang und 2,5 bis 5 cm breit, oberseits sattgrün, unterseits heller bläulichgrün. Der 2,5 bis 5 cm lange Blattstiel, die Nerven an der Unterseite sowie der glatte Blattrand sind kurz flaumig behaart.

ARZNEIFORMEN

HERSTELLUNG

Urtinktur und flüssige Verdünnungen nach Vorschrift 2a.

EIGENSCHAFTEN

Die Urtinktur ist eine braune Flüssigkeit mit fruchtig-aromatischem Geruch.

PRÜFUNG AUF IDENTITÄT

A. 1 ml Urtinktur wird mit 1 ml Fehlingscher Lösung *R* versetzt. Beim Kochen der Mischung entsteht ein rotbrauner Niederschlag.
B. 1 ml Urtinktur wird durch Zugabe von 0,2 ml Eisen(III)-chlorid-Lösung *R* 1 olivgrün gefärbt.
C. Chromatographie: Die Prüfung erfolgt dünnschichtchromatographisch auf einer Schicht von Kieselgel HF_{254} *R*.

   Untersuchungslösung: Urtinktur.

   Vergleichslösung: 10 mg Papaverinhydrochlorid *RN*, 10 mg Rutin *R* und 10 mg Gallussäure *RN* werden in 10 ml Methanol *R* gelöst.

   Aufgetragen werden getrennt je 10 µl Untersuchungs- und Vergleichslösung. Die Chromatographie erfolgt über eine Laufstrecke von 10 cm mit einer Mischung von 68 Volumteilen n-Butanol R, 16 Volumteilen Essigsäure 98 % R und 16 Volumteilen Wasser. Nach Verdunsten der mobilen Phase werden die Chromatogramme im ultravioletten Licht bei 254 nm ausgewertet.

Das Chromatogramm der Vergleichslösung zeigt am Übergang vom unteren zum mittleren Drittel des Rf-Bereiches den Fleck des Papaverinhydrochlorids, im mittleren Drittel den Fleck des Rutins und im unteren Teil des oberen Drittels den Fleck der Gallussäure.

Das Chromatogramm der Untersuchungslösung zeigt wenig unterhalb der Vergleichssubstanz Papaverinhydrochlorid dicht zusammen einen dunklen und darüber einen blau fluoreszierenden Fleck, wenig unterhalb des Rutins einen dunklen Fleck und auf Höhe der Gallussäure einen dunklen Fleck.

Danach werden die Chromatogramme mit einer 1prozentigen Lösung (G/V) von Diphenylboryloxyäthylamin R in Methanol R und danach mit einer 5prozentigen Lösung (G/V) von Polyäthylenglykol 400 R in Methanol R besprüht und im ultravioletten Licht bei 365 nm ausgewertet.

Das Chromatogramm der Untersuchungslösung zeigt wenig unterhalb des Papaverinhydrochlorids dicht zusammen einen orangefarbenen und darüber einen blauen Fleck, wenig unterhalb des Rutins einen orangefarbenen Fleck und zwischen den Vergleichssubstanzen Rutin und Gallussäure zwei gelbe Flecke.

PRÜFUNG AUF REINHEIT

Relative Dichte (Ph. Eur.): 0,930 bis 0,945.

Trockenrückstand (DAB): Mindestens 2,5 und höchstens 4,0 Prozent.

LAGERUNG

Vor Licht geschützt.

Vorsichtig zu lagern!

Viola tricolor

Verwendet werden die frischen, oberirdischen Teile blühender Pflanzen von *Viola tricolor* L.

BESCHREIBUNG

Der hohle, kantige, kahle oder schwach behaarte Stengel ist aufsteigend bis aufrecht, bis 30 cm hoch und meist verzweigt. Er trägt wechselständig gekerbte Blätter, von denen die unteren, lang gestielten, eine herz- oder eiförmige Spreite, die oberen, kurz gestielten, eine längliche, stumpfe Spreite besitzen. Am Grunde der Blätter befinden sich zwei große, fiederspaltige Nebenblätter mit meist gekerbtem Endzipfel.

Die einzeln stehenden, lang gestielten, zygomorphen Blüten entspringen den Blattachseln. Die fünf Kelchblätter sind fast gleich groß, lanzettlich-spitz und mit steil abwärts gerichtetem Anhängsel versehen. Von den fünf Kronblättern ist das unterste gespornt, bei der *Unterart arvensis* kürzer als der Kelch, die vier oberen sind gelblichweiß, das untere dunkelgelb mit violetter Zeichnung. Bei der *Unterart vulgaris* sind die Kronblätter länger als der Kelch, die beiden oberen violett, die unteren gelb oder gelblichweiß. Von den fünf Staubblättern tragen die beiden untersten einen in den Sporn hinein verlängerten, nektarabsondernden Fortsatz. Der oberständige, einfächrige, dreiklappige Fruchtknoten hat einen kurzen Griffel mit kugelig eingedellter Narbe.

ARZNEIFORMEN

HERSTELLUNG

Urtinktur und flüssige Verdünnungen nach Vorschrift 2a.

EIGENSCHAFTEN

Die Urtinktur ist eine gelbgrüne bis gelbbraune Flüssigkeit mit schwachem, arteigenem Geruch und herbem Geschmack.

PRÜFUNG AUF IDENTITÄT

A. Werden 0,5 ml Urtinktur mit 10 ml Wasser gemischt und kräftig geschüttelt, entsteht ein mindestens 30 Minuten lang beständiger Schaum.

B. Wird 1 ml Urtinktur mit 20 ml Wasser und mit 0,1 ml Eisen(III)-chlorid-Lösung R 1 versetzt, entsteht eine braungrüne Färbung.

C. Werden 2 ml Urtinktur mit 2 ml Dimethylaminobenzaldehyd-Lösung R 3 unterschichtet, entsteht an der Berührungszone ein hellgrün gefärbter Ring; die untere Schicht färbt sich allmählich grün.

D. Chromatographie: Die Prüfung erfolgt dünnschichtchromatographisch auf einer Schicht von Kieselgel G R.

Untersuchungslösung: Urtinktur.

Vergleichslösung: 6 mg Kaffeesäure R und 25 mg Rutin R werden in 20 ml Methanol R gelöst.

Aufgetragen werden getrennt 20 µl Untersuchungslösung und 10 µl Vergleichslösung. Die Chromatographie erfolgt über eine Laufstrecke von 15 cm mit einer Mischung aus 68 Volumteilen n-Butanol R, 16 Volumteilen Essigsäure 98% R und 16 Volumteilen Wasser. Nach Verdunsten der mobilen Phase werden die Chromatogramme zuerst mit einer 1prozentigen Lösung (G/V) von Diphenylboryloxyäthylamin R in Methanol R, danach mit einer 5prozentigen Lösung (G/V) von Polyäthylenglykol 400 R in Methanol R besprüht und im ultravioletten Licht bei 365 nm ausgewertet.

Das Chromatogramm der Vergleichslösung zeigt im mittleren Drittel des Rf-Bereiches den orangegelb fluoreszierenden Fleck des Rutins und im oberen Drittel den grüngelb fluoreszierenden Fleck der Kaffeesäure.

Das Chromatogramm der Untersuchungslösung zeigt etwa in Höhe der Vergleichssubstanz Rutin zwei oder drei gelb bis orange fluoreszierende Flecke und knapp unterhalb der Vergleichssubstanz Kaffeesäure einen blauviolett fluoreszierenden Fleck.

PRÜFUNG AUF REINHEIT

Relative Dichte (Ph. Eur.): 0,933 bis 0,953.

Trockenrückstand (DAB): Mindestens 2,3 Prozent.

LAGERUNG

Vor Licht geschützt.

Vitex agnus-castus

Agnus castus

Verwendet werden die reifen, getrockneten Früchte von *Vitex agnus-castus* L. Sie enthalten mindestens 0,4 Prozent (V/G) ätherisches Öl.

BESCHREIBUNG

Die Früchte riechen aromatisch salbeiartig und schmecken scharf und pfefferartig.

Die länglichrunden bis fast runden Steinfrüchte haben einen Durchmesser von 3 bis 5 mm und sind schwarzbraun bis olivschwarz. Ein grünlichgrauer, feinfilziger Kelch schließt die Frucht becherförmig zu zwei Dritteln bis drei Vierteln ein. Der Kelch endet in 4 bis 5 kurzen, dreieckigen Zähnen. Bei einem Teil der Früchte ist der etwa 1 mm lange Fruchtstiel noch vorhanden. Die Frucht ist vierfächerig. In jedem Fruchtfach befindet sich ein länglicher, fettreicher Samen.

Mikroskopische Merkmale: Der Kelch ist von ein- bis fünfzelligen, geraden bis stark sichelförmig gekrümmten, hyalinen Haaren mit rauher Kutikula dicht besetzt. Die Endzelle ist mehr oder weniger verlängert und allmählich zugespitzt. Die Frucht gliedert sich in eine dünne, ziemlich weiche, äußere Fruchtwand und eine dicke, sehr harte, innere Fruchtwand (Endokarp).

Auf der Epidermis des Exokarps sitzen mehr oder minder zahlreich sehr kurz gestielte Drüsenhaare mit großem, meist vierzelligem Kopf, welche das ätherische Öl enthalten. Die äußere Fruchtwand besteht hauptsächlich aus bräunlichen, dünnwandigen Parenchymzellen und – besonders an der Grenze zum Endokarp – aus stärker verdickten und zum Teil verholzten Zellen mit zahlreichen Tüpfeln, die in der Aufsicht als Poren erscheinen. Das den größten Teil der Frucht einnehmende Endokarp setzt sich aus stark – oft bis zum Schwinden des Lumens – verdickten Steinzellen zusammen. Diese sind in der Form sehr variabel, überwiegend aber isodiametrisch und gelblich bis hell gelbbräunlich. Die kleinen Samen besitzen eine dünne Samenschale. Das überwiegende Zellelement dieser Samenschale sind große Parenchymzellen, welche durch ihre rippen- oder treppenförmigen Verdickungsleisten besonders auffallen. Das auf wenige Zellreihen reduzierte Nährgewebe und die Zellen des Keimlings sind mit Aleuronkörnern mehr oder weniger gefüllt. Stärke fehlt.

PRÜFUNG AUF IDENTITÄT

Prüflösung: 1,0 g gepulverte Droge (180) wird mit 10 ml Äthanol 62 Prozent im Wasserbad zum Sieden erhitzt und abfiltriert.

A. 1 ml Prüflösung wird mit 0,1 ml Eisen(III)-chlorid-Lösung R 1 versetzt. Die Lösung färbt sich dunkelgrün.

B. 1 ml Prüflösung wird mit 0,3 ml verdünnter Natriumhydroxid-Lösung R versetzt. Die gelbbraune Farbe vertieft sich nach Rotbraun.

C. Chromatographie: Die Prüfung erfolgt dünnschichtchromatographisch auf einer Schicht von Kieselgel H R.

Untersuchungslösung: Die bei der Bestimmung des ätherischen Öles anfallende Xylolphase wird mit 15 ml Pentan R verdünnt.

Vergleichslösung: 15 mg Cineol R und 10 mg Thymol R werden in 10 ml Pentan R gelöst.

Aufgetragen werden getrennt 20 µl Untersuchungslösung und 10 µl Vergleichslösung. Die Chromatographie erfolgt über eine Laufstrecke von 10 cm mit einer Mischung von 80 Volumteilen Hexan R und 20 Volumteilen Äther R. Nach Verdunsten der mobilen Phase werden die Chromatogramme mit Anisaldehyd-Lösung R besprüht, 5 Minuten lang auf 110 °C erhitzt und im Tageslicht ausgewertet.

Der rote Fleck des Thymols besitzt einen Rst-Wert von 0,65 (bezogen auf den bräunlichen Fleck des Cineols: Rst 1,0).

Das Chromatogramm der Untersuchungslösung zeigt folgende Flecke (bezogen auf Thymol als Vergleich: Rst 1,0): Rst 0,42 (gelb), 0,55 (violett), 0,81 (violett), 1,23 (rot).

Bei Rst 1,57 (bezogen auf Cineol als Vergleich: Rst 1,0) tritt ein violetter Fleck auf.

PRÜFUNG AUF REINHEIT

Fremde Bestandteile (Ph. Eur.): Höchstens 3 Prozent.

Sulfatasche (Ph. Eur.): Höchstens 10 Prozent, bestimmt mit 1,00 g gepulverter Droge (180).

GEHALTSBESTIMMUNG

Die Bestimmung des ätherischen Öles (Ph. Eur.) erfolgt mit 50 g grob gepulverter Droge (710) und 500 ml Wasser in einem 1000-ml-Rundkolben. 4 Stunden lang wird mit einer Destillationsgeschwindigkeit von 3 bis 4 ml je Minute destilliert. Als Vorlage dient 1,0 ml Xylol R.

ARZNEIFORMEN

HERSTELLUNG

Urtinktur und flüssige Verdünnungen aus der frisch zerkleinerten Droge (710) nach Vorschrift 4a mit Äthanol 62 Prozent.

EIGENSCHAFTEN

Die Urtinktur ist eine gelbbraune Flüssigkeit von scharf aromatischem Geruch und Geschmack.

PRÜFUNG AUF IDENTITÄT

A. Wird 1 ml Urtinktur mit 0,1 ml Eisen(III)-chlorid-Lösung R1 versetzt, so färbt sich die Lösung dunkelgrün.

B. Wird 1 ml Urtinktur mit 0,3 ml verdünnter Natriumhydroxid-Lösung R versetzt, so vertieft sich die Farbe nach Rotbraun.

C. Chromatographie: Die Prüfung erfolgt dünnschichtchromatographisch in gleicher Weise, wie unter „Prüfung auf Identität" der Droge angegeben, mit 30 µl folgender Untersuchungslösung:

Untersuchungslösung: 5 ml Urtinktur werden mit 10 ml Wasser versetzt und langsam destilliert, bis der Rückstand noch etwa 1 ml beträgt. Das Destillat wird in einem 50-ml-Scheidetrichter mit 1 g Natriumchlorid R versetzt und dreimal mit je 10 ml Pentan R ausgeschüttelt. Die vereinigten Pentanauszüge werden über entwässertem Natriumsulfat RH getrocknet, in einen Spitzkolben filtriert und unter vermindertem Druck (höchstens 27 mbar) bei Raumtemperatur vom Lösungsmittel befreit. Der Rückstand wird in 0,5 ml Pentan R gelöst.

PRÜFUNG AUF REINHEIT

Relative Dichte (Ph. Eur.): 0,890 bis 0,900.

Trockenrückstand (DAB): Mindestens 0,8 Prozent.

LAGERUNG

Vor Licht geschützt.

Witherit

Verwendet wird das natürlich vorkommende Mineral *Witherit* mit einem Gehalt von mindestens 95 Prozent $BaCO_3$ (MG 197,3).

BESCHREIBUNG

Weißes, graues oder gelbliches Mineral mit Fett- oder Glasglanz. Bildet Kristalle mit rhombischem oder pseudohexagonalem Habitus und strahlige, faserige, nierige, kugelige oder derbe Aggregate. Die Härte nach Mohs beträgt 3 bis 3½.
  Das Mineral ist strontiumhaltig.

PRÜFUNG AUF IDENTITÄT

A. Die gepulverte Substanz (180) gibt die Identitätsreaktionen auf Carbonat (Ph.Eur.) und Hydrogencarbonat (Ph.Eur.).

B. 0,05 g gepulverte Substanz (180) werden in 5 ml verdünnter Salzsäure *R* gelöst. Werden nach Filtration 0,2 ml verdünnte Schwefelsäure *R* zugegeben, entsteht sofort ein feiner, weißer Niederschlag, der sich auch in der Siedehitze nicht löst.

C. 0,05 g gepulverte Substanz (180) werden unter leichtem Erwärmen in 5 ml verdünnter Essigsäure *R* gelöst. Wird nach Filtration das abgekühlte Filtrat mit 0,2 ml Kaliumchromatlösung *R* versetzt, entsteht ein hellgelber Niederschlag.

D. Flammenphotometrie (Ph.Eur.):

Prüflösung: 0,1 g gepulverte Substanz (180) werden in 1 ml verdünnter Salzsäure *R* gelöst und zu 100 ml verdünnt.

Vergleichslösung: 1 Volumteil Strontium-Standardlösung (1000 ppm Sr) *RH*, 1 Volumteil verdünnte Salzsäure *R* und 98 Volumteile Wasser werden gemischt.

  Beim Versprühen in einer Acetylen-Distickstoffmonoxid-Flamme müssen Prüflösung wie Vergleichslösung eine Emission bei 460,7 nm, gemessen mit einer spektralen Bandbreite von 0,1 nm, aufweisen.

PRÜFUNG AUF REINHEIT

Fremde Bestandteile: In Habitus, Glanz oder Härte abweichende Kristalle oder Aggregate dürfen nicht enthalten sein.

Säureunlösliche Bestandteile: Höchstens 4 Prozent; der unter „Gehaltsbestimmung" im Glassintertiegel verbliebene Rückstand wird bei 105 °C 2 Stunden lang getrocknet. Nach dem Erkalten wird gewogen.

GEHALTSBESTIMMUNG

Etwa 0,20 g gepulverte Substanz (180), genau gewogen, werden in 5 ml verdünnter Salzsäure *R* gelöst; nach Beendigung der Gasentwicklung wird mit 10 ml Wasser verdünnt. Die Lösung wird 15 Minuten lang auf einem etwa 50 °C warmen Wasserbad erwärmt und nach dem Abkühlen durch einen Glassintertiegel Nr. 16 (Ph.Eur.) in ein 100-ml-Becherglas filtriert. Unter Nachwaschen mit Wasser wird das Filtrat auf etwa 70 ml verdünnt.

In einem 400-ml-Becherglas werden 200 ml Wasser mit 1,5 ml verdünnter Schwefelsäure *R* versetzt und zum Sieden erhitzt. In die heiße Lösung wird das obige Filtrat unter ständigem Rühren eingetropft. Die Mischung wird über Nacht stehengelassen. Der entstandene Niederschlag wird abfiltriert, mit kleinen Portionen Wasser chloridfrei gewaschen, bei etwa 800 °C bis zur Gewichtskonstanz geglüht und nach dem Abkühlen gewogen.

100 mg Rückstand entsprechen 84,6 mg $BaCO_3$.

ARZNEIFORMEN

Die 1. Dezimalverreibung muß mindestens 9,0 und darf höchstens 10,5 Prozent $BaCO_3$ enthalten.

HERSTELLUNG

Verreibungen nach Vorschrift 6.

EIGENSCHAFTEN

Die 1. Dezimalverreibung ist ein weißes Pulver.

PRÜFUNG AUF IDENTITÄT

A. 1 g der 1. Dezimalverreibung gibt die Identitätsreaktionen auf Carbonat (Ph.Eur.) und Hydrogencarbonat (Ph.Eur.).

B. 0,5 g der 1. Dezimalverreibung werden unter leichtem Erwärmen in 5 ml Wasser und 1 ml verdünnter Salzsäure R gelöst. Werden nach Filtration 0,2 ml verdünnte Schwefelsäure R zugegeben, entsteht sofort ein feiner, weißer Niederschlag, der sich auch in der Siedehitze nicht lösen darf.

C. 0,5 g der 1. Dezimalverreibung werden unter leichtem Erwärmen in 5 ml verdünnter Essigsäure R gelöst. Wird nach Filtration das abgekühlte Filtrat mit 0,2 ml Kaliumchromatlösung R versetzt, entsteht ein hellgelber Niederschlag.

D. Etwa 1 g der 1. Dezimalverreibung wird unter leichtem Erwärmen in 5 ml Wasser und 1 ml verdünnter Salzsäure R gelöst und anschließend zu 100 ml verdünnt. Die Lösung gibt die bei der Substanz beschriebene Identitätsreaktion D.

GEHALTSBESTIMMUNG

Etwa 2,00 g der 1. Dezimalverreibung, genau gewogen, werden in einem Porzellantiegel verascht. Der Rückstand wird 1 Stunde lang auf etwa 600 °C erhitzt, nach dem Abkühlen in 5 ml verdünnter Salzsäure R gelöst und wie bei der Substanz unter „Gehaltsbestimmung" angegeben weiterbehandelt.

Vorsichtig zu lagern!

Zincum metallicum

Zn AG 65,4

Verwendet wird metallisches Zink, das mindestens 99,5 und höchstens 100,5 Prozent Zn enthält.

EIGENSCHAFTEN

Graues, feines Pulver; löslich in verdünnten Mineralsäuren.

PRÜFUNG AUF IDENTITÄT

Werden 5 ml Prüflösung (siehe „Prüfung auf Reinheit") mit 0,2 ml konzentrierter Natriumhydroxid-Lösung R versetzt, so bildet sich ein weißer Niederschlag, der

PRÜFUNG AUF REINHEIT

Fremde Bestandteile: In Habitus, Glanz oder Härte abweichende Kristalle oder Aggregate dürfen nicht enthalten sein.

Säureunlösliche Bestandteile: Höchstens 4 Prozent; der unter ,,Gehaltsbestimmung" im Glassintertiegel verbliebene Rückstand wird bei 105 °C 2 Stunden lang getrocknet. Nach dem Erkalten wird gewogen.

GEHALTSBESTIMMUNG

Etwa 0,20 g gepulverte Substanz (180), genau gewogen, werden in 5 ml verdünnter Salzsäure *R* gelöst; nach Beendigung der Gasentwicklung wird mit 10 ml Wasser verdünnt. Die Lösung wird 15 Minuten lang auf einem etwa 50 °C warmen Wasserbad erwärmt und nach dem Abkühlen durch einen Glassintertiegel Nr. 16 (Ph.Eur.) in ein 100-ml-Becherglas filtriert. Unter Nachwaschen mit Wasser wird das Filtrat auf etwa 70 ml verdünnt.

In einem 400-ml-Becherglas werden 200 ml Wasser mit 1,5 ml verdünnter Schwefelsäure *R* versetzt und zum Sieden erhitzt. In die heiße Lösung wird das obige Filtrat unter ständigem Rühren eingetropft. Die Mischung wird über Nacht stehengelassen. Der entstandene Niederschlag wird abfiltriert, mit kleinen Portionen Wasser chloridfrei gewaschen, bei etwa 800 °C bis zur Gewichtskonstanz geglüht und nach dem Abkühlen gewogen.

100 mg Rückstand entsprechen 84,6 mg $BaCO_3$.

ARZNEIFORMEN

Die 1. Dezimalverreibung muß mindestens 9,0 und darf höchstens 10,5 Prozent $BaCO_3$ enthalten.

HERSTELLUNG

Verreibungen nach Vorschrift 6.

EIGENSCHAFTEN

Die 1. Dezimalverreibung ist ein weißes Pulver.

PRÜFUNG AUF IDENTITÄT

A. 1 g der 1. Dezimalverreibung gibt die Identitätsreaktionen auf Carbonat (Ph.Eur.) und Hydrogencarbonat (Ph.Eur.).

B. 0,5 g der 1. Dezimalverreibung werden unter leichtem Erwärmen in 5 ml Wasser und 1 ml verdünnter Salzsäure *R* gelöst. Werden nach Filtration 0,2 ml verdünnte Schwefelsäure *R* zugegeben, entsteht sofort ein feiner, weißer Niederschlag, der sich auch in der Siedehitze nicht lösen darf.

C. 0,5 g der 1. Dezimalverreibung werden unter leichtem Erwärmen in 5 ml verdünnter Essigsäure *R* gelöst. Wird nach Filtration das abgekühlte Filtrat mit 0,2 ml Kaliumchromatlösung *R* versetzt, entsteht ein hellgelber Niederschlag.

D. Etwa 1 g der 1. Dezimalverreibung wird unter leichtem Erwärmen in 5 ml Wasser und 1 ml verdünnter Salzsäure *R* gelöst und anschließend zu 100 ml verdünnt. Die Lösung gibt die bei der Substanz beschriebene Identitätsreaktion D.

GEHALTSBESTIMMUNG

Etwa 2,00 g der 1. Dezimalverreibung, genau gewogen, werden in einem Porzellantiegel verascht. Der Rückstand wird 1 Stunde lang auf etwa 600 °C erhitzt, nach dem Abkühlen in 5 ml verdünnter Salzsäure *R* gelöst und wie bei der Substanz unter „Gehaltsbestimmung" angegeben weiterbehandelt.

Vorsichtig zu lagern!

Zincum metallicum

Zn AG 65,4

Verwendet wird metallisches Zink, das mindestens 99,5 und höchstens 100,5 Prozent Zn enthält.

EIGENSCHAFTEN

Graues, feines Pulver; löslich in verdünnten Mineralsäuren.

PRÜFUNG AUF IDENTITÄT

Werden 5 ml Prüflösung (siehe „Prüfung auf Reinheit") mit 0,2 ml konzentrierter Natriumhydroxid-Lösung *R* versetzt, so bildet sich ein weißer Niederschlag, der sich nach Zugabe von weiteren 2 ml konzentrierter Natriumhydroxid-Lösung *R* wieder auflöst. Die so erhaltene Lösung bleibt nach Zugabe von 10 ml Ammoniumchlorid-Lösung *R* klar. Werden danach 0,1 ml Natriumsulfid-Lösung *R* zugesetzt, bildet sich ein flockiger, weißer Niederschlag.

PRÜFUNG AUF REINHEIT

Prüflösung: 1,00 g Substanz wird mit 30 ml 1 N-Schwefelsäure bis zum Ende der Wasserstoffentwicklung erwärmt; die Lösung wird abgekühlt, filtriert und mit Wasser zu 100,0 ml verdünnt.

Arsen (Ph. Eur.): 5,0 g Substanz werden mit 15 ml Salzsäure *R* und 25 ml Wasser versetzt. Die Lösung muß der Grenzprüfung A auf Arsen entsprechen (0,2 ppm).

Eisen (Ph. Eur.): 10 ml Prüflösung werden mit 2 ml einer 20prozentigen Lösung (G/V) von Citronensäure *R* und 1 ml Thioglycolsäure *R* gemischt, mit 5 ml Ammoniaklösung *R* versetzt und mit Wasser zu 20 ml verdünnt.

Die Vergleichslösung wird in gleicher Weise mit 10 ml Eisen-Standardlösung (1 ppm Fe) *R* hergestellt.

Nach 5 Minuten darf die zu untersuchende Lösung nicht stärker rosa gefärbt sein als die Vergleichslösung (100 ppm).

Schwermetalle (Ph. Eur.): 12 ml Prüflösung müssen der Grenzprüfung auf Schwermetalle entsprechen (100 ppm). Zur Herstellung der Vergleichslösung wird die Blei-Standardlösung (1 ppm Pb) *R* verwendet.

GEHALTSBESTIMMUNG

Etwa 0,150 g Substanz, genau gewogen, werden in einem 250-ml-Erlenmeyerkolben in 10 ml Salzsäure *R* 1 unter Erwärmen gelöst. Nach Zugabe von 10 ml verdünnter Ammoniaklösung *R* 1 wird die Lösung mit 50 ml Wasser, etwa 50 mg Xylenolorange-Indikator *R* und soviel Hexamethylentetramin *R* versetzt, daß die Lösung rot wird. Nach Zusatz von weiteren 2 g Hexamethylentetramin *R* wird die Lösung mit 0,1 M-Natrium-ÄDTA-Lösung bis zum Farbumschlag von Rot nach Gelb titriert.

1 ml 0,1 M-Natrium-ÄDTA-Lösung entspricht 6,54 mg Zn.

ARZNEIFORMEN

Die 1. Dezimalverreibung muß mindestens 9,5 und darf höchstens 10,5 Prozent Zn enthalten.

HERSTELLUNG

Verreibungen nach Vorschrift 6 aus fein gepulverter Substanz (90).

EIGENSCHAFTEN

Die 1. Dezimalverreibung ist ein graues, geruchloses Pulver.

PRÜFUNG AUF IDENTITÄT

0,5 g der 1. Dezimalverreibung werden in einer Mischung aus 3 ml 1 N-Schwefelsäure und 2 ml Wasser unter Erwärmen gelöst. Diese Lösung gibt die Identitätsreaktion der Substanz.

PRÜFUNG AUF REINHEIT

Aussehen der Lösung: 1,0 g der 1. Dezimalverreibung muß sich unter Erwärmen in der Mischung von 10 ml verdünnter Salzsäure *R* und 50 ml Wasser klar lösen (Ph. Eur., Methode B).

GEHALTSBESTIMMUNG

Zur Gehaltsbestimmung werden etwa 0,300 g der 1. Dezimalverreibung, genau gewogen, in 10 ml Salzsäure *R* 1 unter Erwärmen gelöst. Nach Zugabe von 10 ml verdünnter Ammoniaklösung *R* 1 erfolgt die Bestimmung wie bei der Substanz unter ,,Gehaltsbestimmung'' angegeben.

Zincum phosphoricum

$Zn_3(PO_4)_2 \cdot 4 H_2O$ MG 458,2

Verwendet wird Zinkphosphat, das mindestens 99,0 Prozent und höchstens 105,0 Prozent $Zn_3(PO_4)_2 \cdot 4 H_2O$ enthält.

EIGENSCHAFTEN

Weißes, kristallines Pulver; praktisch unlöslich in Wasser und Äthanol, löslich in verdünnten Mineralsäuren.

sich nach Zugabe von weiteren 2 ml konzentrierter Natriumhydroxid-Lösung *R* wieder auflöst. Die so erhaltene Lösung bleibt nach Zugabe von 10 ml Ammoniumchlorid-Lösung *R* klar. Werden danach 0,1 ml Natriumsulfid-Lösung *R* zugesetzt, bildet sich ein flockiger, weißer Niederschlag.

PRÜFUNG AUF REINHEIT

Prüflösung: 1,00 g Substanz wird mit 30 ml 1 N-Schwefelsäure bis zum Ende der Wasserstoffentwicklung erwärmt; die Lösung wird abgekühlt, filtriert und mit Wasser zu 100,0 ml verdünnt.

Arsen (Ph. Eur.): 5,0 g Substanz werden mit 15 ml Salzsäure *R* und 25 ml Wasser versetzt. Die Lösung muß der Grenzprüfung A auf Arsen entsprechen (0,2 ppm).

Eisen (Ph. Eur.): 10 ml Prüflösung werden mit 2 ml einer 20prozentigen Lösung (G/V) von Citronensäure *R* und 1 ml Thioglycolsäure *R* gemischt, mit 5 ml Ammoniaklösung *R* versetzt und mit Wasser zu 20 ml verdünnt.

Die Vergleichslösung wird in gleicher Weise mit 10 ml Eisen-Standardlösung (1 ppm Fe) *R* hergestellt.

Nach 5 Minuten darf die zu untersuchende Lösung nicht stärker rosa gefärbt sein als die Vergleichslösung (100 ppm).

Schwermetalle (Ph. Eur.): 12 ml Prüflösung müssen der Grenzprüfung auf Schwermetalle entsprechen (100 ppm). Zur Herstellung der Vergleichslösung wird die Blei-Standardlösung (1 ppm Pb) *R* verwendet.

GEHALTSBESTIMMUNG

Etwa 0,150 g Substanz, genau gewogen, werden in einem 250-ml-Erlenmeyerkolben in 10 ml Salzsäure *R* 1 unter Erwärmen gelöst. Nach Zugabe von 10 ml verdünnter Ammoniaklösung *R* 1 wird die Lösung mit 50 ml Wasser, etwa 50 mg Xylenolorange-Indikator *R* und soviel Hexamethylentetramin *R* versetzt, daß die Lösung rot wird. Nach Zusatz von weiteren 2 g Hexamethylentetramin *R* wird die Lösung mit 0,1 M-Natrium-ÄDTA-Lösung bis zum Farbumschlag von Rot nach Gelb titriert.

1 ml 0,1 M-Natrium-ÄDTA-Lösung entspricht 6,54 mg Zn.

ARZNEIFORMEN

Die 1. Dezimalverreibung muß mindestens 9,5 und darf höchstens 10,5 Prozent Zn enthalten.

HERSTELLUNG

Verreibungen nach Vorschrift 6 aus fein gepulverter Substanz (90).

Zincum metallicum

EIGENSCHAFTEN

Die 1. Dezimalverreibung ist ein graues, geruchloses Pulver.

PRÜFUNG AUF IDENTITÄT

0,5 g der 1. Dezimalverreibung werden in einer Mischung aus 3 ml 1 N-Schwefelsäure und 2 ml Wasser unter Erwärmen gelöst. Diese Lösung gibt die Identitätsreaktion der Substanz.

PRÜFUNG AUF REINHEIT

Aussehen der Lösung: 1,0 g der 1. Dezimalverreibung muß sich unter Erwärmen in der Mischung von 10 ml verdünnter Salzsäure R und 50 ml Wasser klar lösen (Ph. Eur., Methode B).

GEHALTSBESTIMMUNG

Zur Gehaltsbestimmung werden etwa 0,300 g der 1. Dezimalverreibung, genau gewogen, in 10 ml Salzsäure R 1 unter Erwärmen gelöst. Nach Zugabe von 10 ml verdünnter Ammoniaklösung R 1 erfolgt die Bestimmung wie bei der Substanz unter ,,Gehaltsbestimmung'' angegeben.

Zincum phosphoricum

$Zn_3(PO_4)_2 \cdot 4\ H_2O$ \hfill MG 458,2

Verwendet wird Zinkphosphat, das mindestens 99,0 Prozent und höchstens 105,0 Prozent $Zn_3(PO_4)_2 \cdot 4\ H_2O$ enthält.

EIGENSCHAFTEN

Weißes, kristallines Pulver; praktisch unlöslich in Wasser und Äthanol, löslich in verdünnten Mineralsäuren.

PRÜFUNG AUF IDENTITÄT

A. Die Prüflösung (siehe „Prüfung auf Reinheit") gibt die Identitätsreaktionen auf Zink (Ph. Eur.).

B. 0,1 g Substanz werden in einer Mischung aus 5 ml verdünnter Salpetersäure R und 5 ml Wasser gelöst. Die Lösung gibt die Identitätsreaktion b) auf Phosphat (Ph. Eur.).

PRÜFUNG AUF REINHEIT

Prüflösung: 2,5 g Substanz werden in 20 ml verdünnter Salzsäure R gelöst und falls erforderlich filtriert. Zum Filtrat wird verdünnte Ammoniaklösung R 1 zugesetzt, bis sich eben ein Niederschlag bildet, der durch Zugabe von sehr wenig verdünnter Salzsäure R wieder in Lösung gebracht wird. Die Lösung wird mit Wasser zu 50,0 ml verdünnt.

Arsen (Ph. Eur.): 4 ml Prüflösung müssen der Grenzprüfung A auf Arsen entsprechen (5 ppm).

Blei: 0,5 g Substanz werden in einer Mischung von 3 ml verdünnter Salzsäure R und 2 ml Wasser gelöst. Die Lösung wird mit 1 ml Ammoniaklösung R und 10 ml Kaliumcyanid-Lösung R versetzt. Diese Mischung wird in 1,2 ml Thioacetamid-Reagenz R eingegossen. Nach 2 Minuten darf die Untersuchungslösung nicht stärker gefärbt sein als folgende Vergleichslösung: 2 ml Blei-Standardlösung (10 ppm Pb) R, 3 ml Wasser, 1 ml Ammoniaklösung R und 10 ml Kaliumcyanid-Lösung R werden in 1,2 ml Thioacetamid-Reagenz R eingegossen (40 ppm).

Eisen (Ph. Eur.): 2 ml Prüflösung, mit Wasser zu 10 ml verdünnt, müssen der Grenzprüfung B auf Eisen entsprechen (100 ppm). Für Vergleichs- und Untersuchungslösung werden jeweils 0,5 ml Thioglykolsäure R verwendet.

Carbonat und Säureunlösliche Stoffe: 1,0 g Substanz wird in 15 ml Salzsäure gelöst. Die Substanz muß sich ohne Gasentwicklung lösen. Die Lösung darf höchstens sehr schwach opaleszierend (Ph. Eur., Methode B) sein und muß farblos (Ph. Eur., Methode II) sein.

Chlorid (Ph. Eur.): 0,5 g Substanz werden in einer Mischung von 10 ml Wasser und 0,3 ml Salpetersäure R gelöst; die Lösung wird mit Wasser zu 15 ml verdünnt. Diese Lösung muß der Grenzprüfung auf Chlorid entsprechen (100 ppm).

Sulfat (Ph. Eur.): 10 ml Prüflösung, mit Wasser zu 15 ml verdünnt, müssen der Grenzprüfung auf Sulfat entsprechen (300 ppm).

GEHALTSBESTIMMUNG

Etwa 0,200 g Substanz, genau gewogen, werden in einer Mischung aus 5 ml Wasser und 1 ml Salzsäure R 1 gelöst. Die Lösung wird mit 50,0 ml 0,05 M-Natrium-ÄDTA-

Lösung versetzt und mit Wasser zu 200 ml verdünnt. Nach dem Neutralisieren mit Ammoniak-Lösung R werden 10 ml Ammoniumchlorid-Pufferlösung pH 10 R und 50 mg Eriochromschwarz-T-Mischindikator R hinzugefügt. Der Überschuß an 0,05 M-Natrium-ÄDTA-Lösung wird mit 0,05 M-Zinksulfat-Lösung zurücktitriert.

1 ml 0,05 M-Natrium-ÄDTA-Lösung entspricht 7,636 mg $Zn_3(PO_4)_2 \cdot 4\ H_2O$.

ARZNEIFORMEN

Die 1. Dezimalverreibung muß mindestens 9,5 und darf höchstens 11,0 Prozent $Zn_3(PO_4)_2 \cdot 4\ H_2O$ enthalten.

HERSTELLUNG

Verreibungen nach Vorschrift 6.

EIGENSCHAFTEN

Die 1. Dezimalverreibung ist ein weißes Pulver.

PRÜFUNG AUF IDENTITÄT

A. 1 g der 1. Dezimalverreibung wird in einer Mischung aus 7,5 ml verdünnter Salzsäure R und 7,5 ml Wasser gelöst. Die Lösung gibt die Identitätsreaktionen auf Zink (Ph. Eur.).

B. 0,5 g der 1. Dezimalverreibung werden in einer Mischung aus 5 ml verdünnter Salpetersäure R und 5 ml Wasser gelöst. Die Lösung gibt die Identitätsreaktion b) auf Phosphat (Ph. Eur.).

GEHALTSBESTIMMUNG

Etwa 2,00 g der 1. Dezimalverreibung, genau gewogen, werden in einer Mischung von 10 ml Wasser und 1 ml Salzsäure R 1 unter leichtem Erwärmen gelöst. Die weitere Bestimmung erfolgt wie bei der Substanz unter „Gehaltsbestimmung" angegeben.

Grenzprüfung der D 4

40,0 g der 4. Dezimalverreibung werden mit 50 ml Wasser zum Sieden erhitzt. Der noch heißen Lösung wird 1 ml Salzsäure R 1 zugefügt. Nach dem Abkühlen werden 5,00 ml 0,05 M-Natrium-ÄDTA-Lösung und 145 ml Wasser zugegeben. Die weitere Bestimmung erfolgt wie bei der Substanz unter „Gehaltsbestimmung" angegeben.

Es darf höchstens 1,0 ml 0,05 M-Natrium-ÄDTA-Lösung verbraucht werden.

Zincum sulfuricum

LAGERUNG

Dicht verschlossen.

Vorsichtig zu lagern!

Zincum sulfuricum

$ZnSO_4 \cdot 7 H_2O$ MG 287,5

Verwendet wird Zinksulfat, das mindestens 99,0 und höchstens 105,0 Prozent $ZnSO_4 \cdot 7 H_2O$ enthält.

EIGENSCHAFTEN

Farblose, durchscheinende Kristalle oder weißes, kristallines, verwitterndes Pulver, geruchlos, mit zusammenziehendem, metallischem Geschmack, sehr leicht löslich in Wasser, praktisch unlöslich in Äthanol.

PRÜFUNG AUF IDENTITÄT

Die Substanz gibt die Identitätsreaktionen auf Zink (Ph. Eur.) und Sulfat (Ph. Eur.).

PRÜFUNG AUF REINHEIT

Prüflösung: 2,5 g Substanz werden zu 50 ml gelöst.

Aussehen der Lösung: Die Prüflösung muß klar (Ph. Eur.; Methode B) und farblos (Ph. Eur., Methode II) sein.

pH-Wert (Ph. Eur.): Der pH-Wert der Prüflösung muß zwischen 4,4 und 5,6 liegen.

Arsen (Ph. Eur.): 2 ml Prüflösung müssen der Grenzprüfung A auf Arsen entsprechen (10 ppm).

Zincum sulfuricum

Eisen (Ph. Eur.): 2 ml Prüflösung, mit Wasser zu 10 ml verdünnt, müssen der Grenzprüfung B auf Eisen entsprechen (100 ppm). Für Untersuchungs- und Vergleichslösung sind je 0,5 ml Thioglykolsäure R zu verwenden.

Chlorid (Ph. Eur.): 3,3 ml Prüflösung, mit Wasser zu 15 ml verdünnt, müssen der Grenzprüfung auf Chlorid entsprechen (300 ppm).

GEHALTSBESTIMMUNG

Etwa 0,200 g Substanz, genau gewogen, werden in einem 200-ml-Erlenmeyerkolben unter Zugabe von 5 ml verdünnter Essigsäure R gelöst. Die Lösung wird mit 50 ml Wasser, etwa 50 mg Xylenolorange-Indikator R und soviel Hexamethylentetramin R versetzt, bis die Lösung rot wird. Nach Zusatz von weiteren 2 g Hexamethylentetramin R wird die Lösung mit 0,05 M-Natrium-ÄDTA-Lösung bis zum Farbumschlag von Rot nach Gelb titriert.
   1 ml 0,05 M-Natrium-ÄDTA-Lösung entspricht 14,38 mg $ZnSO_4 \cdot 7 H_2O$.

ARZNEIFORMEN

Die Lösung (D 1) und die 1. Dezimalverreibung müssen mindestens 9,5 und dürfen höchstens 11,0 Prozent $ZnSO_4 \cdot 7 H_2O$ enthalten.

HERSTELLUNG

Lösung (D 1) nach Vorschrift 5a mit Äthanol 15 Prozent. Die 2. Dezimalverdünnung wird mit Äthanol 15 Prozent, die folgenden Verdünnungen werden mit Äthanol 43 Prozent hergestellt.
   Verreibungen nach Vorschrift 6.

EIGENSCHAFTEN

Die Lösung (D 1) ist eine klare, farblose Flüssigkeit.
   Die 1. Dezimalverreibung ist ein weißes Pulver.

PRÜFUNG AUF IDENTITÄT

A. 1 ml der Lösung (D 1), zu 10 ml verdünnt, beziehungsweise die Lösung von 1 g der 1. Dezimalverreibung in 10 ml Wasser gibt die Identitätsreaktionen auf Zink (Ph. Eur.).

B. 1 ml der Lösung (D 1), zu 10 ml verdünnt, beziehungsweise die Lösung von 1 g der 1. Dezimalverreibung in 10 ml Wasser gibt die Identitätsreaktion auf Sulfat (Ph. Eur.).

PRÜFUNG AUF REINHEIT

Aussehen der Lösung: Die Lösung (D 1) muß klar (Ph. Eur., Methode B) und farblos (Ph. Eur., Methode II) sein.

Relative Dichte (Ph. Eur.): 1,032 bis 1,040.

GEHALTSBESTIMMUNG

Zur Gehaltsbestimmung der Lösung (D 1) und der 1. Dezimalverreibung werden jeweils etwa 2,00 g, genau gewogen, verwendet. Die Bestimmung erfolgt wie bei der Substanz unter „Gehaltsbestimmung" angegeben.

Grenzprüfung der D 4

Etwa 30,0 g der 4. Dezimalverdünnung genau gewogen, werden mit 5 ml verdünnter Essigsäure *R* und 15 ml Wasser versetzt.

Etwa 30,0 g der 4. Dezimalverreibung, genau gewogen, werden nach Zusatz von 5 ml verdünnter Essigsäure *R* und 80 ml Wasser unter Erwärmen gelöst und anschließend abgekühlt.

Die weitere Bestimmung erfolgt wie bei der Substanz unter „Gehaltsbestimmung" angegeben. Bis zum Farbumschlag nach Gelb dürfen höchstens 0,4 ml 0,05 M-Natrium-ÄDTA-Lösung verbraucht werden.

LAGERUNG

Dicht verschlossen.

Vorsichtig zu lagern!

Zinnober

Verwendet wird das natürlich vorkommende Mineral *Cinnabarit* mit einem Gehalt von mindestens 90 Prozent HgS (MG 232,7).

BESCHREIBUNG

Rote bis bräunlichrote Kristalle mit Diamant- oder Metallglanz oder derbe Aggregate mit halbmetallischem oder mattem Glanz. Der Habitus der Kristalle ist trigonal-rhomboedrisch. Die Härte nach Mohs beträgt 2 bis 2½.

Das gepulverte Mineral ist rot bis bräunlich-rot.

PRÜFUNG AUF IDENTITÄT

A. 0,1 g gepulverte Substanz (180) werden in einer Mischung von 0,1 ml Salpetersäure *R* und 0,5 ml Salzsäure *R* unter Erwärmen gelöst; falls erforderlich wird filtriert. Die mit 10 ml Wasser verdünnte Lösung gibt die Identitätsreaktion a) auf Quecksilber (Ph. Eur.).

B. Etwa 10 mg gepulverte Substanz (180) werden in einem Glühröhrchen mit einem kleinen Kristall von Jod *R* über freier Flamme erhitzt. Im oberen Teil des Glühröhrchens bildet sich ein gelbes Sublimat, das beim Reiben mit dem Glasstab rot wird.

C. 50 mg gepulverte Substanz (180) und 0,2 g Zinkstaub *R* werden mit 3 ml Salzsäure *R* 1 erhitzt. Die entweichenden Dämpfe färben angefeuchtetes Blei(II)-acetat-Papier *R* schwarzbraun.

PRÜFUNG AUF REINHEIT

Fremde Minerale: In Habitus, Farbe, Glanz oder Härte abweichende Kristalle oder Aggregate dürfen nicht enthalten sein.

Glührückstand: Höchstens 8 Prozent, mit 0,2 g gepulverter Substanz (180), genau gewogen, bei 800 °C bestimmt.

GEHALTSBESTIMMUNG

Etwa 0,20 g gepulverte Substanz (180), genau gewogen, werden in einem Reagenzglas mit 1 ml Salzsäure *R* und 0,5 ml Salpetersäure *R* versetzt und durch

Erwärmen im Wasserbad von etwa 50 °C gelöst, wobei sich Schwefel abscheidet. Die Lösung wird unter Nachspülen mit Wasser quantitativ in einen 250-ml-Erlenmeyerkolben, der 100 ml Wasser enthält, gebracht. Anschließend wird mit verdünnter Natriumhydroxid-Lösung R unter Verwendung von 0,1 ml Methylorange-Lösung R als Indikator neutralisiert. Nach Zugabe von 10,0 ml 0,1 M-Natrium-ÄDTA-Lösung wird 5 Minuten lang stehengelassen. Nach Zugabe von 5 ml Pufferlösung pH 10,9 R und 0,1 g Eriochromschwarz-T-Mischindikator R wird mit 0,1 M-Zinksulfat-Lösung bis zum Farbumschlag nach Rot titriert. Zur austitrierten Lösung werden 2 g Kaliumjodid R gegeben, wodurch sich die Lösung wieder grün färbt. Bei der zweiten Titration mit 0,1 M-Zinksulfat-Lösung wird bis zum Farbumschlag nach Rot titriert.

1 ml 0,1 M-Zinksulfat-Lösung in der zweiten Titration entspricht 23,27 mg HgS.

ARZNEIFORMEN

Die 1. Dezimalverreibung muß mindestens 8,6 und darf höchstens 10,5 Prozent HgS enthalten.

HERSTELLUNG

Verreibungen nach Vorschrift 6.

EIGENSCHAFTEN

Die 1. Dezimalverreibung ist ein hellrotes Pulver.

PRÜFUNG AUF IDENTITÄT

1 g der 1. Dezimalverreibung wird in 10 ml Wasser suspendiert und zentrifugiert. Die überstehende trübe Flüssigkeit wird verworfen, der Bodensatz mit 10 ml Wasser aufgeschüttelt und erneut zentrifugiert. Die Flüssigkeit wird verworfen, der verbleibende Rückstand gibt die bei der Substanz beschriebenen Identitätsreaktionen.

GEHALTSBESTIMMUNG

Etwa 2,00 g der 1. Dezimalverreibung, genau gewogen, werden in 10 ml einer Lösung, die 5 g Natriumchlorid R und 5 mg Natriumlaurylsulfat R in 100 ml enthält, suspendiert und zentrifugiert. Die überstehende Lösung wird verworfen und der Waschvorgang mit obiger Lösung dreimal wiederholt. Der Rückstand wird in 1 ml Salzsäure R und 0,5 ml Salpetersäure R unter Erwärmen im Wasserbad von etwa 50 °C gelöst. Die weitere Ausführung erfolgt wie bei der Substanz unter ,,Gehaltsbestimmung" angegeben.

Grenzprüfung der D 4

1,0 g der 4. Dezimalverreibung wird in 10 ml einer Lösung, die 5 g Natriumchlorid R und 5 mg Natriumlaurylsulfat R in 100 ml enthält, suspendiert und bis zur Lösung der Lactose auf dem Wasserbad erwärmt; danach wird zentrifugiert. Die überstehende Flüssigkeit wird verworfen, der Rückstand mit 10 ml obiger Lösung von Natriumchlorid R und Natriumlaurylsulfat R versetzt und erneut zentrifugiert. Der Vorgang wird noch zweimal wiederholt. Anschließend wird der Rückstand mit 0,1 ml Salzsäure R und 0,1 ml Salpetersäure R durch Erwärmen im Wasserbad von etwa 50 °C gelöst. Unter Nachspülen des Zentrifugenglases mit Wasser wird die Lösung in einen 25-ml-Meßkolben überführt und mit Wasser zur Marke aufgefüllt.

1,0 ml dieser Lösung wird in einem Schliff-Reagenzglas mit Stopfen mit 0,1 ml Dithizon-Lösung R versetzt und kräftig geschüttelt.

Nach Zugabe von 5,0 ml Chloroform R wird nochmals kräftig geschüttelt. Nach Trennung der Phasen muß die untere Schicht grün und darf nicht grau oder orange gefärbt sein.

LAGERUNG

Vor Licht geschützt.

Sachregister

Sachregister

Abkürzungen	1
Abies nigra	775
Abrotanum	213
Absinthium	215
Acalypha indica	91
Achillea ex herba ferm 33d	95
– millefolium	93
– – ferm 33d	95
Acidum aceticum	97
– arsenicosum	100
– benzoicum e resina	102
– boricum	105
– citricum	108
– formicicum	111
– hydrochloricum	113
– nitricum	114
– oxalicum	116
– phosphoricum	119
– picrinicum	119
– silicicum	121
– sulfuricum	124
Aconitum	126
– Rh	129
Aconitum napellus	126
– – Rh	129
Acorus calamus	132
Adlumia fungosa	135
Adonis ex herba ferm 33d	140
Adonis vernalis	138
– – ferm 33d	140
Aesculin *RH*	3
Aesculinum	143
Aesculus	146
– Cortex, äthanol. Decoctum	148
– hippocastanum	146
– – e cortice, äthanol. Decoctum	148
Äthanol	16
–, verschiedene Konzentrationen	16
–, absolutes	16
– 86 Prozent	16
– 73 Prozent	17
– 62 Prozent	17
– 43 Prozent	17
– 30 Prozent	17
– 15 Prozent	17
Äther	17
Aethusa	150
– cynapium	150
Agaricus phalloides, Agaricus bulbosus	165
Agnus castus	903
Alchemilla vulgaris ex herba siccata	152
Aletris farinosa	155
Allgemeine Bestimmungen zur Herstellung homöopathischer Arzneimittel	15
– Vorschriften	1
Allium cepa ferm 34a	157
– sativum	159
– ursinum	161
Aloe	164
Amanita phalloides	165
Ammi visnaga	168
Ammonium bromatum	169
– carbonicum	172
– chloratum	174
– jodatum	175
Ammoniummolybdat-Reagenz *RH*	3
Anacardium	813
Analysenmethoden	1
Analytik, Ausschuß	X
Anamirta cocculus	178
Angelica archangelica, äthanol. Decoctum	181
Antimonit	183
Antimonium arsenicosum	835
– crudum	841
Apatit	185
Apis	187
– mellifica	187
Archangelica, äthanol. Decoctum	181
Argentit	189
Argentum metallicum	191
– nitricum	193
Argon	17
Arisaema triphyllum	195
Aristolochia	197
– clematitis	197
Arnica	198
–, Flos H 10 %	202
– montana	198
– – e floribus H 10 %	202
– – e planta tota	205

922 Sachregister

Arnica montana e planta tota Rh .. 208
–, Planta tota 205
–, – – Rh 208
Arsenicum album 100
Arsenum jodatum 210
Artemisia abrotanum 213
– absinthium 215
Arum maculatum 217
– triphyllum 195
Arzneibuch-Kommission,
  Homöopathische X
Arzneigrundstoffe 15
Arzneimittel, Allgemeine Bestim-
  mungen zur Herstellung homöopa-
  thischer 15
Arzneiträger und Hilfsstoffe 16
Asa foetida 219
Asarum europaeum 221
Ascorbat-Phosphat-Pufferlösung . . 17
Asparagus officinalis 223
Asperula odorata 465
– – spag. Zimpel 467
Atropa belladonna 225
– – Rh 228
Atropinum sulfuricum 231
Augentropfen 39
Aurum chloratum 233
– – natronatum 684
– jodatum 235
– metallicum 237
Ausschuß Analytik X
– Herstellungsregeln XI
Avena e planta tota ferm 33c 241
– sativa 239
– – ferm 33c 241

Barium carbonicum 243
– chloratum 245
Basilicum, Herba 696
Belladonna 225
– Rh 228
Bellis perennis 247
Berberis 250
–, Fructus 254
– vulgaris 250
– – e fructibus 254

Bestimmung des Trocknungs-
  verlustes 2
Betonica 831
Betula, Cortex, äthanol.
  Decoctum 256
– e foliis ferm 34e 261
–, Folium 259
– pendula e cortice, äthanol.
  Decoctum 256
– – – foliis 259
– – ferm 34e 261
Bismutum metallicum 262
Blutkörperchen-Sprühlösung *RH* . . 3
Blutkörperchensuspension *RH* . . . 3
Boldo 718
Borax 681
Borsäure 105
Brassica oleracea e planta non
  florescente 265
Bromkresolgrün-Lösung *RH* 3
Bromum 267
Bryonia 270
– cretica 270
– – ferm 33b 272
– e radice ferm 33b 272
Bryophyllum 561
– Rh 563

Cactus 811
Calamus aromaticus 132
Calcium carbonicum Hahnemanni . 274
– fluoratum 276
– jodatum 278
– phosphoricum 281
– sulfuricum 282
Calciumbehenat 18
Calendula 284
– officinalis 284
Calluna vulgaris 286
Camphora 288
Cantharidin *RH* 4
Cantharis 634
Capsella, äthanol. Infusum 289
– bursa-pastoris, äthanol. Infusum . 289
Capsicum 292
– annuum 292
Carbo animalis 295

Sachregister

Carbo vegetabilis 298
Cardiospermum 300
– halicacabum 300
Carduus benedictus 350
– –, äthanol. Decoctum 352
– marianus 818
– –, äthanol. Decoctum 822
Carum carvi, äthanol. Decoctum . . 302
Caryophyllus 855
Cellulose 18
Centella asiatica 305
Cephaelis ipecacuanha 308
Chalkosin 311
Chamomilla 314
– recutita 314
Chelidonium 316
–, Flos, äthanol. Digestio 321
– Rh 319
– majus 316
– – e floribus, äthanol. Digestio . . . 321
– – Rh 319
Chimaphila umbellata 323
China 342
Chininum sulfuricum 325
Chionanthus virginicus 329
Cholesterinum 331
Chromatographie 2
Cichorium, äthanol. Decoctum . . . 336
– Rh 334
– intybus, äthanol. Decoctum 336
– – Rh 334
Cimicifuga 340
– racemosa 340
Cinchona succirubra 342
Cinnabaris 535
Cinnamomum 344
– zeylanicum 344
Citrat-Phosphat-Pufferlösung
  $pH\,5{,}5$ *RH* 4
Clematis 348
– recta 348
Cnicus benedictus 350
– –, äthanol. Decoctum 352
Cocculus 178
Cochlearia officinalis 354
– – spag. Krauß 357
Coffea 359

– arabica 359
Coffein *RH* 4
Colchicin *RH* 4
Colchicum 362
– autumnale 362
Collinsonia canadensis 365
Conchae 274
Condurango 655
Convallaria majalis 367
Conyza canadensis 369
Corallium rubrum 371
Crataegus 374
Crocus 376
– sativus 376
Croton tiglium 379
Cumarin *RH* 5
Cuprum 385
– aceticum 382
– metallicum 385
– sulfuricum 387
Cyclamen 389
– europaeum 389
Cypripedium calceolus var.
  pubescens 392
– pubescens 392
Cytisus scoparius 394

Damiana 882
Darreichungsformen,
  Zubereitungen und 20
Datisca cannabina 396
Datura stramonium 398
Digitalis 401
– purpurea 401
Dioscorea villosa 404
Drosera 405

Echinacea angustifolia 408
– purpurea 410
Eichhornia 412
– crassipes 412
Einreibungen, flüssige 33
Eisen(III)-chlorid-Reagenz *RH* . . . 5
Ephedra distachya spag. Zimpel . . . 414
– spag. Zimpel 414
Ephedrinhydrochlorid *RH* 5
Erica 286

Erigeron canadensis 369
Eriodictyon californicum 415
Eucalyptus 417
– globulus 417
Eupatorium perfoliatum 420
– purpureum 422
Euphorbia cyparissias 424
Euphorbium 426
Euphrasia 429
– e planta tota ferm 33c 431
– officinalis 429
– – ferm 33c 431
Externa 33
Euspongia officinalis 433

Fagopyrum 435
– esculentum 435
Fel tauri 437
Fermentation 60
Ferrum sesquichloratum 442
– – solutum 442
– sidereum 445
– metallicum 439
Filipendula ulmaria 447
– – ferm 34c 449
Flor de piedra 626
Flüssige Einreibungen 33
– LM-Potenzen 41
– Verdünnungen, Urtinkturen und 22
– weinige Verdünnungen 82
– – zur Injektion 32
– Zubereitungen aus
   Verreibungen 30
Fluorit 451
Foeniculum, äthanol. Decoctum .. 453
– vulgare, äthanol. Decoctum 453
Formica 456
– rufa 456
Frangula 777
Frische Pflanzen 15
Fructose *RH* 5
Fumaria officinalis 458
– – spag. Krauß 460

Galenit 463
Galium odoratum 465
– – spag. Zimpel 467

Gallae 469
– turcicae 469
Galphimia glauca 873
Gelsemium 472
–, äthanol. Decoctum 475
– sempervirens 472
– –, äthanol. Decoctum 475
Gemeinsam potenzierte
   Mischungen 75
Genista tinctoria 478
Gentiana lutea 480
Gepufferte wäßrige Urtinkturen ... 59
Geum urbanum 482
– –, äthanol. Decoctum 485
Ginkgo 487
– biloba 487
Gl-Urtinkturen 77
Globuli 32
– velati 74
Glonoinum 694
Glycerol 18
– 85 Prozent 18
Granatum 759
Graphites 488
Gratiola 491
–, Radix, äthanol. Decoctum 493
Gratiola officinalis 491
– – e radice, äthanol. Decoctum ... 493
Grindelia robusta 495
Grenzprüfungen 1
Guaiacum 499

Hämatit 18, 502
Hamamelis 504
–, äthanol. Decoctum 506
–, Folium 511
– virginiana 504
– –, äthanol. Decoctum 506
– – e cortice et ex summitatibus ... 509
– – e foliis 511
Haplopappus 513
– baylahuen 513
Haronga 515
Hartfett 18
Harungana madagascariensis 515
Hedera helix 519
Hefe 18

Herniaria glabra	521
Herstellung	22
– homöopathischer Arzneimittel, Allgemeine Bestimmungen zur	15
Herstellungsregeln, Ausschuß	XI
Hilfsstoffe, Arzneiträger und	16
Hochdisperses Siliciumdioxid	19
Homöopathische Arzneibuch-Kommission	X
– Arzneimittel, Allgemeine Bestimmungen zur Herstellung	15
Honig	18
Humulus lupulus	523
Hydrargyrum bichloratum	524
– chloratum	527
– metallicum	529
– nitricum oxydulatum	532
– sulfuratum rubrum	535
Hydrastis	538
– canadensis	538
Hydrocotyle asiatica	305
Hydroxylamin-Lösung *RH*	5
Hyoscyamus	542
Hyoscyamus niger	542
Hypericum	545
– Rh	547
– perforatum	545
– – Rh	547
Ilex aquifolium e foliis siccatis	549
Ipecacuanha	308
Isobutylmethylketon, salzsäuregesättigtes *RH*	6
Jaborandi	731
Jodum	551
Juniperus communis	553
– – e fructibus siccatis	555
– – sicc.	555
– sabina	559
Kältebehandlung	73
Kalanchoe	561
– Rh	563
Kalium bichromicum	565
– bromatum	567
– carbonicum	570

– chloratum	572
– jodatum	574
– nitricum	575
– phosphoricum	578
– stibyltartaricum	581
– sulfuricum	584
Kaliumnatriumtartrat-Lösung, bleifreie *RH*	6
Kalmia	587
– latifolia	587
Kationenaustauscher, stark saurer *RH*	6
Krameria tiandra	589
Kreosotum	593
Kupfer-Standard-Lösung (100 ppm Cu) *RH*	6
Lactose	18
– *RH*	7
Lamium album	596
– –, äthanol. Infusum	598
– –, Flos, äthanol. Infusum	598
Laurocerasus	751
Lavandula	600
– angustifolia	600
– – e floribus siccatis	602
– siccata	602
Ledum	606
– palustre	606
Leonurus cardiaca	609
Lespedeza sieboldii	611
– thunbergii	611
Levisticum, äthanol. Decoctum	613
– officinale, äthanol. Decoctum	613
Likörwein	18
Lilium lancifolium	615
– tigrinum	615
Lithium carbonicum	617
LM-Potenzen	40
– -Streukügelchen	40
Lobaria pulmonaria	620
Lobelia inflata	623
Lösungen, Darreichungsform	21
–, Herstellungsvorschrift	27
–, Wäßrige	27
Lophophytum leandri	626
Luffa operculata	629

Lupulus 523
Lycopus virginicus 632
Lytta vesicatoria 634

Magnesium carbonicum 637
– chloratum 638
– phosphoricum 640
Magnesiumstearat 18
Majorana 701
Malachit 642
Malva, äthanol. Infusum 644
Mandragora, äthanol. Decoctum .. 648
– e radice siccato 651
Marsdenia cundurango 655
Marum verum 868
Melilotus officinalis 658
– – spag. Zimpel 660
Mercurialis ex herba ferm 34c 662
– perennis ferm 34c 662
Mercurius dulcis 527
– nitricus oxydulatus 532
– solubilis Hahnemanni 664
– sublimatus corrosivus 524
– vivus 529
Millefolium 93
Mischungen 40
–, Gemeinsam potenzierte 75
Molke 18
Molybdatophosphorsäure-Reagenz *RH* 7
Monographien 83
–, Übersicht 84
Myristica fragrans 667
Myrrhis odorata 670
Myrtillocactus 672
– geometrizans 672

Nasentropfen 81
Natrium carbonicum 674
– chloratum 676
– phosphoricum 678
– sulfuricum 679
– tetraboricum 681
– tetrachloroauratum 684
Natriumchlorid 19
– -Lösung, isotonische 19
Natriumhydrogencarbonat 19

Natriumsulfat, entwässertes *RH* ... 7
Nerium oleander 686
Nicotiana tabacum 688
– – Rh 692
Ninhydrin-Lösung *RH* 7
Nitroglycerinum 694
Nosoden 16
Nux moschata 667

Ocimum basilicum ex herba 696
Oleander 686
Ononis spinosa, äthanol.
   Decoctum 698
Origanum majorana 701
Oxalis acetosella 703
– – e foliis 705
–, Folium 705

Papaver rhoeas 708
Paris quadrifolia 710
Passiflora incarnata 712
Perilla frutescens 714
– ocymoides 714
Petasites 716
– hybridus 716
Peumus boldus 718
Pflanzen, frische 15
Pflanzenöle 19
Phenacetin *RH* 7
Phenoldisulfonsäure-Reagenz *RH* . 7
Phosphorus 721
Phytolacca 725
– americana 725
Picrasma excelsa, Quassia amara .. 727
Picrotoxin *RH* 7
Pikrinsäure-Lösung *RH* 8
Pilocarpinhydrochlorid *RH* 8
Pilocarpus 731
Pimpinella anisum, äthanol.
   Decoctum 734
Plumbum aceticum 737
– metallicum 740
Podophyllum 743
Podophyllum peltatum 743
Potentilla anserina 745
– erecta, äthanol. Decoctum 747
Prunus laurocerasus 751

Prunus spinosa	753	Serpyllum	878
– – e summitatibus	755	Siderit	816
– spinosa, Summitates	755	Silicea	121
Pufferlösung pH 5,6 RH	8	Siliciumdioxid, Hochdisperses	19
Pulmonaria officinalis	757	Silybum marianum	818
– vulgaris	757	– –, äthanol. Decoctum	822
Punica granatum	759	Solidago virgaurea	826
Pyrit	763	Spagirische Urtinkturen nach Krauß	54
Quarz	765	– Urtinkturen nach Zimpel	53
Quassia amara	727	Spartium scoparium	394
Quercus, äthanol. Decoctum	767	Spigelia	828
		– anthelmia	828
Ranunculus bulbosus	771	Spiraea ulmaria	447
Ratanhia	589	– – ex herba ferm 34c	449
Rauwolfia	773	Spongia	433
– serpentina	773	Stachys officinalis	831
Reagenzien	3	Stärke	19
Resina laricis	866	Stannum metallicum	833
Resina piceae	775	Stibium arsenicosum	835
Rh-Urtinkturen	49	– metallicum	838
Rhamnus frangula	777	– sulfuratum nigrum	841
Rheum	779	Sticta	620
Rhododendron	783	Stramonium	398
Rosmarinus officinalis	787	Streukügelchen	32
– – e foliis recentibus	789	Strontiumnitrat RH	8
– – spag. Zimpel	791	Strontium-Standard-Lösung (1000 ppm SR) RH	9
– recens	789		
Rumex	793	Strophanthus	843
– crispus	793	– gratus	843
Ruta	795	Succinum	847
– graveolens	795	Sulfur	849
		– jodatum	852
Sabadilla	803	Suppositorien	38
Sabina	559	Syzygium aromaticum	855
Saccharose	19	– cumini	858
Salben	38	– – e cortice	861
Salvia officinalis	797	– jambolanum	858
Sanguinaria	799	– – e cortice	861
– canadensis	799		
Schoenocaulon officinale	803	Tabacum	688
Scilla	887	– Rh	692
– alba, äthanol. Digestio	885	Tabletten	31
Scrophularia nodosa	806	Taraxacum Rh	864
– – spag. Krauß	809	– officinale Rh	864
Selenicereus grandiflorus	811	Tarnlösung RH	9
Semecarpus anacardium	813	Tartarus stibiatus	581

Terebinthina laricina 866
Teucrium marum 868
– scorodonia 871
Thryallis glauca 873
Thuja 877
– occidentalis 877
Thymus serpyllum 878
– vulgaris 880
Tiere 16
Tormentilla, äthanol. Decoctum .. 747
Trichloräthylen *RH* 9
Trocknungsverlust 2
Turnera diffusa 882

Urginea maritima var. alba,
   äthanol. Digestio 885
– – – rubra 887
Urtinkturen 21
–, gepufferte wäßrige 59
– mit Kältebehandlung, wäßrige ... 73
– mit Wärmebehandlung 41
– nach Krauß, spagirische 54
– nach Zimpel, spagirische 53
–, Rh- 49
–, spagirische 53
– und flüssige Verdünnungen 22
–, wäßrige 51
–, –, mit Wärmebehandlung 51

Valeriana 889
– officinalis 889
Verbascum 892
– thapsiforme 892
Verdünnungen, Flüssige – zur
   Injektion 32
–, Flüssige weinige 82
–, Gepufferte wäßrige Urtinkturen
   und ihre flüssigen 59
–, Gl-Urtinkturen und ihre
   flüssigen 77
–, Rh-Urtinkturen und ihre
   flüssigen 49
–, Spagirische Urtinkturen nach
   Krauß und ihre flüssigen 54

–, Spagyrische Urtinkturen nach
   Zimpel und ihre flüssigen 53
–, Urtinkturen und flüssige 80
Veronica officinalis, äthanol.
   Decoctum 894
Verreibungen 28
–, Flüssige Zubereitungen aus 30
–, Wäßrige Zubereitungen aus 30
Vinca minor 897
Vincetoxicum 899
– hirundinaria 899
Viola tricolor 901
Vitex agnus-castus 903
Vorschriften, Allgemeine 1
Vorwort VII

Wärmebehandlung, Wäßrige
   Urtinkturen mit 60
Wäßrige Lösungen 27
– Urtinkturen 51
– –, gepufferte 59
– Zubereitungen aus
   Verreibungen 30
Wasser für Injektionszwecke 19
–, gereinigtes 19
Wasserstoffperoxidlösung, konzen-
   trierte, phosphatfreie *RH* 9
Weinige Verdünnungen, Flüssige .. 82
Wismut-Standardlösung
   (100 ppm Bi) *RH* 10
Witherit 906
Wollwachsalkoholsalbe 19

Yerba santa 415

Zincum metallicum 908
– phosphoricum 910
– sulfuricum 913
Zink 19
Zinnober 916
Zubereitungen aus Verreibungen,
   Flüssige 30
– und Darreichungsformen 20
Zuckersirup 19